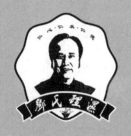

邓氏理湿文库之二

理湿本草

邓家刚 主编

化学工业出版社
·北京·

内容简介

本书共收入具有理湿作用的常用中药190种，按照燥湿药、利湿药、化湿药、祛风湿药及敛湿药分类。每种中药按照传统应用、临床研究、药理研究、本草文献摘述分别进行论述，在传统应用部分，除了列举该药的性味归经、功效主治、用法用量、使用注意、简便验方外，还在"方剂举例"栏下选取经典名方或当代流传较广影响较大的方剂进行介绍，在"类药辨析"栏下选择功效作用相近的药物进行比较分析，在"配伍应用"栏下选择常用的药对等进行分析示范，以求对中医临床防治湿病用药起到切实的指导作用。本书每种中药配有二维码，通过扫描二维码可查看药材、饮片和药用植物彩色高清图。本书内容全面、系统、实用，可供中医药专业医师、中药师及中医药专业研究人员和研究生参考阅读。

图书在版编目（CIP）数据

理湿本草 / 邓家刚主编． -- 北京 ：化学工业出版社，2025.5． -- ISBN 978-7-122-47328-8

Ⅰ. R28

中国国家版本馆CIP数据核字第2025WV9712号

责任编辑：赵兰江　　　　　　文字编辑：张晓锦
责任校对：王　静　　　　　　装帧设计：张　辉

出版发行：化学工业出版社
　　　　　（北京市东城区青年湖南街13号　邮政编码100011）
印　　装：河北延风印务有限公司
710mm×1000mm　1/16　印张42½　字数940千字
2025年6月北京第1版第1次印刷

购书咨询：010-64518888　　　　售后服务：010-64518899
网　　址：http://www.cip.com.cn

凡购买本书，如有缺损质量问题，本社销售中心负责调换。

定　　价：198.00元　　　　　　　　　　版权所有　违者必究

编写人员名单

主　编　邓家刚

副主编　侯小涛　郝二伟　杜正彩

编　委　王晓东　韦利淞　韦柳植　邓家刚
　　　　　卢金华　杜正彩　杨　潇　杨珍珍
　　　　　吴　戈　张冰月　陈静梅　罗远带
　　　　　周鑫玲　郝二伟　钟芳菲　侯小涛
　　　　　姚力豪　徐　崟　唐柳婷　黄克南
　　　　　曹富宁　梁沁沁　黎　欣　覃　信

协　编　王　旗　王星圆　王香颖　韦柳溢
　　　　　李井江　李泽宇　李瑞林　庄培钧
　　　　　刘　静　闫理姣　杨　淇　肖　倩
　　　　　沈玉彬　陈小慧　陈明芳　陈霏帆
　　　　　林翠英　罗　纯　胡润华　秦　哲
　　　　　秦柳柳　莫月密　黄　丹　黄　婧
　　　　　黄玉婵　曹　瑞　崔官炜　阎施杜
　　　　　梁　虎　梁宇钦　梁玲玲　梁钰莹
　　　　　梁海梅　覃湘凌　覃豪丽　曾海芹

前言

湿，为一种自然现象，是维持自然生态的客观存在，中医称这种常态下的"湿"为"湿气"，为"六气"之一。湿之太过，妨碍自然生态时，便成为致害的邪气，即中医所称之"六淫"中的"湿邪"。对人体而言，源于"水津四布"的"湿"，是滋润机体不可缺少的有益物质，为津液的一种存在形态。而当人体水液代谢出现异常时，津液不化，浸渍成"湿"，渐之为饮，甚之为水，久之成痰，故湿、饮、痰、水，四者形异而质同。本书"理湿"之义，即为祛湿、化湿、利湿、渗湿、燥湿及敛湿之总称，亦内含蠲饮、化痰、利水诸法。因此，《理湿本草》乃是一部集中介绍中医用于治疗湿、饮、痰、水所致病症的中药著作。

《理湿本草》全书共分燥湿药、利湿药、化湿药、祛风湿药及敛湿药等五章，共收入具有理湿作用的常用中药190种，其中，燥湿药19种、利湿药66种、化湿药55种、祛风湿药36种、敛湿药14种。每种理湿中药项下，设传统应用、临床研究、药理研究、本草文献摘述等四大部分进行论述，而在传统应用部分，除了列举该药的性味归经、功效主治、用法用量、使用注意外，"方剂举例"栏下，特别选取古代经典名方、《中华人民共和国药典》及其《中华人民共和国药典临床用药须知》成方制剂、《国家中成药标准汇编》、国医大师或当代流传较广、影响较大的方剂等进行介绍;"类药辨析"栏下,选择功效作用相近的药物进行比较分析;"配伍应用"栏下,则选择常用的药对等进行分析示范,以求对中医临床防治湿病用药起到切实的指导作用。

本书是第一部冠名"理湿"的专题中药著作,由于是一次新的探索,书中难免有不尽如人意之处,特别是对各味中药理湿作用的分类,未必完全合理,类药辨析也不一定准确透彻,诚望同仁贤达多多赐教,俾不断改进以臻善。

邓家刚

2024年12月13日

于三仁堂

目录

第一章 燥湿药 ... 001

第一节 清热燥湿药 ... 002

三叉苦 / 002
功劳木 / 004
龙胆 / 006
白鲜皮 / 009
苦参 / 012
秦皮 / 015
黄芩 / 021
黄连 / 024
黄柏 / 028

第二节 苦温燥湿药 ... 032

石菖蒲 / 032
白芥子 / 035
白附子 / 039
半夏 / 041
苍术 / 045
佛手 / 049
陈皮 / 052
蛇床子 / 058
猫爪草 / 064
橘红 / 066

第二章 利湿药 ... 071

第一节 清热利湿药 ... 072

土茯苓 / 072
千里光 / 076
广金钱草 / 079
飞扬草 / 081
马齿苋 / 084
木棉花 / 090
白花蛇舌草 / 093
布渣叶 / 097
地肤子 / 099
鸡矢藤 / 102
鸡蛋花 / 106
茵陈 / 108
栀子 / 112
荷叶 / 115
救必应 / 118
绵萆薢 / 121

第二节 利湿退黄药 ……………………………………………… 124

马鞭草 / 124
地耳草 / 127
鸡骨草 / 130
虎杖 / 133
垂盆草 / 137
叶下珠 / 140

浮萍 / 142
积雪草 / 144
黄根 / 147
楮实子 / 150
溪黄草 / 153

第三节 利水消肿药 ……………………………………………… 157

大腹皮 / 157
冬瓜皮 / 160
玉米须 / 162
赤小豆 / 165
杠板归 / 167
郁李仁 / 171
泽泻 / 174
香加皮 / 183

荠菜 / 188
桑白皮 / 190
菊苣 / 194
猪苓 / 196
麻黄 / 200
葫芦 / 203
葶苈子 / 206

第四节 利水通淋药 ……………………………………………… 209

川牛膝 / 209
王不留行 / 212
车前子 / 216
木通 / 219
牛膝 / 223
石韦 / 226
白茅根 / 231
冬葵子 / 234
甘蔗叶 / 236

灯心草 / 238
芦根 / 242
海金沙 / 245
通草 / 248
蒲公英 / 251
淡竹叶 / 254
猫须草 / 257
萹蓄 / 260
瞿麦 / 264

第五节 活血利湿药 ... 268

山楂叶 / 268
北刘寄奴 / 270
半枝莲 / 273
泽兰 / 275
益母草 / 279
矮地茶 / 282

第三章 化湿药 ... 287

第一节 芳香化湿药 ... 288

广藿香 / 288
木瓜 / 291
白芷 / 295
豆蔻 / 301
佩兰 / 304
青蒿 / 307
砂仁 / 310
厚朴 / 314
草豆蔻 / 320
草果 / 323
香薷 / 326

第二节 健脾化湿药 ... 330

五指毛桃 / 330
白术 / 335
白扁豆 / 342
芡实 / 344
茯苓 / 348
莲子 / 354
益智 / 358
黄花倒水莲 / 364
薏苡仁 / 367

第三节 清化热痰药 ... 373

川贝母 / 373
山慈菇 / 377
天竺黄 / 380
牛黄 / 384
瓦楞子 / 387
甘草 / 389
瓜蒌 / 396
瓜蒌子 / 400

瓜蒌皮 / 402　　　　　　　　桔梗 / 428

竹茹 / 406　　　　　　　　浙贝母 / 432

芒果叶 / 408　　　　　　　海浮石 / 435

牡蛎 / 411　　　　　　　　海藻 / 438

昆布 / 414　　　　　　　　蛤壳 / 442

鱼腥草 / 417　　　　　　　鼠曲草 / 445

前胡 / 422　　　　　　　　僵蚕 / 447

射干 / 425

第四节　温化寒痰 ·· 451

山奈 / 451　　　　　　　　莱菔子 / 471

天南星 / 453　　　　　　　黄芥子 / 475

化橘红 / 456　　　　　　　旋覆花 / 477

白前 / 459　　　　　　　　款冬花 / 480

金沸草 / 462　　　　　　　紫苏子 / 484

香橼 / 465　　　　　　　　紫菀 / 487

第四章　祛风湿药 ·· 491

第一节　散寒祛风湿药 ·· 492

丁公藤 / 492　　　　　　　羌活 / 523

千年健 / 495　　　　　　　伸筋草 / 526

五加皮 / 499　　　　　　　制川乌 / 529

乌梢蛇 / 503　　　　　　　松节 / 533

巴戟天 / 506　　　　　　　松针 / 535

白花蛇 / 511　　　　　　　威灵仙 / 539

仙茅 / 514　　　　　　　　独活 / 543

防风 / 519　　　　　　　　姜黄 / 546

徐长卿 / 549　　　　　　鹿衔草 / 567

海风藤 / 554　　　　　　蝮蛇 / 570

蚕沙 / 557　　　　　　　藁本 / 573

淫羊藿 / 560

第二节　清热祛风湿药 ·· 577

防己 / 577　　　　　　　桑枝 / 601

寻骨风 / 581　　　　　　海桐皮 / 606

老鹳草 / 583　　　　　　桑寄生 / 610

忍冬藤 / 588　　　　　　臭梧桐 / 613

青风藤 / 591　　　　　　豨莶草 / 615

络石藤 / 594　　　　　　路路通 / 618

秦艽 / 597

第五章　敛湿药 ·· 623

第一节　矿物敛湿药 ·· 624

煅石膏 / 624　　　　　　炉甘石 / 632

赤石脂 / 626　　　　　　滑石 / 636

白矾 / 629

第二节　动植物敛湿药 ·· 639

海螵蛸 / 639　　　　　　地榆 / 655

蜂蜡 / 642　　　　　　　儿茶 / 659

五倍子 / 645　　　　　　松花粉 / 662

艾叶 / 649　　　　　　　甘松 / 665

白蔹 / 652

第一章 燥湿药

第一节 清热燥湿药

第二节 苦温燥湿药

第一节 清热燥湿药

三叉苦 Sanchaku

本品又称三桠苦、小黄散、鸡骨树、三丫苦、三枝枪、三叉虎，为芸香科植物三叉苦 Evodia lepta (Spreng.) Merr. 的嫩枝叶。全年可采，根洗净，切片晒干备用；叶阴干备用。

1-1-1 三叉苦彩图

一、传统应用

【性味归经】苦，寒。归肺、心、肝经。

【功效主治】清热解毒，消肿止痛，燥湿止痒。用于感冒发热，瘟疫时毒，乳蛾，喉痹，咽喉肿痛，痈肿疮毒，跌扑肿痛，风湿痹痛，皮肤瘙痒。

【用法用量】9～15g。外用适量，煎汤洗患处。

【使用注意】本品苦寒伤胃，脾胃虚寒者慎用。

【方剂举例】

1. 三九胃泰颗粒（《中华人民共和国卫生部药品标准·中药成方制剂》）

药物组成：三叉苦、九里香、两面针、木香、黄芩、茯苓、地黄、白芍。

功能主治：消炎止痛，理气健胃。用于浅表性胃炎，糜烂性胃炎。

2. 三金感冒片（《中华人民共和国卫生部药品标准·中药成方制剂》）

药物组成：三叉苦、玉叶金花、金盏银盘、大头陈、金沙藤、倒扣草、薄荷油、地胆头。

功能主治：清热解毒。用于风热感冒，症见发热、咽痛、口干等。

3. 乳癖安消胶囊（《中国临床药物大辞典 中药成方制剂卷 下》）

药物组成：功劳木、三叉苦、益母草、鸡血藤、土茯苓、连翘。

功能主治：活血化瘀，软坚散结。用于气滞血瘀所致乳癖、乳腺小叶增生、卵巢囊肿、子宫肌瘤。

4. 治感佳胶囊（《中华人民共和国药典临床用药须知 中药卷》2005 年版）

药物组成：山芝麻、穿心莲、三叉苦、板蓝根、葫芦茶、羌活、薄荷脑、对乙酰氨基酚、盐酸吗啉双胍、马来酸氯苯那敏。

功能主治：清热解毒，疏风解表。用于温病初起，风热感冒。症见发热恶风、头痛鼻塞、咽喉肿痛、咳嗽痰黄。

5. 辛夷鼻炎丸（《中华人民共和国药典临床用药须知 中药卷》2005 年版）

药物组成：苍耳子、辛夷、薄荷、紫苏叶、防风、山白芷、菊花、广藿香、鹅不食草、板蓝根、鱼腥草、三叉苦、甘草。

功能主治：祛风宣窍，清热解毒。用于风热上攻、热毒蕴肺所致的鼻塞、鼻流清涕或浊涕、发热、头痛；慢性鼻炎、过敏性鼻炎、神经性头痛见上述证候者。

【简便验方】

1. 外感痧气 三叉苦叶 60～90g，煎水，分数次服。（《广西中草药》）

2. 慢性支气管炎急性发作 鲜三叉苦叶 30g，水煎服。（《福建中草药》）

3. 耳内生疖 三叉苦鲜叶捣烂取汁，滴耳。（《广西中草药》）

4. 创伤，止血 三叉苦叶适量，捣烂外敷。(《广西中草药》)

5. 虫蛇咬伤，疖肿，跌打，扭伤 三叉苦鲜叶捣烂外敷。(《常用中草药手册》)

6. 湿疹，皮炎，痔疮 三叉苦叶煎水外洗。(《常用中草药手册》)

【类药辨析】

三叉苦与黄柏的鉴别应用 二者均属清热燥湿药，均能清热燥湿，解毒疗疮。但三叉苦又能治感冒发热、瘟疫时毒、乳蛾、喉痹、咽喉肿痛；黄柏长于清泄下焦湿热，且能泻相火，退骨蒸，又可用治湿热下注之带下黄浊臭秽，小便短赤热痛，及阴虚火旺，潮热盗汗[1]。

【配伍应用】

1. 三叉苦配金银花 二者均能清热解毒，三叉苦以清热止痛为先；金银花以辛散风热为长。两药伍用，共奏清热利咽、消肿止痛、兼散风热之效，用于治疗风热感冒、发热头痛、咽喉肿痛、喉痹、乳蛾等，并可防治瘟疫时毒[1]。

2. 三叉苦配了哥王 二者均有清热解毒之功。三叉苦又能消肿止痛；了哥王兼可化瘀散结。二药配伍，增强清热解毒、消肿散结之效，用于治疗火毒壅盛所致之痈肿疮毒[1]。

二、临床研究

疱疹性咽峡炎 予短波紫外线照射联合穴位贴敷，贴敷方法：三叉苦、薄荷、大黄粉末按照2∶1∶1比例用米醋调搓成丸，用3M无菌敷贴固定药丸贴敷于天突穴，8h后取下。照射治疗前嘱患儿温开水漱口清理口腔，照射病灶局部，首次照射4~6秒，每日增加1秒，不超过10秒。1天1次，连续治疗3天。照射完成后半小时内禁饮食。共治疗40例，治愈6例，显效13例，有效16例，无效5例，总有效率87.50%[2]。

三、药理研究

1. 抗氧化作用 三叉苦的水提物能清除自由基，其中各部位水提取物均含有天然抗氧化成分，对体外产生的 H_2O_2、超氧阴离子和羟自由基均有明显的清除作用[3]。

2. 抗炎、镇痛作用 三叉苦泡茶水提液的高剂量和中剂量能抑制由稀醋酸引起的小鼠扭体反应，高剂量能明显抑制由甲苯引起的小鼠耳肿胀，并且能很好地消除面包酵母致大鼠发热[4]。

3. 抗肝损伤作用 三叉苦提取物可能通过抗脂质过氧化反应，保护肝细胞膜结构的完整，阻断常见肝损伤途径，对 CCl_4 所致小鼠急性肝损伤具有明显的保护作用[5]。

四、本草文献摘述

1.《岭南采药录》"清热毒。治跌打发热作痛。"

2.《南宁市药物志》"清热解毒，舒筋活络，祛风湿，止痒。治跌打损伤，疮疡，疟疾。"

3.《广西中药志》"治风湿骨痛，感触痧气。外治疮疡。"

参考文献

[1] 国家药典委员会．中华人民共和国药典临床用药须知：中药饮片卷[M].2020年版．北京：中国医药科技出版社，2022：154，218.

[2] 班晓敏，陈丹丹，黄艳蓉，等．紫外线结合壮药复方三叉苦穴位贴敷治疗小儿疱疹性咽峡炎的疗效观察[J].中医外治杂志，2021，30（6）：24-25.

[3] 毕和平，张立伟，韩长日，等．三叉苦提取物抗氧化作用的研究[J].食品科学，2007，332（7）：57-60.

[4] 钟希文，梅全喜，高玉桥，等．三丫苦泡茶

的抗炎、镇痛及解热作用[J].中药材,2001(9):664-665.
[5] 庞辉,玉艳红,汤桂芳.三叉苦提取物对小鼠实验性肝损伤的保护作用[J].广西医科大学学报,2006(6):961-962.

功劳木 Gonglaomu

本品为小檗科植物阔叶十大功劳 Mahonia bealei（Fort.）Carr. 或细叶十大功劳 Mahonia fortunei（Lindl.）Fedde 的干燥茎。全年均可采收，切块片，干燥。

1-1-2 功劳木彩图

一、传统应用

【性味归经】苦，寒。归肝、胃、大肠经。

【功效主治】清热燥湿，泻火解毒。用于湿热泻痢，黄疸尿赤，目赤肿痛，胃火牙痛，疮疖痈肿。

【用法用量】9～15g；外用适量。

【使用注意】脾胃虚寒者忌用。

【方剂举例】

1. 功劳去火片（《中华人民共和国药典临床用药须知 中药卷》2005年版）

药物组成：功劳木、黄芩、黄柏、栀子。

功能主治：清热解毒。用于实热火毒所致的急性咽炎、急性胆囊炎、急性肠炎。

2. 乳癖安消胶囊（《中国临床药物大辞典 中药成方制剂卷 下》）

药物组成：功劳木、三叉苦、益母草、鸡血藤、土茯苓、连翘。

功能主治：活血化瘀，软坚散结。用于气滞血瘀所致乳癖、乳腺小叶增生、卵巢囊肿、子宫肌瘤。

3. 胃肠宁片（《中华人民共和国药典临床用药须知 中药卷》2005年版）

药物组成：布渣叶、辣蓼、火炭母、功劳木、番石榴叶。

功能主治：清热祛湿。用于大肠湿热所致的泄泻。症见大便稀溏、腹痛不适、肛门灼热、口苦身热；急性胃肠炎见上述证候者。

4. 金鸡胶囊（《中华人民共和国药典临床用药须知 中药卷》2005年版）

药物组成：金樱根、鸡血藤、千斤拔、功劳木、穿心莲、两面针。

功能主治：清热化湿，活血通络。用于湿热瘀阻所致的带下病。症见带下量多色黄，少腹疼痛拒按；慢性盆腔炎见上述证候者。

5. 妇科千金片［《中华人民共和国药典（一部）》2020年版］

药物组成：千斤拔、金樱根、穿心莲、功劳木、单面针、当归、鸡血藤、党参。

功能主治：清热除湿，益气化瘀。用于湿热瘀阻所致的带下病、腹痛。症见带下量多、色黄质稠、臭秽，小腹疼痛，腰骶酸痛，神疲乏力；慢性盆腔炎、子宫内膜炎、慢性宫颈炎见上述证候者。

【简便验方】

1. 治疗急性黄疸型肝炎 十大功劳、铁包金、赛葵（黄花棉）各1两。水煎分2次服，每天1剂。（《广西本草选编》）

2. 治疗急性传染性肝炎 桃金娘根、田基黄各1两，虎杖3～4钱，十大功劳4钱，甘草1钱5分。水煎分2次服，每天1剂；或将各药共研为细末，炼蜜为丸，每丸8钱，每次服1丸，每天3次。（《广西本草选编》）

3. 治疗急性黄疸型肝炎 阔叶十大功劳5～8钱，虾钳草1两，虎杖、山栀子

各 5 钱。(《广西本草选编》)

4. 治疗大叶性肺炎 一见喜、十大功劳各 15g, 陈皮 6g, 水煎服。(《毛南族医药》)

【类药辨析】

功劳木与黄柏的鉴别应用 二者均属清热燥湿药,均能清热燥湿而止痢,退黄。但功劳木又能泻肝胃实火,又可用于治目赤肿痛、胃火牙痛;黄柏长于清泄下焦湿热,且能泄相火、退骨蒸,又可用于治湿热下注之带下黄浊臭秽、小便短赤热痛及阴虚火旺、潮热盗汗[1]。

【配伍应用】

1. 功劳木配栀子 功劳木善清利肝胆及大肠湿热,且能泻火解毒;栀子善清利三焦湿热,且能凉血解毒。两药伍用,清热燥湿、泻火解毒之效增强,用于治疗湿热黄疸、湿热痢疾及胃火牙痛等证[1]。

2. 功劳木配穿心莲 功劳木能清热燥湿,泻火解毒;穿心莲有清热解毒、凉血消肿之功。两药伍用,解毒消肿、清热燥湿作用增强,用于治疗胃肠湿热、腹痛泄泻及热毒壅盛所致咽喉肿痛等[1]。

二、临床研究

1. 痤疮 采用无菌凡士林纱布外敷与无菌凡士林纱布外敷联合功劳木溶液、麻油、白糖治疗压疮发现,单纯使用凡士林纱布外敷组的患者治疗总有效率为 67.69%,明显低于使用功劳木溶液组的 94.03%[2]。

2. 皮肤病 对乳腺癌放疗中的患者使用功劳木液喷涂的疗效确切。在放疗结束时与术后 4 周时,使用功劳木液喷涂治疗组Ⅱ级以上放射性皮炎发生率分别为 10% 与 68%,而采取常规保护照射皮肤组分别为 40% 与 92%,差异有统计学意义($P<0.05$)。表明功劳木液可以有效预防乳腺癌放疗患者的放射性皮炎[3]。

三、药理研究

1. 抗炎作用 通过 HPLC 法与 1,1-二苯基-2-三硝基苯肼(DPPH)法检测并鉴定出阿里山十大功劳的茎中含有药根碱、非洲防己碱及小檗碱,并发现 DPPH 自由基清除能力比维生素 C 要高出 5 倍,同时,对福尔马林、醋酸及角叉菜胶炎症所引起的疼痛能起到一定抑制作用[4]。

2. 抗菌作用 功劳叶醇提取物对大肠埃希菌与金黄色葡萄球菌的抑菌圈直径分别为 15.40mm 与 20.69mm,最低抑菌浓度分别为 125mg/mL 与 31.3mg/mL;而功劳叶水提物对大肠埃希菌与金黄色葡萄球菌的抑菌圈直径分别为 6.00mm 与 13.54mm,最低抑菌浓度分别为 500mg/mL 与 599mg/mL,不同功劳叶的提取物对细菌的抗菌活动存在一定差异。功劳叶醇提取物的抑菌效果较水提物更好,功劳叶抑菌谱广,而且功劳叶醇提取物对大肠埃希菌与金黄色葡萄球菌具有不同程度的杀灭或抑制作用[5]。

3. 抗肿瘤作用 功劳木中的小檗碱与药根碱对白血病 K562 细胞能起到一定抑制与杀伤的作用,在治疗白血病方面具有较大的开发潜力[6]。

4. 抗氧化活性 阔叶十大功劳叶的水提取物具有很高的抗氧化性能,其在 500μg/mL 浓度的情况下,可以清除 71.19% 的超氧化物自由基,而在 60.46μg/mL 情况下,可以清除一半的自由基。同时,它还具有保护羟基自由基与较强的还原能力,从而避免氧化蛋白质的损失[7]。

四、本草文献摘述

1.《饮片新参》"清肺,止痨嗽,杀虫,通大便。"

2.《广西中药志》"清心胃火,解毒。治阳黄，热痢，赤眼；外治枪炮伤，烫火伤。"

3.《浙江药用植物志》"清热，利湿，解毒。主治肠炎，痢疾，肝炎，肺炎，肺结核，支气管炎，咽喉肿痛；外治眼结膜炎，湿疹，疮毒，烫伤。"

参考文献

[1] 国家药典委员会.中华人民共和国药典临床用药须知：中药饮片卷[M].2020版.北京：中国医药科技出版社，2022：153-154.

[2] 侯艳红.功劳木溶液联合麻油、白糖治疗压疮的临床观察[J].大众科技，2013，15（11）：112-113.

[3] 石雪枫，黄蕴.功劳木液喷涂对乳腺癌术后放射性皮炎的预防效果观察[J].医学临床研究，2016，33（1）：184-186.

[4] Deng S, May B H, Zhang A L, et al.Plant extracts for the topical management of psoriasis: a systematic review and meta-analysis[J].Br J Dermatol, 2013, 169（4）: 769-782.

[5] 蒲忠慧，王保山，陈希文，等.功劳叶提取物的体外抗菌活性研究[J].中国兽医杂志，2016，52（1）：109-112.

[6] He J M, Mu Q.The medicinal uses of the genus Mahonia in traditional Chinese medicine: An ethnopharmacological, phytochemical and pharmacological review[J].J Ethnopharmacol, 2015, 4（175）: 668-683.

[7] 曹慧坤，王瀚扬，刘有平，等.功劳木提取物中三种生物碱类成分在大鼠体内的药动学研究[J].沈阳药科大学学报，2017，34（12）：1060-1066.

龙胆 Longdan

本品为龙胆科植物条叶龙胆 *Gentiana manshurica* Kitag.、龙胆 *Gentiana scabra* Bge.、三花龙胆 *Gentiana triflora* Pall. 或坚龙胆 *Gentiana rigescens* Franch. 的干燥根和根茎。前三种习称"龙胆"，后一种习称"坚龙胆"。春、秋二季采挖，洗净，干燥。

1-1-3 龙胆彩图

一、传统应用

【性味归经】苦，寒。归肝、胆经。

【功效主治】清热燥湿，泻肝胆火。用于湿热黄疸，阴肿阴痒，带下，湿疹瘙痒，肝火目赤，耳鸣耳聋，胁痛口苦，强中，惊风抽搐。

【用法用量】3~6g。

【使用注意】脾胃虚寒者不宜用，阴虚津伤者慎用。

【方剂举例】

1. 龙胆泻肝汤（《医方集解》）

药物组成：龙胆、黄芩、栀子、泽泻、木通、当归、生地黄、柴胡、生甘草、车前子。

功能主治：清泻肝胆实火，清利肝经湿热。用于治疗肝胆实火上炎证。症见头痛目赤，胁痛，口苦，耳聋，耳肿，舌红苔黄，脉弦数有力；肝经湿热下注证，症见阴肿，阴痒，筋痿，阴汗，小便淋浊，或妇女带下黄臭等，舌红苔黄腻，脉弦数有力。

2. 当归龙荟丸 [《中华人民共和国药典》（2020年版一部）]

药物组成：当归、龙胆、栀子、黄连、黄柏、黄芩、大黄、芦荟、青黛、木香、麝香。

功能主治：泻火通便。用于治疗肝胆火旺，心烦不宁，头晕目眩，耳鸣耳聋，胁肋疼痛，脘腹胀痛，大便秘结。

3. 泻青丸（《小儿药证直诀》）

药物组成：当归、龙胆、川芎、山栀子仁、川大黄、羌活、防风、竹叶。

功能主治：清肝泻火。用于治疗肝

经火郁证。症见目赤肿痛、烦躁易怒、不能安卧、尿赤便秘、脉洪实,以及小儿急惊、热盛抽搐等。

【简便验方】

1. 治疗伤寒汗后,盗汗不止,或妇人小儿一切盗汗,并宜服之 龙胆不以多少,焙干,为细末,每服一大钱,猪胆汁三两,点入温酒少许,调服,空心临卧。(《杨氏家藏方》龙胆汤)

2. 治疗咽喉肿痛 龙胆草一把,捣汁,沿嗽服之。(《本草汇言》)

3. 治疗肾囊风瘙痒或破,流水,又称为绣球风 苦龙胆草、经霜桃叶、蜂房、藜芦、千张纸。共捣细末,芝麻油调搽。(《滇南本草》)

4. 治疗暑行目涩 生龙胆(捣汁)一合,黄连(浸汁)一匙,和点之。(《世医得效方》)

5. 治疗小儿热痢下血 黄檗半两,赤芍药四钱。上同为细末,饭和丸,麻子大。每服一二十丸,食前米饮下,大者加丸数。(《阎氏小儿方论》)

【类药辨析】

夏枯草与龙胆的鉴别应用 两者均苦寒归肝胆经,功能清泻肝胆火,皆用于治肝火上炎之头痛眩晕、耳聋目赤、胁痛口苦。然夏枯草属清热泻火药,清肝火力虽不及龙胆,但兼益肝血,可治肝阴不足之目珠夜痛,又能散郁结,治瘰疬、瘿瘤;龙胆属清热燥湿药,性主沉降而善泻肝胆实火,故可用于肝火上炎所致的目赤肿痛、耳聋、胁痛、口苦、强中,以及肝火上攻所致的惊风抽搐[1]。

【配伍应用】

1. 龙胆配茵陈 龙胆清热燥湿,泻肝火而利胆;茵陈燥湿利胆而退黄。两药伍用,清热利湿、疏肝利胆之功增强,用于治疗肝胆湿热熏蒸、胆汁外溢所致的湿热黄疸[1]。

2. 龙胆配石决明 龙胆苦寒,入肝胆经,气味厚重,能导热下行,为降泻肝胆实火之要药;石决明咸寒质重,归肝经,为清泻肝热、镇肝潜阳之要药。两药伍用,平肝阳、清肝火之功增强,用于治疗肝火上炎,肝阳上亢所致的头目昏痛、目赤肿痛,及肝经火盛、热盛动风所致的惊风、手足抽搐[1]。

3. 龙胆配苦参 龙胆清热燥湿,泻肝胆火;苦参清热燥湿,杀虫利尿。两药伍用,清热燥湿之功增强,用于治疗湿热黄疸,及湿热下注之阴痒带下[1]。

二、临床研究

1. 痰火瘀闭证急性脑出血 清泻活血汤[龙胆6g、栀子12g、黄芩12g、生大黄6g(后下)、枳实12g、珍珠母30g、钩藤30g、丹参15g、天竺黄10g、竹茹15g、石菖蒲15g、麦冬15g、郁金15g、石斛15g],共熬煎为200mL袋装药液,2次/天,每次1袋,均以4周作为1个疗程。共52例,基本痊愈与病情得到改善的患者共49例,治疗有效率达94.23%[2]。

2. 阴道炎 龙胆泻肝汤:龙胆、柴胡、泽泻各10g,车前子(包煎)15g,栀子、黄芩各10g,木通8g,当归10g,甘草6g,生地黄15g。带下黄浊臭秽加黄柏10g,土槿皮8g;阴痒阴肿严重加地肤子15g,白鲜皮10g;热甚毒深加半枝莲、穿心莲、白花蛇舌草各10g,七叶一枝花6g;白带量多,色黄臭难闻加土茯苓15g,蒲公英10g。1剂/天,水煎500mL,早晚口服,250mL/次。连续治疗5天为1疗程。痊愈25例,有效9例,无效3例,总有效率91.89%[3]。

3. 下焦湿热型淋病 龙胆泻肝汤[龙胆(酒炒)6g,黄芩(酒炒)9g,山栀子

（酒炒）9g，泽泻12g，木通9g，车前子9g，当归（酒炒）8g，生地黄20g，柴胡10g，生甘草6g]加土茯苓、萆薢煎服。湿盛热轻者去黄芩、生地黄，加滑石、薏苡仁；肝胆实火较盛去木通、车前子加黄连；生疮红热甚者去柴胡加连翘、黄连、大黄。结果总有效率达97.5%[4]。

4. 痤疮 龙胆泻肝汤[龙胆（酒炒）6g，黄芩（酒炒）9g，山栀子（酒炒）9g，泽泻12g，木通9g，车前子9g，当归（酒炒）8g，生地黄20g，柴胡10g，生甘草6g]煎服。若丘疹脓疱性加金银花、连翘、白芷，囊肿性加黄芪、薏苡仁、法半夏，结节性加赤芍、丹参、皂角等。14天为1疗程。结果痊愈22例，总有效率86.49%[5]。

5. 扁平疣 龙胆泻肝汤[龙胆（酒炒）6g，黄芩（酒炒）9g，山栀子（酒炒）9g，泽泻12g，木通9g，车前子9g，当归（酒炒）8g，生地黄20g，柴胡10g，生甘草6g]加白蒺藜、生薏苡仁，水煎分2次服。3周为1疗程。本组痊愈42例，好转8例，有效率100%[6]。

6. 急性结膜炎、睑腺炎（麦粒肿）、泪囊炎 龙胆泻肝汤[龙胆（酒炒）6g，黄芩（酒炒）9g，山栀子（酒炒）9g，泽泻12g，木通9g，车前子9g，当归（酒炒）8g，生地黄20g，柴胡10g，生甘草6g]加大黄、菊花、青葙子、密蒙花煎服，治疗证属肝胆实火，循经上扰之急性结膜炎、麦粒肿、泪囊炎共67例。结果治愈59例，有效5例，无效3例，总有效率95.52%[7]。

三、药理研究

1. 抗炎作用 龙胆水提物在抗原致敏前、攻击前及攻击后给药均明显地抑制苦基氯所致的接触性皮炎[8]。

2. 降血压作用 给家兔静脉注射龙胆酊剂可使家兔血压下降。龙胆碱能使豚鼠、猫、家兔及犬的血压下降，但降压作用持续时间短，降压作用可能与其对心肌的抑制有关[9]。

3. 利尿作用 龙胆注射液10g/kg耳静脉注射，可使5只家兔由给药前每30min平均排尿量0.76mL增加至2.64mL（$P<0.1$），提示龙胆有明显的利尿作用；且龙胆地下部分的利尿作用明显优于地上部分[9]。

4. 保肝作用 林原等发现龙胆苦苷可显著抑制由CCl_4和D-氨基半乳糖（GALN）所致的小鼠急性肝损伤引起的血清谷丙转氨酶的升高，从而对肝脏产生保护作用[10]。

5. 抗甲亢作用 龙胆草明显抑制甲亢大鼠肝中皮质醇分解代谢的关键酶——类固醇$\triangle^4$-还原酶的活性，从而明显降低甲亢大鼠肝中皮质醇的降解作用，使甲亢大鼠尿中17-OHCS（17-羟皮质甾类，波特-西尔波生色剂）含量显著减少[11]。

四、本草文献摘述

1.《神农本草经》 "主骨间寒热，惊痫邪气，续绝伤，定五脏，杀蛊毒。"

2.《名医别录》 "主除胃中伏热，时气温热，热泄下痢，去肠中小虫，益肝胆气，止惊惕。"

3.《药品化义》 "胆草专泻肝胆之火，主治目痛颈痛，两胁疼痛，惊痫邪气，小儿疳积，凡属肝经热邪为患，用之神妙。其气味厚重而沉下，善清下焦湿热，若囊痈、便毒、下疳，及小便涩滞，男子阳挺肿胀，或光亮出脓，或茎中痒痛，女人阴癃作痛，或发痒生疮，以此入龙胆泻肝汤治之，皆苦寒胜热之力也。"

4.《本草备要》"泻肝胆火，下焦湿热。"

参考文献

[1] 国家药典委员会.中华人民共和国药典临床用药须知：中药饮片卷[M].2020版.北京：中国医药科技出版社，2022：141.

[2] 吴秀贞.龙胆草清泻活血汤治疗痰火瘀闭证急性脑出血52例临床探讨[J].中医临床研究，2014，6（18）：22，25.

[3] 潘玉梅，郭占山.龙胆泻肝汤治疗阴道炎37例临床观察[J].实用中医内科杂志，2015，29（12）：51-52.

[4] 朱源北.龙胆泻肝汤加味治疗下焦湿热型淋病40例[J].黑龙江中医药，2006（5）：14.

[5] 李元玉.龙胆泻肝汤加减治疗面部痤疮37例[J].中国美容医学，2007，16（7）：996.

[6] 邱桂仙.龙胆泻肝汤加减治疗扁平疣50例[J].陕西中医，2009，30（1）：68.

[7] 牛广团.龙胆泻肝汤临床新用[J].国医论坛，2007，22（2）：30-31.

[8] 徐丽华.龙胆对实验性肝损伤的影响[J].中药药理与临床，1994（3）：20-22.

[9] 王玉生.中药药理与应用[M].北京：人民卫生出版社，1993.

[10] 林原，刘玉华，苏成业，等.龙胆苦甙对小鼠肝细胞脂质过氧化的影响[J].大连医学院学报，1991，13（3）：66.

[11] 惠娟，赵伟康.龙胆草对甲亢大鼠肝匀浆类固醇Δ^4-还原酶活性的影响[J].中国中西医结合杂志，1992，12（4）：230.

白鲜皮 Baixianpi

本品为芸香科植物白鲜 *Dictamnus dasycarpus* Turcz. 的干燥根皮。春、秋二季采挖根部，除去泥沙和粗皮，剥取根皮，干燥。

1-1-4 白鲜皮彩图

一、传统应用

【性味归经】苦，寒。归脾、胃、膀胱经。

【功效主治】清热燥湿，祛风解毒。用于湿热疮毒，黄水淋漓，湿疹，风疹，疥癣疮癞，风湿热痹，黄疸尿赤。

【用法用量】5～10g。外用适量，煎汤洗或研粉敷。

【使用注意】脾胃虚寒者慎用。

【方剂举例】

1. 白鲜皮散（《圣济总录》）

药物组成：白鲜皮、土瓜根、芍药、大青、栀子仁、茵陈蒿、栝楼根、柴胡、芒硝、贝珠、黄芩、大黄。

功能主治：利湿退黄，通腑泄热。用于治疗诸黄。症见皮肉如金色，小便赤黑，口干烦渴。

2. 湿毒清胶囊[《中华人民共和国药典》（2020年版一部）]

药物组成：地黄、当归、丹参、蝉蜕、苦参、白鲜皮、甘草、黄芩、土茯苓。

功能主治：养血润肤，祛风止痒。用于治疗血虚风燥所致的风瘙痒。症见皮肤干燥、脱屑、瘙痒，伴有抓痕、血痂、色素沉着；皮肤瘙痒症见上述证候者。

3. 消银胶囊[《中华人民共和国药典》（2020年版一部）]

药物组成：地黄、牡丹皮、赤芍、当归、苦参、金银花、玄参、牛蒡子、蝉蜕、白鲜皮、防风、大青叶、红花。

功能主治：清热凉血，养血润燥，祛风止痒。主治白疕血热、血虚风燥证。症见皮疹呈点滴状，基底鲜红色，表面覆有银白色鳞屑，或鳞屑较厚，瘙痒。

4. 白鲜皮七味汤（《外台秘要》卷四引《许仁则方》）

药物组成：白鲜皮、干葛、黄芩、郁金、豆豉、栀子、芒硝。

功能主治：疏风散邪，清解郁热。主治黄疸初得，稍觉心中烦热，外状与平常无别,但举体正黄,甚者眼色如柏,涕、涎、小便及汗悉如柏汁,食消多于平常,稍觉瘦悴乏力者。

【简便验方】

1. 治疗湿疹 金钱草、白鲜皮各30g,蛇床子15g。水煎,熏洗患处。(《山东中草药手册》)

2. 治疗鼠瘘已破,出脓血者 白鲜皮煮汁,服一升,当吐若鼠子也。(《肘后方》)

3. 治疗痼黄 白鲜皮、茵陈蒿各等份。水二钟,煎服,日二服。(《沈氏尊生书》白鲜皮汤)

4. 治产后风虚 独活、白鲜皮各三两,水三升,煮二升,分三服。耐酒者,入酒同煮。(《小品方》)

5. 痱子 用苦参、升麻、白鲜皮、生地黄等,加水2500mL,煎沸15min,过滤外洗敷患处,自上而下,每日2~3次,每次30min,1剂可反复用2~3次,并注意皮肤清洁。[《中医外治杂志》1988,7(4):36.]

【类药辨析】

地肤子与白鲜皮的鉴别应用 二者均苦寒,归膀胱经,均能清热利湿、祛风止痒,均可用于治风疹、湿疹。然白鲜皮属清热燥湿药,功善清热燥湿,祛风解毒,多用于湿热疮毒、黄水淋漓、疥癣疮癞、风湿热痹、黄疸尿赤;地肤子属利水渗湿药,长于利尿通淋、清热利湿,多用于治膀胱湿热、小便不利及下焦湿热、外阴湿痒[1]。

【配伍应用】

1. 白鲜皮配苦参 白鲜皮清热燥湿,泻火解毒,祛风止痒;苦参清热燥湿,杀虫利尿。两药伍用,清热燥湿、杀虫止痒之效增强,适合用于湿热黄疸,湿疹疥癣,皮肤瘙痒[1]。

2. 白鲜皮配地肤子 白鲜皮清热燥湿,祛风解毒;地肤子清热利湿,祛风止痒。两药伍用,祛风、除湿、止痒之功增强,用于治疗皮肤湿疹湿疮,风疹瘙痒[1]。

3. 白鲜皮配薏苡仁 白鲜皮清热燥湿,祛风通痹;薏苡仁健脾补中,渗湿除痹。两药伍用,标本兼治,祛风、除湿、通痹功效增强,用于治疗风湿热痹,关节红肿热痛[1]。

二、临床研究

1. 真菌性阴道炎 黄柏、百部、地肤子各15g,川椒、土茯苓各10g,苦参、蛇床子各20g,煎汤、洗患部(先熏后坐浴),每次20min,1天2次,每天1剂,3天为1个疗程,治疗45例,有效率100%,无副作用[2]。

2. 小儿哮喘 内服炙麻黄6~8g,杏仁10~12g,甘草6g,五味子10g,老鹳草12~15g,紫苏子10~12g,地龙9~12g,穿山龙12~15g,清半夏10g,细辛4g,徐长卿12~15g,白鲜皮8~10g,茯苓12~15g,枳壳10g。每剂水煎2次,将2次药汁混合浓缩至60~90mL,分2次口服,于饭前30min温服。疗程1~2周。15例患者,治愈12例,显效2例,总有效率为93.3%[3]。

3. 小儿口腔溃疡 白鲜皮30g,丁香18g,地肤子15g,大黄12g,绿豆10g。将上述5味中草药烘干,研碾成细粉末,过100目筛,装瓶密封瓶盖备用。对诊断为口腔溃疡的小儿,首先取备用的药粉12g左右,放于消毒的容器内,用米醋调成糊状备用。再找准涌泉穴,用手掌小鱼际肌着力,擦小儿足掌心前的涌泉穴,按热为度,再涂上调好的白鲜皮丁香糊,厚约4mm,上盖无毒保鲜膜,用敷料固定药糊，每晚1次，次晨取下，一般连用4～7日即可治愈。白鲜皮丁香糊敷涌泉穴，有12例应用4天治愈，18例应用5天治愈，10例应用6天治愈，5例应用7天治愈，治愈45例，总有效率为97.8%[4]。

4. 荨麻疹 灵防苦鲜汤（苦参12g，生何首乌、白鲜皮、地肤子各15g，威灵仙、防风、当归、苍术、生薏苡仁各12g，赤芍、黄芩各10g，甘草6g），形寒怕冷者加麻黄；心烦者加栀子。水煎服，每日1剂。共治疗68例，痊愈49例，显效14例，无效5例，总有效率92.6%[5]。

5. 扁平疣 荆防五对汤为固定方：荆芥、防风、蝉蜕各12g，僵蚕、金银花、菊花、牡丹皮、栀子各15g，白鲜皮、夏枯草、地肤子各20g，甘草6g，治疗37例，其中病程最长10年，最短3个月。1个疗程治愈者16例，2个疗程治愈者10例，2个疗程治愈者4例，好转7例，治愈率为81%[6]。

6. 血虚风燥型肛门湿疹 自拟荆防四物汤（荆芥、防风、生地黄、何首乌、甘草各9g，蝉蜕6g，当归15g，白芍、白鲜皮各12g）外洗治血虚风燥型肛门湿疹72例，将诸药加水1500mL，武火煮沸，文火煎20min，待温度适宜后洗浴患处，日1剂，分2次，每次洗浴患处30min。经治疗痊愈50例，好转18例，无效4例，总有效率94.4%[7]。

三、药理研究

1. 抗炎作用 白鲜皮抗炎作用的主要活性成分分布在95%乙醇洗脱部位[8, 9]。白鲜皮中分离得到的DPR-2化合物具有与内毒素（即脂多糖）结合活性（即中和作用）。在大于8mg/L的DPR-2浓度时能显著抑制内毒素诱导巨噬细胞释放肿瘤坏死因子-α（TNF-α）和白介素-6，因此抑制炎性细胞因子释放也是白鲜皮的抗炎机制之一[10]。

2. 抗菌作用 白鲜皮水煎剂对浅部真菌红色毛癣菌、紫色毛癣菌、羊皮状小孢子菌、许兰毛癣菌、絮状表皮癣菌、断发毛癣菌、石膏样小孢子菌和石膏样毛癣菌的MIC分别为50、50、150、200、200、250、400、>500mg生药/mL[11]。白鲜碱是白鲜皮的抗菌活性成分之一，白鲜碱有抗白色假丝酵母菌的活性，与氟康唑联用产生协同抗菌作用[12]。

3. 抗癌作用 白鲜皮醚提取物或乙酸乙酯提取物在0.01mg生药/mL时都能抑制约50%人肺腺癌A-549细胞生长[13]。白鲜皮中分离得到的新成分白鲜皮苷-A也有较强的抑制人肺腺癌A-549细胞生长作用，10μmol/L的增殖抑制率为88.8%[14]。

4. 保护肝脏和神经作用 白鲜皮水提物处理已被三硝基氯苯致变态反应性肝损伤小鼠的肝细胞，并不影响肝非实质细胞杀伤肝细胞，但用白鲜皮水提物处理已被三硝基氯苯致变态反应性肝损伤小鼠的肝非实质细胞，则白鲜皮水提物可抑制肝非实质细胞促进肝细胞释放ALT[15]。

5. 血液循环系统药理作用 白鲜皮通过促进血液凝固过程和降低毛细血管通透性产生止血作用，给大鼠连续3天灌服75%乙醇提取物，剂量分别为5g/kg、10g/kg，并未见到止血作用，而大剂量组凝血时间轻度延长（延长21.2%），对凝血酶原时间和部分凝血活酶时间均无明显影响[16]。对电刺激大鼠颈动脉的血栓形成时间有轻度延长作用，大剂量组延长率为38.3%[17]。

四、本草文献摘述

1.《神农本草经》 "主头风，黄疸，咳逆，淋漓。女子阴中肿痛，湿痹死肌，不可屈伸起止行步。"

2.《药性论》"治一切热毒风，恶风，风疮，疥癣赤烂，眉发脱脆，皮肌急，壮热恶寒，主解热黄，酒黄，急黄，谷黄，劳黄等。"

3.《本草纲目》"白鲜皮，气寒善行，味苦性燥，足太阴、阳明经，去湿热药也。兼入手太阴、阳明，为诸黄风痹要药。"

4.《本草分经》"除湿热，行水道，治风痹，疮癣。"

参考文献

[1] 国家药典委员会.中华人民共和国药典临床用药须知：中药饮片卷[M].2020版.北京：中国医药科技出版社，2022：148-149.

[2] 曹跃灵.真菌性阴道炎的中医治疗[J].云南中医药杂志，1996，17（5）：18.

[3] 田粟，马立新.中药治疗小儿哮喘15例分析[J].临床荟萃，1997，12（16）：38.

[4] 穆培丽，孙忠芬，孙素娥.白鲜皮丁香糊敷涌泉穴治疗小儿口腔溃疡46例[J].中国民间疗法，2010，18（4）：19.

[5] 张崇吾.灵防苦鲜汤治疗荨麻疹68例[J].陕西中医，1997，18（2）：78-79.

[6] 田发益.荆防五对汤治疗扁平疣37例[J].四川中医，1996，14（4）：49.

[7] 沙静涛.中药外洗治疗肛门湿疹72例[J].陕西中医，1997，18（2）：78-79.

[8] 杨桂明，艾丹.白鲜皮抗炎有效部位的研究[J].时珍国医国药，2010，21（9）：2209-2210.

[9] 艾丹，杨桂明.大孔吸附树脂分离白鲜皮抗炎有效组分的实验研究[J].中医药信息，2010，27（3）：113-115.

[10] 郭毅斌，曹红卫，范莉，等.白鲜皮抗内毒素活性物质的分离提取与活性研究[J].第三军医大学学报，2007，29（17）：1654-1656.

[11] 王昊，杨凤琴，潘梅，等.10种中药对致病性浅部真菌抑菌实验研究[J].中医杂志，1997，38（7）：431-432.

[12] 梁晓英，郭娜，王莉莎，等.白鲜碱体外抗白念珠菌活性研究[J].中国农学通报，2009，15（16）：21-24.

[13] 刘永镇，金慧子，刘玉华，等.116种野生植物中抗癌物质的筛选研究（Ⅰ）[J].中国中医药科技，1998，(3)：151-154.

[14] Chang J, Xuan L J, Xu Y M, et al. Cytotoxic terpenoid and immunosuppressive phenolic glycosides from the root bark of Dictamnus dasycarpus[J].Planta Med, 2002, 68（5）：425-429.

[15] 陆朝华，曹劲松，凡华，等.白鲜皮水提物改善迟发型变态反应性肝损伤的作用机理[J].中国药科大学学报，1999，30（3）：212-215.

[16] 睢大员，于晓凤，吕忠智，等.白鲜皮止血作用的药理研究[J].白求恩医科大学学报，1996（6）：53-54.

[17] 张明发，沈雅琴，朱自平，等.辛温（热）合归脾胃经中药药性研究（Ⅱ）抗溃疡作用[J].中药药理与临床，1997，13（4）：1-4.

苦参 Kushen

本品为豆科植物苦参 *Sophora flavescens* Ait. 的干燥根。春、秋二季采挖，除去根头和小支根，洗净，干燥，或趁鲜切片，干燥。

1-1-5 苦参彩图

一、传统应用

【性味归经】苦，寒。归心、肝、胃、大肠、膀胱经。

【功效主治】清热燥湿，利尿，杀虫。用于湿热泻痢，便血，黄疸尿赤，淋证涩痛，小便不利，赤白带下，阴肿阴痒，湿疹湿疮，皮肤瘙痒，疥癣麻风，心悸不宁。外治滴虫性阴道炎。

【用法用量】4.5～9g。外用适量，煎汤洗患处。

【使用注意】不宜与藜芦同用。脾胃虚寒者忌用。

【方剂举例】

1. 消风散（《外科正宗》）

药物组成：当归、生地黄、防风、蝉蜕、知母、苦参、胡麻、荆芥、苍术、牛蒡子、石膏、甘草、木通。

功能主治：疏风除湿，清热养血。用于治疗风疹，湿疹。症见皮肤瘙痒，疹出色红，或遍身云片斑点，抓破后渗出津水，苔白或黄，脉浮数。

2. 治痢散（《医学心悟》）

药物组成：苦参、葛根、赤芍、山药、陈皮、麦芽、陈松罗茶。

功能主治：清热化湿，去滞行气。治痢疾。

3. 苦参散（《证治准绳》）

药物组成：苦参、丹参、蛇床子。

功能主治：燥湿止痛。治一切疥癣及风痒，抓之成疮。

【简便验方】

1. 治疗齿缝出血 苦参一两，枯矾一钱。为末，日三揩之。（《普济方》）

2. 治疗赤白带下 苦参二两，牡蛎一两五钱。为末，以雄猪肚一个，水三碗煮烂，捣泥和丸，梧子大。每服百丸，温酒下。（《积德堂经验方》）

3. 治疗下部疮漏 苦参煎汤，日日洗之。（《仁斋直指方》）

4. 治疗毒热足肿作痛欲脱者 苦参煮酒渍之。（《姚僧垣集验方》）

5. 治疗烫熨火烧疼痛 苦参不以多少，为细末，用香油调搽。（《卫生宝鉴》绿白散）

6. 治疗血痢不止 苦参炒焦为末，水丸梧子大。每服十五丸，米饮下。（《仁存堂经验方》）

7. 治疗瘰疬 苦参四两，捣末，生牛膝和丸如梧子。食后温水下十丸，日三服。（《随身备急方》）

【类药辨析】

1. 龙胆与苦参的鉴别应用 二者均为清热燥湿药，均苦寒，善清下焦湿热，治肝胆湿热，黄疸尿赤，以及湿热下注，赤白带下，阴肿阴痒。然龙胆苦寒降泄力更强，长于清泻肝胆实火，既可用治肝火头痛，目赤耳聋，胁痛口苦，又可用于肝经热盛、热极生风引起的高热惊厥、手足抽搐。苦参兼能利尿杀虫，使湿热从小便排出，可治湿热蕴结膀胱，小便不利，灼热涩痛；又能杀虫止痒，用于湿疹湿疮，皮肤瘙痒，疥癣麻风[1]。

2. 秦皮与苦参的鉴别应用 二者均为苦寒清热燥湿之品，主治湿热泻痢、肠风下血、带下色黄等。然秦皮味涩而收敛，既能清热燥湿解毒，又能收涩止痢、止带，还能清肝泻火、明目退翳，可用于肝经郁火，目赤肿痛，目生翳膜；苦参善清下焦湿热，兼能通利小便，使湿热从小便而出，又能杀虫止痒，用于湿热下注之阴肿阴痒、湿疹、湿疮，及湿热蕴结膀胱之小便不利、灼热涩痛[1]。

【配伍应用】

1. 苦参配木香 苦参清热燥湿而止痢；木香行气止痛，健脾消食。两药伍用，燥湿止痢、行气止痛功效增强，用于治疗湿热痢疾，食积腹痛下利[1]。

2. 苦参配当归 当归辛温，功善活血补血；苦参苦寒，功善清热燥湿。两药伍用，一温一寒，一开一泄，共奏活血化瘀、燥湿清热之效，用于治疗湿热瘀阻所致的颜面、胸背粉刺疙瘩，皮肤红赤发热，酒糟鼻赤[1]。

3. 苦参配蛇床子 苦参能祛风毒，杀虫止痒；蛇床子辛善杀虫止痒，燥湿祛风。两药伍用，杀虫止痒之力增强，用于治疗风疹，皮肤瘙痒，妇女带下，阴痒等证[1]。

4. 苦参配茯苓 苦参性主降泄，善清下焦湿热，以利膀胱气化，能通利小便，使湿热从小便而出；茯苓淡渗利湿，药性平和，能祛邪而不伤正。两药伍用，清热利尿之功增强，用于治疗湿热蕴结下焦之小便不利[1]。

二、临床研究

1. 念珠菌性阴道炎 苦参50g，百部、黄柏、地肤子、蛇床子各20g，蒲公英、土茯苓、白鲜皮各15g，乌梅、五倍子各10g，取水8000mL煎煮至5000mL，过滤后装置在玻璃瓶中，每瓶容量为500mL，每次冲洗1瓶，1次/天。坐浴：将药方减量1/2，取水5000mL煎煮至3000mL，待水温后熏洗坐浴，1次/天，以7天为1个疗程。共治疗45例，显效24例，有效18例，无效3例，总有效率42%[2]。

2. 风湿热型小儿湿疹 消风散加减：炒苍术10g，蝉蜕3g，防风6g，苦参6g，黄芩6g，荆芥6g，生薏苡仁10g，六一散（包）10g，陈皮6g。瘙痒难忍者加地肤子10g，白鲜皮10g，渗水较多者加茯苓10g，车前草10g；尿赤、心烦者加黄连3g，灯心草6g，血热者加赤芍6g，牡丹皮6g，失眠者加酸枣仁10g，首乌藤10g。每日1剂，分2次口服。治疗组治愈10例，显效26例，好转3例，总有效率97.5%[3]。

3. 结膜炎 消风散合桃红四物汤加减（桃仁6g，当归10g，川芎10g，丹参10g，生地黄10g，赤芍10g，蝉蜕6g，薄荷6g，防风10g，苦参9g，甘草3g，龙胆10g，山栀子6g，白蒺藜10g）。眼痒甚者，选加白芷、白菊花等疏风清热；病程长、反复发作，伴有舌苔厚腻者，加苍术、木通以除湿，伴有上睑乳头增生，色暗红者，加重活血化瘀药的用量，儿童酌减。治疗春季结膜炎33例，总有效率为96.9%[4]。

4. 咽源性咳嗽 消风散（《外科正宗》方）化裁为基本方治疗（荆芥、防风、蝉蜕、当归、生地黄、石膏、知母、牛蒡子、苦参、苦杏仁、桔梗、赤芍、炙甘草）。咳少量白稀痰者，去石膏、知母，改用半夏、车前草各20g，咽痛加金银花20g，连翘15g，阵发性咳嗽加用柴胡、黄芩各10g。7天为一疗程。治疗组显效16例，有效10例，无效4例，总有效率86.6%[5]。

三、药理研究

1. 抗炎作用 复方苦参洗液对二甲苯和角叉菜胶所致的炎性肿胀具明显抑制作用，并具有较好的止痒和增强细胞免疫功能作用[6]。

2. 抗病原微生物作用 苦参水煎液对大肠埃希菌、金黄色葡萄球菌、甲型链球菌、乙型链球菌以及变形杆菌均有明显抑制作用[7]。苦参中的苦参碱具有抗羔羊病B型魏氏梭菌及抗羊大肠埃希菌作用[8]。

3. 抗肿瘤作用 氧化苦参碱在一定浓度下能诱导卵巢癌SKOV$_3$细胞凋亡[9]。

4. 抗过敏作用 苦参的抗过敏作用的活性成分主要是氧化苦参碱，其能抑制肥大细胞脱颗粒，对大鼠被动皮肤过敏反应和反相皮肤过敏反应、Arthus（阿瑟氏）反应及绵羊红细胞诱导的迟发型过敏反应均有明显的抑制作用[10]。

5. 对心血管系统的作用 苦参碱具有降血脂、对抗垂体后叶激素引起的冠状血管收缩和增加流量、保护心肌缺血的作用，并能增强心肌收缩力[11]。

6. 利尿作用 苦参碱90mg/kg灌服可

显著增加家兔的尿量（$P<0.01$）[12]。

7. 对免疫系统的影响 苦参素可使小鼠血白细胞增高，使白细胞吞噬异物活性明显增强。但对巨噬细胞则有细胞毒作用，能明显降低巨噬细胞抑制 P815 细胞增殖的效应，且降低其吞饮中性红染料的能力，并能明显抑制 T 细胞增殖，抑制白介素 -2 的产量[13]。

8. 对肝脏、肾脏的作用 氧化苦参碱通过抑制肝内胶原合成、减少肝脏细胞外基质异常增生、降低自由基生成和减轻脂质过氧化发挥抗肝纤维化作用[14]。

四、本草文献摘述

1.《神农本草经》"主心腹气结，癥瘕积聚，黄疸，溺有余沥，逐水，除痈肿，补中，明目止泪。"

2.《名医别录》"养肝胆气，安五脏，定志，益精，利九窍，除伏热，肠澼，止渴，醒酒，小便黄赤，治恶疮。"

3.《药性论》"治热毒风，皮肌烦燥生疮，赤癞眉脱，主除大热嗜睡，治腹中冷痛，中恶腹痛，除体闷，治心腹积聚。"

4.《本草纲目》"治肠风泻血，并热痢。"

5.《本草正义》"退热泄降，荡涤湿火，其功效与芩、连、龙胆皆相近，而苦参之苦愈甚，其燥尤烈，故能杀湿热所生之虫，较之芩、连力量益烈。"

参考文献

[1] 国家药典委员会.中华人民共和国药典临床用药须知：中药饮片卷[M].2020版.北京：中国医药科技出版社，2022：146.

[2] 沈兰兰，周娟，罗静.苦参百部黄柏汤联合氟康唑治疗念珠菌性阴道炎疗效观察[J].湖北中医药大学学报，2020，22（1）：77-80.

[3] 王健.消风散加减治疗风湿热型小儿湿疹40例[J].中医儿科杂志，2014，10（3）：52-54.

[4] 王晓红.活血祛风除湿法治疗春季结膜炎33例观察[J].甘肃中医，2002，15（6）：24.

[5] 屠庆年，万宝俊.消风散化裁治疗咽源性咳嗽30例[J].天津中医药，2005，22（6）：470.

[6] 谭元生，胡宏，黄大香，等.复方苦参洗液的药效学研究[J].湖南中医学院学报，2000，20（1）：12-14.

[7] 邱大琳，李法庆，陈蕾，等.苦参体外抑菌作用的研究[J].时珍国医国药，2006，17（10）：1974.

[8] 映君.中药药理学[M].上海：上海科学技术出版社，2000：61-63.

[9] 华新，黎丹戎，栾英姿，等.氧化苦参碱诱导卵巢癌SKOV$_3$细胞凋亡作用的实验研究[J].中国药理学通报，2002，28（6）：704-706.

[10] 王威，贾婵，庞小存，等.小檗碱、梓醇及其配伍对KK-Ay糖尿病小鼠治疗作用的比较研究[J].现代中药研究与实践，2016，30（5）：25-30.

[11] 刘桂荣，黄万忠，严仲恺.苦参的研究概况[J].特产研究，1993（4）：35-38.

[12] 宋磊，王鲁萍，何仲海，等.苦参碱的利尿作用及与药代动力学之间的关系[J].河北医学，2001，7（8）：678-680.

[13] 许红兰.苦参的药理研究进展[J].现代医药卫生，2008，24（20）：3066-3067.

[14] 王艳芬，潘留兰，苑坤.氧化苦参碱的抗肝纤维化作用及其机制研究[J].中国医师杂志，2004，6（12）：1599.

秦皮 Qinpi

本品为木犀科植物苦枥白蜡树 *Fraxinus rhynchophylla* Hance、白蜡树 *Fraxinus chinensis* Roxb.、尖叶白蜡树 *Fraxinus szaboana* Lingelsh. 或宿柱白蜡树 *Fraxinus stylosa* Lingelsh. 的干燥枝皮或干皮。春、

1-1-6 秦皮彩图

秋二季剥取,晒干。

一、传统应用

【性味归经】苦、涩,寒。归肝、胆、大肠经。

【功效主治】清热燥湿,收涩止痢,止带,明目。用于湿热泻痢,赤白带下,目赤肿痛,目生翳膜。

【用法用量】6~12g。外用适量,煎洗患处。

【使用注意】脾虚泄泻,胃弱食少者忌服。

【方剂举例】

1. 秦皮散(《太平惠民和剂局方》)

药物组成:秦皮、滑石、黄连。

功能主治:清热解毒。用于治疗大人、小儿风毒,赤眼肿痛,痒涩眵泪,昏暗羞明。

2. 白头翁汤(《伤寒论》)

药物组成:白头翁、黄柏、黄连、秦皮。

功能主治:清热解毒,凉血止痢。用于治疗热毒痢疾。症见腹痛,里急后重,肛门灼热,下痢脓血,赤多白少,渴欲饮水,舌红苔黄,脉弦数。

3. 白头翁加甘草阿胶汤(《金匮要略》)

药物组成:白头翁、甘草、阿胶、秦皮、黄连、柏皮。

功能主治:清热滋阴,凉血止痢。用于治疗妇人产后下利虚极;热痢下重,大便血,心烦不得眠者。

【简便验方】

1. 治疗慢性细菌性痢疾 秦皮四钱,生地榆、椿皮各三钱。水煎服。(《河北中药手册》)

2. 治疗腹泻 秦皮三钱。水煎加糖,分服。(《黑龙江常用中草药手册》)

3. 治疗麦粒肿,大便干燥 秦皮三钱,大黄二钱。水煎服。孕妇忌服。(《河北中药手册》)

4. 治疗妇人赤白带下及血崩不止 秦皮三两,丹皮二两,当归身一两,俱酒洗,炒研为末,炼蜜为丸梧桐子大。每早服五钱,白汤下。(《本草汇言》)

5. 治疗小儿惊痫发热及变蒸发热 秦皮、茯苓各一钱,甘草五分,灯心甘根。水煎服。(《儿科撮要》)

6. 治疗牛皮癣 苦榴皮一至二两。加半面盆水煎,煎液洗患处,每天或隔二至三天洗一次。药液温热后仍可用,每次煎水可洗三次。洗至痊愈为止。(《全展选编·皮肤病》)

【类药辨析】

黄连与秦皮的鉴别应用 二者均属清热燥湿之品,均苦寒而能清热燥湿,泻火解毒,均可用于治湿热泻痢,赤白带下等证。然黄连苦寒,善清中焦湿热,泻心胃实火,并善解热毒,又可用于热病神昏,心烦不眠,胃热烦渴,消谷善饥;秦皮兼能收涩止痢,止带,善治热毒泻痢,赤白带下,且能清肝泻火,明目退翳,常用于治肝经郁火所致的目赤肿痛及目生翳膜[1]。

【配伍应用】

1. 秦皮配黄连 秦皮功善燥湿止痢,清肝明目;黄连功善清热燥湿,泻火解毒。两药伍用,燥湿止痢、清肝明目作用增强,用于治疗湿热壅滞肠胃之痢疾,肝火上炎之目赤肿痛[1]。

2. 秦皮配白头翁 秦皮能清热燥湿,兼以收涩止痢;白头翁能清热解毒,凉血止痢。两药伍用,相辅相成,用于治疗热毒深陷血分,下迫大肠所致的热毒痢疾,腹痛,里急后重,肛门灼热,下痢脓血[1]。

3. 秦皮配地榆 秦皮清热燥湿,收涩止痢;地榆凉血泄热,收敛止血。两药伍用,收涩止痢、凉血止血之效增强,用于治疗湿热蕴积大肠所致的赤白下痢,血痢日久不愈者[1]。

二、临床研究

1. 慢性腹泻 秦皮止泻汤,药物组成:秦皮20g,败酱草30g,黄柏15g,黄连10g,石榴皮20g,蒲公英30g,金银花30g。以秦皮止泻基本方为基础,根据3种证型加减用药:脾胃湿热型、脾胃虚弱型、肾阳虚型。采用肛门滴入法给药,滴完后平卧休息2h,一日一次。对慢性细菌性痢疾和慢性非特异性溃疡性结肠炎腹泻患者98例,治愈79例,治愈率为80.6%;好转18例,好转率18.4%;总有效率达99%[2]。

2. 溃疡性结肠炎 采用传统方剂白头翁汤(白头翁、黄柏、黄连、秦皮)为主方,随症加减,每日1剂,水煎,首煎取汁180mL,再煎取汁100mL二煎汁兑匀,分2次温服,早晚各1次,15天为1个疗程,可连服2~4个疗程;结合中药煎剂灌肠对68例溃疡性结肠炎患者进行治疗,每晚1次,15天为1个疗程,中间休息3~5天,连续2~3个疗程。结果:显效23例,好转41例,无效4例,总有效率94.1%[3]。

3. 溃疡性结肠炎湿热内蕴证 用愈溃宁方保留灌肠进行治疗,药物组成:白头翁20g、黄连10g、苦参10g、秦皮15g、薏苡仁15g、炒白术15g、黄芪15g、马齿苋15g、牡丹皮15g、白芍12g、白及10g、防风10g、木香10g。每日1剂,每剂水煎150mL,每晚灌肠。每剂灌肠方煎2次,将所有汤剂混合浓缩至150mL,统一规格包装于塑料袋中,冷藏之后备用。灌肠时间选择在晚上临睡前,2周为1疗程,连续4疗程,共8周[4]。

4. 慢性结膜炎 治疗组用秦皮滴眼液滴眼(主要成分:秦皮、冰片,由上海中医药大学附属龙华医院制成,批号:9506)每小时1次,每次2滴,每天不少于10次,病情控制后改为每天6次。以20天为一疗程,治疗后第5天、第10天、第20天各随诊1次。结果:临床痊愈4例,显效8例,有效19例,无效4例,显效率34.28%,有效率88.57%[5]。

5. 湿热下注型肛窦炎 选用白头翁汤,其药物组方为:白头翁30g,黄连12g,黄柏24g,秦皮24g。将所有中药饮片加入1000mL左右清水浸泡30min后,大火煮沸后改用文火煎煮30min,取其药液,待药液完全自然沉淀后,取上方清液继续加热至浓缩药液100mL。患者应在治疗前排净大便,并将肛周清洗干净。灌肠治疗,早晚各1次,疗程为4周。综合疗效:30例患者中,治愈15例,显效10例,好转3例,无效2例,总有效率93.33%[6]。

6. 角膜炎 全部病例均予以中药煎液热敷治疗。药物组成:黄连、紫草、栀子、密蒙花、谷精草、秦艽各15g,秦皮、木贼草各20g。加减:外感风热者加荆芥、连翘、金银花;肝经湿热者加龙胆、黄芩;热毒内盛者加板蓝根、大青叶、紫花地丁;虚火上炎者加黄柏、菊花。上药加水1500mL,先用武火煎至水沸,再用文火煎20min,过滤取药液;然后再如上法煎取药汁1次,将2次药液混合后备用。用时取干净毛巾浸于药液内湿透,然后拧至湿度、温度适宜时(以患者可耐受为宜),敷于患眼处,每次20~30min,每天3~4次。2周为1疗程。1疗程未愈者,间隔3天再行下1疗程,共治疗2疗程。结果:治愈183眼,好转41眼,无效19眼,总有效率为92.18%[7]。

7. 急性痛风性关节炎 渗湿定痛汤。萆薢、车前草、薏苡仁、秦皮、赤芍、地龙、牛膝各15g，黄柏10g，土茯苓20g，甘草5g。加减法：疼痛甚者加络石藤、忍冬藤，有痛风石者加穿山甲、土鳖虫，上肢疼痛者加姜黄、桑枝，阴津耗伤者加生地黄、玄参，大便溏稀者加苍术，大便干燥者加大黄，小便黄赤涩痛加石韦、海金沙。每天1次，疗程为2周。治疗组临床痊愈25例，显效12例，有效9例，无效14例，愈显率61.7%，总有效率71.7%[8]。

三、药理研究

1. 抗炎作用 秦皮甲素通过降低溃疡性结肠炎模型小鼠肠黏膜中COX-2、iNOS的蛋白含量，从而减轻炎症状态，有效发挥抗炎作用[9]。秦皮甲素对于肾小管扩张变形、上皮细胞水肿有明显改善作用。此外，秦皮甲素还能显著减少IL-1、IL-6和肿瘤坏死因子等促炎因子的释放，从而对炎症引起的肾脏功能损伤起到保护治疗作用[10]。秦皮甲素还可以减轻角叉菜胶诱导的小鼠足跖炎所引起的小鼠足肿胀，其作用机制可能与其减少炎症因子生成有关[11]。此外，秦皮甲素与秦皮苷通过下调炎症通路、抑制相关炎症因子表达和抑制细胞凋亡，促进肺部组织损伤修复，进而缓解肺炎症状[12, 13]。还有研究发现由秦皮和龙脑组成的秦皮滴眼液可以改善眼部炎症[14]。

2. 抗菌作用 秦皮水煎液可降低由伤寒杆菌所致的小鼠急性腹腔感染的死亡率[15]。4种不同基原的秦皮提取物对大肠埃希菌、金黄色葡萄球菌、铜绿假单胞菌等9种细菌均具有显著的抑制、杀灭作用[16]。在秦皮素抗金黄色葡萄球菌的作用机制研究中，发现秦皮素可通过增加菌体细胞膜通透性，抑制菌体DNA、RNA的合成及抑制拓扑异构酶Ⅰ、拓扑异构酶Ⅱ的活性来发挥抑菌作用[17]。秦皮素对嗜水气单胞菌有一定抑制作用，且抑制效果与浓度呈正相关[18]。秦皮乙素对产碳青霉烯酶（KPC）碳青霉烯耐药肺炎克雷伯菌有一定抑制作用[19]。

3. 抗肿瘤作用 秦皮中的东莨菪碱成分可以与脂肪酸合成酶结合，阻断脂肪酸合成酶与葡萄糖-6-磷酸异构酶结合，从而影响糖脂代谢，发挥其抗肿瘤功效[20]。秦皮乙素可减轻小鼠瘤质量，降低相关天冬氨酸蛋白水解酶活性并诱导细胞凋亡，进而抑制肿瘤细胞生长，其作用机制可能与抑制Wnt/β-catenin通路激活有关[21]。秦皮乙素可抑制肺癌细胞体外增殖[22]。秦皮中七叶皂苷可有效抑制人结肠癌HT-29细胞增殖，且HT-29细胞的生长以七叶皂苷浓度依赖性的方式受到抑制。另外，秦皮乙素对结肠癌HCT116细胞的增殖和迁移均起抑制作用，并诱导细胞凋亡，其作用机制为秦皮乙素可降低p70S6K、4E-BP1m RNA和相关通路蛋白的表达[23, 24]。

4. 抗氧化作用 秦皮多酚对DPPH、ABTS自由基均有一定抑制作用，对于ABTS自由基的抑制作用强于DPPH自由基。秦皮多酚的抗氧化效果随其质量浓度的增加而增强，且在一定浓度范围内，秦皮多酚的抗氧化能力强于维生素C[25]。秦皮水提物可降低6-羟基多巴胺（6-OHDA）引起的大鼠嗜铬细胞瘤（PC12）细胞内活性氧水平，从而对PC12细胞凋亡起到保护作用[26]。

5. 抗高尿酸血症作用 秦皮苷可通过上调肾有机阴离子转运蛋白1（mOAT1）和有机阳离子及肉碱转运蛋白（mOCT1-2及mOCTN1-2）的表达，从而减少血清尿酸含量并降低肌酐水平，增加尿酸和肌酐排泄，有效改善高尿酸血症以及肾功能损伤[27]。秦皮总香豆素可减轻大鼠膝关节急性关节炎及关节水肿程度，减少关节液的产生及改善关节滑膜组织形态，从而改善急性痛风性关节炎并促进尿酸的清除[28]。秦皮可以改善肾脏的病理变化，下调尿酸重吸收转运蛋白1（URAT1）和葡萄糖转运蛋白9（GLUT9）的蛋白质和mRNA水平[29]。此外，秦皮可改善体内由高尿酸血症造成的多种代谢途径的紊乱[30]。

6. 保肝作用　秦皮甲素可降低小鼠体重和肝脏指数，降低肝脏组织中天冬氨酸氨基转移酶、丙氨酸氨基转移酶以及脂质含量，从而起到保肝的作用[31]。秦皮素可显著改善肝纤维化大鼠的生存状态，延缓肝功能损伤，通过参与并抑制JAK1/STAT3信号通路，对大鼠肝纤维化起到抑制作用[32]。秦皮乙醇提取物可减轻四氯化碳引起的肝脏肿胀并降低血清转氨酶含量，改善肝脏组织病理学状态[33]。

四、本草文献摘述

1.《神农本草经》"除热，目中青翳白膜。"

2.《名医别录》"疗男子少精，妇人带下，小儿痫，身热，可作洗目汤。"

3.《药性论》"主明目，去肝中久热，两目赤肿疼痛，风泪不止。治小儿身热，作汤浴。"

4.《汤液本草》"《液》云：主热利下重，下焦虚。"

5.《本草纲目》"味苦性涩，乃是厥阴肝、少阳胆经药也。故治目病、惊痫，取其平木也；治下痢、崩带，取其收涩也；又能治男子少精，益精有子，皆取其涩而有补也。"

参考文献

[1] 国家药典委员会. 中华人民共和国药典临床用药须知：中药饮片卷[M]. 2020版. 北京：中国医药科技出版社，2022：144.

[2] 钟凤英. 秦皮止泻汤肛门滴入治疗慢性腹泻98例[J]. 中医杂志，1995（1）：35-36，4.

[3] 唐尚友，王捷虹，任海勇，等. 白头翁汤加味治疗溃疡性结肠炎68例临床观察[J]. 中国中医基础医学杂志，2006（11）：848-849.

[4] 童瑶. 愈溃宁方灌肠治疗溃疡性结肠炎湿热内蕴证的临床观察[D]. 长沙：湖南中医药大学，2019.

[5] 陆萍，李明飞. 秦皮滴眼液治疗慢性结膜炎的临床观察[J]. 上海中医药杂志，2002（9）：29-31.

[6] 王雪丽. 白头翁汤保留灌肠治疗湿热下注型肛窦炎临床观察[D]. 合肥：安徽中医药大学，2020.

[7] 王跃进. 中药煎液热敷治疗角膜炎215例疗效观察[J]. 新中医，2006（3）：50.

[8] 唐奇志. 渗湿定痛汤治疗急性痛风性关节炎60例临床研究[J]. 新中医，2009，41（5）：35-36，8.

[9] 周红丽，白光. 白光教授扶阳法治疗溃疡性结肠炎缓解期临床经验浅析[J]. 中国中西医结合消化杂志，2020，28（8）：628-630，634.

[10] CHENG X，YANG Y L，LI W H，et al.Esculin alleviates acute kidney injury and inflammation induced by LPS in mice and its possible mechanism[J].Journal of Chinese Pharmaceutical Sciences，2020，29（5）：322-332.

[11] 杨欢，程笑，王月华，等. 秦皮甲素对角叉菜胶致小鼠足肿胀及炎症的作用[J]. 中国新药杂志，2016，25（20）：2319-2322.

[12] 程笑，杨滢霖，李伟瀚，等. 秦皮甲素对LPS诱导小鼠急性肺损伤的作用及机制研究[J]. 中国新药杂志，2018，27（16）：1849-1854.

[13] 吴萍，何文龙，付云，等. 秦皮苷对重症肺炎大鼠炎症因子表达及相关通路活化的影响[J]. 免疫学杂志，2020，36（4）：

[14] 苏晶，胡锦东，刘新泉，等．秦皮滴眼液对大鼠干眼模型角膜上皮损害和眼表炎症的疗效观察及机理研究[J]．中国中医眼科杂志，2020，30（3）：171-175.

[15] 杨天鸣，葛欣，王晓妮．秦皮抗菌作用研究[J]．西北国防医学杂志，2003，24（5）：387-388.

[16] 刘丽梅，王瑞海，陈琳，等．不同基原秦皮、香豆素单体抗菌作用对比研究[J]．中国中医药信息杂志，2009，16（5）：39-42.

[17] WANG H T, ZHOU D, XIE K, et al.Antibacterial mechanism of fraxetin against Staphylococcus aureus[J].Mol Med Rep, 2014, 10（5）：2341-2345.

[18] 朱璐丹，陈凯，习丙文，等．秦皮素的抑菌作用及其对嗜水气单胞菌毒力的影响[J]．中国水产科学，2019，26（5）：984-992.

[19] 王蕾，刘志远，潘健，等．秦皮乙素对产KPC碳青霉烯耐药肺炎克雷伯菌的体外抗菌效果[J]．检验医学与临床，2017，14（23）：3483-3486.

[20] WU S T, LI T, LIU B, et al.Bioactive ingredients obtained from Cortex fraxini impair interactions between FAS and GPI[J].Free Radical Biology and Medicine, 2020, 152：504-515.

[21] 邢德君，孙庆霞．秦皮乙素对Lewis肺癌小鼠凋亡及Wnt/β-catenin通路的影响[J]．中国老年学杂志，2020，40（9）：1961-1964.

[22] 万新立，朱红军，马莲年．秦皮乙素对人肺癌H460细胞体外增殖与凋亡的影响[J]．癌症进展，2017，15（9）：1023-1025.

[23] WANG K, ZHANG Y, EKUNWE S, et al.Antioxidant activity and inhibition effect on the growth of human colon carcinoma（HT-29）cells of esculetin from Cortex fraxini[J].Medicinal Chemistry Research, 2011, 20（7）：968-974.

[24] 王九龙，郑万琼，张益明，等．秦皮乙素经p70S6K/4E-BP1信号通路抑制人结肠癌细胞增殖和迁移的作用机制研究[J]．中国药师，2020，23（4）：624-628.

[25] 刘艳红，许海燕，彭修娟，等．响应面分析法优化秦皮多酚超声提取工艺及体外抗氧化活性研究[J]．西北药学杂志，2019，34（5）：574-579.

[26] LI J J, ZHOU S Y, ZHANG H, et al. Cortex fraxini（Qingpi）protects rat pheochromocytoma cells against 6-Hydroxydopamine-Induced apoptosis[J].Parkinsons Disease, 2015, 2015：532849.

[27] LI J M, ZHANG X, WANG X, et al. Protective effects of Cortex fraxini coumarines against oxonate-induced hyperuricemia and renal dysfunction in mice[J].European Journal of Pharmacology, 2011, 666（1）：196-204.

[28] ZHAO J N, DENG Z W, DAI Y, et al.Effect of total coumarins of cortex Fraxini on acute gouty arthritis and uric acid metabolism[J].Chinese Pharmaceutical Journal, 2009, 44（10）：751-754.

[29] ZHOU Y, ZHANG X, LI C, et al. Research on the pharmacodynamics and mechanism of Cortex fraxini on hyperuricemia based on the regulation of URAT1 and GLUT9[J].Biomedicine& Pharmacotherapy, 2018, 106：434-442.

[30] WANG Y, ZHAO M, XIN Y, et al.1H NMR and MS based metabolomics study of the therapeutic effect of Cortex fraxini on hyperuricemic rats[J].Journal of Ethnopharmacology, 2016, 185：272-281.

[31] 何红，龙荣．秦皮甲素对高脂饮食诱导非酒精性脂肪肝的保护作用研究[J]．中南药学，2019，17（10）：1651-1654.

[32] 吴斌，王蓉，李胜男，等．秦皮素通过调节JAK1/STAT3信号通路抑制肝纤维化[J]．中南药学，2019，17（3）：420-425.

[33] GUO S, GUO T, CHENG N, et al.Hepatoprotective standardized EtOH-water extract from the seeds of Fraxinus rhynchophylla Hance[J].Journal of Traditional& Complementary Medicine, 2017, 7（2）：158-164.

黄芩 Huangqin

本品为唇形科植物黄芩 Scutellaria baicalensis Georgi 的干燥根。春、秋二季采挖,除去须根和泥沙,晒后撞去粗皮,晒干。

1-1-7 黄芩彩图

一、传统应用

【性味归经】苦,寒。归肺、胆、脾、大肠、小肠经。

【功效主治】清热燥湿,泻火解毒,止血,安胎。用于湿温、暑湿、胸闷呕恶,湿热痞满,泻痢,黄疸,肺热咳嗽,高热烦渴,血热吐衄,痈肿疮毒,胎动不安。

【用法用量】3~10g。

【使用注意】苦寒伤胃,脾胃虚寒者不宜使用。

【方剂举例】

1. 黄芩滑石汤(《温病条辨》)

药物组成:黄芩、滑石、茯苓皮、猪苓、大腹皮、白蔻仁、通草。

功能主治:清热利湿。用于治疗湿温邪在中焦。症见发热身痛,汗出热解,继而复热,渴不多饮,或不渴,舌苔淡黄而滑,脉缓。

2. 半夏泻心汤(《伤寒论》)

药物组成:半夏、黄芩、干姜、人参、炙甘草、黄连、大枣。

功能主治:寒热平调,消痞散结。用于治疗寒热错杂之痞证。症见心下痞,但满而不痛,或呕吐,肠鸣下利,舌苔腻而微黄。

3. 葛根黄芩黄连汤(《伤寒论》)

药物组成:葛根、炙甘草、黄芩、黄连。

功能主治:解表清里。用于治疗协热下利,症见身热下利,胸脘烦热,口干作渴,喘而汗出,舌红苔黄,脉数或促。

4. 清气化痰丸(《医方考》)

药物组成:陈皮、杏仁、枳实、黄芩、瓜蒌子、茯苓、胆南星、制半夏、姜汁。

功能主治:清热化痰,理气止咳。用于治疗痰热咳嗽。症见咳嗽气喘,咳痰黄稠,胸膈痞闷,甚则气急呕恶,烦躁不宁,舌质红,苔黄腻,脉滑数。

5. 凉膈散(《太平惠民和剂局方》)

药物组成:川大黄、朴硝、炙甘草、山栀子仁、薄荷、黄芩、连翘、竹叶。

功能主治:泻火通便,清上泄下。用于治疗上中二焦邪郁生热证。症见烦躁口渴,面赤唇焦,胸膈烦热,口舌生疮,睡卧不宁,谵语狂妄,或咽痛吐衄,便秘溲赤,或大便不畅,舌红苔黄,脉滑数。

【简便验方】

1. 治疗少阳头痛及太阳头痛,不拘偏正 片黄芩,酒浸透,晒干为末。每服一钱,茶、酒任下。(《兰室秘藏》小清空膏)

2. 治疗眉眶痛,属风热与痰 黄芩(酒渍、炒)、白芷。上为末,茶清调二钱。(《丹溪心法》)

3. 泻肺火,降膈上热痰 片子黄芩,炒,为末,糊丸,或蒸饼丸梧子大。服五十丸。(《丹溪心法》清金丸)

4. 治疗慢性气管炎 黄芩、葶苈子各等份,共为细末,糖衣为片,每片含生药0.3g,每日三次,每次五片。(内蒙古《中草药新医疗法资料选编》)

5. 治疗崩中下血 黄芩,为细末。每服一钱,烧秤锤淬酒调下。(《普济本事方》)

6. 安胎 白术、黄芩、炒曲。上为

末，粥丸，服。(《丹溪心法》)

7. 治疗灸疮血出　酒炒黄芩二钱。为末，酒服。(《怪证奇方》)

【类药辨析】

生黄芩、酒黄芩与黄芩炭的鉴别应用　三者均为黄芩的不同炮制品，由于炮制方法不同，作用亦各有偏重。生黄芩清热泻火解毒力强，多用于热入气分，湿热黄疸，痈肿疮毒；酒黄芩可入血分，药借酒势而上升，多用于清上焦热；黄芩炭以清热止血为主，用于血热妄行之吐血衄血，崩漏下血[1]。

【配伍应用】

1. 黄芩配黄连　黄芩长于清肺火，去上、中二焦湿热；黄连善于泻心、胃之火，去中焦湿热。两药伍用，其清热燥湿、泻火解毒作用显著增强，用于治疗上、中二焦火热炽盛所致的高热头痛，目赤肿痛，齿龈肿胀，口舌生疮，及湿热泄泻或痢疾[1]。

2. 黄芩配厚朴　黄芩苦寒清泄，能清热燥湿，泻火解毒；厚朴苦燥辛散，有燥湿除满、行气导滞之效。两药伍用，辛开苦降，既能清热化湿，又能理气除胀，使热清湿除，气机调畅，用于治疗中焦湿热，气机不畅，脘腹痞闷胀满[1]。

3. 黄芩配木香　黄芩苦燥，善去大肠湿热；木香辛温，善行脾胃、大肠之气。两药伍用，既能清湿热而止痢，又能理气以调胃肠，用于治疗湿热痢疾，里急后重之证[1]。

4. 黄芩配桑白皮　黄芩具有清热燥湿、泻火解毒之功；桑白皮具有清肺化痰、降气平喘之功。两药伍用，清肺泄热之力明显增强，共奏清热泻肺、平喘止咳之功，用于治疗肺热壅盛之喘咳[1]。

5. 黄芩配砂仁　黄芩能清热安胎，且泄热而不伤胎气；砂仁能理气安胎，且行气而不破气。两药伍用，既能清热安胎，又能调和气机，用于治疗怀胎蕴热，气机不调之胎动不安，妊娠恶阻[1]。

二、临床研究

1. 急性胃肠炎　用黄芩汤（黄芩6g、芍药6g、甘草6g、大枣12枚）加葛根（煨）、防风、焦白术、焦麦芽、乌梅、陈皮、生姜，每日1剂，水煎服。共120例，结果经3天治疗，以热退、呕止、粪便成形，诸症消失为治愈标准，痊愈93例，好转27例。总有效率为100%[2]。

2. 细菌性痢疾　黄芩汤（黄芩6g、芍药6g、甘草6g、大枣12枚）加木香治疗，若呕吐者加半夏；出血多者加地榆；大便白冻多者加槟榔；发热者加葛根。治疗组66例，治愈62例，好转3例，未愈1例，总有效率98.5%[3]。

3. 肛瘘术后创面愈合　黄柏50g、黄芩50g、黄连50g、金银花30g，放入1000mL的水中，滤出溶液。而后再将原药渣加水1000mL，煎至500mL，滤出溶液。前后两次各500mL，混合，浓煎至500mL熏洗创面10～20min，然后常规肛肠科换药。共治疗20例，治愈17例，有效2例，无效1例，总有效率95%[4]。

4. 皮损粗糙、浸润肥厚，或有苔藓样变，瘙痒剧烈皮肤病　药物组成：黄芩20g、青黛5g、枯矾5g、轻粉3g、凡士林100g、冰片适量。每晚用温水清洗患处，将药膏直接涂于皮损处，外用塑料薄膜封包，次日早晨洗去，每天1次。神经性皮炎痊愈22例，慢性湿疹痊愈17例，银屑病痊愈12例，瘙痒症痊愈9例，总有效率为95.6%[5]。

5. 火热鼻衄　方药组成，黄芩20～60g，白茅根20～60g，蜂蜜30g；肺经热盛型加桑白皮10～15g，并予局部用四环素软膏外敷，或复方薄荷油滴鼻；胃热炽盛型加生石膏 30g，大黄 9g，知母 12g，栀子 15g。肝火上炎型加柴胡 9～12g，郁金 9g，龙胆 15g，栀子 15g。有血小板减少者，加墨旱莲 9g，花生衣 6g；方中黄芩、白茅根量可根据病情轻重而增减。上药加生水适量泡 10～20min，再煎，滚后 15min 左右，滤渣放入蜂蜜约 30g，待蜜化稍温顿服，每日一剂，二次分服，三剂为一疗程。总有效率达 97.5%[6]。

三、药理研究

1. 抗炎、抗过敏作用 黄芩茎叶总黄酮能够通过抑制可诱导的一氧化氮合酶，减少毛细血管内皮细胞释放一氧化氮，调节花生四烯酸的代谢，抑制前列腺素 E_2 和白三烯的合成，其中以黄芩素和黄芩苷作用最强，且存在量效关系[7]。黄芩苷组对肥大细胞的细胞膜有保护作用，增加膜的稳定性，明显地阻止和延缓这种脱颗粒过程，使这种脱颗粒过程受到抑制[8]。

2. 抗菌、抗病毒作用 黄芩中提取的黄酮类化合物通过抑制病毒包涵体/溶酶体膜的融合，能减少流感病毒感染小鼠的病毒复制；当黄芩黄酮类化合物加到流感病毒感染的犬肾细胞时，能减少病毒的释放[9]。芩栀胶囊（黄芩、栀子）可明显延长甲型流感病毒、乙型流感病毒、金黄色葡萄球菌、肺炎双球菌感染小鼠的存活天数，提高感染小鼠存活率；可明显逆转感染小鼠的肺炎性病变；对 17 种细菌具有较强的抑制作用[10]。

3. 抗癌作用 黄芩茎叶总黄酮对小鼠肺腺癌 LA795 瘤株的体内增殖具有显著的抑制作用[11]。

4. 抗氧化和清除自由基作用 从黄芩分离的 3 种物质黄芩黄素、黄芩苷、汉黄芩黄素对黄嘌呤氧化酶的抑制能力是黄芩黄素＞汉黄芩黄素＞黄芩苷；对细胞色素 C 的作用是：汉黄芩黄素＞黄芩苷＞黄芩黄素；黄芩黄素和黄芩苷都表现出很强的清除 O_2 的活性，黄芩黄素是一种良好的黄嘌呤氧化酶抑制剂[12]。

5. 对消化系统作用 黄芩素、黄芩苷均能显著降低 CCl_4、肝损伤大鼠血清丙氨酸转氨酶（ALT）、天冬氨酸转氨酶（AST），减轻肝细胞变性坏死，具有一定的保肝降酶作用，其作用机制可能与抗脂质过氧化作用有关[13]。

6. 免疫调节作用 芩苷锌能明显促进小鼠腹腔吞噬细胞的吞噬能力，并显著提高血清中溶菌酶的含量，增强红细胞 C3b 受体酵母花环率[14]。

四、本草文献摘述

1.《神农本草经》"主诸热黄疸，肠澼泻痢，逐水，下血闭，恶疮，疽蚀，火疡。"

2.《名医别录》"主治痰热，胃中热，小腹绞痛，消谷，利小肠，女子血闭、淋露下血，小儿腹痛。"

3.《本草经疏》"其性清肃，所以除邪；味苦所以燥湿；阴寒所以胜热，故主诸热。诸热者，邪热与湿热也。黄疸、肠澼泻痢皆湿热胜之病也。折其本则诸病自瘳矣。"

4.《滇南本草》"上行泻肺火，下行泻膀胱火，男子五淋，女子暴崩，调经清热，胎有火热不安，清胎热，除六经实火实热。"

5.《本草正》"枯者清上焦之火，消痰利气，定喘咳，止失血，退往来寒热，风热湿热，头痛，解瘟疫，清咽，疗肺痿肺痈，乳痈发背，尤祛肌表之热，故治斑疹、鼠瘘、疮疡、赤眼；实者凉下焦之热，能除赤痢，热蓄膀胱，五淋涩痛，大肠闭结，便血，漏血。"

参考文献

[1] 国家药典委员会.中华人民共和国药典临床用药须知：中药饮片卷[M].2020版.北京：中国医药科技出版社，2022：129-130.

[2] 孙兵.加味黄芩汤治疗小儿秋季腹泻120例疗效观察[J].甘肃中医，1997，10（6）：30.

[3] 韩性志，王广超.黄芩汤加减治疗湿热痢疾66例[J].中医研究，2004，17（3）：45.

[4] 王朝阳，郑文郁，郭冰，等.黄柏煎液促进肛瘘术后创面愈合临床研究[J].实用中医药杂志，2019，35（5）：609-610.

[5] 何玲.加味黄芩膏临床应用114例报道[J].蚌埠医学院学报，2003，28（1）：68-69.

[6] 陈改娥，张建朝.黄芩白茅根汤治疗火热鼻衄200例临床疗效分析[J].现代中医药，2002（4）：11-12.

[7] 刘金霞，邓淑华，杨贺松，等.黄芩茎叶总黄酮的抗炎作用机制的研究[J].中国药理学通报，2002，18（6）：713-714.

[8] 明彩荣，王晓男.现代医学技术观察中药抗过敏反应机理的实验研究[J].中医药学刊，2006，24（5）：940-941.

[9] Nagai T, Moriuchi R, Suzuki Y, et al.Mode of action of the anti-In fluena vinus activity of pant flavon01d, 5,7,4-trihyd roxy -8-n methoxy flavone, from the 1oots of Scullaria baicalensls[J].AntiviralRes，1995，26（1）：1.

[10] 姚干，何宗玉，方泰惠.芩栀胶囊抗病毒和抗菌作用的实验研究[J].中成药，2006，28（2）：225-228.

[11] 赵铁华，高巍，邓淑华，等.黄芩茎叶总黄酮对LA795小鼠肺腺癌抑瘤作用的初步观察[J].中国中医药科技，2001，8（3）：172.

[12] Shieh D E, Liu L T, Lin C C.An tioxidant and free nd icalscav enging effects of baicalein, baicalin and wogonin[J].Anticancer Res 2000，20（5A）：2861.

[13] 春凤，王丽敏，陈廷玉.黄芩素和黄芩苷对四氯化碳所致肝脏损伤大鼠转氨酶的影响[J].黑龙江医药科学，2003，26（4）：50-51.

[14] 舒荣华，蔡仙德，谭剑萍，等.黄芩苷锌络合物对小鼠免疫功能影响的初步观察[J].铁道医学，1989，17（6）：321-323，386.

黄连 Huanglian

本品为毛茛科植物黄连 *Coptis chinensis* Franch.、三角叶黄连 *Coptis deltoidea* C.Y.Cheng et Hsiao 或云连 *Coptis teeta* Wall. 的干燥根茎。以上三种分别习称"味连""雅连""云连"。秋季采挖，除去须根和泥沙，干燥，撞去残留须根。

1-1-8 黄连彩图

一、传统应用

【性味归经】苦，寒。归心、脾、胃、肝、胆、大肠经。

【功效主治】清热燥湿，泻火解毒。用于湿热痞满，呕吐吞酸，泻痢，黄疸，高热神昏，心火亢盛，心烦不寐，心悸不宁，血热吐衄，目赤，牙痛，消渴，痈肿疔疮；外治湿疹，湿疮，耳道流脓。酒黄连善清上焦火热。用于目赤，口疮。

【用法用量】2～5g。外用适量。

【使用注意】黄连苦寒易伤脾胃，脾胃虚寒者忌用；苦燥易伤阴津，阴虚津伤者慎用。

【方剂举例】

1. 左金丸（《丹溪心法》）

药物组成：黄连、吴茱萸。

功能主治：清泻肝火，降逆止呕。用于治疗肝火犯胃证。症见胁肋疼痛，嘈杂吞酸，呕吐口苦，舌红苔黄，脉弦数。

2. 黄连解毒汤（《外台秘要》）

药物组成：黄连、黄芩、黄柏、

栀子。

功能主治：泻火解毒。用于治疗三焦火毒证。症见大热烦躁，口燥咽干，错语不眠；或热病吐血、衄血；或热甚发斑，或身热下利，或湿热黄疸；或外科痈疡疔毒，小便黄赤，舌红苔黄，脉数有力。

3. 泻心汤（《金匮要略》）

药物组成：大黄、黄连、黄芩。

功能主治：泻火消痞。用于治疗邪热壅滞心下，气机痞塞证。症见心下痞满，按之柔软，心烦口渴，小便黄赤，大便不爽或秘结，或吐血衄血，舌红苔薄黄，脉数。

4. 葛根黄芩黄连汤（《伤寒论》）

药物组成：葛根、炙甘草、黄芩、黄连。

功能主治：解表清里。用于治疗协热下利。症见身热下利，胸脘烦热，口干作渴，喘而汗出，舌红苔黄，脉数或促。

5. 清胃散（《脾胃论》）

药物组成：生地黄、当归身、牡丹皮、黄连、升麻。

功能主治：清胃凉血。用于治疗胃火牙痛。症见牙痛牵引头疼，面颊发热，其齿喜冷恶热；或牙宣出血；或牙龈红肿溃烂；或唇舌颊腮肿痛，口气热臭，口干舌燥，舌红苔黄，脉滑数。

【简便验方】

1. 治疗心经实热　黄连七钱，水一盏半，煎一盏，食远温服。小儿减之。（《太平惠民和剂局方》泻心汤）

2. 治疗心下痞，按之濡，其脉关上浮者　大黄二两，黄连一两。上二味，以麻沸汤二升渍之，须臾绞去滓。分温再服。（《伤寒论》大黄黄连泻心汤）

3. 治疗心肾不交，怔忡无寐　生川连五钱，肉桂心五分。研细，白蜜丸。空心淡盐汤下。（《四科简效方》交泰丸）

4. 治疗小儿盗汗　黄连三分，贝母二分，牡蛎二分，凡三物，粉一升，合捣下筛，以粉身。（《小品方》）

5. 治疗口疮　升麻（一两一分），黄连（三分去须），上细末，绵裹含汁咽。（《普济本事方》）

6. 治疗心经有热　麦冬（一两，水去心）川黄连（去须，半两），上细末，炼蜜丸如梧子大。食后熟水下二三十丸。

【类药辨析】

生黄连、酒黄连、姜黄连、萸黄连的鉴别应用　黄连作为常用中药，除生品外，其炮制品主要有酒黄连、姜黄连、萸黄连三种。四者均能清热利湿，泻火解毒，主治胃肠湿热，泻痢呕吐，热盛火炽，高热烦躁，痈疽疔毒，口舌生疮，皮肤湿疮，耳目肿痛。然生黄连苦寒之性较强，长于泻火解毒，清热燥湿，用于治疗肠胃湿热所致的腹泻，痢疾，呕吐，热盛火炽，壮热烦躁，神昏谵语，吐血衄血，疔疮肿毒，口舌生疮，耳道流脓。酒黄连引药上行，缓其寒性，善清头目之火，多用于目赤肿痛、口舌生疮。姜黄连能缓和苦寒之性，以治胃热呕吐为主，用于湿热中阻，胃失和降，恶心呕吐。萸黄连能抑制其苦寒之性，使黄连寒而不滞，善清气分湿热，散肝胆郁火，用于湿热郁滞肝胆，嘈杂吞酸；亦治积滞内阻，生湿蕴热，胸脘痞满，泄泻下痢[1]。

【配伍应用】

1. 黄连配吴茱萸　黄连苦寒，能清热燥湿，泻火解毒，可清泄肝火而和胃，除脾胃大肠湿热而止痢；吴茱萸辛热，能疏肝解郁，降逆止呕，兼能制酸止痛。两药伍用，一寒一热，清温并施，既可清热泻火，降逆和胃，又可调气散郁，制酸止痛，用于治疗肝郁化火，横逆犯胃，肝胃不和所致的胁肋疼痛，嘈杂吞酸，呕吐口苦[1]。

2. 黄连配木香 黄连善清热燥湿而止泻痢；木香善调中宣滞，行气止痛。两药伍用，共奏清热燥湿、行气导滞之功，用于治疗胃肠湿热积滞之痢疾，腹痛，里急后重[1]。

3. 黄连配半夏 黄连苦寒，善清热燥湿，泻火解毒；半夏辛温，善燥湿化痰，降逆消痞。两药伍用，寒热互用以和阴阳，辛开苦降以调气机，除湿热而化痰浊，有泄热和胃、降逆消痞、开胸涤痰之功，用于治疗痰热互结、气机失畅所致的胸腹闷胀，心下痞满，呕吐呃逆[1]。

4. 黄连配大黄 黄连清热燥湿，泻火解毒；大黄泻火通便，凉血解毒。两药伍用，泻火凉血解毒之力增强，既能清气分实热，又能泻血分火毒，且有涤肠通便之功，用于治疗邪热内结之心下痞满，胃肠湿热，火毒壅滞之腹痛下痢，及实热火毒上炎之目赤肿痛，口舌生疮，牙龈肿痛，或火热内盛，迫血妄行之吐血、衄血[1]。

5. 黄连配水牛角 黄连清热燥湿，泻火解毒，重在气分；水牛角清热解毒，凉血消斑，重在血分。两药伍用，清热泻火、凉血解毒作用增强，用于治疗温热病热入营血之高热神昏，发斑吐衄[1]。

二、临床研究

1. 急性脑梗死 加味黄连解毒汤（黄连、黄芩、黄柏、山栀子各15g，大黄6g，益母草30g，茯苓、泽泻各10g，当归尾15g，鸡血藤20g），1天1剂，水煎取汁200mL，分2次服，14天为1疗程，2疗程间隔2天。共48例，基本治愈17例，显著进步22例，进步6例，无变化2例，恶化1例，总有效率90.7%[2]。

2. 急性胃肠炎 葛根芩连汤加减治疗基本方：葛根30g，黄芩10g，黄连10g，甘草6g。服药3剂痊愈者35例，服药4~5剂有效者4例，无效1例，总有效率为97.5%[3]。

3. 溃疡性结肠炎 葛根芩连汤（黄芩、黄连、葛根各20g），煎成浓缩液200mL，保留灌肠，每晚1次。共65例，治愈42例，有效12例，总有效率为83.07%[4]。

4. 慢性泄泻 葛根芩连汤（药用葛根9g，黄芩10g，黄连6g，秦皮12g，蒲公英24g，党参15g，炒山药15g，炒薏苡仁15g，柴胡6g，陈皮12g，川厚朴10g，炒芡实12g）。水煎服，日1剂，早晚分服，7天为1个疗程。总有效率为93.1%[5]。

5. 急性化脓性扁桃体炎 连解毒汤煎服，方药组成：黄连、黄芩、黄柏、栀子各10g。若口干渴加天花粉，舌红绛、苔黄干加生地黄、玄参，苔腻加滑石、苍术。5天为1疗程。服药1个疗程，共治疗32例，显效17例，好转11例，无效1例，总有效率达96.9%[6]。

6. 肝火型高血压病 黄连解毒汤加减治疗组方药组成为黄芩6~9g，黄连6~9g，栀子9~12g，黄柏6~12g，人工牛黄0.5g（冲服），珍珠层粉0.5g（冲服）。1日1剂，水煎分早晚2次服，15天为1疗程，连用2~3个疗程。治疗30例，结果显效16例，有效12例，无效2例，总有效率93.3%[7]。

7. 对糖尿病的改善作用 黄连对糖尿病神经病变的作用机制，发现黄连在体内外均能够抑制醛糖还原酶（AR）活性，而在临床研究中黄连对AR活性的抑制作用更加明显。患者在降糖药物的基础上应用黄连素治疗4周后，患者AR活性明显下降；正中神经、腓总神经运动传导速度（MNCV）、感觉传导速率（SNCV）得到明显改善；膀胱剩余尿量显著减少，这些周围神经病变的指标在治疗前后改善相当明显[8]。

三、药理研究

1. 抗菌和抗内毒素作用 黄连具有广谱抗菌作用，高剂量的黄连对小鼠感染金黄色葡萄球菌有明显抗菌作用，对于A族链球菌的抗菌作用较弱，感染金黄色葡萄球菌的小鼠存活率为66.7%，感染A族链球菌的小鼠存活率为41.7%[9]。黄连的保护作用同其浓度成正比，黄连浓度越高，体内内毒素含量越低，大鼠的组织形态变化越小[10]。

2. 抗病毒作用 黄连对柯萨奇病毒（B_3、B_4）、新型肠道病毒、脊髓灰质炎病毒Ⅲ型等14种病毒具有抑制作用[11]。

3. 对心血管疾病的改善作用 应用心肌细胞缺血模型研究黄连对缺血再灌注心肌细胞的保护作用，发现LDH和MDA随着黄连素浓度的升高而降低，提示黄连素具有稳定细胞膜结构，防止细胞坏死的作用；而SOD随黄连素浓度升高而升高，表明黄连素对心肌细胞有很好的抗活性氧损伤的作用[12]。

4. 对脑血管疾病的改善作用 采用双侧颈总动脉结扎致脑缺氧、$NaNO_2$缺氧、KCN致缺氧、常压密闭耐缺氧等实验模型，观察黄连解毒汤对小鼠急性脑缺血缺氧的影响。低、中、高剂量的黄连解毒汤能明显延长双侧颈总动脉结扎小鼠存活时间；中、高剂量能够明显延长$NaNO_2$致缺氧小鼠存活时间；低、中、高剂量对KCN所致缺氧小鼠出现翻正反射的潜伏期无明显影响，但是，高剂量可以通过提高小鼠对氧的利用能力使小鼠存活时间延长[13]。

5. 降血压的作用 通过给自发性高血压大鼠模型灌服不同剂量的黄连清降合剂，观察黄连的降压效应及作用机制，给药后2~4h达峰效应，降压时对心率无明显的影响；给大鼠多次灌服用药则有显著的抗高血压作用，未见明显的耐药现象[14]。

6. 抗癌作用 加入抗癌药物CPT-11的黄连组，对原发癌细胞和转移癌细胞均存在抑制作用[15]。

7. 免疫调节作用 将正常人外周血全血进行体外培养，测定黄连素对T细胞体外活化和增殖的影响以及作用机制。黄连素对T细胞早期活化抗原CD69和中期活化抗原CD25的表达有明显抑制效应，提供了黄连素抑制T细胞活化的直接证据[16]。

8. 抗血小板聚集作用 给小鼠和家兔灌服黄连解毒汤观察其抗血栓作用，发现小鼠体外凝血时间显著延长，家兔的血浆凝血酶原时间、白陶土活化部分凝血活酶时间及凝血酶时间均有显著延长，并能显著抑制ADP引起的血小板聚集[17]。

四、本草文献摘述

1.《神农本草经》"主热气目痛，眦伤泣出，明目，肠澼腹痛下痢，妇人阴中肿痛。"

2.《名医别录》"主治五脏冷热，久下泄澼脓血，止消渴，大惊，除水，利骨，调胃，厚肠，益胆，治口疮。"

3.《珍珠囊》"其用有六：泻心火，一也；去中焦湿热，二也；诸疮必用，三也；去风湿，四也；治赤眼暴发，五也；止中部见血，六也。"

4.《药类法象》"泻心火，除脾胃中湿热，治烦躁恶心，郁热在中焦，兀兀欲吐。"

5.《本草正义》"黄连大苦大寒，苦燥湿，寒胜热，能泄降一切有余之湿火，而心、脾、肝、肾之热，胆、胃、大小肠之火，无不治之。上以清风火之目病，中以平肝胃之呕吐，下以通腹痛之滞下，皆燥湿清热之效也。"

参考文献

[1] 国家药典委员会.中华人民共和国药典临床用药须知：中药饮片卷[M].2020版.北京：中国医药科技出版社，2022：133-134.

[2] 青发基.加味黄连解毒汤治疗急性脑梗死48例临床观察[J].安徽中医临床杂志，2001（5）：329-330.

[3] 黄承华，田明达.葛根芩连汤加减治疗急性胃肠炎40例疗效观察[J].贵阳中医学院学报，2004，26（4）：23.

[4] 刘宝驹，陈尹.葛根芩连汤保留灌肠治疗溃疡性结肠炎65例[J].广西中医药，2003，26（2）：38.

[5] 苏东平，宋俊建.葛根芩连汤加减治疗慢性泄泻43例疗效分析[J].实用中医内科杂志，2008，22（6）：29.

[6] 陈其芳.黄连解毒汤加减治疗急性化脓性扁桃体炎32例[J].新中医，2001，33（4）：59.

[7] 李运伦.黄连解毒汤加减治疗高血压病30例临床研究[J].国医论坛，2000（2）：38-39.

[8] 刘长山，王秀军.黄连素对醛糖还原酶活性的抑制及防治糖尿病神经病变的临床意义[J].中国中药杂志，2002，27（12）：950-952.

[9] 陈国良，叶寿山，刘家骏，等.金地蓝消毒片对小鼠感染模型的体内抗菌作用观察[J].安徽医学，2002，23（5）：5-7.

[10] 姜庆城，王彦美，陈同刚，等.双黄连注射液在生物体内抗细菌内毒素的效果观察[J].中国医院药学杂志，2002，22（5）：276-278.

[11] 李凡，易世红，赵春艳，等.双黄连粉针剂抗病毒作用[J].中草药，2002，33（1）：52-55.

[12] 郑凌云，周祖玉.黄连素对缺血再灌注心肌细胞损伤的保护作用[J].四川大学学报（医学版），2003，34（3）：452-454.

[13] 徐静华，于庆海，蔡爽，等.黄连解毒汤对小鼠急性脑缺血、缺氧的影响[J].沈阳药科大学学报，2003，2（3）：132-134.

[14] 李运伦.黄连清降合剂对自发性高血压大鼠影响的实验研究[J].山东中医杂志，2002，21（7）：421-425.

[15] Mitani N，Murakami K，Yamaura T，et al.Inhibitory effect of berberine on the mediastinal lymph node metastasis produced by orthotopic implantation of Lewis lung carcinoma[J].Cancer Lett.2001，165（1）：35-42.

[16] 何贤辉，曾耀英，徐丽慧，等.黄连素对T淋巴细胞活化和增殖的抑制作用[J].中国病理生理杂志，2002，18（10）：1183-1186.

[17] 付晓春，王敏伟.黄连解毒汤的抗血栓作用研究[J].沈阳药科大学学报，2001，18（6）：425-427.

黄柏 Huangbo

本品又称川黄柏、檗木、黄檗、黄柏皮，为芸香科植物黄皮树 *Phellodendron chinense* Schneid. 的干燥树皮。剥取树皮后，除去粗皮，晒干。

1-1-9 黄柏彩图

一、传统应用

【性味归经】苦，寒。归肾、膀胱经。

【功效主治】清热燥湿，泻火除蒸，解毒疗疮。用于湿热泻痢，黄疸尿赤，带下阴痒，热淋涩痛，脚气痿躄，骨蒸劳热，盗汗，遗精，疮疡肿毒，湿疹湿疮。

【用法用量】煎服，3～12g；外用适量。

【使用注意】脾虚泄泻，胃弱食少者忌服。

【方剂举例】

1.三妙丸（《医学正传》）

药物组成：黄柏、苍术、牛膝。

功能主治：清热燥湿。用于治疗湿热下注之痿痹。症见两脚麻木或肿痛，或如火烙之热，痿软无力。

2. 白头翁汤（《伤寒论》）

药物组成：白头翁、黄柏、黄连、秦皮。

功能主治：清热解毒，凉血止痢。用于治疗热毒痢疾。症见腹痛，里急后重，肛门灼热，下痢脓血，赤多白少，渴欲饮水，舌红苔黄，脉弦数。

3. 知柏地黄丸（《医方考》）

药物组成：知母、黄柏、熟地黄、山茱萸、牡丹皮、山药、茯苓、泽泻。

功能主治：滋阴降火。用于治疗肝肾阴虚、虚火上炎证。症见头目昏眩，耳鸣耳聋，虚火牙痛，五心烦热，腰膝酸痛，血淋尿痛，遗精梦泄，骨蒸潮热，盗汗颧红，咽干口燥，舌质红，脉细数。

【简便验方】

1. 治疗口中及舌上生疮 捣黄檗含之。（《千金要方》）

2. 治疗唇疮痛痒 黄檗末，以野蔷薇根捣汁调涂。（《圣济总录》）

3. 治疗伤寒身黄，发热 栀子十五个（擘），甘草一两（炙），黄柏二两。上三味，以水四升，煮取一升半，去滓，分温再服。（《伤寒论》栀子柏皮汤）

4. 治疗白淫，梦泄遗精及滑出而不收 黄檗一斤（放新瓦上烧令通赤为度），真蛤粉一斤。上为细末，滴水为丸，如桐子大。每服一百丸，空心酒下。（《素问病机保命集》珍珠粉丸）

5. 治疗痢疾 黄柏300g，翻白草450g，秦皮300g。将翻白草、秦皮全部及黄柏200g，共水煎两次，合并煎液，用文火浓缩成膏状，将剩余100g黄柏研细粉加入膏中，搅匀，低温烘干，研细粉。每服一两克，日三次。（辽宁《中草药新医疗法资料选编》）

6. 治疗下阴自汗，头晕腰酸 黄柏三钱，苍术四钱，川椒三十粒，加水2000mL，煎至600mL。每次100mL，一日三次，两日服完。（《中级医刊》）

【类药辨析】

1. 盐黄柏、酒黄柏、黄柏炭的鉴别应用 盐黄柏苦燥之性缓和，滋阴降火、退虚热作用较强，多用于阴虚发热，骨蒸盗汗，遗精，足膝痿软，咳嗽咯血；酒黄柏苦寒之性缓和，善清上焦之热，多用于治热壅上焦之目赤，咽喉肿痛，口舌生疮；黄柏炭清湿热之中兼具涩性，多用于便血，崩漏[1]。

2. 黄柏与黄芩、黄连的鉴别应用 此三种药物均味苦性寒而能清热燥湿，泻火解毒，常相互配伍用于治疗湿热、火毒诸证，如湿热泻痢、湿热黄疸、热毒痈肿、目赤肿痛、血热吐衄等火热证。三者各有所长，其中，黄芩长于泻肺火以清中上焦实热，故可用于肺热壅盛所致咳嗽痰稠，上焦热盛所致之高热烦渴，尿赤便秘，且有清热安胎之功，可用于热扰胞宫之胎动不安；黄连长于清心胃之火，以除中焦湿热，兼有止呕消痞之功，尤善治温病热入营血之神昏谵语，心烦不寐，胃火牙痛，口舌生疮，肝火犯胃呕吐吞酸，湿热痞满，以及胃火炽盛消谷善饥；黄柏则长于清除下焦湿热，泻相火，退虚热，尤善治阴虚火旺，骨蒸潮热，也多用于治疗下焦湿热之足膝肿痛、癃闭、淋浊、带下、阴痒及脚气等[1]。

【配伍应用】

1. 黄柏配伍知母 黄柏苦寒较甚，以清热燥湿为主，兼能泻火解毒，故多用于湿热带下，热淋涩痛，湿热泻痢，黄疸，湿热脚气，痿证及疮疡肿毒，湿疹瘙痒。

知母甘寒质润,尤善清泻肺胃气分实火,又兼滋阴润燥之功,清中寓补,常用于外感热病,高热烦渴,肺热咳嗽,内热消渴,肠燥便秘等热盛伤阴之证。二者均苦寒而能清热泻火,退虚热,常配伍用于治疗阴虚内热证,如知柏地黄丸[1]。

2. 黄柏配伍白头翁 黄柏清热燥湿,善除下焦湿热以治泻痢;白头翁清热解毒,善除胃肠热毒而凉血止痢。两药伍用,清热燥湿、解毒止痢功效增强,用于治疗湿热痢疾,腹痛,里急后重,下痢脓血[1]。

3. 黄柏配伍苍术 黄柏苦寒,性沉而降,以清下焦湿热为长;苍术味辛主散,性温而燥,长于祛湿,通治内外湿邪。两药伍用,相使相制,并走于下,清热燥湿之功显著,用于治疗湿热下注之热痹,筋骨疼痛,两足痿软,足膝红肿疼痛,或湿热带下及下部湿疮、湿疹[1]。

4. 黄柏配伍肉桂 黄柏苦寒,清热燥湿而泻相火;肉桂辛甘大热,温补肾阳,益火消阴。两药伍用,温阳化气而不生邪热,清热燥湿而不致寒滞,用于治疗肾阳不足,气化不利,湿热内停所致的小便不利,尿闭[1]。

二、临床研究

1. 血精症 黄柏八味片(黄柏、萆薢、甘草、栀子、红花、熊胆、香墨、麝香),口服,3片/次,3次/天,连续服用4周为1个疗程。共治疗78例,治愈12例,显效18例,有效30例,无效18例,总有效率77%[2]。

2. 热毒炽盛型下肢丹毒 地榆黄柏散由榆树皮、黄柏、冰片按照10:4:1配制而成,取上药研成细末,过80目筛,每袋50g分装,备用。患者取卧位,抬高患肢(抬高时保持膝关节弯曲),下铺治疗巾以避免污染。每10cm×10cm疮面外敷10g地榆黄柏散,以温开水50mL调成悬浮液,无菌纱布湿敷,每次40~60min,每日2次。湿敷后以温开水清洁,避免揉搓造成皮损。7天为1个疗程,未痊愈可延长至2~3个疗程。共治疗21例,痊愈15例,有效5例,进步1例,总有效率95.24%[3]。

3. 肛瘘术后创面愈合 黄柏50g、黄芩50g、黄连50g、金银花30g,放入1000mL的水中,滤出溶液。而后再将原药渣加水1000mL,煎至500mL,滤出溶液。前后两次各500mL,混合,浓煎至500mL熏洗创面10~20min,然后常规肛肠科换药。共治疗20例,治愈17例,有效2例,无效1例,总有效率95%[4]。

4. 念珠菌性阴道炎 苦参50g,百部、黄柏、地肤子、蛇床子各20g,蒲公英、土茯苓、白鲜皮各15g,乌梅、五倍子各10g,取水8000mL煎煮至5000mL,过滤后装置在玻璃瓶中,每瓶容量为500mL,每次冲洗1瓶,1次/天。坐浴:将药方减量1/2,取水5000mL煎煮至3000mL,待水温后熏洗坐浴,1次/天,以7天为1个疗程。共治疗45例,显效24例,有效18例,无效3例,总有效率42%[5]。

5. 慢性宫颈炎 黄柏白及散,苦参50g、黄柏50g、儿茶50g、白及40g、冰片20g、乳香40g、没药40g、蒲公英50g等,将上述中药研细成粉,用香油调成糊状,取少许放在已消毒过的带线棉球上,患者在月经干净后3~7天来我院宫颈上药。治愈98例,占81.67%;显效13例,占10.83%;无效9例,占7.5%,总有效率为92.5%[6]。

6. 抗子宫内膜抗体 Ig 阳性 口服抗免2号方(北黄芪15g、生白术10g、川黄柏10g、赤芍10g、当归10g、生山栀子 10g、鸡血藤 10g、山萸肉 10g、草红花 10g、女贞子 10g、菟丝子 10g、川牛膝 10g、炙鳖甲 10g、丹参 10g、泽兰叶 10g、生甘草 6g），约 800mL，早晚各服 400mL，3 个月为 1 个疗程。共治疗 156 例，总转阴率为 90.41%[1]。每日 1 剂、每剂煎 3 次[7]。

三、药理研究

1. 抗炎作用 川黄柏中的黄柏酮可降低炎症因子（NO、1L-6、1L-1β、MCP-1）的转录和翻译水平[8]。川黄柏煎剂可抑制小鼠耳郭肿胀度，川黄柏煎剂对塑料环植入所致的大鼠肉芽组织增生有明显的抑制作用，可减少单核细胞渗出和巨噬细胞生成[9]。川黄柏提取物能明显降低大鼠前列腺组织中 TNF-α、1L-1β、PEG2 等水平[8]。

2. 抗菌作用 川黄柏水煎剂对金黄色葡萄球菌感染的小鼠有保护作用，可有效降低金黄色葡萄球菌感染小鼠的死亡率[9]。

3. 抗癌作用 川黄柏的绿原酸可将人肺癌 A549 细胞周期阻滞在 S 期，从而阻断肺癌细胞的分裂，降低细胞存活率[10]。

4. 抗氧化作用 川黄柏提取物和黄柏碱能增加自由基的清除，具有抗氧化活性，黄柏碱可清除 ABTS+、DPP H·自由基；黄柏碱对 APPH 引起的斑马鱼胚胎死亡以及心跳异常有良好的保护作用，可有效降低脂质过氧化[11]。

5. 降血糖作用 川黄柏的小檗碱对 KK-Ay 糖尿病小鼠有明显的治疗作用，可降低小鼠空腹血糖水平，改善葡萄糖的耐受能力[12]。川黄柏的不同炮制品可影响大鼠的物质能量代谢，生黄柏、盐黄柏能升高血浆三酰甘油（TG）的含量，降低大鼠糖酵解和糖代谢速度[13]。

6. 神经保护作用 川黄柏提取物、黄柏碱和小檗碱对过氧化氢处理过的 HT22 小鼠海马神经元有显著的保护作用，能够降低乳酸脱氢酶的表达，抑制乙酰胆碱酯酶（AChE）的活性[14]。

7. 免疫抑制作用 黄柏碱（复方黄柏液）通过影响 HMOX-1 和 i NOS 等胞内免疫调控基因，影响人脂肪间充质干细胞（A-MSC）的免疫调节功能，从而显著抑制局部移植物对抗宿主的反应[15]。

8. 对肝脏、肾脏的作用 黄芩、川黄柏及其配伍能缓解黄药子所致肝毒性，显著降低 SD 大鼠血清中丙氨酸氨基转移酶（ALT）、天门冬氨酸氨基转移酶（AST）和碱性磷酸酶（ALP）的活性，提高肝组织中谷胱甘肽（GSH）的含量[16]。

四、本草文献摘述

1.《神农本草经》 "主五脏肠胃中结热，黄疸，肠痔，止泄痢，女子漏下赤白，阴伤蚀疮。"

2.《名医别录》 "主治惊气在皮间，肌肤热赤起，目赤热痛，口疮。"

3.《本草经疏》 "黄柏禀至阴之气而得清寒之性者也，其味苦，其气寒，其性无毒，故应主五脏肠胃中结热。盖阴不足则热始结于肠胃。黄疸虽由湿热，然必发于真阴不足之人，肠澼痔漏，亦皆湿热伤血所致。泻痢者，滞下也，亦湿热干犯肠胃之病。女子漏下赤白，阴伤蚀疮，皆湿热乘阴虚流客下部而成。肤热赤起，目赤热痛，口疮，皆阴虚血热所生病也。以至阴之气，补至阴之不足，虚则补之，以类相从，故阴回热解湿燥而诸证自除矣。乃足少阴肾经之要药，专治阴虚生内热诸证，功力甚伟，非常工药可比也。"

4.《本草备要》 "泻相火，补肾水。"

参考文献

[1] 国家药典委员会.中华人民共和国药典临床用药须知:中药饮片卷[M].2020版.北京:中国医药科技出版社,2022:137-138.

[2] 熊伟,高瑞松,周兴.黄柏八味片治疗血精症的临床观察[J].中医药导报,2019,25(5):127-129.

[3] 林晶.地榆黄柏散湿敷治疗热毒炽盛型下肢丹毒的临床观察[J].中国民间疗法,2019,27(24):27-29.

[4] 王朝阳,郑文郁,郭冰,等.黄柏煎液促进肛瘘术后创面愈合临床研究[J].实用中医药杂志,2019,35(5):609-610.

[5] 沈兰兰,周娟,罗静.苦参百部黄柏汤联合氟康唑治疗念珠菌性阴道炎疗效观察[J].湖北中医药大学学报,2020,22(1):77-80.

[6] 丁艳丽,王亚文.中药自拟方黄柏白及散治疗慢性宫颈炎120例的临床观察[J].中国现代药物应用,2010,4(21):170-171.

[7] 魏嘉毅,魏旷.抗免2号方为主治疗抗子宫内膜抗体IgG阳性临床观察[C]//中华中医药学会男科分会.中华中医药学会第十届男科学术大会论文集.2010:194-195.

[8] Lu C F, Meng X H, Li H B, et al.Effect of Phellodeo-drop chioeose extract on carragecnarr induced chronic prostatitis in rats[J].Trop J Pharm Res,2015,14(2):257-262.

[9] 杨磊,张延英,李卉,等.黄柏煎剂的抗炎、抗菌作用研究[J].实验动物科学,2014,31(4):14-17.

[10] 郭鹤云.黄柏营及绿原酸诱导A519细胞凋亡机制的研究[D].长春:吉林大学,2017:18-55.

[11] 李玲.黄柏碱抗ROS介导的氧化应激相关机制研究[D].重庆:西南大学,2017:11-37.

[12] 王威,贾婵,庞小存,等.小檗碱、梓醇及其配伍对KK-Ay糖尿病小鼠治疗作用的比较研究[J].现代中药研究与实践,2016,30(5):25-30.

[13] 徐珊,张凡,刘蓬蓬,等.基于大鼠物质、能量代谢研究炮制对黄柏药性的影响[J].中药材,2015,38(9):1835-1841.

[14] Kaufman Dorothea, Dogra Anudeep Kaur, Tabrani Ahmad, et al.Extracts from traditional Chinese medicinal plants inhibit acetylcholinesterase, a known alzheimer's disease target[J].Molecules,2016,21(9):1161.

[15] 李栋,胡勤峰,蔡大幸.复方黄柏液涂剂对脂肪间充质干细胞免疫抑制的影响[J].中国皮肤学杂志,2017,31(7):819-824.

[16] 王秋红,杨欣,王蒙,等.黄芩与黄柏协同保护黄药子致肝毒性的实验研究[J].中国中药杂志,2016,41(5):898-903.

第二节　苦温燥湿药

石菖蒲 Shichangpu

本品为天南星科植物石菖蒲 Acorus tatarinowii Schott 的干燥根茎。秋、冬二季采挖,除去须根和泥沙,晒干。

1-2-1 石菖蒲彩图

一、传统应用

【性味归经】辛、苦,温。归心、胃经。

【功效主治】开窍豁痰,醒神益智,化湿开胃。用于神昏癫痫,健忘失眠,耳鸣耳聋,脘痞不饥,噤口下痢。

【用法用量】3～10g。

【使用注意】辛温之性能伤阴夺血,

助阳动火，凡阴虚阳亢、吐血、精滑者皆当慎用。

【方剂举例】

1. 萆薢分清饮（《杨氏家藏方》）

药物组成：益智、萆薢、石菖蒲、乌药。

功能主治：温肾利湿，分清化浊。用于治疗下焦虚寒之膏淋、白浊。症见小便频数，混浊不清，白如米泔，凝如膏糊，舌淡苔白，脉沉。

2. 桑螵蛸散（《本草衍义》）

药物组成：桑螵蛸、远志、菖蒲、龙骨、人参、茯神、当归、龟甲。

功能主治：调补心肾，涩精止遗。用于治疗心肾两虚证。症见小便频数，或尿如米泔色，或遗尿，或遗精，心神恍惚，健忘，舌淡苔白，脉细弱。

3. 定痫丸（《医学心悟》）

药物组成：明天麻、川贝母、半夏、茯苓、茯神去木、胆南星、石菖蒲、全蝎、甘草、僵蚕、真琥珀、陈皮、远志、丹参、麦冬、朱砂。

功能主治：涤痰息风，开窍安神。用于治疗风痰蕴热之痫病。症见忽然发作，眩仆倒地，目睛上视，口吐白沫，喉中痰鸣，叫喊作声，甚或手足抽搐，舌苔白腻微黄，脉弦滑略数。亦可用于癫狂。

4. 甘露消毒丹（《续名医类案》）

药物组成：藿香、飞滑石、绵茵陈、淡黄芩、石菖蒲、川贝母、木通、射干、连翘、薄荷、白豆蔻。

功能主治：清热解毒，利湿化浊。用于治疗湿温时疫，邪在气分。症见发热困倦，胸闷腹胀，肢酸，咽肿，颐肿口渴，身目发黄，小便短赤，泄泻淋浊等，舌苔淡白或厚腻或干黄者。并主水土不服。

【简便验方】

1. 治疗痧气腹痛 石菖蒲 3g，研细末，水冲服。（《中草药彩色图谱与验方》）

2. 治疗跌打损伤 石菖蒲鲜根适量，甜酒糟少许，捣烂外敷。（《江西草药》）

3. 治疗湿痰蒙窍、神志不清 石菖蒲、远志、郁金、半夏、茯苓各 10g，胆南星 6g，水煎服。（《中草药彩色图谱与验方》）

4. 治疗小儿急惊风 鲜石菖蒲 12g。苦瓜根 10g，远志 6g，老姜 3g。将药物煎后灌服。（《中国民间草药方》）

5. 治疗湿热阴痒 鲜石菖蒲 12g，萹草 60g，金钱草 30g，夏枯草 30g。将药物煎服或外用药水涂搽。（《中国民间草药方》）

【类药辨析】

1. 石菖蒲与麝香的鉴别应用 两药均为辛温开窍醒神之品，治疗窍闭神昏证。石菖蒲长于除痰化湿，擅治浊痰蒙窍之神昏证，又能化湿浊而开窍，治疗健忘耳聋、脘痞不饥等湿浊壅滞。麝香辛香走窜力强，为回苏醒神第一要药，本性偏温，配伍后寒闭、热闭皆可应用。此外，麝香辛香走窜入血分，可活血散结、消肿止痛，故可治疗痈肿疮毒、咽喉肿痛、跌打损伤、经闭、难产死胎等血分壅滞[1]。

2. 石菖蒲与苏合香的鉴别应用 两药均为芳香性温、开窍醒神之品，同可用治痰浊寒湿闭阻神窍，而见中风痰迷、中恶昏迷等证。但石菖蒲辛开苦泄，长于化湿浊，祛痰开窍，适于痰阻神窍、神昏谵语，或内风挟痰、癫痫抽搐者。此外，石菖蒲可醒神健脑，祛湿和胃，善治心气不足、肾精亏虚、痰阻清窍等多种耳聋健忘证，以及脘腹痞满、纳差、噤口痢等证。苏合香辛散温通，为温开常用药，主治寒邪痰浊内闭神明之证。此外，苏合香又有温通止痛之功,上入心经,中归脾经,可治疗寒凝气滞,痰阻血瘀致胸痹绞痛、脘腹冷痛[1]。

3. 石菖蒲与远志的鉴别应用 两药均有祛除痰湿之功,既能开窍醒神,又可安神益智,用于痰湿秽浊蒙蔽清窍之神志昏乱、癫狂痴呆及心神不安、失眠、健忘等。但石菖蒲偏于化湿,兼能和胃,常用于湿浊中阻、脘痞胀痛及噤口痢;远志偏于化痰,兼能止咳,常用于咳嗽痰多,消散痈肿作用也较优,善治痈疽肿毒、乳房肿痛等[2]。

【配伍应用】

1. 石菖蒲配香附 石菖蒲温中化浊开胃,行气消胀;香附疏肝行气止痛。二药配伍,则温中行气消胀止痛力强,可治中寒气滞的脘腹胀痛[1]。

2. 石菖蒲配黄连 石菖蒲振清阳,化湿浊;黄连清热燥湿。相配治疗夜尿频,亦可用治肠炎、痢疾及痰火蒙蔽清阳、心窍的神志昏迷。但应配以祛痰醒神之品[2]。

3. 石菖蒲配郁金 石菖蒲开窍宣气,解郁化湿;郁金解肝郁,清心热,凉血破瘀。合用则开窍解郁,清心醒神,可用于热病痰蒙心窍、神志不清等[1]。

4. 石菖蒲配厚朴 二药都能化湿,石菖蒲又能辟秽;厚朴兼能宽中。若加陈皮开胃健脾化湿,有健脾胃化湿的功效,可治脾胃呆滞、湿浊不化、腹胀、食欲不振[2]。

5. 石菖蒲配佩兰 石菖蒲芳香开窍,温化湿浊,调和中州;佩兰芳香辟浊,化湿和中,醒脾开胃。两药合用,善芳香开胃,行气和中,对湿阻中焦及肝胃不和所致的脘闷腹胀、呕恶泄泻、胁痛苔腻等症有良效[1]。

二、临床研究

1. 脑梗死后迟发型癫痫 自拟中药方(主要由柴胡、当归、生地黄、桃仁、红花、赤芍、枳壳、牛膝、半夏、白术、天麻、橘红、茯苓、石菖蒲、全蝎、僵蚕等组成)治疗脑梗死后迟发型癫痫,治疗后脑电图改善率33.33%,中医证候总有效率为86.67%[3]。

2. 卒中后迟发型风痰闭阻型癫痫 临床上应用息风定痫汤(组成:天麻15g、石菖蒲15g、丹参15g、全蝎5g、胆南星10g、法半夏10g、茯苓15g、僵蚕10g、太子参15g、白芍15g、陈皮10g、白术10g、炙甘草6g)治疗卒中后迟发型风痰闭阻型癫痫患者,总有效率达97.0%,在提高疗效的同时也减少卡马西平对肝肾功能的损害[4]。

3. 脑梗死后继发性癫痫 临床上自拟活血定痫方(由黄芪15g、当归15g、川芎9g、赤芍12g、桃仁10g、红花6g、全蝎3条、蜈蚣1条、石菖蒲10g、郁金10g、地龙10g等组成)治疗急性脑梗死后继发性癫痫,总有效率为85.7%[5]。

4. 卒中后症状性癫痫 用中成药天丹通络胶囊(主要成分为川芎、豨莶草、丹参、水蛭、天麻、槐花、石菖蒲、人工牛黄、黄芪、牛膝),主要用于卒中后症状性癫痫患者遗留偏瘫、言语不利的治疗,取其活血通络、息风化痰之功效,总有效率为81.0%,明显高于对照组的54.8%,差异有统计学意义($P<0.05$)[6]。

三、药理研究

1. 抗菌作用 石菖蒲挥发油对表皮葡萄球菌、A群链球菌以及福氏志贺菌抑制作用最强,对白念珠菌、金黄色葡萄球菌、B群链球菌和伤寒沙门菌也有抑菌作用[7]。

2. 降压作用 石菖蒲提取物可通过激活对原发性高血压（SHR）大鼠血管内皮 eNOS 途径使 NO 合成增加，从而引起血管舒张，发挥降压作用，其机制可能与减少自由基对机体的损伤，从而对内皮细胞、心肌细胞和血管重构起到保护作用有关[8]。

3. 神经保护作用 石菖蒲挥发油主要有效成分 β-细辛醚可降低 SOD 含量，升高 LDH 含量，下调抑制细胞凋亡的 COX-2 蛋白，上调调节能量代谢的过氧化物酶体增殖物激活受体 α 重组蛋白（PPAR-α 蛋白），激活 VEGF 和 cAMP 信号通路，减轻盐酸异丙肾上腺素诱导大鼠心肌缺血的病理表现，发挥抗急性心肌缺血的治疗作用。石菖蒲挥发油可通过抑制急性心肌缺血损伤的大鼠模型炎症反应，减少粒细胞浸润，减轻心脏组织水肿，降低组织 MPO 含量，抑制 NLRP3 信号通路和心脏细胞的焦变，减少 ASC 和 NLRP3 的蛋白质表达，降低含半胱氨酸的天冬氨酸蛋白水解酶（caspase-1）和焦孔素的水平，降低血清 IL-1β 浓度，并通过抑制炎症反应和抑制 NLRP3 炎症小体介导的骨变性，对心肌缺血再灌注损伤发挥保护作用[9]。

四、本草文献摘述

1.《神农本草经》"主风寒湿痹，咳逆上气，开心孔，补五脏，通九窍，明耳目，出音声。久服轻身，不忘，不迷惑，延年。"

2.《本草纲目》"治中恶卒死，客忤癫痫，下血崩中，安胎漏。散痈肿。"

3.《本草从新》"辛苦而温，芳香而散，开心孔，利九窍，明耳目，发声音，去湿除风，逐痰消积，开胃宽中，疗噤口毒痢，风痹惊痫，崩带胎漏，消肿止痛，解毒杀虫。"

参考文献

[1] 国家药典委员会.中华人民共和国药典临床用药须知：中药饮片卷 [M].2020 版.北京：中国医药科技出版社，2022：1094-1097.

[2] 高学敏，钟赣生.临床中药学 [M].石家庄：河北科学技术出版社，2006：805-807.

[3] 刘威，李亚楠，余巧燕.脑梗死后迟发型癫痫行中西医结合治疗的效果观察 [J].中外医疗，2014，33（10）：141-142.

[4] 尹靖云.息风定痫汤治疗卒中后迟发型风痰闭阻型癫痫的临床研究 [J].现代中西医结合杂志，2012，21（9）：953-954.

[5] 罗家祺.活血定痫方治疗脑梗死后继发性癫痫临床研究 [J].吉林中医药，2012，32（10）：1019-1021.

[6] 蔡茵萍，马家猛，祝亚文.天丹通络胶囊佐治卒中后症状性癫痫的疗效观察 [J].实用心脑肺血管病杂志，2013，21（6）：60-61.

[7] 郑韵芳，余阿妹，许诗仪，等.石菖蒲挥发油体外抗菌活性及抗炎作用研究 [J].海峡药学，2015，27（10）：260-263.

[8] 吴长艳，周晶，傅云露.石菖蒲提取物对原发性高血压大鼠的降压作用 [J].现代医药卫生，2017，33（15）：2248-2250，2253.

[9] ZANG Z Z, CHEN L M, LIU Y.et al.Uncovering the protective mechanism of the volatile oil of acorus tatarinowii against acute myocardial ischemia injury using network pharmacology and experimental validation[J]. Evid Based Complement Alternat Med，2021，22：6630795.

白芥子 Baijiezi

本品又称辣菜子，为十字花科植物白芥 *Sinapis alba* L. 的干燥成熟种子。春播于 7~8 月采收，秋播于 5 月中、下旬采收，待果实大部分出现黄色时割

1-2-2
白芥子彩图

下全株，后熟数日，选晴天晒干，脱出子粒，簸除杂质即可入药。

一、传统应用

【性味归经】辛，温。归肺、胃经。

【功效主治】温肺化痰，利气散结。多用于寒痰喘咳，悬饮；阴疽流注及痰阻经络关节之肢体麻木，关节肿痛等。

炒白芥子药性缓和，擅长温肺豁痰利气。

【用法用量】3～9g。外用适量。

【使用注意】辛散走窜之性强，非顽疾证实体壮者慎用；芥子油对黏膜刺激性很强，孕妇、气虚阴亏及有出血倾向者忌用；对皮肤有发泡作用，皮肤过敏、破溃者不宜外敷。

【方剂举例】

1. 三子养亲汤（《韩氏医通》）

药物组成：苏子、白芥子、莱菔子。

功能主治：降气快膈，化痰消食。用于治疗老人痰壅气滞，饮食不化，咳嗽气喘，痰多胸痞，食欲不振，舌苔白腻，脉滑。

2. 控涎丹（《三因极一病证方论》）

药物组成：甘遂、大戟、白芥子。

功能主治：祛痰逐饮。用于治疗痰涎伏在胸膈之上，忽然胸背、颈项、股胯隐痛不可忍，筋骨牵引作痛，坐卧不宁，时时走易不定，或头痛不可举，或昏倦多睡，或饮食无味，痰唾稠黏，夜间喉中如锯声，多流唾涎，手脚沉重，两腿冷痹，气脉不通。

3. 阳和汤（《外科全生集》）

药物组成：熟地黄、肉桂、麻黄、鹿角胶、白芥子、姜炭、生甘草。

功能主治：温阳补虚，化痰通络。用于治疗一切阳虚寒凝之阴疽、脱疽、贴骨疽、流注、鹤膝风等，患处漫肿无头，平塌白陷，皮色不红，酸痛无热，口不渴，小便清利，舌淡，苔白。

4. 白芥子散（《妇人大全良方》）

药物组成：真白芥子、木鳖子（麸炒），没药（别研），桂心半两，木香。

功能主治：温阳行气，化痰通络。用于治疗荣卫之气循行失度，痰滞经络，以致臂痛外连肌肉，牵引背胛，时发时止，发则似瘫痪。

【简便验方】

1. 治疗风湿涎痰，结成痞块 用白芥子为末，醋调敷患上。内用白芥子为末，神曲打糊丸梧子大。每服三钱，清晨参枣汤下。（《方脉正宗》）

2. 治疗淋巴结核 白芥子、葱头各3g，捣烂，敷患处，隔日1次，每次4～5h。（《中级医刊》）

3. 治疗脚气肿痛 白芥子、白芷等份，为末，姜汁和，涂之。（《本草述钩元》）

4. 治疗翻胃，吐食上气，及羸弱不欲动 白芥子晒干为末，酒服方寸匕。（《普济方》）

5. 治疗伤寒后，肺中风冷，失音不语 白芥子五合（研碎）。用酒煮令半熟，带热包裹熨项颈周延，冷则易之。（《普济方》芥子酒熨方）

【类药辨析】

1. 紫苏子与白芥子的鉴别应用 二者皆为辛温之品，均有降气化痰之功，同治痰壅气逆，咳嗽气喘。然白芥子辛温走散，偏于温肺化痰逐饮，通经络，善消"皮里膜外之痰"，主治寒痰壅肺之咳喘痰多，胸闷气短；又能消肿散结，通络止痛，治阴疽流注及痰阻经络之肢体麻木、关节肿痛。紫苏子辛温润降，长于降气化痰，润燥滑肠，尤宜喘咳痰多而兼有便秘者[1]。

2. 莱菔子与白芥子的鉴别应用 二者均能化痰，且可相伍为用。但白芥子性温，既善温肺豁痰，又可散结通络止痛，用于治疗寒痰咳喘气急，痰滞经络痹痛麻木，阴疽流注等。莱菔子性平，能降气化痰，消食除胀，用于治疗痰壅咳喘，食积气滞之胸闷腹胀，嗳气吞酸，泻痢不爽等[1]。

【配伍应用】

1. 白芥子配马钱子 白芥子辛散温通，既温肺化痰，又通络散结；马钱子最善搜筋骨之风湿，开通经络，透达关节。两药伍用，可增强活血通络止痛之力，用于治疗寒湿痹阻之肢体麻木、关节肿痛[1]。

2. 白芥子配细辛 白芥子辛散温通，长于温化寒痰；细辛辛温发散，外能发散风寒，内能温肺化饮。两药伍用，共奏温化寒痰之功，用于治疗寒饮咳喘证[1]。

3. 白芥子配甘遂 白芥子辛温，善化寒痰，逐水饮；甘遂苦寒性降，善行经隧之水湿，泻下逐饮力峻。两药相配，寒温并施，共奏豁痰逐饮之功，多用于悬饮咳喘，胸闷胁痛之证[1]。

4. 白芥子配肉桂 白芥子辛散温通，善消除阻滞于经络之痰而通络散结；肉桂辛甘大热，能温通经脉，运行气血。两药相配，共奏温经通阳、散寒行滞之功，用于治疗阳虚寒凝之阴疽肿痛[1]。

5. 白芥子配鹿角胶 白芥子辛散温通，善消除阻滞于经络之痰而通络散结；鹿角胶能温补肾阳，益精养血。两药伍用，可增强温经通阳之功，用于治疗阳虚寒凝之阴疽肿痛[2]。

二、临床研究

1. 肝硬化难治性腹水 给予限制水钠摄入、利尿、补充白蛋白、保肝、维持电解质平衡等常规治疗下，观察组予猪苓甘遂白芥子（猪苓白芥子粉10.3g/次，甘遂胶囊0.3g/次），3次/天，三餐后30min温水冲服。5天为1个疗程，共3个疗程。共治疗17例，显效9例，有效2例，无效6例。总有效率80%[3]。

2. 慢性阻塞性肺病 在相同基础治疗（包括氧疗、抗炎、化痰、止咳、平喘，纠正水电解质紊乱等）条件下，穴位贴敷组增加穴位贴敷辅助治疗：选中药白芥子、延胡索各20g，甘遂、细辛各12g研末，用鲜生姜汁适量调成糊状，取蚕豆大小药糊，压成饼状，贴于肺俞穴、天突穴、膻中穴，每日1次，每次1~2h，疗程2周。共治疗45例，显效19例，有效26例，无效0例，总有效率100%[4]。

3. 儿童咳嗽变异性哮喘 对照组患儿给予睡前服用孟鲁司特钠咀嚼片，3~6岁患儿每日服用1次，每次4mg，6岁以上患儿每日服用1次，每次5mg。观察组在对照组患儿治疗的基础上参照相关文献联合穴位贴敷治疗：以白芥子研粉，醋调成硬币大小的小饼状药丸贴敷于肺俞、定喘、天突穴等穴，上盖医用纱布，胶布固定，4岁以下患儿每次贴2~3h，4岁以上患儿每次贴3~4h，每日1次。治疗15天，共治疗30例，显效18例，有效9例，无效3例，总有效率90%[5]。

三、药理研究

1. 镇咳、祛痰、平喘作用 白芥子具有镇咳、祛痰、平喘作用[6]。复方白芥子散能明显松弛豚鼠气管平滑肌，延长哮喘潜伏期，减少小鼠咳嗽次数[7]。白芥子涂方巴布剂具有较好的预防和控制实验性哮喘发作，减轻其发作程度的效果[8]。炒制后白芥子镇咳作用增强，炒制法可以增加白芥子中对羟基苯乙腈的含量，对羟基苯乙腈镇咳作用明显，是白芥子镇咳的药效物质[9]。

2. 抗炎镇痛作用 白芥子醇提物能明显抑制二甲苯致小鼠耳郭肿胀，对醋酸致小鼠毛细血管通透性增加有显著的抑制作用，并能显著延长小鼠痛反应时间，减少扭体次数[10]。白芥子不同提取部位灌胃给药具有明显的抗炎镇痛作用，其水部位比乙酸乙酯部位的抗炎镇痛作用效果更好[11]。

3. 对前列腺增生的作用 白芥子乙醇提取物均能显著抑制由丙酸睾酮诱发的去势小鼠前列腺增生，明显降低小鼠血清酸性磷酸酶活力，而水煎提取物则无抑制前列腺增生活性；白芥子水煎物的镇痛效果明显强于其他醇提物[12]。白芥子苷、β-谷甾醇具有抗雄激素和抗炎活性[13,14]。

4. 抗肿瘤作用 白芥子挥发油显著延长 H22 荷瘤小鼠生存期并抑制肿瘤生长；上调 Bax 重组蛋白的表达、下调 B 淋巴细胞瘤-2 基因（*Bcl-2*）的表达。抑制作用呈良好的剂量相关性，但高剂量组毒副作用明显。说明白芥子挥发油能够抑制 H22 荷瘤小鼠肿瘤细胞的生长，其机制可能与上调 Bax 的表达、下调 *Bcl-2* 的表达，进而诱导细胞凋亡有关[15]。芥子碱对小鼠 S180 腹水瘤和实体瘤有显著抑制作用，并通过琼脂糖凝胶电泳、吖啶橙染色发现芥子碱有促进细胞凋亡的抑瘤机制，通过免疫组化检测 *Bcl-2* 发现芥子碱还可能通过下调 *Bcl-2* 基因表达促进细胞凋亡[16]。

5. 辐射保护作用 芥子酸可快速清除 NO_2 发挥辐射保护作用，测得 NO_2 从芥子酸抽氢反应的动力学常数为 $(7.2\sim7.4)\times10^8 dm^3/(mol\cdot S)$ 量级，并发现在弱酸性条件下芥子酸也可有效清除 HNO_2[17]。

6. 抗雄激素作用 白芥子的醇提取物具有显著的抗雄性激素活性，能显著抑制由外源激素引起的前列腺增生[18]。

7. 抑菌作用 芥子提取物对 9 种细菌、6 种酵母菌、10 种霉菌都有抑制繁殖的效果[12]。芥子提取物具有杀菌、抑菌和消灭消化道中寄生虫的作用[19]。

8. 其他 芥子苷本身无刺激作用，但它遇水后经芥子酶的水解作用生成挥发油，其主要成分为异硫氰酸对羟基苄酯（俗称芥子油），易挥发，具有辛辣味，为强力的皮肤发红剂、催吐剂及调味剂，并有起泡作用，用于治疗白癜风[20]。

四、本草文献摘述

1.《本草纲目》 "利气豁痰，除寒暖中，散肿止痛。治喘嗽反胃，痹木脚气，筋骨腰节诸痛。"

2.《本经经疏》 "白芥子味极辛，气温。能搜剔内外痰结，及胸膈寒痰、冷涎壅塞者殊效。"

3.《药品化义》 "白芥子专开结痰，痰属热者能解，属寒者能散。痰在皮里膜外，非此不达，在四肢两胁，非此不通。若结胸证，痰涎邪热固结胸中及咳嗽失音，以此同苏子、枳实、瓜蒌、杏仁、黄芩、黄连为解热下痰汤，诚利气宽胸神剂。"

参考文献

[1] 国家药典委员会.中华人民共和国药典临床用药须知：中药饮片卷[M].2020版.北京：中国医药科技出版社，2022：934-936.

[2] 高学敏，钟赣生.临床中药学[M].石家庄：河北科学技术出版社，2006：688-690.

[3] 杨浦娟，饶春燕，黄祎，等.猪苓甘遂白芥子治疗肝硬化难治性腹水疗效观察[J].内蒙古中医药，2021，40（8）：1-3.

[4] 陈燕燕，陈扬波.白芥子散穴位贴敷辅助治疗慢性阻塞性肺病急性加重期老年患者45例[J].浙江中医杂志，2021，56（5）：357.

[5] 蒋玉秀.中西医结合治疗儿童咳嗽变异性哮喘30例[J].中国中医药现代远程教育，2020，18（4）：301-302.

[6] 张学梅, 刘凡亮, 梁文波, 等. 白芥子提取物的镇咳、祛痰及平喘作用研究 [J]. 中草药, 2003, 34（7）: 635-610.

[7] 施小敏, 唐运涛, 董琰, 等. 自拟复方白芥子散外敷治疗哮喘的实验室研究 [J]. 成都中医药大学学报, 2005, 28（3）: 28-30.

[8] 王茵萍, 徐月红, 王冬梅, 等. 白芥子涂方巴布剂与传统剂型抗豚鼠哮喘效应的比较 [J]. 南京中医药大学学报, 2007, 23（4）: 247-249.

[9] 冯宝民, 邱琳, 谌启鹏, 等. 基于炮效关系研究白芥子镇咳药效物质基础 [J]. 中国药理学通报, 2010, 26（9）: 1173-1176.

[10] 李小莉, 张迎庆, 黄通华. 白芥子提取物的抗炎镇痛作用研究 [J]. 现代中药研究与实践, 2007, 21（6）: 28-30.

[11] 万军梅, 黄红. 白芥子不同提取部位抗炎镇痛作用研究 [J]. 亚太传统医药, 2014, 10（5）: 39-41.

[12] 刘明, 张永萍, 罗春丽. 白芥子不同提取物对前列腺增生的作用 [J]. 贵阳中医学院学报, 2008, 30（2）: 15-19.

[13] 吴国欣, 林跃鑫, 欧敏锐, 等. 白芥子提取物抑制前列腺增生的实验研究（Ⅰ）[J]. 中国中药杂志, 2002, 27（10）: 766-768.

[14] 吴国欣, 林跃鑫, 欧敏锐, 等. 白芥子提取物抑制前列腺增生的实验研究（Ⅱ）[J]. 中国中药杂志, 2003, 28（7）: 643-646.

[15] 吴圣曦, 吴国欣, 何珊, 等. 白芥子挥发油对小鼠肝癌 H22 移植性肿瘤的抑制作用及其机制研究 [J]. 中草药, 2013, 44（21）: 3024-3029.

[16] Ke M G, Wu G X, Wu S X, et al.Antitumor effect of sinapine on S180-bearing mice and its mechanism of action[C]. International Conference of Natural Products and Traditional Medicine, 2009: 403-409.

[17] 陈密玉. 白芥子提取物对小鼠前列腺增生组织生长因子和雄激素受体表达的影响 [D]. 福州: 福建师范大学, 2007.

[18] 吴国欣, 林跃鑫, 欧敏锐, 等. 芥子碱抗雄激素作用 [J]. 中国医药学报, 2003, 18（3）: 142-144.

[19] Depree J A, Howard T M, Savage G P.Flaborurand pharmacertical properties of the volatile sulphur compounds of Wasabi[J]. Food Research International, 1998, 31（5）: 329-33.

[20] 李卫红. 白芥子"发泡疗法"治疗白癜风95例临床分析 [J]. 中华现代皮肤科学杂志, 2005, 2（5）: 418-420.

白附子 Baifuzi

本品为天南星科植物独角莲 *Typhonium giganteum* Engl. 的干燥块茎。秋季采挖, 除去须根和外皮, 晒干。

1-2-3 白附子彩图

一、传统应用

【性味归经】辛, 温; 有毒。归胃、肝经。

【功效主治】祛风痰, 定惊搐, 解毒散结, 止痛。用于中风痰壅, 口眼㖞斜, 语言謇涩, 惊风癫痫, 破伤风, 痰厥头痛, 偏正头痛, 瘰疬痰核, 毒蛇咬伤。

【用法用量】3～6g。一般炮制后用, 外用生品适量捣烂, 熬膏或研末以酒调敷患处。

【使用注意】本品辛温燥烈有毒, 阴虚燥热动风之疾及孕妇忌用。生品一般不内服。

【方剂举例】

1. 三生丸（《易简方》）

药物组成: 天南星、木香、川乌、白附子。

功能主治: 祛痰通络, 助阳散痰。用于治疗卒中。症见昏不知人, 口眼㖞斜, 半身不遂, 痰气上壅, 咽喉作声, 或六脉沉浮, 或指下浮盛; 兼治痰厥气厥, 及气虚眩晕。

2. 玉真散(《外科正宗》)

药物组成：天南星、防风、白芷、天麻、羌活、白附子。

功能主治：祛风解痉，止痛。用于治疗牙关紧闭，角弓反张，甚则咬牙缩舌。外治跌打损伤，金疮出血。

3. 牵正散(《杨氏家藏方》)

药物组成：白附子、白僵蚕、全蝎。

功能主治：祛风通络。用于治疗中风口眼㖞斜。

【简便验方】

1. 治疗偏正头风 白附子、白芷、猪牙皂角（去皮）等份，为末。每服二钱，食后茶清调下。(《本草纲目》)

2. 治中脘风涎痰饮，眩瞑呕吐酸水，头疼恶心 半夏二两，南星、白附子各一两，上并生为末，滴水丸如梧子大，以生面衮衣，阴干。每服十丸至二十丸，生姜汤下。(《普济本事方》)

3. 治疗偏坠疝气 白附子一个，为末，津调填脐上，以艾灸三壮或五壮，即愈。(《简便方》)

4. 治疗赤白汗斑 白附子、硫黄等份，为末，姜汁调稀，茄蒂蘸擦，日数次。(《简便方》)

【类药辨析】

1. 禹白附与关白附的鉴别应用 两者虽然名字相似，但作用有殊。禹白附长于燥湿化痰，祛风止痉；关白附偏于逐寒湿，止疼痛，而且毒性很大，不能与禹白附混淆[1]。

2. 白附子与白附片的鉴别应用 前者辛温燥烈而性升，专走上焦，主治头面部之风邪及风痰，语言涩之证；后者辛热，虽走而不守，然偏走下焦，以温命火、散阴寒、回阳救逆为主[1]。

【配伍应用】

白附子配白僵蚕 见于牵正散(《杨氏家藏方》)，用以祛风化痰，通络止痉。主治风痰阻于头面经络，口眼㖞斜，或面肌抽动。其中，白附子辛温燥烈，入阳明经而走头面，以祛风化痰，尤善散头面之风。白僵蚕助白附子，加强祛风化痰之力，又能通络止痉。合而用之，使风邪得散、痰浊得化、经络通畅[2]。

二、临床研究

1. 风湿性关节炎 肿痛安胶囊：三七、天麻、僵蚕、白附子（制）、防风、羌活、天南星（制）、白芷，口服，2粒/次，3次/天，4周为1疗程。共治疗62例，痊愈20例，有效37例，无效5例，总有效率为91.94%[3]。

2. 中风后运动性失语症 解语丹加减方（白附子、天麻、胆南星、石菖蒲、郁金、蝉蜕、僵蚕各10g，远志6g，全蝎、红花各5g，羌活、木香、川芎各15g）水煎400mL，分2次温服，1日1剂，10天为1个疗程。共治疗16例，基本治愈5例，显效6例，有效4例，无效1例，总有效率为93.75%[4]。

3. 类风湿关节炎合并间质性肺病 雄附方（雄黄0.08g，制白附子0.96g，僵蚕0.96g）制成细粉，每日1剂，分2次以基础方所煎汤剂冲服。共治疗49例，显效8例，有效32例，无效9例，总有效率为81.6%[5]。

4. 急性脑梗死 大黄9g，胆南星10g，白附子15g，丹参40g，川芎15g，红花15g，全蝎15g，水蛭3个，黄芪30g，土鳖虫15g，桂枝15g，山萸肉10g，生地黄10g。每日1次，15天为1个疗程。共治疗38例，有效36例，无效1例，死亡1例，总有效率为94.74%[6]。

三、药理研究

1. 抗炎作用 白附子对大鼠蛋清性、

酵母性及甲醛性关节肿有明显或不同程度的抑制作用。对棉球肉芽肿增生亦有明显的抑制作用，其抗炎作用同免疫器官胸腺、脾脏关系不大。炮制品与生品抗炎作用相近[7]。

2. 抗肿瘤作用 白附子水煎剂对小鼠S180实体瘤的生长有明显的抑制作用，抑瘤率在30%以上；能延长艾氏腹水癌荷瘤小鼠的生存期，生命延长率达40%以上；还能明显增加荷瘤小鼠淋巴细胞转化率，增强免疫功能[8]。

四、本草文献摘述

1.《本草从新》 "治面上百病，祛风痰。治心痛血痹，诸风冷气，中风失音，阴下湿痒。"

2.《孙思邈医学全书》 "主心痛血痹，面上百病，行药势。生蜀郡。三月采。"

3.《本草乘雅半偈》 "为阳中之太阳，通于夏气，故主行药势，治心痛血痹，面上百病耳。"

参考文献

[1] 徐树楠. 中药临床应用大全 [M]. 石家庄：河北科学技术出版社，1999：471.

[2] 韩晶晶，许旻鸣. 医海缀叶 全国名老中医叶海学术思想与临证精华 [M]. 北京：中国中医药出版社，2021：188.

[3] 陈斌，王峰，李文华. 肿痛安胶囊治疗风湿性关节炎的临床研究 [J]. 河北医药，2013，35（22）：3499-3500.

[4] 易咏希，杨万章，张敏，等. 针药合并语言训练治疗中风后运动性失语症的临床研究 [J]. 中国中医药现代远程教育，2011，9（8）：41-43.

[5] 王勇，马玉琛，赵志勇. 雄附方治疗类风湿关节炎间质性肺病的临床观察 [J]. 军医进修学院学报，2012，33（1）：42-44.

[6] 左爱欣，罗增彦. 中西医结合治疗急性脑梗死38例临床观察 [J]. 中国医药导刊，2008，

10（4）：586-587.

[7] 吴连英，仝燕，毛淑杰，等. 白附子不同炮制品抗炎作用比较研究 [J]. 中国中药杂志，1992，17（6）：339-342.

[8] 孙淑芬，曾艳，赵维诚. 独角莲抑制恶性肿瘤的实验研究 [J]. 中医研究，1998，11（6）：10-12.

半夏 Banxia

本品为天南星科植物半夏 *Pinellia ternata*（Thunb.）Breit. 的干燥块茎。夏、秋二季采挖，洗净，除去外皮和须根，晒干。

1-2-4 半夏彩图

一、传统应用

【性味归经】辛，温；有毒。归脾、胃、肺经。

【功效主治】燥湿化痰，降逆止呕，消痞散结。用于湿痰寒痰，咳喘痰多，痰饮眩悸，风痰眩晕，痰厥头痛，呕吐反胃，胸脘痞闷，梅核气；外治痈肿痰核。

【用法用量】内服一般炮制后使用，3～9g。外用适量，磨汁涂或研末以酒调敷患处。

【使用注意】不宜与川乌、制川乌、草乌、制草乌、附子同用；生品内服宜慎。

【方剂举例】

1. 二陈汤（《太平惠民和剂局方》）

药物组成：半夏、橘红、白茯苓、炙甘草。

功能主治：燥湿化痰，理气和中。用于湿痰为患。症见咳嗽痰多，色白易咯，胸膈满闷，恶心呕吐，肢体倦怠，或头痛眩晕，心悸嘈杂，舌苔白腻，脉滑。

2. 小半夏汤（《金匮要略》）

药物组成：半夏、生姜。

功能主治：化痰散饮，和胃降逆。用于痰饮呕吐。症见呕吐痰涎，口不渴，或干呕呃逆，谷不得下，小便自利，舌苔白滑。

3. 半夏厚朴汤（《金匮要略》）

药物组成：半夏、厚朴、茯苓、甘草、紫苏叶。

功能主治：行气化痰，降逆散结。用于梅核气。症见气机郁结，痰凝咽部，致咽部如有物阻，吐之不出，咽之不下，胸满咳喘，或胸脘痞满，恶心呕吐，苔白腻，脉弦滑。

4. 半夏白术天麻汤（《医学心悟》）

药物组成：半夏、天麻、橘红、茯苓、白术、甘草。

功能主治：燥湿化痰，平肝息风。用于风痰上扰。症见眩晕头痛，恶心呕吐，胸膈痞满，舌苔白腻，脉象弦滑。

5. 小陷胸汤（《伤寒论》）

药物组成：黄连、半夏、瓜蒌实。

功能主治：清热化痰，宽胸散结。用于痰热互结之结胸证。症见痰热互结，胸脘痞闷，按之则痛，或咳痰黄稠，舌苔黄腻，脉象滑数。

【简便验方】

1. 治疗湿痰，咳嗽脉缓，面黄，肢体沉重，嗜卧不收，腹胀而食不消化 南星、半夏（俱汤洗）各一两，白术一两半。上为细末，糊为丸，如桐子大，每服五七十丸，生姜汤下。（《素问病机保命集》）

2. 治疗湿痰喘急，止心痛 半夏不拘多少，香油炒，为末，粥丸梧子大。每服三五十丸，姜汤下。（《丹溪心法》）

3. 治疗痰饮咳嗽 大半夏一斤，汤泡七次，晒干，为细末，用生绢袋盛贮，于瓷盆内用净水洗，出去粗粗，将洗出半夏末，就于盆内日晒夜露，每日换新水，七日七夜了，澄去水，晒干，每半夏粉一两，入飞过细朱砂末一钱，用生姜汁糊为丸，如梧桐子大。每服七十丸，用淡生姜汤下，食后服。（《袖珍方》辰砂半夏丸）

4. 治疗肺胃虚弱，好食酸冷，寒痰停积，呕逆恶心，涎唾稠黏，或积吐，粥药不下，手足逆冷，目眩身重；又治疗伤寒时气，欲吐不吐，欲呕不呕，昏瞶闷乱，或饮酒过多，中寒停饮，喉中涎声，干哕不止 陈皮（去白）、半夏（煮）各七两。上二件，锉为粗散，每服三钱，生姜十片，水二盏，煎至一中盏，去滓温服，不拘时候。留二服滓并作一服，再煎服。（《太平惠民和剂局方》橘皮半夏汤）

5. 治疗小儿痰热，咳嗽惊悸 半夏、南星等份，为末，牛胆汁，入胆内和，悬风处待干，蒸饼丸，绿豆大。每服三五丸，姜汤下。（《摘玄方》）

6. 治疗霍乱心腹胀痛，烦满短气，未得吐下 桂、半夏等份。末，方寸匕，水一升，和服之。（《补缺肘后方》）

【类药辨析】

1. 半夏与茯苓的鉴别应用 半夏辛温而燥，为燥湿化痰、温化寒痰之要药，多用于湿痰、寒痰；茯苓甘淡而平，既健脾又渗湿，能使湿无所聚，痰无由生，故有"痰饮必用茯苓"之说。半夏安神体现在化痰和胃，用于痰饮内停，胃气失和之夜寐不安；茯苓益心脾而宁心安神，用于心脾两虚之心神不宁。此外，半夏又有降逆止呕、消痞散结、消肿止痛作用；茯苓还有利水渗湿、健脾补中之功[1]。

2. 半夏与陈皮的鉴别应用 二者均为辛温之品，皆能燥湿化痰，可用于湿痰、寒痰证，对于湿痰阻肺，咳嗽气逆，痰多清稀者，二者常相伍为用。然半夏属化痰药，为燥湿化痰之主药，又能降逆止呕，消痞散结，消肿止痛，用于治气逆呕吐、心下痞、结胸、梅核气、瘿瘤痰核等；陈皮属行气药，辛行苦泄，能行能降，可辅助半夏以化痰，且长于理气健脾，用于脾胃气滞、脘腹胀痛、食少便溏等[1]。

3. 半夏与枳实的鉴别应用 二者均能化痰、除痞，可用于痰热结胸证。但半夏辛温而燥，长于燥湿化痰，又能降逆止呕，消痞散结，消肿止痛，可用于治湿痰、寒痰，以及呕吐呃逆、心下痞、梅核气、瘰疬痰核等；枳实苦辛善破，既破气滞而化痰湿，又破气除痞，消积导滞，用于治疗痰滞气阻，胸脘痞闷，胸痹结胸，以及积滞内停、痞满胀痛、泻痢后重、脏器脱垂等[1]。

【配伍应用】

1. 半夏配天南星 半夏与天南星均为辛温燥湿化痰要药。半夏专入脾胃，主治寒湿痰浊，且能降逆止呕。天南星辛开燥烈之性尤强，兼走经络，善治风痰，又能祛风定惊。二药相配，半夏燥湿健脾，以杜生痰之源；天南星化痰开滞，以搜经络中风痰，合而散周身痰湿，尤以祛风痰为著。应用于顽痰咳喘，风痰眩晕，中风仆倒，口眼㖞斜，舌强语謇，以及癫痫惊风等[2]。

2. 半夏配旋覆花 半夏消痞散结，旋覆花开结消痰，下气行水，降气止噫。然半夏偏于燥湿化痰，旋覆花侧于宣肺，下气行水。二药伍用，一燥一宣，互为其用，祛痰止咳，和胃止呕之效增强。临床应用于痰饮壅肺之咳喘及寒湿犯胃所致的呕吐噫气；支饮，胸闷短气，咳逆倚息不得卧，面浮肢肿，下心痞坚等[2]。

3. 半夏配天麻 半夏辛温，为治湿痰要药，长于燥湿化痰。天麻甘平，为治风痰要药，善于息风止晕。前人有"无痰不作眩"之说。用半夏燥湿化痰以治其本，用天麻息风平肝而治其标。二药配对，标本兼顾，功专化痰息风，治眩晕、头痛。《脾胃论》云："足太阴痰厥头痛，非半夏不能疗；眼黑头旋，风虚内作，非天麻不能除。"临床用于治风痰上扰，症见眩晕头痛，胸闷呕恶，舌苔白腻，脉滑[2]。

4. 半夏配黄芩 半夏辛温性燥，入脾胃二经，能祛痰化饮，和胃止呕。黄芩苦寒，入肺经，苦燥肺中之痰，寒清肺中之热。二药合用，脾肺同治，既杜生痰之源，又清储痰之器。源清流洁，痰化肺清，湿去逆降之功显。用于痰热壅肺，肺气上逆之咳嗽痰多色黄者；或痰热痞结，气逆不降之呕吐[2]。

5. 半夏配陈皮 半夏辛温燥烈，燥湿化痰，降逆止呕；陈皮辛苦而温，长于理气健脾，燥湿化痰。二药合用，半夏得陈皮之助，则气顺而痰自消，化痰湿之力尤胜；陈皮得半夏之辅，则痰除而气下，理气和胃之功更著。二者相使相助，共奏燥湿化痰、健脾和胃、理气止呕之功，应用于痰湿上犯之胸膈胀满、咳嗽痰多；或脾胃失和、湿浊内蕴而致脘腹胀满、恶心呕吐等[2]。

二、临床研究

1. 失眠症 半夏、夏枯草各15g，每日1剂水煎服，分2次服，服药期间停用其他中西药。共治疗113例，治愈78例，显效28例，好转5例，无效2例，总有效率为98.23%[3]。

2. 脾胃湿热型慢性浅表性胃炎 半夏泻心汤加减方（半夏、党参各15g，黄芩11g，干姜、炙甘草各9g，黄连3g，佛手、木香各10g，大枣4颗。胃脘反酸或有烧灼加白及15g，煅瓦楞子20g，海螵蛸20g；胃黏膜糜烂加牡丹皮15g；舌苔厚白加茯苓15g，豆蔻10g）水煎服，1剂/天。两组均连续治疗1个月为1个疗程，共计 1 个疗程。共治疗 50 例，显效 22 例，有效 24 例，无效 4 例，总有效率为 92%[4]。

3. 溃疡性结肠炎 半夏泻心汤加减方（党参 20g、半夏 12g、炙甘草 10g、黄芩 9g、干姜 6g、黄连 5g、大黄 3g，如果患者有严重腹痛的情况，则加入适量白芍和当归。如果患者有腹泻的情况，则加入适量的麦芽和山楂），每日煎煮一剂药物，连续服用 2 个月。共治疗 32 例，完全治愈 16 例，效果显著 9 例，治疗有效 5 例，治疗无效 2 例，总有效率为 93.8%[5]。

三、药理研究

1. 抗炎作用 半夏酒糊能够显著抑制大鼠蛋清性足跖肿胀和二甲苯所致小鼠耳郭肿胀，显著提高小鼠痛阈，明显延长甲醛法致小鼠足跖疼痛的潜伏期，显著减少 5min 和 10min 内小鼠舔咬右后足跖的次数[6]。生半夏能降低炎性因子的分泌，对细胞分泌肿瘤坏死因子 α（TNF-α）的抑制作用呈一定量效关系，在 20mg/L 剂量下白细胞介素 -6（IL-6），TNF-α 分泌量最低[7]。

2. 抗菌作用 75% 乙醇半夏提取液对多种细菌和真菌有一定的抑制作用，对各种菌的最低抑制浓度分别为：大肠埃希菌 25mg/mL，恶臭假单胞菌 12.5mg/mL，藤黄微球菌 12.5mg/mL，金黄色葡萄球菌 12.5mg/mL，枯草芽孢杆菌 10mg/mL，酿酒酵母 10mg/mL，裂殖酵母 20mg/mL，黑曲霉菌 12.5mg/mL，甜瓜枯萎霉菌 25mg/mL[8]。

3. 止咳化痰作用 半夏生品及其不同炮制品可明显延长小鼠咳嗽潜伏期和减少小鼠咳嗽次数，正丁醇提取物还可明显增加小鼠气管酚红排泌量[9]。

4. 抗肿瘤作用 新鲜半夏块茎分离纯化后得到一种具抗肿瘤作用的蛋白（ATTP），其是半夏总蛋白中具有抑癌活性的成分之一，具有一定的细胞毒性，通过抑制肿瘤细胞 DNA 合成而抑制载瘤小鼠中肿瘤的生长[10]。

5. 抗氧化作用 半夏多糖具有较强的抗氧化活性，对 1,1- 二苯基 -2- 三硝基苯肼（DPPH）和氧自由基的半数抑制浓度分别为 0.987mg/mL、1.309mg/mL，但与维生素 C 比较，抗氧化活性较弱[11]。

四、本草文献摘述

1.《名医别录》 "主消心腹胸中膈痰热满结，咳嗽上气，心下急痛坚痞，时气呕逆，消痈肿，堕胎。"

2.《药性论》 "消痰涎，开胃，健脾，止呕吐，去胸中痰满，下肺气，主咳。新生者，摩涂痈肿不消，能除瘤瘿气。"

3.《本经逢原》 "同苍术、茯苓治湿痰；同瓜蒌、黄芩治热痰；同南星、前胡治风痰；同芥子、姜汁治寒痰。惟燥痰宜瓜蒌、贝母，非半夏所能治也。"

参考文献

[1] 高学敏，钟赣生. 临床中药学 [M]. 石家庄：河北科学技术出版社，2006：683-685.

[2] 国家药典委员会. 中华人民共和国药典临床用药须知：中药饮片卷 [M].2020 版. 北京：中国医药科技出版社，2022：923-927.

[3] 林文谋，余家娃. 半夏、夏枯草治疗失眠症 113 例临床观察 [J]. 海峡药学，1995，7（3）：109-110.

[4] 姬建军. 半夏泻心汤加减治疗脾胃湿热型慢性浅表性胃炎的临床疗效 [J]. 内蒙古中医药，2022，41（4）：26-27.

[5] 张莉萍. 半夏泻心汤加减治疗溃疡性结肠炎 64 例临床观察讨论 [J]. 临床医药文献电子杂志，2019，6（80）：157.

[6] 史晶晶，苗明三，时博. 半夏外用的抗炎镇痛作用 [J]. 河南中医，2011，31（9）：991-993.

[7] 周信，张小荣，张秋燕，等. 生半夏及其炮

制品对小鼠主动脉内皮细胞炎性因子分泌的影响[J].中国实验方剂学杂志,2013,19(10):261-265.

[8] 黄亮,王玉,杨锦,等.半夏乙醇提取物体外抑菌实验的初步研究[J].中国农学通报,2011,27(24):103-107.

[9] 苏彬,李书渊,陈艳芬,等.半夏及其炮制品镇咳祛痰作用的比较[J].广东药学院学报,2013,29(2):181-184.

[10] 范汉东,王雪,蔡永君,等.半夏中一种抗癌蛋白的纯化及其抗癌活性研究[J].湖北大学学报(自然科学版),2012,34(1):105-109.

[11] 杨有林,齐武强.半夏多糖提取工艺优化及其抗氧化作用研究[J].西部中医药,2016,29(7):37-41.

苍术 Cangzhu

本品又称山精、赤术、马蓟、青术、仙术,为菊科植物茅苍术 Atractylodes lancea（Thunb.）DC.或北苍术 Atractylodes chinensis （DC.）Koidz.的干燥根茎。春、秋二季采挖,除去泥沙,晒干,撞去须根。

1-2-5 苍术彩图

一、传统应用

【性味归经】辛,苦,温。归脾、胃、肝经。

【功效主治】燥湿健脾,祛风散寒,明目。用于湿阻中焦,脘腹胀满,泄泻,水肿,脚气痿躄,风湿痹痛,风寒感冒,夜盲,眼目昏涩。

【用法用量】3～9g。

【使用注意】本品苦温燥烈,故阴虚内热,气虚多汗者忌用。

【方剂举例】

1. 完带汤（《傅青主女科》）

药物组成：白术（土炒）、山药、人参、白芍、车前子、苍术、甘草、陈皮、黑芥穗、柴胡。

功能主治：补脾疏肝,化湿止带。用于脾虚肝郁,湿浊带下。症见带下色白,清稀如涕,面色苍白,倦怠便溏,舌淡苔白,脉缓或濡弱。

2. 越鞠丸（《丹溪心法》）

药物组成：香附、川芎、苍术、栀子、神曲。

功能主治：行气解郁。治疗六郁证。症见胸膈痞闷,脘腹胀痛,嗳腐吞酸,恶心呕吐,饮食不消。

3. 平胃散（《简要济众方》）

药物组成：苍术、厚朴、陈皮、甘草。

功能主治：燥湿运脾,行气和胃。用于湿滞脾胃证。脘腹胀满,不思饮食,口淡无味,恶心呕吐,嗳气吞酸,肢体沉重,怠惰嗜卧,常多自利,舌苔白腻而厚,脉缓。

4. 不换金正气散（《易简方》）

药物组成：藿香、厚朴、苍术、陈皮、半夏、甘草。

功能主治：解表化湿,和胃止呕。用于湿浊内停,兼有表寒证。症见呕吐腹胀,恶寒发热,或霍乱吐泻,或不服水土,舌苔白腻等。

5. 柴平汤（《景岳全书》）

药物组成：柴胡、黄芩、人参、半夏、甘草、陈皮、苍术、厚朴、姜、枣。

功能主治：和解少阳,祛湿和胃。用于湿疟。症见一身尽疼,手足沉重,寒多热少,脉濡。

6. 三妙丸（《医学正传》）

药物组成：黄柏、苍术、川牛膝。

功能主治：清热燥湿。用于湿热下注之痿痹。症见两脚麻木或肿痛,或如火烙之热,痿软无力。

7. 四妙丸(《成方便读》)

药物组成:黄柏、苍术、牛膝、薏苡仁。

功能主治:清热利湿,舒筋壮骨。用于湿热痿证。症见两足麻木,痿软,肿痛。

【简便验方】

1. 治疗痞满暑泄 神曲(炒)、苍术(泔制炒)等份为末,糊丸梧子大。每米饮服五十丸。(《本草纲目》)

2. 治疗痰湿臂痛 南星(制)、苍术等份,生姜三片,水煎服之。(《摘玄方》)

3. 治疗筋骨疼痛因湿热者 黄柏(炒)、苍术(米泔浸炒)。上二味为末,沸汤入姜汁调服。二物皆有雄壮之气,表实气实者,加酒少许佐之。(《丹溪心法》二妙散)

4. 治疗内外障眼 苍术四两,木贼二两(以童子小便浸一宿,水淘焙干),同捣为末。每日不计时候,但饮食蔬菜内调下一钱匕,服甚验。(《经验方》)

5. 治疗湿热虚泄 山药、苍术等份。饭丸。米饮服。(《濒湖经验方》)

【类药辨析】

1. 苍术和麸炒苍术、制苍术、炒苍术的鉴别应用 现代常用的炮制品种有以下四种。苍术生品,温燥而辛烈,燥湿,祛风,散寒力强。用于风湿痹痛,肌肤麻木不仁,脚膝疼痛,风寒感冒,肢体疼痛,湿温发热,肢节酸痛等。制苍术功同生品,但经米泔水浸泡后能缓和燥烈之性,降低辛烈温燥的副作用,有和胃的功效。麸炒后辛性减弱,燥性得以缓和,气变芳香,增强了健脾和胃的作用。用于脾胃不和,痰饮停滞,脘腹痞满,青盲,雀目等。焦苍术辛烈之性大减,以固肠止泻为主。用于脾虚泄泻,久痢,或妇女淋带白浊等。中医临床认为苍术之"燥性"与苍术的挥发油有关。而泔水浸、麸炒、炒焦等炮制方法,都能使挥发油含量降低,起到"缓和燥性"的作用[1]。

2. 苍术与广藿香的鉴别应用 同属芳香化湿药,都能芳香化湿,解表。主治湿浊中阻,脘痞腹胀,呕吐泄泻等,也可用于表证、湿温发热等。但广藿香味辛性温,归脾、胃、肺经。芳香醒脾、化湿开胃之功甚佳,用于治疗湿浊内阻,脾失运化,胃失和降所致胸脘痞闷、胃呆不饥等;又善和中止呕,湿邪呕吐均可应用,妊娠呕吐亦可取其理气止呕之功;又可发表解暑,用于治疗夏日形寒饮冷,外伤于寒,内伤暑湿所致暑湿表证。苍术味辛苦性温,归脾、胃经。辛苦温燥,芳香燥烈之性胜于广藿香,长于燥湿健脾,用于治疗湿困中焦,脘痞腹胀,呕吐泄泻等;又可运脾利水消肿,故湿痰留饮,脾虚水肿等亦常用之。苍术气味雄厚,芳香辟秽,能祛风除湿,故外感寒湿之时行外感、风寒湿痹、下肢痿痹等适用;也可用于青盲、雀目等[1]。

【配伍应用】

1. 苍术配羌活 苍术辛香燥烈,能开肌腠而发汗,祛肌表之风寒表邪,又长于胜湿;羌活善于升散发表,有较强的解表散寒,祛风胜湿之功。两药伍用,增强发表胜湿之功,故以风寒表证挟湿者最为适宜[1]。

2. 苍术配生石膏 苍术辛温走窜,外能开肌腠以发汗,内能健脾胃以燥湿;生石膏辛甘大寒,既清且散,善清泄热邪。两药合用,外能发汗祛湿以解表邪,内能清热燥湿以除湿热。用于治疗暑温或湿温所致的壮热烦渴、身重溺赤等症有显效[1]。

3. 苍术配厚朴 苍术苦温辛烈,功善燥湿健脾；厚朴苦温辛散，功善燥湿除满。两药伍用，可增强健脾燥湿、下气除满的功效，用于治疗湿滞中焦之脘腹胀满等症[1]。

4. 苍术配香附 苍术辛香燥烈，长于升散，能健脾胃以燥湿，除秽浊以悦脾，解湿郁以快气，香附辛散苦降，长于降泄，能疏肝气以解郁结，宽胸膈以除满胀。两药伍用，一升一降，行气解郁的功效显著，治疗情志不遂、六郁为患所致的胸脘痞满、呕吐吞酸、胁胀腹痛等症有较好疗效[1]。

5. 苍术配黄柏 苍术辛散、苦温燥湿，黄柏苦寒清热燥湿，作用偏下焦。两者相用，一温一寒，相制相成，治疗湿热下注，下肢水肿，脚气痿躄等[1]。

二、临床研究

1. 肠易激综合征 对照组患者予四神丸，观察组患者予中药配方颗粒苍术干姜汤合四神丸加味治疗，处方：苍术 15g，茯苓 15g，肉桂 6g，甘草 6g，干姜 10g，乌药 10g，补骨脂 15g，五味子 5g，吴茱萸 3g，肉豆蔻 10g，小茴香 10g，附子 5g，生姜 15g，红枣 10g，每日 1 剂，分 2 等份，早晚饭后半小时以温水冲服，连续治疗 4 周。共治疗 45 例，临床治愈 24 例，显效 8 例，有效 10 例，无效 3 例，总有效率 93.3%[2]。

2. 湿热瘀阻型变应性血管炎溃疡 对照组给予基础治疗＋甲泼尼龙片口服，每日早 8 时服 24mg。当溃疡范围较基线下降 90% 以上时，激素用量减半；14 天后 8mg/ 天维持。观察组给予基础治疗＋化瘀苍术散煎服。组成：苍术 10g，黄柏 10g，川牛膝 10g，生薏苡仁 30g，泽泻 10g，白茅根 30g，生地黄 30g，牡丹皮 10g，赤芍 10g。水煎，1 剂 / 天，早晚餐后温服。以治疗 2 周为 1 个疗程，共治疗 4 个疗程。共治疗 30 例，临床治愈 16 例，显效 9 例，有效 4 例，无效 1 例，总有效率 96.67%[3]。

3. 糖耐量异常浊阴不降证 治疗组给予苍术化浊方口服，组成：炒苍术 30g，清半夏 10g，茯苓 10g，生薏苡仁 60g，砂仁 12g，茵陈 15g，石菖蒲 15g，柴胡 15g，荷叶 12g，焦山楂 30g，酒大黄 6g，决明子 15g。连续用药 3 个月后停药，共治疗 31 例，显效 4 例，有效 23 例，无效 4 例，总有效率 87.10%[4]。

三、药理研究

1. 抗氧化作用 生苍术挥发油乙酸乙酯部位具有较强的抗氧化活性，麸炒之后该活性降低[5]。茅苍术挥发油对缺氧 / 复氧损伤心肌细胞具有抗氧化和抗凋亡的作用，其中麸炒茅苍术挥发油作用优于生茅苍术挥发油[6]。

2. 抗炎抑菌作用 茅苍术生品和麸炒品挥发油均能升高抑炎因子 IL-4 水平，降低促炎因子 TNF-α、IL-1β、IL-6 水平，以及 IL-6、IL-8、TNF-α mRNA 和蛋白表达，具有抗脂多糖诱导人肠上皮细胞炎症损伤的作用[7]。苍术挥发油通过改变菌体细胞膜通透性，破坏菌体完整结构，能够抑制大肠埃希菌、金黄色葡萄球菌和白假丝酵母菌的生长[8]。

3. 改善胃肠道作用 苍术挥发油能够通过调控胃肠道 - 神经肌肉调节系统，增强胃黏膜三叶肽 1（TFF1）表达，改善机体及胃黏膜的防御机制，修复胃黏膜组织细胞的超微结构，改善胃黏膜的病理性损伤，进而促进胃肠道疾病的痊愈[9]。苍术挥发油能够升高 Beclin-1、P62 mRNA 表达和 LC3 Ⅱ/Ⅰ蛋白表达，降低结肠组织 IL-6、TNF-α 水平，进而改善溃疡性结肠炎模型大鼠结肠组织病理损伤[10]。

4. 神经系统作用 200μmol/L β-桉叶醇能够抑制因神经兴奋引发的骨骼肌抽搐张力，100～200μmol/L β-桉叶醇可持续降低乙酰胆碱动作电位幅度[11]。苍术丙酮提取物能促进胃肠运动，苍术醇提取液对弛张后的胃平滑肌有增强收缩作用。苍术通过胆碱能 N、M 受体和 Ca^{2+} 通道介导可增高胃体、胃底的肌条张力[12]。

5. 保肝作用 各剂量苍术酮均能显著诱导人肝癌细胞（HepG2）迁移，进而引发 HepG2 细胞自噬、凋亡[13]。

四、本草文献摘述

1.《神农本草经》"主治湿阻中焦、脘腹胀满、食欲不振、恶心呕吐、泄泻、风寒湿痹、脚膝肿痛。"

2.《本草纲目》"治湿痰留饮或挟瘀血成窠囊，及脾湿下流，浊沥带下，滑泻肠风。"

3.《药品化义》"苍术，味辛主散，性温而燥，燥可去湿，专入脾胃，主治风寒湿痹，山岚瘴气，皮肤水肿，皆辛烈逐邪之功也。统治三部之湿，若湿在上焦，易生湿痰，以此燥湿行痰；湿在中焦，滞气作泻，以此宽中健脾；湿在下部，足膝痿软，以此同黄柏治痿，能令足膝有力；取其辛散气雄，用之散邪发汗，极其畅快。《玉楸药解》：白术守而不走，苍术走而不守，故白术善补，苍术善行。其消食纳谷，止呕止泄亦同白术，而泄水开郁，苍术独长。"

参考文献

[1] 国家药典委员会.中华人民共和国药典临床用药须知：中药饮片卷[M].2020版.北京：中国医药科技出版社，2022：538-542.

[2] 王芳.苍术干姜汤合四神丸加味治疗肠易激综合征的临床观察[J].中国中医药科技，2023，30（4）：716-718.

[3] 陈德监.化瘀苍术散治疗湿热瘀阻型变应性血管炎溃疡临床疗效观察[J].内蒙古中医药，2022，41（11）：72-73，136.

[4] 刘轶璇.苍术化浊方对糖耐量异常浊阴不降证的临床观察[D].内蒙古：内蒙古医科大学，2022.

[5] 王金梅，张旭，康文艺.苍术及其麸炒品抗氧化活性研究[J].精细化工，2010，27（7）：664-666.

[6] 于艳，贾天柱，魏新智，等.麸炒前后茅苍术挥发油对缺氧/复氧损伤心肌细胞的抗氧化与抗凋亡作用[J].中药药理与临床，2022，38（1）：124-130.

[7] 于艳，贾天柱，吴振起，等.麸炒茅苍术挥发油抗 LPS 诱导 HCoEpiC 炎症损伤的作用[J].时珍国医国药，2021，32（5）：1134-1139.

[8] 王喆，蒋圆婷，靳羽含，等.苍术挥发油杀菌活性评价及抑菌机制[J].食品与生物技术学报，2020，39（12）：21-27.

[9] 刘芬，刘艳菊，田春漫.苍术提取物对实验性脾虚证大鼠胃肠动力及免疫功能的影响[J].吉林大学学报（医学版），2015，41（2）：255-260，438.

[10] 刘晓兰，张永忠，张俊玲，等.苍术挥发油对溃疡性结肠炎大鼠的改善作用[J].天津医药，2020，48（10）：956-960.

[11] Kimura M, Nojima H, Muroi M, et al.Mechanism of the blocking action of beta-eudesmol on the nicotinic acetylcholine receptor channel in mouse skeletal muscles[J].Neuropharmacology, 1991, 30（8）：835-841.

[12] 李伟，郑天珍，瞿颂义，等.苍术对大鼠离体胃平滑肌条运动的影响[J].中药药理与临床，1999，15（6）：29-30.

[13] 杨雪丽，薛建华，陈天阳，等.苍术酮对肝癌 HepG2 细胞活性、凋亡的影响及其相关机制[J].临床肝胆病杂志，2021，37（11）：2589-2594.

佛手 Foshou

本品为芸香科植物佛手 Citrus medica L.var. sarcodactylis Swingle 的干燥果实。秋季果实尚未变黄或变黄时采收，纵切成薄片，晒干或低温干燥。

1-2-6 佛手彩图

一、传统应用

【性味归经】辛、苦、酸，温。归肝、脾、胃、肺经。

【功效主治】疏肝理气，和胃止痛，燥湿化痰。用于肝胃气滞，胸胁胀痛，胃脘痞满，食少呕吐，咳嗽痰多。

【用法用量】3～10g。

【使用注意】阴虚有热、气虚无滞者慎用。

【方剂举例】

1. 佛手丸《良方集腋》

药物组成：鲜白葫芦、鲜佛手、鲜香橼、人参、大豆黄卷、炒黑枣仁、冬霜桑叶、川贝母、建神曲、建莲肉。

功能主治：理气化痰，行滞止痛。用于治疗肝胃气痛，脚气，臌胀。

2. 胃肠宝（《陕西中医》）

药物组成：佛手、红参、白术、茯苓、木香、砂仁等。

功能主治：疏肝理气，健脾化湿。用于治疗肝郁脾虚所导致的胃脘疼痛，痞满或胁肋胀痛，食欲减退，恶心呕吐，反酸嗳气，腹胀腹泻等病症。

3. 白术和中汤（《通俗伤寒论》）

药物组成：白术、佛手、新会陈皮、焦六曲、茯苓、砂仁、五谷虫、陈仓米。

功能主治：消食和中，健脾祛湿。用于治疗食积不消，脾虚湿滞，症见少食体倦，呕恶吞酸，口黏多涎，苔白滑。

4. 后辛汤（《医醇賸义》）

药物组成：柴胡、陈皮、栀子皮（姜汁炒）、枳壳、郁金、当归、茯苓、合欢花、蒺藜、佛手。

功能主治：疏肝理气。用于治疗胆胀，肋下痛胀，口中苦，善太息。

【简便验方】

1. 治疗痰气咳嗽 陈佛手二至三钱。水煎饮。（《闽南民间草药》）

2. 治疗妇女白带 佛手五钱至一两，猪小肠一尺。水煎服。（《闽南民间草药》）

3. 治疗胸膈不快 陈佛手、柑煎服。（《珍本医籍丛刊　奇效简便良方》）

4. 治疗梅核气 佛手 150g，水煎，呷服。（《时珍国药研究》）

【类药辨析】

佛手、陈皮的鉴别应用 两者均辛温，能理气和中，燥湿化痰，可以用于治疗痰湿咳嗽、脾胃气滞、呕吐。然陈皮力强，佛手力相对较弱。陈皮辛行苦泄而能宣肺，还能温化寒痰，治疗寒痰咳嗽。且陈皮辛行温通，入肺走胸，而能行气通痹止痛，治疗胸痹胸中气塞短气。佛手入肝经，还能疏肝解郁，可以治疗肝郁胁肋胀痛[1]。

【配伍应用】

1. 佛手配陈皮 佛手辛苦温，具有疏肝解郁、理气和中、燥湿化痰之功；陈皮辛苦性温，理气健脾，燥湿化痰。佛手药性平和，善理肝胃之气，陈皮药性较强，善理脾胃气滞又兼健脾之功。两药合用，增强理气燥湿化痰之功，用以治疗脾胃或肝胃气滞证，痰多咳嗽等[1]。

2. 佛手配生姜 佛手健脾理气，化湿止呕；生姜温中降逆止呕。两药合用，有健脾和胃、降逆止呕之功,共治胃气不和,气逆呕吐,嗳气等[1]。

3. 佛手配青皮 佛手偏于宣通气机,和胃化痰;青皮偏于开降疏结。两药配伍,能疏肝和胃,理气散结止痛,用以治疗肝郁气滞,胃气不和之两胁胀痛,胸腹满闷等症[1]。

4. 佛手配木香 佛手理气开胃,木香行气止痛。两药合用,共成行气宽中、开胃止痛之功,用以治疗脾胃气滞,脘腹胀满,纳呆,吐泻等症[1]。

5. 佛手配白术 佛手偏于理气健脾,白术偏于健脾燥湿。两药配伍,有补脾胃、理气机之效用,且补而不滞,行而不散。主要用于治疗脾虚湿滞之胃纳不佳等[1]。

二、临床研究

1. 慢性胃炎 佛手胃痛饮药物组成:党参20g、白术8g、半夏8g、陈皮10g、佛手10g、白豆蔻6g、黄连5g、延胡索10g、香橼10g、神曲10g。加减:如气滞较重,加川楝子、厚朴;瘀血较重,加丹参;偏寒加砂仁、干姜;偏热加黄芩、栀子;胃气上逆明显,加枳壳、竹茹、生姜;反酸嘈杂明显加海螵蛸、瓦楞子;伴胃下垂加黄芪、枳壳;食欲极差加焦神曲、焦山楂、焦麦芽;大便溏加山药、炒薏苡仁、炒扁豆;湿浊中阻去黄连,加茯苓、苍术;少寐多梦加炒酸枣仁、远志。水煎服,日1剂,早晚分服。服药期间没有严格的饮食禁忌,停用其他治胃药物。用量方面,由于慢性胃炎的病程及严重程度差别很大,重度萎缩性胃炎伴肠腺化生者治疗难度很大,最多服药达100剂以上。而浅表性胃炎则较容易,最少者服药5剂即愈。本组患者平均用药16.5剂。共治疗1135例,显效725例,有效375例,无效35例,总有效率为96.9%[2]。

2. 功能性消化不良 香橼佛手饮基础方:香橼12g,佛手12g,茯苓18g,白术12g,法半夏9g,厚朴9g,枳壳12g,陈皮9g,甘草6g,生姜6g,大枣2枚。煎服法:上药置砂锅用凉开水500mL浸泡20min,文火煎煮30min,滤取药汁200mL,再煎煮两遍,滤取药汁200mL,兑匀上、下午在饭前1h温服。1日1剂,7天为1个疗程。视病程长短和病情轻重治疗1~4个疗程。随证加减法:肝郁气滞加柴胡12g,香附9g;肝郁胃热加川楝子9g,黄连6g;大便干燥加大黄9g;湿阻脘胀加麸炒薏苡仁30g,砂仁9g;饮食积滞加麦芽15g,神曲12g;恶心呕吐加旋覆花9g,赭石30g;上腹刺痛加延胡索12g,丹参12g;胃阴不足加麦冬12g;气虚加太子参9g。共治疗96例,治愈42例,显效39例,有效12例,无效3例,总有效率97%[3]。

3. 消化性溃疡 采用金佛手胃宝Ⅱ治疗,药物组成:佛手9g、蒲公英5g、半枝莲15g、赤芍12g、白及12g、浙贝母9g、海螵蛸12g、煅瓦楞子12g、甘草6g。辨证加减:肝胃气滞加柴胡9g、槟榔6g、厚朴6g;脾胃湿热加黄芩9g、黄连6g、半夏9g;脾胃虚寒加党参12g、白术9g、干姜3g;胃阴亏虚加沙参15g、麦冬10g、玉竹12g;食滞胃肠加焦三仙各15g;瘀阻胃络加丹参15g、莪术9g、延胡索12g。每日1剂,水煎服。4周为1个疗程。共治疗30例,治愈24例,有效5例,无效1例,总有效率为96.67%[4]。

4. 胃食管反流病 基本方组成:吴茱萸5g、党参15g、佛手片15g、海螵蛸10g、八月扎10g、赤芍10g、白芍10g、降香5g、黄连5g、陈皮5g、生甘草5g、砂仁5g(后入)、生姜2g、大枣10g。加减方法：若偏脾胃虚寒，加黄芪、白术、茯苓各15g；偏脾胃湿热加藿香、石菖蒲各10g，或薏苡仁汤加减；偏肝火犯胃证加龙胆5g、栀子10g；偏肝胃不和证加柴胡5g、厚朴6g、黄芩6g、半夏5g；肺胃失和证明显加旋覆梗12g、紫苏子、沙参12g；胃阴不足加天冬10g、麦冬10g、石斛10g、生地黄15g。每日1剂，水煎2次分服，30天为1个疗程。共治疗35例，痊愈22例，好转12例，无效1例，总有效率为97%[5]。

三、药理研究

1. 抗炎作用 佛手挥发油可抑制哮喘小鼠外周血、支气管肺泡灌洗液（BALF）中嗜酸性粒细胞（EOS）水平，减少肺组织EOS浸润，拮抗气道炎症而发挥平喘作用，作用强度与剂量有关[6]。广佛手水提取物和醇提取物对肺上皮细胞无损伤作用，对脂多糖造成的急性肺损伤模型有抑制促炎因子的释放和增加抗炎因子的释放双重保护作用[7]。金佛手醇提液具有抗哮喘作用，其作用机制与抑制EOS炎症反应、抗肥大细胞（MC）脱颗粒密切相关[8]。

2. 抗菌作用 抑菌能力最强的佛手挥发油来源于果实，佛手枝中提取的挥发油没有抑菌能力，佛手叶中的挥发油抗菌活性则在两者之间。佛手提取物及主要成分对金黄色葡萄球菌、大肠埃希菌、铜绿假单胞菌和枯草芽孢杆菌4种常见菌种均具有优异的抵抗活性[9]。

3. 抗氧化作用 佛手总黄酮对·OH及$O_2^-·$均有明显的清除作用，但对·OH及$O_2^-·$的清除作用均不如同浓度的VC溶液，佛手总黄酮质量浓度为1.4mg/mL时，佛手总黄酮对·OH和$O_2^-·$的清除率分别为54.4%和39.2%[10]。

4. 抗抑郁作用 佛手柑吸入性芳香疗法可以缓解全髋关节置换患者术后焦虑状态，减轻其术后疼痛程度[11]。

5. 抗肿瘤作用 低浓度佛手柑内酯能显著抑制鼻咽癌的肿瘤干细胞特性，其可能原因与激活肿瘤细胞中Hippo信号通路相关[12]。佛手醇提物和水提物均能抑制HepG2细胞生长、增殖并诱导凋亡，其分子机制可能是通过线粒体凋亡通路实现的[13]。

6. 对心血管系统的作用 佛手提取物具有一定的降脂作用，其机制可能与其上调过氧化物酶体增殖激活受体α（PPARα）的表达来上调CYP7A1的表达有关[14]。广佛手活性部位的物质对自发性高血压大鼠血管紧张素转换酶有一定的抑制作用，显示其具有降压作用。其中的橙皮苷可降低总胆固醇、甘油三酯、极低密度脂蛋白和低密度脂蛋白，从而对高胆固醇血症具有一定的疗效[15]。抗糖尿病和纠正血脂异常的作用可能与它们激活腺苷酸激酶活性有关[16]。广佛手甾醇苷，能显著延长因肾上腺素所致的升压作用，对抗异丙肾上腺素的降压作用，对抗组胺引起的豚鼠过敏性休克，阻断异丙肾上腺素对心脏的正性肌力、正性频率及舒张血管作用，且无明显的抑制心脏作用，同时还有局部麻醉和对酒精中毒的保护作用[17]。

四、本草文献摘述

1.《本草纲目》 "煮酒饮，治痰气咳嗽。煎汤，治心下气痛。"

2.《本草便读》 "佛手，理气快膈，惟肝脾气滞者宜之，阴血不足者，亦嫌其燥耳。"

3.《本草再新》 "入肝、脾、胃经。"

参考文献

[1] 国家药典委员会.中华人民共和国药典临床

用药须知：中药饮片卷[M].2020版.北京：中国医药科技出版社，2022：707-709.

[2] 李守朝.佛手胃痛饮治疗慢性胃炎1135例观察[J].山东中医杂志，2001，20（12）：730-731.

[3] 杨维平.香橼佛手饮治疗功能性消化不良96例[J].中国中医药现代远程教育，2010，8（8）：46-47.

[4] 徐斌，魏龙富，应瑛，等.金佛手胃宝Ⅱ治疗消化性溃疡30例临床观察[J].浙江中医学院学报，2004，28（1）：45-46.

[5] 陈亚军.吴萸佛手汤治疗胃食管反流病35例临床观察[J].中国中医药信息杂志，1998，5（9）：35.

[6] 施长春，王建英，朱婉萍，等.佛手挥发油对支气管哮喘小鼠外周血、肺泡灌洗液及肺组织中嗜酸性粒细胞的影响[J].中草药，2009，40（1）：99-101.

[7] 欧明娥，唐铁鑫，吴伟斌.广佛手对脂多糖诱导的人肺上皮细胞炎症细胞因子调控的影响[J].中医药学报，2018，46（5）：38-41.

[8] 南李，周晓媚，方国英，等.金佛手醇提液对哮喘小鼠肺组织中嗜酸性粒细胞和肥大细胞的影响[J].中国药师，2019，22（10）：1787-1790.

[9] 汪晓辉，郭溶，聂晓彬，等.佛手抗菌活性及其药效成分橙皮苷对金黄色葡萄球菌的作用机制研究[J].中国抗生素杂志，2021，46（5）：437-441.

[10] 黄靖，陈婵，黄晓梅.建佛手总黄酮的超声波提取工艺优化及抗氧化分析[J].中国农学通报，2021，37（7）：126-131.

[11] 缪燕如，张丽娟.佛手柑芳香疗法对全髋关节置换患者术后焦虑的影响[J].当代护士（中旬刊），2020，27（5）：41-42.

[12] 李海云，杜汝晴，罗思凡，等.佛手柑内酯抑制鼻咽癌肿瘤干细胞特性的体外研究[J].今日药学，2019，29（8）：515-520.

[13] 简少芬.佛手提取物对HepG2细胞凋亡影响及机制研究[D].贵阳：贵州师范大学，2021.

[14] 邓德城，贝伟剑.佛手提取物调控CYP7A1蛋白表达的研究[J].广东药学院学报，2016，32（2）：205-209.

[15] 常雯.佛手降血压活性部位的研究[D].重庆：西南大学，2011.

[16] Janda E，Lascala A，Martino C，et al.Molecular mechanisms of lipid-and glucose-lowering activities of bergamot flavonoids[J].Pharma Nutrition，2016，4：8-18.

[17] 王筠默，张海根，张爱国，等.佛手甾醇苷对β肾上腺素能受体的阻滞作用[J].中草药，1982，13（12）：24-27.

陈皮 Chenpi

本品为芸香科植物橘 *Citrus reticulata* Blanco 及其栽培变种的干燥成熟果皮。秋冬采摘成熟果实，剥取果皮，晒干或低温干燥。

1-2-7 陈皮彩图

一、传统应用

【性味归经】苦、辛，温。归肺、脾经。

【功效主治】理气健脾，燥湿化痰。用于脘腹胀满，食少吐泻，胸闷气短，咳嗽痰多。

【用法用量】内服：煎汤，5～10g。

【使用注意】阴津亏损、内有实热者慎用。

【方剂举例】

1. 平胃散（《简要济众方》）

药物组成：苍术、陈皮、厚朴、生姜、大枣、甘草。

功能主治：燥湿运脾，行气和胃。用于治疗湿滞脾胃证，症见脘腹胀满，不思饮食，口淡无味，恶心呕吐，嗳气吞酸，肢体沉重，怠惰嗜卧，舌苔白腻而厚，脉缓。

2. 异功散（《小儿药证直诀》）

药物组成：人参、茯苓、陈皮、甘草。

功能主治：益气健脾，行气化滞。用于治疗脾胃气虚兼气滞证，症见饮食减少，大便溏薄，胸脘痞闷不舒，或呕吐泄泻等。

3. 温胆汤（《三因极一病证方论》）

药物组成：半夏、陈皮、茯苓、生姜、竹茹、枳实、大枣、甘草。

功能主治：理气化痰，清胆和胃。用于治疗胆胃不和，痰热内扰。症见虚烦不眠，或呕吐呃逆以及惊悸不宁，癫痫等。

4. 六君子汤（《医学正传》）

药物组成：半夏、陈皮、人参、茯苓、白术、甘草。

功能主治：益气健脾，燥湿化痰。用于治疗脾胃气虚兼痰湿证，症见食少便溏，胸脘痞闷，呕逆等。

【简便验方】

1. 治疗烫伤 烂橘子（适量）放在有色玻璃瓶里，密封贮藏，越陈越好，搽涂患处。（《食物中药与便方》）

2. 治疗痰膈气胀 陈皮三钱。水煎热服。（《简便单方》）

3. 治疗产后吹奶 陈皮一两，甘草一钱。水煎服，即散。（《本草纲目》）

4. 治疗经年气嗽 陈皮、神曲、生姜（焙干）等份。为末，蒸饼和丸梧桐子大。每服三五十丸。（《本草纲目》）

5. 治疗化食消痰，胸中热气 用陈皮半两。微熬，为末。水煎代茶，细呷。（《心镜》）

【类药辨析】

陈皮与青皮的鉴别应用 两者皆来源于芸香科植物橘的果皮，皆可理中焦之气而健胃，用于脾胃气滞之脘腹胀痛，食积不化等症。但两者因采摘时间不同，药性与功效亦有不同。陈皮辛温而不峻，行气力缓，偏入脾肺，长于燥湿化痰，用于痰饮停滞肺胃之咳嗽气喘、呕哕、腹痛、泄泻，偏于脾肺气滞；青皮性较峻烈，行气力猛，苦泄下行，偏入肝胆，能疏肝破气，散结止痛，消积化滞，主治肝郁乳房胀痛或结块，胁肋胀痛，疝气疼痛，食积腹痛，癥瘕积聚等症，偏行肝胃气滞[1]。

【配伍应用】

1. 陈皮配苍术 苍术辛香苦温，入中焦能燥湿健脾，使湿去则脾运有权，脾健则湿邪得化；陈皮配之，理气和胃，燥湿醒脾，以助苍术之力。两药相伍，燥湿与行气并用，燥湿以健脾，行气以祛湿，使湿去脾健，气机调畅，脾胃自和，用以治疗湿滞脾胃证[1]。

2. 陈皮配半夏 半夏辛温性燥，善燥湿化痰，且能和胃降逆；陈皮既可理气行滞，又能燥湿化痰。两药合用，体现治痰先理气，气顺痰自消之意，共治咳嗽痰多，色白易咯，胸膈痞闷，肢体困重之湿痰证[1]。

3. 陈皮配茯苓 陈皮辛散温通，能行能降，燥湿化痰，善行肺经气滞，且辛行苦泄而能宣肺止咳；茯苓甘淡，能健脾渗湿，渗湿以助化痰之力，健脾以杜生痰之源。两药配伍，标本兼顾，燥湿理气祛已生之痰，健脾渗湿绝生痰之源，共奏燥湿化痰、理气和中之功，用以治疗湿痰证[1]。

4. 陈皮配厚朴 厚朴苦燥辛散，能燥湿，又下气除胀满，为消除胀满的要药；陈皮行气宽中，助厚朴消胀除满。两药合用，共成行气除满、温中燥湿之功，使寒湿得除，气机调畅，脾胃复健，则痛胀自解，用以治疗脾胃寒湿气滞证[1]。

5. 陈皮配人参 陈皮辛苦而温，理气健脾，燥湿化痰，开胃行滞；人参益气健脾，培补中焦。陈皮得人参，不虑其耗气；人参得陈皮，补气而不滞气。两药配伍，行气而不耗气，补气不壅滞，使脾胃调和，升降有权，为治脾肺气虚的常用药对。主要用于肺气虚所致的短气喘促，懒言声微，脉虚自汗；脾气虚所致的倦怠乏力，食少便溏[1]。

6. 陈皮配竹茹 陈皮苦辛性温，平降脾胃逆气，调理气机；竹茹甘寒，清热止呕，和胃消痰。两药配对，一温一寒，温清相济，理气通络，清而不寒，气顺热清，胃得和降，则呕、呃自止[2]。

二、临床研究

1. 治疗消化不良 贮藏20年陈皮研粉，按每粒0.6g入胶囊。每次6粒，每天3次，共服4周。2周为一个疗程。20年陈皮散治疗功能性消化不良，2个疗程后总有效率为90.32%，且患者的症状和体征积分与治疗前比较，均有明显改善（$P<0.05$，$P<0.01$）[3]。脾虚气滞致消化不良：在常规治疗（吗丁啉片治疗）的基础上配合胃胀舒合剂（陈皮、白术、鸡内金、厚朴、莱菔子、槟榔等）治疗，周期为1个月。治愈8例，显效9例，有效7例，无效4例，总有效率为85.7%[4]。

2. 咳嗽痰多 在常规治疗（抗感染、化痰等处理）的基础上配合二陈汤（陈皮、半夏、茯苓、生甘草、杏仁、瓜蒌皮、当归、川贝母等）治疗，周期为1个月。治愈17例，显效9例，有效3例，无效3例，总有效率为90.6%[4]。

3. 脾胃湿滞 在常规治疗（吗丁啉片治疗）的基础上配合平胃散（陈皮、白蔻仁、木香、厚朴、砂仁、苍术、甘草、白术等）治疗，周期为1个月。治愈13例，显效12例，有效3例，无效2例，总有效率为93.3%[4]。

4. 人体疥螨 应用橘皮提取物治疗（橘皮提取物系解放军兽医大学研究所及中国医学科学院药用植物开发利用研究所协作研制）。Ⅰ号灭螨灵为橘皮的粗提物；Ⅱ号灭螨灵为橘皮粗提物经过理化分析合成的化学成分。涂药前用温水、肥皂水清洗全身，并晾晒被褥、烫洗衣裤。轻型用5% Ⅰ号灭螨灵治疗；中型用10% Ⅰ号灭螨灵和0.5% Ⅱ号灭螨灵治疗；重型与混合型均用1% Ⅱ号灭螨灵治疗。用药前摇匀药液，用脱脂棉球蘸取药液涂擦患部（扩涂到周围的健康皮肤），每日1次，必要时晚上加涂1次，到痊愈为止，对伴有感染的患者应予抗菌及抗过敏治疗。结果：治疗164例人体疥螨，中、轻型者治7次，中型者治9次，重型及混合型者治10次，均获痊愈，总有效率为100%[5]。

5. 慢性气管炎 取鲜橘皮1～2个放入带盖杯中，倒入开水，待5～10min后饮用。饮后将杯盖盖好，以免有效成分挥发而降低疗效，以后可随时饮用。鲜橘皮每日更换一次，如有发热咳脓痰者，可配合抗生素治疗。结果：20例患者中单用本品的有12人，配合抗生素的有8人，轻者当日见效，重者3日见效，一周后痊愈8人，有9人咳嗽症状减轻，痰量减少，3人无效，总有效率85%[6]。

6. 回乳 陈皮30g，甘草15g。水煎服，每日1剂。结果：共治疗48例，痊愈39例，有效6例，无效3例。总有效率93.75%[7]。

7. 乳腺炎 用纱布缝制成长约20cm的布袋，装满橘皮（鲜橘皮或干橘皮均可）后封口，加水（以浸没布袋为宜）煮沸，待冷却至不烫手时（温度45℃左右），即可敷于乳腺炎局部，每次30～60min，每日2次。结果：治疗50例患者，多数敷后24～72h乳房肿痛消失，局部硬块消散，无压痛，无自觉症状，总有效率100.00%[8]。

8. 冻疮 新鲜橘子皮3个或4个，生姜30g。加水约2000mL，煎煮30min后连渣取出，待水温与皮肤接触能耐受为止，浸泡并用药渣敷盖患处，每晚一次，每次30min，一般用药2～4次即可，如果冻疮发生在耳郭或鼻尖时，可用毛巾浸药汤热敷患处，如有破溃应涂以消炎膏以保护疮面，促进愈合。结果治疗30例均获良效，总有效率100%[9]。

9. 新生儿硬肿症 干橘皮200g或鲜橘皮300g加水5000mL，煮沸15～20min，煎成水剂，水温在40～42℃时使用。先将患儿双下肢浸入药液，再依次放下躯干、上肢，使患儿仰卧在药液中，头颈部露出水面。助手托住患儿后脑勺，大拇指分别向上压住患儿耳郭阻塞耳道，以防药液流入。患儿脐部敷无菌小纱布，再以圆形乳胶膜固定，预防感染。医生一手托患儿腰骶部，另一手轻擦药液于硬肿部，并用手指的指腹在硬肿处轻轻地按摩。尽量保持患儿躯干、四肢均浸泡在药液中。一般浸泡15min，每日泡浴2次。浴后快速擦干，置于预热的保温箱中，保温箱温度按不同胎龄、体重、病情做调整。新生儿体重在1000g以下者，保温箱温度保持34～36℃；1001～1500g者保持32～34℃；1501～2000g者保持30～32℃；2000g以上者保持28～30℃。胎龄小者温度适当调高1～2℃。湿度保持在55%～65%。室温保持在22～24℃。此外，在中度以上的新生儿硬肿症治疗中，还应采取综合措施：早期母乳喂养，如吸吮力差者，可给予鼻饲；静脉补液，给予ATP、辅酶A等能量合剂；应用抗生素防止肺部感染；必要时输少量新鲜血浆。结果：治疗的轻度硬肿9例全部痊愈；中度硬肿38例全部有效（其中痊愈32例）；重度硬肿10例中，有效6例（其中痊愈4例），死亡4例，总有效率92.98%[10]。

三、药理研究

1. 抑菌 陈皮黄酮对大肠埃希菌、金黄色葡萄球杆菌和枯草芽孢杆菌均有不同程度的抑制效果，其中对大肠埃希菌的抑制效果最佳，对金黄色葡萄球杆菌和枯草芽孢杆菌的抑制效果次之[11]。陈皮提取物能显著降低亚硝酸钠的最低抑菌浓度，根据受试菌株的不同，降幅一般在75%到87.5%之间。同时，橙皮苷作为陈皮提取物中主要化学成分，也表现出了协同和相加的抑菌活性[12]。

2. 抗炎 川陈皮素对二甲苯所致小鼠耳郭肿胀产生了明显的抑制作用，并且能够明显缩短小鼠断尾的凝血时间[13]。在人的滑膜成纤维细胞中，川陈皮素表现出了明显的抗炎、抗病毒作用。其主要表现为引起炎症因子IL-1的基因表达、MMP-1（基质金属蛋白酶1）前体与MMP-3（基质金属蛋白酶3）前体等物质的下调。而川陈皮素对于内源性MMP抑制物的产生具有增强作用，这种抗炎作用的机制与甾体化合物地塞米松类似。另一方面，川陈皮素中TIMP-1（金属蛋白酶组织抑制因子）的向上调节机制是唯一的，综合这些效果，川陈皮素可以成为一种抗炎、抗病毒的药物[14]。陈皮提取物的主要成分橙皮苷可抑制NF-κB和促炎细胞因子，如IL-1β、IL-6和TNF-α等[15]。

3. 促消化 陈皮水煎剂对大鼠胃肠各部位平滑肌均有明显的抑制作用[16]。广陈皮中的川陈皮素跟橘皮素作为多甲氧基黄酮类化合物，具有比较明显的促消化能力，能促进正常小鼠小肠推进运动、增强肠蠕动的功能[17]。橙皮苷能通过增加乳酸菌属和双歧杆菌属的比例来影响肠道微生物区系，尽管橙皮苷对血清 IgG 和 IgA 浓度没有影响，但它可以通过降低诱导益生元效应所需的剂量来增加肠道 IgA，从而在维持肠道稳态方面发挥关键作用[18]。

4. 抗氧化作用 在铁还原法和羟自由基法进行抗氧化实验中，陈皮的黄酮类化合物具有明显的抗氧化能力，且随着浓度的升高其抗氧化能力越强[19]。不同年份的陈皮提取物都表现出了良好的 DPPH 和 ABTS 自由基清除能力，并且随着陈皮贮藏时间的增加，其中的总黄酮含量显著增加，抗氧化能力也随之增强，表现为橙皮苷、川陈皮素和橘皮素这三种主要的黄酮类物质含量明显递增[20]。橙皮苷通过维持磷和钙的稳态，增强抗氧化能力和抗炎作用，增加骨密度和骨标记的形成，从而在去卵巢诱导的骨质疏松症大鼠中发挥抗骨质疏松、抗氧化和抗炎的作用[21]。陈皮提取物和橙皮苷联合阿司匹林给药可显著抑制阿司匹林诱导的 DNA 氧化损伤[22]。

5. 祛痰、平喘作用 新会陈皮和惠州陈皮均能显著增加小鼠气管酚红排泌量，其中新会陈皮的祛痰功效最为显著[23]。广陈皮中辛弗林对哮喘模型豚鼠气管收缩有明显的解痉作用[24]。

6. 保肝、肾作用 橙皮苷通过抗凋亡和抗自噬机制保护肝脏和肾脏免受氟化钠诱导的毒性[25]。

7. 降血压作用 川陈皮素会影响血管内皮细胞功能，提高 NO 和 PGI2 的含量，使高血压大鼠血压下降，且下降程度呈浓度依赖性[26]。

8. 抗肿瘤 广陈皮在消化过程中转化和累积了大量橙皮素，可以抑制雌激素依赖型乳腺癌细胞 MCF-7 和雌激素受体非依赖型乳腺癌细胞 MDA-MB-231 的增殖。随后比较了橙皮素对不同类型乳腺癌细胞作用的异同，通过对雌激素代谢过程中关键酶的编码基因的研究发现，虽然橙皮素能够抑制不同类型的乳腺癌细胞的活性，但其在转录水平的作用机制还是存在不同点的[27]。新橙皮苷在 $APC^{min/+}$ 转基因小鼠模型中抑制结直肠肿瘤的发生，并在体内诱导细胞凋亡和阻断血管生成；新橙皮苷的这种肿瘤预防作用不是由于对肿瘤细胞的直接影响；喂食新橙皮苷处理过的小鼠的粪便悬液可显著抑制肿瘤的发生，这表明肠道微生物群的改变是新橙皮苷介导的对结肠肿瘤产生预防作用的原因[28]。

9. 神经保护作用 橙皮苷这类黄酮的神经保护潜力是通过改善神经生长因子和内源性抗氧化防御功能，减少神经炎症和凋亡途径介导的。并且富含橙皮苷的膳食补充剂可以显著改善脑血流量、认知和记忆性能[29]。在大鼠海马神经末梢（突触体）中，橙皮苷抑制 4 氨基吡啶（4-AP）引起的谷氨酸释放和胞质游离 Ca^{2+} 浓度升高，但不改变 4- 氨基吡啶介导的去极化。进一步研究表明，通过螯合胞外 Ca^{2+}，阻断 Cav2.2（n 型）和 Cav2.1（P/Q 型）通道或蛋白激酶 C 的活性，可以抑制橙皮苷对诱发谷氨酸的释放。在海马切片制剂中，全细胞膜片钳实验表明，橙皮苷降低了自发兴奋性突触后电流的频率，而不影响其振幅，表明橙皮苷参与了突触前机制。此外，腹腔注射海红酸（KA，15mg/kg）可提高细胞外谷氨酸水平，并引起海马 CA3 区大量神经元丢失。在注射 KA 之前用橙皮苷预处理，可以减弱由 KA 诱导的变化。说明橙皮苷抑制体外诱发的谷氨酸释放，减轻体内 KA 诱导的海马神经元死亡[30]。

四、本草文献摘述

1.《神农本草经》"主胸中瘕热,逆气,利水谷,久服去臭,下气。"

2.《名医别录》"无毒。主下气,止呕咳,除膀胱留热,下停水,淋利小便,治脾不能消谷,气冲胸中,吐逆,霍乱,止泄,去寸白。"

3.《本草纲目》"疗呕哕反胃嘈杂,时吐清水,痰痞咳疟,大便闭塞,妇人乳痈。入食料,解鱼腥毒。""其治百病,总取其理气燥湿之功。同补药则补,同泻药则泻,同升药则升,同降药则降。"

参考文献

[1] 国家药典委员会.中华人民共和国药典临床用药须知:中药饮片卷[M].2020版.北京:中国医药科技出版社,2022:676-680.

[2] 王庆国.冠心病临床药对新用[M].北京:中国医药科技出版社,2005:70-75.

[3] 李景新,邱国海,唐荣德,等.20年新会陈皮治疗功能性消化不良的临床研究[J].新中医,2011,43(4):7-10.

[4] 李卫霞.陈皮的药理分析及临床应用研究[J].医学理论与实践,2018,31(10):1521-1522,1555.

[5] 苏文韶,刘晓刚,刘俊华.橘皮提取物对164例人体疥螨的治疗[J].吉林中医药,1991(3):27.

[6] 杨风琴.鲜橘皮沏水代茶饮治疗慢性气管炎[J].黑龙江中医药,1990(6):37.

[7] 刘昭坤,刘同珍.陈皮甘草汤回乳[J].山东中医杂志,1992,11(5):47.

[8] 魏灵芳.橘皮外敷可治疗乳腺炎[J].中华护理杂志,1997,32(2):95.

[9] 卢齐德.橘皮生姜汤治疗冻疮[J].福建中医药,1986(1):62.

[10] 项双卫,林清.橘皮汤浴治疗新生儿硬肿症[J].福建中医药,1997,28(3):33.

[11] 王慧芳,邵圣娟,王曼,等.陈皮总黄酮提取及抑菌活性初探[J].食品工业科技,2018,39(8):130-135.

[12] Attia G H, Marrez D A, Mohammed M A, et al.Synergistic effect of mandarin peels and hesperidin with sodium nitrite against some food pathogen microbes[J].Molecules,2021,26(11):3186.

[13] 张艳艳,卢艳花.陈皮黄酮川陈皮素的分离纯化及抗炎止血作用研究[J].辽宁中医杂志,2014,41(6):1238-1239.

[14] Lin N, Sato T, Takayama Y, et al.Novel anti-inflammatory actions of nobiletin, acitrus polymethoxy flavonoid, on human synovial fibroblasts and mouse macrophages[J].Biochem Pharmacol,2003,65(12):2065-2071.

[15] Zhang Q, Song X, Chen X, et al. Antiosteoporotic effect of hesperidin againstovariectomy-induced osteoporosis in rats via reduction of oxidative stress and inflammation[J].J Biochem Mol Toxic,2021,35(8):e22832.

[16] 杨颖丽,郑天珍,瞿颂义,等.青皮和陈皮对大鼠小肠纵行肌条运动的影响[J].兰州大学学报:自然科学版,2001,37(5):94-97.

[17] 傅曼琴,肖更生,吴继军,等.广陈皮促消化功能物质基础的研究[J].中国食品学报,2018,18(1):56-64.

[18] Estruel-Amades S, Massot-Cladera M, Pérez-Cano F J, et al.Hesperidin effects on gut microbiota and gut-associated lymphoid tissue in healthy rats[J].Nutrients,2019,11(2):324.

[19] 张海丽.陈皮提取物的抗氧化活性研究[J].黑龙江医药,2014,27(2):306-309.

[20] 崔佳韵,梁建芬.不同年份新会陈皮挥发油的抗氧化活性评价[J].食品科技,2019,44(1):98-102.

[21] Zhang Q, Song X, Chen X, et al. Antiosteoporotic effect of hesperidin agai-nstovariectomy-induced osteoporosis in

[22] Shimamura Y, Sei S, Nomura S, et al.Protective effects of dried mature Citrusunshiu peel（Chenpi）and hesperidin on aspirin-induced oxidative damage[J].JClin Biochem Nutr, 2021, 68（2）: 149-155.

[23] 罗琥捷, 罗美霞, 杨宜婷, 等.不同产地广陈皮水提物的祛痰、理气功效比较研究[J]. 湖南中医药大学学报, 2018, 20（5）: 48-50.

[24] Fu M, Zou B, An K, et al.Anti-asthmatic activity of alkaloid compounds from Pericarpium Citri Reticulatae（Citrus reticulata 'Chachi'）[J].Food & Function, 2019, 10（2）: 903-911.

[25] Caglayan C, Kandemir F M, Darendelioglu E, et al.Hesperidin protects liver and kidney against sodium fluoride-induced toxicity through anti-apoptotic and anti-autophagic mechanisms[J].Life Sci, 2021, 281: 119730.

[26] 祁云龙, 李淑珍, 朱大岭.川陈皮素对高血压大鼠的血压调节作用及机制[J]. 哈尔滨医科大学学报, 2019, 53（1）: 35-38.

[27] 王宏.广陈皮植物化学物生物活性及橙皮素抑制乳腺癌细胞活性机理研究[D].广州: 华南理工大学, 2017: 71-77.

[28] Gong Y, Dong R, Gao X, et al. Neohesperidin prevents colorectal tumorigenesis by altering the gut micro-biota[J]. Pharmacol Res, 2019, 148: 104460.

[29] Hajialyani M, Hosein Farzaei M, Echeverria J, et al.Hesperidin as a neuroprotective agent: a review of animal and clinical evidence[J].Molecules, 2019, 24（3）: 648.

[30] Chang C Y, Lin T Y, Lu C W, et al.Hesperidin inhibits glutamate release and exerts neuroprotection against excitotoxicity induced by kainic acid in the hippocampus of rats[J].Neurotoxicology, 2015, 50: 157-169.

蛇床子 Shechuangzi

本品为伞形科植物蛇床 Cnidium monnieri（L.）Cuss. 的干燥成熟果实。夏、秋二季果实成熟时采收, 除去杂质, 晒干。

1-2-8 蛇床子彩图

一、传统应用

【性味归经】辛、苦, 温; 有小毒。归肾经。

【功效主治】燥湿祛风, 杀虫止痒, 温肾壮阳。用于阴痒带下, 湿疹瘙痒, 湿痹腰痛, 肾虚阳痿, 宫冷不孕。

【用法用量】外用适量, 多煎汤熏洗, 或研末调敷。煎服, 3～10g。

【使用注意】阴虚火旺或下焦有湿热者不宜内服。

【方剂举例】

1. 蛇床子汤（《医宗金鉴》）

药物组成: 蛇床子、威灵仙、当归尾、缩砂壳、土大黄、苦参、老葱头。

功能主治: 清热燥湿, 祛风止痒。用于治疗肾囊风, 干燥极痒, 喜浴热汤, 甚起疙瘩, 形如赤粟, 麻痒, 搔破浸淫脂水, 皮热痛如火燎。

2. 三子丸（《千金要方》）

药物组成: 五味子、菟丝子、蛇床子。

功能主治: 补肾壮阳。用于治疗阳

痿，宫冷不孕。

3. 坐药方（《外台秘要》）

药物组成：蛇床子、芫花。

功能主治：温肾助阳。用于治疗妇人冷结无子。

【简便验方】

1. 治疗白带因寒湿者　蛇床子八两，山茱萸肉六两，南五味子四两，车前子三两，香附二两（俱用醋拌炒），枯白矾五钱，血鹿胶（火炙酒淬）五钱。共为细末，山药打糊丸梧子大。每早空心服五钱，白汤送下。（《方脉正宗》）

2. 治疗妇人阴寒，温阴中坐药　蛇床子仁，一味末之，以白粉少许，和合相得，如枣大，绵裹纳之，自然温。（《金匮要略》蛇床子散）

3. 治疗产后阴下脱　蛇床子一升，布裹炙熨之，亦治产后阴中痛。（《千金要方》）

4. 治疗风瘾疹　蛇床子（一升），防风（五两），白蒺藜（一斤），上件药。以水一斗五升，煮取三升，去滓，渍绵拭之，日四五度瘥。（《太平圣惠方》）

5. 治男子阴肿胀痛　蛇床子末，鸡子黄调敷之。（《永类钤方》）

6. 治阴囊湿疹　蛇床子五钱，煎水洗阴部。（江西《草药手册》）

7. 治小儿恶疮　腻粉三分，黄连一分（去须）。蛇床子三分。上药捣细罗为散，每使时，先以温盐汤洗疮令净，拭干，以生油涂之。（《太平圣惠方》）

【类药辨析】

1. 蛇床子生品与炒制品的鉴别应用　生品外用长于燥湿杀虫，可治阴部湿疹，阴道滴虫，疥疮，顽癣；内服能温肾助阳，用于男子阳痿，妇女宫寒不孕，寒湿带下等。现代一般均生用，古方内服常用炒制品，其目的是杀毒，去其辣味，其作用与生品内服相同[1]。

2. 蛇床子与白矾的鉴别应用　二药均可外用、内服，外用均能燥湿杀虫止痒，用于疥癣、湿疹、皮肤瘙痒；内服则功效不同。蛇床子味辛苦性温，有温肾壮阳的功效，可以治疗阳痿、宫冷不孕，还能燥湿散寒，治疗寒湿带下、湿痹腰痛；白矾味酸，性寒，可止血止泻，治疗吐衄下血，外伤出血，久泻久痢，还可清热消痰，治疗风痰痫病及痰热内郁所致之癫狂[1]。

3. 蛇床子与地肤子的鉴别应用　蛇床子、地肤子均能止痒，用于湿疮、湿疹、阴痒、带下等。然蛇床子性温，长于燥湿止痒、祛风杀虫，宜于寒湿或虚寒所致者，并治疥癣，又可温肾壮阳，治阳痿、宫冷不孕以及湿痹腰痛；地肤子性寒，清热利湿以止痒，尤宜湿热所致者，又长于治小便不利、热淋涩痛[1]。

4. 蛇床子与苦参的鉴别应用　二药均味苦能燥湿，并能杀虫止痒，用于阴痒带下，皮肤瘙痒，疥癣等。然蛇床子味辛苦，性温，内服有温肾壮阳的作用，用于阳痿，宫冷不孕，并可散寒祛风燥湿，多用于寒湿带下、湿痹腰痛；苦参味苦性寒，能清热燥湿，治疗湿热所致的黄疸、泻痢、带下、阴痒等，并有利尿作用，用于湿热小便不利[1]。

【配伍应用】

1. 蛇床子配雄黄　蛇床子燥湿祛风，杀虫止痒；雄黄解毒杀虫。二药伍用，解毒杀虫、燥湿止痒功效增强，外治用于湿热郁于肌肤所致的湿疮，疥癣，皮肤瘙痒等[1]。

2. 蛇床子配白矾　蛇床子燥湿杀虫止痒；白矾解毒杀虫，燥湿止痒。二者伍用，可增强燥湿杀虫止痒之力，用于治疗湿疮、疮面湿烂、瘙痒者[1]。

3. 蛇床子配黄连　蛇床子性温，杀虫燥湿止痒；黄连大苦大寒，清热燥湿，泻火解毒。二药配伍，偏于清热燥湿解毒，用于治疗湿热疮毒[1]。

4. 蛇床子配秦艽 蛇床子祛风散寒，燥湿；秦艽祛风湿、止痹痛。二药伍用，能祛风除湿止痹痛，用于治疗风湿痹痛[1]。

5. 蛇床子配菟丝子 蛇床子性温能助阳，入肾经而有温肾壮阳之功；菟丝子辛以润燥，甘能补虚，为平补阴阳之品，能补肾阳、益肾精以固精缩尿。二药合用，可增强温肾助阳作用，用于治疗阳痿滑泄，宫冷不孕，虚寒带下等[1]。

二、临床研究

1. 治疗湿疹 龙胆10g，苦参30g，蛇床子30g，黄柏20g，地肤子30g，车前草30g，黄芩10g，生地黄30g，牡丹皮15g，赤芍15g，马齿苋30g，板蓝根30g，六一散10g。并可随证加减，湿热型加土茯苓15g；脾虚湿阻型加茯苓、白术各10g；血虚风燥型加川芎10g，何首乌20g；瘀毒积聚型加桃仁、红花各10g；体弱气虚型加黄芪、党参各15g；脂溢性湿疹加茵陈、山楂各10g。1天1剂，水煎两次浸洗或湿敷患处，每天2~5次。周期：急性湿疹、亚急性湿疹用药2周，慢性湿疹用药4周。总有效率为94.83%[2]。

2. 阴道炎 蛇床子散加减组方：蛇床子30g，黄柏30g，地肤子30g，苦参30g，川椒10g，薄荷15g，属滴虫性者加乌梅30g；属霉菌性者加枯矾10g；属细菌性（含性病）者加金银花30g、白花蛇舌草30g；用法：水煎煮沸过滤药汁2000mL左右，用温开水洗净外阴，药液趁热熏蒸外阴，药物降温后，帮助患者清洗外阴，每日2次，每次20~30min。常规护理下，总有效率71.1%，若外加护理干预有效率达93.3%[3]。

3. 皮肤病 药物组成：干益母草0.5kg，苦参0.5kg，百部0.5kg，蛇床子0.5kg，地肤子0.5kg，紫草0.5kg，薄荷0.5kg，黄柏0.5kg，地骨皮0.5kg，白蒺藜0.5kg，荆芥穗0.5kg，艾叶0.2kg，滑石1kg，甘草片0.3kg。制作方法：上药均用生品，混匀粉碎过200目筛，将药粉装入自封袋内备用，每袋15g。使用方法：每次1袋，置盆中，开水冲开药粉后熏洗患处。每次30min，每日2次，7~10天为1个疗程。皮肤病中：湿疹52例，皮肤瘙痒症38例，汗疱疹26例，足癣37例，鱼鳞病2例，疥疮36例，带状疱疹12例；男139例；女64例；年龄28~78岁；病程最短1周，最长2年。结果：治愈196例，有效5例，无效2例，治愈率为96.55%。未发现明显副作用[4]。

4. 哮喘 用蛇床子总香豆素治疗支气管哮喘和喘息性支气管炎发作期患者118例，80mg/次，日服3次，对照组78例口服热参片（河南联合制药厂生产）8mg/次，日服3次，均以10天为1疗程。结果蛇床子总香豆精平喘总有效率为87.3%，对照组有效率为76.9%[5]。

三、药理研究

1. 对心血管系统的药理作用 ①抗心律失常：蛇床子总香豆素对心肌细胞的Na^+内流有抑制作用，对Ca^{2+}内流也有抑制作用[6]。蛇床子醇提物中的花椒毒酚对三氯甲烷（氯仿）诱发的小鼠室颤和氯化钙诱发的大鼠室颤有明显的预防作用，对乌头碱诱发的大鼠心律失常有显著的治疗作用；花椒毒酚对蟾蜍离体坐骨神经动作电位的影响研究表明，花椒毒酚对钠通道有一定阻断作用[7]。综上，蛇床子具有预防和治疗心律失常的双重作用,其主要机制可能与抑制钠离子、钙离子内流有关。②抗高血压:肾性高血压导致心肌肥厚造模完成后两周大鼠血压明显升高,给蛇床子素(20mg/kg)后两周血压显著降低($P<0.01$),给药第4周时血压降至(129.4 ± 5.6)mmHg[8]。对麻醉犬注射7.5mg/kg和15mg/kg的蛇床子素,结果显示1~3min中收缩压、舒张压、平均血压均下降,表明蛇床子素有降压作用且随着剂量加大其作用增强[9]。③抗心肌纤维化:给蛇床子总香豆素后的大鼠心肌结构损伤有效降低,心肌纤维断裂减少,瘢痕面积缩小及纤维化降低;对心肌线粒体形态学相关蛋白的研究结果表明蛇床子总香豆素显著上调线粒体内膜蛋白(OPA1),下调动力蛋白相关蛋白1(Drp1),说明蛇床子总香豆素可改善心肌梗死大鼠的线粒体形态,从而改善心肌梗死大鼠心肌结构和功能[10]。异丙肾上腺素诱导小鼠心肌纤维化后给蛇床子素,给药量40mg/kg组和80mg/kg组的CWI分别下降了9.9%和7.6%,Hydro分别下降了18.1%和15.4%;对小鼠心室HE染色结果显示模型组心肌细胞间存在大量纤维组织,而给蛇床子素组纤维组织明显减少[11],证明了蛇床子素能有效预防异丙肾上腺素诱导的心肌纤维化。

2. 对神经系统的药理作用 ①对脑缺血-再灌注损伤的保护作用:大鼠脑缺血再灌注损伤的保护作用和机制研究中,发现大鼠局灶性脑缺血-再灌注损伤后,缺血区大脑皮层的IL-1β和IL-8含量以及髓过氧化物酶(MPO)活性都会明显提高[12];给药蛇床子素10mg/kg组与模型组相比,其神经功能评分及脑组织含水量明显下降($P<0.05$),大鼠脑缺血区皮层中MPO也明显低于模型组,蛇床子素可抑制IL-1β和IL-8产生,阻断中性粒细胞激活,抑制MPO活性,降低脑缺血-再灌注后中性粒细胞在脑组织中的浸润和聚集,抑制局部脑组织炎症反应,减轻脑水肿,保护缺血脑组织;一氧化氮合酶(NOS)在脑缺血-再灌注过程中是一个重要的炎症介质,用药组脑组织中NOS活性和NO含量均显著降低,抑制NOS活性、降低NO含量后,就可减轻NO对神经元的进一步损伤。在对蛇床子素对脑缺血-再灌注损伤的保护作用中发现,蛇床子素可以升高线粒体中Na^+-K^+-ATP、Ca^{2+}-Mg^{2+}-ATP活性,增强清除自由基的能力,减少脂质过氧化物的产生,从而起到保护线粒体的作用;能升高超氧化物歧化酶(SOD)活性、增加谷胱甘肽(GSH)含量,同时降低脂质过氧化产物丙二醛(MDA)含量,可对脑缺血-再灌注损伤产生的自由基进行清除[13]。蛇床子在治疗脑缺血-再灌注损伤主要通过抑制IL-1β和IL-8生成,抑制NOS活性、降低NO含量以及提高相应的酶活性来起到保护作用。②镇静催眠作用:蛇床子醇提物可显著抑制小鼠自主活动和延长戊巴比妥钠催眠剂量睡眠时间,有较强的催眠作用[14],蛇床子镇静催眠有效组分(SCZ)可使大鼠海马组织Glu表达水平显著降低,使GABA表达水平显著升高,从而促进神经递质对神经的抑制作用,降低神经的兴奋性;基因层面,SCZ可使大鼠Clock、Bmal1基因表达水平显著降低,Cry1、Per1、Per2基因表达水平显著升高,通过对大鼠海马组织生物钟基因的调控,达到治疗失眠的作用[15]。Glu以及Glu/GABA比值水平升高,GABA降低可导致焦虑,而蛇床子镇静催眠组分可降低Glu活性,提高GABA水平,从而达到抗焦虑的作用,其机制与调节神经递质的动

态平衡有关[16]。对蛇床子总香豆素的催眠作用进行了验证，发现其可以显著缩短 PCPA 大鼠的入睡潜伏期，延长睡眠持续时间，其机制可能与提高 PCPA 失眠大鼠脑干 5-HT、5-HIAA，降低 NE 和 DA 含量，改善睡眠 - 觉醒周期有关[17]。③改善学习记忆：蛇床子素可通过降低海马组织与血清中的 MDA 含量，恢复海马组织中的 SOD 活性，减少海马组织神经细胞的损害来保护睡眠剥夺小鼠的记忆功能[18]。蛇床子素可改善 Aβ25-35 诱导造成的大鼠海马 CA1 区神经元超微结构的病理损伤，缩短大鼠在定向航行试验中的平均逃避潜伏期，延长大鼠在空间探索实验中的校正逃避潜伏期，说明蛇床子素可减轻 Aβ25-35 诱导的大鼠学习记忆减退及海马神经元结构损伤[19]。蛇床子素可以明显减轻脂多糖所致的海马神经元的凋亡和坏死，减少 TNFα、Il-1β、NOS2 及 COX-2 的 mRNA 表达，从而改善学习记忆功能[20]。

3. 抗肿瘤作用 蛇床子素对多种癌细胞有入侵和促进凋亡作用[21-24]。用不同浓度的蛇床子素作用于 SAOS-2 细胞后，可促进 SAOS-2 细胞的凋亡，对蛇床子素处理后的骨肉瘤细胞中的 Bcl-2 和 Bax 蛋白的表达情况进行检测，结果显示蛇床子素可以下调 Bcl-2 蛋白，上调 Bax 蛋白，且呈剂量依赖性[25]。不同浓度的蛇床子素均可抑制 B-ALL 697 细胞的增殖，8μmol 和 32μmol 的蛇床子素可以诱导 B-ALL697 细胞凋亡和自噬，激活自噬可能与上调 Beclin 1 表达有关[26]。蛇床子素联合 TRAIL 用药，可以促进 TRAIL 诱导 HL-60 细胞凋亡，也可促进 BCL-2mRNA 的表达量下降，BAX 和 DR5 mRNA 表达量明显升高，BCL-2/BAX 比值显著下降，所以蛇床子素可能是 TRAIL 的增敏剂，为后续治疗白血病提供依据[27]。蛇床子素对胆管癌 QBC939 细胞有明显的增殖抑制作用，也可诱导其凋亡，其中机制与上调 Fas 蛋白和 Caspase-3 的表达有关[28]。蛇床子素可显著抑制 N87 细胞的生长及促进其凋亡，还可引起胃癌 N87 细胞的 G2/M 期阻滞，可用于治疗胃癌[29]。

4. 抗骨质疏松 蛇床子对骨质疏松有良好的治疗效果[30-33]。蛇床子素对 RAW264.7 细胞系向破骨细胞分化有明显的抑制作用，且浓度越高抑制作用越强，其机制可能是通过抑制 NF-κB 信号通路的表达而引起活化 T 细胞核因子 c1（NFATc1）等相关转录因子的下调来抑制破骨细胞的分化成熟[34]。蛇床子素能够提高 OPG 基因敲除小鼠和去卵巢骨质疏松大鼠的腰椎骨小梁体积分数，增加骨小梁数目，增加骨小梁厚度，降低骨小梁分离度[35]。

四、本草文献摘述

1.《神农本草经》"主妇人阴中肿痛，男子阴痿，湿痒，除痹气，利关节，癫痫，恶疮。"

2.《别录》"温中下气，令妇人子脏热，男子阴强，久服好颜色，令人有子。"

3.《日华子本草》"治暴冷，暖丈夫阳气，助女人阴气，扑损瘀血，腰胯疼，阴汗湿癣，四肢顽痹，赤白带下，缩小便。"

参考文献

[1] 国家药典委员会.中华人民共和国药典临床用药须知：中药饮片卷[M].2020 版.北京：中国医药科技出版社，2022:1346-1349.

[2] 王东海.除湿汤外洗治疗湿疹 58 例[J].中医外治杂志，2006（1）：12-13.

[3] 左艳芬.蛇床子散加减熏洗与护理干预治疗阴道炎的效果观察[J].青海医药杂志，2019，49（4）：55-56.

[4] 杨志斌.自制中药洗剂治疗皮肤病的临床观察[J].中国民间疗法,2018,26(3):25.

[5] 陈志春,刘堃荣,张文钦,等.蛇床子总香豆素的平喘疗效观察[J].中草药,1988,19(9):26-27.

[6] 张志祖,连其深,曾靖,等.蛇床子总香豆素的抗心律失常作用[J].赣南医学院学报,1995,20(2):114.

[7] 连其深,张志祖,上官珠,等.花椒毒酚抗实验性心律失常作用的研究[J].中草药,1996,27(6):347-349.

[8] 周峰,钟文,薛洁,等.蛇床子素对肾性高血压大鼠心肌肥厚的治疗作用[J].苏州大学学报(医学版),2012,32(3):349-353.

[9] 李乐,庄斐尔,赵更生,等.蛇床子素对麻醉开胸犬心电图和血流动力学的影响[J].中国药理学与毒理学杂志,1994,8(2):119-121.

[10] 权彦,孟庆华,刘靖丽.蛇床子总香豆素对心肌梗死大鼠线粒体形态的影响[J].西北药学杂志,2018,33(2):189-192.

[11] 陈蓉.蛇床子素抑制异丙肾上腺素诱导小鼠心肌纤维化及其机制研究[D].苏州:苏州大学,2012.

[12] 何蔚,刘建新,周钰梅,等.蛇床子素对大鼠脑缺血-再灌注损伤的保护作用及其机制[J].中国药理学通报,2008,24(11):1528-1530.

[13] 赵永明,王金,石红,等.蛇床子素对脑缺血-再灌注损伤大鼠的保护作用[J].医药导报,2014,33(12):1558-1561.

[14] 贺娟,冯玛莉,刘霞,等.蛇床子提取物的镇静催眠作用[J].山西中医,2007,23(5):61-62.

[15] 魏文静,仝立国,仲启明,等.蛇床子催眠活性组分对氯苯丙氨酸致失眠大鼠海马钟基因与氨基酸类神经递质表达的影响[J].中草药,2018,49(11):2614-2619.

[16] 贾力莉,宋美卿,牛艳艳,等.蛇床子催眠活性组分对高架十字迷宫实验焦虑大鼠脑干氨基酸类神经递质的影响[J].中国药物与临床,2018,18(10):1664-1666.

[17] 胡文卓.蛇床子香豆素类成分对失眠大鼠催眠作用及神经递质的影响[D].太原:山西省中医药研究院,2017.

[18] 杜展鑫,唐珮瑜,谢炜基,等.蛇床子素对睡眠剥夺大鼠记忆功能的影响[J].实用医学杂志,2018,34(10):1633-1635,1639.

[19] 龚其海,石京山,杨丹莉.蛇床子素减轻Aβ25-35诱导的大鼠学习记忆减退及海马神经元结构损伤[J].遵义医学院学报,2011,34(4):335-337,340.

[20] 龚其海,丁利静,王丽娜,等.蛇床子素减轻脂多糖诱导的大鼠学习记忆减退[J].中国新药与临床杂志,2011,30(8):609-614.

[21] 于有江,彭建明,叶记林,等.蛇床子素对宫颈癌Hela细胞凋亡的作用研究[J].重庆医学,2017,46(7):883-885.

[22] 王岩.蛇床子素诱导白血病细胞凋亡与分子机制研究[D].山东:济南大学,2014.

[23] 朱幼姗,宋巍,赵莹,等.蛇床子素对胆管癌QBC939细胞的诱导凋亡研究[J].广东医学,2018,39(4):516-520.

[24] 于有江,叶记林,彭建明,等.蛇床子素对TRAIL诱导白血病HL-60细胞凋亡的作用及其相关机制研究[J].中国实验血液学杂志,2018,26(4):1016-1021.

[25] 吕怡凝,刘天华,彭燕丽,等.蛇床子素促进人骨肉瘤细胞株SAOS-2凋亡[J].现代生物医学进展,2017,17(11):2012-2015.

[26] 朱聪,贾秀红,刘迎雪,等.蛇床子素对B-ALL 697细胞的抗肿瘤作用及其机制[J].肿瘤,2019,39(2):91-98.

[27] 于有江,叶记林,彭建明,等.蛇床子素对TRAIL诱导白血病HL-60细胞凋亡的作用及其相关机制研究[J].中国实验血液学杂志,2018,26(4):1016-1021.

[28] 朱幼姗,宋巍,赵莹,等.蛇床子素对胆管癌QBC939细胞的诱导凋亡研究[J].广东医学,2018,39(4):516-520.

[29] 杨赟,杨柳,李晓静,等.蛇床子素通过促进胃癌细胞N87凋亡和细胞周期阻滞而抑制细胞增殖[J].中国生物化学与分子生物学报,2019,35(1):74-80.

[30] 徐宏,吴铁,许碧莲,等.蛇床子总黄酮对去卵巢骨质疏松大鼠股骨骨密度及生物力学的影响[J].中国现代医药杂志,

[31] 杨丽萍.蛇床子总香豆素对去卵巢大鼠骨质疏松症的作用[D].吉林：延边大学，2008.

[32] 鲍君杰,谢梅林,朱路佳.蛇床子素治疗去卵巢大鼠骨质疏松的实验研究[J].中国药理学通报，2011，27（4）：591-592.

[33] 明磊国,王鸣刚,陈克明,等.蛇床子素对体外培养成骨细胞成骨相关因子表达的影响[J].中药药理与临床，2011，27（2）：53-56.

[34] 王礼宁,马勇,郑苏阳,等.蛇床子素对RAW264.7细胞向破骨细胞分化的影响及其机制[J].北京中医药大学学报，2018，41（11）：950-958.

[35] 赵永见,唐德志,程少丹,等.不同剂量蛇床子素对OPG基因敲除小鼠和去卵巢骨质疏松大鼠作用疗效的比较研究[J].中国骨质疏松杂志，2015，21（2）：147-151.

猫爪草 Maozhaocao

本品为毛茛科植物小毛茛 Ranunculus ternatus Thunb. 的干燥块根。春季采挖，除去须根和泥沙，晒干。

1-2-9 猫爪草彩图

一、传统应用

【性味归经】甘、辛，温。归肝、肺经。

【功效主治】化痰散结，解毒消肿。用于瘰疬痰核，疔疮肿毒，蛇虫咬伤。

【用法用量】15～30g，单味药可用至120g。

【使用注意】本品外用敷于疔疮或瘰疬外部，不能敷时间过长，避免刺激皮肤黏膜，引起发疱，所以要短时外敷，皮肤过敏者慎用。

【方剂举例】

1. 养阴清热治肺结核汤（《国医大师专科专病用方经验》）

药物组成：青蒿、生鳖甲、黄芪、山慈菇、猫爪草、葎草、天冬、麦冬、白及、百部、川贝母、桔梗。

功能主治：养阴清热，佐以润肺。用于治疗肺结核。症见咳嗽、咯血、胸痛、潮热、盗汗、面红颧赤。

2. 解毒通淋丸（《国家中成药标准汇编 内科肾系分册》）

处方组成：八角莲、半枝莲、半边莲、泽泻、重楼、虎杖、猫爪草、赭石。

功能主治：清热，利湿，通淋。用于下焦湿热所致的非淋菌性尿道炎。症见尿频，尿痛，尿急。

【简便验方】

1. 治疗瘰疬 猫爪草、夏枯草各适量。水煮，过滤取汁，再熬成膏，贴患处。（《河南中草药手册》）

2. 治疗肺结核 猫爪草二两。水煎，分两次服。（《河南中草药手册》）

3. 治疗寻常型银屑病 猫蒲板消银方（蒲公英30g，板蓝根15g，猫爪草15g），将药物用冷水（水量液面没过药物约2cm浸泡）1小时，武火煎开，文火煎约30min，共煎两次，两次煎量兑汁约200mL。服药方法：100/次，早晚各1次，共服药8周。（《河北中医》）

【类药辨析】

猫爪草与夏枯草的鉴别应用 二者均味辛归肝经，皆能散结消肿，可用于治痰火郁结之瘰疬痰核等。然夏枯草苦寒，又归胆经，善清泻肝火以明目，主治目赤肿痛、头痛眩晕、目珠夜痛及乳痈肿痛；猫爪草甘微温，又入肺经，长于化痰浊，兼能解毒，善治痰证及疔疮、蛇虫咬伤、偏头痛、疟疾、牙痛等[1]。

【配伍应用】

1. 猫爪草配夏枯草 猫爪草甘辛微温，能化痰散结，解毒消肿；夏枯草辛苦寒，既能清肝明目，又能散结消肿。两药配伍，寒温并用，共奏化痰散结消肿之功，用于治疗痰火郁结之瘰疬核证[1]。

2. 猫爪草配僵蚕 猫爪草甘辛微温，长于化痰散结，解毒消肿；僵蚕咸辛平，功专祛风定惊，化痰散结。两药伍用，可增强化痰散结之功，用于治疗痰火郁结之瘰疬痰核证[1]。

二、临床研究

1. 肺结核合并2型糖尿病 口服降糖药，或进行胰岛素注射以降血糖治疗，肺结核治疗坚持联用、早期、规律、适量、全程采用敏感药物的原则，以异烟肼、利福平、吡嗪酰胺为主的方案，疗程12~18个月；在上述基础上添加猫爪草胶囊辅助治疗。一次4粒，每日3次，连续90天。共治疗40例，明显有效29例，有效8例，无效3例，总有效率92.5%[2]。

2. 结核性结节性红斑 在标准抗结核治疗方案的基础上加用猫爪草胶囊，4粒/次，3次/天，连续治疗6个月。共治疗30例，2周时皮疹消退者40%，在4周时皮疹消退者达100%[3]。

3. 肺结核 在常规治疗方案基础上用猫爪草胶囊，4粒/次，口服，3次/天，连续服用6天，隔3天再服，治疗6个月。共治疗60例，痰菌转阴率91%[4]。

4. 寻常型银屑病 采用猫蒲板消银方：蒲公英30g，板蓝根15g，猫爪草15g。煎药方法：选用砂锅或搪瓷锅将药物用冷水（水量为液面没过药物约2cm）浸泡1小时，武火煎开，文火煎约30min，共煎两次，两次煎量兑汁约200mL。服药方法：100mL/次，早晚各1次，共服药8周。共治疗34例，显效7例，有效21例，无效6例，总有效率82.35%[5]。

三、药理研究

1. 抗炎作用 给予猫爪草纳米乳喷雾剂干预后，大鼠慢性咽炎模型咽黏膜上皮细胞的增生和炎症细胞的浸润均有一定程度的缓解，动物咽部组织病理学评分显著降低，说明猫爪草纳米乳喷雾剂对慢性咽炎具有一定的疗效[6]。猫爪草多糖组分（PRRT）可抑制二甲苯所致的小鼠耳肿胀，且剂量越大抑制率越高[7]。

2. 抗菌作用 猫爪草提取物对金黄色葡萄球菌、铜绿假单胞菌、大肠埃希菌、志贺菌属4种供试菌均有抑制作用，且抑菌活性随着浓度增加而增强[8]。

3. 抗肿瘤作用 猫爪草皂苷及多糖在体外试验中对肉瘤S180、艾氏腹水瘤EAC、人乳腺癌细胞株MCF-7的生长也有抑制作用[9]。猫爪草总皂苷可使人非小细胞肺癌A549细胞、NCI-H460细胞G0/G1期阻滞和S期合成减少，抑制其增殖并促进其早期凋亡[10]。

4. 抗结核作用 当猫爪草的作用浓度为100mg/L时，有很明显的诱导作用，能诱导结核菌表达，外周血淋巴细胞颗粒裂解肽（GLS）的表达升高，进而感染结核患者体内的结核菌；当药物浓度为200mg/L时能高效诱导结核休眠菌活化，外周血淋巴细胞GLSmRNA的表达持续升高，对结核菌的杀伤能力更强[11]。小毛茛内酯在100mg/L，200mg/L浓度时，均能诱导健康成人、初诊未治、耐药肺结核患者及儿童结核患儿人群体外活化的PBLGLS mRNA的表达，且各组诱导表达水平无显著差异[12]。

5. 抗氧化作用 猫爪草多糖具有还原

性，对羟基自由基和超氧阴离子均有清除能力，具有一定抗氧化活性[13]。

6. 免疫调节作用 不同浓度的猫爪草多糖均能增强小鼠腹腔巨噬细胞的活力，且猫爪草多糖浓度在 100～400μg/mL 时的细胞活力极显著增强（$P<0.01$）[14]。

四、本草文献摘述

1.《中药材手册》"治颈上瘰疬结核。"

2.《河南中草药手册》"消肿，截疟。治瘰疬，肺结核。"

参考文献

[1] 国家药典委员会. 中华人民共和国药典临床用药须知：中药饮片卷[M].2020 版. 北京：中国医药科技出版社，2022：943-945.

[2] 李予雯，张宇青，潘静洁，等. 猫爪草胶囊辅助西医治疗肺结核合并 2 型糖尿病临床分析[J]. 现代医院，2014，14（1）：47-49.

[3] 程锋刚. 猫爪草胶囊联合抗痨药物治疗结核性结节性红斑的临床研究[J]. 内蒙古中医药，2017，36（6）：52-53.

[4] 王玲，王开金，李升锦，等. 猫爪草胶囊治疗肺结核的临床研究[J]. 现代中西医结合杂志，2015，24（18）：1948-1950.

[5] 权修贤. 猫蒲板消银方治疗寻常型银屑病的临床研究[D]. 北京：北京中医药大学，2012.

[6] 曾春姣，陈玲珑，刘婷，等. 猫爪草纳米乳喷雾剂的制备及对慢性咽炎大鼠模型的影响研究[J]. 中国民族民间医药，2020，29（8）：18-23.

[7] 朱辉. 猫爪草多糖抗炎作用机制的实验研究[J]. 科技风，2021（13）：173-175.

[8] 卞晓霞，罗跃娥，王文洁，等. 猫爪草提取物体外抗菌活性研究[J]. 辽宁中医杂志，2014，41（9）：1945-1946.

[9] 王爱武，王梅，袁久荣，等. 猫爪草提取物体外抗肿瘤作用的研究[J]. 天然产物研究与开发，2004，16（6）：529-531.

[10] 童晔玲，杨锋，戴关海，等. 猫爪草总皂苷体外抗人非小细胞肺癌 A549 细胞活性研究[J]. 中华中医药学刊，2013，31（10）：2181-2183，2338.

[11] 周勇，程芳. 猫爪草对肺结核患者外周血淋巴细胞颗粒裂解肽表达及其 T 淋巴细胞杀菌能力的影响[J]. 中国药学杂志，2017，52（18）：1629-1632.

[12] 詹莉，戴华成，杨治平，等. 小毛茛内酯对结核病人颗粒裂解肽基因表达的作用[J]. 中国药理学通报，2001，17（4）：405-408.

[13] 吕小华，王会敏，韩红霞，等. 猫爪草多糖免疫调节及抗氧化活性研究[J]. 中国中药杂志，2010，35（14）：1862-1865.

[14] 杨牧之，王国萍，王斌. 猫爪草多糖对小鼠腹腔巨噬细胞活力的调节作用[J]. 基因组学与应用生物学，2019，38（5）：1997-2003.

橘红 Juhong

本品又称芸皮、芸红，为芸香科植物橘 *Citrus reticulata* Blanco 及其栽培变种的干燥外层果皮。秋末冬初果实成熟后采收，用刀削下外果皮，晒干或阴干。

1-2-10 橘红彩图

一、传统应用

【性味归经】 辛、苦，温。归肺、脾经。

【功效主治】 散寒燥湿，理气化痰，宽中健胃。主治风寒咳嗽，痰多气逆，恶心呕吐，胸脘痞胀。

【用法用量】 内服：煎汤，3～10g；或入丸、散。

【使用注意】 阴虚燥咳及久嗽气虚者禁服。

【方剂举例】

1. 二陈汤（《太平惠民和剂局方》）

药物组成：半夏、橘红、茯苓、炙

甘草。

功能主治：燥湿化痰，理气和中。用于湿痰为患，咳嗽痰多，色白易咯，胸膈满闷，恶心呕吐，肢体倦怠，或头痛眩晕，心悸嘈杂，舌苔白腻，脉滑。

2. 半夏白术天麻汤（《医学心悟》）

药物组成：半夏、天麻、橘红、茯苓、白术、甘草。

功能主治：燥湿化痰，平肝息风。用于风痰上扰，眩晕头痛，恶心呕吐，胸膈痞满，舌苔白腻，脉象弦滑。

3. 导痰汤（《传信适用方》引皇甫坦方）

药物组成：半夏、天南星、枳实、橘红、赤茯苓。

功能主治：燥湿祛痰，行气开郁。用于治疗痰厥证，头目眩晕；或痰饮壅盛，胸膈痞塞，胁肋胀满，头痛呕逆，喘急痰嗽，涕唾稠黏，舌苔厚腻，脉滑。

【简便验方】

1. 治疗痰嗽　橘皮（去白）四两，甘草（炙）一两。为末，每服二钱，白汤调下。(《医学入门》古橘甘散)

2. 治疗痰壅涎，嗽久不已　橘皮半两（去白），半夏二钱半（汤洗七次），为末，分作二服，每服水一盏半，生姜十片，煎七分，去渣，温服。(《卫生易简方》)

3. 治疗寒痰发厥　广橘红二钱，半夏、甘草各一钱二分，大附子、川贝母各一钱。水二钟（盅），加竹沥、姜汁煎服。(《丹台玉案》逐痰汤)

4. 治疗猝然失声　橘皮半两，水煎，徐呷。(《肘后方》)

【类药辨析】

橘红、橘核、橘络、橘叶、化橘红的鉴别应用　橘红性味辛、苦，温。归肺、脾经。功能为理气宽中，燥湿化痰。用于治疗咳嗽痰多，食积伤酒，呕恶痞闷。煎服，3～9g。橘核性味苦，平。归肝、肾经。功能为理气，散结，止痛。用于治疗疝气疼痛，睾丸肿痛，乳痈乳癖。煎服，3～9g。橘络味甘、苦，平。归肝、肺经。功能为行气通络，化痰止咳。用于治疗痰滞经络之胸痛、咳嗽、痰多。煎服，3～5g。橘叶性味辛、苦，平。归肝经。功能为疏肝行气，散结消肿。用于治疗胸胁作痛，乳痈，乳癖。煎服，6～10g。化橘红性味辛、苦，温。归肺、脾经。功能为理气宽中，燥湿化痰。用于治疗咳嗽痰多，食积伤酒，呕恶痞闷。煎服，3～6g[1]。

【配伍应用】

1. 橘红配伍麻黄　用于风寒咳嗽，痰多气逆。橘红长于燥湿化痰，利气宽胸，兼能发表。治肺感寒邪，咳嗽声重，胸膈胀满，头目昏眩，以宣肺发表，降气祛痰[2]。

2. 橘红配伍半夏　用于湿痰咳嗽，痰壅气逆，胸闷喘急，每与半夏、茯苓相伍，或加厚朴、沉香等合用，以增强燥湿化痰，下气平喘之效；若湿痰挟热，痰稠痰壅，体肥而喘，可与半夏、瓜蒌子、黄芩相伍，以清热涤痰，利气宽胸；若寒饮发厥，可配半夏、附子，以温阳化饮[2]。

3. 橘红配伍苍术　治湿浊中阻诸证，常协苍术、厚朴等，以助燥湿健脾、调中开胃之力；脾虚胃弱，腹胀食少难化者，则可配白术、砂仁等以利气调中，醒脾和胃；若病后或虚人呕吐不止，多与生姜合用；其有利气之功，还可配杏仁，治老人气秘，大便不通[2]。

二、临床研究

1. 慢支肺气肿　橘红理气宽中，燥湿化痰，用于治疗咳嗽痰多及食积不化等症而无热象者。同时橘红多糖对慢支肺气肿也具有良好治疗作用，经 78 例临床疗效观察发现，其治疗该病的总有效率为 81%[3]。

2. 咳嗽 橘红痰咳液联合山莨菪碱治疗急性支气管肺炎恢复期的痰多咳嗽及肺部啰音疗效良好，与盐酸氨溴索口服液相比能缩短病程[4]。橘红痰咳液可显著改善 COPD 稳定期患者的咳嗽症状，对吸烟患者的夜间咳嗽有显著的缓解作用，提高患者生活质量[5]。橘红痰咳颗粒治疗门诊感冒后咳嗽患者 60 例，总有效率高达 97%，说明橘红痰咳颗粒能够有效治疗感冒后咳嗽，优于采用西医治疗[6]。

三、药理研究

1. 抗炎和免疫调节活性 柑橘类果皮中橘皮素的抗炎活性可用于多种疾病的治疗，如神经炎[7]、过敏性哮喘[8]、过敏性鼻炎[9]、肾损伤[10]、类风湿关节炎[11]等。其抗炎机制可能与橘皮素抑制脂多糖（lipopolysaccharide，LPS）刺激诱导的一系列磷酸化反应有关[12]。发现橘皮素可以使肾损伤大鼠的 NF-κB p65 蛋白表达下调[10]。此外，橘皮素还可以减少炎症细胞浸润，治疗过敏性哮喘和鼻炎[8, 9]。橘皮素抑制人呼吸道合胞病毒复制，并通过抑制核因子 κB（NF-κB）活化阻碍肺部炎症的发生[13]。橘皮素可以阻断导致病毒性出血热的沙粒病毒侵入细胞[14]。

2. 抗氧化作用 橘皮素可以上调 NF-2 信号通路，从而抑制氧化应激和炎症[11]。橘皮素可抑制活性氧的产生和 p47 磷酸化，同时增强血红素加氧酶 -1（heme oxygenase-1，HO-1）的表达和 NF-e2 相关因子 2 与抗氧化反应元件的 DNA 结合活性[15]。

3. 抗癌作用 橘皮素通过 JNK/Bcl-2/BECLIN1 途径介导的自噬抑制 Hep G2 细胞的增殖和迁移[16]。对 7,12- 二甲基苯并（α）蒽 [7,12-dimethylbenz（alpha）anthracene，DMBA] 诱导的乳腺癌大鼠连续给予橘皮素（50mg/kg）四周后，发现增殖细胞核抗体、环氧化酶 2 和 Ki-67 等肿瘤细胞增殖标志物显著降低，其机制与橘皮素通过上调 p53/p21 阻止 G1/S 期癌细胞分裂，并通过抑制基质金属蛋白酶（matrix metalloproteinase，MMP）-2、MMP-9 和血管内皮生长因子抑制转移有关[17]。以橘皮素为主要成分的柑橘叶氯仿提取物可以使抗细胞凋亡的 Bcl-2 的表达下调，阻止细胞生长并诱导细胞凋亡，并显著降低 HeLa 细胞的存活率[18]。橘皮素直接抑制多药耐药蛋白 1（ABCB1）的外排作用，使 ABCB1 过表达的癌细胞对化疗药物敏感[19]。

4. 调节代谢 柑橘黄酮类化合物通过改善代谢参数并直接作用于血管壁显著抑制动脉粥样硬化，其机制与抑制载脂蛋白 B 分泌，从而直接影响肝脏脂蛋白的合成有关[20]。以 STZ 诱导的糖尿病大鼠为研究对象，每日给予橘皮素（口服 100mg/kg），持续 30 天，观察到大鼠血糖和糖化血红蛋白水平显著下降，胰岛素和血红蛋白水平升高，糖尿病大鼠肝脏碳水化合物代谢的一系列关键酶也恢复到正常水平。橘皮素通过增强胰岛素的分泌来调节肝酶活性，并通过其抗氧化能力降低血糖[21]。橘皮油中的多甲氧基黄酮能显著降低 N-ω-硝基 -L- 精氨酸诱导的高血压大鼠的收缩压和舒张压[22]。

5. 神经保护作用 橘皮素可以缓解胆碱能缺陷，减少神经毒性淀粉样 β 肽的异常积累，逆转 N- 甲基天冬氨酸受体的功能低下，改善缺血性损伤，抑制 Tau 蛋白过度磷酸化，增强脑啡肽水平，调节多个信号级联反应，并防止 1- 甲基 -4- 苯基吡啶鎓和1-甲基-4-苯基-1,2,3,6-四氢吡啶（MPTP）毒性[23]。同样，在 MPTP 诱导的帕金森病的啮齿动物模型中，橘皮素可显著减少记忆缺陷，改善运动功能和认知，并减轻 MPTP 损伤诱导的多巴胺能变性和海马神经元丢失[24]。橘皮素可通过激活 PI3K/Akt 信号传导和调节基质金属蛋白酶，对毛果芸香碱诱导的癫痫发作发挥有效的神经保护作用[25]。

四、本草文献摘述

1.《本经逢原》"能下气消积。"

2.《本草纲目拾遗》"治痰症，消油腻谷食积，醒酒，宽中，解蟹毒。"

3.《中草药学》"主治风寒咳嗽多痰，胸膈胀闷，食积呕吐。"

参考文献

[1] 国家药典委员会.中华人民共和国药典临床用药须知：中药饮片卷[M].2020版.北京：中国医药科技出版社，2022：679.

[2] 国家中医药管理局《中华本草》编委会.中华本草 4[M].上海：上海科学技术出版社，1999：895.

[3] 周博文.化州橘红治疗慢支肺气肿成分[J].中草药，1992，6（7）：350-425.

[4] 刘晓雯，黄洁玲，鲍敏玲.橘红痰咳液联合山莨菪碱对急性支气管肺炎恢复期的疗效观察[J].湖南中医药大学学报，2013，33（10）：18.

[5] 黄艺蓉，刘佳，张健，等.橘红痰咳液治疗慢性阻塞性肺疾病稳定期咳嗽症状疗效观察[J].亚太传统医药，2015，11（19）：125-126.

[6] 武爱军.橘红痰咳颗粒治疗感冒后咳嗽的临床观察[J].现代中西医结合杂志，2011，20（35）：4515-4516.

[7] Ho S C, Kuo C T.Hesperidin, nobiletin, and tangeretin are collectively responsible for the anti-neuroinflammatorycapacity of tangerine peel（Citrireticulataepericarpium）[J].Food and Chemical Toxicology，2014，71：176-182.

[8] Liu L L, Li F H, Zhang Y, et al.Tangeretin has anti-asthmatic effects via regulating PI3K and Notchsignaling and modulating Th1/Th2/Th17 cytokine balance in neonatal asthmatic mice[J].Brazilian Journal of Medical and Biological Research，2017，50（8）：e5991.

[9] Xu S, Kong Y G, Jiao W E.Tangeretin promotes regulatory T cell differentiation by inhibiting Notch1/Jagged1 signaling in allergic rhinitis[J].International lmnunopharmacology，2019，72：402-412.

[10] Arab H H, Mohamed W R, Barakat BM.Tangeretin attenuates cisplatin-induced renal injury in rats：pact on the inflammatory cascade and oxidative perturbations[J].Chemico-biological Interactions，2016，258（25）：205-213.

[11] Li X, Xie P G, Hou Y.Tangeretin inhibits oxidativestress and lnflammation via Upregulating Nrf-2 Signaling Pathway in Collagen-Induced arthritic rats[J].Pharmacology，2019，104（3-4）：187-195.

[12] Shu Z P, Yang B Y, Zhao H.Tangeretin exerts antineuroinflammatory effects via NF-kappaB modulation in lipopolysaccharide-stimulated microglial cells[J].lnternational lmnunopharmacology，2014，19（2）：275-282.

[13] Xu J J, Liu Z, Tang W.Tangeretin from citrus reticulate inhibits respiratory syncytial virus replication and associated inflammation in vivo[J].Journal of Agricultural and Food Chemistry，2015，63（43）：9520-9527.

[14] Tang K, He S H, Zhang X Y.Tangeretin, an extract from citrus peels, blocks cellular entry of arenaviruses that cause viral hemorrhagic fever[J].Antiviral Research，2018，160：87-93.

[15] Lee Y Y, LeeE J, Park J S.Anti-inflammatory and antioxidant mechanism of tangeretin in activated microglia[J].Journal of Neuroimmune Pharmacology，2016，11

(2): 294-305.
[16] Zheng J, Shao Y Q, Jiang Y.Tangeretin inhibits hepatocellular carcinoma proliferation and migration by promoting autophagy-related BECLIN1[J].Cancer Management and Research, 2019, 11: 5231-5242.
[17] Arivazhagan L, Pillai S.Tangeretin, a citrus pentamethoxyflavone, exerts cytostatic effect via p53/p21 upregulation and suppresses metastasis in 7,12-dimethylbenz(alpha)anthracene-induced rat mammary carcinoma[J].ournal of Nutritional Biochemistry, 2014, 25 (11): 1140-1153.
[18] Kim H, Moon J Y, Mosaddik A.Ilnduction of apoptosis in human cervical carcinoma heLa cells by polymethoxylated flavone-rich citrus grandis osbeck (dangyuja) leaf extract[J].Food and Chemical Toxicology, 2010, 48 (8-9): 2435-2442.
[19] Feng S L, Yuan Z W, Yao X J.Tangeretin, a citrus pentamethoxyflavone, antagonizes ABCB1-mediated multidrug resistance by inhibiting its transport function[J]. Pharmacological Research, 2016, 110 (11): 545.
[20] KurowskaE M, Manthey J A, CasaschiA. Modulation of HepG2 cell net apolipoprotein B secretion by the citrus polymethoxyflavone, tangeretin[J].Lipids, 2004, 39 (2): 143-151.
[21] Sundaram R, Shanthi P, Sachdanandam P.Effect of tangeretin, a polymethoxylated flavone on glucose metabolism in streptozotocin-induced diabetic rats[J].Phytomedicine, 2014, 21 (6): 793-799.
[22] Li G J, Wang J, Cheng Y J.Prophylactic effects of polymethoxyflavone-rich orange peel oil on N-omega-nitroL-arginine-induced hypertensive rats[J].Applied SciencesBasel, 2018, 8 (5): 752-768.
[23] Braidy N, Behzad S, Habtemariam S et al.Neuroprotective effects of citrus fruit-derived flavonoids, nobiletin and tangeretin in alzheimer's and parkinson's disease[J]. Cns&.Neurological Disorders-Drug Targets, 2017, 16 (4): 387-397.
[24] Yang J S, Wu X H, Yu H H, et al.Tangeretin inhibits neurodegeneration and attenuates inflammatory responses and behavioural deficits in 1-methyl-4-phenyl-1,2,3,6-tetrahydropyridine (MPTP)-induced Parkinson's disease dementia in rats[J]. Inflammopharmacology, 2017, 25 (4): 471-484.
[25] Guo X Q, Cao Y L, Hao F, et al.Tangeretin alters neuronal apoptosis and ameliorates the severity of seizures in experimental epilepsy-induced rats by modulating apoptotic protein expressions, regulating matrix metalloproteinases, and activating the PI3KIAkt cell survival pathway[J].Advances in Medical Sciences, 2017, 62 (2): 246-253.

第二章 利湿药

第一节 清热利湿药
第二节 利湿退黄药
第三节 利水消肿药
第四节 利水通淋药
第五节 活血利湿药

第一节 清热利湿药

土茯苓 Tufuling

本品又称禹余粮、刺猪苓、冷饭头、冷饭团、土萆、尖光头、山奇良，为百合科植物光叶菝葜 *Smilax glabra* Roxb. 的干燥根茎。夏、秋二季采挖，除去须根，洗净，干燥；或趁鲜切成薄片，干燥。

2-1-1 土茯苓彩图

一、传统应用

【性味归经】甘、淡，平。归肝、胃经。

【功效主治】解毒，除湿，通利关节。用于梅毒及汞中毒所致的肢体拘挛，筋骨疼痛；湿热淋浊，带下，痈肿，瘰疬，疥癣。

【用法用量】15～60g。

【使用注意】脾虚泄泻，胃弱食少者忌服。

【方剂举例】

1. 肾复康片［《中华人民共和国药典》（2020年版一部）］

药物组成：土茯苓、槐花、白茅根、益母草、藿香。

功能主治：清热利尿，益肾化浊。对水肿、热淋涩痛等症有效，临床可用于急性肾炎水肿、慢性肾炎急性发作、尿路感染的治疗。

2. 妇炎康片［《中华人民共和国药典》（2020年版一部）］

药物组成：赤芍、土茯苓、醋三棱、炒川楝子、醋莪术、醋延胡索、炒枳实、当归、苦参、醋香附、黄柏、丹参、山药。

功能主治：清热利湿，理气活血，散结消肿。用于湿热下注、毒瘀互阻所致带下病，症见带下量多、色黄、气臭，少腹痛，腰骶痛，口苦咽干；阴道炎、慢性盆腔炎见上述证候者。

3. 复方青黛丸［《中华人民共和国药典》（2020年版一部）］

药物组成：青黛、乌梅、蒲公英、紫草、白芷、丹参、白鲜皮、建曲、绵马贯众、土茯苓、马齿苋、绵萆薢、焦山楂、南五味子（酒蒸）。

功能主治：清热凉血，解毒消斑。用于血热所致的白疕、血风疮，症见皮疹色鲜红，筛状出血明显，鳞屑多，瘙痒明显，或皮疹为圆形、椭圆形红斑，上附糠秕状鳞屑，有母斑；银屑病进行期、玫瑰糠疹见上述证候者。

4. 搜风解毒汤（《本草纲目》）

药物组成：土茯苓、薏苡仁、金银花、防风、木通、木瓜、白鲜皮、皂角子。

功能主治：解毒除湿，通络止痛。用于治疗杨梅结毒，初起结肿，筋骨疼痛。

【简便验方】

1. 治疗皮炎 土茯苓60～90g。水煎，当茶饮。（《江西草药》）

2. 治疗臁疮 土茯苓、樱皮、忍冬、甘草、榭木皮各等份。水煎服。（《续名家方选》土茯苓汤）

3. 治疗漆过敏 土茯苓、苍耳子各15g。水煎，泡六一散30g服。（《福建药

物志》）

4. 治疗瘰疬溃烂 冷饭团，切片或为末，水煎服。或入粥内食之，须多食为妙。忌铁器、发物。（《积德堂经验方》）

5. 治疗银屑病进行期 土茯苓310g，白鲜皮125g，山豆根250g，草河车250g，黄药子125g，夏枯草250g。上为细末，炼蜜成丸，每丸重6g，每次3丸，开水送服，每日2次。（《朱仁康临床经验集》）

6. 治疗风湿骨痛，疮疡肿毒 土茯苓500g（去皮），和猪肉炖烂，分数次连滓服。（《浙江民间常用草药》）

7. 治疗钩端螺旋体病 土茯苓60g，甘草9g。水煎服，每日一剂。病情较重而体质较好者，土茯苓可加至150g。（《全国中草药汇编》）

【类药辨析】

1. 土茯苓与茯苓的鉴别应用 二者名称相似，均为甘、淡性平之品，均有甘淡渗利之功，同可用于水湿诸证。然土茯苓为百合科植物光叶菝葜的干燥块茎，尤长于解毒除湿，常用于湿热引起的淋浊、带下、湿疹湿疮、痈肿疮毒等；而茯苓为多孔菌科真菌茯苓的干燥菌核，药性平和，利水而不伤正，为利水渗湿消肿之要药，可用治寒热虚实各种水肿。此外，土茯苓又兼解汞毒，通利关节，故对梅毒或因梅毒服汞剂中毒而致肢体拘挛、筋骨疼痛者疗效尤佳，近年还多用于治疗肿瘤；茯苓则能健脾，宁心，尤宜于脾虚湿盛泄泻及心脾两虚，气血不足之心悸、失眠、健忘等[1]。

2. 土茯苓与白鲜皮的鉴别应用 两药均能清热利湿、通痹，同治湿热疮毒、湿疹疥疮及风湿热痹。但土茯苓味甘淡性平，功专解毒除湿，通利关节，常用于淋浊、带下、脚气及湿痹，并解汞毒，尤善治杨梅毒疮、肢体拘挛；而白鲜皮味苦性寒，功善清热燥湿，祛风止痒，尤宜于疥癣，肌肤溃烂，皮肤瘙痒以及湿热黄疸、尿赤等[2]。

3. 土茯苓与白花蛇舌草的鉴别应用

两药均能清热解毒，利湿，同治热毒痈肿、湿热淋证。但土茯苓甘淡性平，长于解汞毒、通利关节，尤善治杨梅毒疮及汞剂中毒所致肢体拘挛者，又常用治湿疹、湿疮、淋浊、带下及湿痹；而白花蛇舌草性味苦寒，有较强的清热解毒、通淋作用，多用于治热毒所致之痈肿疮毒、咽喉肿痛、毒蛇咬伤及热淋涩痛。此外，土茯苓用于防治钩端螺旋体病有效；而白花蛇舌草则多用于治疗各种癌症[1]。

【配伍应用】

1. 土茯苓配川芎 土茯苓善清热解毒，利湿通络；川芎能活血行气，祛风止痛，为治疗头痛之要药。二药配用，共奏活血行气、清热除湿之效，用于治疗肝郁湿阻，气血瘀滞之头痛昏重[2]。

2. 土茯苓配萆薢 土茯苓长于解毒，除湿，利关节；萆薢祛风除痹，利湿浊。二药配用，共奏分清别浊、解毒通淋、祛风除湿之功，用于治疗淋证，白浊，风湿热痹或湿痹日久，筋骨疼痛，关节屈伸不利者[1]。

3. 土茯苓配生地黄 土茯苓善清热解毒，利湿通络；生地黄能清热凉血，滋阴润燥。二药配用，共奏凉血解毒、润燥止痒之效，用于治疗血虚风燥所致的皮肤瘙痒[1]。

二、临床研究

1. 痰瘀痹阻型痛风 治疗组给予复方土茯苓颗粒（由土茯苓、萆薢、王不留行、山慈菇、牛膝组成，比例为3∶1∶1∶1∶1，规格10g），每次10g，每日2次，冲服。疗程为12周。共治疗51例，显效

12例，有效34例，无效5例，总有效率90.20%[3]。

2. 复发性生殖器疱疹 土茯苓湿毒颗粒（由土茯苓30g、黄芪20g、紫草15g、玄参15g、金银花20g、大青叶15g、板蓝根20g、薏苡仁30g、黄柏15g、苍术15g、蒲公英20g、生甘草10g、木贼15g、白灵芝20g、白花蛇舌草30g组成）随证加减。每次一袋，每日两次。水冲100mL，饭后服用，每次服用定量包装。共治疗34例，治愈10例，有效17例，无效7例，总有效率79.41%[4]。

3. 寻常型银屑病 予土茯苓青黛汤（土茯苓30g、青黛6g、金银花20g、甘草6g、菝葜30g、山豆根10g、贯众15g、紫草20g、地锦草30g、全蝎3g、蜈蚣2条、地骨皮15g、牡丹皮10g）。日1剂，煎成水剂，取300mL，分2袋装，口服，1袋/次，2次/天，早晚分服。1个月为1个疗程。共治疗30例，治愈17例，显效6例，好转4例，无效3例，总有效率76.67%[5]。

4. 慢性前列腺炎 复方土茯苓片（由土茯苓、泽兰、黄柏等组成，每片重0.5g），5片/次，每日3次；连用1个月为1个疗程，最多观察2个疗程。共治疗33例，治愈19例，显效6例，有效4例，无效4例，总有效率87.88%[6]。

5. 掌跖部湿疹 中药外洗（药物组成：蒲公英30g、野菊花30g、土茯苓30g、黄柏30g、苦参30g、地肤子30g、白鲜皮30g、牡丹皮30g、赤芍30g，取上药后加适量蒸馏水浸泡20min，水开后再煮沸20min，滤出煎液或同渣泡洗），2次/天；4周为1疗程。共治疗45例，治愈9例，显效20例，有效12例，无效4例，总有效率91.11%[7]。

6. 子淋 自拟子淋汤口服。组成：金钱草30g、葛根30g、柴胡30g、金银花30g、连翘30g、茵陈12g、土茯苓15g、芦根15g、车前草15g、白花蛇舌草25g。随证加减。1剂/天，加水500mL，浸泡20min，煎取150mL，次煎加水400mL，煎取150mL，两煎混匀，分2次服用。共治疗32例，治愈18例，显效11例，有效1例，无效2例，总有效率93.75%[8]。

三、药理研究

1. 抗炎作用 土茯苓中落新妇苷与多糖抑制脂多糖（LPS）诱导PAW264.7巨噬细胞分泌炎症因子NO和TNF-α，抑制了炎症基因 *iNOS* 和 *TNF-am* RNA 的表达，从而抑制巨噬细胞过度炎症反应[9,10]。

2. 抗肿瘤作用 土茯苓提取液对人肝癌细胞 Hep G2 和 Hep 3B 具有抗增殖作用，抑制 Hep G2 和 Hep3B 细胞的生长[11]，且土茯苓能抑制 SGC7901 和 BGC823 细胞的增殖[12]。

3. 抗心肌肥厚和调节血压的作用 茯苓中黄酮类化合物显著增加了 JP2 和 Ry R2 的蛋白表达，且呈剂量依赖性。提示土茯苓具有抗心肌肥厚的作用。利用两肾两夹肾性高血压大鼠（RHR），考察土茯苓对 RHR 血压及血管活性物质的调节作用。结果显示土茯苓显著降低了肾性高血压大鼠收缩压 SBP、舒张压 DBP 和平均压 MBP 的水平，同时也显著降低心房利钠肽 ANP、内皮素 ET 的水平（$P<0.05$，$P<0.01$），升高 NO 的水平（$P<0.05$）[13]。

4. β-受体阻滞作用 土茯苓醋酸乙酯提取物能预防静注肾上腺素引起的兔心律失常，拮抗异丙肾上腺素对离体大鼠心脏的正性肌力和正性频率作用，较小剂量的赤土茯苓苷能明显抑制高钾除极后由异丙肾上腺素诱发的慢反应动作电位的最大速度和幅度[14]。

5. 抗动脉粥样硬化和抗血栓作用 土茯苓可抑制人脐静脉内皮细胞（HUVECs）表达血管细胞黏附分子-1（VCAM-1），进而具有抗动脉粥样硬化（AS）的作用[15]。茯苓提取物能显著抑制泡沫细胞及粥样斑块的形成，降低实验性鹌鹑动脉粥样硬化斑块的发生率[16]。土茯苓注射液对下腔静脉血栓形成及体外血栓形成均有显著性抑制作用[17, 18]。

四、本草文献摘述

1.《本草纲目》 "健脾胃，强筋骨，祛风湿，利关节，止泄泻。治拘挛骨痛，恶疮痈肿。解汞粉、银朱毒。"

2.《本草正》 "疗痈肿、喉痹，除周身寒湿恶疮。"

3.《本草正义》 "利湿去热，能入络，搜剔湿热之蕴毒。其解水银、轻粉毒者，彼以升提收毒上行，而此以渗利下导为务，故专治杨梅毒疮，深入百络，关节疼痛，甚至腐烂，又毒火上行，咽喉痛溃，一切恶症。"

参考文献

[1] 国家药典委员会.中华人民共和国药典临床用药须知：中药饮片卷[M].2020版.北京：中国医药科技出版社，2022：281-284.

[2] 高学敏，钟赣生.临床中药学[M].石家庄：河北科学技术出版社，2006：303-304.

[3] 李静，孙维峰，武鹏，等.复方土茯苓颗粒治疗痰瘀痹阻型痛风患者51例临床观察[J].风湿病与关节炎，2021，10（8）：10-13.

[4] 闫明.土茯苓湿毒颗粒治疗复发性生殖器疱疹的临床观察[D].哈尔滨：黑龙江中医药大学，2020.

[5] 梁育，王万春，易军，等.土茯苓青黛汤治疗寻常型银屑病（血热型）的临床观察及TNF-α和VEGF水平检测[J].光明中医，2015，30（10）：2132-2134.

[6] 高瞻，王志通.复方土茯苓片治疗慢性前列腺炎临床观察[J].中国中医药信息杂志，2005（9）：66-67.

[7] 戴文静，陶茂灿.中药外洗治疗掌跖部湿疹临床观察[J].长春中医药大学学报，2012，28（1）：132-133.

[8] 王淑敏，郭焱.自拟子淋汤治疗子淋32例临床观察[J].国医论坛，2013，28（4）：41.

[9] 胡梦梅.土茯苓化学成分分离及抗炎活性研究[D].广州：广州中医药大学，2014.

[10] 陈文龙.土茯苓多糖的提取分离、结构表征及抗炎活性的研究[D].广州：广州中医药大学，2014.

[11] Sa F, Gao J L, Fung K P, et al.Anti-proliferative and proapoptotic effect of Smilax glabra Roxb.extract on hepatoma cell lines.[J].Chem.Biol.Interact，2008，171（1）：1-14.

[13] Hao G, Zheng J, Huo R, et al.Smilax glabra Roxb targets Akt（pThr308）and inhibits Akt-mediated signaling pathways in SGC7901cells.[J].J Drug Target，2016，24（6）：557-565.

[14] 程双，彭财英，潘玲玲，等.中药土茯苓的现代研究进展[J].江西中医药，2021，52（3）：69-76.

[15] 阿布拉海提·阿布都拉，周承明，张克锦.赤土茯苓苷对正常和高钾除极豚鼠心室乳头状肌动作电位的影响[J].中国药理学通报，1999，15（2）：86-89.

[16] 黄秀兰，张雪静，王伟.土茯苓对白细胞介素-1诱导的血管细胞黏附分子-1表达的影响[J].中国中医药信息杂志，2006，13（3）：45-46.

[17] 张克锦，邹玉玲，周承明.赤土茯苓提取物对实验性鹌鹑动脉粥样硬化的预防作用[J].中草药，1991，22（9）：411-412，418.

[18] 孙晓龙，王宽宇，张丹琦.土茯苓注射液对大鼠血栓形成影响的实验研究[J].中国中医药科技，2004，11（4）：229-231.

千里光 Qianliguang

本品为菊科植物千里光 Senecio scandens Buch.-Ham. 的干燥地上部分。全年均可采收,除去杂质,阴干。

2-1-2 千里光彩图

一、传统应用

【性味归经】苦,寒。归肺、肝经。

【功效主治】清热解毒,明目,利湿。用于痈肿疮毒,感冒发热,目赤肿痛,泄泻痢疾,皮肤湿疹。

【用法用量】15~30g。外用适量,煎水熏洗。

【使用注意】孕妇禁用。

【方剂举例】

1. 千柏鼻炎片[《中华人民共和国药典》(2020年版一部)]

药物组成:千里光、卷柏、决明子、麻黄、羌活、白芷、川芎。

功能主治:清热解毒,活血祛风,宣肺通窍。用于治疗风热犯肺,内郁化火,凝滞气血所致的鼻塞,时轻时重,鼻痒气热,流涕黄稠,或持续鼻塞、嗅觉迟钝;急慢性鼻炎,急慢性鼻窦炎见上述证候者。

2. 千喜胶囊[《中华人民共和国药典》(2020年版一部)]

药物组成:穿心莲、千里光。

功能主治:清热解毒,消炎止痛,止泻止痢。用于热毒蕴结所致肠炎、结肠炎、细菌性痢疾和鼻窦炎。

3. 四鲜解毒汤(《实用袖珍中药辞典第2版》)

药物组成:鲜千里光、鲜蒲公英、鲜鱼腥草、鲜芙蓉叶各等量,洗净捣烂敷患处;后烘干研粉外敷。

功能主治:清热解毒。用于治疗痈肿疮疡。

4. 千里光消疮膏(《壮医方剂学》)

药物组成:千里光、头花蓼、爬山虎、冰片。水煎浓缩成膏,涂敷患处。

功能主治:清热毒除湿毒。用于治疗痈疮,症见局部皮肤出现脓性疮疡,红肿疼痛,易向深部及周围扩散,随着病情发展,脓头渐多,溃后呈蜂窝状。以年老体弱者为多,可伴发热、恶寒、口渴等症状。

【简便验方】

1. 治疗明目 千里光与甘草煮作饮服,退热明目。(《证类本草》)

2. 治疗慢性湿疹 鲜千里光 150g,鲜三叉苦叶 150g,鲜车前草 150g,鲜土荆芥 10g。共捣烂成膏状,取适量敷于患处。也可用干品,研为细末,用凡士林调成膏,外敷患处。(《壮医方剂学》治千里光湿疹膏)

3. 治疗阴道炎 千里光、重楼、艾叶、苦参等。(《中国民族民间医药杂志》)。

4. 治疗包皮炎 鲜千里光(全草)或干品,水煎取汁口服,并用余汁坐浴泡洗。(《湖南中医杂志》)

5. 治疗痈疮 千里光 500g,头花蓼 500g,爬山虎 250g,冰片 6g。水煎浓缩成膏,每次取适量,涂敷患处。(《壮医方剂学》千里光消疮膏)

【类药辨析】

千里光和九里香的鉴别应用 九里香与千里光皆具有清热解毒之功,然九里香又能行气活血,祛风除湿,而千里光则可清肝明目[1]。

【配伍应用】

1. 千里光配玄参 千里光长于清热解毒,玄参长于泻火滋阴。两药伍用,可增强清热解毒泻火作用，用于治疗热毒壅盛之咽喉肿痛[2]。

2. 千里光配蒲公英　千里光清热解毒，蒲公英为消痈散结之佳品。两药伍用，增强解毒消痈之力，用于治疗火热邪毒郁结之疔毒疖肿、痄腮、丹毒等[2]。

3. 千里光配决明子　千里光长于清热解毒，明目；决明子长于清肝泻火，明目。两药伍用，增强清热明目之功，用于治疗风热上攻或肝热内盛所致的目赤肿痛[2]。

4. 千里光配苦参　千里光清热解毒，止痒；苦参清热燥湿，杀虫。两药伍用，增强清热解毒、燥湿止痒之功，用于治疗下焦湿热之阴痒，皮肤湿疹瘙痒[2]。

二、临床研究

1. 老年急性湿疹　采用千里光草药水煎剂，100g药材加水1000mL，煎取药汁，待温度适宜外洗湿疹处，洗后保持患处通风晾干，1天2次。治疗7天后可有效治疗老年急性湿疹[3]。

2. 乳期急性乳腺炎　给予单味千里光制剂为观察组治疗7天后，临床有效率高于对照组，各项症状恢复时间均短于对照组，说明千里光制剂内服外用治疗哺乳期急性乳腺炎的临床疗效突出；同时观察组治疗3天后WBC（白细胞）、CRP（C反应蛋白）、PGE_2（前列腺素E_2）、IgG（免疫球蛋白G）、IgM（免疫球蛋白M）、IgA（免疫球蛋白A）水平均低于对照组[4]。

3. 阴道炎　采用千里光合剂（千里光、马鞭草、土大黄、重楼、艾叶、乌梅、苦参各15g），加水约3000mL，水煎30min，过滤取药液2000mL，待温度适宜时洗外阴部，每日2次，每次洗浴20～30min，1剂可连用2～3天。每次洗浴前需将药液加热至沸，睡前用干净脱脂棉蘸干净药液适量（第1次煎煮药液时预置）塞入阴道，清晨起床时取出，总治愈率87%[5]。

4. 流行性角结膜炎　采用九味千里光片（千里光、金银花、野菊花、麻黄、藁本、蔓荆子、薄荷、细辛等）治疗流行性角结膜炎患者60例。治疗组治愈率95%，对照组治愈率80%[6]。

5. 耳、鼻炎症　复方千里光滴剂是一种有效的局部杀菌、消炎剂，从345例统计观察中，对眼、耳及鼻急、慢性局部炎症的有效率达87.79%，其中对急、慢性鼻炎及急性结膜炎疗效更好，显效率平均为62.1%[7]。

6. 急性腮腺炎　采用鲜品千里光、蒲公英捣汁内服，药渣加仙人掌捣烂外敷，治疗6天，流行性腮腺炎有效率为82%[8]。

7. 扁桃体炎　千里光二两，水煎两次，每次30min，分早晚两次内服，治疗10例急性扁桃体炎，均获良效，治愈较快[9]。

三、药理研究

1. 抗炎作用　千里光水煎液对过敏性结膜炎大鼠有抗炎作用，其抗炎作用是抑制核苷酸结合寡聚化结构域样受体蛋白3（NLRP3）炎症小体激活，抑制血清中白介素1β（Caspase1/IL-1β）的活化，减少Caspase-1的表达，减轻机体炎症反应[10]。

2. 抗菌作用　千里光有广谱的抗菌作用，黔产千里光乙醇提取液对金黄色葡萄球菌、大肠埃希菌、肺炎球菌和铜绿假单胞菌有抵抗作用[11]。千里光乙醇提取液对肺炎链球菌体外抑制作用很明显，以70%乙醇提取液的抗菌作用最好[12]。千里光所含豆甾烯醇、奥索千里光碱化学成分与氟康唑联用时表现出极好的协同抑菌作用[13]。

3. 抗癌作用 千里光提取物有明显的体外抗肿瘤作用，采用四甲基偶氮唑盐微量酶反应比色法（MTT法）测定千里光总黄酮体外对人肝癌细胞株SMMC-7721、人胃癌细胞株SGC-7901和人乳腺癌细胞株MCF-7三种肿瘤细胞的生长抑制作用[14]。千里光中提取分离得到的千里光菲灵碱可以抑制人宫颈癌HeLa、Caski细胞的增殖，可显著抑制宫颈癌细胞皮下移植瘤的生长，其作用机制为千里光菲灵碱诱导宫颈癌细胞自噬能力，从而激活丝裂原激活细胞外信号调节激酶（MEK）/细胞外信号调节蛋白激酶（ERK）1/2信号通路，并能诱导完整的自噬流，增强千里光菲灵碱的抗肿瘤作用[15]。

4. 抗氧化作用 羽叶千里光叶的乙酸乙酯、丁醇、水三个部位提取物均有抗氧化活性，抗氧化作用强弱顺序为乙酸乙酯提取部位＞正丁醇提取部位＞水提取部位[16]。千里光多酚提取物可有效抑制由羟基自由基（·OH）所引起的DNA损伤及脂质过氧化，清除·OH的能力可达86.74%[17]。

5. 保肝作用 对于四氯化碳建立的小鼠肝损伤模型，各剂量下千里光水煎液均能显著抑制血清谷丙转氨酶（ALT）、谷草转氨酶（AST）的升高，千里光水煎液为10.4g/kg时，血清ALT含量为2221.2 U/L（空白对照组为67.2 U/L），AST的含量为1876.3 U/L（空白对照组为247.8 U/L），且肝脏病理改变较空白对照组明显较轻，此剂量下可以抑制肝组织发生病变，可见一定剂量下的千里光有保护肝功能的作用[18]。

6. 抗病毒 千里光总黄酮对人宫颈癌HeLa细胞中人呼吸道合胞病毒有很好的抑制作用[19]。抗病毒作用机制可能与千里光总黄酮能够抑制病毒的遗传物质有关。

7. 抗滴虫作用 千里光提取物在体外有杀灭和抑制阴道毛滴虫生长的作用。千里光24h时杀灭阴道毛滴虫的最低有效浓度为2mg/mL，千里光提取物浓度为4mg/mL时2h对阴道毛滴虫的杀虫率可达75.93%。不同浓度的千里光提取物24h均有一定程度的抑制阴道毛滴虫生长作用，且提取物对阴道毛滴虫的杀灭和抑制效果与时间和给药浓度均成正比[20]。

四、本草文献摘述

1.《本草拾遗》 "主疫气，结黄，疟瘴，蛊毒，煮服之吐下，亦捣敷疮、虫蛇犬等咬伤处。"

2.《本草图经》 "与甘草煮作饮服，退热明目。"

3.《本草纲目拾遗》 "明目，去星障。煎汤浴疮疡。狗咬以千里膏掺粉霜贴之。治蛇伤。"

参考文献

[1] 冉先德.中华药海 精华本[M].北京：东方出版社，2010：166.

[2] 国家药典委员会.中华人民共和国药典临床用药须知：中药饮片卷[M].2020版.北京：中国医药科技出版社，2022：330-333.

[3] 王燕，余茂强.千里光外洗治疗老年急性湿疹29例观察[J].浙江中医杂志，2016，51（10）：750.

[4] 毕超，刘曼，史晓光，等.千里光制剂内服外用治疗哺乳期急性乳腺炎临床疗效观察[J].北京中医药，2022，41（6）：595-598.

[5] 张琦，常华.千里光合剂外洗贴脐治疗阴道炎82例[J].中国民族民间医药杂志，2000（1）：27.

[6] 申进亮.九味千里光片治疗流行性角结膜炎60例[J].陕西中医，2011，32（5）：560-561.

[7] 李咸珠.复方千里光滴剂治疗眼、耳、鼻炎

症的疗效观察（附 345 例统计分析）[J]. 赣南医专医学资料选编，1979：38-40.

[8] 杨泽明. 千里光、蒲公英、仙人掌联合治疗流行性腮腺炎 43 例 [J]. 中国民族民间医药，2009，18（22）：129-130.

[9] 杨中学. 千里光煎剂治疗急性扁桃体炎 [J]. 河南赤脚医生，1979（2）：17-20.

[10] 邹昊宇，胡鸿运，刘嫡，等. 千里光通过 NLRP3/Caspase-1/IL-1β 通路对过敏性结膜炎大鼠角结膜炎症的影响 [J]. 中药新药与临床药理，2019，30（11）：1346-1351.

[11] 饶海，周镁，秦拴梅，等. 黔产千里光提取物总生物碱的含量测定及抗菌作用研究 [J]. 安徽农业科学，2013，41（14）：6207-6209.

[12] 袁婷，张小东. 千里光不同浓度乙醇提取物的体外抑菌作用研究 [J]. 畜牧兽医科技信息，2014（8）：21-22.

[13] 张文平，张文书，王小丽，等. 千里光抗金黄色葡萄球菌作用机制的血清药理学研究 [J]. 时珍国医国药，2009，20（7）：1629-1630.

[14] 何忠梅，白冰，王慧，等. 千里光总黄酮体外抗肿瘤和抗病毒活性研究 [J]. 中成药，2010，32（12）：2045-2047.

[15] 马景蕃，张燕，叶甘萍，等. 千里光菲灵碱诱导 MEK/ERK1/2 介导的宫颈癌细胞自噬效应 [J]. 中国药科大学学报，2018，49（5）：616-623.

[16] 周艳娟，李翠芹，王喆. 羽叶千里光不同部位提取物的抗氧化活性研究 [J]. 现代生物医学进展，2008（3）：513-514，512.

[17] 杨新星，程春梅，王炯，等. 千里光多酚提取物的体外抗氧化研究 [J]. 云南民族大学学报（自然科学版），2009，18（2）：143-145.

[18] 谭宗建，田汉文，彭志英. 千里光保肝作用的实验研究 [J]. 四川生理科学杂志，2000，22（1）：20-23.

[19] 何忠梅，孟祥颖，鲍永利，等. 麻叶千里光挥发油抗病毒活性及成分分析 [J]. 分析化学，2007（10）：1513-1516.

[20] 张静，叶彬，武卫华，等. 千里光提取物体外抗阴道毛滴虫的效果观察 [J]. 热带医学杂志，2011，11（2）：173-174，177.

广金钱草 Guangjinqiancao

本品又称广东金钱草、落地金钱、铜钱草、马蹄香、假花生、马蹄草、银蹲草，为豆科植物广金钱草 Desmodium styracifolium (Osb.) Merr. 的干燥地上部分。夏、秋二季采割，除去杂质，晒干。

2-1-3 广金钱草彩图

一、传统应用

【性味归经】甘、淡，凉。归肝、肾、膀胱经。

【功效主治】利湿退黄，利尿通淋。用于黄疸尿赤，热淋，石淋，小便涩痛，水肿尿少。尿路结石。

【用法用量】内服：煎汤，15～30g。

【使用注意】脾胃虚寒者慎服。

【方剂举例】

1. 复方金钱草颗粒 [《中华人民共和国药典》（2020 年版一部）]

药物组成：广金钱草、车前草、光石韦、玉米须。

功能主治：清热利湿，通淋排石。用于湿热下注所致的热淋、石淋，症见尿频、尿急、尿痛、腰痛；泌尿系结石、尿路感染见上述证候者。

2. 复方石淋通片（《中华人民共和国药典临床用药须知 中药卷》2005 年版）

药物组成：广金钱草、海金沙、石韦、滑石粉、忍冬藤。

功能主治：清热利湿，通淋排石。用于下焦湿热所致的热淋、石淋，症见肾区绞痛、尿频、尿涩痛；尿路结石、泌尿系感染见上述证候者。

3. 五淋化石丸（《中华人民共和国药典临床用药须知 中药卷》2005 年版）

药物组成：广金钱草、海金沙、车

前子、石韦、琥珀、沙牛、鸡内金、泽泻、延胡索、黄芪、甘草。

功能主治：利湿通淋，化石止痛。用于淋证，癃闭；尿路感染，尿路结石，前列腺炎，乳糜尿见上述证候者。

4. 药制龟苓膏（《中华人民共和国卫生部药品标准·中药成方制剂》）

药物组成：龟甲、土茯苓、广金钱草、地黄、防风、川木通、金银花、槐花、茵陈、甘草。

功能主治：滋阴降火，清热解毒。用于湿热下注引起的湿疹，皮肤瘙痒，便血，尿痛及妇女黄带。

5. 广东凉茶（《中华人民共和国卫生部药品标准·中药成方制剂》）

药物组成：岗梅根、木蝴蝶、淡竹叶、金沙藤、火炭母、五指柑、金樱根、布渣叶、山芝麻、广金钱草。

功能主治：清热解暑，祛湿生津。用于四时感冒，发热头痛，湿热积滞，口干尿赤。

【简便验方】

1. 治疗黄疸 用单味金钱草2两，水煎服。（《岭南草药志》）

2. 治疗乳腺炎 金钱草、老公根、酒糟，共捣烂敷患处。（《岭南草药志》）

3. 治疗口腔炎及喉头炎 用金钱草5~10钱，煎水冲蜂蜜服。（《岭南草药志》）

4. 治疗小儿疳积 金钱草适量，煮瘦猪肉食。（《岭南草药志》）

5. 治疗泌尿系感染 广金钱草24g，车前草、海金沙、金银花各15g，水煎服。每日1剂。（《全国中草药汇编》）

6. 治疗泌尿系结石 广金钱草、石韦、穿破石、冬葵子各18g，萹蓄、海金沙各12g，瞿麦、泽泻、茯苓各9g，木通4.5g；腰痛加牛膝，体虚加党参。每日1剂，水煎服。（《全国中草药汇编》）

【类药辨析】

金钱草与广金钱草的鉴别应用 二者都是中医治疗结石病的常用药，两者均具有清热、利尿、排石的功效，但临床应用又各有侧重，金钱草更擅长治疗肝胆结石、黄疸、淋证、痛风，广金钱草更偏向于治疗泌尿系结石。

【配伍应用】

1. 广金钱草配石韦 广金钱草善利尿通淋，石韦善利尿、泄热，两者配伍增强利尿排石作用。

2. 广金钱草配土茯苓 广金钱草善利湿退黄，利尿通淋，土茯苓善解毒、除湿，两者配伍增强清热祛湿作用。

二、临床研究

肾结石：复方广金钱草合剂（广金钱草、车前子、黄芪、党参、牛膝、茯苓、泽泻、路路通、瞿麦、冬葵子、穿破石、甘草），每天50mL，每天2次，治疗3个月。治疗效果优良29例，效果尚可17例，效果较差4例，总有效率92%[1]。

三、药理研究

1. 抗结石、抗炎作用 广金钱草的多糖部分对尿石中的水草酸钙、草酸钙结晶的形成和集聚具有抑制作用，达到抗结石和保护肾功能的作用[2]。同时，广金钱草挥发油可能与TRPV1（瞬时受体电位阳离子通道亚家族V成员1）、PRKCB（蛋白激酶C）和PRKCD（蛋白激酶C的δ型调节亚基）3个靶标蛋白的结合产生抗炎效果[3]。

2. 利胆利尿作用 广金钱草煎剂和正丁醇萃取物分别有促进胆囊收缩、胆汁分泌，使胆管中的α-异硫氰酸萘酯蓄积减少，从而升高血清中环磷酸腺苷水平和

NO 的含量，发挥保肝利胆的作用[2, 4]。

3. 抗氧化作用　广金钱草总黄酮提取物、多糖成分都具有一定的抗氧化作用，可以还原铁氰化钾和清除—OH、O_2^-[5]。

4. 保护心脑血管系统的作用　广金钱草总黄酮对心肌缺血再灌注损伤有明显的保护作用，改善心肌甲臜（formazan）含量，降低心肌梗死面积，降低心肌冠脉流出液中乳酸脱氢酶的含量[6]。

5. 镇痛作用　以广金钱草为主成分的冲剂对醋酸致小鼠扭体反应有显著的抑制作用，能明显延长扭体反应的潜伏期[7]。

四、本草文献摘述

《岭南草药志》："本品系蝶形花科山绿豆属中的一种直立亚灌木。"并附文献考证："现代缪永祺谓金钱草（两广地区称广金钱草为金钱草）治疗膀胱结石甚为奇效。"

参考文献

[1] 林深常，李耀群. 复方广金钱草合剂治疗肾结石疗效观察[J]. 四川中医，2015，33（6）：100-102.

[2] 黄盼，周改莲，周文良，等. 广金钱草的化学成分、药理作用及质量控制研究进展[J]. 中华中医药学刊，2021，39（7）：135-139.

[3] 杨欣，李亚辉，李来来，等. 广金钱草挥发油基于 TRP 通道的抗炎作用研究[J]. 中草药，2019，50（1）：134-141.

[4] 何贵坤，黄小桃，刘美静，等. 广金钱草对肝内胆汁淤积大鼠的干预作用[J]. 中药新药与临床药理，2015，26（2）：152-156.

[5] 崔建敏，裘方平. 广金钱草多糖的提取工艺及其体外抗氧化活性研究[J]. 新乡医学院学报，2014，31（12）：986-989，993.

[6] 李冠烈，汤少娴，饶智华，等. 广金钱草总黄酮对大鼠离体心脏缺血再灌注损伤的分子保护作用研究[J]. 生物化工，2018，4（3）：97-101.

[7] 熊颖，王俊文，邓君. 金钱草和广金钱草的药理作用比较[J]. 中国中药杂志，2015，40（11）：2106-2111.

飞扬草 Feiyangcao

本品为大戟科植物飞扬草 *Euphorbia hirt*a L. 的干燥全草。夏、秋二季采挖，洗净，晒干。

2-1-4
飞扬草彩图

一、传统应用

【性味归经】辛、酸，凉；有小毒。归肺、膀胱、大肠经。

【功效主治】清热解毒，利湿止痒，通乳。用于肺痈，乳痈，疔疮肿毒，牙疳，痢疾，泄泻，热淋，血尿，湿疹，脚癣，皮肤瘙痒，产后少乳。

【用法用量】6～9g。外用适量，煎水洗。

【使用注意】孕妇慎用。

【方剂举例】

1. 飞扬肠胃炎片（《中国临床药物大辞典 中药成方制剂卷 上》）

药物组成：飞扬草、火炭母、救必应。

功能主治：泻火解毒，除湿止痢。细菌性痢疾，急、慢性肠胃炎。

2. 灵源万应茶（《中华人民共和国卫生部药品标准·中药成方制剂第九册》）

处方组成：木香、广藿香、紫苏、枳壳（麸制）、前胡、苍术（糠炒）、荆芥、川木通、金银花、赤芍、车前子、肉豆蔻、大黄（酒制）、麦芽、茵陈、甘松、白芷、山楂、天花粉、小茴香、香薷、槟榔、野甘草、鬼针草、白扁豆、白芍、积雪草、飞扬草、红豆（姜制）、一点红、枳实（麸制）、荷叶、防风、稻芽、木瓜、泽泻（盐制）、茯苓。

功能主治：疏风解表，调胃健脾，祛

痰利湿。用于感冒发热、中暑、痢疾、腹痛吐泻。

【简便验方】

1. 治疗麦粒肿 鲜飞扬草折断,取乳汁涂患处。(《福建中草药》)

2. 治疗乳痈 大飞扬全草60g和豆腐120g炖服;另取鲜草握,加食盐少许,捣烂加热水外敷。(《中华本草》)

3. 治疗血尿 鲜飞扬草、鲜金丝草各30g,鲜乌韭、红糖各15g。水煎服。(《中华本草》)

4. 治疗化脓性疱疹,瘙痒性皮炎 飞扬草、马兰各30g,小檗6g,甘草3g。共研细末,调茶油涂患处。(《福建药物志》)

5. 治疗脚癣 飞扬草330g,白花丹220g,小飞扬、乌桕叶、五色梅、杠板归各110g。水煎2次,过滤去渣,浓缩成1000mL,搽患处。(《全国中草药汇编》)

【类药辨析】

飞扬草与漏芦的鉴别应用 飞扬草和漏芦均有清热解毒、消痈下乳之效。二者同中有异,飞扬草善治痢疾、淋病,并有渗湿止痒之效;漏芦善治乳痈及头面红肿、咽喉肿痛[1]。

【配伍应用】

1. 飞扬草配金银花 金银花性味甘寒,最善清热解毒。《本草经疏》谓其:"善于化毒,故治痈疽、肿毒、疮癣、杨梅、风湿诸毒,诚为要药。"二药配伍,相互促进,共奏清热解毒之效,故凡热毒内蕴,疔疮痈肿等证皆可用之[1]。

2. 飞扬草配夏枯草 两者皆为清热解毒之品,夏枯草辛苦而寒,最善清热泻火,清痈散结力佳。二药伍用,相辅相助,使清热泻火、解毒消肿、通滞散结之力倍增。可用于疔疮痈肿,尤以用于乳痈初起为佳,既可内服,又可外敷,收效甚捷[1]。

3. 飞扬草配苍术 苍术苦温燥烈,辛香发散,为治湿佳品,入里能燥脾湿,统治上、中、下三焦湿邪,走外可散风湿,以除留滞经络肢体之风湿。二药相伍,相使合用,使苍术得寒而不燥,相辅相助,祛风除湿力量增强,用于风湿痹证、湿疹、脚癣、皮肤瘙痒等[1]。

4. 飞扬草配当归 本品味苦性寒,有清热解毒之功,为疗疔疮疡要药,当归乃活血之品,能散瘀,消肿止痛。二药相配,一走气分,二走血分,相辅相成,同奏解毒散瘀、泄壅通滞之功效。临床对于热毒壅滞血脉所致的肿痛初起,肿胀疼痛,无论内痈或外痈,均可选用[1]。

二、临床研究

1. 急性菌痢 内服飞扬草浸膏片(每片含生药15g),每日4次,每次6片。上海市第七人民医院依据此法治疗急性细菌性痢疾患者40例,5日后大便细菌培养转阴,治愈率100%。少数患者服药后出现腹胀、食欲不佳、消化不良等症状,停药后症状自行消失[2]。

2. 肠易激综合征和肠胃炎 内服飞扬肠胃炎片(每日3次,每次3~4片)和抑肝扶脾温肾的痛泻要方治疗肠易激综合征45例,疗效为95.6%,疗效优于单纯应用痛泻要方汤剂(疗效84.4%)[3]。使用飞扬肠胃炎片(每日3次,每次4片)和左氧氟沙星(每日3次,每次0.4g)联合治疗急慢性肠胃炎患者90例,疗效为95.6%,疗效显著高于单纯应用左氧氟沙星(疗效77.8%)[4]。

3. 麦粒肿 用鲜飞扬草白色浆液搽于麦粒肿上,每日3~4次,症状重者配合中药五味消毒饮加减治疗,治疗30例,所有病例全部治愈,治愈率100%,最快2天,最慢5天,无复发病例[5]。

4. 鸡眼 鸡眼患处消毒后，挑去鸡眼角化皮直至出血，将大飞扬草白色乳汁涂于鸡眼处，每日3～5次，依据此法治疗鸡眼10例，治愈9例，治愈率90%。一般1～2周痊愈，严重者15～30日痊愈，未见复发[6]。

5. 红臀 新鲜大飞扬草、小飞扬草各50g，加入500mL水煎煮至体积为100mL，制得药液。洗净患处后用药液清洗，每日2次。依据此法治疗红臀患者96例，治疗4日后，有效率为97.9%，此法疗效明显，方法简便，且无不良反应[7]。

6. 辅助治疗蛇串疮 将用体积分数75%乙醇浸泡大飞扬草的药液外擦患处，内服清热解毒药物，3日后疱疹结痂，1周后落痂痊愈；疱疹遗留的结痂可用小火罐拔，取罐后擦净渗出物，将洗净的大飞扬草捣碎，拌入少许雄黄，外包于结痂处，每日换药一次，4日后结痂自行脱落痊愈[8]。

7. 皮肤浅部真菌病 将400g大飞扬草洗净晾干后切碎，加入40%乙醇1000mL，浸泡7日后过滤即得大飞扬草酊剂。以大飞扬草酊剂涂抹患处，每日2次，依据此法治疗皮肤浅部真菌病139例（足癣102例、股癣22例、手癣8例、体癣7例），两周后疗效为98.2%[9]。

三、药理研究

1. 抗炎作用 飞扬草煎剂对二甲苯引起的小鼠耳郭肿胀有明显抑制作用，并能降低角叉菜胶诱导的大鼠足水肿，飞扬草的水提物明显减少前列腺素I_2、E_2和D_2的释放[10]。

2. 抗菌作用 飞扬草提取液对常见食品腐败菌确有较强的抑制作用，其抑制腐败菌大肠埃希菌、金黄色葡萄球菌、苏云金芽孢杆菌的最低体积分数为0.1569/6，抑制根霉菌和青霉菌的体积分数为0.625%，抑制枯草芽孢杆菌、曲霉菌、酵母菌的最低体积分数分别为0.078%、0.313%、1.25%；在相同时间内，飞扬草提取液含量越高，抑菌率就越高，同一含量液提取的作用时间越长，抑菌率也就越高，热处理对其抑菌效果有加强作用[11, 12]。

3. 抗癌作用 飞扬草的乳汁能特异性地杀灭体外恶性黑瘤细胞（MM96L）和宫颈癌细胞（HeLa），尤其是对宫颈癌细胞，在极低浓度下（稀释千倍）尚有抑制作用[10]。

4. 解热镇痛作用 对于酵母诱导的大鼠高热，飞扬草水提物在剂量100mg/kg和400mg/kg时具有退热作用，给小鼠腹腔注射20～400mg/kg的飞扬草水浸膏，可显著减少扭体反应的扭体次数。当注射量为25mg/kg时进行腹腔注射，可显著延长小鼠热板法痛觉时间。预先注射1mg/kg的纳洛酮可减少飞扬草的镇痛作用[10]。

5. 血管紧张素转化酶（ACE）抑制作用 其对ACE抑制作用的有效成分可存在于低极性、极性溶剂中，并能有效治疗高血压、心脏病和糖尿病性肾病[13]。

6. 止泻作用 在由蓖麻油、花生四烯酸和前列腺素E_2诱发的小鼠腹泻模型中，飞扬草冻干剂具有止泻作用，该冻干剂可延缓蓖麻油加速的肠蠕动[14]。

7. 利尿作用 飞扬草水提物和醇提物能使大鼠排尿量增加。水提物中的活性成分与乙酰唑胺对尿液成分的影响相似[15]。

四、本草文献摘述

1.《生草药性备要》 "治浮游虚火，敷牙肉肿痛。"

2.《岭南采药录》 "煎水洗疗癞。"

3.《广西民间常用中草药手册》 "解

毒消肿，治疮疡。"

4.《广州部队常用中草药手册》"清热解毒，祛风止痒，通风；治肠炎，痢疾，皮炎湿疹，皮肤瘙痒，脚癣，产后少乳。"

5.《云南中草药》"治肺痈，乳痈，小便不利，血尿，小儿疳。"

参考文献

[1] 冉先德.中华药海 精华本 [M].北京：东方出版社，2010：155.

[2] 王哲身.飞扬草治疗急性菌痢 40 例疗效观察 [J].广西中医药，1981（3）：22.

[3] 杨瑞东，杨保元.飞扬肠胃炎片治疗肠易激综合征的疗效观察 [J].中国当代医药，2012，19（1）：93-94.

[4] 刘淑荣.飞扬肠胃炎片联合左氧氟沙星治疗急慢性胃肠炎的临床效果分析 [J].中国医药指南，2016，14（30）：192-193.

[5] 王正春.飞扬草治疗麦粒肿 30 例 [J].云南中医中药杂志，2012，33（9）：36.

[6] 林琼坤.鸡眼 [J].广西中医药，1983，6（4）：50.

[7] 李淑婉.大、小飞扬草治疗红臀 [J].海峡药学，1997，9（4）：45-46.

[8] 杨梅.飞扬草的应用 [J].中国民族民间医药杂志，2006（79）：121-122.

[9] 王廷基，石彦平，李素英，等.飞扬草治疗皮肤浅部真菌病 139 例 [J].海军医学，1988，6（3）：59.

[10] 沈洁，宋捷民.飞扬草的本草考证及其研究进展 [J].中国民族民间医药，2010，19（23）：45-46.

[11] 陆志科，黎深，谭军.飞扬草提取物的抗菌性能研究 [J].西北林学院学报，2009，24（5）：110-113.

[12] 张煜，王彦峰.广西常用中草药、壮药抗幽门螺杆菌作用的筛选研究 [J].中国民族民间医药，2008（10）：19-20.

[13] 杜海燕.飞扬草提取物的血管紧张肽转化酶抑制作用和止渴作用 [J].国外医学（中医中药分册），1998，20（4）：44-45.

[14] 蔡幼清.飞扬草提取物的止泻作用和一种活性黄酮类成分的分离 [J].国外医学（中医中药分册），1994，16（3）：38-39.

[15] 章佩芬，罗焕敏.飞扬草药理作用研究概况 [J].中药材，2005，28（5）：437-439.

马齿苋 Machixian

本品为马齿苋科植物马齿苋 *Portulaca oleracea* L.的干燥地上部分。夏、秋二季采收，除去残根和杂质，洗净，略蒸或烫后晒干。

2-1-5 马齿苋彩图

一、传统应用

【性味归经】酸，寒。归肝、大肠经。

【功效主治】清热解毒，凉血止血，止痢。用于热毒血痢，痈肿疔疮，湿疹，丹毒，蛇虫咬伤，便血，痔血，崩漏下血。

【用法用量】9~15g。外用适量捣敷患处。

【使用注意】凡脾胃虚寒，肠滑作泄者慎服。

【方剂举例】

1. 马齿苋汤（《中医方剂临床手册》）

药物组成：马齿苋、铁苋菜、辣蓼。

功能主治：清热解毒，祛湿止痢。用于治疗菌痢、肠炎等。

2. 马齿苋还黑散（《太平圣惠方》）

药物组成：马齿苋子、白茯苓、熟干地黄、泽泻、卷柏、人参、松脂、桂心。

功能主治：健脾祛湿，养血乌发。可用于气血不足，湿浊内蕴所致的头发早白等。

3. 马齿苋洗剂（《中医皮肤病学简编》）

药物组成：马齿苋、苍术、苦参、细辛、陈皮、蜂房、蛇床子、白芷。

功能主治：清热燥湿。可用于治疗青年扁平疣。

4. 马齿苋解毒汤（李林方）

药物组成：马齿苋、大青叶、紫草、败酱草、黄连、酸枣仁、煅龙牡（先煎）。

功能主治：清热解毒祛湿。用于治疗湿热内蕴，感受毒邪，湿热毒邪搏结，壅滞肌肤所致湿疹、荨麻疹等。

【简便验方】

1. 治疗小便热淋、痔疮　煎马齿苋汁服之。(《太平圣惠方》)

2. 治疗银屑病　用鲜马齿苋为主，配伍苦参、紫草、土茯苓等药，随证加减。(《实用中西医结合杂志》)

3. 治疗多年恶疮　马齿苋捣敷之，治多年恶疮。(《临床实用中药学》引《滇南本草》)

4. 治疗扁平疣　板蓝根、大青叶、马齿苋、薏苡仁等药研末外涂。(《中医杂志》)

5. 治疗风齿肿痛　用马齿苋一把，嚼汁浸患处，肿即消退。(《常用中草药图谱》)

6. 治疗血痢　马齿菜二大握（切），粳米三合。上以水和马齿苋煮粥，不着盐醋，空腹淡食。(《临床实用中药学》引《太平圣惠方》马齿粥)

7. 治疗阑尾炎　生马齿苋一握。洗净捣绞汁 30mL，加冷开水 100mL，白糖适量，每日服三次，每次 100mL。(《蔬菜食疗健身指南》)

【类药辨析】

1. 马齿苋与白头翁的鉴别应用　两药均性寒归大肠经，皆善清热解毒，凉血止痢，同治热毒血痢。然马齿苋酸寒收敛，长于止血止痢，尤善治热毒痢疾，大便脓血；而白头翁苦寒降泄，尤善清肠胃湿热和血分热毒，既为治热毒血痢之良药，又可用于治阿米巴痢疾，为治痢之要药。此外，马齿苋又常用于治热毒疮疡，崩漏，便血，热淋血淋；白头翁还可用于阴痒、带下等证[1]。

2. 马齿苋与秦皮的鉴别应用　两药均为性寒之品，归大肠及肝经，功能为清热解毒，止痢，同可用于治热毒痢疾及湿热泄泻。然马齿苋味酸而寒，尤善清肠凉血，治热毒血痢常用；而秦皮苦涩而寒，既清热又收湿，有收涩而不敛邪之优，治湿热泻痢、里急后重常用。此外，马齿苋又能凉血消肿，止血通淋，故善治热毒疮疡、崩漏便血、热淋血淋；秦皮又能清肝明目，善治湿热带下赤白、肝火目赤翳障[1]。

【配伍应用】

1. 马齿苋配铁苋菜　二药均有清热解毒之功，马齿苋尤能凉血止血止痢；铁苋菜长于利湿收敛止血。配伍使用，增强清热凉血止痢之效，用于治疗湿热泄泻，热毒痢疾[1]。

2. 马齿苋配土茯苓　马齿苋清热凉血为先，土茯苓解毒除湿为上。二药配伍，尤能清热解毒，除湿止痒，用于治疗湿热蕴结所致之湿疮、带下、阴痒等[1]。

3. 马齿苋配羌活　马齿苋性善清利，能清热解毒，散结消肿；羌活性善升散，可发越郁结。二药配伍，正合"火郁达之"之意，共奏宣散郁火、清热解毒之效，用于治疗痰火郁结之瘰疬肿痛[1]。

二、临床研究

1. 糖尿病合并高脂血症　所有病例经口服降糖药或注射胰岛素治疗，使血糖控制在 10mmol/L 左右。对照组给予口服辛伐他汀 20mg/天，晚间顿服；低剂量治疗组给予马齿苋（15g，3 次/天）；高剂量治疗组给予马齿苋（30g，3 次/天），晚间顿服，疗程为4周。治疗前后检测空腹血糖、糖化血红蛋白、总胆固醇、甘油三酯、低密度脂蛋白、高密度脂蛋白，观察其疗效。同时检测肝肾功能，观察是否对肝肾功能有影响。结果：高剂量治疗组患者血糖：显效12例，有效11例，无效2例。总有效率92%；血脂：显效11例，有效11例，无效3例。总有效率88%。疗效较对照组和低剂量治疗组好[2]。

2. 溃疡性结肠炎 灌肠方（马齿苋60g，赤芍20g，青黛10g，生黄柏20g，千里光30g，枯矾10g）直肠滴入，早晚各1次。连续治疗14天为1疗程。观测临床症状、不良反应。连续治疗2疗程，判定疗效。治疗1疗程（14天），临床缓解3例，显效4例，有效23例，无效8例，总有效率78.95%；治疗2疗程（28天），临床缓解4例，显效12例，有效16例，无效6例，总有效率84.21%[3]。

3. 口腔溃疡 在患者口腔溃疡处用0.9%氯化钠注射液冲洗，即口腔常规清洁，在此基础上，马齿苋提取物局部涂抹于患者口腔溃疡面，口服维生素B和维生素C，每日3次，每次2mL，连续应用7天，其间叮嘱患者保持科学作息规律及乐观心态。显效9例，好转11例，轻效13例，无效3例，总有效率91.6%。复发情况追踪，复发10例，痊愈20例[4]。

4. 混合痔术后创面 马齿苋纱条：40g马齿苋配比200mL水煎，去渣后留药水，冰箱10℃冷藏贮存；使用时将无菌方纱浸泡于药杯内，修剪成创面合适大小纱条，当日使用，次日即废。采用马齿苋湿敷的定期换药治疗，术后用药第7天创面愈合率达70%±2%[5]。

5. 带状疱疹 ①用中药马齿苋煎液湿敷，将60g马齿苋用温火水煎，共煎2次，每次煎沸30min后滤过，取药液1000mL，在药液中放置8层消毒纱布进行浸透，去除多余药液，并将马齿苋煎液湿敷在患处，厚度约为2mm。每日2~3次，每次10~15min，共治疗1周。②热设计功耗（thermal design power，TDP）：使用特定电磁波谱仪进行照射，距离皮肤10~20cm，每次照射15~20min，每日1次，共治疗1周。显效11例，有效8例，无效1例，总有效率95%[6]。

6. 特应性皮炎 口服依巴斯汀片（每片10mg），1日1片，治疗4周。在此基础上进行马齿苋塌渍治疗［马齿苋药液：中药饮片马齿苋30g，加水5L，煎30min左右，倒出药液弃渣待用，于每天使用前新鲜配制后储存于4℃冰箱。操作：用6~8层纱布（可预先制成塌渍垫备用）浸入新鲜配制的马齿苋药液中，待吸透药液后，取出塌渍垫拧至不滴水为度，敷于患处，务必使其与皮损紧密接触，大小与病损相当，隔10min更换1次，每次30min，每天2~3次］。7天为1个疗程，治疗4个疗程。治疗4个疗程后，痊愈29例，显效16例，有效8例，无效3例，总有效率80.36%[7]。

7. 泌尿生殖道支原体感染 马齿苋汤治疗。药物组成：马齿苋、薏苡仁、黄芪各30g，黄柏、苍术各12g，山药、赤芍、牛膝、丹参各15g，梅花5g。加味：带下色黄脓性、腹痛明显加龙胆10g，红藤30g；伴有白带糊状、腰酸膝软、小便清长者加桑寄生、杜仲各15g；伴有赤白带、小腹胀满、舌暗者加桃仁、红花各6g，延胡索12g。治疗组治愈3例，显效15例，好转15例，无效2例，总有效率为94.29%[8]。

8. 湿热型婴儿湿疹 马齿苋外洗方，将马齿苋、金银花、野菊花、百部、地榆各20g浸泡10min后加水1.5L，先大火煮开，后文火慢熬15min，用纱布将药液过滤在一干净容器内，温度适宜，用无菌纱布在药液中浸泡，再用纱布外洗患处，动作轻柔，勿过度摩擦。渗出严重可湿敷4~6min。辅以氧化锌乳膏外涂患处，每天早、中、晚各1次，持续14天。经一个疗程治疗后，12例达到临床治愈，11例显效，9例有效，治疗总有效率为91.43%。较优于单独使用氧化锌乳膏疗效[9]。

三、药理研究

1. 抗菌作用 马齿苋黄酮对多种细菌都有较好的抑制作用，对大肠埃希菌和酵母菌的最低抑菌浓度为0.313g/L，对金黄色葡萄球菌的最低抑菌浓度为0.156g/L[10]。马齿苋多糖可以提高双歧杆菌和乳酸杆菌数量，提高肠黏膜型免疫球蛋白SIgA含量，调节肠道菌群，改善肠道微生态失调，对溃疡性结肠炎有一定的治疗作用[11]。此外，马齿苋提取物中的脂肪酸成分能够破坏大肠埃希菌的细菌膜，从而发挥强大的抑菌作用[12]。

2. 抗病毒作用 马齿苋水煎液能够有效抑制单纯疱疹病毒的活性，半数抑制浓度为0.98μg/mL；最小有效浓度（MIC）为1.95μg/mL，且对正常细胞毒性低[13]。马齿苋的水提取物对甲型流感病毒（IAV）感染具有抗病毒活性[14]。马齿苋中分离出的果胶多糖具有抗2型单纯疱疹病毒（HSV-2）的活性[15]。

3. 抗氧化作用 6个马齿苋品种的甲醇提取物都显示出较强的抗氧化活性[16]。马齿苋花朵的抗氧化活性最强，这与花朵中含较高的总酚、抗坏血酸、β-胡萝卜素和ω-3脂肪酸有关[17]。马齿苋中分离出的酚性生物碱如马齿苋酰胺A、B和E均显示出抗氧化活性[18]。鲜马齿苋多糖的抗氧化性强于干马齿苋多糖[19]。马齿苋黄酮具有较强的体内和体外抗氧化活性，可作为一种天然的抗氧化剂[20]。

4. 保肝作用 马齿苋多糖能够有效降低肝损伤小鼠血清谷丙转氨酶（AST）、谷草转氨酶（ALT）水平，并且能够改善肝脏的病理损伤，并提高肝脏谷胱甘肽（GSH）和超氧化物歧化酶（SOD）水平，作用强度呈现剂量依赖性，机制研究发现马齿苋多糖的肝脏保护作用可能与Nrf-2（核因子相关因子）和HO-1（血红素氧合酶）信号通路的激活有关[21]。马齿苋能够有效降低高脂大鼠AST、ALT、丙二醛（MDA）水平，提高SOD水平，对肝细胞有保护作用，能够预防和减轻肝细胞的变性，进而减少肝细胞的受损程度[22]。马齿苋能够显著改善链脲佐菌素诱导的糖尿病小鼠的肝脏损伤[23]。

5. 对心脑血管的保护作用 马齿苋醇提物能够通过影响胆固醇逆向转运的正反馈发挥抗动脉粥样硬化的作用，并且能够调节脂质在细胞内外代谢，保护弹性血管形态及心室结构，加强动脉粥样硬化斑块稳定性，改善心室重构[24]。马齿苋中多不饱和脂肪酸能够有效降低大鼠血脂水平[25]。

6. 抗肿瘤作用 马齿苋水醇提取物对人胶质母细胞瘤细胞有显著的抑制作用[26]。马齿苋的醇提取物能够有效抑制结肠癌[27, 28]。从马齿苋中提取的多糖能够有效抑制人胃癌细胞的生长[29, 30]，水溶性马齿苋提取物可在体外和体内模型中对抗宫颈癌细胞[31]。马齿苋多糖能够有效抑制小鼠肺癌肿瘤生长，缩小肿瘤体积，同时马齿苋多糖还能提高小鼠的胸腺指数，对免疫系统同样有一定的调节作用[32]。马齿苋生物碱能够抑制乳腺癌裸鼠的肿瘤生长，缩小肿瘤体积[33]。

7. 降血糖作用 马齿苋的茎尖提取物灌胃给药能够有效降低糖尿病模型小鼠的血糖水平，并能改善小鼠的体重水平，其作用效果呈现剂量依赖性[34]。马齿苋提取物能够有效降低小鼠血糖和糖化血红蛋白水平，改善小鼠的胰岛素抵抗，进一步研究发现，马齿苋的降糖作用可能与PI3k（磷脂酰肌醇-3-羟激酶）/Akt（蛋白激酶B）和AMPK（AMP-activated protein kinase，单磷酸腺苷活化的蛋白激酶）信号通路有关[35]。

8. 神经保护作用 马齿苋外敷能够改善带状疱疹后遗神经痛[36]。马齿苋的水提取物也具有很好的神经保护作用，能够减轻脂多糖造成的大鼠认知记忆障碍、脑组织病理损伤，减轻神经炎症水平，具有很好的神经保护功能[37]。马齿苋多糖能够修复β淀粉样蛋白造成的脑神经细胞代谢损伤[38]。

四、本草文献摘述

1.《新修本草》"主诸肿瘘疣目，捣揩之；饮汁主反胃，诸淋，金疮血流，破血癖癥瘕，小儿尤良。"

2.《本草纲目》"散血消肿，利肠滑胎，解毒通淋，治产后虚汗。"

3.《本草经疏》"马齿苋，辛寒能凉血散热，故主癥结，痈疮疔毒，白秃，及三十六种风结疮，辛寒滑利，故寒热去，大小便利也。"

参考文献

[1] 国家药典委员会. 中华人民共和国药典临床用药须知：中药饮片卷[M].2020版. 北京：中国医药科技出版社，2022：314-318.

[2] 叶一萍，丁晓媚，王法明，等. 马齿苋治疗糖尿病合并高脂血症的临床疗效观察[J]. 中华中医药学刊，2015，33（6）：1398-1400.

[3] 彭雪松，王晓培，王晓林. 灌肠方治疗溃疡性结肠炎38例临床观察[J]. 实用中医内科杂志，2016，30（6）：33-34，37.

[4] 郑丽明. 马齿苋提取物治疗口腔溃疡临床效果观察[J]. 深圳中西医结合杂志，2018，28（13）：46-47.

[5] 王影. 马齿苋湿敷对促进混合痔术后创面愈合的临床疗效观察[D]. 乌鲁木齐：新疆医科大学，2023.

[6] 张方布. 马齿苋煎液湿敷联合TDP治疗带状疱疹的疗效研究[J]. 深圳中西医结合杂志，2020，30（17）：44-45.

[7] 李鹏英，李斌，刘红霞. 依巴斯汀联合马齿苋治疗特应性皮炎的临床观察[J]. 中国现代应用药学，2020，37（6）：736-740.

[8] 徐欣欣. 马齿苋汤治疗育龄妇女泌尿生殖道支原体感染35例观察[J]. 浙江中医杂志，2015，50（6）：448-449.

[9] 欧阳玲. 马齿苋外洗方治疗湿热型婴儿湿疹的临床疗效观察及机制初探[D]. 广州：广州中医药大学，2023.

[10] 陈国妮，孙飞龙，闫亚茹. 马齿苋类黄酮提取工艺及抑菌效果的研究[J]. 包装与食品机械，2016，34（1）：6-10.

[11] 代月，韩振忠，杨春佳，等. 马齿苋多糖对溃疡性结肠炎小鼠肠黏膜sIgA及病理表现的影响[J]. 中国微生态学杂志，2016.28（8）：903-905，915.

[12] OTHMAN A S.Bactericidal efficacy of Omega-3 fatty acids and esters present in Moringa oleifera and Portulaca oleracea fixed oils against oral and gastro enteric bacteria[J].Int J Pharmacol，2017，13（1）：44-53.

[13] 王毅兵. 马齿苋水煎液抗单纯疱疹病毒的实验研究[J]. 临床合理用药杂志，2011，4（8）：52-53.

[14] LI Y，LAI C，Su M，et al.Antiviral activity of Portulaca oleracea L.against influenza A viruses[J].Journal of Ethnopharmacology，2019，241：112013.

[15] DONG C X，HAYASHI K，LEE J B，et al.Characterization of structures and antiviral effects of polysaccharides from Portulaca oleracea L[J].Chem Pharm Bull，2010，58（4）：507-510.

[16] LIM Y Y, QUA HE P L.Antioxidant properties of different cultivars of Portulaca oleracea[J].Food Chem, 2007, 103（3）: 734-740.

[17] SIRIAMORNPUN S, SUTTAJIT M. Microchemical components and antioxidant activity of different morphological parts of Thai wild purslane（Portulaca oleracea）[J]. weed Sci, 2010, 58（3）: 182-188.

[18] YANG Z J, LIU C J, XIANG L, et al.Phenolic alkaloids as a new class of antioxidants in Portulaca oleracea[J]. Phytother Res, 2009, 23（7）: 1032-1035.

[19] 陈凌, 贺伟强, 曹巧巧. 干与鲜马齿苋多糖抗氧化动力学研究[J]. 粮食与油脂, 2021, 34（9）: 143-146, 162.

[20] 王杰, 王瑞芳, 王园, 等. 响应面优化马齿苋黄酮水提工艺及其抗氧化活性评价[J]. 食品与发酵工业, 2020, 46（19）: 197-204.

[21] 黄小强, 丁辉, 刘顺和, 等. 马齿苋多糖对四氯化碳诱导的小鼠急性肝损伤的保护作用[J]. 食品工业科技, 2020, 41（23）: 315-319, 324.

[22] 黄晓旭, 张荣超, 张亚伟, 等. 马齿苋对高脂膳食大鼠脂代谢的影响和肝脏保护作用的研究[J]. 时珍国医国药, 2012, 23（5）: 1166-1167.

[23] PARK J E, HAN J S.A Portulaca oleracea L.extract promotes insulin secretion via a K*ATp channel dependent pathway in INS-1 pancreatic $-cells[J].Nutr Res Pract, 2018, 12（3）: 183-190.

[24] 葛翎. 马齿苋提取物调节胆固醇逆转运抗动脉粥样硬化机制研究及其生物学活性测定[D]. 南京: 南京中医药大学, 2021.

[25] 王辉敏, 李冠文, 杨金梅, 等. 马齿苋多不饱和脂肪酸对高脂血症大鼠的降脂作用[J]. 中国粮油学报, 2023, 38（3）: 144-150.

[26] RAHIMI V B, MOUSAVI S H, HAGHIGHI1 S, et al.Cytotoxicity and apoptogenic properties of the standardized extractof Portulaca oleracea on glioblastoma multiforme cancer cell line（U-87）: A mechanistic study[J].EXCLI J, 2019, 18: 165-186.

[27] 熊祎虹, 邓超, 白文, 等. 马齿苋醇提取物对结肠癌细胞及其干细胞体外增殖作用的机理研究[J]. 北京中医药大学学报, 2018, 41（1）: 39-44.

[28] JIN H Y, CHEN L, WANG S M, et al.Portulaca oleracea extract can inhibit nodule formation of colon cancer stem cells by regulating gene expression of the Notch signal transduction pathway[J].Tumor Biology, 2017, 39（7）: 1-7.

[29] 欧海玲, 张秀玲, 孙平良, 等. 马齿苋多糖对胃癌SGC7901细胞增殖和凋亡的影响[J]. 中国癌症防治杂志, 2020, 12（4）: 431-434.

[30] LI Y Q, HU Y K, SHI S J, et al. Evaluation of antioxidant and immuno-enhancing activities of Purslane polysaccharides in gastric cancer rats[J].Int J Biol Macromol, 2014, 68: 113-116.

[31] ZHAO R, GAO X, CAI Y P, et al.Antitumor activity of Portulaca oleracea L.polysaccharides against cervical carcinoma in vitro and in vivo[J].Carbohydr Polym, 2013, 96（2）: 376-383.

[32] 牛广财, 李世燕, 朱丹, 等. 马齿苋多糖POP I和POP III的抗肿瘤及提高免疫力作用[J]. 食品科学, 2017, 38（3）: 201-205.

[33] 杨华锋, 纪术峰, 李占文, 等. 马齿苋生物碱对乳腺癌裸鼠肿瘤抑制的实验研究[J]. 中国现代医生, 2017, 55（6）: 25-29, 169.

[34] TEGEGNE B A, MEKURIA A B, BIRRU E M.Evaluation of anti-diabetic and anti-hyperlipidemic activities of hydro-alcoholic crude extract of the shoot tips of Crinum abyssinicum Hochst.ex A.Rich（Amarylidaceae） in mice[J].J Exp Pharmacol, 2022, 14: 27-41.

[35] LEE H J, PARK E J, HAN S J.Portulaca oleracea L.extract reduces hyperglycemia via PI3k/Akt and AMPK pathways in the skeletal muscles of C57BL/Ksj-db/db mice[J].

第二章 利湿药

[36] 张虹．神经阻滞配合中药马齿苋外敷治疗带状疱疹后神经痛的疗效观察[J]．内蒙古中医药，2017，36（4）：64-65．

[37] HUSSEIN R M，YOUSSEF A M，MAGHARBEH M K，et al.Protective effect of Portulaca oleracea extract against lipopolysaccharide-induced neuroinflammation，memory decline，and oxidative stress in mice: Potential role of miR-146a and miR-let 7[J].J Med Food，2022，25（8）：807-817．

[38] 康洁．马齿苋多糖对小鼠大脑神经细胞代谢损伤修复机制的研究[J]．湖北农业科学，2011，50（2）：353-357．

木棉花 Mumianhua

本品又称斑枝花、攀枝花。为木棉科植物木棉 *Gossampinus malabarica* (DC.) Merr. 的干燥花。春季花盛开时采收，除去杂质，晒干。

2-1-6 木棉花彩图

一、传统应用

【性味归经】甘、淡，凉。归大肠经。

【功效主治】清热利湿，解毒。用于泄泻，痢疾，痔疮出血。

【用法用量】6～9g。

【使用注意】脾虚泄泻者慎用。

【方剂举例】

1. 金菊五花茶冲剂（《中华人民共和国卫生部药品标准·中药成方制剂第十册》）

药物组成：金银花、木棉花、葛花、野菊花、槐花、甘草。

功能主治：清热利湿，凉血解毒，清肝明目。用于大肠湿热所致的泄泻、痢疾、便血、痔血以及肝热目赤，风热咽痛，口舌溃烂。

2. 七味诃子散（《卫生部药品标准藏药第一册》）

处方组成：诃子（去核）、波棱瓜子、木棉花、草果、丁香、甘松、荜茇。

功能主治：清热，镇痛。用于劳伤引起的脾脏肿大，疼痛，脾热等。

3. 八味三香散（《国家中成药标准汇编》内科心系分册）

药物组成：沉香、诃子、肉豆蔻、木香、广枣、木棉花、石膏、枫香脂。

功能主治：理气活血。用于气滞血瘀引起的胸痹，症见胸闷、胸痛、心悸等。

4. 跌打万花油（《中华人民共和国卫生部药品标准·中药成方制剂第十八册》）

处方组成：野菊花、乌药、水翁花、徐长卿、大蒜、马齿苋、葱、金银花叶、黑老虎、威灵仙、木棉皮、土细辛、葛花、声色草、伸筋藤、蛇床子、铁包金、倒扣草、苏木、大黄、山白芷、朱砂根、过塘蛇、九节茶、地耳草、一点红、两面针、泽兰、红花、谷精草、土田七、木棉花、鸭脚艾、防风、侧柏叶、马钱子、大风艾、蜡梅花、墨旱莲、九层塔、柳枝、栀子、蓖麻子、三棱（制）、辣蓼、莪术（制）、大风子（仁）、荷叶、卷柏、蔓荆子、皂角、白芷、骨碎补、桃仁、牡丹皮、川芎（制）、化橘红、青皮、陈皮、白及、黄连、赤芍、蒲黄、苍耳子、生天南星、紫草茸、白胡椒。

功能主治：止血止痛，消炎生肌，消肿散瘀，舒筋活络。用于治疗跌打损伤、撞击扭伤、刀伤出血、烫伤等症。

【简便验方】

1. 治疗咯血、呕血 木棉花14朵，呕血加猪瘦肉，咯血加冰糖同炖服。（《福建药物志》）

2. 治疗细菌性痢疾、急慢性肠胃炎 鲜木棉花60g。水煎，冲冬蜜服。(《福建药物志》)

3. 治疗暑天汗出烦热 攀枝花适量，开水泡服。(《四川中药志》)

4. 治疗湿热腹泻、痢疾 攀枝花15g，凤尾草30g。水煎服。(《四川中药志》)

【类药辨析】

木棉花与鸡蛋花的鉴别应用 木棉花甘淡利湿，性凉清热解毒，主归大肠经，故尤善清利大肠湿热，常用于湿热毒邪蕴结，大肠传导失利之泄泻、痢疾。尚可用治大肠热瘀湿阻，气血结聚，发为痔疮，肿痛出血者[1]。鸡蛋花甘凉，清热解毒，利湿，止咳，治湿热下痢，里急后重，又能润肺解毒。用于预防中暑，肠炎，细菌性痢疾，消化不良，小儿疳积，传染性肝炎，支气管炎。鸡蛋花清热解毒，利湿，止咳。用于预防中暑，肠炎、细菌性痢疾、消化不良、小儿疳积、传染性肝炎、支气管炎[2]。

【配伍应用】

1. 木棉花配凤尾草 二者均具清热解毒、利湿之功，配伍用之，能增强清湿热、止泻痢之效，常用于治疗大肠湿热所致之泄泻，痢疾[1]。

2. 木棉花配金银花 木棉花清热利湿，解毒；金银花清热解毒，疏风。二药配伍，共奏清热利湿、凉血解毒之功，用于治疗湿热泻痢、痔疮出血以及肝热目赤、风热咽痛，口舌溃烂等[1]。

二、临床研究

慢性单纯性鼻炎：木棉花（干品）沸水浸泡约15min后代茶饮。1周为1个疗程。治疗期间停用其他药物。2个疗程后评定疗效。共治疗86例，治愈80例，好转6例，总有效率100%[3]。

三、药理研究

1. 抗炎作用 木棉花乙醇提取物对小鼠角叉菜性足跖肿胀、小鼠二甲苯耳郭肿胀等炎症模型有较强的抗炎作用，同时对大鼠蛋清及角叉菜性足跖肿胀模型也有良好的抑制作用[4]。木棉花水提取物能抑制小鼠耳郭肿胀，降低小鼠腹腔血管通透性，有效地减少小鼠的扭体次数，且作用随剂量增加而增强[5]，木棉花提取物对骨关节炎软骨细胞损伤有显著保护作用，可抑制炎症细胞因子IL-6、IL-1β的表达和骨关节炎软骨细胞的凋亡[6]。

2. 抗菌作用 木棉花提取物对革兰阴性菌，具有广谱抗菌活性，其中伤寒沙门氏菌为最耐药菌株，金黄色葡萄球菌为最敏感菌株。木棉花还对幽门螺杆菌具有良好的抑制作用。木棉花醇提取物对铜绿假单胞菌、枯草芽孢杆菌和肺炎克雷伯菌作用较强，水提取物对大肠埃希菌的作用较强[7]。

3. 抗肿瘤作用 木棉花提取物芒果苷对氧化偶氮甲烷诱导的结肠癌大鼠具有保护作用，能够延长结肠癌大鼠的生命长度且对其癌细胞的生长有一定的抑制作用。棉花水提物对人肺癌NCI-H460细胞具有显著的抑制作用。木棉花提取物能显著抑制KB（口腔表皮样癌细胞）、SGC7901（胃癌细胞7901）、FGC（人前列腺癌细胞）、MCF-7（人乳腺癌细胞）、HeLa、corl-l23（人肺癌细胞）、C32（人恶性黑色素瘤细胞）、A375（人黑色素瘤A375细胞）、ACHN（肾癌细胞）和LNCaP（人前列腺癌细胞）等肿瘤细胞的增殖，且随着药物剂量的增加，药效作用发挥的时间越长，抑制效果越明显[7,8]。

4. 抗氧化作用 木棉花甲醇提取物能

够显著清除 DPPH 自由基，而且还能够抑制微粒体和大豆卵磷脂脂质的过氧化，其石油醚提取物对 DPPH 自由基的清除活性最高，而乙醚提取物对 β- 胡萝卜素漂白试验的清除活性更高。且木棉花水提取物 DPPH 自由基清除活性较强，具有很强的抗氧化活性[7, 8]。

5. 降血糖作用 木棉花能改善糖尿病大鼠消瘦、精神不振、多饮、多食和多尿等症状；显著降低糖尿病大鼠血糖水平，改善糖耐量及胰岛素耐量异常，维持体内葡萄糖稳定，增强机体对外源胰岛素的敏感性[9]。木棉提取物能显著降低 2 型糖尿病大鼠空腹血糖、糖化血红蛋白、总胆固醇、甘油三酯、低密度脂蛋白胆固醇、血清胰岛素和丙二醛的浓度，升高高密度脂蛋白胆固醇和超氧化物歧化酶浓度，而且能减轻与 2 型糖尿病相关的血脂异常[10]。

6. 保肝作用 木棉花总黄酮对 CCl_4 诱导的肝纤维大鼠具有一定的保护作用[7]，且对小鼠免疫性肝损伤具有保护作用，能降低血清 ALT、AST、LDH（乳酸脱氢酶）活性，降低肝微粒体 NO 含量和 MDA 含量，增加肝组织 SOD、GSH-PX 活性和 GSH 含量[7, 11]。

7. 对心血管系统的作用 木棉花提取物对血管内皮细胞氧化应激损伤具有显著保护作用，其机制可能与通过抑制氧化应激、抗过氧化损伤以及清除细胞内 ROS（Reactive Oxygen Species，活性氧），抑制细胞内钙离子介导的细胞凋亡有关[12]。木棉花总黄酮对大鼠心肌缺血再灌注损伤有明显的保护作用，其机制可能与减少氧自由基的产生，调节氧化与抗氧化平衡有关[13]。

四、本草文献摘述

1.《生草药性备要》"花治痢症，白者更妙。"

2.《本草求原》"红者去赤痢，白者治白痢，同武彝茶煎常饮。"

3.《福建药物志》"清热解暑，收敛止血。治细菌性痢疾，急慢性胃肠炎，咯血，呕血，便血，外伤出血，糖尿，血崩，牙痛，冻疮，湿疹，疮癣。"

4.《中药新编》"利尿及健胃。"

5.《南宁市药物志》"去湿热。治血崩，金创。"

6.《广西中药志》"去湿毒，治恶疮。"

参考文献

[1] 国家药典委员会. 中华人民共和国药典临床用药须知：中药饮片卷 [M].2020 版. 北京：中国医药科技出版社，2022：338-339.

[2] 邱健行. 岭南脾胃论 [M]. 北京：中国医药科技出版社，2021：110.

[3] 任永红. 木棉花治疗慢性单纯性鼻炎 86 例 [J]. 中国民间疗法，2004，12（12）：38.

[4] 许建华，黄自强，李常春，等. 木棉花乙醇提取物的抗炎作用 [J]. 福建医学院学报，1993，27（2）：110-112.

[5] 刘金泳，邱素君，陈芳超，等. 木棉花水提取物抗炎镇痛作用的实验研究 [J]. 广州医药，2018，49（1）：5-8.

[6] 唐晓栋，赵庆，葛麐麐，等. 木棉花提取物通过调控 miR-30b-3p/PDCD5 的表达对骨关节炎软骨细胞损伤的影响及其机制研究 [J]. 中药材，2019，42（10）：2425-2431.

[7] 唐爱存，余渊，黄敏，等. 木棉花化学成分及药理作用研究进展 [J]. 中国民族民间医药，2020，29（23）：74-79.

[8] 唐微艳. 木棉花水提物对人肺癌 NCI-H460 细胞体内外抑制作用及机制研究 [D]. 南宁：广西医科大学，2019.

[9] 贺晓鸣. 木棉花的抗糖尿病作用及其主要成分在大鼠体内的药代动力学研究 [D]. 呼和浩特：内蒙古大学，2019.

[10] Xu G K，Qin X Y，Wang K，et

al.Antihyperglycemic, antihyperlipidemic and antioxidant effects of standard ethanol extract of Bombax ceiba leaves in high-fat-diet- and streptozotocin-induced Type 2 diabetic rats[J].Chin J Nat Med, 2017, 15 (3): 168-177.

[11] 伍小燕, 唐爱存, 卢秋玉. 木棉花总黄酮对小鼠免疫性肝损伤的影响 [J]. 中国医院药学杂志, 2012, 32 (15): 1175-1178.

[12] 卢秋玉, 陈晓宇, 唐爱存, 等. 木棉花提取物对 H_2O_2 诱导血管内皮细胞氧化应激损伤的保护作用 [J]. 中药药理与临床, 2017, 33 (6): 69-72.

[13] 卢秋玉, 苏金妹, 唐爱存, 等. 木棉花总黄酮对大鼠心肌缺血再灌注损伤的保护作用 [J]. 中国现代应用药学, 2020, 37 (6): 664-668.

白花蛇舌草 Baihuasheshecao

本品又称蛇舌草、矮脚白花蛇利草、蛇舌癀、目目生珠草、节节结蕊草、鹩哥利、千打捶、羊须草、蛇总管、鹤舌草、细叶柳子，为茜草科植物白花蛇舌草 Oldenlandia diffusa（Willd.）Roxb. 的干燥全草。夏秋季采收，除去杂质，干燥。

2-1-7 白花蛇舌草彩图

一、传统应用

【性味归经】微苦、甘，寒。归胃、大肠、小肠经。

【功效主治】清热，利湿，解毒。治肺热喘咳，扁桃体炎，咽喉炎，阑尾炎，痢疾，尿路感染，黄疸，肝炎，盆腔炎，附件炎，痈肿疔疮，毒蛇咬伤，肿瘤。亦可用于消化道癌症。

【用法用量】内服：煎汤，15~60g；或捣汁。外用：捣敷。

【使用注意】孕妇慎用。

【方剂举例】

1. 肾舒颗粒（《中华人民共和国药典临床用药须知 中药卷》2005年版）

药物组成：白花蛇舌草、海金沙藤、瞿麦、大青叶、黄柏、淡竹叶、萹蓄、茯苓、地黄、甘草。

功能主治：清热解毒，利尿通淋。用于下焦湿热所致的热淋，症见尿频、尿急、尿痛；尿道炎、膀胱炎，急、慢性肾盂肾炎见上述证候者。

2. 炎宁颗粒（《中华人民共和国药典临床用药须知 中药卷》2005年版）

药物组成：鹿茸草、白花蛇舌草、鸭跖草。

功能主治：清热解毒，利湿止痢。用于外感风热、湿毒蕴结所致的发热头痛、咽部红肿、咽痛、喉核肿大、小便淋沥涩痛、泻痢腹痛；上呼吸道感染、扁桃体炎、尿路感染、急性菌痢、肠炎见上述证候者。

3. 复方瓜子金颗粒（《中华人民共和国药典临床用药须知 中药卷》2005年版）

药物组成：瓜子金、白花蛇舌草、大青叶、紫花地丁、野菊花、海金沙。

功能主治：清热利咽，散结止痛，祛痰止咳。用于风热袭肺或痰热壅肺所致的咽部红肿、咽痛、发热、咳嗽；急性咽炎、慢性咽炎急性发作及上呼吸道感染见上述证候者。

4. 癃清片（《中华人民共和国药典临床用药须知 中药卷》2005年版）

药物组成：败酱草、白花蛇舌草、金银花、黄连、黄柏、泽泻、车前子、牡丹皮、赤芍、仙鹤草。

功能主治：清热解毒，凉血通淋。用于下焦湿热所致的热淋，症见尿频、尿急、尿痛、腰痛、小腹坠胀。

5. 乙肝清热解毒颗粒（胶囊、片）

(《中华人民共和国药典临床用药须知 中药卷》2005年版)

药物组成：虎杖、白花蛇舌草、野菊花、北豆根、拳参、茵陈、土茯苓、白茅根、茜草、蚕沙、淫羊藿、橘红、甘草。

功能主治：清肝利胆，解毒。用于肝胆湿热所致的胁痛、黄疸或无黄疸、发热或低热、口干苦或黏臭、厌油、胃肠不适、舌红苔厚腻、脉弦滑数；慢性乙型肝炎见上述证候者。

【简便验方】

1. 治痢疾、尿道炎　白花蛇舌草一两。水煎服。(《实用临床中药学》)

2. 治黄疸　白花蛇舌草一至二两。取汁和蜂蜜服。(《福建中医药》)

3. 治急性阑尾炎　白花蛇舌草二至四两，羊蹄草一至二两，两面针根三钱。水煎服。(广东《中草药处方选编》)

4. 治小儿惊热，不能入睡　鲜蛇舌癀打汁一汤匙服。(《药膳实用药物全书》)

5. 治疮肿热痛　鲜蛇舌草洗净，捣烂敷之，干即更换。(《闽南民间草药》)

【类药辨析】

白花蛇舌草与半边莲的鉴别应用　两药均具清热解毒、利湿之功，同可用于治热毒痈肿疮毒及湿热淋证。然白花蛇舌草长于解毒散结消肿，尤善治疮痈肿毒、咽喉肿痛及癥瘕积聚，近年多用于抗癌；半边莲长于解蛇毒、利水消肿，退黄，尤善治水肿臌胀，黄疸尿少及蛇虫咬伤等[1]。

【配伍应用】

1. 白花蛇舌草配玄参　白花蛇舌草善清肺火，散结消肿；玄参清热凉血，泻火解毒。二药配伍，增强清热解毒、消肿止痛之功，用于治疗气血两燔，热毒郁结之咽喉肿痛及痈肿疮毒[1]。

2. 白花蛇舌草配大血藤　白花蛇舌草清热利湿，散结消肿；大血藤清热解毒，祛瘀止痛。二药配伍，清泄大肠湿热瘀滞，消肿止痛，用于治疗大肠热毒壅结之肠痈腹痛[1]。

3. 白花蛇舌草配车前草　白花蛇舌草长于清利湿热，车前草长于利尿通淋。二药配伍，增强清热利湿、通淋之效，用于治疗膀胱湿热，小便淋沥涩痛[1]。

4. 白花蛇舌草配虎杖　白花蛇舌草长于清热解毒，利湿；虎杖长于利湿退黄，散瘀。二药配伍，增强清热解毒、利胆退黄之功，用于治疗肝胆湿热所致的胁痛，黄疸，恶心厌油，食少纳差，脘腹胀满[1]。

二、临床研究

1. 肝硬化顽固性腹水　内服(白花蛇舌草30g，丹参20g，黄芪30g，冬瓜皮15g，大腹皮10g，蒲公英30g，合欢花30g，白术10g，当归15g，首乌藤30g，茯苓10g，泽泻10g，肉桂15g，蜈蚣1条，生甘草10g)；加灌肠剂方[白花蛇舌草30g，大黄(后下)10g，黄柏10g，番泻叶15g，蒲公英15g]直肠滴入联合综合护理干预。治疗两周为一个疗程，共治疗30例，显效7例，有效20例，无效3例，总有效率90%[2]。

2. 毒热内蕴型面部痤疮　清热凉血汤(金银花、蒲公英、白花蛇舌草各30g，草河车15g，知母、黄柏、牡丹皮、地骨皮、皂角刺、酒大黄各10g，急性子4g)口服，水煎服，每日一剂，2次/天。2周为一疗程，共治疗2个疗程，共治疗54例，治愈24例，显效16例，有效10例，无效4例，总有效率92.59%[3]。

3. 男性尿道炎后综合征　在盐酸坦索罗辛缓释胶囊和吲哚美辛肠溶片治疗的基础上，加服用三草通淋汤[白花蛇舌草30g，金钱草25g，鱼腥草20g，土茯苓40g，黄柏12g，降香10g，郁金10g，琥珀3g（冲服），川牛膝、瞿麦、车前子、白鲜皮、蒲黄（包煎）、地肤子各15g，加减：火盛者加龙胆草、栀子各10g；血虚者加白芍、党参各15g；阴虚者加黄精、麦冬各15g；肝郁者加柴胡、香附各10g；湿盛者加苦参、薏苡仁各15g；失眠者加夜交藤、酸枣仁各10g]，每次200mL，早晚餐后0.5h服用，连续治疗1个月。共治疗30例，临床治愈14例，进步14例，无效2例，总有效率93.3%[4]。

4. 口腔念珠菌病 在口服伊曲康唑胶囊的基础上加服扶正解毒汤（炙黄芪、党参、茯苓、半夏、白花蛇舌草、半枝莲、甘草片），心脾积热者加生大黄（后下）、生地黄、黄连、栀子，阴虚火旺者加玄参、石斛、知母、黄柏。1剂/天，水煎400mL，分早晚两次空腹温服，治疗2周。共治疗40例，痊愈12例，显效19例，有效7例，无效2例，有效率95.0%[5]。

5. 胃癌 结束外科手术及放化疗、介入等治疗后，在给予卡培他滨（希罗达）常规治疗基础上给予白花蛇舌草30g和半枝莲30g内服煎汤，2次/日，连续服用8周。共治疗40例，完全缓解0例，部分缓解20例，稳定11例，进展9例，有效率77.5%[6]。

6. 非小细胞肺癌 在含铂双药化疗的基础上，加用健脾祛邪方颗粒剂（法半夏、夏枯草、白花蛇舌草、厚朴、黄芪、当归、白术、麦冬、沙参、人参、陈皮、甘草），1剂/天，早、晚饭后冲服，以3周为1个化疗周期，2个化疗周期为1个疗程，连续治疗2个疗程后判定疗效，共治疗40例，完全缓解7例，部分缓解18例，基本稳定8例，进展7例，有效率为62.5%[7]。

7. 湿热蕴结型带下病 在常规西医治疗的基础上加用孙氏清带洗剂（蛇床子、生薏苡仁、芡实、煅龙骨、煅牡蛎各15g，百部、蒲公英、金银花、白鲜皮、地肤子各12g，白花蛇舌草、紫苏叶各10g），水煎坐浴，每日1剂，早晚各1次，治疗周期为1周。共治疗50例，痊愈22例，有效25例，无效3例，总有效率94%[8]。

三、药理研究

1. 抗炎作用 白花蛇舌草水提液和醇提液可减轻小鼠耳肿胀和减少扭体次数，降低血清中IL-6、TNF-α水平，抑制细胞上清液中IL-6、IL-1β、TNF-α的浓度，但水提液的抗炎效果优于醇提液[9]。白花蛇舌草能使斑马鱼体内中性粒细胞聚集数量均明显降低，并且可降低RAW264.7细胞Tnfα（肿瘤坏死因子）、Il6（白细胞介素-6）、P38（P38蛋白激酶）和Jnk（c-Jun氨基末端激酶）的mRNA表达，其抗炎作用可能与抑制MAPK（丝裂原活化蛋白激酶）通路有关[10]。

2. 抑菌作用 白花蛇舌草粗提物和纯化后的黄酮类化合物对大肠埃希菌、枯草芽孢杆菌、金黄色葡萄球菌等均具有一定的抑制作用，且最小抑菌浓度分别为3.125、1.5625和50mg/mL，其纯化后的黄酮类化合物对大肠埃希菌、枯草芽孢杆菌和金黄色葡萄球菌的最小抑菌浓度分别为125、62.5和1000μg/mL[11]。

3. 抗肿瘤作用 白花蛇舌草醇提取部位能显著抑制大肠癌HCT-8/5-Fu（人结肠癌氟尿嘧啶耐药株）细胞的活力及细胞迁移、黏附的作用，明显抑制ABCG2（三磷酸腺苷结合转运蛋白G超家族成员2抗体）的mRNA表达[12]。其水提物对A549肺癌细胞和PC-9细胞（人肺腺癌细胞）均有抑制作用，其能抑制MAPK通路中关键分子ERK、jnk（氨基末端激酶）、p38的磷酸化表达，从而促进肺癌细胞凋亡，进而达到抗癌的效果[13]。此外，白花蛇舌草在抗胃癌、肠癌，以及前列腺癌等方面也有较好的效果[14]。

4. 抗氧化作用 白花蛇舌草不同极性部位 DPPH 清除能力 IC50（细胞的半数抑制浓度）顺序为：乙酸乙酯＜正丁醇＜石油醚＜水部位[15]。且白花蛇舌草乙醇提取物能明显提高小鼠血清 SOD、肝组织中 SOD、CAT（氧化氢酶）、GSH-Px、T-AOC（总抗氧化力）及脑组织中 CAT、GSH-Px 与 T-AOC 等抗氧化酶的活性，能显著降低小鼠血清、肝脏及脑组织中脂质过氧化产物 MDA 的水平[16]。

四、本草文献摘述

1.《潮州志·物产志》"茎叶榨汁饮服，治盲肠炎，又可治一切肠病。"

2.《广西中药志》"治小儿疳积，毒蛇咬伤，癌肿。外治白泡疮，蛇癞疮。"

3.《闽南民间草药》"清热解毒，消炎止痛。"

4.《泉州本草》"清热散瘀，消痈解毒。治痈疽疮疡，瘰疬。又能清肺火，泻肺热。治肺热喘促、嗽逆胸闷。"

5.《广西中草药》"清热解毒，活血利尿。治扁桃体炎，咽喉炎，阑尾炎，肝炎，痢疾，尿路感染，小儿疳积。"

参考文献

[1] 国家药典委员会. 中华人民共和国药典临床用药须知：中药饮片卷 [M]. 2020 版. 北京：中国医药科技出版社，2022：327-329.

[2] 周蓓，周英栋，胡利兵. 白花蛇舌草加减方内服加灌肠联合护理干预治疗肝硬化顽固性腹水疗效观察 [J]. 时珍国医国药，2023，34（3）：644-645.

[3] 樊兰英. 清热凉血汤治疗毒热内蕴型面部痤疮的临床观察 [J]. 南昌大学学报（医学版），2018，58（5）：70-71，74.

[4] 斯劲飞，俞国平. 三草通淋汤治疗男性尿道炎后综合征临床效果观察 [J]. 中国中医药科技，2022，29（2）：273-274.

[5] 广承栋，陈兴涛，刘涛. 扶正解毒方联合伊曲康唑胶囊治疗口腔念珠菌病 40 例 [J]. 中医研究，2020，33（3）：12-14.

[6] 张羽，罗小宁，郭蒸. 白花蛇舌草-半枝莲用于恶性肿瘤维持治疗的临床研究 [J]. 赣南医学院学报，2022，42（6）：583-586.

[7] 陈原邻，王艳春，杨明，等. 健脾祛邪方颗粒剂联合化疗治疗非小细胞肺癌 40 例 [J]. 中医研究，2019，32（5）：12-14.

[8] 杨晔，刘应科，薛武更，何平. 孙氏清带洗剂坐浴治疗湿热蕴结型带下病临床观察 [J]. 中国中医药现代远程教育，2021，19（11）：37-39.

[9] 李曼，张露蓉，金顺琪，等. 白花蛇舌草不同提取液抗炎镇痛效应及化学成分比较研究 [J]. 辽宁中医药大学学报，2022，24（8）：19-23.

[10] 郭新邓，宁为民，梁芷晴，等. 白花蛇舌草抗炎活性部位筛选及作用机制研究 [J]. 中药药理与临床，2023，39（6）：64-70.

[11] 曾俊，徐俊钰，熊芮，等. 白花蛇舌草黄酮类化合物的提取及抑菌作用 [J]. 重庆师范大学学报（自然科学版），2021，38（2）：97-104.

[12] 林久茂，詹友知，魏丽慧，等. 白花蛇舌草提取物逆转结肠癌细胞 5-Fu 耐药的作用 [J]. 福建中医药，2013，44（1）：53-55.

[13] 郭洪梅，赵丹，曹琳，等. 白花蛇舌草水提物通过抑制 MAPK 通路致肺癌细胞的凋亡 [J]. 药学与临床研究，2019，27（1）：5-9.

[14] 李梓盟，张佳彦，李菲，等. 白花蛇舌草抗肿瘤化学成分及药理作用研究进展 [J]. 中医药信息，2021，38（2）：74-79.

[15] 吴仪君，刘小芳，李万忠，等. 白花蛇舌草不同极性部位抗血管生成及抗氧化活性研究 [J]. 中医药导报，2018，24（17）：50-54.

[16] 聂利华，廖鹏，刘亚群. 白花蛇舌草醇提物抗氧化活性的研究 [J]. 中南药学，2017，15（1）：44-47.

布渣叶 Buzhaye

本品为椴树科植物破布叶 *Microcos paniculata* L. 的干燥叶。夏、秋二季采收,除去枝梗和杂质,阴干或晒干。

2-1-8
布渣叶彩图

一、传统应用

【性味归经】微酸,凉。归脾、胃经。

【功效主治】消食化滞,清热利湿。用于饮食积滞,感冒发热,湿热黄疸。

【用法用量】15～30g。亦可配作凉茶用。

【使用注意】孕妇慎用。

【方剂举例】

1. 小儿夜啼颗粒(《国家中成药标准汇编 口腔肿瘤儿科分册》)

处方组成:小槐花、布渣叶、山楂叶、连翘、金银花、菊花、淡竹叶、灯心草、蝉蜕、钩藤、甘草、蔗糖。

功能主治:清热除烦,健胃消食。用于脾胃不和,食积化热所致小儿夜啼证。症见乳食少思,见食不贪或拒食、腹胀、时哭闹,烦躁不安,夜睡惊跳,舌质红,苔薄黄,脉滑数。

2. 加减风灵汤(《江世英方》)

药物组成:海风藤、威灵仙、吊子风、薏苡仁、防风、豹皮樟、布渣叶、山楂肉、淮山药。

功能主治:祛风散寒,除湿通络。主治寒湿风邪阻于筋骨。

3. 清热凉茶(《中华人民共和国卫生部药品标准·中药成方制剂第十四册》)

处方组成:苦瓜干、鸭脚木、白茅根、连翘、淡竹叶、榕树须、水翁花、木蝴蝶、猪笼草、岗梅、相思藤、凤尾草、布渣叶、甘草、广金钱草。

功能主治:清热解暑,祛湿消滞。用于感冒发热、口舌臭苦、大便秘结。

4. 源吉林甘和茶(《中华人民共和国卫生部药品标准·中药成方制剂第十九册》)

处方组成:紫苏叶、青蒿、香薷、薄荷、葛根、前胡、防风、黄芩、连翘、桑叶、淡竹叶、广藿香、苦丁茶、水翁花、荷叶、川木通、栀子、茵陈、粉草薢、槐花、威灵仙、苍术、厚朴、陈皮、乌药、布渣叶、山楂、槟榔、紫苏梗、龙胆、旋覆花、甘草、牡荆叶(嫩叶)、千里光(嫩叶)、玉叶金花。

功能主治:疏风清热,解暑消食,生津止渴。用于感冒发热,头痛,骨节疼痛,食滞饱胀,腹痛吐泻。

【简便验方】

1. 治疗感冒,消化不良,腹胀 布渣叶15～30g。水煎服。(广州部队《常用中草药手册》)

2. 治疗黄疸 破布叶2两,猪血4两,煎水服,一日一次,连服6日可愈。(《岭南草药志》)

3. 治疗热滞腹痛 布渣叶、鸭脚木皮、黄牛木叶、路兜簕根、岗梅根,各药等量。每用120～320g,水煎作茶饮。(《岭南草药志》)

4. 治疗蜈蚣咬伤 布渣叶五钱至一两。水煎服。(《中药大辞典》下册引广州部队《常用中草药手册》)

5. 治疗感冒、中暑、食滞、消化不良、腹泻 布渣叶三钱至一两。水煎服,亦可配作凉茶用。(《全国中草药汇编》)

【类药辨析】

布渣叶与茵陈的鉴别应用 两者均能清热利湿,常相须为用。茵陈苦泄下降,微寒清热,清热利湿退黄,乃治脾胃二家湿热之专药,善清利脾胃肝胆湿热,茵陈其气清芬，功专发陈致新，能解湿热，亦治湿温暑湿。茵陈苦微寒，有解毒疗疮之功，并能发散肌肤邪热而祛风止痒，故可用于湿热内蕴之风瘙隐疹，湿疮瘙痒。布渣叶微酸性凉，入脾、胃经，酸可消食健胃，凉能清散热邪，有消食化滞、清热利湿之功。故既可用于治饮食积滞，食欲不振，消化不良，脘腹胀痛；又能疗感冒发热，湿热泄泻，湿热黄疸[1]。

【配伍应用】

1. 布渣叶配山楂 布渣叶消食化滞，清热；山楂消食化积，行气。二药配伍，增强消食之效，用于治疗饮食积滞所致之食欲不振，胸腹胀闷，泄泻腹痛等[1]。

2. 布渣叶配香薷 布渣叶消食化滞，清热利湿；香薷发汗解表，和中化湿。二药配伍，共奏解表清热、化湿消滞之效，用于治疗感冒挟湿，恶寒发热，头重乏力，胸闷纳食少[1]。

3. 布渣叶配茵陈蒿 布渣叶长于清热消食健胃，茵陈蒿长于清肝利胆退黄。二药配伍，共奏清热利湿、健胃消滞之效，用于治疗湿热黄疸，胆胀胁痛，食欲不振[1]。

二、临床研究

1. 高脂血症 党参20g、白术15g、茯苓20g、柴胡20g、枳实10g、赤芍10g、甘草6g、竹茹15g、法半夏15g、麦芽20g、布渣叶20g。15剂，每日1剂，餐后服；半月后复诊，患者自觉身体较前明显轻松，大便基本成形。续诊：效不更方，去竹茹，改法半夏10g、柴胡10g、麦芽10g；长期服用，每周2～3服。半年后复查血脂六项指标均恢复正常[2]。

2. 胃痛、胀气 柴胡20g、赤芍10g、枳实15g、甘草6g、地黄20g、黄连6g、藿香15g、凤尾草10g、救必应10g、蒲公英15g、海螵蛸15g、浙贝母10g、布渣叶15g、牛膝15g、川楝子10g、玉米须20g、五味子10g。服药物10剂后症状逐渐缓解[2]。

3. 反复发作湿疹 柴胡20g、赤芍10g、枳实15g、甘草6g、地黄20g、黄连6g、藿香15g、凤尾草10g、救必应10g、蒲公英15g、荆芥10g、防风10g、蝉蜕10g、牡丹皮15g、地肤子10g、葛根20g、布渣叶10g、茯苓10g。7剂，每日1剂，餐后服。1周后复诊，症状明显改善，再服7剂后症状基本消失[2]。

4. 慢性乙型肝炎 龙胆200g、布渣叶250g、贯众300g、寄生550g、麦芽550g、鸡骨草500g、山楂500g、莱菔子100g、谷芽550g、白矾20g，经制备后，使成1000粒胶囊。口服肝舒胶囊，每日3次，每次4粒。1个月为1疗程，连续给药3个月，为了便于观察疗效，应用该药期间，不宜与其他治疗肝炎药合用。显效12例，有效18例，无效6例，总有效率为83.3%[3]。

三、药理研究

1. 抗炎作用 布渣叶对物理性及化学性刺激鼠疼痛均有明显抑制作用[4]，各种剂量的布渣叶水提物均能减缓小鼠的疼痛，与空白对照组比较差异显著。高、中、低剂量的布渣叶水提物能显著抑制因醋酸引起的组织毛细血管通透性增加，从而达到抗急性炎性反应的作用[5]。

2. 降血脂作用 布渣叶能抑制高脂膳食大鼠和小鼠的血清中甘油三酯（TG）、总胆固醇（TC）的升高，对已形成高脂血症的大鼠有降低 TC、TG 的作用[6, 7]。还能改善肝脏脂肪变性的程度和非酒精性脂肪肝大鼠的血脂、炎症反应[8, 9]。

3. 抗氧化作用 广西及海南等13个

不同产地布渣叶具有清除 DPPH 活性，自由基清除率随总黄酮浓度的增大而提高，但其清除—OH 和 O_2 活性与总黄酮浓度关系不明显[10]。布渣叶乙酸乙酯提取物对细胞中 DPPH、ABTS、Co（I）EDTA（钴的乙二胺四乙酸螯合物）的清除，效果比正丁醇提取物、水的提取物和石油醚提取物的效果要好[11]。

4. 保护心血管作用 布渣叶水提液能增加心冠脉血流量，提高小鼠耐缺氧能力，延长缺氧鼠的存活时间，且对垂体后叶激素引起的急性心肌缺血也有保护作用。布渣叶总黄酮能提高大鼠心肌缺血时心肌组织 SOD、GSH-Px（glutathione peroxidase，谷胱甘肽过氧化物酶）活性，减少 MDA 的产生，从而减轻心肌细胞膜脂质过氧化反应，减弱心肌组织缺血损伤[12]。布渣叶具有较好的抗内毒素作用，在临床常规剂量下使用安全、毒性极小。布渣叶浸膏对母体毒性、胚胎毒性、致畸、骨髓微核、精子畸形试验的小鼠以及伤寒沙门菌鼠和致畸大鼠都无致突变和致畸的作用[4]。

四、本草文献摘述

1.《生草药性备要》"解一切虫胀，清黄气，清热毒，作茶饮，去食积。"

2.《本草求原》"解一切蛊胀药毒，消积食黄疸，作茶饮佳。"

3.《岭南草药志》"消滞清热。治热滞腹痛，瓜藤疮。"

参考文献

[1] 国家药典委员会.中华人民共和国药典临床用药须知：中药饮片卷[M].2020版.北京：中国医药科技出版社，2022：744-745，593-596.

[2] 吕雄，唐慧，毕建璐，等.布渣叶的运用探微[J].按摩与康复医学，2015，6（8）：74-76.

[3] 程淑娟，聂中越，魏海.肝舒胶囊的工艺研究及临床观察[J].深圳中西医结合杂志，2002（2）：118-119.

[4] 梅全喜，戴卫波，范文昌，等.布渣叶抗内毒素和急性毒性实验研究[J].中国药房，2011，22（23）：2128-2129.

[5] 罗集鹏.布渣叶的药学研究与临床应用概述[J].中药材，2008，31（6）：935.

[6] 胡向阳，李安，林春淑，等.布渣叶水煎液对非酒精性脂肪肝大鼠促肝纤维化因子的作用研究[J].中药与临床，2013，4（1）：27-29.

[7] 胡向阳，李安，林春淑，等.布渣叶水煎液对非酒精性脂肪肝大鼠血脂及血液流变影响研究[J].实用中医药杂志，2013，29（7）：517-518.

[8] 胡向阳，李安，林春淑，等.布渣叶水煎液对非酒精性脂肪肝大鼠血脂及炎症反应影响研究[J].实用中医药杂志，2013，29（8）：624-626.

[9] 曾聪彦，梅全喜，高玉桥，等.布渣叶水提物镇痛药效学的实验研究[J].中华中医药学刊，2009，27（8）：1757-1758.

[10] 冯世秀，刘梅芳，魏孝义，等.布渣叶中三萜和黄酮类成分的研究[J].热带亚热带植物学报，2008，16（1）：51-56.

[11] Fan H，Yang G Z，Zheng T，et al.Chemical Constituents with Free-Radical-Scavenging Activities from the Stem of MicrocoS paniculata[J].Molecules，2010，15：5547-5560.

[12] 张敏，李世涛，王婷婷，等.布渣叶化学成分及功能活性研究进展[J].中国果菜，2016，36（12）：20-23.

地肤子 Difuzi

本品为藜科植物地肤 *Kochia scoparia*（L.）Schrad. 的干燥成熟果实。秋季果实成熟时采收植株，晒干，打下果实，除去杂质。

2-1-9 地肤子彩图

一、传统应用

【性味归经】辛、苦,寒。归肾、膀胱经。

【功效主治】清热利湿,祛风止痒。用于小便涩痛,阴痒带下,风疹,湿疹,皮肤瘙痒。

【用法用量】9～15g。外用适量,煎汤熏洗。

【使用注意】脾胃虚寒者慎用。

【方剂举例】

1. 地肤子散(《太平圣惠方》)

药物组成:地肤子、瞿麦、冬葵子、知母、黄芩、升麻、木通、大黄、猪苓。

功能主治:清热利尿。用于小儿积热,小便不通。

2. 济阴汤(《医学衷中参西录》)

药物组成:熟地黄、龟甲、白芍、地肤子。

功能主治:养血祛湿。用于阴虚血亏,小便不利。

3. 地肤子汤(《济生方》)

药物组成:地肤子、猪苓、通草、知母、黄柏、瞿麦、冬葵子、甘草梢。

功能主治:清热利湿。用于治疗热结成淋。

【简便验方】

1. 治疗雷头风肿 地肤子,同生姜研烂,热酒冲服,取汗愈。(《圣济总录》)

2. 治疗雀目 地肤子五两,决明子一升。上二味捣筛,米饮和丸。每食后,以饮服二十丸至三十丸。(《得配本草》)

3. 治疗肝虚目昏 地肤子一斤(阴干,捣罗为末),生地黄五斤(净汤捣,绞取汁)。上药相拌,日中曝干,捣细罗为散。每服,空心以温酒调下二钱,夜临卧,以温水调再服之。(《太平圣惠方》地肤子散)

4. 治疗吹乳 地肤子为末。每服三钱,热酒冲服,出汗愈。(《江苏中药志》地肤酒)

5. 治疗痔疾 地肤子不拘多少,新瓦上焙干,捣罗为散。每服三钱匕,用陈粟米饮调下,日三。(《圣济总录》地肤子散)

6. 治疗久血痢,日夜不止 地肤子(一两),地榆(三分,锉),黄芩(三分)。捣细罗为散。每服,不计时候,以粥饮调下二钱。(《太平圣惠方》)

【类药辨析】

1. 地肤子与白鲜皮的鉴别应用 二者均苦寒,归膀胱经,均能清热利湿,祛风止痒,均可用治风疹,湿疹。然白鲜皮属清热燥湿药,功善清热燥湿,祛风解毒,多用于湿热疮毒,黄水淋漓,疥癣疮癞,风湿热痹,黄疸尿赤;地肤子属利水渗湿药,长于利尿通淋,清热利湿,多用于治膀胱湿热,小便不利,及下焦湿热,外阴湿痒[1]。

2. 地肤子与萹蓄的鉴别应用 两者同为利水通淋药,皆味苦性寒凉,均能清热利水通淋,杀虫止痒,都可用于治热淋涩痛,小便短赤,以及湿疹、湿疮、阴痒、周身瘙痒等皮肤病,二者常相须为用。不同之处在于,萹蓄利尿通淋之力较强,长于清膀胱湿热,治疗淋证小便涩痛萹蓄尤为多用。地肤子利尿通淋作用平和,为利水向导,而清利湿热,祛风止痒之力较强,故皮肤病地肤子尤为多用[1]。

3. 地肤子与苦参的鉴别应用 两者均既清湿热,又能祛风止痒,且都有利尿作用,故凡风湿侵袭肌肤所致的皮肤瘙痒及妇女阴痒带下之证以及湿热蕴结小便淋漓涩痛不利之证,均可配伍应用。但尚各具特点,地肤子祛风利湿止痒较好,故偏治因风湿热邪所致的皮肤瘙痒及妇女阴痒,小便淋痛等。此外,地肤子以利水通淋为主要功效,用于热淋涩痛等。苦参苦寒清湿热力强,以清热燥湿为主要作用,故外治热毒疮肿,内治泻痢黄疸等[1]。

【配伍应用】

1. 地肤子配蛇床子 地肤子性寒,蛇床子性温,二者均有祛风燥湿、杀虫止痒的作用。二者配用,寒温相宜,其祛风燥湿、杀虫止痒作用明显加强。用于治疗阴部瘙痒、湿疮湿疹、疥癣等,不论寒热皆可使用[1]。

2. 地肤子配白鲜皮 白鲜皮清热燥湿,祛风解毒;地肤子清热利湿,祛风止痒。两药伍用,祛风、除湿、止痒之功增强,用于治疗皮肤湿疹湿疮,风疹瘙痒[1]。

二、临床研究

1. 因湿热下注出现的脚气、皮炎 予以升阳益胃汤加减(黄芪30g、党参15g、炒白术15g、黄连3g、陈皮9g等)治疗,可加用地肤子清热利湿法,配伍龙胆、车前草、白鲜皮等清热祛湿,其中地肤子用量为15g[2]。

2. 丘疹性荨麻疹 消疹止痒酊(苦参30g、薄荷30g、白鲜皮30g、蛇床子30g、地肤子30g、百部30g)上药入酒精中浸泡1周,过滤后贮瓶中,用时以毛刷蘸药酊外搽,每日5次,或感觉瘙痒即搽,直至皮疹消退、瘙痒消失。治疗期间,忌食鱼、虾等物。共治疗109例,痊愈88例,显效21例,总有效率100%[3]。

3. 慢性湿疹 防风10g、白蒺藜10g、蝉蜕6g、苦参10g、地肤子10g、白鲜皮10g、苍术10g、僵蚕10g。加减:风热甚者加黄芩10g、生地黄10g;湿热重者加车前子10g、黄柏10g;脾湿甚者加生薏苡仁15g、白术10g;血虚风燥者加川芎10g、荆芥10g、白术10g。每日1剂,用水400mL浸泡30min,用文火煎至200mL,早晚各服1次,饭后1h服用。7天为1个疗程。共治疗56例,治愈32例,显效16例,有效5例,无效3例,总有效率90.1%[4]。

4. 手足癣 地肤子20g、丁香15g、苦参20g、川椒15g、黄柏20g、土槿皮30g、蛇床子20g、明矾10g。用时以水、醋等份适量(各1000~1500mL)煎洗,煎沸后待温浸泡患处30min,每天2次,每剂用3天。共治疗600例,10天内治愈者260例,20天治愈者158例,30天治愈者117例,40天治愈者48例,40天以上治愈者15例,另有2例有效而未愈[5]。

5. 水痘 银连外洗液(金银花40g、连翘40g、野菊花30g、蛇床子30g、地肤子30g、黄柏20g、千里光30g、苦参30g、苍术30g、板蓝根30g、贯众30g)每天1剂,水煎外洗,每日洗2次。每天观察皮疹变化情况。体温38.5℃以上者,临时给予小儿泰诺林滴剂或美林混悬剂口服。治疗水痘66例,用药3天判定疗效,痊愈46例,有效13例,无效7例,总有效率为89.4%[6]。

三、药理研究

1. 降血糖作用 地肤子正丁醇部分对小鼠胃排空活性具有显著抑制作用。尤其在血糖异常的严重情况下,其抑制胃排空活性作用明显增强[7]。

2. 抗炎、抗过敏、抗瘙痒作用 地肤子总皂苷可以抑制因4-氨基吡啶(4-AP)所致的过敏性皮肤瘙痒和抗组胺所致的小鼠足肿胀(速发型变态反应),其抗过敏的致炎作用弱于抗过敏性瘙痒作用[8]。

3. 抗病原微生物作用 地肤子乙醇提

取物对马铃薯晚疫病菌孢子囊萌发和菌丝生长都有明显的抑制作用[9]。

4. 抗氧化作用 地肤子中的黄酮类化合物，在一定的浓度范围内会减轻一些自由基和阻断脂质的过氧化反应[10]。

5. 抗癌作用 地肤子皂苷通过影响线粒体从而诱导人体肝癌细胞的凋亡，除此之外，地肤子皂苷还可以通过抑制血管黏附分子的水平等多方面，来阻止肝癌细胞的侵袭转移。由于SUMO（类泛素蛋白修饰分子）特异性蛋白酶1（SUMO-specific proteaseI，SENP1）在前列腺癌中高表达，并且与肿瘤的发生、发展和转移密切相关，被列为前列腺癌治疗的潜在靶标[11]。地肤子皂苷Ic通过改变SENP1的热稳定性以及降低SENP1在细胞内的表达，从而抑制前列腺癌细胞增殖，增加细胞的凋亡[12]。

四、本草文献摘述

1.《神农本草经》 "主膀胱热，利小便。补中，益精气。"

2.《名医别录》 "去皮肤中热气，散恶疮，疝瘕，强阴，使人润泽。"

3.《滇南本草》 "利膀胱小便积热，洗皮肤之风，疗妇人诸经客热，清利胎热，妇人湿热带下用之良。"

参考文献

[1] 国家药典委员会.中华人民共和国药典临床用药须知：中药饮片卷[M].2020版.北京：中国医药科技出版社，2022：583-585，218-221.

[2] 翟艳会，吉红玉，朱向东，等.地肤子的临床应用及其用量探究[J].长春中医药大学学报，2022，38（9）：960-963.

[3] 刘艳.消疹止痒酊治疗丘疹性荨麻疹109例[J].中国民间疗法，2007，15（1）：17.

[4] 陈跃东.祛风止痒汤治疗慢性湿疹56例[J].长春中医药大学学报，2008，24（1）：96.

[5] 苏海娟.中药泡洗治疗手足癣600例[J].江西中医药，2006（6）：28.

[6] 黄俊勇.自拟银连外洗液治疗水痘66例临床观察[J].四川中医，2005，23（2）：69.

[7] 戴岳，夏玉凤，林巳茏.地肤子正丁醇部分降糖机制的研究[J].中药药理与临床，2003，19（5）：21-24.

[8] 刘建萍，由宝昌，黎星辉，等.地肤子皂苷抗过敏活性部位及量效关系的研究[J].山东农业科学，2009（8）：49-52.

[9] 韩璐.地肤子抑菌成分的提取分离及抑菌作用研究[D].长春：吉林农业大学，2015.

[10] 曹静，赵志军，马艳芝.地肤子等9种中草药提取物对马铃薯晚疫病菌的影响[J].江苏农业科学，2009（5）：149-150.

[11] 王静.地肤子皂苷对HepG2人肝癌细胞凋亡和迁移侵袭的影响及其作用机制研究[D].杨凌：西北农林科技大学，2014.

[12] 吴静静.一种新的天然SENP1抑制剂-地肤子皂苷Ic，抑制前列腺癌细胞的增殖[D].上海：上海交通大学，2016.

鸡矢藤 Jishiteng

本品为茜草科植物鸡矢藤 Paederia scandens (Lour.) Merr. 的根或全草。夏季采收全草，晒干。

2-1-10 鸡矢藤彩图

一、传统应用

【性味归经】甘、微苦，微寒。归脾、胃、肝、肺经。

【功效主治】消食，止痛，解毒，祛湿。用于食积不化，胁肋脘腹疼痛，湿疹，疮疡肿痛。

【用法用量】10～30g；外用适量。

【使用注意】孕妇慎用。

【方剂举例】

1. 延胡胃安胶囊（《国家中成药标准汇编 内科肝胆分册》）

药物组成：鸡矢藤、白及、木香、砂仁、海螵蛸、生姜、大枣、甘草、延胡索。

功能主治：疏肝和胃，制酸止痛。用于肝肾不和证，症见呕吐吞酸，脘腹胀痛，不思饮食。

2. 暖胃舒乐片（《中华人民共和国卫生部药品标准·中药成方制剂》）

药物组成：黄芪、大红袍、延胡索、白芍、鸡矢藤、白及、砂仁、五倍子、肉桂、丹参、甘草、炮姜。

功能主治：温中补虚，调和肝脾，行气活血，止痛生肌。用于脾胃虚寒及肝胃不和型胃溃疡，十二指肠溃疡，慢性胃炎，症见脘腹疼痛，腹胀喜温，反酸嗳气。

3. 消眩止晕片 [《中华人民共和国药典》（2020年版一部）]

处方组成：火炭母、鸡矢藤、姜半夏、白术、天麻、丹参、当归、白芍、茯苓、木瓜、枳实、砂仁、石菖蒲、白芷。

功能主治：豁痰，化瘀，平肝。用于因肝阳挟痰瘀上扰所致眩晕；脑动脉硬化见上述证候者。

4. 达立通颗粒 [《中华人民共和国药典》（2020年版一部）]

处方组成：柴胡、枳实、木香、陈皮、清半夏、蒲公英、焦山楂、焦槟榔、鸡矢藤、党参、延胡索、六神曲（炒）。

功能主治：清热解郁，和胃降逆，通利消滞。用于肝胃郁热所致痞满证，症见胃脘胀满、嗳气、纳差、胃中灼热、嘈杂泛酸、脘腹疼痛、口干口苦；动力障碍型功能性消化不良见上述症状者。

5. 消乳癖胶囊（《国家中成药标准汇编 外科妇科分册》）

处方组成：三七、香附、八角莲、鼠妇虫、黑蚂蚁、五香血藤、鸡矢藤、金荞麦、大红袍、柴胡。

功能主治：彝医：补知凯扎诺，且凯色土，哈息黑。中医：疏肝理气，软坚散结，化瘀止痛。用于气滞血瘀所致乳腺小叶增生。

【简便验方】

1. 治疗妇女虚弱咳嗽，白带，腹胀 鸡矢藤根120g，红小芭蕉头120g。炖鸡服。（《用药如用兵 中药配伍应用》）

2. 治疗慢性气管炎、百日咳 鸡矢藤30g，百部15g，枇杷叶10g。水煎服，加盐少许内服。（《实用中草药原色图谱》）

3. 治疗神经性皮炎 鲜鸡矢藤叶揉烂擦患处，每日数次。（《安徽中草药》）

4. 治疗带状疱疹，热疖肿毒，跌打肿痛，毒蛇咬伤 鲜鸡矢藤嫩叶捣烂敷患处，干则更换。（《安徽中草药》）

5. 治疗皮肤溃疡久不收口 鲜鸡矢藤叶或嫩芽适量（视病变范围而定），捣烂搽患处，每次搽5min，每日2～3次，连用7天。（《全国中草药汇编》）

6. 治疗食积腹泻 鸡屎藤30g。水煎服，日一剂，分三服。（《福建中草药》）

7. 治疗阑尾炎 鲜鸡矢藤根或茎叶30～60g。水煎服。（《云南民族药大辞典》）

8. 治疗风湿关节痛 鸡矢藤、络石藤各30g。水煎服。（《福建药物志》）

【类药辨析】

鸡矢藤与鸡内金的鉴别应用 两药性味甘微寒，主入脾、胃经，均具消食化积、健运脾胃之功，同治食积不消，脘腹胁肋胀痛，呕吐泻痢。然鸡矢藤虽消食化积、健运脾胃力不及鸡内金，但善行气消胀止痛，不仅为治脘腹胁肋胀痛之佳品，亦可用于肾绞痛、痛经、分娩疼痛、神经痛、风湿痹痛以及各种外伤、骨折、手术后疼痛等多种痛证，且能清热解毒、祛湿，每用于治热毒泻痢，疮疡肿痛，湿疹等；而鸡内金消食化积功著，可广泛用于米面薯芋乳肉等各种食积证，尚善缩尿涩精止遗、通淋化石，为治遗精、遗尿、石淋之要药[1]。

【配伍应用】

1. 鸡矢藤配山药 鸡矢藤消食导滞，健脾祛湿，益气补虚。配伍山药健脾益气，涩精止泻。两药相须为用，消补之功益著。用于食积腹泻，小儿疳积，久痢，虚肿，妇女带下。

2. 鸡矢藤配绿豆 鸡矢藤甘酸，绿豆甘凉，均能解毒。两药配伍，其解毒作用益强。治疗无名肿毒，肠痈、疮疡久溃不敛，风火流注，蛇伤及有机磷农药中毒等。

3. 鸡矢藤配紫苏梗 鸡矢藤祛风，活血，止痛；紫苏梗理气，散寒，宽中。两药配伍，用于风寒胃痛，风湿疼痛，泻痢腹痛，胆肾绞痛，神经痛及癌痛。

4. 鸡矢藤配伍隔山 增强健脾消食之功。治小儿疳积，并能开胃健脾。鸡矢藤配伍隔山消食健脾，理气止痛。

5. 鸡矢藤配伍枇杷叶 增强化痰止咳之功。

6. 鸡矢藤配山楂 可增强消食化积、健脾开胃之功，用于油腻肉食积滞及各种食物积滞等[2]。

7. 鸡矢藤配枇杷叶 可增强清肺降气、化痰止咳之功，用于肺热咳嗽痰喘[2]。

二、临床研究

1. 功能性消化不良 鸡矢藤30g、柴胡10g、赤芍15g、白芍15g、潞党参6g、炒白术15g、茯苓15g、姜半夏10g、陈皮10g、甘草3g。煎煮，每日一剂，上下午各服用一次，温服，每周5剂。共治疗30例，治愈12例，显效10例，有效6例，无效2例，总有效率93.3%[3]。

2. 慢性胆囊炎 复方鸡矢藤胶囊（鸡矢藤、虎杖、延胡索、木香、大黄按照10∶4∶6∶2∶2比例烘干研磨后，加入1比例芒硝，经过灭菌，后装入胶囊，每粒含生药0.3g），每日2~3次，每次4~6粒，连续服用14天。共治疗40例，显效18例，有效18例，无效4例，总有效率90%[4]。

3. 慢性骨髓炎 鸡红汤（鸡矢藤30g，红孩儿15g，蔗糖为引）煎服，每日2~3次。内服为主，外敷为辅。若有脓多者，采用鸡麻莽粉（等量鸡矢藤、苎麻蔸、水莽根加少量食盐）研末，外敷伤口，每日一次。脓液多者，可勤换药2~3次。若脓液少者，用鸡麻粉（鸡矢藤100g、冰片20g、水莽根30g）共研末，外敷疮口。若有死骨者，则采用樟蜈散（樟树皮100g、蜈螂50g）共研末，外敷。如死骨较深，应加以手术。若有窦道或瘘管者，则用红升丹药线插窦道及瘘管中，外敷樟蜈散。外敷皆为每日一次。共治疗198例，治愈63例，显著87例，有效31例，无效17例，总有效率91.4%[5]。

4. 溃疡性结肠炎 鲜鸡矢藤100g（无鲜品用干品，剂量为鲜品的1/3），薏苡仁20g、砂仁5g、茯苓15g、白芍15g、甘草10g、红枣15g。随证加减。每日1剂，水煎服。共治疗60例，治愈39例，有效15例，无效6例，总有效率90%[6]。

5. 盆腔炎 忍冬藤30g、大血藤30g、鸡血藤30g、鸡矢藤30g、安痛藤30g、透骨草30g、败酱草30g、蒲公英30g、乳香10g、没药10g、水蛭10g。将上药装入布袋，封口，冷水浸泡，以湿为度，入蒸锅蒸30min，外敷患处，每日1次。14天为1疗程，连用1~3个疗程。治疗期间停用其他一切中西药物。共治疗226例，治愈78例，显效76例，有效60例，无效12例，总有效率94.7%[7]。

6. 便秘 鸡矢藤50g，火麻仁20g，水煎内服，5～9点服用一次、13～15点服用一次。连续服用3天。共治疗137例，治愈80例，显效43例，有效11例，无效3例，总有效率97.8%[8]。

7. 软组织损伤 将鸡矢藤鲜叶捣烂，适当加水润湿，敷在患者疼痛处皮肤上，形成药层点燃艾条，隔着药层按照常规方法进行回旋悬灸，维持约3～5min，重新换药层，回旋悬灸，重复此操作2～3次，灸治完成，每天灸治一次，直至痊愈。共治疗41例，痊愈40例，无效1例，总有效率97.6%[9]。

8. 痛症 制备鸡矢藤注射液，用新鲜鸡矢藤10kg，切碎捣烂置于蒸馏器内，加水没过药面，文火蒸馏，收集蒸馏液至无明显气味。收集到的蒸馏液重复收集2次，约至2000mL，用四号漏斗过滤，后分装于2mL安瓿中（相当于生药10g），安瓿封口，煮沸消毒20min备用。共治疗230例，治愈137例，有效61例，无效32例，总有效率86%[10]。

三、药理研究

1. 抗炎作用 鸡矢藤具有广泛的抗炎性。鸡矢藤水煎液能够降低CIA小鼠血清中TNF-α和IL-1β的表达水平，从而抑制炎性细胞蔓延、缓解关节滑膜的损伤，起到减轻关节炎症的作用[11]。鸡矢藤提取物（PSE）通过调节肠道微生物群对类风湿性关节炎（RA）小鼠模型的作用，明显抑制足爪肿胀，降低关节炎评分，有效抑制组织纤维化和炎性细胞浸润并显著抑制RA小鼠血清中TNF-α、IL-1β、IL-6、IL-7和IL-23（白细胞介素-23）水平的升高，表明PSE对RA小鼠关节炎有治疗作用[12]。

2. 镇痛作用 鸡矢藤环烯醚萜总苷具有明显的镇痛作用，且连续用药无成瘾性，其镇痛作用可能与内源性阿片肽系统无关，而与抑制NO的生成有关[13]。从植物鸡矢藤中分离提取出鸡矢藤苷酸甲酯。将鸡矢藤苷酸甲酯分别按照不同的剂量注射于受试小鼠体内，进行多项测试，得出鸡矢藤苷酸甲酯对小鼠疼痛模型具有中枢和外周双重镇痛调节作用的结论[14]。

3. 抗感染作用 鸡矢藤粗多糖PSP、PSP分离的两种成分PSP2和PSP2a对感染小鼠均有不同程度的保护作用[15]。云南鸡矢藤根、茎、叶对4种供试菌均有抑制、杀灭作用，其中根对铜绿假单胞菌的抑制、杀灭作用最强，对4种供试菌的抑制、杀灭作用在3个实验药中均最优。叶对志贺菌属的抑制作用最强，对金黄色葡萄球菌的杀灭作用也最强[16]。

4. 影响胃肠道作用 鸡矢藤提取物30g/kg对饮食不当引起的幼龄厌食症模型大鼠有显著的改善作用，其作用机制可能与其降低脑肠肽SS，促进脑肠肽Ghrelin（胃饥饿素）、β-EP（β-促脂激素C末端31肽）、胃肠激素MTL（胃动素）、GAS（胃泌素）的释放，上调ICC标志物C-kit（细胞表面受体酪氨酸激酶）蛋白表达有关[17]。

5. 抗肿瘤作用 鸡矢藤环烯醚萜苷（IGPS）对多种肿瘤细胞具有一定的体外抵抗作用。IGPS浓度在500μg/mL及以下时对正常细胞NIH-3T3无毒性作用；对SGC7901、HeLa、HCT-116（人结肠癌116细胞）、COLO205（大肠癌Colo205细胞）、BT-549（人乳腺管癌细胞BT-549）和MCF7（人乳腺管癌细胞MCF7）均有增殖抑制作用，且呈剂量依赖性（$P<0.05$），而对人肺癌细胞系A549、SPC-A-1和人白血病细胞系HL-60（Hodgkin lymphoma，霍奇金淋巴瘤）、K562无细胞增殖抑制作用。

IGPS 对 SGC7901 细胞抑制作用最强，IC50 为 156.6μg/mL；IGPS 能够有效诱导 SGC7901、HeLa 和 HCT-116 细胞凋亡[18]。

四、本草文献摘述

1.《生草药性备要》"其头治新内伤，煲肉食，补虚益肾，除火补血；洗疮止痛，清热散毒。其叶捣末加糖煎食，止痢。"

2.《本草纲目拾遗》"中暑者以根、叶作粉食之。虚损者杂猪胃煎服。""治瘰疬病用根煎酒，未破者消，已溃者敛。"

3.《本草求原》"理脚湿肿烂，蛇伤，根解洋烟积。"

4.《植物名实图考》"为洗药，解毒，去风，清热，散寒。敷无名肿毒，并补筋骨。"

参考文献

[1] 国家药典委员会. 中华人民共和国药典临床用药须知：中药饮片卷 [M].2020 版. 北京：中国医药科技出版社，2022：743-744.

[2] 戴初贤，朱照静，郑小吉，等. 临床常用中药识别与应用 [M]. 北京：中国医药科技出版社，2022：263.

[3] 林平，黄铭涵，张烈湖，等. 鸡矢藤与柴芍六君子汤合用治疗功能性消化不良的临床观察 [J]. 中国中西医结合杂志，2005，25（12）：1134-1135.

[4] 冯怀新，马鹏，姜光明，等. 复方鸡矢藤胶囊治疗慢性胆囊炎 40 例 [J]. 湖南中医杂志，2001，(4)：24-25.

[5] 施文峰. 鸡红汤为主治疗慢性骨髓炎 198 例临床观察 [J]. 江西中医药，1986（2）：28.

[6] 宋大松，孔顺贤. 鸡矢藤汤治疗溃疡性结肠炎 60 例 [J]. 中国中医药科技，2003，10（4）：247-248.

[7] 郑纯，徐杰. 藤药外敷治疗盆腔炎 226 例临床观察 [J]. 湖南中医杂志，2001，17（4）：24-25.

[8] 刘柳明. 壮药鸡矢藤和火麻仁治疗便秘 137 例 [J]. 中国民族医药杂志，2018，24（3）：5-6.

[9] 许永炎. 隔鸡矢藤叶艾灸治疗软组织损伤 [J]. 新医药学杂志，1977（1）：28-29.

[10] 鸡矢藤注射液治疗各种痛症 230 例疗效观察 [J]. 广东医药资料，1977（1）：53-54.

[11] 符小鹏，曹林佳，王颖馨，等. 鸡矢藤水煎液对小鼠胶原诱导的关节炎的影响 [J]. 临床研究，2022，30（6）：1-4.

[12] Xiao M，Fu X，Ni Y，et al.Protective effects of Paederia scandens extract on rheumatoid arthritis mouse model by modulatinggut microbiota[J].Journal of ethnopharmacology，2018，226：97-104.

[13] 刘梅，周兰兰，王璐，等. 鸡矢藤环烯醚萜总苷的镇痛作用及其机制初探 [J]. 中药药理与临床，2008，24（6）：43-45.

[14] 居飏. 鸡矢藤苷酸甲酯对模型小鼠镇痛活性研究 [J]. 社区医学杂志，2015，13（17）：16-18.

[15] 冉靓，张桂玲，杨小生，等. 鸡矢藤多糖的分离纯化及体内抗菌活性 [J]. 中国实验方剂学杂志，2014，20（8）：59-63.

[16] 毛彩艳，袁芝琼，林丽佳，等. 云南鸡矢藤根、茎、叶水提取物的体外抗菌研究 [J]. 大理学院学报，2013，12（3）：6-8.

[17] 宋小仙，涂如霞，兰波，等. 鸡矢藤提取物对幼龄厌食症模型大鼠的影响 [J]. 中药药理与临床，2021，37（6）：63-66.

[18] 李红霞，杨磊，陈小丽，等. 鸡矢藤环烯醚萜苷体外抗肿瘤活性研究 [J]. 中国药师，2017，20（12）：2117-2122.

鸡蛋花 Jidanhua

本品为夹竹桃科植物鸡蛋花 Plumeria rubra L. 的干燥花。夏、秋季开花时采收，晒干。

2-1-11 鸡蛋花彩图

一、传统应用

【性味归经】 甘、微苦，性凉。归肺、大肠经。

【功效主治】 清热，利湿，解暑。主治感冒发热，肺热咳嗽，湿热黄疸，泄泻痢疾，尿路结石，预防中暑。

【用法用量】内服：煎汤，花5~10g。外用：适量，捣敷。

【使用注意】凡暑湿兼寒，寒湿泻泄，肺寒咳嗽，皆宜慎用。

【方剂举例】

1.五花茶颗粒（《新编国家中成药第2版》）

处方组成：金银花、鸡蛋花、木棉花、槐花、葛花、甘草。

功能主治：清热，凉血，解毒。用于湿热，下血下痢，湿疹。

2.鸡蛋花菊花茶（经验方）

药物组成：菊花、鸡蛋花、白花蛇舌草、鸡骨草、白芍、夏枯草、桑叶、蔗糖。

功能主治：清热祛湿，清火明目，散结消肿，除烦安神。可用于暑湿所伤，困倦乏力，目赤溺黄，或心烦失眠等。

3.解暑消滞茶（经验方）

药物组成：金钱草、布渣叶、甘草、夏枯草、鸡蛋花、杭白菊、金银花、仙草。

功能主治：清热解暑，化湿消滞。可用于暑热或湿热所伤之消化不良，目赤肿痛或咽喉疼痛，咽干上火等。

【简便验方】

1.治痢疾，夏季腹泻 每用干品4~8钱，水煎服。（广州部队《常用中草药手册》）

2.治乳腺炎 鸡蛋花鲜茎皮捣烂敷。（《西双版纳傣药志》）

3.治感冒发热 鸡蛋花叶15~30g。水煎服。（《广西本草选编》）

4.治传染性肝炎 鸡蛋花或茎皮3~9g，水煎服。（《云南思茅中草药选》）

5.治百日咳、气管炎 鸡蛋花或茎皮3~9g，配灯台树叶。水煎服。（《云南思茅中草药选》）

【类药辨析】

1.鸡蛋花与木棉花的鉴别应用 鸡蛋花甘凉，清热解毒，利湿，止咳，治湿热下痢，里急后重，又能润肺解毒。用于预防中暑，肠炎，细菌性痢疾，消化不良，小儿疳积，传染性肝炎，支气管炎。木棉花甘淡利湿，性凉，清热解毒，主归大肠经，故尤善清利大肠湿热，常用于湿热毒邪蕴结，大肠传导失利之泄泻、痢疾。尚可用于治大肠热瘀湿阻，气血结聚，发为痔疮，肿痛出血者。

2.鸡蛋花与藿香的鉴别应用 为暑湿时令要药。藿香微温，醒脾快胃，化湿疏表功佳；鸡蛋花清香微凉，清肺利肠，祛湿治痢力强，暑湿兼表，每用藿香；暑湿兼痢，常用鸡蛋花[1]。

【配伍应用】

1.鸡蛋花配金银花 鸡蛋花甘凉，清热解毒，利湿，治湿热下痢，金银花清热解毒，疏散风热。两药伍用，清热解毒力增强，利湿热。

2.鸡蛋花配青蒿 两药均有清暑解毒之功。鸡蛋花尚可清利湿热；青蒿兼能清热燥湿。两药配伍，清热、解暑、化湿作用更好。用于暑热夹湿热证，如发热、头昏痛、有汗、心烦、头身困重、脘痞、呕恶、尿短赤、舌红苔黄腻，或伴腹痛、泄泻等症。配笔仔草、枫香树叶、积雪草，效果更佳[2]。

二、临床研究

玫瑰痤疮：观察组40例患者在对照组基础上加服五花茶颗粒，每次10g，每天2次，开水冲服，治疗时间均为两个月。两组患者均忌饮酒及辛辣刺激性食物，少饮浓茶、咖啡，清淡饮食，保持大便通畅，生活规律，劳逸结合，避免局部过热、过冷及剧烈的情绪波动等可能引起面部潮红的因素；注意保湿防晒。观察组临床总有效率（97.5%）高于对照组（77.5%），且治疗后，观察组患者的IGA（免疫球蛋白）评分低于对照组，瘙痒、红斑、丘疹脓疱症状评分均低于对照组，表明采用五花茶颗粒联合多西环素治疗玫瑰痤疮患者的治疗效果显著[3]。

三、药理研究

1. 抗氧化作用 鸡蛋花多糖（PRLAP）对DPPH、ABTS自由基具有较强的体外抗氧化活性，当浓度为1mg/mL时，PRLAP对这两种自由基的清除率可为90%以上，接近VC的效果，与DPPH和ABTS清除率相比，PRLAP对OH自由基的清除能力稍弱，但也具有一定的抑制作用[4]。

2. 抗菌作用 鸡蛋花多糖对大肠埃希菌、金黄色葡萄球菌、铜绿假单胞菌、鲍曼不动杆菌、肺炎克雷伯菌都有一定的抑制作用，其中对金黄色葡萄球菌的抑制效果最好[4]。

3. 抗肿瘤作用 鸡蛋花多糖对A375、B16（黑色素瘤细胞）、MCF-7三种肿瘤细胞增殖具有一定的抑制作用[4]。

4. 对十二指肠、空肠、回肠平滑肌的调节作用 低、中、高三个剂量组的鸡蛋花水提液均对正常家兔离体十二指肠平滑肌收缩幅度和频率有明显的兴奋作用，低、中两个剂量均对正常家兔离体空肠收缩幅度和频率有明显的兴奋作用，低、中、高三个剂量均对正常家兔离体回肠收缩幅度和频率有明显的抑制作用；鸡蛋花水提液对阿托品诱导的舒张十二指肠、空肠平滑肌收缩幅度和频率各有不同程度的拮抗作用，同时能协同阿托品抑制回肠平滑肌收缩幅度和频率[5]。

四、本草文献摘述

1. 《岭南采药录》"治湿热下痢，里急后重，又能润肺解毒。"
2. 《南宁市药物志》"止咳。"

参考文献

[1] 冉先德.中华药海 精华本[M].北京：东方出版社，2010：312.

[2] 陈遇春.青草药识别与应用图谱[M].北京：中国医药科技出版社，2020：243.

[3] 徐诗玉.五花茶颗粒联合多西环素对玫瑰痤疮患者临床症状积分的影响[J].当代医学，2020，26（31）：45-47.

[4] 孙宁云，姚欣，张英慧，等.鸡蛋花多糖提取工艺优化及生物活性研究[J].食品工业科技，2022，43（3）：180-187.

[5] 杨文林，张航，陆秋娜，等.鸡蛋花水提液对小肠收缩活动的影响[J].右江医学，2017，45（4）：451-454.

茵陈 Yinchen

本品又称茵陈蒿、白蒿、绒蒿、棉茵陈、猴子毛，为菊科植物滨蒿 *Artemisia scoparia* Waldst. et Kit. 或茵陈蒿 *Artemisia capillaris* Thunb. 的干燥地上部分。春季幼苗高6～10cm时采收或秋季花蕾长成至花初开时采割，除去杂质和老茎，晒干。

2-1-12 茵陈彩图

一、传统应用

【性味归经】苦、辛，微寒。归脾、胃、肝、胆经。

【功效主治】清利湿热，利胆退黄。用于黄疸尿少，湿温暑湿，湿疮瘙痒。

【用法用量】内服：煎服，6～15g。外用适量，煎汤熏洗。

【使用注意】蓄血发黄者及血虚萎黄者慎用。

【方剂举例】

1. 茵陈蒿汤（《伤寒论》）

药物组成：茵陈、栀子、大黄。

功能主治：清热，利湿，退黄。用于治疗湿热黄疸。一身面目俱黄，黄色鲜明，发热，无汗或但头汗出，口渴欲饮，恶心呕吐，腹微满，小便短赤，大便不爽或秘结，舌红苔黄腻，脉沉数或滑数有力。

2. 茵陈五苓散（《金匮要略》）

药物组成：茵陈蒿、猪苓、泽泻、白术、茯苓、桂枝。

功能主治：利湿退黄。用于治疗湿热黄疸，湿重于热，小便不利者。

3. 茵陈四逆汤（《伤寒微旨论》）

药物组成：甘草、茵陈、干姜、附子。

功能主治：温里助阳，利湿退黄。用于治疗阴黄。面色晦暗，皮肤冷，背恶寒，手足不温，身体沉重，神倦食少，口不渴或渴喜热饮，大便稀溏，舌淡苔白，脉紧细或沉细无力。

【简便验方】

1. 治疗黄疸，遍身悉黄，小便如浓栀子汁 茵陈四两，黄芩三两，枳实（炙）二两，大黄三两，为末，蜜丸如梧子大。每服二十丸，日服两次，渐至五十丸，微利为度。忌热面、蒜、荞麦、黏食、陈臭物。（《外台秘要》茵陈丸）

2. 治疗大便自利而黄 茵陈蒿三钱，栀子、黄连各二钱。水二盏，煎至八分，去滓服。（《100种珍本古医籍校注集成 伤寒选录》茵陈栀子黄连三物汤）

3. 治疗胆囊炎 茵陈30g，蒲公英12g，忍冬藤30g，大黄10g。水煎服。（《重庆中药志》）

4. 治疗高脂血症 茵陈、泽泻、猪苓、茯苓、丹参、白术、山楂、桂枝，水煎服。（《湖北中医杂志》）

5. 治疗风瘙瘾疹，遍身皆痒，搔之成疮 茵陈五两（生用），苦参五两。上细锉。用水一斗，煮取二升，温热得所，蘸绵拭之，日五七度。（《江苏中药志》）

6. 治疗肝硬化腹水 茵陈、桂枝、茯苓、白术、泽泻、猪苓，水煎服。（《中医研究》）

【类药辨析】

1. 茵陈与青蒿的鉴别应用 两者均气味芳香，能解湿热，故湿热黄疸、湿温、暑湿之证，均可应用。但茵陈主入脾胃，利湿退黄，为治疗湿热黄疸的主药，又能发陈致新，祛风止痒，用于治疗湿疮湿疹等皮肤疾病；青蒿主入肝胆，善于清退虚热，凉血除蒸，功专解骨蒸劳热，又能泄暑温之火，为骨蒸劳热、疟疾寒热及暑温壮热所常用[1]。

2. 茵陈与栀子的鉴别应用 两者均能清利肝胆湿热而退黄疸，用治肝胆湿热所致黄疸，常相须为用。但栀子苦寒，归心、肝、肺、胃、三焦经，善于清泻三焦之火而清心除烦，又能凉血解毒，故用治热病烦闷，血热吐衄，以及热毒疮疡等。茵陈苦微寒，归脾胃肝胆经，善清肝胆二经湿热，以清热利湿退黄为专长，用于治湿热黄疸。还能祛风止痒，发散肌肤邪热，用于湿疹湿疮等[1]。

【配伍应用】

1. 茵陈配附子 茵陈苦泄下降，功专清利湿热以退黄；附子大辛大热，为寒证所必需，功善温肾暖脾。二药配用，变疗湿热为治寒湿之用，利湿退黄作用仍明显，而免苦寒伤阳之弊，共奏温阳祛寒、利湿退黄之功。用于治疗阴黄，症见面色晦暗、胸痞脘胀、神疲畏寒、大便不实等[1]。

2. 茵陈配大黄 大黄苦寒，善泻火通下；茵陈味苦而性凉，功专清热利湿，利胆退黄，为临床退黄之要药。二药配用，使湿热之邪同时从大小便而出，且清热之力加强。用于治疗黄疸初起，热重于湿者[1]。

3. 茵陈配泽泻 茵陈长于清热利湿，利胆退黄；泽泻利水渗湿。二药合用，有利湿退黄之功，且利水之力增强，用于治疗湿热黄疸，湿重于热而小便不利者[1]。

二、临床研究

1. 肝动脉化疗栓塞术后综合征 药用柴胡15g，茵陈18g，党参9g，黄芩9g，生姜9g，大枣8g，栀子12g，法半夏9g，炙甘草9g，大黄6g（后下）。腹部胀满不适明显者加枳实6g，厚朴10g；呕吐明显者加重生姜至15g；腹痛腹泻者去大黄。取水1200mL先加入除了大黄之外的其他饮片煎煮，最后加入大黄，去滓，取汁600mL，每日1剂，分早中晚3次，餐后半小时温服。肝动脉化疗栓塞（transcatheter arterial chemoembolization，TACE）术前2天开始服药至术后7天结束服药，共计9天。共治疗40例，显效16例，有效21例，无效3例，总有效率92.5%[2]。

2. 痤疮 口服柴郁茵陈方（组方如下：柴胡12g、茵陈15g、连翘15g、漏芦10g、郁金10g、丹参30g、黄连10g、黄柏10g、当归10g、川芎6g、虎杖15g和浙贝母15g），制成颗粒剂，1剂/天，分2次服用。有效率为70.45%[3]。

3. 胆囊结石 茵陈30g，栀子12g，金钱草30g，鸡内金10g，郁金15g，海金沙15g，枳实15g，大黄9g（后下）。胁痛严重者加用川楝子15g，延胡索15g；消化不良者加用焦三仙（焦山楂、焦神曲、焦麦芽）各15g；呕吐嗳气严重者加用清半夏12g；恶寒发热者加用金银花15g，连翘12g。每日1剂，水煎2次，每次煎至200mL，2次药汁混匀后分早晚2次温服，连续4周。总有效率为80.0%[4]。

4. 支气管哮喘 茵陈12g，栀子、苦参、浙贝母、车前子、甘草各6g，大黄3g；表证明显者加防风、白芷、辛夷各6g；兼阳虚者加淡附片、菟丝子各6g；每日1剂，以水煎，于早晚2次分服，治疗3个月；共治疗40例，显效20例，有效18例，无效2例，总有效率95%[5]。

5. 慢性乙型肝炎 茵陈30g，垂盆草25g，半枝莲25g，炒白术25g，虎杖13g，鸡内金18g，丹参18g，猪茯苓25g，赤芍18g，泽泻10g，制大黄8g，焦栀子9g。大便不畅加大黄10g；下腹痛加土鳖虫9g。上药水煎至200mL，每日分午饭、晚饭2次口服，100mL/次，治疗12周为1个疗程，持续治疗4个疗程。共治疗30例，显效18例，有效10例，无效2例，总有效率为93.33%[6]。

6. 黄疸型肝炎 茵陈蒿、丹参和赤芍各30g，栀子、虎杖、生大黄、茯苓和田基黄各15g，甘草9g。辨证加减，恶心呕吐者加竹茹10g，生姜6g；肝脾肿胀者加桃仁12g；食欲不佳者加山楂和麦芽各30g。每日1剂，加水煎煮取汁200mL，分早晚2次温服，治疗30天后比较疗效。共治疗35例，总有效率为94.29%[7]。

7. 乳腺癌化疗所致肝损伤 茵陈蒿30g，黄芩15g，生大黄3g（后下），赤芍、栀子、车前草、泽泻各20g，柴胡、枳壳、郁金、五味子、焦山楂、白术、金钱草各15g，甘草5g。每日1剂，水煎2次混合后分2次口服，治疗4周后进行疗效评价。总有效率为93.02%[8]。

三、药理研究

1. 抗炎作用 滨蒿、滨蒿丁醇提取物（Bu-OH）和 DEQA 主要通过降低组胺、IgE、胸腺基质淋巴细胞生成素（TSLP）、TNF-α、白细胞介素-4（IL-4）、IL-6 的血清水平而发挥抗炎作用[9]。

2. 抗肿瘤作用 茵陈色原酮通过调整抑癌基因 p21、p27 的表达，改变细胞周期蛋白（cyclin）D1、A 和 B 的表达量，并通过 IL-6/STAT3 通路，使癌细胞生长停滞，对前列腺癌细胞具有一定抑制作用[10]。

3. 保肝利胆作用 茵陈具有抑制巨噬细胞炎症反应并降低肝内脂肪蓄积的能力[11]。抑制 HSC-T6 细胞（肝星形细胞）Smad3（脂质体介导法）磷酸化水平，α-SMA（α-平滑肌肌动蛋白）、Ⅰ型胶原、Ⅲ型胶原和 NOX 的表达，从而抑制 HSC-T6 的活化和增殖，具有较好的治疗肝纤维化的潜力[12]。

4. 平喘作用 加味茵陈蒿汤通过改善体内 IL-10、IL-17 表达与 Th17（T helper cell 17，辅助性 T 细胞 17）/Treg（调节性 T 细胞）失衡，在治疗儿童湿热哮喘持续期具有较高的安全性[13, 14]。

四、本草文献摘述

1.《神农本草经》 "主风湿寒热邪气，热结黄疸。"

2.《名医别录》 "通身发黄，小便不利，除头痛，去伏瘕。"

3.《医学入门》 "消遍身疮疥。"

参考文献

[1] 国家药典委员会.中华人民共和国药典临床用药须知：中药饮片卷[M].2020 版.北京：中国医药科技出版社，2022：593-596.

[2] 邹增城，郭文海，李永伟.小柴胡汤合茵陈蒿汤加减辅治肝动脉化疗栓塞术后综合征临床观察[J].实用中医药杂志，2022，38（7）：1127-1129.

[3] 申洁婷，蓝海冰，田瑶，等.自拟柴郁茵陈方联合火针治疗湿热蕴结型痤疮临床疗效观察[J].中国中西医结合皮肤性病学杂志，2022，21（3）：231-234.

[4] 司保达，任保瑞，郝连升，等.茵陈四金汤在腹腔镜保胆取石术治疗胆囊结石中的应用[J].中国中医药现代远程教育，2022，20（12）：102-104.

[5] 洪礼虎.加味茵陈蒿汤对慢性持续期支气管哮喘疗效及炎症因子的影响[J].中医临床研究，2022，14（14）：126-128.

[6] 刘云杰.茵陈蒿汤加味治疗慢性乙型肝炎的临床疗效[J].内蒙古中医药，2022，41（4）：12-13.

[7] 于希.茵陈蒿汤联合西医治疗急性黄疸型肝炎临床观察[J].中国中医药现代远程教育，2022，20（8）：126-127.

[8] 常燕，韩建军，崔胜利，等.茵陈蒿汤加减治疗乳腺癌化疗肝损伤的临床研究[J].中国中医急症，2022，31（2）：237-241.

[9] Ryu K J，Yoou M S，Seo Y，et al.Therapeutic effects of Artemisia scoparia Waldst.et Kitaib in a murine model of atopic dermatitis[J].Clin Exp Dermatol，2018，43（7）：798-805.

[10] Tsui K H，Chang Y L，Yang P S，et al.The inhibitory effects of capillarisin on cell proliferation and invasion of prostate carcinoma cells[J].Cell Proliferat，2018，51（2）：e12429.

[11] Shang Y，Li X F，Jin M J，et al.Leucodin attenuates inflammatory response in macrophages and lipid accumulation in steatotic hepatocytes via P2x7 receptor pathway：A potential role in alcoholic liver disease [J].Biomed pharmacother，2018，107：374-381.

[12] Liu X，Zhao X.Scoparone attenuates hepatic stellate cell activation through inhibiting TGF-β/Smad signaling pathway[J].Biomed Pharmacother，2017，93：57-61.

[13] 崔正昱.加味茵陈蒿汤治疗儿童湿热哮喘

慢性持续期 Th17/Treg 细胞失衡的相关研究 [D]. 济南：山东中医药大学，2017.

[14] 林浩. 加味茵陈蒿汤治疗小儿哮喘急性发作期（湿热证）的临床及实验研究 [D]. 济南：山东中医药大学，2015.

栀子 Zhizi

本品又称木丹、卮子、越桃、黄栀子、山栀子、红枝子，本品为茜草科植物栀子 *Gardenia jasminoides* Ellis 的干燥成熟果实。9~11 月采摘成熟果实。入沸水中略烫，随即捞出，晒干；也可蒸熟后晒干。

2-1-13 栀子彩图

一、传统应用

【性味归经】苦，寒。归心、肺、三焦经。

【功效主治】泻火除烦，清热利尿，凉血解毒。用于热病心烦，黄疸尿赤，血淋涩痛，血热吐衄，目赤肿痛，火毒疮疡；外治扭挫伤痛。

焦栀子凉血止血。用于血热吐血、衄血，尿血，崩漏。

【用法用量】内服：煎汤，6~10g；或入丸、散。外用适量，研末掺或调敷。

【使用注意】栀子苦寒伤胃，阴血亏虚，脾虚便溏者不宜用。

【方剂举例】

1. 栀子豉汤（《伤寒论》）

药物组成：栀子、香豉。

功能主治：透邪泄热，除烦解郁。用于治疗伤寒发汗吐下后，余热扰胸，虚烦不得眠，反复颠倒，心中懊恼。

2. 茵陈蒿汤（《伤寒论》）

药物组成：茵陈、栀子、大黄。

功能主治：清热，利湿，退黄。用于治疗湿热黄疸，症见一身面目俱黄，黄色鲜明，发热，无汗或但头汗出，口渴欲饮，恶心呕吐，腹微满，小便短赤，大便不爽或秘结，舌红苔黄腻，脉沉数或滑数有力。

3. 八正散（《太平惠民和剂局方》）

药物组成：车前子、瞿麦、萹蓄、滑石、栀子、炙甘草、木通、大黄、灯心草。

功能主治：清热泻火，利水通淋。用于治疗湿热淋证，症见尿频尿急，溺时涩痛，淋沥不畅，尿色浑赤，甚则癃闭不通，小腹急满，口燥咽干，舌苔黄腻，脉滑数。

【简便验方】

1. 治疗外伤血肿 栀子、血当归、水三七。捣烂，加适量白酒，炒热后敷患处。（《苗族药物集》）

2. 治疗鼻出血 栀子、干地黄、甘草等份。上三味治下筛，酒服方寸匕，日三。如鼻疼者，加豉一合；鼻有风热者，以葱涕和服如梧子大五丸。（《千金要方》）

3. 治疗肺热咳血 黑山栀三钱，青黛粉一钱（冲），瓜蒌子四钱，海浮石三钱，诃子八分。水煎服。（《丹溪心法》咳血方）。

4. 治疗肝热目赤肿痛 山栀七枚，钻透入煻灰火煨熟，水煎去滓。入大黄末三钱匕，搅匀，食后旋旋温服。（《圣济总录》栀子汤）

5. 胃脘火痛 大山栀七枚或九枚。炒焦，水一盏，煎七分，入生姜汁饮之。（《丹溪先生医书纂要》）

6. 热毒下血 栀子三十枚，擘，水三升，煎取一升，去滓服。（《梅师集验方》）

7. 小便不通 栀子仁二七枚，盐花少许，独头大蒜一枚。上捣烂，摊纸花上贴

脐，或涂阴囊上，良久即通。(《普济方》)

【类药辨析】

生栀子、炒栀子、焦栀子的鉴别应用 栀子入药有生栀子、炒栀子、焦栀子的不同。生栀子长于清热泻火，凉血解毒。用于温病高热，湿热黄疸，湿热淋证，疮疡肿毒，扭挫伤痛。因苦寒较甚，易伤中气，且对胃有刺激性，脾胃较弱者服后易吐。炒栀子可除此弊，有清热除烦之功，常用于热郁心烦，黄疸尿赤，目赤肿痛。焦栀子善于凉血止血，多用于血热妄行的吐血、衄血、尿血[1]。

【配伍应用】

1. 栀子配淡豆豉 栀子长于清心泻火除烦；淡豆豉长于解表除烦，宣发郁热。两药伍用，清热除烦作用增强，用于治疗热病邪热客心，胸中烦闷，烦热不眠[1]。

2. 栀子配黄芩 栀子善清三焦火邪，利三焦湿热，兼能凉血解毒；黄芩偏清上、中焦湿热，尤善清肺火及上焦实热，兼能凉血止血。两药伍用，泻火解毒、清热利湿之力增加，故可用于火毒充斥三焦所致的高热烦躁，神昏谵语，湿热黄疸，血热吐衄，火毒疮疡[1]。

3. 栀子配连翘 栀子苦寒清降，功善清三焦之火，泻火除烦，凉血解毒；连翘轻清而浮，长于解散上焦之热，清热解毒，消痈散结。两药伍用，清心除烦、凉血解毒之功增强，故可用于温病热入心包之高热神昏，心经有热之口舌生疮，尿赤短涩，及热毒疮疡[1]。

4. 栀子配茵陈 栀子善泻火除烦，清热利湿；茵陈长于清热利湿，利胆退黄。两药伍用，清热利湿、利胆退黄作用倍增，可导湿热从小便而去，为治疗湿热黄疸常用药对[1]。

二、临床研究

1. 难治性胃食管反流病 栀子厚朴汤、栀子豆豉汤、乌梅丸化裁治疗，方剂组成如下：栀子10g、厚朴10g、枳实10g、淡豆豉10g、甘草10g、乌梅10g、党参10g、黄连6g、黄柏6g、当归5g、干姜5g、桂枝3g。使用免煎中药颗粒冲服，早晚餐后半小时口服，1剂/天，100mL/次。随症加减。以2月为1个疗程。共治疗34例，痊愈21例，显效7例，有效4例，无效2例，总有效率94.12%[2]。

2. 心肾不交型失眠 栀子豉汤：栀子10g、淡豆豉20g、茯神30g、白术15g、生龙骨40g（先煎）、生牡蛎40g（先煎）、山药20g、炙甘草5g。依据患者症状适当加减。水煎服，日一剂，取汁400mL，分早晚温服，14天为1个疗程，共2个疗程。共治疗45例，痊愈17例，显效15例，有效9例，无效4例，总有效率91.1%[3]。

3. 冠心病心绞痛 加味栀子大黄汤：炒栀子10g、淡豆豉10g、酒大黄10g、枳壳10g、桔梗10g、三七粉6g（冲服）。每日1剂，水煎2次，滤取药液400mL，分早晚2次口服。疗程14天。共治疗40例，显效13例，有效24例，无效3例，总有效率92.50%[4]。

4. 创伤性肢体肿痛 栀子蛋清方：栀子粉30g，鸡蛋清15mL。涂擦于患处，绷带包扎，每天换药1次。患者治疗12天，并于停药1个月后进行随访。共治疗60例，痊愈5例，显效32例，有效13例，无效10例，总有效率83.33%[5]。

5. 单纯疱疹病毒性角膜炎 栀子胜奇散：蝉蜕、决明子、川芎、荆芥、白蒺藜、谷精草、菊花、防风、羌活、密蒙花、甘草、蔓荆子、木贼草、山栀子、黄芩各12g，1天1剂，水煎400mL，早晚分服；0.1%无环鸟苷滴眼液，滴眼，1天4~6次；更昔洛韦眼用凝胶，1天4次；阿昔洛韦片200mg，口服，1天5次。疗程为2周。共治疗30例，痊愈28例，显效1例，有效1例，无效0例，总有效率93.33%[6]。

6. 急性肛裂 栀子金花丸方（栀子10g、蒲公英30g、苦参、五倍子、芒硝、侧柏叶、地榆、赤芍、防风、苍术、黄柏各15g，花椒10g）。出血甚者加侧柏叶、地榆各10g；疼痛重者加苏木、秦艽各15g，愈合缓慢者加当归15g，红花10g。温水煎服，每日1剂，分早晚口服。连续应用14天。共治疗30例，痊愈22例，有效7例，无效1例，总有效率96.67%[7]。

三、药理研究

1. 抗炎作用 栀子苷能够显著抑制体内外LPS诱导TNF-α、IL-6和IL-1β的产生，也能阻断LPS刺激小鼠巨噬细胞核因子-κB抑制因子α（IκBα）、p65、p38、ERK和JNK的磷酸化。栀子苷能够通过上调Toll样受体4（TLR4）的表达来发挥抗炎作用[8]。

2. 抗菌作用 栀子对金黄色葡萄球菌、溶血性链球菌、卡他球菌、霍乱弧菌、白喉杆菌、结核分枝杆菌等有中等强度抑制作用。栀子醇提取物显示出抗大肠埃希菌、木霉菌、侧耳真菌活性。水浸液在体外能抑制各种皮肤真菌，杀死钩端螺旋体及血吸虫，并具有抗埃可病毒作用。栀子环烯醚萜类化合物对铜绿假单胞菌和毛癣菌有轻微抑制活性[9]。

3. 抗癌作用 栀子中藏红花苷类成分具有抑制肿瘤细胞生长的作用，其在胃癌、肝癌、肠癌、前列腺癌和乳腺癌等癌症的治疗上效果明显。其机制可能与抑制原癌基因的启动以及抑制癌细胞RNA、DNA的合成有关[10]。栀子中萜类化合物京尼平能够阻碍前列腺细胞内解偶联蛋白2号基因的表达，抑制癌细胞的生长、增殖，并诱导癌细胞快速凋亡，打乱癌细胞病变周期的进程[11]。

4. 抗氧化作用 栀子苷可抑制氧化应激损伤模型中脂质过氧化物的产生，降低细胞内ROS水平，并通过激活PI3K/Akt通路抑制缺氧/复氧诱导的H9C2心肌细胞氧化损伤[12]。

5. 降血糖作用 栀子苷能提高胰岛细胞抗氧化和抗炎症损伤的能力，抑制胰岛细胞的凋亡，促进胰岛素分泌，达到降血糖的效果，从而对糖尿病起到治疗作用[13]。

6. 改善脑缺血损伤作用 当脑缺血损伤后，黄芩苷和栀子苷能够增加胶质细胞的产生，进而可以改善脑缺血损伤[14]。

7. 保肝利胆作用 栀子果实和根能明显减轻黄疸型肝炎模型小鼠肝脏病理损伤及炎症因子表达，提高肝脏中超氧化物歧化酶、还原性谷胱甘肽、谷胱甘肽过氧化酶水平[15]。栀子通过诱导刷状缘膜侧外排型转运体表达，增加胆酸盐排泄；抑制胆酸盐合成限速酶表达，抑制胆酸盐合成，起到降低胆酸盐蓄积的作用，发挥"利胆"功效[16]。

四、本草文献摘述

1.《神农本草经》 "主五内邪气，胃中热气，面赤酒疱皶鼻，白癞赤癞疮疡。"

2.《名医别录》 "疗目赤热痛，胸心大小肠大热，心中烦闷，胃中热气。"

3.《药类法象》 "治心烦懊恼，烦不得眠，心神颠倒欲绝，血滞，小便不利。"

4.《本草正》 "栀子，若用佐使，治有不同：加茵陈除湿热黄疸，加豆豉除心火烦躁，加厚朴、枳实可除烦满，加生姜、陈皮可除呕哕，同延胡索破热滞瘀血腹痛。"

参考文献

[1] 国家药典委员会.中华人民共和国药典临床用药须知：中药饮片卷[M].2020版.北京：中国医药科技出版社，2022：169.

[2] 黄飞霞，邓明，翁庚民.栀子厚朴汤、栀子豆豉汤合乌梅丸化裁治疗难治性胃食管反流病的临床观察[J].中华中医药学刊，2022，40（3）：216-219.

[3] 李晓靖，孙西庆.栀子豉汤加减治疗心肾不交型失眠45例临床观察[J].世界最新医学信息文摘，2018，18（54）：138-139.

[4] 赵昕，王硕，齐文升.加味栀子大黄汤治疗热结血瘀证冠心病心绞痛80例临床观察[J].北京中医药，2010，29（10）：775-776，806.

[5] 顾玉彪，谢兴文，徐玉德.栀子蛋清方治疗四肢创伤性肢体肿痛60例临床观察[J].中医杂志，2015，56（18）：1573-1576.

[6] 骆莉芬，方德喜，张建亨.栀子胜奇散治疗上皮型单疱病毒性角膜炎临床观察[J].浙江中西医结合杂志，2013，23（2）：131-132.

[7] 周志杰.中西医结合治疗急性肛裂临床观察[J].中国中医急症，2013，22（5）：842.

[8] FU Y, LIU B, LIU J, et al.Geniposide, from Gardenia jasminoides Ellis, inhibits the inflammatory response in the primary mouse macrophages and mouse models[J]. International Immunopharmacology, 2012, 14（4）：792-798.

[9] 郑玲，张文生.栀子现代药理作用研究进展[J].环球中医药，2020，13（10）：1813-1817.

[10] 夏诗琪，彭逸珍，贾全全，等.栀子来源藏红花苷类成分研究进展[J].南方林业科学，2018，46（6）：51-54.

[11] 胡清宇.栀子的化学成分与药理作用[J].化工管理，2021（29）：94-95.

[12] JIANG Y Q, CHANG G L, WANG Y, et al.Geniposide Prevents Hypoxia/Reoxygenation-Induced Apoptosis in H9c2 Cells: Improvement of Mitochondrial Dysfunction and Activation of GLP-1R and the PI3K/AKT Signaling Pathway [J].Cell physiol biochem, 2016, 39（1）：407.

[13] 潘春，唐定乾，胡婧晔，等.栀子苷对2型糖尿病大鼠胰岛β细胞的保护作用[J].糖尿病新世界，2018，21（8）：27-28.

[14] 郑加嘉，周泉漫，曾繁涛.黄芩苷、栀子苷对缺血脑组织神经营养因子含量的影响[J].广东药学院学报，2006（3）：320-322.

[15] 肖日传，罗光明，董丽华，等.基于黄疸模型的栀子根与栀子果实保肝作用探讨[J].中国实验方剂学杂志，2018，24（7）：101-107.

[16] 赵妍姝.基于胆红素、胆酸盐转运体和代谢酶系统初探栀子退黄利胆作用的分子机制[D].兰州：兰州大学，2017.

荷叶 Heye

本品又称为莲叶、干荷叶，为睡莲科植物莲 Nelumbo nucifera Gaertn. 的干燥叶。秋季开花后采摘，晒七八成干时去梗。对折成半圆形或扇形，晒干。

2-1-14 荷叶彩图

一、传统应用

【性味归经】苦，平。归肝、脾、胃经。

【功效主治】清暑化湿，升发清阳，凉血止血。用于暑热烦渴，暑湿泄泻，脾虚泄泻，血热吐衄。用于治疗暑热烦渴，暑湿泄泻，脾虚泄泻，血热吐衄，便血崩漏。荷叶炭收涩化瘀止血，用于出血症及产后血晕。

【用法用量】内服：煎汤，用量3～10g（鲜品15～30g）；荷叶炭3～6g。或入丸、散。外用：适量，捣敷或煎水洗患处。

【使用注意】升散消耗，虚者禁之。

【方剂举例】

1. 清暑饮（《温热经解》）

药物组成：青蒿露、六一散、荷叶、西瓜翠衣、绿豆皮、金银花露、丝瓜皮、淡竹叶、白扁豆衣。

功能主治：清热解暑。用于治疗夏令外感风热，身无热而脉数者。

2. 雷氏芳香化浊法（《时病论》）

药物组成：藿香叶、佩兰叶、陈皮、半夏、大腹皮、厚朴、鲜荷叶。

功能主治：燥湿化浊。用于急性胃肠炎、细菌性痢疾等。症见身热不扬，脘痞腹胀，恶心欲吐，口不渴，渴不欲饮或渴喜热饮，大便溏泄，小便浑浊，舌苔白腻，脉濡缓。

3. 清络饮（《温病条辨》）

药物组成：鲜荷叶边、鲜金银花、西瓜翠衣、扁豆花、丝瓜络、鲜竹叶心。

功能主治：清热解暑，利湿。用于治疗手太阴暑温，发汗后，暑证悉减，但头微胀，目不了了，余邪不解。

【简便验方】

1. 治疗雷头风 升麻、苍术各一两，荷叶一张。为末。每服五钱，水煎，食后服。或烧全荷叶一张。研细调入煎药内服。（《卫生宝鉴》清震汤）

2. 治疗阴肿痛及阴痿囊痒 荷叶同浮萍、蛇床煎洗。（《本草纲目》）

3. 治疗大肠便血 大萝卜皮（烧存性）、荷叶（烧存性）、蒲黄（生用）等份为末。每服一钱，米饮下。（《本草纲目》）

4. 治疗恶寒发热，身重关节疼 大豆黄卷、茯苓皮、苍术皮、藿香叶、鲜荷叶、白通草、桔梗等。（《温热经纬》）

5. 治疗湿热证，数日后，脘中微闷，知饥不食 藿香叶、薄荷叶、鲜荷叶、枇杷叶、佩兰叶。（《温热经纬》）

6. 治疗风瘙痒不可忍 乌蛇（二两酒浸去皮骨炙微黄）、枳壳（三分麸炒微黄去瓤）、干荷叶（半两）。上件药。捣细罗为散，每服，不计时候，用温蜜酒调下二钱。（《太平圣惠方》）

【类药辨析】

荷叶与莲子、石莲子、莲须、莲房、莲子心、荷梗的鉴别应用 荷叶为莲的叶片。味苦，性平。具有清暑利湿、升阳止血的功能。用于暑热病证、脾虚泄泻和多种出血证。莲子为莲的成熟种子。性味甘、涩，平。归脾、肾、心经。具有益肾固精、补脾止泻、止带、养心的作用。用于肾虚遗精遗尿，脾虚食少久泻，带下病，心悸虚烦失眠等。石莲子为莲子老熟坠于淤泥，经久坚黑如石者，又称甜石莲。性味苦寒，功效为除湿热，清心开胃，专治热毒噤口痢疾。莲须为莲花中的雄蕊。味甘、涩，性平。具有固肾涩精的作用。用于遗精、滑精、带下、尿频。莲房为莲的成熟花托。味苦、涩，性温。具有止血化瘀的作用。用于崩漏、尿血、痔疮出血、产后瘀阻、恶露不尽。莲子心为莲子中的青嫩胚芽。味苦，性寒。具有清心除热的作用。用于热入心包，神昏谵语，心火亢盛等证。荷梗为莲的叶柄及花柄。味苦，性平。具有通气宽胸、和胃安胎的功能，用于外感暑湿、胸闷不畅、妊娠呕吐、胎动不安[1]。

【配伍应用】

1. 荷叶配佩兰 荷叶清热解暑，佩兰解暑化湿。两药伍用，轻清宣透，清热解暑化湿的功效显著。用于治疗暑湿内蕴之发热头胀、脘闷不饥等症[1]。

2. 荷叶配甘松 荷叶苦涩性平，能清热利湿；甘松辛香甘缓，善能行散解毒。两药配伍，相使为用，甘松得荷叶，清热解毒之功益增；荷叶得甘松，收湿除湿之效长，用以治疗湿脚气病[1]。

3. 荷叶配侧柏叶 荷叶凉血、化瘀；侧柏叶凉血、涩血。两药配伍，增强凉血止血之功，使热清血宁，血止无瘀。用于治疗血热妄行所导致的吐血、衄血等出血证[1]。

二、临床研究

1. 痛风性关节炎间歇期高尿酸血症
给予口服荷叶饮汤剂治疗。方药组成：干荷叶30g、桑叶10g、黄芪20g、生决明子30g、制何首乌15g、冬瓜皮30g、石菖蒲10g、苍术10g、淮山药15g、泽兰15g、甘草5g、络石藤15g、鸡血藤15g、路路通15g、威灵仙15g、川牛膝15g、焦山楂15g。每日1剂，用清水600mL，煎取200mL，分2次于早晚饭后温服，连续服用4周。共治疗25例，显效13例，有效9例，无效3例，总有效率88.0%[2]。

2.2型糖尿病 疏肝调气方（柴胡9g、当归9g、白芍9g、川芎9g、白术9g、茯苓12g、荔枝核20g、葛根9g、荷叶6g、黄芪15g、鬼箭羽12g、马齿苋12g）。辨证加减：肝郁脾虚，明显乏力者，加人参6g，黄芪加至30g；肝郁化火者，加山栀6g、牡丹皮9g；郁热伤阴者，加地骨皮15g，再加六味地黄丸；渴甚者，加芦根12g；瘀血者，加丹参15g、桃仁12g；阳虚浮肿或尿蛋白阳性者，合附桂八味丸；手足麻木疼痛者，加桑枝30g；视力模糊者，加石决明12g、白蒺藜15g、菊花9g；皮肤瘙痒者，加地肤子、苦参各10g；若有皮肉溃烂者，用金黄散外敷。每日1剂，水煎2次，早晚分服，30天为一疗程，连服4个疗程。共治疗100例，显效40例，有效51例，无效9例，总有效率91.0%[3]。

三、药理研究

1. 降脂减肥作用 荷叶中的生物碱、黄酮类物质是降脂减肥的活性物质，其中生物碱类的功效最为显著。其功能机制主要是在肠道吸收阶段抑制脂肪酶活性，减少人体对脂肪的水解和吸收；在人体利用阶段减少脂质合成、提高脂质氧化代谢以及脂蛋白酯酶和肝酯酶的活性，从而达到降脂减肥的目的[4]。

2. 抗菌作用 荷叶碱对金黄色葡萄球菌、大肠埃希菌和枯草芽孢杆菌有一定的抑制作用，且对金黄色葡萄球菌的抑制作用较强[5]。

3. 抗癌作用 荷叶提取物对乳腺癌细胞的增殖有较强的抑制作用，其对人口腔表皮样癌细胞、人乳腺癌细胞等多种肿瘤细胞可发挥较强的细胞毒性作用。荷叶碱可将人肝癌细胞株HepG2阻滞于G0/G1期，诱导其发生凋亡，其机制可能与调节相关蛋白NF-κB、Bcl-2、Bax的表达有关[4, 6]。

4. 抗氧化作用 荷叶提取物具有清除各种自由基的能力，且具有明显的抗氧化活性。荷叶的抗氧化能力主要来源于黄酮类化合物，多酚类化合物也表现出较强的抗氧化活性，此外部分生物碱也具有一定的抗氧化活性[7]。

5. 抗病毒作用 荷叶中的苄基异喹啉类生物碱具有抗人类免疫缺陷病毒（HIV）活性，荷叶中提取的两种生物碱及两种黄酮糖苷成功抑制了H9细胞中HIV-1病毒的增殖[8]。荷叶碱具有抗脊髓灰质炎病毒的活力[9]。荷叶总生物碱具有抗鸡新城疫病毒（newcastle disease virus, NDV）作用[10]。

四、本草文献摘述

1.《神农本草经》"主五脏肠胃中结热,黄疸,肠痔,止泄痢,女子漏下赤白,阴伤蚀疮。"

2.《名医别录》"主治惊气在皮间,肌肤热赤起,目赤热痛,口疮。"

3.《本草经疏》"黄柏禀至阴之气而得清寒之性者也,其味苦,其气寒,其性无毒,故应主五脏肠胃中结热。盖阴不足则热始结于肠胃。黄疸虽由湿热,然必发于真阴不足之人,肠澼痔漏,亦皆湿热伤血所致。泻痢者,滞下也,亦湿热干犯肠胃之病。女子漏下赤白,阴伤蚀疮,皆湿热乘阴虚流客下部而成。肤热赤起,目赤热痛,口疮,皆阴虚血热所生病也。以至阴之气,补至阴之不足,虚则补之,以类相从,故阴回热解湿燥而诸证自除矣。乃足少阴肾经之要药,专治阴虚生内热诸证,功力甚伟,非常工药可比也。"

4.《本草备要》"泻相火,补肾水。"

参考文献

[1] 国家药典委员会.中华人民共和国药典临床用药须知:中药饮片卷[M].2020版.北京:中国医药科技出版社,2022:1359.

[2] 刘琪,赵恒侠,楚淑芳.荷叶饮治疗痛风性关节炎间歇期高尿酸血症患者的疗效观察[J].广州中医药大学学报,2022,39(6):1280-1284.

[3] 朱永娟.从肝论治2型糖尿病100例临床观察[J].上海中医药杂志,1999(7):19-20.

[4] 谭一丁,邓放明.荷叶成分与生物学功能研究进展[J].食品研究与开发,2020,41(10):193-197.

[5] 王岩,翟硕莉,苑园园,等.荷叶提取物的抑菌性及其在草莓保鲜中的应用研究[J].农业科技与装备,2021(6):62-64.

[6] 李娜,宋金春.荷叶碱对人肝癌细胞株HepG2凋亡及其作用机制[J].中国药物警戒,2017,14(12):715-719,726.

[7] 蒋锡兰,王伦,李甫,等.荷叶的抗氧化活性成分[J].应用与环境生物学报,2017,23(1):89-94.

[8] 抗HIV天然物的研究(5):荷叶的抗HIV成分[J].国外医学(中医中药分册),1997(6):45.

[9] Boustie J,Stigliani J L,Montanha J,et al.Antipoliovirus structure-activity relationships of some aporphine alkaloids[J].Journal of Natural Products,1998,61(4):480-484.

[10] 肖桂青.荷叶总生物碱提取、纯化及生物活性研究[D].长沙:湖南农业大学,2007.

救必应 Jiubiying

本品又称白银树皮、九层皮、白兰香、熊胆木,为冬青科植物铁冬青 *Ilex rotunda* Thunb. 的干燥树皮。夏、秋两季剥取,晒干。

2-1-15 救必应彩图

一、传统应用

【性味归经】苦,寒。归肺、胃、大肠、肝经。

【功效主治】清热解毒,利湿止痛。用于暑湿发热,咽喉肿痛,湿热泻痢,脘腹胀痛,风湿痹痛,湿疹,疮疖,跌打损伤。

【用法用量】内服:煎汤,9~30g。外用适量,煎浓汤涂敷患处。

【使用注意】脾胃虚寒者慎服。

【方剂举例】

1. 复方救必应胶囊(《中华人民共和国卫生部药品标准·中药成方制剂》)

药物组成:救必应、东风橘、香附。

功能主治:清热解毒,利湿止痛。用于腹泻、胃肠炎等。

2. 腹可安片(《中华人民共和国卫生

部药品标准·中药成方制剂第十一册》)

药物组成：扭肚藤、救必应、火炭母、车前草、石榴皮。

功能主治：清热利湿，收敛止痛。用于急性胃肠炎、消化不良引起的腹痛、腹泻、呕吐。

3. 肠胃适胶囊 [《中华人民共和国药典》(2020年版一部)]

处方组成：功劳木、鸡骨香、黄连须、葛根、救必应、凤尾草、两面针、防己。

功能主治：清热解毒、利湿止泻。用于大肠湿热所致的泄泻、痢疾，症见腹痛、腹泻，或里急后重、便下脓血；急性胃肠炎、痢疾见上述证候者。

4. 胃安宁片（《中华人民共和国卫生部药品标准·中药成方制剂》）

药物组成：海螵蛸、白矾、白及、延胡索、救必应、薄荷脑。

功能主治：制酸敛溃，解痉止痛。用于十二指肠溃疡，慢性胃炎，胃黏膜脱垂，胃幽门痉挛。

5. 古威活络酊（《国家中成药标准汇编 脑系经络肢体分册》）

处方组成：细辛、徐长卿、七叶莲、两面针、古羊藤、十八症、鸡骨香、搜山虎、救必应、九龙藤、大血藤、山花椒、良姜、威灵仙、千斤拔、桂枝、白芷、五加皮、防己、木香、泽兰、土鳖虫、续断、独活、薄荷脑、樟脑。

功能主治：镇痛消肿，祛风祛湿，舒筋活络。用于风湿骨痛，伤风感冒，心胃气痛。

【简便验方】

1. 治疗烫伤 干救必应研粉，用冷开水调成糊状，每日涂5~6次。(《广西中草药》)

2. 治疗跌打肿痛 救必应树皮6g研粉，白糖30g。开水冲服。(《广西中草药》)

3. 治疗急慢性肝炎 救必应45g，八角王15g。两药均用树皮，刮去粗皮，切片，加水2碗，煎至半碗。每日1剂，分2次服。(广西《中草药新医疗法处方集》)

4. 治疗胃和十二指肠溃疡 铁冬青60g、海螵蛸120g、绯红南五味子60g、竹叶椒30g。共研为细粉，做成小颗粒，每次服1.5g，每日3次。(江西《草药手册》)

5. 治疗腹痛，热性胃痛 铁冬青树皮18g，葱头5条。水煎服。(《福建药物志》)

6. 治疗小儿消化不良 救必应（二层皮）、番石榴叶各6g，布楂叶、火炭母各9g。水煎分3~4次服，每日一剂。发热加金银花6g，脱水者适当补液。(《全国中草药汇编》)

【类药辨析】

救必应与鸡矢藤的鉴别应用 两药均性味苦寒，入胃、肝经，有清热解毒、利湿止痛之功，同治湿热泻痢、脘腹胀痛、风湿痹痛、湿疹、疮痈肿痛及跌打伤痛等症。然救必应苦寒性大，清热解毒、利湿之功卓著，尚常用于治暑湿发热、咽喉肿痛等症；而鸡矢藤性味甘微苦微寒，虽清热解毒、利湿之力不及救必应，但善消食化积，健运脾胃，为治食积不化、胁肋脘腹疼痛之药食两用品，且止痛力胜，可广泛用于肾绞痛、痛经、分娩疼痛、神经痛以及各种外伤、骨折、手术后疼痛等多种痛证[1]。

【配伍应用】

救必应配扭肚藤 两药均性味苦寒，有清热解毒、利湿止痛之功。救必应苦寒性大，清热解毒、燥湿力强；扭肚藤清热利湿之中，尤善止痛、止泻、止痢。两药相须为用，清热解毒、利湿、止痛、止泻功效卓著，用于治疗湿火热毒蕴蓄胃肠所致的泻痢、腹痛[1]。

二、临床研究

1. 晚期非小细胞肺癌 救必应汤，组成：救必应15g、重楼10g、鳖甲30g（先煎）、白花蛇舌草10g、桂枝15g、茯苓15g、姜半夏10g、紫菀15g、杏仁10g、拳参30g、延胡索10g、鱼腥草15g、鸡内金20g、甘草6g。随证加减。服用方法，1剂/天，分早中晚3次温服，200mL/次。两周为1个疗程，共4个疗程。共治疗60例，显效12例，有效17例，稳定21例，无效10例，总有效率83.33%[2]。

2. 念珠菌性间擦疹 予救必应饮片，100g/次。溶液制备：将药物用500mL水浸泡30min后再加水至1500mL（饮片与水总体积），电炉加热，微沸保持40min，停止加热，冷却后，纱布过滤药液。滤渣加500mL水再次微沸保持20min，冷却后纱布过滤药液。将2次滤液合并，加热浓缩、滤纸过滤药液，定容至500mL，即得溶液，将溶液放置冰箱温度调至3～5℃冷却后即可使用。治疗方法：救必应溶液冷敷液将5层纱布浸湿，拧至不滴水为度，冷敷患处，20min/次，3次/天。共治疗54例，治疗1个疗程后，痊愈3例，显效16例，有效22例，无效13例，总有效率35.2%；治疗2个疗程后，痊愈22例，显效20例，有效9例，无效3例，总有效率77.8%[3]。

三、药理研究

1. 镇痛抗炎作用 救必应乙醇提取物在剂量10g/kg下能够显著提高小鼠的疼痛阈值，对二甲苯诱导的急性炎症和棉球诱导的慢性炎症表现出抵抗作用[4]。救必应水提物在剂量为16g/kg时对热板法模拟的中枢性疼痛和醋酸扭体法模拟的外周性疼痛有明显的镇痛作用，表现为提高痛阈值和减少扭体反应次数[5]。

2. 抑菌作用 救必应石油醚提取部位对金黄色葡萄球菌、乙型溶血性链球菌、白念珠菌均不产生抑制作用；救必应正丁醇提取部位对金黄色葡萄球菌、乙型溶血性链球菌、白念珠菌均有较小的抑制作用；救必应乙醇提取部位和蒸馏水提取部位对金黄色葡萄球菌、乙型溶血性链球菌有较强的抑制作用，对白念珠菌无抑制作用，或仅有微弱抑制作用[6]。

3. 对心血管的作用 救必应醇提物具有降低冠脉流量、减慢心率及使心肌收缩力减弱的药理活性[7]。救必应正丁醇提取物对夹闭颈总动脉升压大鼠有明显的降压作用和降低心率作用[8]。静脉注射救必应乙醇提取物、正丁醇提取物、水提取物对正常大鼠血压都有快速的降压作用，其中以舒张压下降最为明显[9]。

4. 保肝作用 救必应水提液能降低D-氨基半乳糖实验性肝损伤小鼠血清谷丙转氨酶（ALT）和谷草转氨酶（AST）的活性，降低小鼠肝脏中丙二醛（MDA）含量，提高超氧化物歧化酶（SOD）活性，改善小鼠肝组织病理改变[10]。

5. 抗肿瘤作用 从救必应中分离得到的三萜类化合物 rotundic acid 对CNE1、CNE2、HeLa、SW620、Hep3B、A549、MDA-MB 435肿瘤细胞株有体外抑制活性[11]。

四、本草文献摘述

1.《岭南采药录》 "清热散毒。"

2.《广西本草选编》 "清热解毒，消肿止痛。主治感冒风热，小儿发热，急性扁桃体炎，咽喉炎，急性胃肠炎，急性阑尾炎，肾炎水肿，急性盆腔炎，附件炎，痈疮疖肿，毒蛇咬伤，湿疹，稻田皮炎，烧烫伤。"

3.《南宁市药物志》"清凉解毒。治痧症，内热。熬膏可涂热疮。"

4. 江西《草药手册》"清热利湿，消肿止痛。治感冒发热，扁桃体炎，咽喉肿痛，急性肠胃炎，胃及十二指肠溃疡，跌打损伤，风湿病。"

参考文献

[1] 国家药典委员会. 中华人民共和国药典临床用药须知：中药饮片卷[M].2020版.北京：中国医药科技出版社，2022：368.

[2] 林才志，韩丹，李蕾，等. 救必应汤加减联合DP化疗治疗晚期非小细胞肺癌的临床观察[J].辽宁中医杂志，2018，45（10）：2119-2123.

[3] 王海亮，赫玉芳，李长慧，等. 救必应溶液治疗念珠菌性间擦疹[J].吉林中医药，2019，39（3）：360-363.

[4] 张榕文. 救必应抑菌抗炎镇痛有效部位筛选[D].广州：广州中医药大学，2008.

[5] 范文昌，梅全喜，高玉桥.12种广东地产清热解毒药的镇痛作用实验研究[J].今日药学，2010，20（2）：12-15.

[6] 张榕文，黄兆胜，范庆亚，等. 救必应抑菌抗炎有效部位筛选[J].中华中医药学刊，2008（8）：1820-1822.

[7] 何冰，陈小夏，李娟好，等. 救必应提取物心血管药理作用[J].中药材，1997（6）：303-306.

[8] 董艳芬，梁燕玲，罗集鹏. 救必应正丁醇提取物对血压及心率影响的实验研究[J].中药材，1997（8）：406-408.

[9] 董艳芬，梁燕玲，罗集鹏. 救必应不同提取物对血压影响的实验研究[J].中药材，2006（2）：172-174.

[10] 丘芬，张兴燊，江海燕，等. 救必应水提液对小鼠肝脏病理损害的治疗作用研究[J].亚太传统医药，2015，11（5）：10-12.

[11] 许睿. 救必应化学成分研究及抗肿瘤活性成分初步筛选[D].广州：广州中医药大学，2009.

绵萆薢 Mianbixie

本品为薯蓣科植物绵萆薢 Dioscorea spongiosa J.Q.Xi, M.Mizuno et W.L. Zhao 或福州薯蓣 Dioscorea futschauensis Uline ex R.Kunth 的干燥根茎。秋、冬二季采挖，除去须根，洗净，切片，晒干。

2-1-16 绵萆薢彩图

一、传统应用

【性味归经】苦，平。归肾、胃经。

【功效主治】利湿去浊，祛风除痹。用于膏淋，白浊，白带过多，风湿痹痛，关节不利，腰膝疼痛。

【用法用量】9～15g。

【使用注意】肾阴亏虚、遗精滑精者慎用。

【方剂举例】

1. 萆薢散（《普济方》）

药物组成：萆薢、枣肉、生地黄、桂心、杜仲、麦冬。

功能主治：滋补肝肾，利湿去浊。用于治疗虚劳，阴阳失度，伤筋损脉，嘘吸短气，溢漏泄下，小便赤黄，阴下湿痒，腰脊如折。

2. 萆薢分清饮（《医学心悟》）

药物组成：萆薢、黄柏、石菖蒲、茯苓、白术、莲子心、丹参、车前子。

功能主治：清热利湿。用于治疗湿热下注膀胱，小便混浊。

3. 青娥丸（《摄生众妙方》）

药物组成：补骨脂、萆薢、杜仲、黄柏、知母、牛膝。

功能主治：补肾壮阳，强筋止痛，乌须，滋肾水，壮骨。用于治疗肾虚腰膝疼痛无力，不孕，并耳聋，眩晕，足无力，耳鸣，头晕目眩。

【简便验方】

1. 治疗牙痛 用草薢、良姜、胡椒、细辛等份为末。每用少许，噙温水，随痛处鼻内搐。(《卫生易简方》)

2. 治疗腰痛，脚气 补骨脂（生）、续断、木瓜干、牛膝（酒浸）、杜仲（去皮锉，姜制炒断丝）各30g，草薢60g。为末，蜜丸如梧桐子大。每服五十丸，盐汤、盐酒任下。(《三因极一病证方论》立安丸)

3. 治疗肾损，骨痿不能起于床 草薢、杜仲（炒）、苁蓉（酒浸）、菟丝子（酒浸）等份。上细末，酒煮猪腰子为丸。梧桐子大。每服五七十丸，空心酒下。(《本草纲目》金刚丸)

4. 治疗白带日久，体力衰弱 怀山药30g，草薢24g，莲子9g。水煎，食前温服。(《陕西中医验方选编》)

5. 治疗肠风痔漏 草薢、贯众（去土）等份。为末。每服三钱，空心服，温酒送下。(《本草纲目》)

【类药辨析】

1. 绵草薢与土茯苓的鉴别应用 两者功能相似，均以除湿见长，均归肝胃二经，对于湿盛之淋浊、湿热疮毒及风湿痹痛均可应用。但草薢除湿清降浊之功更佳，故尤其用于治疗湿盛之膏淋、带下之证；土茯苓除湿又善解毒，故善治恶疮，尤为梅毒之要剂，也用于治汞中毒[1]。

2. 绵草薢与菝葜的鉴别应用 两者功能相似，均以祛风利湿见长，对于腰膝筋骨疼痛、风湿痹痛、小便淋沥及带下均可应用。但草薢除湿分清降浊之功更佳，故尤其用于治疗湿盛之膏淋、白浊、白带过多；菝葜又善解毒散瘀，故治疗疮痈肿毒[1]。

【配伍应用】

1. 绵草薢配核桃仁 草薢善于祛风除湿；核桃仁长于补益肺肾。两药伍用，增强补益肺肾、祛风除湿之功。用于治疗肾虚腰痛、膝脚痿弱等[1]。

2. 绵草薢配土茯苓 草薢祛风除痹，利湿浊；土茯苓长于解毒，除湿，利关节。二药配用，共奏分清别浊、解毒通淋、祛风除湿之功，用于治疗淋证，白浊，风湿热痹或湿痹日久，筋骨疼痛，关节屈伸不利者[1]。

3. 绵草薢配狗脊 草薢祛风除痹，渗利水湿；狗脊祛风定痛，补肾壮腰。两药相配，既能祛风湿定痛，又能补肾壮腰。用于治疗年老体弱，感受风湿所致的腰背酸痛，腰膝酸软及周身沉重疼痛等[1]。

二、临床研究

1. 腰椎间盘突出症 麻辛附子汤合金刚丸加味治疗：以麻黄40g，附片60g，细辛30g，熟地黄100g，牛膝15g，杜仲15g，草薢15g，菟丝子15g，肉苁蓉15g，威灵仙20g为基本方；腰疼明显者加狗脊、续断；热甚者反佐黄柏、黄连；乏力者加黄芪。每2日1剂，分2次早晚服用，每剂药第1服时，附片先煎3h后加入其余药物再煮沸40min以上，第2服起则煮沸15min即可，10天为1个疗程，每2个疗程之间间隔3天，最长3个疗程。治愈36例，占53%；显效22例，占32%；有效8例，占12%；无效2例，占3%；总有效率为97%[2]。

2. 带状疱疹 外用绵草薢浸液（乙醇含量约50%的白酒浸泡绵草薢1周）涂敷患处，每日数次，水疱破裂、糜烂处直接喷洒绵草薢细粉，止疱、止痛、结痂、脱痂时间明显缩短，有效率高，后遗神经痛发生率低。治疗7天后观察，共治疗30例，痊愈19例，显效9例，好转2例，总有效率93.33%；随访3个月，治疗组有1例出现后遗神经痛，发生率3.33%[3]。

三、药理研究

1. 抗真菌作用 福州薯蓣活性成分甾体皂苷化合物具有很强的抗真菌活性[4]。绵萆薢水提取物对金黄色葡萄球菌、糠秕马拉色菌有较强的抑制作用[5]。

2. 调血脂作用 绵萆薢有明显的调血脂作用，对防治高脂血症的发生发展有积极的意义[6]。

3. 抗骨质疏松作用 运用成骨细胞系UMR106及破骨细胞系，对29种补肾及抗骨痿的生药的水及甲醇提取物进行了抗骨质疏松活性的筛选，绵萆薢水提物显示了最强的促成骨细胞增殖及较强的抑制破骨细胞形成活性；绵萆薢的水提物在双侧摘除卵巢所致大鼠原发性骨质疏松症模型中，用DXA测得的大鼠腰椎2～4节平均骨密度及用pQCT测量左侧胫骨近端骨况，显示了较好的抗骨质疏松活性[7]。

4. 抗肿瘤作用 薯蓣皂苷次级皂苷B甲醇溶液通过诱导K562细胞凋亡来抑制细胞增殖，且可抑制多种人肿瘤细胞的增殖[4]。

5. 降尿酸作用 萆薢总皂苷（TSD）可显著降低腺嘌呤与乙胺丁醇所致高尿酸血症大鼠的血清尿酸水平；其作用机制可能与TSD下调尿酸盐阴离子转运体1高表达、上调负责尿酸分泌的有机阴离子转运体（OAT1、OAT3）低表达导致尿酸排泄增加或抑制黄嘌呤氧化酶活性有关[8]。

四、本草文献摘述

1.《神农本草经》"主腰背痛强，骨节风寒湿周痹，恶疮不瘳，热气。"

2.《日华子本草》"治瘫缓软风，头旋目疾，补水藏，坚筋骨，益精明目，中风失音。"

3.《本草纲目》"治白浊，茎中痛，痔瘘坏疮。"

参考文献

[1] 国家药典委员会. 中华人民共和国药典临床用药须知：中药饮片卷[M]. 2020版. 北京：中国医药科技出版社, 2022: 581.

[2] 张清. 麻辛附子汤合金刚丸加味治疗腰椎间盘突出症68例疗效观察[J]. 云南中医中药杂志, 2011, 32 (11): 52-53.

[3] 叶晓云, 杨建秋. 绵萆薢外用治疗带状疱疹疗效观察[J]. 实用中西医结合临床, 2010, 10 (4): 37, 45.

[4] 刘宏伟. 海绵、福州薯蓣和齿叶黄杞的化学成分及其抗癌活性研究[D]. 沈阳：沈阳药科大学, 2003.

[5] 毛娟娟. 绵萆薢水提取物体外抑菌活性的实验研究[D]. 长沙：湖南中医药大学, 2014.

[6] 胡月英. 云南抗癌中草药[M]. 昆明：云南人民出版社, 1982.

[7] 殷军. 绵萆薢中抗骨质疏松活性成分的研究[D]. 沈阳：沈阳药科大学, 2003.

[8] 朱立然. 萆薢总皂苷对高尿酸血症大鼠尿转运蛋白表达的影响[D]. 合肥：安徽中医药大学, 2013.

第二节　利湿退黄药

马鞭草 Mabiancao

本品为马鞭草科植物马鞭草 Verbena officinalis L. 的干燥地上部分。6～8月花开时采割，除去杂质，晒干。

2-2-1
马鞭草彩图

一、传统应用

【性味归经】苦，凉。归肝、脾经。

【功效主治】活血散瘀，解毒，利水，退黄，截疟。用于癥瘕积聚，痛经经闭，喉痹，痈肿，水肿，黄疸，疟疾。

【用法用量】5～10g。

【使用注意】孕妇慎服。

【方剂举例】

1. 马鞭草散（《妇人良方》）

药物组成：马鞭草、荆芥穗、柴胡、乌梅肉、枳壳、白术、羌活、白芍、秦艽、乌药、麻黄、木香、川乌、甘草。

功能主治：活血散瘀，祛风止痛。用于治疗血风攻透，肢体疼痛，或觉瘙痒，或觉麻痹。

2. 滋血汤（《证治准绳》）

药物组成：马鞭草、牛膝、荆芥穗、当归、肉桂、牡丹皮、赤芍、川芎。

功能主治：养血化瘀。用于妇人劳伤，冲任气虚，致崩中下血，或下五色，连日不止，淋漓不断，倦怠困乏，月水闭绝。

3. 宣肺败毒方（《新型冠状病毒感染诊疗方案》）

药物组成：麻黄、石膏、麸炒苍术、广藿香、青蒿、虎杖、马鞭草、薏苡仁、芦根、葶苈子、焯苦杏仁、化橘红、甘草。

功能主治：宣肺化湿，清热透邪，泻肺解毒。主治湿毒郁肺证：症见发热，咳嗽，咽部不适，喘促气短，乏力，纳呆，大便不畅；舌质暗红，苔黄腻或黄燥，脉滑数或弦滑。

【简便验方】

1. 治疗伤风感冒，流感　鲜马鞭草45g，羌活15g，青蒿30g。上药煎汤2小碗，每日2次分服，连服2～3天。咽痛加鲜桔梗15g。（《江苏验方草药选编》）

2. 治疗传染性肝炎，肝硬化腹水　马鞭草、车前草、鸡内金各15g。水煎服。（《陕甘宁青中草药选》）

3. 治疗急性胆囊炎　马鞭草、地锦草各15g，玄明粉9g。水煎服。痛甚者加三叶鬼针草30g。（《福建药物志》）

4. 治疗肠炎，痢疾，泌尿系感染，尿血　鲜马鞭草30～60g。水煎服。（《陕甘宁青中草药选》）

5. 治疗经闭　马鞭草30g，益母草15g，艾叶6g。水煎服。（《青岛中草药手册》）

6. 治疗痛经　马鞭草、香附、益母草各15g。水煎服。（《福建药物志》）

【类药辨析】

马鞭草与益母草的鉴别应用　二者均有活血调经、利水消肿、解毒的功效。然马鞭草还能活血消癥，可治癥瘕积聚；其治疟无问新久，为常用之品；其善解热毒，多用于热毒壅盛的喉痹、疮痈。益母草则长于活血调经，为妇女经产要药；其利水道，消水肿，多用于水瘀互结的水肿证；其凉血解毒，善治湿热郁于肌肤的湿疹瘙痒[1]。

【配伍应用】

1. 马鞭草配泽兰 马鞭草味苦性凉，功能为活血通经；泽兰缓而不峻，药性平和。长于活血化瘀，调经止痛。两药配伍，共奏活血调经之功，可用于瘀阻所致的月经不调、经行腹痛，以及经闭等证[1]。

2. 马鞭草配青蒿 马鞭草治疟疾，无问新久皆宜；青蒿能透少阳寒热而治疟。两药合用，增强了截疟功效，用于治疟疾更为有效[1]。

3. 马鞭草配射干 马鞭草苦泄性凉，清热解毒；射干为肺经专药，苦寒清热，利咽消肿。两药伍用，清热解毒、利咽消肿功效更著，用于治疗热毒壅盛所致的咽喉肿痛、喉痹等症[1]。

4. 马鞭草配泽泻 马鞭草苦泄通利，性凉清热；泽泻甘淡渗利，性寒泄热。两药合用，既泄膀胱之热，又利膀胱之水，可用于水肿、小便不利，或热淋涩痛[1]。

二、临床研究

1. 白喉 治疗组鲜马鞭草（全草根、茎、叶）200g，加水1000mL，水煎浓缩至400mL，成人200mL/次，早、晚各服一次，连服10～15天；同时加用维生素B_1 10mg、维生素C 200mg，每日3次。对照组用白喉抗毒素DAT和抗生素综合治疗，局限性咽白喉DAT 4万～6万U，播散型8万～10万U，中毒型10万～16万U，一次性静滴；根据病情选用青霉素、红霉素、氯霉素及氨苄西林，中毒症状严重者加用氢化可的松100～300mg静滴，心肌损害者加用能量合剂及肌苷等静滴。结果：治疗组共30例，痊愈29例，无效1例，治愈率为96.7%。对照组42例，除1例因其他原因退出外，其余41例治愈，治愈率为97.6%[2]。

2. 面神经瘫痪 用马鞭草汤（马鞭草60g，节节草60g，扶芳藤60g，仙鹤草60g），煎汤取汁，合猪嘴巴上下片1副，放少量红糖或盐食用。结果：共治疗58例，临床治愈、面瘫完全纠正35例（55.7%）；面瘫基本纠正、仅留少量眼目闭合不适19例（21%）；无效4例（6.8%），总有效率为93.2%（治疗期间未配合针灸及其他治疗）。其中3例有慢性胃炎史，1例有慢性肝炎史，经治疗后食欲增加，腹胀消失。1例多年口疮同时治愈[3]。

3. 支原体肺炎 治疗组用马鞭草汤（马鞭草30g，黄芩15g，鱼腥草15g，柴胡10g，板蓝根15g，浙贝母15g，桔梗10g）随证加减，每日1剂，小儿剂量酌减；对照组口服四环素片，每次0.5g，每日4次，体温39.5℃以上者使用常规退热剂。2组疗程均为12天。结果：治疗组和对照组各30例。治疗组和对照组病例全部痊愈，治疗组体温恢复正常、咳嗽消失、肺部阴影吸收时间均明显短于对照组（$P<0.05$）[4]。

4. 寻常疣 马鞭草鲜品（最好为鲜品）若干，洗净捣汁备用，或晒干切碎用75%乙醇适量浸泡7天后过滤取汁备用。将药汁直接涂搽疣体，每日1～2次，直至疣体萎缩脱落消失为止（每次治疗前先将疣体表面用温水泡软刮除后再涂药，效果更佳）。结果：共治疗23例，均痊愈，总有效率为100%。疗程最短7天，最长50天。随访1年，未见复发[5]。

5. 乳糜尿 以马鞭草为主药，配以滋肾填精、健脾渗湿之剂加减，每日1

剂，14天为1个疗程。结果：共治疗38例乳糜尿患者，其中伴有蛋白尿者21例，红细胞者9例，白细胞者8例。治愈21例，好转15例，无效2例，总有效率为94.7%[6]。

6. 泌尿系结石 用方（马鞭草50g、金钱草30g、海金沙30g、鸡内金10g、川楝子15g、白茅根20g、冬葵子15g、车前子15g、生甘草5g），随证加减，水煎，每日1剂，1个月为1个疗程。每2周做B超检查1次，B超有疑问者进行静脉肾盂造影。结果：共治疗30例，痊愈19例（63.3%），好转7例（23.3%），无效4例（13.3%），总有效率86.4%。排石最短时间5天，最长43天，平均24.5天[7]。

7. 顽固性偏头痛 取马鞭草碎末1勺，花生油1勺，蛋清1个，放于同一容器内调匀后在锅中煎成薄饼一张，贴于前额（可偏于头痛一侧），每日1次，每次2h，1个月为1个疗程，病重者可进行2～3个疗程的治疗。结果：共治疗25例，治愈20例，有效3例，无效2例[8]。

8. 念珠菌性阴道炎 以马鞭草30g（外阴痒甚加蛇床子15g），水煎取汁，先熏后坐浴，浸泡阴道10min。同时以消毒纱布裹中指清洗阴道皱褶，每晚1次，5天为1个疗程。结果：共治疗28例，25例1个疗程治愈，2例2个疗程治愈，1例3个疗程治愈[9]。

9. 乳痈 鲜马鞭草100g或干品50g，放入带壳鸡蛋2～3个，加水适量煮至蛋熟。吃蛋喝汤，每日1剂。结果：共治疗15例（12例为哺乳期妇女，年龄21～35岁），11例1剂而愈，4例2剂获愈[10]。

10. 小儿疱疹性口炎 马鞭草（最好为鲜品）200～300g，水煎，每日1剂，分次内服及含漱，婴儿用小勺喂入或咽或吐均可，用至症状、体征消失。前2～3天肌内注射板蓝根针剂2mL，每日2次。结果：共治疗31例，均在6天内治愈，未发生并发症。27例用药2天内哭吵、烦躁减轻，进食改善，说明疼痛减轻。退热时间为1天5例，2天20例，3天6例。口腔溃疡愈合比自然病程缩短，临床疗效较显著[11]。

三、药理研究

1. 抗炎镇痛作用 物理和化学性致痛试验证实，马鞭草水煎液能提高小鼠热板所致痛阈值，对醋酸所致小鼠扭体反应有明显对抗作用，作用随剂量的增加而增强[12]。

2. 抗菌 抑菌实验证明，马鞭草黄酮类化合物对大肠埃希菌、金黄色葡萄球菌、枯草芽孢杆菌、白假丝酵母菌、青霉菌、黑曲霉均有一定的抑制作用[13]。

3. 抗肿瘤作用 马鞭草水提取物和醇提取物均可明显抑制荷瘤小鼠体内肿瘤的生长，但同时对荷瘤小鼠的体重增长和脾脏有降低作用[14]。

4. 神经保护作用 马鞭草水提液能抑制 $A\beta25-35$、$A\beta1-42$ 引起的细胞毒性，同时可降低神经细胞凋亡的发生，其作用机制可能是通过抑制神经细胞激活 caspase-2、caspase-3 而发挥作用[15]。马鞭草水煎液也可以恢复老年痴呆模型小鼠的学习记忆能力[16]。

5. 抗早孕作用 马鞭草苷、5-羟基马鞭草苷和3,4-二氢马鞭草苷均可以明显加强子宫平滑肌的收缩频率及振幅[17]。

6. 调节免疫功能作用 马鞭草醇提物可增强小鼠白细胞介素-2活性，而且还可以使其T、B细胞的活性增强，提高增殖能力和抗体分泌能力，且能使小鼠吞噬细胞的功能增强[18,19]。

四、本草文献摘述

1.《药性论》"主破腹中恶血皆下,杀虫良。"

2.《本草拾遗》"主癥癖血瘕,久疟,破血。"

3.《日华子本草》"通月经,治妇人血气肚胀,月候不匀。"

4.《宝庆本草折衷》"利小便不通。"

参考文献

[1] 国家药典委员会.中华人民共和国药典临床用药须知:中药饮片卷[M].2020版.北京:中国医药科技出版社,2022:867.

[2] 何明汉.单味马鞭草煎剂治疗白喉30例疗效观察[J].中国农村医学,1990(7):48.

[3] 彭振声.马鞭草汤治疗面神经瘫痪58例临床观察[J].中国社区医师,2002(3):36.

[4] 周中山.马鞭草汤治疗支原体肺炎临床观察[J].湖南中医学院学报,2001,21(1):51.

[5] 高宗丽,张亚雄,张育兰.马鞭草外用治疗寻常疣23例[J].云南中医中药杂志,2008,29(7):74.

[6] 潘述平.马鞭草为主治疗乳糜尿[J].中医杂志,2001,42(7):393.

[7] 张春华,宁晓宁.重用马鞭草治疗泌尿系结石30例[J].中国中医药科技,2003,10(5):317.

[8] 苗志勃.验方马鞭草治疗顽固性偏头痛25例[J].辽宁中医杂志,2006,33(4):479.

[9] 朱玲.马鞭草治疗念珠菌性阴道炎及流行性结膜炎[J].中医杂志,2001,42(6):331.

[10] 高鹏飞.单味马鞭草治疗乳痈15例[J].中国民间疗法,2002,10(7):62.

[11] 彭文英.马鞭草、板蓝根治疗疱疹性口腔炎31例[J].中华实用中西医杂志,2004,4(17):961.

[12] 王振富.马鞭草镇痛作用的实验研究[J].中国民族民间医药,2009,18(17):35-36.

[13] 马珮玻,王蓓,戎瑞雪,等.超声波法提取马鞭草黄酮条件的优化及其抗菌活性研究[J].湖北农业科学,2013,52(3):645-648.

[14] 曹志然,戎瑞雪,王蓓,等.马鞭草提取物对荷瘤小鼠抑瘤作用的实验研究[J].河北职工医学院学报,2008(2):8-9,11.

[15] Lai S W, Yu M S, Yuen W H, et al. Novel neuroprotective effects of the aqueous extracts from Verbena officinalis Linn[J]. Neuropharmacology, 2006, 50(6):641-650.

[16] 谭文波,王振富.马鞭草水煎液对老年痴呆小鼠学习记忆的影响[J].中国民族民间医药杂志,2011,20(1):36-37.

[17] 张涛,李万,阮金兰.马鞭草化学成分对大鼠离体子宫平滑肌条作用的研究[J].中国中医药科技,2001,8(5):313.

[18] 王文佳,王平,俞琦,等.马鞭草醇提物对小鼠IL-2生物活性的影响[J].甘肃中医学院学报,2008,25(2):4-15.

[19] 王文佳,王平,俞琦,等.马鞭草醇提物免疫活性的初步研究[J].贵阳中医学院学报,2008,30(4):17-18.

地耳草 Diercao

本品又称田基黄、黄花草、田基苋等,为藤黄科植物地耳草 *Hypericum japonicum* Thunb. 的干燥全草。春夏季开花时采收。

2-2-2 地耳草彩图

一、传统应用

【性味归经】苦,凉。归肝、胆经。

【功效主治】清利湿热,散瘀消肿。用于湿热黄疸,疮疖痈肿,跌打损伤。

【用法用量】煎服,15~30g;外用适量,鲜品捣烂敷患处。

【使用注意】脾虚泄泻,胃弱食少者忌服。

【方剂举例】

1.复方肝炎颗粒(《新编国家中成药第2版》)

药物组成:柴胡、田基黄、茵陈、蒲

公英、甘草、金钱草。

功能主治：清肝利湿。用于急性黄疸型、无黄疸型、迁延型肝炎及胆囊炎等。

2. 参灵肝康胶囊（《新药转正标准》）

药物组成：人参、田基黄、龙胆、杜仲、甘草、灵芝、熊胆粉、山豆根、当归、半边莲、三七、五味子、补骨脂、墨旱莲、红花、枸杞子、溪黄草。

功能主治：清热化结，消肿止痛，调和气血，养肝益肾。用于治疗急慢性乙型肝炎（气滞血瘀，肝肾不足证），食欲不振、厌油口苦、胁肋胀痛、脘腹胀满、倦怠乏力、急躁易怒、小便赤黄等症。

3. 黄花蒿田基汤（《中国壮医学》）

药物组成：黄花蒿25g、田基黄20g、叶下珠20g、山芝麻10g。

功能主治：解瘴毒，除湿毒。主治感受瘴毒引发的瘴病。

4. 黄姜黄汤（《实用袖珍中药辞典》）

药物组成：黄芪、田基黄、板蓝根、茯苓、山药、姜黄。

功能主治：益气利湿，清热解毒。用于治疗慢性乙型肝炎。

【简便验方】

1. 治疗黄疸，水肿，小便不利 田基黄一两，白茅根一两。水煎，分两次用白糖调服。（《江西民间草药验方》）

2. 治疗喉蛾 鲜田基黄如鸡蛋大一团，放在瓷碗内，加好烧酒三两，同擂极烂，绞取药汁，分三次口含，每次含10～20min吐出。（《江西民间草药验方》）

3. 治疗湿热泄泻 田基黄一两，水煎服。(江西《草药手册》)

4. 治疗小儿惊风，疳积泻 地耳草一两，水煎服。疳积泻加鸡肝煎服。（《浙江民间常用草药》）

5. 治疗乳腺炎 鲜田基黄适量，捣烂敷患处。（《福建中草药》）

6. 治疗治无名肿毒 田基黄叶捣烂加酒敷患处。（《岭南草药志》）

7. 治疗湿疹 地耳草适量，煎水洗。（《江西民间草药》）

8. 治疗跌打扭伤肿痛 田基黄一斤，清水三斤，煎剩一斤半过滤，将渣加水三斤再煎成一半，然后将两次滤液混合在一起，用慢火浓缩成一斤，装瓶备用。用时以药棉放在药液中浸透，取出贴于患处。（《江西民间草药验方》）

【类药辨析】

地耳草与金钱草的鉴别应用 同属利湿退黄药，都归肝胆经，能利湿退黄，用于湿热黄疸，又都有清热解毒之功，用于治疮痈肿毒等。但金钱草为利水通淋，清热排石要药，善清肝胆之火，又能除下焦湿热，善于治疗砂淋、石淋等淋证。而地耳草还可活血散瘀消肿，用于治跌打损伤，外伤出血等。地耳草消痈肿、拔毒散结之力较强，可用于肺痈、肠痈等[1]。

【配伍应用】

地耳草配茵陈 二药均苦寒，入肝、胆经。地耳草具清热利湿、解毒消肿之功；茵陈有清利湿热、退黄疸之效。二药配合，相须使用，相辅相成，使利湿退黄作用大增，多用于湿热黄疸证[1]。

二、临床研究

1. 肝炎 对照组患者采用保肝基础治疗，即甘草酸二铵注射液150mg，静脉滴入，1次/天；口服熊去氧胆酸胶囊250mg，3次/天。4周为1个周期。观察组在对照组治疗的基础上，加用地耳草免煎颗粒，每日1剂，联合耳穴压豆法治疗。地耳草免煎颗粒药物组成：地耳草15g，玉米须15g，鸡骨草10g，郁金10g，姜黄10g，莪术10g，丝瓜络10g，泽泻10g，土茯苓10g，佛手10g，青皮10g，甘草6g。早晚2次，饭后温服。耳穴压豆：选取肝、胆、脾、三焦、肝炎点5个耳穴，将小绿豆置于胶布上，贴压穴位，刺激产生酸、麻、胀、痛反应，单耳交替，隔日1次。4周为1个周期。观察组患者总有效率为96.0%，高于对照组的84.0%，差异有统计学意义（$P<0.05$）[2]。

2. 急性肾炎 地耳草汤（地耳草、鸭跖草、益母草、白茅根、白僵蚕、蝉蜕、石韦、车前草等），每日1剂，水煎，2次分服，治疗急性肾炎62例，痊愈53例（85.5%），显效6例（9.7%），好转3例（4.8%），总有效率100%。疗程最短7天，最长68天[3]。

三、药理研究

1. 抗肝炎和肝纤维化作用 地耳草提取物能显著降低乙型肝炎模型鸭血清中DHBV-DNA滴度、HBsAg水平以及AST、ALT活性，且在停药后第7天，未见反跳现象[4]。田基黄水煎液不同剂量均能降低肝纤维化大鼠血清ALT、AST、HA、LN和Ⅳ-C含量，同时能减少肝组织中HYP和MDA含量（$P<0.05$）[5]。田基黄苷能抑制胆总管结扎诱导的大鼠肝纤维化的形成，其抗肝纤维化作用与其抗氧化作用及抗TNF-α的分泌有关[6]。

2. 抗菌、抗病毒作用 从地耳草中提取的异巴西红厚壳素（isojacareubin）具有提高抗菌药物疗效的作用，能增加抗菌药物（如头孢他啶和左氧氟沙星）体外抗金黄色葡萄球菌的活性[7]。田基黄提取物具有显著抗鸭乙型肝炎病毒的作用[8]。

3. 防治肾衰竭 地耳草提取物（MSN）可以通过活化NK细胞和单核巨噬细胞，增强其吞噬功能增强免疫，影响T细胞分化，改变T细胞亚群，增大$CD4^+/CD8^+$，调节免疫，减少感染的发生，同时，地耳草提取物能降低血Urea、Crea、Cys-C的含量，改善慢性肾衰大鼠的肾功能，延缓肾小球的病理改变，从免疫与肾功能两个方面影响CRF发病的进程和肾脏相关病理改变[9]。

4. 降血脂及抗动脉粥样硬化作用 与模型对照组比较，田基黄水煎液组TC、TG、LDL-C、AI含量均有不同程度的降低；HDL-C含量升高。田基黄水煎液组MCP-1、Lp-PLA2及MIF含量均有不同程度的降低；与辛伐他汀组比较，田基黄水煎液组Lp-PLA2含量降低[10]。田基黄水煎液对应激负荷下高脂血症模型大鼠血脂、血压流变学指标有调节作用[11]。

5. 免疫调节作用 田基黄能明显提高外周血和肺部支气管肺泡灌洗液中ANAE阳性的淋巴细胞百分率（$P<0.01$），说明田基黄能作用于机体的免疫器官和免疫细胞，促进T淋巴细胞的分化与成熟，从而增强机体的特异性细胞免疫和免疫调节作用；田基黄还能提高外周血中性粒细胞吞噬率（$P<0.001$），说明田基黄能增强中性粒细胞的吞噬杀菌功能，从而提高机体抗细菌感染能力[12]。

6. 抗肿瘤作用 田基黄以不同极性的有机溶剂进行较系统的分级萃取得到不同的提取部位，一定浓度的石油醚提取部位，二氯甲烷提取部位，乙酸乙酯提取部位，正丁醇提取部位均会抑制肝癌细胞HepG2的生长，且呈剂量依赖性[13]。田基黄醇提液对小鼠肝癌移植瘤具有一定的生长抑制作用，抑制率为15.07%～40.98%[14]。

四、本草文献摘述

1.《生草药性备要》"治酒病，消肿胀，解蛊毒，敷大恶疮，理疳疮肿。"

2.《岭南采药录》"去硝、黄火毒，敷虾钳疮，理跌打、蛇伤。"

参考文献

[1] 国家药典委员会.中华人民共和国药典临床用药须知：中药饮片卷[M].2020版.北京：中国医药科技出版社，2022：596.

[2] 张立群，王凌云.地耳草免煎颗粒联合耳穴压豆治疗肝胆湿热型急性淤胆型肝炎临床观察[J].社区医学杂志，2021，19（14）：873-876.

[3] 王邦鼎.地耳草汤治疗急性肾炎62例[J].实用中医药杂志，2004（9）：493.

[4] 李沛波，杨翠平，王永刚，等.田基黄提取物抗鸭乙型肝炎病毒作用的实验研究[J].中药材，2011，34（6）：956-958.

[5] 胡卫东，吴寒，梅广林，等.田基黄水煎液下调羟脯氨酸和丙二醛对大鼠实验性肝纤维化的保护作用[J].南通大学学报（医学版），2011，31（4）：273-275.

[6] 李沛波，杨翠平，王永刚，等.田基黄苷抗大鼠肝纤维化作用的实验研究[J].中药材，2011，34（3）：424-428.

[7] ZUO G Y, AN J, HAN J, et al. Isojacareubin from the Chinese herb Hypericum japonicum: potent antibacterial and synergistic effects on clinical methicillin-resistant Staphylococcus aureus（MRSA）[J].Int J Mol Sci，2012，13（7）：8210-8218.

[8] 李沛波，杨翠平，王永刚，等.田基黄提取物抗鸭乙型肝炎病毒作用的实验研究[J].中药材，2011，34（6）：956-958.

[9] 高秋莲，梅湘，杨德乾，等.地耳草提取物（MSN）对5/6肾切除模型大鼠肾功能及免疫状态的影响[J].亚太传统医药，2014，10（3）：7-9.

[10] 胡向阳，马义，李莉莉.田基黄水煎液对高脂血症模型大鼠动脉粥样硬化进程的影响[J].亚太传统医药，2011，7（11）：5-6.

[11] 胡向阳，舒晓春，马义.田基黄水煎液对应激+高脂血症模型大鼠血脂、血液流变的作用研究[J].中药材，2011，34（9）：1418-1420.

[12] 周小玲，柯美珍，宋志军.田基黄对大鼠呼吸道及全身免疫功能的影响[J].广西医科大学学报，2001（2）：211-212.

[13] 庄群川，林久茂，李晶，等.田基黄不同提取部位对人肝癌细胞HepG2生长的抑制作用[J].福建中医药大学学报，2011，21（2）：33-36.

[14] 谢佐福，蔡娜，施文荣，等.田基黄醇提液对荷瘤小鼠抗肝癌的作用[J].福建中医药大学学报，2011，21（3）：26-27.

鸡骨草 Jigucao

本品为豆科植物广州相思子 *Abrus cantoniensis* Hance 的干燥全株。全年均可采挖，除去泥沙，干燥。

2-2-3 鸡骨草彩图

一、传统应用

【性味归经】甘、微苦，凉。归肝、胃经。

【功效主治】利湿退黄，清热解毒，疏肝止痛。用于湿热黄疸，胁肋不舒，胃脘胀痛，乳痈肿痛。

【用法用量】15～30g。

【使用注意】本品的种子有毒，用时须将豆荚摘除，以防中毒。凡虚寒体弱者慎用。

【方剂举例】

1. 鸡骨草胶囊（国药准字 Z45021655）

药物组成：鸡骨草、茵陈、栀子、三七、人工牛黄、猪胆汁、白芍、牛至、枸杞子、大枣。

功能主治：疏肝利胆，清热解毒。用于急、慢性肝炎和胆囊炎属肝胆湿热证者。

2. 复方鸡骨草胶囊（国药准字 Z20025742）

药物组成：鸡骨草、茵陈、栀子、三七、人工牛黄、珍珠层粉、白芍、五味子、枸杞子。

功能主治：清利肝胆湿热。用于肝胆湿热所致的胁肋不舒，脘腹胀满，疲倦乏力，口苦尿黄。

3. 鸡骨草肝炎丸（《国家中成药标准汇编 内科肝胆分册》）

药物组成：鸡骨草、茵陈、地耳草、桃金娘根、鸭脚艾、鹰不泊。

功能主治：疏肝，清热，利湿，祛黄。用于黄疸型和无黄疸型急性传染性肝炎。

4. 茵虎汤（《临床常用方剂手册》）

药物组成：绵茵陈、虎杖、败酱草、白花蛇舌草、板蓝根、土茯苓、蒲公英、徐长卿、鸡骨草、柴胡、蚕沙、蜂房、枳实、焦三仙。

功能主治：清热解毒，利湿疏肝。急性病毒性乙型肝炎。

【简便验方】

1. 治疗黄疸 鸡骨草60g，红枣七八枚。水煎服。（《岭南草药志》）

2. 治疗外感风热 鸡骨草60g。水煎，口分2次服。（《广西民间常用中草药手册》）

3. 治疗瘰疬 鸡骨草300g，豨莶草2000g，研末，蜜丸，每丸重3g。每次2丸，日服3次，连服2~4周期。（广西《中草药新医疗法处方集》）

4. 治疗蛇咬伤 鸡骨草（去骨）30g。煎水饮。（《岭南草药志》）

5. 治疗乳疮 鸡骨草叶，捣绒敷患处。（《南宁市药物志》）

【类药辨析】

鸡骨草与夏枯草的鉴别应用 其性俱凉，同入肝经，疏泄厥阴之气，但鸡骨草善于疏肝退黄解毒。夏枯草泻火力强，长于清肝明目，归经虽同，功用迥异[1]。

【配伍应用】

鸡骨草配茵陈 二药均利湿退黄，清热解毒，鸡骨草又长疏肝止痛；茵陈退黄力强，为治黄疸要药。二药配合，相须使用，可疏肝利湿，解毒退黄，用于治疗湿热黄疸，胁肋不舒证[1]。

二、临床研究

1. 胆总管结石术后黄疸 鸡骨草20g，田基黄20g，溪黄草20g，茵陈20g，金钱草20g，炒麦芽20g，炒谷芽20g，海螵蛸20g，白小娘15g，葫芦茶15g，五爪桃15g，车前子10g，鸡内金10g，陈皮8g。水煎服，早晚各1次，4周为一个疗程，治疗1个疗程。共治疗48例，痊愈18例，显效21例，有效7例，总有效率95.83%[2]。

2. 非酒精性脂肪肝及慢性乙型肝炎 鸡骨草胶囊（鸡骨草、茵陈、三七粉、栀子、人工牛黄、猪胆汁、白芍、牛至、枸杞子、大枣）辅助烯磷脂酰胆碱胶囊治疗46例非酒精性脂肪肝患者为观察组，而治疗非酒精性脂肪肝，单纯采用烯磷脂酰胆碱胶囊治疗46例的患者作为对照组，治疗后，观察组和对照组患者治疗总有效率分别为，95.65%和82.61%[3]。

3. 中毒性肝炎 茵陈30g，栀子10g，丹参15g，五味子10g，鸡骨草30g，垂盆草30g，给予50例中毒性肝炎患者煎服，并观察其疗效，2周停止治疗13例，4周停止治疗20例，6周停止治疗12例，8周后停止治疗5例，50例均符合治愈标准，治愈有效率100%[4]。

4. 慢性胆囊炎 黄芪10g，桂枝10g、炒白芍15g、醋柴胡10g、党参10g、白术10g、山药15g、金钱草20g、茵陈10g、郁金10g、延胡索10g、佩兰10g、藿香10g、鸡骨草15g、木香10g、内金10g，水煎服日一剂，随症加减，连服月余，慢性胆囊炎可治愈[5]。

5. 关节炎 中药熏洗，温经通络方（大黄30g，桂枝30g，两面针30g，生川乌30g，生草乌30g，当归尾15g，鸡骨草30g，紫苏叶30g），加热后熏蒸患部，温度适宜浸洗患部。2次/天，每次20min，治疗2周，治愈4例（19.1%），好转15例（71.4%），未愈2例（9.5%）[6]。

6. 母婴 ABO 血型不合 鸡骨草干燥全草，100g洗净，煎成250mL，待药液温度稍降后服。每天1次，10天1疗程，服2~4个疗程，单味鸡骨草治疗母婴 ABO 血型不合孕妇148例，有效率达92.6%[7]。

三、药理研究

1. 抗炎镇痛作用 相思子碱含量与鸡骨草对棉球致大鼠肉芽肿的抑制率具有正相关性[8]。

2. 抗病毒作用 鸡骨草及其不同萃取部位体外对呼吸道合胞病毒（RSV）、单纯疱疹病毒（HSV-1）、柯萨奇病毒（COX-B5）有抑制作用，水部位及乙醇部位体外均具有抗 RSV、HSV-1、COX-B5 的活性[9]。

3. 抗肿瘤作用 鸡骨草乙醇提取物可以抑制 H22 荷瘤小鼠肝癌细胞的生长，且抑瘤率和醇提物的质量浓度成正比，并且具有保护小鼠免疫器官的作用[10]。鸡骨草乙酸乙酯、正丁醇、水提取物对肿瘤细胞裸鼠移植瘤有抑制作用，并能够诱导细胞凋亡，乙酸乙酯提取物可上调 Bax 蛋白和下调 Bcl-2 蛋白的表达[11]。

4. 抗氧化作用 鸡骨草中性多糖（ACPa）和酸性多糖（ACPb）的抗氧化能力随着浓度的增加而增强，且抗氧化能力 ACPa>ACPb[12]。鸡骨草多糖 PACL、PACL1、PACL2、PACL3 这4种组分均具有较强的抗氧化活性，其中分子量小的 PACL1 的抗氧化活性最强，且抗氧化活性与其自身的分子量呈负相关；鸡骨草多糖对·OH 具有一定的清除作用，当鸡骨草多糖的质量浓度为 0.5mg/mL 时，鸡骨草多糖对·OH 的清除率可达 87.24%[13, 14]。

5. 降脂保肝作用 鸡骨草水提物可降低高脂模型大鼠血脂和肝脂水平，具有降血脂、抗脂肪肝作用[15]。

6. 促进伤口愈合作用 鸡骨草乙酸乙酯提取物能缩短小鼠皮肤伤口的愈合时间，提高伤口愈合效果，增强愈合后皮肤的抗拉能力[16]。

四、本草文献摘述

1.《中国药植图鉴》"治风湿骨痛，跌打瘀血内伤；并作清凉解热药。"

2.《岭南草药志》"清郁热，疏肝，和脾，续折伤。"

3. 广州部队《常用中草药手册》"清热利湿，疏肝止痛。治急性慢性肝炎，肝硬化腹水，胃痛，小便刺痛，蛇咬伤。"

4.《广西本草选编》"活血散瘀。"

参考文献

[1] 国家药典委员会. 中华人民共和国药典临床用药须知：中药饮片卷[M].2020版. 北京：中国医药科技出版社，2022：600.

[2] 詹树春，邱汉松，黄歆波. 中药鸡骨草汤治疗胆总管结石术后黄疸的临床疗效[J]. 中医临床研究，2020，12（7）：50-52.

[3] 雷清瑶. 鸡骨草胶囊辅助治疗对非酒精性脂肪肝患者肝纤维化的影响[J]. 深圳中西医结合杂志，2018，28（10）：37-39.

[4] 胡祥青. 清肝降酶汤主治中毒性肝炎50例浅析[J]. 中国医药指南，2011，9（32）：394-395.

[5] 刘德昌. 浅谈胆囊炎胆石症的中医治疗[J]. 中国民族民间医药，2010，19（21）：116.

[6] 李想，黄磊，张梅刃. 温经通络方熏洗治疗膝关节骨性关节炎疗效观察[J]. 中医药导

报，2011，17（8）：47-48.
[7] 冯惠娟，周秀荣，苏小军. 鸡骨草治疗 ABO 母儿血型不合 148 例的疗效观察 [J]. 中国妇幼保健，2006，21（12）：1712-1714.
[8] 林壮民，何秋燕，周秀，等. 鸡骨草中抗炎药效物质基础辨识研究 [J]. 时珍国医国药，2018，29（8）：1825-1827.
[9] 刘相文，侯林，崔清华，等. 鸡骨草不同洗脱部位体外抗病毒实验研究 [J]. 中华中医药学刊，2017，35（9）：2277-2279.
[10] 零新岚，郑鸿娟，张航，等. 鸡骨草醇提取物对 H22 荷瘤小鼠的体内抗肿瘤作用研究 [J]. 中国医院药学杂志，2016，36（11）：883-886.
[11] 李庭树，黄锁义. 鸡骨草提取物体内抗肿瘤活性研究 [J]. 右江民族医学院学报，2020，42（6）：690-697.
[12] 扶雄，吴少微，孟赫诚，等. 鸡骨草多糖的分离纯化及抗氧化活性研究 [J]. 现代食品科技，2013，29（7）：1559-1564.
[13] 秦建鲜，黄锁义. 鸡骨草分级多糖的体外抗氧化活性 [J]. 中国临床药理学杂志，2017，33（23）：2411-2415.
[14] 韦坤华，蔡锦源，董青松，等. 鸡骨草多糖的微波预处理提取工艺及其羟基自由基清除作用研究 [J]. 河南工业大学学报，2017，38（1）：66-71.
[15] 陈晓白，甘耀坤，王晓平，等. 鸡骨草对 SD 大鼠血脂及肝脂的影响 [J]. 中国医药指南，2009，7（23）：28-29.
[16] Zeng Q，Xie H，Song H J，et al.In Vivo Wound Healing Activity of Abrus cantoniensis Extract [J].Evidence-based complementary and alternative medicine：eCAM，2016，2016（11）：6568528.

虎杖 Huzhang

本品又称为花斑竹、酸筒杆、酸汤梗、斑杖根、斑庄根，为蓼科植物虎杖 *Polygonum cuspidatum* Sieb. et Zucc. 的干燥根茎和根。

2-2-4 虎杖彩图

秋、冬季采挖，洗净，晒干备用。

一、传统应用

【性味归经】微苦，微寒。归肝、胆、肺经。

【功效主治】利湿退黄，清热解毒，散瘀止痛，止咳化痰。用于湿热黄疸，淋浊，带下，风湿痹痛，痈肿疮毒，水火烫伤，经闭，癥瘕，跌打损伤，肺热咳嗽。

【用法用量】9～15g。外用适量，制成煎液或油膏涂敷。

【使用注意】孕妇慎用。

【方剂举例】

1. 疏风解毒胶囊 [《中华人民共和国药典》（2020 年版一部）]

药物组成：虎杖、连翘、板蓝根、柴胡、败酱草、马鞭草、芦根、甘草。

功能主治：疏风清热，解毒利咽。用于急性上呼吸道感染属风热证，症见发热、恶风，咽痛，头痛，鼻塞，流浊涕，咳嗽。

2. 化肝解毒汤（《首批国家级名老中医效验秘方精选》周仲英方）

药物组成：虎杖、平地木、半枝莲、土茯苓、垂盆草、赤芍、姜黄、黑料豆、生甘草。

功能主治：清解泄化肝脏湿热瘀毒。用于治疗慢性迁延型乙型肝炎及乙肝病毒携带者，表现以湿热瘀郁为主证者。

3. 维血宁合剂 [《中华人民共和国药典》（2020 年版一部）]

药物组成：虎杖、炒白芍、仙鹤草、地黄、鸡血藤、熟地黄、墨旱莲、太子参。

功能主治：滋阴养血，清热解毒。用于外感风热所致的出血；血小板减少症见上述证候者。

4. 虎杖散（《太平圣惠方》）

药物组成：虎杖、牛膝、紫苏梗、红

蓝花、莲子心、当归、桂心、牡丹、干漆、鬼箭羽、狗胆、硇砂、琥珀、麝香。

功能主治：行气活血祛瘀。主治产后多时，月水不通。

【简便验方】

1. 治疗产后瘀血血痛，及坠扑昏闷 虎杖根，研末，酒服。（《本草纲目》）

2. 治疗月水不利 虎杖三两，凌霄花、没药一两。为末。热酒每服一钱。（《本草纲目》）

3. 治疗腹内积聚，虚胀雷鸣，四肢沉重，月经不通 虎杖根（切细）一斛，以水二石五斗，煮取大斗半，去滓，澄滤令净，取好醇酒五升和煎，令如饧。每服一合，消息为度，不知，则加之。（《千金要方》）

4. 治疗伤折，血瘀不散 虎杖（锉）一两，赤芍药（锉）二两。上二味，捣罗为散。每服三钱匕，温酒调下，不拘时候。（《圣济总录》虎杖散）

5. 治疗筋骨痰火，手足麻木，战摇，痿软 斑庄根一两，川牛膝五钱，川萆薢五钱，防风五钱，桂枝五钱，木瓜三钱，烧酒三斤泡服。（《滇南本草》）

【类药辨析】

虎杖与金钱草鉴别应用 两者同属利湿退黄常用药，均主归肝胆经，都能清热利湿退黄，用于湿热黄疸等，常相须为用，又都能清热解毒，消肿止痛，用于治疮痈肿毒之证。虎杖与金钱草均能利胆退黄、清热解毒消肿，均可用于治疗湿热黄疸、痈疮肿毒、毒蛇咬伤。但二药相比，虎杖又有活血祛瘀之功，可用于治疗血瘀经闭、痛经、跌打损伤、癥瘕。金钱草兼有较强的利尿通淋、排石作用，常用于治疗石淋、热淋。虎杖还有祛痰止咳、泻下通便的作用，可用于治疗肺热咳嗽及热结便秘。

【配伍应用】

1. 虎杖与金钱草 两者均主归肝胆经，皆能清热利湿退黄，常相须为伍用于湿热黄疸等病症。虎杖具有利湿退黄、清热解毒、散瘀止痛、止咳化痰等功效，可用于湿热黄疸，淋浊，带下，风湿痹痛，痈肿疮毒，癥瘕，肺热咳嗽；金钱草利湿退黄，利尿通淋，解毒消肿，常用于湿热黄疸，胆胀胁痛，石淋，热淋，小便涩痛，痈肿疔疮。二者配伍应用，既能增强利湿退黄的作用，又可借虎杖之散瘀之力行湿毒之滞，以绝"血不利则为水"之虞；再藉金钱草通利膀胱之功，利小便而泄湿热，二药相须为用，相得益彰而收湿去黄退之效。

2. 虎杖与大黄 虎杖为微苦微寒之品，入肝、胆、肺经，以其利湿退黄、清热解毒、散瘀止痛、止咳化痰等功效而用于湿热黄疸、淋浊、带下、风湿痹痛、痈肿疮毒、癥瘕、肺热咳嗽等病症；而大黄味苦，性寒，归脾、胃、大肠、肝、心包经，具有泻下攻积、清热泻火、凉血解毒、逐瘀通经、利湿退黄等功效，常用于实热积滞便秘、血热吐衄、目赤咽肿、痈肿疔疮、肠痈腹痛、瘀血经闭、产后瘀阻、跌打损伤、湿热痢疾、黄疸尿赤、淋证、水肿等病症。二药同为蓼科植物，均有清热解毒、利湿退黄的功效，故用治湿热黄疸、痈肿疮毒等病症时，常配伍应用，除共同发挥利湿退黄、散瘀行滞的作用外，虎杖擅于清热解毒，又能通淋化浊；大黄长于荡涤积滞，又能通腑泄热，二者相须为用，即可前后分消，腑通滞祛，湿热自解，则诸症悉愈。

二、临床研究

1. 支原体肺炎 虎杖6～12g,贯众6～12g,丹参9～12g,川芎9～12g,紫苏子6～9g,葶苈子6～9g。肺热重者加金银花、连翘；肺阴虚者加沙参、桑白皮；肺气虚者加黄芪、茯苓；痰多者加鱼腥草、夏枯草；咳重者加百部、僵蚕。每天1剂,疗程为1～2周[1],共治疗40例,显效19例（47.5%）,有效18例（45.0%）,无效3例（7.5%）,总有效率92.5%

2. 胆囊炎 金钱草、虎杖各30g,柴胡、枳实、黄芩、姜半夏、竹茹各10g。疼痛较剧者加延胡索、川楝子、香附；恶心呕吐较甚者加赭石、旋覆花；大便秘结者加大黄、芒硝；发热恶寒者加金银花、蒲公英、连翘；有黄疸者加茵陈、栀子、龙胆。每日1剂,服10剂为1个疗程。共治疗86例,显效42例,好转38例,无效6例,总有效率为93%[2]。

3. 烧烫伤 虎杖30g,黄芩、黄连、黄柏、冰片各1.5g。制作工艺：按组方配齐药物,经净选后,加入适量清水煎煮,如此反复3～4次后,残药渣压榨,榨出液与药液合并过滤,然后将药液浓缩,再徐徐加入冰片搅匀分装瓶内,压铝盖、高压消毒,2200例不同程度的烧伤患者中1470例浅Ⅱ°创面愈合时间为8±4天,无瘢痕；490例浅深Ⅱ°混合创面愈合时间19±5天；248例局部有瘢痕增长；240例深Ⅱ°与Ⅲ°混合创面均行手术植皮封闭。总有效率100%[3]。

4. 感染伤口 取虎杖100g,枯矾5g,冰片2g,加蒸馏水1000g,制成复方虎杖液。分装于500mL玻璃瓶中,压盖并于115℃高压灭菌30min。将纱布制成3cm×8cm无菌纱条,置于无菌敷料缸内,将复方虎杖液摇匀倒入备用,换药时以酒精棉球消毒伤口周围,生理盐水洗净伤口分泌物后敷以复方虎杖液纱条2～4层,再覆盖无菌敷料。每日1次,共10天。共治疗197例,痊愈90例,显效56例,有效37例,无效14例,有效率达92.89%[4]。

三、药理研究

1. 抗炎作用 虎杖提取物及活性成分能通过抑制炎症因子、炎症相关基因表达、信号通路转导等途径实现抗炎作用。有研究[5]发现,白藜芦醇介导（SIRT）-1表达升高,可降低在诱导炎症反应中起着重要作用的PTP-1B,抑制NF-κB,降低单核细胞分泌TNF-α、IL-6,抑制致炎激酶JNK-1和IKKβ的活性。而羟基大黄素能通过抑制Akt和JNK通路抑制干细胞因子刺激的小鼠骨髓源性肥大细胞中COX-2依赖前列腺素D_2产生和COX-2表达以减轻炎症反应。广泛的临床研究也证实虎杖具有抗炎作用,可用于关节炎、肝炎或急性肺损伤等炎性疾病[6]。

2. 抗菌作用 虎杖具有抗病毒、细菌、真菌、寄生虫等病原微生物感染的作用。虎杖对HIV、HBV、EBV、流感病毒等多种病毒均有抑制作用,虎杖能通过toll样受体9诱导干扰素β表达以抑制流感病毒复制[7]。虎杖具有广泛的抗菌作用,抗菌谱包括金黄色葡萄球菌、铜绿假单胞菌、甲型链球菌等常见病菌,甚至医院耐药菌,其主要抗菌成分是二苯乙烯类和蒽醌类,作用机制可能是破坏细菌细胞膜完整性,部分成分甚至可发挥细菌DNA引物酶抑制剂作用[8]。虎杖可抑制红色毛癣菌、白念珠菌、裴氏着色霉菌、苹果腐烂病菌等多种真菌[9]。虎杖中的藜芦醇单独应用或联合两性霉素均具有抗亚马逊利什曼原虫的作用[10]。

3. 抗癌作用 虎杖发挥抗肿瘤作用的有效成分主要是白藜芦醇和大黄素，其机制与抑制细胞增生、诱导细胞凋亡、抑制血管生成及细胞转移有关。白藜芦醇能抑制结肠癌细胞增殖、血管生成和诱导凋亡，其细胞毒性与热-卡限制有关[11]，也能通过抑制肿瘤细胞 DNA 合成抑制肺中肿瘤生长代谢，减少肺肿瘤转移及小鼠肿瘤新生血管形成，明显减少 Lewis 肺癌肿瘤体积和瘤重[12]。此外，白藜芦醇和大黄素也对卵巢癌、淋巴癌、肝癌和人类神经母细胞瘤、神经胶质瘤等多种肿瘤表现出抵抗作用。

4. 抗氧化作用 虎杖提取物能显著降低细胞活性氧自由基产生和清除氧自由基，具有抗氧化和抗衰老作用。其中代表性成分白藜芦醇能通过诱导抗氧化基因表达降低 MCF-7 细胞过氧化氢水平，例如通过磷酸酶、PTEN 和 PKB 或 Akt 信号通路机制诱导过氧化氢酶和锰超氧化物歧化酶（Mn SOD）[13]。而白藜芦醇增强加速老化小鼠模型中超氧化物歧化酶（SOD）、谷胱甘肽过氧化物酶（GPx）活性，降低丙二醛水平[14]。

5. 降血糖作用 虎杖苷可能通过调节 PPARβ-N0 信号通路恢复高血糖大鼠主动脉环的内皮依赖性舒张[15]，可用于糖尿病相关性心血管疾病的治疗，而虎杖中新分离的 polyflavanostilbene A 则显示出较强的葡萄糖苷酶抑制作用[16]。

6. 保护作用 虎杖具有器官保护作用，其活性成分被视为多器官功能衰竭的潜在治疗药物，虎杖能改善肝细胞代谢和恢复肝功能，虎杖苷能保护 H_2O_2 导致的氧化损伤及 CCl_4 导致的小鼠急性肝损伤中的肝细胞[17]。虎杖中虎杖苷、大黄素 -8-O-$β$-D 葡萄糖苷、2-甲氧基 -6-乙酰基 -7-甲基胡桃醌、白藜芦醇等均表现出一定的神经保护作用[18]。

四、本草文献摘述

1.《名医别录》 "主通利月水，破流血癥结。"

2.《本草纲目》 "治男妇诸般淋疾。"

3.《日华子本草》 "治产后恶血不下，心腹胀满，排脓，主疮疖痈毒，妇人血晕，扑伤瘀血，破风毒结气。"

参考文献

[1] 张雷家，孔令芬.虎杖合剂联合抗生素治疗小儿支原体肺炎的临床观察 [J] 中国中西医结合杂志，2001，21（1）：68-69.

[2] 白玉.金虎汤治疗急慢性胆囊炎 86 例 [J].陕西中医，2001，22（9）：527-528.

[3] 消厚安.虎杖烫伤液外用治疗烧伤 2200 例 [J].陕西中医，2001，22（11）：667-668.

[4] 荆萍.复方虎杖液用于感染伤口换药的临床观察 [J].中国中西医结合杂志，2001，21（4）：313.

[5] GHANIM H, SIA C L, ABUAYSHEH S, et al.An antiinflammatory and reactive oxygen species suppressive effects of an extract of Polygonum cuspidatum containing resveratrol [J].J clin endocr metab, 2010, 95（9）: E1-E8.

[6] LU Y, SUH S J, LI X, et al.Citreorosein, a naturally occurring anthraquinone derivative isolated from Polygoni cuspidati radix, attenuates cyclooxygenase-2-dependent prostaglandin D2 generation by blocking Akt and JNK pathways in mouse bone marrow-derived mast cells [J].Food chem toxicol, 2012, 50（3-4）: 913-919.

[7] LIN C J, LIN H J, CHEN T H, et al.Correction: Polygonum cuspidatum and its active components inhibit replication of the influenza virus through toll-like receptor 9-induced interferon beta expression [J].PLoS One, 2015, 10（4）: e0125288.

[8] SU P W, YANG C H, YANG J F, et

al.Antibacterial Activities and Antibacterial Mechanism of Polygonum cuspidatum Extracts against Nosocomial Drug-Resistant Pathogens [J].Molecules, 2015, 20 (6): 11119-11130.
[9] 王远遐, 姬兰柱, 刘艳, 等.虎杖提取物对苹果腐烂病菌的抑菌机制 [J].中国生物防治学报, 2015 (1): 149-150.
[10] FERREIRA C, SOARES D C, NASCIMENTO M T, et al.Resveratrol is active against Leishmania amazonensis: in vitro effect of its association with Amphotericin B [J].Antimicrob agents ch, 2014, 58 (10): 6197-6208.
[11] FOUAD M A, AGHA A M, MERZABANI M M, et al.Resveratrol inhibits proliferation, angiogenesis and induces apoptosis in colon cancer cells: calorie restriction is the force to the cytotoxicity [J].Hum exp toxicol, 2013, 32 (10): 1067-1080.
[12] KIMURA Y, OKUDA H.Resveratrol isolated from Polygonum cuspidatum root prevents tumor growth and metastasis to lung and tumor-induced neovascularization in Lewis lung carcinoma-bearing mice [J].J nutr, 2001, 131 (6): 1844-1849.
[13] INGLéS M, GAMBINI J, MIGUEL M G, et al.PTEN mediates the antioxidant effect of resveratrol at nutritionally relevant concentrations [J].Biomed res int, 2014, 2014 (null): 580852.
[14] LIU G S, ZHANG Z S, YANG B, et al.Resveratrol attenuates oxidative damage and ameliorates cognitive impairment in the brain of senescence-accelerated mice [J].Life sci, 2012, 91 (17-18): 872-877.
[15] WU Y, XUE L, DU W, et al.Polydatin Restores Endothelium-Dependent Relaxation in Rat Aorta Rings Impaired by High Glucose: A Novel Insight into the PPARβ-NO Signaling Pathway [J].PLoS One, 2015, 10 (5): e0126249.
[16] LI F, ZHAN Z, LIU F, et al.Polyflavanostilbene A, a new flavanol-fused stilbene glycoside from Polygonum cuspidatum [J].Org lett, 2013, 15 (3): 674-677.
[17] GAMBINI J, INGLéS M, OLASO G, et al.Properties of Resveratrol: In Vitro and In Vivo Studies about Metabolism, Bioavailability, and Biological Effects in Animal Models and Humans [J].Oxid med cell longev, 2015, 2015 (null): 837042.
[18] ZHANG Q, YUAN L, ZHANG Q, et al.Resveratrol attenuates hypoxia-induced neurotoxicity through inhibiting microglial activation [J].Int immunopharmacol, 2015, 28 (1): 578-587.

垂盆草 Chuipencao

本品为景天科植物垂盆草 Sedum sarmentosum Bunge 的干燥全草。夏、秋两季采收,除去杂质,鲜用或干燥。

2-2-5 垂盆草彩图

一、传统应用

【性味归经】甘、淡,凉。归肝、胆、小肠经。

【功效主治】利湿退黄,清热解毒。用于湿热黄疸,小便不利,痈肿疮疡。

【用法用量】15~30g;鲜品 250g。

【使用注意】脾胃虚寒者慎服。

【方剂举例】

1. 护肝宁片 [《中华人民共和国药典》(2020 年版 一部)]

药物组成:垂盆草、虎杖、丹参、灵芝。

功能主治:清热利湿退黄,疏肝化瘀止痛。用于治疗中医辨证属湿热中阻、瘀血阻络所致的胁痛、口苦、黄疸、胸闷、纳呆,也可用于急、慢性肝炎兼有上述证候者。

2. 慢肝清泄方(《乙型肝炎的辨证

论治》]

药物组成：垂盆草、茵陈、车前子、土茯苓、薏苡仁、泽泻、板蓝根、栀子、虎杖、贯众、陈皮、厚朴、甘草。

功能主治：清热解毒，祛湿化滞。用于湿热之毒蕴阻血分，症见肝区或两胁下胀满疼痛，或波及脘腹，尿短尿黄，大便糊臭不爽，苔黄腻难化，脉濡缓。

3. 复方益肝丸 [《中华人民共和国药典》（2020年版 一部）]

药物组成：茵陈、垂盆草、龙胆、车前子、夏枯草、板蓝根、野菊花、蒲公英、山豆根、土茯苓、人工牛黄、胡黄连、大黄、柴胡、枳壳、香附、青皮、槟榔、苦杏仁、蝉蜕、丹参、牡丹皮、红花、人参、炙甘草、桂枝、五味子、鸡内金。

功能主治：清热利湿，疏肝理脾，化瘀散结。用于湿热毒蕴所致的胁肋胀痛、口干口苦、黄疸、苔黄脉弦等症。急慢性肝炎见上述证候者。

4. 垂盆利胆汤（《经验方》）

药物组成：垂盆草、金钱草、薏苡仁、郁金、枳壳、黄连、乌梅、三七。

功能主治：利胆消炎，退黄凉血。治急慢性胆囊炎，急性药物中毒性黄疸等。

【简便验方】

1. 治疗咽喉肿痛　垂盆草15g，山豆根9g。水煎服。（《青岛中草药手册》）

2. 治疗口腔溃疡　垂盆草30g，蒲公英30g，甘草10g，水煎服。（《常见中草药应用图册》）

3. 治疗劳伤咳嗽　垂盆草30g，枇杷叶15g（去毛），蜂蜜15g，黄酒10mL。先将前2味药切碎，加蜜和水适量，蒸30min，再加入酒，分3次服。（《常见中草药应用图册》）

4. 治疗肺痈　垂盆草30~60g，冬瓜仁30g，薏苡仁30g，鱼腥草30g，水煎服。（《常见中草药应用图册》）

5. 慢性迁延性肝炎　鲜垂盆草30g，紫金牛9g。水煎去渣，加食糖适量，分2次服。（《浙江药用植物志》）

6. 治疗烫伤、烧伤　鲜垂盆草适量，捣汁涂患处；或用垂盆草12g，瓦松9g，共研细末，菜油调敷。（《陕甘宁青中草药选》）

7. 治疗毒蛇咬伤　半枝莲9g，三羽新月蕨15g，垂盆草30g。煎服，并用适量捣敷患处。（《中国药用孢子植物》）

8. 治疗带状疱疹　垂盆草、大黄、冰片、白头翁研成细末，混匀后加蜂蜜适量调成膏状，涂于皮损及疼痛区域，涂后用薄层纱布覆盖。[福建中医药，1999，（4）：46]

【类药辨析】

垂盆草与金钱草的鉴别应用　两者同属利湿退黄药，都能清热利湿退黄，用于治湿热黄疸，均可清热解毒，用于痈肿疮毒。而垂盆草清热解毒力量较强，更长于治疗痈肿、水火烫伤、毒蛇咬伤。但金钱草甘淡渗利，咸能软坚，微寒清热，善清肝胆之火，又能除下焦湿热，有清热利湿退黄、利尿排石之效，尤为治淋排石要药，用于治疗石淋热淋，尿涩作痛。

【配伍应用】

垂盆草配伍矮地茶　垂盆草甘、淡、凉，善利湿退黄，又清热解毒；矮地茶苦辛性平，既能清利湿热，又善活血化瘀。二药相合，利湿退黄，清热解毒，佐以活血，用于治疗湿热黄疸疗效更佳。

二、临床研究

1. 慢性乙型病毒性肝炎　复方垂盆草胶囊，口服，4粒/次，3次/天。治疗12周。共治疗48例，显效36例，有效

11例，无效1例，总有效率97.92%[1]。

2. 酒精性肝炎 解毒保肝汤（柴胡20g，白芍20g，茯苓15g，白术15g，砂仁15g，泽泻15g，清半夏15g，白花蛇舌草30g，虎杖20g，垂盆草20g，丹参20g，五味子20g）。水煎服，每日1剂，早晚分服。共治疗30例，临床治愈8例，显效12例，有效7例，无效3例，总有效率90.00%[2]。

3. 单项转氨酶升高 养肝降酶丸（茵陈、黄芩、白术、茯苓、芍药、大黄、黄芪、垂盆草、虎杖、五味子），每次6g，1日3次，温开水送服，连服2个疗程，共30天（15天为1个疗程）。共治疗333例，治愈107例，显效156例，有效26例，无效44例，总有效率86.79%[3]。

三、药理研究

1. 抗炎作用 垂盆草提取物对大鼠重症急性胰腺炎肺损伤有改善作用，其作用机制可能是通过调控JAK2/STAT3信号通路，抑制促炎细胞因子过度表达[4]。

2. 抗氧化作用 垂盆草不同极性部位提取物均具有一定的抗氧化活性，其中乙酸乙酯萃取部位的抗氧化能力最强，在总还原能力和清除DPPH自由基上，乙酸乙酯萃取部位作用明显强于其他四个极性部位，其清除ABTS自由基的半数浓度IC_{50}为0.0131mg/mL，清除羟基自由基的半数浓度IC_{50}为1.0730mg/mL[5]。

3. 抗纤维化作用 垂盆草总黄酮能明显增加大鼠体重，抑制肝纤维化大鼠肝脾指数上升；同时，可显著降低大鼠血清ALT、AST及HA、LN的含量，减轻大鼠肝纤维程度；进一步研究表明垂盆草总黄酮能明显降低肝纤维化大鼠肝脏Smad2/3、Smad4、α-SMA蛋白和相关mRNA的表达，提高Smad7蛋白和mRNA的表达[6]。

4. 抗肿瘤作用 垂盆草水提物、垂盆草醇提物对小鼠S180肉瘤的生长有明显抑制作用，使肿瘤重量明显减轻。对小鼠S180腹水瘤小鼠生存天数亦有明显延长作用。说明垂盆草对小鼠移植性肿瘤具有抑制作用[7]。

5. 保肝作用 垂盆草苷可显著改善幼龄大鼠胆汁淤积造成的肝脏损伤，保护肝脏功能，降低ALT、AST、ALP、MPO的活性和TBIL含量，并且高剂量垂盆草苷的作用与阳性药物熊去氧胆酸相近，表明垂盆草苷对肝内胆汁淤积造成的幼龄大鼠肝功能损伤具有改善作用[8]。不同浓度的垂盆草总黄酮和异鼠李素对APAP致人肝细胞损伤模型的细胞存活能力有显著的提高作用，同时对肝脏细胞的形态有改善作用[9]。

6. 免疫抑制作用 垂盆草小麦黄素苷100、10、1μg/mL（终浓度）对T淋巴细胞的cpm数有非常显著的抑制作用（均$P<0.001$）；小麦黄素苷100μg/mL对B淋巴细胞的cpm数有非常显著的抑制作用（$P<0.01$）[10]。

7. 增强运动能力作用 垂盆草可以增加运动训练大鼠体内糖贮备，保证中枢神经系统、骨骼肌及红细胞等组织的能量供给，降低运动训练大鼠体内蛋白质分解代谢速率，保持肌力，延缓运动性疲劳的发生，从而提高运动能力[11]。

四、本草文献摘述

1.《本草纲目拾遗》 "性寒，消痈肿，治湿郁水肿。""治诸毒及汤烙伤，疗痈，虫蛇螫咬。"

2.《天宝本草》 "利小便，敷火疮肿痛；汤火症，退湿热，兼治淋症。"

参考文献

[1] 吴文豪,符汉光,陈朝琴.复方垂盆草胶囊联合替诺福韦酯治疗慢性乙型肝炎的临床研究[J].现代药物与临床,2018,33(7):1715-1719.

[2] 李延,王琪.解毒保肝汤治疗酒精性肝炎的临床研究[C]//中国中西医结合学会肝病专业委员会.第十七次全国中西医结合肝病学术会议论文汇编.2008:284-287.

[3] 喻方亭,吕志平,俞守义,等.中药养肝降酶丸治疗单项转氨酶升高333例[J].深圳中西医结合杂志,1997(1):9-10.

[4] 徐志红,白永愉,黄新策,等.垂盆草提取物经JAK2/STAT3信号通路途径改善大鼠重症急性胰腺炎肺损伤的研究[J].肝胆胰外科杂志,2014,26(5):398-402.

[5] 陈磊,俞雪锋,姚晓敏.垂盆草不同极性部位体外抗氧化活性的研究[J].中国现代医生,2016,54(24):120-124.

[6] 林远灿,骆海莺,刘慧芳,等.垂盆草总黄酮调控Smads通路抑制肝星状细胞活化的抗肝纤维化机制研究[J].中国中药杂志,2020,45(3):631-635.

[7] 李清,刘姣,曹秀莲,等.垂盆草不同提取物对小鼠移植性肿瘤抑制作用的初步研究[J].河北省科学院学报,2010,27(4):54-56.

[8] 龙安予,郑俊霞,刘蕊.垂盆草苷对实验性幼年大鼠肝内胆汁淤积的干预作用[J].辽宁医学杂志,2018,32(2):23-25.

[9] 蒋志涛,王雪,王建春,等.垂盆草总黄酮及异鼠李素对对乙酰氨基酚诱导的L02细胞损伤的保护作用[J].中国实验方剂学杂志,2018,24(6):121-125.

[10] 熊玉兰,王彦礼,孙建辉,等.垂盆草小麦黄素苷体外对正常小鼠淋巴细胞增殖的影响[J].中国实验方剂学杂志,2006(10):29-31.

[11] 刘翔.垂盆草提取物对耐力训练大鼠血糖、肌糖原、肝糖原及血尿素氮的影响[J].中国医药指南,2012,10(2):80-82.

叶下珠 Yexiazhu

为大戟科植物叶下珠 Phyllanthus urinaria L. 的干燥全草。夏、秋季采集全草,除去杂质,干燥或鲜用。

2-2-6 叶下珠彩图

一、传统应用

【性味归经】微苦,凉。归肝、脾、肾经。

【功效主治】清热利尿、明目、消积。用于肾炎水肿、尿路感染、结石、肠炎、痢疾、小儿疳积、角膜炎、黄疸性肝炎;外用治竹叶青蛇咬伤。

【用法用量】内服:煎汤,25~50g。外用:适量,鲜草捣烂敷伤口周围。

【方剂举例】

1. 肉扭叶珠汤(《壮医方剂学》)

药物组成:叶下珠、金钱草、三白草、鱼腥草、茅莓、地胆草。

功能主治:除湿毒,清热毒,通水道。用于治疗肉扭(淋证),湿毒为甚者。

2. 叶珠翻白地锦汤(《土家医毒气病学》)

药物组成:叶下珠(醋炒)、翻白草、炒地锦草、刺黄连、香血藤。

功能主治:抗瘟降毒,凉血止惊,用于毒痢症、嘎痛症。

3. 山楂化积汤(《壮医方剂学》)

药物组成:山楂、槟榔、独脚金、叶下珠、木香、陈皮、佛手柑。

功能主治:通谷道,调气机,消食导滞。用于治疗食滞,症见脘腹胀满,腹痛,不思饮食,或饮食无味,拒进饮食,嗳气酸臭,或呕吐馊食,吐食或肛门排气后痛减,舌红苔黄腻等。

【简便验方】

1. 治痢疾、肠炎腹泻 叶下珠、铁苋菜各 30g，煎汤，加糖适量冲服，或配老鹳草，水煎服。(《中草药学》)

2. 治黄疸 鲜叶下珠 60g，鲜马鞭草 90g，鲜半边莲 60g，水煎服。(《草药手册》)

3. 治赤白痢疾 叶下珠 30～60g，水煎加红糖服或冲蜜服。或加红猪母菜 30g 煎服；或叶下珠 20g，老鹳草 20g，水煎，加红糖服。(《全国中草药汇编》)

4. 治伤暑发热 叶下珠 30g，水煎加蜜服。(《全国中草药汇编》)

5. 治肾盂肾炎急性期或慢性急发 鲜叶下珠 40g，白花蛇舌草 30g，车前草 20g，水煎，每日 1 剂，分 3 次服，连服 2～5 天。(《全国中草药汇编》)

【类药辨析】

叶下珠与溪黄草的鉴别应用 叶下珠与溪黄草均具有清热利湿的功效，均可用于湿热黄疸，肠炎、痢疾等。但二者的功效有所不同，叶下珠入肾经，可清热利尿而用于肾炎水肿，尿路感染；入脾经，可消积而用于小儿疳积，溪黄草主入肝胆经，而多用于急性肝炎、胆囊炎；此外，叶下珠尚可明目而用于角膜炎；溪黄草尚有凉血散瘀之功而用于跌打瘀肿。就药性而论，叶下珠味微苦性凉，溪黄草味苦性寒，临床上要注意区别应用。

【配伍应用】

1. 叶下珠配金钱草 膀胱湿热之热淋涩痛与砂淋、石淋。

2. 叶下珠配白花蛇舌草、重楼 疮疡肿毒，蛇犬咬伤：可内服外敷并用。

二、临床研究

1. 病毒性肝炎失眠 治疗组给予叶下珠，每日 60g，浓煎取汁 200mL，分 2 次服；早、晚饭后 30min 各服 1 次；连服 3 周，停药观察 1 周。共治疗 39 例，痊愈 6 例，显效 23 例，有效 6 例，无效 4 例，总有效率 89.74%[1]。

2. 慢性乙型肝炎 静脉滴注多烯磷脂酰胆碱注射液，口服叶下珠胶囊，2 粒/次，3 次/天。连续治疗 4 周。共治疗 65 例，显效 23 例，有效 37 例，无效 5 例，总有效率 92.31%[2]。

三、药理研究

1. 抗癌作用 叶下珠的抗癌作用是通过抑制 NF-κB、P13K/AKT 和 MAPKs (ERK、JNK、P38) 通路诱导细胞凋亡并阻止血管生成来抑制癌细胞增殖，并且对不同类型的癌细胞具有生长抑制活性，而不影响正常细胞的生长。叶下珠提取物对多种癌症展现出良好的抗癌效果，且具有药物剂量和作用时间的依赖性[3]。

2. 抗炎镇痛及体外抑菌作用 叶下珠甲醇提取物高、中、低剂量组均可明显减轻小鼠耳郭肿胀度（$P<0.05$ 或 0.01）、抑制小鼠腹腔毛细血管通透性增加（$P<0.05$ 或 0.01）、减少冰醋酸致小鼠扭体反应次数（$P<0.01$），叶下珠甲醇提取物高、中、低剂量组均可显著降低福尔马林致痛实验的第Ⅰ时相的疼痛强度（$P<0.05$ 或 0.01），高剂量组对第Ⅱ时相的疼痛强度降低的程度有显著性差异（$P<0.05$）。叶下珠甲醇提取物对金黄色葡萄球菌和大肠埃希菌的抑菌率分别为 82.08%、59.36%。即叶下珠甲醇提取物具有较好的抗炎镇痛作用，对金黄色葡萄球菌和大肠埃希菌具有体外抑菌作用[4,5]。

四、本草文献摘述

1.《生草药性备要》"治小儿疳眼、

疳积，煲肉食或煎水洗，又治亡乳汁，治主米疳者最效。"

2.《植物名实图考》"能除瘴气。"

参考文献

[1] 温立新,张金付,陈翠玲,等.叶下珠治疗病毒性肝炎失眠患者临床疗效观察[J].中华中医药杂志,2017,32（12）:5420-5423.

[2] 郭熙清,钟庆.叶下珠胶囊联合多烯磷脂酰胆碱治疗慢性乙型肝炎的临床研究[J].现代药物与临床,2018,33（3）:578-581.

[3] 陶然,张晓春,曹杨港,等.叶下珠的有效部位和药理作用研究进展[J].实用中医内科杂志,2024,38（5）:39-42.

[4] 戴卫波,吴凤荣,肖文娟,等.叶下珠甲醇提取物抗炎镇痛及体外抑菌作用研究[J].中华中医药学刊,2016,34（4）:978-981.

[5] 宋伟文.实用百草治百病[M].福州:福建科学技术出版社,2021:57.

浮萍 Fuping

本品又称水萍、水萍草、浮萍草，为浮萍科植物紫萍 Spirodela polyrrhiza (L.) Schleid. 的干燥全草。6～9月采收。捞出后去除杂质，洗净，晒干。

2-2-7 浮萍彩图

一、传统应用

【性味归经】辛，寒。归肺经。

【功效主治】宣散风热，透疹，利尿。用于麻疹不透，风疹瘙痒，水肿尿少。

【用法用量】3～9g。外用适量，煎汤浸洗。

【使用注意】表虚自汗者禁服。

【方剂举例】

1. 浮萍散（《疡医大全》卷二十九）

药物组成：浮萍、当归、川芎、荆芥、赤芍、甘草、麻黄、葱白、豆豉。

功能主治：祛风，和血，止痒。用于治疗风癣疥癞。

2. 浮萍银翘汤（《秋温证治》）

药物组成：金银花、焦栀子、连翘、薄荷、豆豉、蝉蜕、鲜芦根、桔梗、鲜浮萍。

功能主治：辛凉透表，清热解毒。用于治疗太阴秋温，发热脉数，骨节酸或不酸，自汗或无汗，口渴或不渴。

3. 小儿柴桂退热颗粒[《中华人民共和国药典》（2020年版 一部）]

药物组成：柴胡、桂枝、葛根、浮萍、黄芩、白芍、蝉蜕。

功能主治：发汗解表，清里退热。用于小儿外感发热。症见发热，头身痛，流涕，口渴，咽红，溲黄，便干。

【简便验方】

1. 治疗鼻衄不止 干浮萍草末，吹入鼻中。（《太平圣惠方》）

2. 治疗皮肤风热，遍身生瘾疹 牛蒡子、浮萍等份。以薄荷汤调下二钱，日二服。（《养生必用方》）

3. 治疗消渴 干浮萍、栝楼根等份。上二味为末，以人乳汁和丸如梧子。空腹饮服二十丸，日三。（《千金要方》浮萍丸）

4. 治疗身上虚痒 浮萍末一钱，黄芩一钱。同四物汤煎汤调下。（《丹溪先生医书纂要》）

5. 治疗小便不通，利膀胱 水上浮萍，暴干，末，服方寸匕，日三服。（《千金要方》）

【类药辨析】

麻黄与浮萍的鉴别应用 二者皆能宣肺气、开毛窍、通水道而发汗解表、利水消肿，均可用于治外感表证，恶寒、发热、无汗，以及水肿、小便不利等证。但麻黄辛温，用于治疗外感风寒、恶寒无汗的风寒表实证。且能宣肺平喘，也常用于治肺气壅遏的咳嗽气喘证。浮萍辛寒，用于治疗外感风热、发热无汗的风热表证。且能透疹止痒，又可用于麻疹不透以及风疹瘙痒等[1]。

【配伍应用】

1. 浮萍配薄荷、蝉蜕 浮萍质轻上浮，有宣肺发汗、疏散风热、透疹之功；薄荷善于疏散风热，透疹。三者伍用，疏散风热，透疹，宜用于风热感冒，发热无汗，以及麻疹初起、透发不畅[1]。

2. 浮萍配荆芥、防风 三者均能祛风止痒，配伍后可用于治风疹瘙痒[1]。

3. 浮萍配麻黄 二者均能发汗解表，利水消肿。二者配伍，既可用于治风寒感冒，又可用于治水肿兼有表证者[1]。

二、临床研究

1. 乙肝肝硬化腹水 加味苓桂浮萍汤（组成：浮萍20g、泽泻30g、半夏10g、大腹皮20g、陈皮18g、茯苓20g、杏仁10g、桂枝10g）。每日1剂，早晚分2次服用，每次用统一量杯冲100mL口服。28天为1疗程，共治疗1疗程。共治疗33例，痊愈7例，显效16例，有效8例，无效2例，总有效率93.94%[2]。

2. 斑秃证 复方首乌浮萍汤（组成：制何首乌15g、浮萍9g、防风12g、女贞子12g、墨旱莲12g、当归15g、牡丹皮12g、茯苓30g、生甘草9g）先泡药1h，分两次煮，先大火煮沸，后小火煎煮25min，滤液合并，约300mL，分早晚两次饭后半小时温服。共治疗30例，痊愈21例，显效3例，有效2例，无效4例，总有效率86.67%[3]。

三、药理研究

1. 抗炎作用 浮萍中的芹菜素具有明显的镇痛消炎作用，对醋酸所致小鼠扭体反应的影响及芹菜素对二甲苯所致小鼠耳郭肿胀有作用[4]。芹菜素能够抑制炎症因子的产生。芹菜素能够显著减弱LPS诱导的TNF-α、IL-1β和IL-6炎症因子的产生，抑制LPS诱导的NF-κB活化[5]。

2. 抗菌作用 芹菜素可对抗肺炎链球菌，它可以直接与肺炎链球菌溶血素（PLY）作用，降低肺炎链球菌的致病性[6]。芹菜素可通过抑制溶血素的产生来抑制金黄色葡萄球菌。溶血素在金黄色葡萄球菌肺炎的发病机制中起着重要的作用[7]。

3. 抗病毒作用 芹菜素对单纯疱疹病毒、腺病毒、乙型肝炎病毒等具有抵抗活性[8]。

4. 利尿作用 紫萍、青萍和大藻均对大鼠有明显的利尿作用，其中以大藻的利尿作用最强，紫萍次之，青萍的作用最弱；紫萍和青萍皆对大鼠有利尿作用且均有明显的排钠排钾作用[9]。

四、本草文献摘述

1.《神农本草经》"主暴热身痒，下水气，胜酒，长须发，止消渴。"

2.《本草图经》"治时行热病，亦堪发汗。"

3.《玉楸药解》"辛凉解表。治瘟疫斑疹，中风㖞斜，瘫痪；医痈疽热肿，隐疹瘙痒，杨梅，粉刺，汗斑。"

参考文献

[1] 国家药典委员会.中华人民共和国药典临床用药须知：中药饮片卷[M].2020版.北京：中国医药科技出版社，2022：144.

[2] 郭亚楠.加味苓桂浮萍汤治疗乙肝肝硬化腹水（气滞湿阻型）的临床观察[D].郑州：河南中医药大学，2019.

[3] 李腾龙.复方首乌浮萍汤治疗斑秃的临床观察及患者生活质量的调查研究[D].济南：

山东中医药大学，2013.

[4] 鄂裘恺，谢焕松，周鸣鸣．芹菜素镇痛消炎作用研究[J]．辽宁中医药大学学报，2008（7）：145-146.

[5] CHEN P, HUO X, LIU W, et al.Apigenin exhibitsanti-inflammatory effects in LPS-stimulated BV2 mi-croglia through activating GSK3β/Nrf2 signaling pathway[J].Immunopharmacology and immunotoxicology, 2020, 42（1）：9-16.

[6] SONG M, LI L, LI M, et al.Apigenin protects mice from pneumococcal pneumonia by inhibiting the cytolyt-ic activity of pneumolysin[J].Fitoterapia, 2016, 115: 31-36.

[7] DONG J, QIU J, WANG J, et al.Apigenin alleviates the symptoms of Staphylococcus aureus pneumonia by inhibiting the production of alpha-hemolysin[J].FEMS microbiology letters, 2013, 338（2）：124-131.

[8] CHIANG L C, NG L T, CHENG P W, et al.Antiviral activities of extracts and selected pure constituents of Ocimum basilicum[J]. Clin ExpPharmacol Physiol, 2005, 32（10）：811-816.

[9] 凌云，鲍燕燕，吴奇，等．三种浮萍利尿作用比较[J]．中药材，1998（10）：526-528.

积雪草 Jixuecao

本品又称老公根、崩大碗等，为伞形科植物积雪草 Centella asiatica（L.）Urb. 的干燥全草。夏、秋二季采收，除去泥沙，晒干。

2-2-8 积雪草彩图

一、传统应用

【性味归经】苦、辛，寒。归肝、脾、肾经。

【功效主治】清热利湿，解毒消肿。用于湿热黄疸，中暑腹泻，石淋血淋，痈肿疮毒，跌扑损伤。

【用法用量】15～30g；鲜品加倍。

【使用注意】脾胃虚寒者慎用。

【方剂举例】

1. 活血止痛汤（丸）（《伤科大成》）

药物组成：当归、川芎、乳香、苏木、红花、没药、土鳖虫、三七、赤芍、陈皮、积雪草、紫荆藤。

功能主治：活血止痛。主治跌打损伤肿痛。

2. 活血止痛安神汤（《魏氏伤科李飞跃治伤医案集》）

药物组成：积雪草、当归尾、朱茯神、大生地黄、䗪虫、炒酸枣仁、杭白芍、乳香炭、没药炭、参三七、生甘草。

功能主治：活血止痛安神。治疗一切跌打损伤、骨折、脱骱伤筋初期肿痛。

3. 三金片[《中华人民共和国药典》（2020年版一部）]

药物组成：金樱根、菝葜、羊开口、金沙藤、积雪草。

功能主治：清热解毒，利湿通淋，益肾。用于治疗下焦湿热所致的热淋，小便短赤，淋沥涩痛，尿急频数；急慢性肾盂肾炎、膀胱炎、尿路感染见上述证候者；慢性非细菌性前列腺炎肾虚湿热下注证。

【简便验方】

1. 治疗麦粒肿 鲜积雪草洗净捣烂，掺红糖敷之。（《泉州本草》）

2. 治疗咽喉肿痛 鲜积雪草二两。洗净，放碗中捣烂，开水冲出汁，候温，频频含咽。（《江西民间草药》）

3. 治疗咯血、吐血、鼻出血 鲜积雪草二至三两，水煎或捣汁服。（《福建中草药》）

4. 治疗缠腰火丹 鲜积雪草，洗净，捣烂绞汁，同适量的生糯米粉调成稀糊状，搽患处。（《江西民间草药》）

5. 治疗肝脏肿大 崩大碗每次约八两至一斤。煎水服。（《岭南草药志》）

6. 治疗中暑腹泻 积雪草鲜叶搓成小团，嚼细开水吞服一二团。（《浙江民间常用草药》）

7. 治疗小便不通 鲜积雪草一两，捣烂贴肚脐，小便通即去药。（《闽东本草》）

8. 治疗跌打肿痛 鲜积雪草捣烂绞汁一两，调酒，炖温服；渣敷患处。（《福建中草药》）

【类药辨析】

积雪草与金钱草的鉴别应用 二者均能利湿退黄，利尿通淋，解毒消肿，均可治疗湿热黄疸，热淋涩痛，痈肿疮毒。但积雪草既能清肝胆湿热而退黄，又能清中焦湿热而止泻，故可用于湿热黄疸，中暑腹泻；金钱草既善清利肝胆及膀胱湿热，又善利尿排石，故多用于石淋，尿涩作痛[1]。

【配伍应用】

积雪草配车前子 积雪草苦寒清热，能清热利湿，利尿通淋；车前草甘寒淡渗，既能通利水道，清膀胱热结，又能渗湿止泻。两药伍用，清利湿热、止泻作用增强，可用于湿热下注膀胱之小便淋沥涩痛，及暑湿泄泻者[1]。

二、临床研究

1. 妇科恶性肿瘤相关肠梗阻 复方积雪草灌肠剂［积雪草30g、败酱草15g、五爪龙30g、当归20g、苦参15g、金银花15g、大黄10g（后下）］，加水800mL煎至200mL作灌肠用，每日灌肠1次，灌肠后，嘱其先左侧卧，再右侧卧，最后平卧30min，药液保留于肠道时间2h左右。连续治疗6天后评价疗效。共治疗30例，治疗组患者的临床疗效和生活质量改善例数分别为23例、27例，总有效率分别为76.7%、90.0%[2]。

2. Ⅲ～Ⅳ期糖尿病肾病 复方积雪草2号组方中药颗粒剂（积雪草、生黄芪、雷公藤、当归、桃仁等），每日1剂，泡服200mL，分2次温服。治疗12周后评价疗效。共治疗25例，显效和有效共21例，总有效率84%[3]。

3. 慢性肾小球肾炎（慢性肾脏病3期） 积雪草、黄芪各30g，青风藤、金樱子、芡实各15g，当归10g，桃仁、制大黄各9g。每天1剂，水煎服，早、晚各1次。连续观察3个月。共治疗43例，临床控制8例，显效17例，有效13例，总有效率88.37%[4]。

三、药理研究

1. 抗炎作用 积雪草甲醇提取物（CAM）逆转了对乙酰氨基酚诱导的自由基和活性氮的产生，提高了清除活性，在高剂量时更为明显。CAM通过抑制促炎细胞因子的表达，显著增加抗炎细胞因子的表达，从而抑制对乙酰氨基酚对小鼠原代星形胶质细胞所致的损伤[5]。原代培养的星形胶质细胞在脂多糖刺激下，NO的释放及炎症因子TNF-α、白细胞介素-1β（IL-1β）和白细胞介素-6（IL-6）的表达与空白对照组相比均显著提高，使用积雪草苷干预后，NO的释放及TNF-α、IL-1β和IL-6的表达均下调，并呈现浓度依赖性。由此得出积雪草苷能有效抑制脂多糖诱导星形胶质细胞NO的释放，并下调相关炎症因子的表达，提示积雪草苷具有良好的改善细胞炎症损伤的作用[6]。

2. 抗糖尿病作用 积雪草可使大鼠血糖水平降低和骨骼肌糖原含量升高。此外，研究还发现口服积雪草的2型糖尿病大鼠其骨骼肌纤维的形态学损伤受到抑制[7]。研究黄酮类化合物联合积雪草、草木樨对无黄斑增厚的糖尿病黄斑囊样水肿的治疗作用,发现三者联合口服有利于糖尿病黄斑囊样水肿患者保留视网膜敏感度[8, 9]。

3. 抗肿瘤作用 积雪草提取物对癌细胞株具有良好的抗菌和抗增殖作用,提示积雪草提取物可以作为免疫增强剂,预防免疫抑制癌症患者的感染。单胺氧化酶(MAOs)具有两个亚型 MAO-A 和 MAO-B,MAO-B 水平升高可导致神经退行性病变[10]。积雪草苷 D(AD)对 MAO-A、MAO-B 的含量及活性有一定的负面影响,该特性对帕金森病等神经退行性病变的防治具有重要意义[11]。

4. 抗焦虑作用 积雪草能显著减轻焦虑症状,而且还能显著减轻压力及其相关抑郁[12]。

5. 增强认知作用和神经保护作用 积雪草提取物具有抑制乙酰胆碱酯酶活性和促进空间记忆形成的神经保护作用[13]。积雪草具有减轻健康老年人认知功能和情绪障碍的作用[14]。

6. 抗氧化应激作用 辣木和积雪草联合提取物(TGT-PRIMAAGE)能有效降低 H_2O_2 诱导的活性氧产生,在经 TGT-PRIMAAGE 处理的细胞中,超氧化物歧化酶和过氧化氢酶的活性增加,丙二醛含量显著降低,表明 TGT-PRIMAAGE 能保护细胞免受 H_2O_2 诱导的氧化应激影响,阻止 H_2O_2 引起的细胞衰老[15]。

7. 促进组织愈合和改善微循环作用 与传统的治疗方法相比,接受积雪草治疗的慢性肛裂患者都经历了早期愈合和疼痛消失,其中黄酮类化合物的治疗效果最好[16]。积雪草总三萜组分对糖尿病微血管病变、神经病变和水肿有治疗作用[17]。

8. 抗缺血再灌注损伤作用 与模型组比较,积雪草苷能显著降低缺血再灌注大鼠神经功能评分,抑制神经细胞凋亡,改善组织病理学损伤,提高脑组织 SOD、GSH-Px、CAT 活性,降低 MDA、蛋白质羰基水平,降低 Caspase-3、Bax mRNA 表达,提高 Bcl-2 mRNA 表达;由此可知,积雪草苷对脑缺血再灌注大鼠有显著保护作用,可能与其抗氧化、抗凋亡活性有关[18]。

四、本草文献摘述

1.《神农本草经》"主大热,恶疮,痈疽,浸淫,赤熛,皮肤赤,身热。"

2.《日华子本草》"以盐挪贴,消肿毒并风疹疥癣。"

3.《新修本草》"捣敷热肿丹毒。"

4.《本草求原》"除热毒,治白浊,浸痔疮,理小肠气。"

参考文献

[1] 国家药典委员会. 中华人民共和国药典临床用药须知: 中药饮片卷[M].2020 版. 北京: 中国医药科技出版社, 2022: 1313-1317.

[2] 张昇, 伍家鸣, 孟金成, 等. 复方积雪草灌肠剂治疗妇科恶性肿瘤相关肠梗阻的临床研究[J]. 广州中医药大学学报, 2022, 39(8): 1744-1749.

[3] 柴珂, 陈洪宇, 曾佳丽. 复方积雪草 2 号组方治疗Ⅲ~Ⅳ期糖尿病肾病的临床疗效分析[J]. 中国现代医生, 2021, 59(13): 139-143.

[4] 朱梦洁, 包自阳, 俞立强, 等. 加减复方积雪草汤治疗慢性肾小球肾炎慢性肾脏病 3 期临床研究[J]. 新中医, 2019, 51(11): 128-131.

[5] Viswanathan G, Dan V M, Radhakrishnan N, et al.Protection of mouse brain from paracetamol-induced stress by Centella asiatica methanol extract[J].J Ethnopharmacol, 2019, 5(23): 474-483.

[6] 令狐浪, 贾有敬, 陈静, 等. 积雪草苷对脂多糖诱导星形胶质细胞炎症损伤的作用[J]. 遵义医学院学报, 2018, 41(2): 160-164.

[7] Oyenihi A B, Langa S O P, Mukaratirwa S, et al.Effects of Centella asiatica on skeletal muscle structure and key enzymes of glucose and glycogen metabolism in type 2 diabetic rats[J].Biomed Pharmacother, 2019, 4 (112): 108-115.

[8] Forte R, Cennamo G, Finelli mL, et al.Combination of flavonoids with Centella asiatica and Melilotus for diabetic cystoid macular edema without macular thickening[J]. J Ocul Pharmacol Ther, 2011, 27 (2): 109-113.

[9] Forte R, Cennamo G, Bonavolonta P, et al.Long-term follow up of oral administration of flavonoids, Centella asiatica and Melilotus, for diabetic cystoid macular edema without macular thickening[J].J Ocul Pharmacol Ther, 2013, 29 (8): 733-737.

[10] Soyingbe O S, Mongalo N I, Makhafola T J, et al.In vitro antibacterial and cytotoxic activity of leaf extracts of Centella asiatica (L.) Urb, Warburgia salutaris (Bertol. F.) Chiov and Curtisia dentata (Burm.F.) C.A.Sm - medicinal plants used in South Africa[J].BMC Complement Altern Med, 2018, 18 (1): 315.

[11] Subaraja M, Vanisree A J.The novel phytocomponent asiaticoside-D isolated from Centella asiatica exhibits monoamine oxidase-B inhibiting potential in the rotenone degenerated cerebral ganglions of Lumbricus terrestris[J].Phytomedicine, 2019, 5 (58): 152-183.

[12] Jana U, Sur T K, Maity L N, et al.A clinical study on the management of generalized anxiety disorder with Centella asiatica[J].Nepal Med Coll J, 2010, 12 (1): 8-11.

[13] Yadav M K, Singh S K, Singh M, et al.Neuroprotective activity of evolvulus alsinoides & centella asiatica ethanolic extracts in scopolamine-induced amnesia in swiss albino mice[J].Open Access Maced J Med Sci, 2019, 7 (7): 1059-1066.

[14] Wattanathorn J, Mator L, Muchimapura S, et al.Positive modulation of cognition and mood in the healthy elderly volunteer following the administration of Centella asiatica[J].J Ethnopharmacol, 2008, 116 (2): 325-332.

[15] Abdul Hisam E E, Rofiee M S, Khalid A M, et al.Combined extract of Moringa oleifera and Centella asiatica modulates oxidative stress and senescence in hydrogen peroxide-induced human dermal fibroblasts[J].Turk J Biol, 2018, 42 (1): 33-44.

[16] Chiaretti M, Fegatelli DA, Ceccarelli G, et al.Comparison of Flavonoids and Centella asiatica for the treatment of chronic anal fissure.A randomized clinical trial[J].Ann Ital Chir, 2018, 89 (7): 330-336.

[17] Incandela L, Belcaro G, Cesarone M R, et al.Treatment of diabetic microangiopathy and edema with total triterpenic fraction of Centella asiatica: a prospective, placebo-controlled randomized study[J].Angiology, 2001, 52 (2): 27-31.

[18] 王文娟, 任欢欢, 韩吉春, 等.积雪草苷对缺血再灌注损伤的保护作用及其机制的研究[J].石河子大学学报（自然科学版）, 2015, 33 (5): 593-598.

黄根 Huanggen

本品又称狗骨木、白狗骨、黑根子，为茜草科植物三角瓣花 Prismatomeris connato Y. Z. Ruan 的干燥根。全年均可采收，切块片，干燥。

2-2-9
黄根彩图

一、传统应用

【性味归经】微苦，凉。归肝、脾、胃经。

【功效主治】凉血止血，利湿退黄。用于白血病、再生障碍性贫血、牙龈出血，肝炎，尿路感染。

【用法用量】内服：煎汤，10～30g。

【使用注意】本品长期使用毒副作用很小。少数患者用药后，出现口干，白细胞的胞核不整，胞质中出现空泡等现象。黄根对心脏有抑制作用，对于硅肺并有肺心病、心功能严重损害的患者，当病情改善、心肌缺氧状况缓解时，心脏功能恢复不理想，即应考虑黄根对心脏的抑制作用，此时即应酌情停药或减量。

【方剂举例】

1. 复方黄根颗粒（《广西百名名中医百首验方》）

药物组成：黄根、三叶香茶菜、叶下珠、绞股蓝、黄芪、白术、三七。

功能主治：清热解毒，健脾益气，化瘀通络。用于治疗湿热蕴结，脾虚络瘀之急慢性肝炎，肝硬化及乙肝病毒携带者。

2. 二九清湿汤（《壮医方剂学》）

药物组成：九节风15g，九节木15g，黄根10g，龙船花10g，鸡血藤10g。

功能主治：祛风毒，清热毒，除湿毒，消肿痛。用于治疗发旺（痹病），风毒、热毒、湿毒较盛者。

【简便验方】

1. 治疗地中海贫血，再生障碍性贫血
黄根30g，与猪骨炖汤，不加油盐，每日服2～3次。（《广西本草选编》）

2. 治疗风湿性关节炎，肝炎　黄根15～30g，水煎服。（《广西本草选编》）

3. 治疗风湿痹痛　黄根15～30g，鸡血藤20g，水煎服。（《常用壮药临床手册》）

4. 治疗白血病　黄根30g，野葡萄藤30g，水煎服。（《中国壮药学》）

5. 治疗硅肺，气短、胸闷、胸痛、干咳　黄根片。（《中国临床药物大辞典 中药成方制剂卷上》）

【类药辨析】

黄根与茜草的鉴别应用　黄根与茜草味皆苦，性寒凉，皆具有凉血、止血之效，而茜草归肝经，可祛瘀，通经，多用于吐血，衄血，崩漏，外伤出血，瘀血经闭，关节痹痛，跌扑肿痛[1]。

【配伍应用】

黄根配大枣　二者配伍在治疗地中海贫血中起到一定精神振奋、乏力缓解，肝脾明显缩小等功效[2]。

二、临床研究

1. 地中海贫血　黄根30～50g，猪脊骨150～250g，大枣50g，每日1次，煎汤，分2次服。服1个月为1个疗程，连服3～6个疗程。应用上方黄根加味治疗地中海贫血36例，除3例极重型不能坚持治疗外，其余33例患者血红蛋白均保持90g/L，对改善症状，缓解病情，提高血红蛋白等均有显著疗效，有效率达91.6%[3]。

2. 硅肺　黄根1两，沙参1两，白及5钱，鸡内金3钱，金钱草5钱，用水煎服，加适量蜂蜜，每人每天一剂，早晚分服，以3个月为一疗程。大部分患者经过2个疗程的治疗后，前后对比，自觉症状明显改善。45例患者，经过治疗后，有21例胸痛症状消失，13例胸痛好转，11例不变；35例患者，经过治疗后，有24例气急症状消失，6例气急好转，5例不变；17例患者，经过治疗后，有14例咳痰症状消失，1例咳痰好转，2例不变；10例患者，经过治疗后，有5例心悸症状消失，2例心悸好转，3例不变[4]。

3. 治地中海贫血　黄根30～50g，成人可加至每日100g，大枣50～100g，猪脊骨150～200g，加水600mL，文火煎至

300mL，每日1剂，分早晚2次服，1个月为1疗程。一般服药3~6个月，定期做血液检查。治疗36例，结果：除3例极重型不能坚持治疗外，其余33例患者血红蛋白均保持在70g/L以上，并能参加正常的学习和工作[5]。

4. 慢性病毒性乙型肝炎 用三姐妹、黄根等组成复方三姐妹片治疗慢性病毒性乙型肝炎24例，与用益肝灵治疗的22例做对照，结果：治疗组治疗结束时和1年后有效率分别为83.3%和95.8%，HBeAg、HBV-DNA阴转率分别为50.0%、58.3%和58.3%、58.3%，均显著高于对照组（$P<0.01$）。治疗组治疗结束时ALT和AG的复常率分别为91.7%和72.7%，一年后分别为100%和95.8%，均高于对照组（$P<0.05$），说明复方三姐妹片为治疗慢性乙型肝炎的有效药物，且远期疗效优于近期疗效[6]。

三、药理研究

1. 抗菌作用 用烯醇回流提取的黄根制剂，在体外平板法进行抗菌试验时，其抗菌率为72%，仅次于黄连素（80%）和链霉素（90%），但优于青霉素（55%）；对金黄色葡萄球菌、炭疽杆菌有高度抵抗作用；对乙型链球菌、肺炎链球菌、伤寒杆菌、白喉杆菌及福氏志贺菌有中度抵抗作用。烯醇回流提取黄根制剂对金黄色葡萄球菌的最低抑菌浓度（MIC）为1∶16，对炭疽杆菌的MIC为1∶32，对伤寒杆菌的MIC为1∶8[7]。

2. 对心脏的作用 不同剂量（1g/100mL、1.5g/100mL、3g/100mL、5g/100mL灌流液）的黄根均能降低正常离体大鼠心脏的心肌收缩力、冠脉流量和心率，并能削弱离体大鼠心脏对缺氧的耐受力。黄根抑制离体大鼠心脏功能的程度，随剂量递增或给药时间延长而加强，这种现象可能与黄根中含铝、锰量较高，在一定程度上能阻止细胞外钙慢通道内流，使细胞内钙浓度降低，进而抑制心肌收缩力有关[8]。

3. 对呼吸系统的作用 用黄根浸膏铝在胃肠道吸收相当迅速，体内分布较广，蓄积时间较长，血浆药-时曲线呈快（α）慢（β）两个时相，黄根中所含有的铝在肺、肾中沉积均较多[9]。黄根铝化合物具有抗二氧化硅细胞毒作用[10]。应用体外培养和扫描电镜技术，黄根浸膏粉对兔肺泡巨噬细胞（PAM）未显示明显毒性；黄根有治疗和预防硅肺的作用，能在一定程度上增强PAM抗石棉尘毒性的能力，进而减轻PAM自身的损伤[11]。

4. 对肝炎的治疗作用 复方三姐妹片（由三姐妹和黄根等中草药组成）对硫代乙酰胺和四氯化碳所致小白鼠血清谷丙转氨酶（SGPT）活力升高均有明显降低作用，而对正常小鼠或体外温孵的SGPT活力均无明显影响，提示该药对动物实验性肝损伤具有一定的保护作用，其降酶作用并非直接抑制SGPT活力的结果[12]。

5. 对肝纤维化的治疗作用 黄根能保护肝的吞噬细胞（PAM），促进肝吞噬细胞对异物排出作用，从而有效地抑制肝纤维化[13]。

6. 抗癌作用 从黄根叶中分离出β-谷甾醇、熊果酸、β-sitosteryl-3-D-β-D-glucopyranoside的纯品，实验发现熊果酸对一些细胞显示了明显的抗癌活性[14]。

四、本草文献摘述

1.《广西本草选编》 "祛瘀生新，强壮筋骨。"

2.《全国中草药汇编》 "凉血止血，

利湿退黄。主治白血病，再生障碍性贫血，牙龈出血，肝炎，尿路感染。"

参考文献

[1] 南京中医药大学.中药大辞典[M].2版.上海：上海科学技术出版社，2006：2825-2826.

[2] 韦浩明，蓝日春，滕红丽.中国壮药材[M].南宁：广西民族出版社，2016：342.

[3] 赖祥林.黄根加味治疗地中海贫血36例临床观察[J].中国中医药科技，1996（1）：44.

[4] 黄根合剂治疗硅肺57例疗效观察[J].广西赤脚医生，1977（4）：27-28.

[5] 赖祥林.黄根加味治疗地中海贫血36例临床观察[J].中国中医药科技，1996（1）：44.

[6] 冼寒梅，邓家刚.广西临床常用中草药[M].南宁：广西科学技术出版社，2007：159.

[7] 王震，张桂华，朱壮春.黄根抗菌作用的实验研究[J].煤矿医学，1984（6）：50-52.

[8] 方显明，赖祥林.岭南特色活血化瘀药的现代研究与临床应用[M].广东科技出版社，2017：173.

[9] 相正心，周桂芬，何兴全，等.黄根浸膏铝在正常大鼠和犬体内的吸收、分布和排泄[J].广西医学，1988，10（2）：72-73.

[10] 王力珩，傅林莉，梁德新，等.黄根对二氧化硅细胞毒作用影响的体外研究[J].广西医学，1985，7（2）：63-65.

[11] 吴立军，谭佳红，王菊庭，等.黄根抗石棉尘肺泡巨噬细胞毒性的研究[J].中国公共卫生学报，1992，11（4）：239-241.

[12] 王勤，李淑平，李爱媛，等.复方三姐妹片对药物性肝损伤的保护作用[J].广西中医学院学报，1996（1）：28-30.

[13] 甘荔，韦玉忠，刘敬东，等.黄根抑制肝纤维化的病理形态学观察[J].中草药，1986，17（11）：23-25.

[14] Dey S K, Islam Sadequl, Mostafa M.Some secondarymetabolites from cytotoxic extract of Prismatomeris tetran-dra[J].Journal of the Bangladesh Chemical Society，2003，16（1）：22-27.

楮实子 Chushizi

本品为桑科植物构树 *Broussonetia papyrifera* （L.）Vent. 的干燥成熟果实。秋季果实成熟时采收，洗净，晒干，除去灰白色膜状宿萼及杂质。

2-2-10 楮实子彩图

一、传统应用

【性味归经】甘，寒。归肝、肾经。

【功效主治】补肾清肝，明目，利尿。用于肝肾不足，腰膝酸软，虚劳骨蒸，头晕目昏，目生翳膜，水肿胀满。

生楮实子能清肝明目，利尿消肿，补肝肾，强腰膝。常用于目暗不明，水肿胀满，腰膝酸软。炒楮实子寒性减弱，并能提高煎出效果。用于脾胃虚弱患者，亦可用于阳痿。

【用法用量】6～12g。

【使用注意】脾胃虚寒者慎用。

【方剂举例】

1. 拨云退翳丸［《中华人民共和国药典》（2020年版一部）］

药物组成：蝉蜕、蛇蜕、木贼、密蒙花、蒺藜、菊花、荆芥穗、蔓荆子、薄荷、黄连、地骨皮、楮实子、天花粉、当归、川芎、花椒、甘草。

功能主治：散风清热，退翳明目。用于风热上扰所致的目翳外障、视物不清、隐痛流泪。

2. 楮实子丸（《普济方》）

药物组成：楮实子、川牛膝、川萆薢、山药、白姜、川芎。

功能主治：补肾健脾，祛湿止带。用于妇人忧思伤脾，水湿不化，带下赤白，淋沥不干。

3. 养肝丸（《济生方》卷五）

药物组成：当归、车前子、防风、白芍、玉竹、熟地黄、川芎、楮实子。

功能主治：养肝明目。用于治疗肝血不足，眼目昏花，或生眵泪，久视无力。

4. 滋肾健脑颗粒［《中华人民共和国药典》（2020年版一部）］

药物组成：龟甲、鹿角、楮实子、枸杞子、人参、茯苓。

功能主治：补气养血，填精益髓。用于健忘，神经衰弱，腰膝酸软，神疲乏力。

【简便验方】

1. 治疗肝热生翳，气翳细点，亦治小儿翳眼 楮实子细研，蜜汤调下，食后服。《仁斋直指方》楮实散）

2. 治疗目昏 荆芥穗、地骨皮、楮实各等份。上为细末，炼蜜为丸，桐子大。每服二十丸，米汤下。（《儒门事亲》）

3. 治疗脾、肾、肝三脏阴虚，吐血咯血，骨蒸夜汗，口苦烦渴，梦中遗精；或大便虚燥，小便淋涩；或眼目昏花，风泪不止 楮实（赤者）一斗。取黑豆一斗，煮汁，去豆取汁，浸楮实子一日，晒干，再浸再晒，以豆汁渗尽为度，再晒燥。配枸杞子三升，俱炒微焦，研为细末，每早用白汤调服五钱。（《本草汇言》）

4. 治疗水气臌胀，洁净府 楮实子一斗（水二斗熬成膏子），另白丁香一两半，茯苓三两（去皮），为细末，用楮实膏为丸，如桐子大。不计丸数，从少至多，服至小便清利及腹胀减为度。（《素问病机保命集》楮实子丸）

【类药辨析】

楮实子与枸杞子的鉴别应用 此二者均有补益肝肾、明目之功，常用于肝肾不足之头晕目眩、腰膝酸软等。其中，楮实子性寒，能清肝明目，又兼能利尿消肿，可用于腰膝酸软，虚劳骨蒸，头晕目昏，目生翳膜，水肿胀满。枸杞子味甘性平，能滋补肝肾，益精明目。用于虚劳精亏，腰膝酸痛，眩晕耳鸣，内热消渴，血虚萎黄，目昏不明等[1]。

【配伍应用】

1. 楮实子配益智仁 益智仁性辛温而不燥，功长于补肾阳而固下；楮实子性味甘寒，有补肾阴而利尿之功能，益智仁与楮实子配伍，一温一寒，一固一开，一阴一阳，相反相成，有补肾利尿、消肿涩津液、除尿蛋白的作用[1]。

2. 楮实子配密蒙花 楮实子味甘性寒，既能补肾益阴，又能清肝明目；密蒙花甘寒质润，主入肝经，能清肝火，润肝燥而明目退翳。二者配伍可明目去翳，对肝肾不足所致的头晕目昏，或由肝热所生之云翳有效[1]。

二、临床研究

1. 原发性肝癌 黑料豆、楮实子、泽兰、泽泻、茵陈、川牛膝、大腹皮各10g，路路通、厚朴各5g，连皮茯苓、生薏苡仁各20g，半枝莲、白花蛇舌草、蛇莓各15g，随症加减。以2周为1疗程，观察治疗6疗程。共治疗86例，好转67例，总有效率77.91%[2]。

2. 肝硬化 软肝煎，太子参30g，白术15g，黄芪30g，楮实子12g，萆薢10g，茯苓15g，猪苓15g，菟丝子12g，土鳖虫3g（研末冲服），甘草6g，丹参20g，鳖甲（醋炙先煎）30g，随证加减。每日1剂，水煎取汁500mL，分次服用，2个月为一疗程。临床治愈28例，显效22例，有效12例，无效3例，总有效率95.4%[3]。

3. 慢性肾功能衰竭 黄芪30g，白术15g，薏苡仁30g，萆薢15g，蒲公英30g，当归10g，红花10g，丹参15g，刘寄奴15g，楮实子15g，炒杜仲12g，巴戟天10g，冬虫夏草0.6g研粉装胶囊吞服（或用百令胶囊、至灵胶囊等虫草菌丝制剂），随证加减。本方每天1剂，水煎2次，温服，取微汗更佳。共治疗48例，显效23例，有效19例，无效6例，总有效率为87.5%[4]。

4. 排卵障碍性不孕症 柴胡、白芍、当归、川芎、白术、杜仲、茺蔚子各10g，香附12g，茯苓、楮实子、菟丝子各15g，随证加减。每剂中药水煎2次，取汁750mL，分3次服用，1剂/天，每月服用21天为1疗程（月经不调者，行经期调经），月经干净后3天继续服下1疗程。连服3～5个疗程。共治疗43例，1年内受孕35例，未受孕8例，总有效率81.4%[5]。

5. 口眼干燥综合征 润燥退翳明目汤，决明子、千里光、葛根、石斛、玉竹、楮实子、赤芍、川芎、当归、丹参、雷公藤；每日1剂，水煎服。服前趁热先熏眼，每日3次。每周服5剂。以2个月为1疗程，一般1～3疗程。共治疗38例，治愈25例，好转10例，总有效率92.1%[6]。

6. 混合型颈椎病耳鸣 狗脊、牛膝、灵芝、白术、威灵仙、葛根、磁石（先煎）各20g，生地黄、地骨皮、杜仲、太子参各30g，黄柏、路路通、楮实子、生晒参各10g。加水煎煮取汁，每日3次口服，每次150mL。以30日为1个疗程。嘱患者每日全身运动30～40min，运动后心率可达到每分钟100～110次，鼓励患者达到靶心率［数值=170-年龄（岁）］。共治疗53例，显效46例，好转5例，总有效率96.23%[7]。

三、药理研究

1. 抗菌作用 楮叶的乙醇提取物、石油醚提取部位、醋酸乙酯提取物、残留水液、正丁醇提取部位平均抑菌浓度为$(2.68～6.67)×10^{-2}g/mL$，以75%乙醇提取物抗菌作用最强[8]。

2. 抗肿瘤作用 从楮实子中分离得到5种生物碱并制成药液，进一步探讨了其抗肿瘤活性成分，通过MTT及集落形成法考察所提生物碱对人宫颈鳞癌细胞、人肝癌细胞株、人骨肉瘤细胞系、人胰腺癌细胞株、人黑色素瘤细胞株的细胞毒作用。当楮实子生物碱药液质量浓度为100μg/L时，分别用MTT法、集落法测得抑制率分别为50%、60%以上，发现楮实子总生物碱对5种肿瘤细胞生长有抑制作用[9]。

3. 抗氧化作用 楮实子油及楮实子黄酮成分有显著的抗氧化和清除及抑制氧自由基作用，将楮实子用80%乙醇回流提取，干燥后得到楮实粗多糖[10]。运用羟基自由体系、二苯代苦味基肼和对Fe^{3+}的还原能力试验比较楮实各提取物的抗氧化活性，总醇提取物对OH自由基的清除能力最强，乙酸乙酯提取物对DPPH自由基的清除效果最好，对Fe^{3+}的还原能力也最强。楮实子用石油醚超声脱脂后，用75%乙醇加热回流提取，减压浓缩得流浸膏经大孔吸附树脂柱反相硅胶柱得到楮实红色素（FBH）。体外抗氧化试验发现FBH能显著清除超氧阴离子及羟自由基，抑制H_2O_2诱导小鼠红细胞溶血和肝匀浆自氧化，对线粒体有保护作用[11]。

4. 改善大脑记忆作用 楮实能有效地拮抗东莨菪碱对小鼠的记忆获得的阻抑，并通过小鼠复杂迷宫趋食反应，发现楮实液能显著缩短小鼠走迷宫取食所需时间，减少错误次数，楮实子有促进学习的功效[12]。

5. 增强免疫作用 将楮实子6倍量沸水煎煮每次0.5h，共3次合并提取液，水浴浓缩成 1g/mL，将药液用于环磷酰胺制备小鼠免疫低下模型进行体内试验发现，楮实子显著提高免疫抑制小鼠的碳粒清除率和血清溶血素生成水平[13]。

四、本草文献摘述

1.《本草经疏》 "壮筋明目，益气补虚，阳痿当服。"

2.《本草新编》 "阴痿能强，水肿可退，充肌肤，助腰膝，益气力，补虚劳，悦颜色，轻身壮筋骨，明目，久服滑肠。"

3.《药性通考》 "楮实子，阴痿能强，水肿可退，充肌肤，助腰膝，益气力，补虚劳，悦颜色，壮筋骨，明目。久服滑肠。补阴妙品，益髓神膏。世人弃而不用者，因久服滑肠之语也，楮实滑肠者，因其润泽之故，非嫌其下行之速也，防其滑而以茯苓、薏仁、山药同施，何惧其滑乎？"

4.《本草求真》 "楮实，书言味甘气寒，虽于诸脏阴血有补。得此颜色润，筋骨壮，腰膝健，肌肉充，水肿消，以致阴痿起，阳气助，是明指其阳旺阴弱，得此阴血有补，故能使阳不胜而助，非云阳痿由于阳衰，得此可以助阳也。若以纯阴之品可以补阳，则于理甚不合矣。配书又云，骨鲠可用楮实煎汤以服，及纸烧灰存性调服，以治血崩血晕，脾胃虚人禁用，久服令人骨痿，岂非性属阴寒，虚则受其益，过则增其害之意乎。"

参考文献

[1] 国家药典委员会.中华人民共和国药典临床用药须知：中药饮片卷[M].2020 版.北京：中国医药科技出版社，2022：1290-1292.

[2] 彭ች燕，石历闻，王文林，等.养肝化瘀法治疗原发性肝癌 30 例[J].浙江中医杂志，2010，45（4）：262.

[3] 刘洁平.软肝煎加减治疗肝硬化 65 例[J].实用中医药杂志，2007（4）：222.

[4] 沈丹.中医治疗慢性肾功能衰竭 48 例分析[J].实用中医内科杂志，2006（3）：311-312.

[5] 王海英.疏肝种玉汤治疗排卵障碍性不孕症 43 例[J].陕西中医学院学报，2010，33（4）：57-58.

[6] 司晓文.口服中药结合耳压治疗口眼干燥综合征 38 例临床观察[J].江苏中医药，2005（10）：39-40.

[7] 陈平.平衡消鸣汤治疗混合型颈椎病耳鸣 53 例[J].中国中医药科技，2010，17（2）：124.

[8] 崔璨，陈随清，魏雅磊.构树叶体外抗真菌作用的研究[J].河南科学，2009，27（1）：40-42.

[9] 庞素秋，王国权，黄宝康，等.楮实子生物碱的细胞毒作用研究[J].中药材，2007（7）：826-828.

[10] 吴兰芳，张振东，景永帅，等.楮实提取物体外抗氧化活性的研究[J].中国老年学杂志，2010，30（2）：184-186.

[11] 庞素秋，王国权，秦路平，等.楮实子红色素体外抗氧化作用研究[J].中药材，2006（3）：262-265.

[12] 戴新民，张尊祥，傅中先，等.楮实对小鼠学习和记忆的促进作用[J].中药药理与临床，1997（5）：28-30.

[13] 王玉凤，凤良元，鄢顺琴，等.楮实子对环磷酰胺致免疫功能低下小鼠免疫功能的影响[J].中华中医药学刊，2008（5）：1023-1025.

溪黄草 Xihuangcao

本品又称熊胆草、溪沟草、香茶菜、四方蒿等，为唇形科条纹香茶菜 *Isodon lophanthoides* var. *graciliflorus*（Benth.）H. Hara 的干燥地上部分。夏秋采收，晒干；鲜品随时可采。

2-2-11 溪黄草彩图

一、传统应用

【性味归经】苦，寒。归肝、胆、大肠经。

【功效主治】清热利湿，凉血散瘀。用于急性肝炎、急性胆囊炎、泄泻、痢疾、肠炎、跌打瘀肿。

【用法用量】15~30g。

【使用注意】脾胃虚寒者慎服。

【方剂举例】

1.消炎利胆片（《中华人民共和国药典临床用药须知 中药卷》2005年版）

药物组成：溪黄草、穿心莲、苦木。

功能主治：清热，祛湿，利胆。用于肝胆湿热所致的胁痛、口苦；急性胆囊炎、胆管炎见上述证候者。

2.复方胆通片（《中华人民共和国药典临床用药须知 中药卷》2005年版）

药物组成：溪黄草、茵陈、穿心莲、大黄、胆通。

功能主治：清热利胆，解痉止痛。用于肝胆湿热所致的胁痛，症见胁腹疼痛、便秘尿黄；急慢性胆囊炎、胆管炎、胆囊胆道结石合并感染、胆囊术后综合征、胆道功能性疾患见上述证候者。

3.清胆退黄汤（《壮医方剂学》）

药物组成：溪黄草、龙胆、山栀子、大青叶、两面针、枳壳。

功能主治：清热毒，除湿毒，利胆道，退黄疸。用于治疗胆囊炎引起的黄疸。

4.胆石通胶囊（《国家基本医疗保险、工伤保险和生育保险药品目录》2023年版）

药物组成：蒲公英、水线草、绵茵陈、广金钱草、溪黄草、大黄、枳壳、柴胡、黄芩、鹅胆粉。

功能主治：清热利湿，利胆排石。用于治疗肝胆湿热所致的胁痛、胆胀，症见右胁胀痛、痞满呕吐、尿黄口苦；胆石症、胆囊炎见上述证候者。

【简便验方】

1.急性黄疸性肝炎 溪黄草、马蹄金、鸡骨草、车前草各30g。水煎服。（《全国中草药汇编》）

2.急性胆囊炎 溪黄草30g，龙胆9g，山栀子12g。水煎服。（《全国中草药汇编》）

3.痢疾、肠炎 用线纹香茶菜鲜叶捣汁，每次5mL，开水冲服；或用9~15g，水煎服。（《广西本草选编》）

4.治疗癃闭 鲜香茶菜二两，鲜石韦、鲜车前草各一两。水煎服。（江西《草药手册》）

5.治疗跌打肿痛 线纹香茶菜全草15~30g，猪殃殃30~60g，煎水兑酒服，渣捣烂敷。（《湖南药物志》）

【类药辨析】

溪黄草与地耳草的鉴别应用 同属利湿退黄药，都归肝胆经，能利湿退黄，用于湿热黄疸，又都有活血散瘀之功，用于治跌打损伤等。但溪黄草善入血分性寒凉血，入大肠既清热利湿又凉血，常治湿热或血热痢疾，泄泻。而地耳草还可清热解毒消肿，用于治肺痈、肠痈、疮痈肿毒等[1]。

【配伍应用】

溪黄草配大黄 溪黄草苦寒降泄，功专清热利湿，凉血散瘀；大黄苦寒，善泻火通下。二药配用，使湿热之邪同时从大小便而出，且清热之力加强。用于治疗黄疸初起，热重于湿者[1]。

二、临床研究

1.HBeAg阳性慢性乙型肝炎湿热蕴结证 治疗组在对照组治疗的基础上给予

溪黄草汤辅助治疗，其方组成：溪黄草20g，滑石、石菖蒲、藿香、连翘、白术、薄荷、茯苓各10g，黄芩、茵陈、白豆蔻各12g，木通、甘草各9g。每天1剂，水煮分2次内服。两组疗程均为12月。共治疗55例，显效17例，有效22例，无效16例，总有效率70.91%[2]。

2. 急性黄疸性肝炎 每例用鲜溪黄草根200g，去其筋，捣成细末，加入二淘米水400mL，用纱布过滤，去渣取汁，放入白糖90g，嫩甜酒汁100mL，加热分作2天服，每日2次，儿童剂量减半。每4剂为1疗程。共治疗300例，1疗程治愈165例，2疗程治愈126例，显效9例，总有效率97%[3]。

3. 胆囊结石 治疗组用三丫苦排石汤（自拟）治疗。药用三丫苦20g，溪黄草15g，广金钱草15g，绵茵陈10g，土茯苓10g，醋香附10g，延胡索10g，醋三棱10g，当归尾10g，广藿香9g，炙甘草6g。水煎，每日2次，早晚饭后服用。30日为一疗程。治疗1个疗程。共治疗88例，痊愈13例，显效22例，有效32例，无效21例，总有效率76.14%[4]。

三、药理研究

1. 抗炎作用 溪黄草所含的isodocarpin、carpalasionin、enmein、nodosin等二萜类成分具有抗炎作用。其中化合物nodosin可通过下调促炎细胞因子IL-2的表达，阻断细胞有丝分裂周期从G1期向S期的转移，并抑制T淋巴细胞的过度产生，发挥抗炎作用[5]。

2. 抗菌作用 溪黄草醇提物在琼脂糖平板内对金黄色葡萄球菌、表皮葡萄球菌、枯草芽孢杆菌具有较强的抑制作用，对白念珠菌、酿酒酵母、产黄青霉真菌具有一定的抑制作用，而对供试的革兰阴性菌抑制作用较弱或无抑制作用[6]。溪黄草水提物与头孢曲松等抗菌药联用后可以增强其抗菌效力，但也可能存在配伍禁忌，降低药物疗效，增加毒副作用[7]。

3. 抗氧化作用 溪黄草水提取物及乙醇提取物对SD大鼠离体肾脏、肝脏、心脏、脾脏和肺脏组织都具有很强的抗脂质过氧化作用，且其效果随质量浓度的增加而加强，其中以水提取物对肾脏和肝脏的作用效果最佳[8]。溪黄草不同提取部位均有一定的抗氧化能力，其中以石油醚部位抗氧化活性最强[9]。

4. 抗病毒作用 溪黄草乙酸乙酯有效分离物可抑制人肝癌细胞Hep G2.2.15细胞中的乙型肝炎表面抗原（HBsAg）和乙型肝炎e抗原（HBeAg）的分泌，具有较强的抗HBV活性[10]。

5. 保肝作用 溪黄草等乙醇提取物能明显降低HSC-T6的增殖率，其乙酸乙酯萃取部位是抑制HSC-T6细胞增殖的有效部位，具有一定的保肝作用[11]。溪黄草水提物能显著减少ALD小鼠肝脏、血清的ALT、AST和MDA含量和提高GSH-px、SOD活性，对小鼠酒精性肝损伤有明显的保护作用，作用机制与调整抗氧化酶系统有关[12]。溪黄草二萜类化合物也具有肝脏保护作用，母核上取代基团的位置和类型的不同决定了贝壳杉烷型和松香烷型二萜保肝活性的差异，保肝作用与肝脏线粒体、抗氧化酶系统的保护和调控有关[13, 14]。

6. 抗癌作用 溪黄草醇提取物和水提取物对三种癌细胞（人肝癌细胞Hep G2、人胃癌细胞MKN-45、人食管癌细胞TE-1）的抗癌效果比较，发现溪黄草醇提物对细胞的抗增殖作用明显优于水提物[15]。溪黄草水提取物也可以抑制肝癌细胞（Hep G2），其通过改变Hep G2细胞多个基因的表达来发挥抗肝癌作用[16]。

7. 免疫调节 来自溪黄草的对映-贝壳杉烷型二萜冬凌草甲素（Oridonin）在大鼠脾淋巴细胞中可通过诱导 HO-1 促进 T 细胞向 $CD4^+/CD25^+$ Tregs 分化，抑制促炎细胞因子 IL-2、IFN-γ 并诱导抗炎细胞因子 IL-10、TGF-β 分泌以逆转 Th1 极化调节 Th1/Th2 平衡，从而发挥免疫抑制作用[17]。此外，Oridonin 还可在转录水平上抑制小鼠巨噬细胞 RAW264.7 中 B 细胞活化因子（BAFF）启动子的转录激活；在 MRLlpr/LPR 小鼠模型中减少特异性自身抗体的产生、减缓肾损伤、下调 BAFF 表达等以减轻 MRLlpr/LPR 小鼠狼疮症状和组织损伤[18]。

8. 治疗阿尔茨海默病 乙酰胆碱的缺失是阿尔茨海默病的关键致病性因素，溪黄草乙酸乙酯提取物能较强抑制乙酰胆碱酯酶（ACh E）活性，其作用浓度为 1.0mg/mL 时抑制率可达 89.59%，提取物浓度为 0.1mg/mL 时抑制率为 30.78%[19]。

四、本草文献摘述

1.《常用中草药手册》"清热，利湿，退黄。治急性黄疸性肝炎，急性胆囊炎。"

2.《常用中草药彩色图谱》"清肝利胆，退黄祛湿，凉血散瘀。治急性肝炎，跌打瘀肿。"

参考文献

[1] 国家药典委员会.中华人民共和国药典临床用药须知：中药饮片卷[M].2020版.北京：中国医药科技出版社，2022：608-610.

[2] 吴旭光，吴旭明.溪黄草汤辅助治疗 HBeAg 阳性慢性乙型肝炎湿热蕴结证55例疗效观察[J].新中医，2016，48（5）：96-98.

[3] 秦雪峰.溪黄草治疗急性黄疸性肝炎300例[J].陕西中医，1994（1）：26.

[4] 胡向阳.三丫苦排石汤治疗胆囊结石临床观察[J].实用中医药杂志，2023，39（12）：2331-2332.

[5] Li J，Du J，Sun L，et al.Anti-inflammatory function of Nodosin via inhibition of IL-2[J]. Am J Chin Med，2010，38（1）：127-142.

[6] 莫小路，邱蔚芬，黄珊珊，等.溪黄草不同基原植物的抗菌和抗真菌活性研究[J].中国现代中药，2016，18（8）：980-984.

[7] 范葶莉，吴祖雄，张清林，等.溪黄草水提物与抗菌药联用对大肠埃希菌的体外抑制效果[J].中兽医医药杂志，2015，34（2）：10-13.

[8] 段志芳，黄晓伟.溪黄草提取物抗脂质过氧化作用研究[J].西北药学杂志，2008，23（2）：93-94.

[9] 张洪利，莫小路，汪小根.溪黄草抗氧化活性有效部位筛选[J].吉林中医药，2014，34（3）：292-294.

[10] Chen C，Chen Y，Zhu H，et al.Effective compounds screening from Rabdosia serra (Maxim) Hara against HBV and tumor in vitro[J].Int J Clin Exp Med，2014，7（2）：384-392.

[11] 黄莎，莫婵，曾婷，等.23种岭南中药抗肝纤维化有效部位的高通量筛选[J].今日药学，2018，28（10）：655-660.

[12] 叶秋莹，张黎黎，黄自通，等.溪黄草水提物对酒精性肝损伤的保护作用研究[J].中国民族民间医药，2020，29（21）：24-28.

[13] 何国林，林曦，吴仕娇，等.基于氧化应激探讨溪黄草总二萜保护肝脏线粒体、抗氧化作用研究[J].中药药理与临床，2016，32（6）：121-126.

[14] 刘方乐，林朝展，祝晨蒹.南药溪黄草中二萜类成分的保肝活性及构效关系研究[J].中药新药与临床药理，2019，30（12）：1409-1415.

[15] 孔艺，蒋永和，刘媛，等.溪黄草水提物和醇提物体外抗肿瘤活性研究[J].中国民族民间医药，2020，29（12）：8-12.

[16] 罗莹，廖长秀，贺珊，等.溪黄草对肝癌 Hep G2 细胞基因表达谱的影响[J].重庆医

学，2018，47（6）：728-732.
[17] Hu A P, Du J M, Li J Y, et al.Oridonin promotes CD4+/CD25+ Treg differentiation, modulates Th1/Th2 balance and induces HO-1 in rat splenic lymphocytes [published correction appears in Inflamm Res[J]. Inflamm Res, 2008, 57（4）：163-170.
[18] Zhou L, Sun L, Wu H, et al.Oridonin ameliorates lupus-like symptoms of MRL（lpr/lpr）mice by inhibition of B-cell activating factor（BAFF）[J].Eur J Pharmacol, 2013, 715（1-3）：230-237.
[19] 丁运华，郭少敏，刘燕，等.10种南药植物提取物乙酰胆碱酯酶抑制活性的筛选模型研究[J]. 热带作物学报, 2017, 38（8）：1451-1455.

第三节　利水消肿药

大腹皮 Dafupi

本品为棕榈科植物槟榔 *Areca catechu* L. 的干燥果皮。冬季至次春采收未成熟的果实，煮后干燥，纵剖两瓣，剥取果皮，习称"大腹皮"；春末至秋初采收成熟果实，煮后干燥，剥取果皮，打松，晒干，习称"大腹毛"。

2-3-1
大腹皮彩图

一、传统应用

【性味归经】辛，微温。归脾、胃、大肠、小肠经。

【功效主治】行气宽中，行水消肿。用于湿阻气滞，脘腹胀闷，大便不爽，水肿胀满，脚气浮肿，小便不利。

【用法用量】内服：煎服，5～10g。

【使用注意】孕妇慎用。气虚体弱者慎用。大腹皮一般情况下使用，无明显毒副作用，曾有过敏反应的报道，症见皮肤瘙痒，腹痛，腹泻，皮肤发热，出现荨麻疹；严重者可出现胸闷，恶心，心慌，烦躁不安，面色、口唇苍白，冷汗，四肢冰冷，血压下降等过敏性休克的症状。

【方剂举例】
1. 茯苓导水汤（《医宗金鉴》）
药物组成：大腹皮、木香、木瓜、槟榔、白术、茯苓、猪苓、泽泻、桑白皮、砂仁、紫苏叶、陈皮。
功能主治：利水消肿。用于治疗妊娠水肿胀满，喘而难卧。

2. 黄芩滑石汤（《温病条辨》）
药物组成：黄芩、滑石、茯苓皮、大腹皮、白蔻仁、通草、猪苓。
功能主治：清热利湿。用于治疗湿温邪在中焦，发热身痛，汗出热解，继而复热，渴不多饮，或竟不渴，舌苔淡黄而滑，脉缓。

3. 实脾散（《重订严氏济生方》）
药物组成：厚朴、白术、木瓜、草果、大腹皮、木香、附子、茯苓、干姜、甘草、生姜、大枣。
功能主治：温阳健脾，行气利水。用于治疗脾肾阳虚，水气内停之阴水，症见身半以下肿甚，手足不温，口中不渴，胸腹胀满，大便溏薄，舌苔白腻，脉沉弦而迟者。

4. 藿香正气散（《太平惠民和剂局方》）
药物组成：藿香、大腹皮、紫苏叶、

白芷、生姜、半夏曲、厚朴、陈皮、茯苓、白术、甘草、桔梗、大枣。

功能主治：解表化湿，理气和中。用于治疗外感风寒，内伤湿滞证，症见恶寒发热，头痛，胸膈满闷，脘腹疼痛，恶心呕吐，肠鸣泄泻，舌苔白腻，以及山岚瘴疟等。

【简便验方】

1. 治疗脾失健运，水湿外溢肌肤，头面四肢悉肿，气喘胸闷，小便不利 生姜皮、桑白皮、陈皮、大腹皮、茯苓皮各等份。上为粗末，每服9g，用水250mL，煎至200mL，去滓，不计时温服。(《三因极一病证方论》)

2. 治疗冷热气攻心腹、大肠壅毒、痰膈醋心 大腹皮、姜、盐同煎。(《本草纲目》)

3. 治疗脚气，肿满腹胀，大小便秘涩 大腹皮一两（锉），槟榔一两，木香半两，木通二两（锉），郁李仁一两（汤浸去皮，微炒），桑根白皮二两（锉），牵牛子二两（微炒）。上药捣筛为散。每服四钱，以水一中盏，入生姜半分，葱白二七寸，煎至六分，去滓，不计时候，温服，以利为度。(《太平圣惠方》)

4. 治疗蛊毒腹胀 鸡骨草20g，田基黄20g，虎杖20g，赤小豆20g，大腹皮10g，当归藤10g，白术10g。水煎服。(《壮医方剂学》)

【类药辨析】

大腹皮与槟榔的鉴别应用 此二者均有行气疏滞、利水消肿之功，常相须为用。槟榔味辛苦，性温，归胃、大肠经，功能为杀虫，消积，行气，利水，截疟。用于治疗痰湿作疟，食积气滞，胸腹胀闷，脘腹疼痛，大便不畅，下利后重，食积痰滞，气粗喘急，脚气水肿及肠道寄生虫病等。大腹皮又称为槟榔皮、槟榔衣，为棕榈科植物槟榔的果皮，味辛，性微温，归脾、胃、大肠、小肠经，具有宣发之力，性善下行，既能行气疏滞，宽中除胀，又能利水消肿，用于治湿浊气滞之脘腹痞闷胀满、周身水肿、小便不利、脚气等症[1]。

【配伍应用】

1. 大腹皮配陈皮 陈皮理气健脾，燥湿化痰，理气运脾，疏畅气机，使水湿流通，消胀除满；大腹皮行气宽中，利水消肿。陈皮"同补药则补，同泻药则泻"，合大腹皮行气通滞，气行则水行，故能消气滞湿阻之水肿。临床用于脾虚气弱、运化无权而致的腹胀、浮肿、尿少等症[1]。

2. 大腹皮配槟榔 大腹皮质轻上浮，辛温行散，专行无形之滞而行气宽中，利水消肿；槟榔质重体沉，辛行苦降，善行有形之积滞。两药配伍，行气消胀、利水消肿之力倍增，用于治疗腹水，腹大如鼓，面目浮肿，下肢水肿，小便不利，及气滞食积、脘腹胀满、食欲不振、嗳腐口臭等[1]。

3. 大腹皮配白术 大腹皮辛温，性善下行，长于行气消胀，利水消肿；白术健脾益气。两药配伍，一消一补，消补兼施，具有健脾益气、燥湿利水、消胀除满之功，用以治疗脾胃气虚，纳运无力，湿阻气滞所致的胃脘胀满、食少倦怠、腹满水肿等[1]。

4. 大腹皮配茯苓皮 大腹皮味辛微温，能开宣肺气而行水消肿；茯苓皮甘淡平，可利水消肿。两药合用，可增强利水消肿之功，用以治疗皮肤水肿，脚气肿满[1]。

5. 大腹皮配五加皮 大腹皮味辛微温，具开宣肺气、行水消肿之功；五加皮辛苦温，祛风湿，补肝肾，强筋骨，利水消肿。两药配伍，增强利水消肿之功，主要用于水肿，小便不利[1]。

二、临床研究

1. 肝硬化腹水 回春消臌方，药物组成：炙鳖甲、炮穿山甲各2g（研细粉冲服），三棱10g，莪术10g，醋柴胡10g，当归15g，赤芍15g，三七10g，丹参15g，砂仁6g，佛手15g，大腹皮30g，茯苓15g，猪苓30g，甘草6g，治疗观察60天。治疗组显效18例，有效10例，无效2例，总有效率93.33%[2]。

2. 运脾逐水 运脾逐水汤，药物组成：黄芪50g，党参20g，茯苓20g，白术15g，当归12g，川芎12g，牡丹皮10g，大黄15g，延胡索20g，莪术9g，鳖甲20g，川楝子10g，猪苓15g，泽泻15g，车前子30g，大腹皮15g，茵陈30g，生地黄9g，沙参12g，麦冬10g，枸杞子15g，桂枝6g，甘草6g。水煎，1天1剂，分2次口服。联合利尿剂以2个月为1个疗程，连续治疗2个疗程，根据患者病情加减药物。共治疗65例，显效19例，有效40例，总有效率90.77%[3]。

3. 输卵管炎性堵塞性不孕 自拟疏通汤，续断10g，杜仲10g，橘核10g，乌药10g，当归10g，白芍10g，大腹皮10g，茯苓10g，菟丝子10g，生黄芪15g，丹参10g，益母草15g，丝瓜络10g，穿山甲10g，牛膝10g。随证加减。每日1剂，加水400mL浸泡20min武火煎沸，文火煎取药液150mL；第2煎加水300mL，煎取药液150mL。将2次药液混合，分2次温服。于月经干净3天后开始服用，月经期停服，1个月为1疗程。共治疗40例，治愈27例，好转8例，总有效率87.5%[4]。

4. 功能性消化不良 和胃降逆散，处方：太子参20g，白术10g，茯苓20g，紫苏梗15g，柴胡10g，枳壳10g，大腹皮20g，浙贝母15g，海螵蛸20g，蒲公英20g，两面针20g，旋覆花（包）10g，赭石（先下）5g，沉香末（后下）3g，炙甘草6g。1剂/天，每日两次，水煎内服，饭后半小时温服。疗程为四周。共治疗100例，治愈20例，显效50例，有效15例，总有效率85%[5]。

三、药理研究

1. 调节肠胃功能作用 对胃电节律紊乱模型Wistar大鼠灌胃大腹皮水提物，发现大鼠胃肠肌间神经丛中的乙酰胆碱酯酶阳性神经纤维和神经元数量显著增多，推测大腹皮水提物调节大鼠胃肠功能的机制可能与其增加大鼠胃肠肌间神经丛胆碱能神经的分布、促进乙酰胆碱的释放、减少氮能神经的分布有关[6-8]。大腹皮水提物可改善模型大鼠肠吻合组织的水肿及炎症反应，并可促进其肠吻合组织修复，从而帮助大鼠提早恢复肠动力[9]。

2. 抗氧化作用 大腹皮醇提物可直接作用于自由基，也可以间接消耗掉容易产生自由基的物质，抑制进一步氧化反应的发生[10]。大腹皮醇提物较水提物、乙酸乙酯提取物具有更好的抗氧化活性[11]，对1,1-二苯基-2-三硝基苯肼（DPPH）和2,2′-联氮-双（-3-乙基苯并噻唑啉-6-磺酸）二铵盐（ABTS）具有较强的清除能力，且清除能力随浓度增加而增强，呈良好的量效关系。同样的方法测定了大腹皮中酚类提取物的还原能力，40μg/mL时吸光度达到0.60，表明大腹皮提取物具有一定的还原能力[12]，且大腹皮70%乙醇提物比大腹皮中酚类提取物的还原能力更强。

四、本草文献摘述

1.《开宝本草》"主冷热气攻心腹，

大肠壅毒，痰膈，醋心。并以姜盐同煎，入疏气药良。"

2.《本草纲目》"降逆气，消肌肤中水气浮肿，脚气壅逆，瘴疟痞满，胎气恶阻胀闷。"

3.《本草经疏》"方龙谭曰，主一切冷热之气上攻心腹，消上下水肿之气四体虚浮，大肠壅滞之气二便不利，开关膈痰饮之气阻塞不通，能疏通下泄，为畅达脏腑之剂。"

4.《本经逢原》"槟榔性沉重，泄有形之积滞，腹皮性轻浮，散无形之滞气。故痞满胀，水气浮肿，脚气壅逆者宜之。惟虚胀禁用，以其能泄真气也。"

5.《本草再新》"泻肺，和胃气，利湿追风，宽肠消肿，理腰脚气，治疟疾泻痢。"

参考文献

[1] 国家药典委员会.中华人民共和国药典临床用药须知：中药饮片卷[M].2020版.北京：中国医药科技出版社，2022：717-719.

[2] 王万群，王志慧.回春消胀方治疗肝硬化腹水的临床观察[J].山东中医杂志，2010，29（7）：449-450.

[3] 张正伟.运脾逐水汤联合西药治疗肝硬化腹水65例[J].中医研究，2014，27（10）：31-33.

[4] 王东红.中西医结合治疗输卵管炎性阻塞性不孕40例临床观察[J].中华中医药杂志，2007（4）：255-256.

[5] 叶晖，刘凤斌.和胃降逆散治疗功能性消化不良100例[J].陕西中医学院学报，2014，37（3）：31-32.

[6] 朱金照，冷恩仁，周文.大腹皮促胃肠动力作用的机制研究[J].解放军医学杂志，2000（2）：133-134.

[7] 朱金照，冷恩仁，张捷，等.大腹皮对大鼠胃电节律失常的影响及其机制[J].解放军医学杂志，2002（1）：39-40.

[8] 朱金照，郑伟，冷恩仁，等.大腹皮对大鼠胃肠道AchE及NOSI阳性神经分布的影响[J].世界华人消化杂志，2001（1）：101-103.

[9] 廖焕兰，陈富，罗福东，等.大腹皮水煎剂对结肠术后肠吻合组织的修复作用[J].临床医学工程，2015，22（1）：20-22.

[10] 景永帅，张钰炜，张丹参，等.大腹皮本草考证、化学成分和药理作用研究进展[J].中国药房，2021，32（14）：1784-1788.

[11] 韩林.槟榔中抗氧化成分的提取及分离研究[D].海口：海南大学，2010.

[12] 李专，祁静，赵松林.槟榔壳多酚组分及抗氧化活性的测定[J].热带作物学报，2012，33（4）：717-725.

冬瓜皮 Dongguapi

本品为葫芦科植物冬瓜 *Benincasa hispida*（Thunb.）Cogn.的干燥外层果皮。食用冬瓜时，洗净，削取外层果皮，晒干。

2-3-2 冬瓜皮彩图

一、传统应用

【性味归经】甘，凉。归脾、小肠经。

【功效主治】利尿消肿。用于水肿胀满，小便不利，暑热口渴，小便短赤。

【用法用量】内服：煎服，9～30g。

【使用注意】因营养不良而致之虚肿慎用。

【方剂举例】

1.肾炎消肿片[《中华人民共和国药典》（2020年版一部）]

药物组成：桂枝、泽泻、陈皮、香加皮、苍术、茯苓、姜皮、大腹皮、黄柏、椒目、冬瓜皮、益母草。

功能主治：健脾渗湿，通阳利水。用于急、慢性肾炎脾虚湿肿证候。临床表现为肢体浮肿，晨起面肿甚，午后腿肿较重，按之凹陷，身体重困，尿少，脘胀食少，舌苔白腻，脉沉缓。

2. 芦根清肺饮（《暑病证治要略》）

药物组成：鲜芦根、鲜冬瓜皮、茯苓、通草、大豆黄卷、滑石、生桑皮、黄芩、瓜蒌皮、生薏苡仁。

功能主治：祛暑化湿，清肺生津。治暑湿伤肺，症见面色淡黄，头身重痛，脘闷，身热汗出，心烦口渴，咳嗽黄痰，喘急，舌苔糙腻，脉浮弦细濡。

3. 宣肺利水汤（《邱云翔医案》）

药物组成：净麻黄、生石膏、冬瓜子、冬瓜皮、葶苈子、旋覆花（包）、白紫苏子、光杏仁、苍术、白术、生甘草。

功能主治：宣肺利水。用于水肿（慢性肾炎）合并外感。

4. 保肝利胆汤（《老中医临床经验选编》）

药物组成：鲜茅根、鸡内金、女贞子、墨旱莲、柏子仁、生地黄、冬瓜皮、陈葫芦、车前子。

功能主治：养肝滋阴，利水消肿。用于肝硬化腹水。

【简便验方】

1. 治疗夏日暑热口渴，小便短赤 冬瓜皮、西瓜皮等量，煎水代茶饮。（《四川中药志》1960 年）

2. 治疗消渴不止，小便多 冬瓜皮、麦冬各 30~60g，黄连 10g。水煎，每日 2~3 次分服。（《食物中药与便方》）

3. 治疗咳嗽 冬瓜皮（经霜者）五钱，蜂蜜少许。水煎服。（《滇南本草》）

4. 治疗妇人乳痈毒气不散 冬瓜皮研取汁，当归半两研细。上以冬瓜汁调涂之，以愈为度。（《普济方》）

5. 催乳 冬瓜皮 30g，加鲜鲫鱼（洗净，去肠杂），同炖服。（《安徽中草药》）

6. 治疗水肿 冬瓜皮 30g，五加皮 9g，姜皮 12g。水煎服。（《湖南药物志》）

7. 治疗肾脏炎，小便不利，全身浮肿

冬瓜皮 20g，西瓜皮 20g，白茅根 20g，玉蜀黍蕊（玉米须）15g，赤豆 100g。水煎，每日三次分服。（《现代实用中药》）

【类药辨析】

冬瓜皮与冬瓜子的鉴别应用 冬瓜皮与冬瓜子均味甘，微寒，归脾、小肠经。清热而利湿，亦都治水肿。但冬瓜皮以清热利尿消肿见长，性质平和，故水肿胀满、小便不利常用，又可解暑，多治夏日暑热口渴。冬瓜子性润质滑，上能清肺热，下能导大肠之积滞，且能滑痰排脓，所以对肺热咳嗽、淋浊带下以及湿热内蕴，日久成脓的肺痈、肠痈等，较为常用[1]。

【配伍应用】

冬瓜皮配白茅根 二药均甘淡渗利，善清热利水消肿，白茅根尚有养阴生津之功。二药配用，清利不伤阴，又不伤脾胃，以清淡灵通为长，其清热利水消肿作用增强。用于治疗水肿、腹水、脚气等水湿内停属湿热所致者[1]。

二、临床研究

糖尿病：用冬瓜皮（一般包括外果皮及中果皮）1000g，加水 2000g，沸后煎 30min，滤液浓缩至 500mL 静置冷却。另取麝香 1.5g，与适量 95% 乙醇共研末成浆，兑入上述浓缩液中，搅匀后置冰箱或阴凉处备用。每次口服 15~20mL，每日 3 次，10 天为 1 疗程。治疗糖尿病 21 例，经 3~6 个月观察，三多症状有不同程度的改善或消失，其中烦渴改善者 15 例，尿量减少者 14 例，饥饿感减轻或消失者 15 例，症状改善大多数出现在 1 个疗程左右[2]。

三、药理研究

1. 抗氧化 冬瓜皮提取物乙醇组分对于 DPPH 自由基、羟基自由基具有良好的清除作用，对 Fe^{3+} 表现出良好的还原作用,提示冬瓜皮乙醇提取物具有抗氧化活性[3]。

2. 抗菌 冬瓜皮乙酸乙酯部位粗提物的抑菌谱广且抑菌活性强,对小麦赤霉病菌、小麦纹枯病菌、棉花枯萎病菌的生长抑制率达到80%以上,对玉米大斑病菌生长抑制率达93.8%[4]。

3. 改善肾功能 冬瓜皮炭无论在降低氮质代谢产物、纠正酸中毒还是改善肾脏病理方面,均有治疗作用[5]。冬瓜皮炭降低慢性肾功能衰竭大鼠肾脏有害指标,改善肾功能,其机制可能与干预NF-κB信号通路有关[6]。

四、本草文献摘述

1.《滇南本草》 "止渴,消痰,利小便。"

2.《药性切用》 "行皮间水湿,善消肤肿。"

3.《本草再新》 "走皮肤,去湿追风,补脾泻火。"

参考文献

[1] 国家药典委员会. 中华人民共和国药典临床用药须知: 中药饮片卷 [M].2020版. 北京: 中国医药科技出版社, 2022: 564.

[2] 邓居林. 冬瓜饮加减治疗糖尿病21例 [J]. 中医杂志, 1981 (7): 66.

[3] 臧延青, 李执坤, 冯艳钰, 等. 冬瓜皮乙醇提取物的体外抗氧化活性研究 [J]. 黑龙江八一农垦大学学报, 2018, 30 (1): 29-32, 50.

[4] 范会平, 李嘉, 陈月华, 等. 冬瓜皮提取物抑菌活性研究 [J]. 医药论坛杂志, 2018, 39 (1): 126-128.

[5] 王一硕, 张娟, 刘鸣昊, 等. 冬瓜皮炭对慢性肾功能衰竭大鼠的治疗作用观察 [J]. 中医学报, 2014, 29 (9): 1317-1319.

[6] 何勇, 吴荣艳, 刘德慧, 等. 冬瓜皮炭对慢性肾衰竭大鼠肾功能的保护作用 [J]. 中成药, 2019, 41 (9): 2074-2078.

玉米须 Yumixu

本品又称玉蜀黍须、蜀黍须、苞谷须,为禾本科植物玉蜀黍 Zea mays L. 的花柱和柱头。秋季果实成熟时采收,晒干或微火烘干。

2-3-3 玉米须彩图

一、传统应用

【性味归经】 甘,平。归膀胱、肝、胆经。

【功效主治】 利尿消肿,利湿退黄。用于水肿尿少,湿热黄疸,头晕目昏。

【用法用量】 内服:煎服,15~30g。

【使用注意】 本品降血糖作用明显,应在饭后服用,避免血糖太低。普通人在运动、劳累后和空腹时都不宜食用玉米须,以免血糖偏低。

【方剂举例】

1. 脾肾双补汤(《高血压防治疗法》引邓铁涛方)

药物组成:桑寄生、玉米须、生龙骨、磁石、首乌、川芎、淫羊藿、杜仲。

功能主治:平肝滋阴潜阳。用于治疗阴阳两虚,阴不潜阳所致之腰膝酸软、头痛耳鸣等。

2. 瓜皮赤豆汤(《现代实用中药》)

药物组成:冬瓜皮、西瓜皮、白茅根、玉米须、赤小豆。

功能主治:利水消肿。用于治疗急性肾炎引起的小便不利,全身水肿。

3. 利胆退黄汤(《古今名方》引熊廖生方)

药物组成:茵陈、败酱草、板蓝根、玉米须、金钱草、郁金、栀子。

功能主治:清热理湿,利胆疏肝。治疗阳黄,症见一身面目俱黄如橘子色,小便黄赤，发热，或兼恶寒，口干，或渴，胸脘满闷，厌油食少，右胁隐痛，甚则刺痛，舌红、苔黄，脉弦而数。

4. 结石通茶（玉石茶）（《中华人民共和国卫生部药品标准·中药成方制剂第十册》）

处方组成：广金钱草、玉米须、鸡骨草、茯苓、石韦、白茅根、车前草、金沙藤。

功能主治：利尿消火，通淋镇痛，止血化石。用于泌尿系感染，膀胱炎，肾炎水肿，尿路结石，血尿，淋沥浑浊，尿管灼痛。

【简便验方】

1. 治疗慢性鼻窦炎　玉米须晒干，与当归尾干粉混合，入烟斗燃点吸烟，每日5～7次，每次1～2烟斗。（《全国中草药汇编》）

2. 治疗血吸虫病肝硬化，腹水　玉米须30～60g，冬瓜子15g，赤小豆30g。水煎服，每日1剂，15剂为1疗程。（《食物中药与便方》）

3. 治疗胆石症　玉米须、芦根各30g，茵陈15g。水煎服，每日1剂。（《全国中草药汇编》）

4. 治疗高血压，伴鼻衄、吐血　玉米须、香蕉皮各30g，黄栀子9g。水煎冷却后服。（《食物中药与便方》）

5. 治疗急性肾炎　玉米须60g，西瓜皮30g，蝼蛄7个，生地黄15g，肉桂1.5g。水煎服，隔日1剂，连服4～5剂，症状消退后，服济生肾气丸，每日2次，每日6～9g。（《全国中草药汇编》）

6. 治疗尿道感染　玉米须15g，金钱草45g，萆薢30g。水煎服。（《湖北中草药志》）

7. 治疗尿血　玉米须30g，荠菜花15g，白茅根18g。水煎去渣，1日2次分服。（《食物中药与便方》）

8. 治疗糖尿病　玉米须60g，薏苡仁、绿豆各30g，水煎服。（《福建药物志》）

【类药辨析】

玉米须与冬瓜皮的鉴别应用　两药作用比较缓和，均能利水消肿，用于小便不利，水肿等。但冬瓜皮性微寒，清热利水，水肿有热者更为适宜。玉米须还有利尿通淋、利胆退黄的功效，可用于小便淋沥涩痛、黄疸等[1]。

【配伍应用】

玉米须配金钱草　玉米须甘淡渗泄，功专利水消肿，又能利湿而退黄。金钱草利尿通淋，善消结石，又能除下焦湿热，有清热利湿退黄之效。二药配用增效，常用于湿热黄疸、石淋、水肿等[1]。

二、临床研究

1. 慢性肾小球肾炎　基础治疗上，治疗组服玉米须煎剂，玉米须60g加水2L，文火煎煮至300mL药液，日服3次，每次服100mL。对照组服安慰剂。共治疗31例，完全缓解18例，基本缓解9例，有效3例，无效1例，总有效率96.8%[2]。

2. 肾病综合征　治疗组玉米须汤水煎300mL，分早晚2次饮服；治疗组和对照组同时常规口服强的松，静点环磷酰胺，观察疗效。共治疗85例，显效69例，有效10例，无效6例，总有效率93%[3]。

3. 原发性高血压　治疗组用硝苯地平控释片加玉米须治疗，玉米须30g，泡茶服用，每日2次，一个月为一个疗程（如果一个疗程后血压正常，后两个疗程不需服用），对照组单纯用硝苯地平控释片治疗。共治疗51例，治愈29例，好转18例，无效4例，总有效率56.86%[4]。

三、药理研究

1. 降血糖作用 玉米须对家兔有明显的降血糖作用[5]；水煎剂 7.5g/kg、15g/kg、30g/kg 灌胃，连续 7 天，对四氧嘧啶所致的小鼠糖尿病有显著的治疗作用，对葡萄糖、肾上腺素引起的小鼠高血糖也有明显的降血糖作用，且呈现明显的量效关系，但对正常小鼠血糖无明显影响[6]。提示玉米须可能有双胍类降糖药物样作用。

2. 利尿作用 玉米须水煎剂 5g/kg、10g/kg 灌胃，能明显增加清醒家兔给药后第 1、2 小时的尿量，且高剂量组作用强，作用比呋塞米（速尿）弱但持久[7]。玉米须水提物腹腔注射小白鼠给药有很好的利尿作用，皮下注射与灌胃给药次之[8]。玉米须 8~10g 制成煎剂口服，对正常人有轻度利尿作用[9]，但弱于猪苓和咖啡因[10]。本品对人 12h、24h 尿量和尿钠排泄量与对照组相比无明显差异[11]。

3. 降压作用 玉米须水浸液、乙醇-水浸液、乙醇浸液和煎剂，静注于麻醉犬、猫和兔都有降压作用[12]。与模型组比较，玉米须水提物组自第 5 天开始收缩压和舒张压均下降，持续至 25 天，血浆总抗氧化能力和谷胱甘肽水平增高，血管紧张素Ⅱ水平下降。玉米须水提物对自发性高血压大鼠有降压作用，机制与降低血管紧张素Ⅱ水平和抗氧化应激有关[13]。玉米须沸水透析液（1.37~22mg/kg）给正常麻醉犬静注时，产生剂量依赖性降压作用，15min 起效，维持 80min，同时伴明显心率降低[14]。其降压机制主要是中枢性的[15]，亦有认为是扩张末梢小血管的结果[12]。

4. 利胆作用 玉米须有显著增加胆汁分泌和促进胆汁排泄的作用，能使胆汁内有机物和渣质减少，黏稠度、比重和胆红素含量降低。人口服玉米须制剂后 15~30min 出现胆囊反射性收缩，胆汁排出增加，此作用比镁盐慢，但较为持久，且不伴有肠蠕动增加和稀便[15]。

5. 毒性 玉米须各种口服制剂几乎无毒，水煎剂灌胃，小鼠最大耐受量 >171g/kg[6]。水提取甲醇不溶部分（利尿成分）兔静注的致死量为 250mg/kg，而最适利尿剂量静注为 1.5mg/kg，口服为 6mg/kg，上述利尿剂量对心脏、呼吸、末梢血管及肠肌几无影响[10]。

6. 其他作用 玉米须水煎剂 15g/kg、30g/kg，灌胃 7 天，能明显降低高胆固醇血症小鼠的血清胆固醇含量[6]。玉米须含维生素 K，对维生素 K 缺乏所致凝血功能障碍有治疗作用[16]。

四、本草文献摘述

1.《岭南采药录》 "又治小便淋沥砂石，苦痛不可忍，煎汤频服。"

2.《滇南本草》 "宽肠下气。治妇人乳结红肿，乳汁不通，红肿疼痛，怕冷发热，头痛体困。"

参考文献

[1] 国家药典委员会. 中华人民共和国药典临床用药须知：中药饮片卷[M].2020 版. 北京：中国医药科技出版社，2022：564-567.

[2] 陈沛林，薛艳芸. 玉米须煎剂治疗慢性肾小球肾炎临床观察[J]. 中华中医药学刊，2011，29（2）：358-359.

[3] 薛艳芸，张立新. 玉米须汤辅助治疗肾病综合征 85 例疗效观察[J]. 南方医科大学学报，2010，30（8）：2003-2004.

[4] 余宾红. 硝苯地平加玉米须治疗原发性高血压临床观察[J]. 世界最新医学信息文摘，2017，17（39）：86.

[5] Mathew O F, Victoria F O.Possible effect of corn silk extracts on selected liver markers and plasma glucose in rabbit[J].American journal of biomedical research，2014，2（4）：77-82.

[6] 李伟，陈颖莉，杨铭，等.玉米须降血糖的实验研究[J].中草药，1995（6）：305-306，311，335.

[7] 王鼎，郭蓉.玉米须利尿作用的初步研究[J].内蒙古中医药，1991，10（2）：38-39.

[8] 董长颖，赵玉青，刘波.玉米须水提物的利尿作用及抗菌活性研究[J].黑龙江畜牧兽医，2014（3）：149-151.

[9] 饶曼人，梁兆年，张昌绍.半边莲、玉米须、腹水草等对于正常人的利尿作用[J].上海第一医学院学报，1958（S1）：59-66.

[10] 张昌绍，许绍芬.猪苓、玉米须、黄芪、木通、淡竹叶的利尿作用[J].上海第一医学院学报，1957（1）：38.

[11] Doan D D，Nguyen N H，Doan H K，et al.Studies on the individual and combined diuretic effects of four Vietnamese traditional herbal remedies（Zea mays，Imperata cylindrica，Plantago major and Orthosiphon stamineus）[J].J Ethnopharmacol，1992，36（3）：225-231.

[12] 余传隆.中药辞海（第一卷）[M].北京：中国医药科技出版社，1993：1334.

[13] 王慧，秦梦瑶，曲晓兰，等.玉米须水提物对自发性高血压大鼠的降压作用[J].中国药理学与毒理学杂志，2017，31（5）：487.

[14] Martín N，Pantoja C，Chiang L，et al.Hemodynamic effects of a boiling water dialysate of maize silk in normotensive anaesthetized dogs[J].J Ethnopharmacol，1991，31（2）：259-62.

[15] 阿尼奇可夫.药理学（中译本）[M].北京：人民卫生出版社，1956：114.

[16] 上海中医学院.中草药学[M].上海：上海人民出版社，1974：245.

赤小豆 Chixiaodou

本品为豆科植物赤小豆 *Vigna umbellata* Ohwi et Ohashi 或赤豆 *Vigna angularis* Ohwi et Ohashi 的干燥成熟种子。秋季果实成熟而未开裂时拔取全株，晒干，打下种子，除去杂质，再晒干。

2-3-4 赤小豆彩图

一、传统应用

【性味归经】甘、酸，平。归心、小肠经。

【功效主治】利水消肿，解毒排脓。用于水肿胀满，脚气浮肿，黄疸尿赤，风湿热痹，痈肿疮毒，肠痈腹痛。

【用法用量】9～30g。外用适量，研末调敷。

【使用注意】赤小豆性逐津液，令人枯燥，不宜久食。

【方剂举例】

1.赤小豆当归散（《金匮要略》）

药物组成：赤小豆、当归。

功能主治：清热利湿，和营解毒。用于治疗湿热下注，大便下血，先血后便者。

2.补白颗粒[《中华人民共和国药典》（2020年版一部）]

药物组成：补骨脂、白扁豆、淫羊藿、黑大豆、赤小豆、丹参、柴胡、苦参。

功能主治：健脾温肾。用于治疗慢性白细胞减少症属脾肾不足者。

3.赤豆薏苡仁汤（《医宗金鉴》）

药物组成：赤小豆、薏苡仁、防己、甘草。

功能主治：清化湿热，解毒排脓。用于治疗胃痈、大小肠痈，脓已成，脉洪数者。

4.麻黄连翘赤小豆汤（《伤寒论》）

药物组成：麻黄、连翘、杏仁、赤小豆、大枣、生梓白皮、生姜、炙甘草。

功能主治：解表散邪，清热除湿，退黄。用于治疗湿热阳黄兼表证，症见发热恶寒，无汗身痒，周身黄染如橘色，脉浮滑。

【简便验方】

1. 治疗流行性腮腺炎 取赤小豆50～70粒研成细粉，和入温水、鸡蛋清或蜜调成稀糊状，摊在布上，敷于患处。（《中药大辞典》）

2. 治疗肝硬化腹水 取赤小豆1斤，活鲤鱼1条（重1斤以上），同放锅内，加水2000～3000mL清炖，至赤小豆烂透为止。将赤小豆、鱼和汤分数次服下。每日或隔日1剂。连续服用，以腹水消为止。（《中药大辞典》）

3. 治疗大小肠痈，湿热气滞瘀凝所致 赤小豆、薏苡仁、防己、甘草，煎汤服。（《疡科捷径》）

4. 治疗急黄身如金色 赤小豆一两，丁香一分，黍米一分，瓜蒂半分，熏陆香一钱，青布五寸（烧灰），麝香一钱（细研）。上药捣细为散，都研令匀。每服不计时候，以清粥饮调下一钱；若用少许吹鼻中，当下黄水。（《太平圣惠方》）

5. 治疗肠痔大便出血 小豆一升，苦酒五升，煮豆熟，出干，复纳清酒中，候酒尽止，末。酒服方寸匕，日三度。（《肘后方》）

【类药辨析】

赤小豆与绿豆的鉴别应用 两者皆为药食两用之常品，均味甘，入心经，有解毒、利水之效，同治痈肿疮毒及水肿、小便不利等。然赤小豆性平，虽清热解毒力不及绿豆，但兼能排脓，内痈外疡均治；且入小肠经，性善下行，功善利水消肿，用于治疗多种水肿，尤宜于营养不良性水肿，故《神农本草经》谓其："主下水，排痈肿脓血。"而绿豆性寒清热解毒力胜，除用于热毒疮痈外，尚常用于解药食中毒；且长于清心胃火热，清热消暑、除烦止渴，为治暑热烦渴之要药[1]。

【配伍应用】

1. 赤小豆配绿豆 绿豆清热解毒、消暑、利水之中尤善清热消暑、除烦止渴；赤小豆清热解毒、利水之中尤长于"消水通气而健脾胃"。两药相配，清暑利湿、解毒和中作用增强，适用于痈肿疮毒、暑热烦渴、水肿、黄疸及食物中毒等。

2. 赤小豆配当归 赤小豆渗湿清热，解毒排脓，当归活血，祛瘀生新。二药合用共奏清热利湿、活血解毒之功[1]。

3. 赤小豆配商陆 商陆峻泻水湿消肿，赤小豆清热利尿消肿，且制商陆毒性。二药合用，可增强逐水消肿之功，治通身水肿胀满、喘急、小便不利等[1]。

二、临床研究

1. 流行性腮腺炎 赤小豆粉外敷治疗46例，收效迅速，无1例出现并发症[2]。

2. 肾病综合征 赤小豆、绿豆、黑豆各30g，茯苓10g，甘草5g，随症加减。湿热、水肿重，见脘腹胀满、小便短少等，加冬瓜皮30g，白茅根15g；阳虚见畏寒肢冷等，加肉桂10g，制附子5g；气虚见乏力、气短等，加党参、黄芪各15g。每日1剂，煎取2次，去草药留豆，混匀早晚分服（吃豆喝汤）。30剂为1疗程。共治疗30例，完全缓解19例，部分缓解11人，总有效率100%[3]。

3. 荨麻疹 麻黄9g，连翘15g，赤小豆30g，桑白皮12g，生地黄15g，生姜皮9g，生甘草6g，冷水煎，日服1剂。咳嗽用原方加杏仁9g；风团块皮肤发白，遇冷加剧加桂枝12g，葱白3枚，荆芥9g；寄生虫蛔虫所致者加乌梅12g，槟榔15g，川椒4g；脘闷腹胀、小便不利加苍术15g，茯苓20g，藿香15g，茵陈15g；

久治不愈，反复发作加蝉蜕 9g、浮萍 9g、僵蚕 12g、地肤子 20g、当归 15g；便秘加重连翘用至 20g。共治疗 37 例，痊愈 29 例，显效 5 例，有效 2 例，无效 1 例，总有效率 97.5%[4]。

三、药理研究

1. 抗氧化作用 赤小豆中多酚提取物具有一定的羟自由基清除能力，且羟自由基清除率与抗氧化能力是正相关[5]。赤豆中总黄酮提取物具有较强的抗氧化活性，对 O^{2-} 有明显的清除作用，其清除效果与总黄酮的添加量呈正相关关系[6]。

2. 利尿作用 赤小豆三氯甲烷及正丁醇萃取部位具有显著的利尿作用[7]。

四、本草文献摘述

1.《神农本草经》"主下水，排痈肿脓血。"

2.《名医别录》"主寒热，热中，消渴，止泄，利小便，吐逆，卒僻，下胀满。"

3.《药性论》"消热毒痈肿，散恶血不尽、烦满。治水肿皮肌胀满；捣薄涂痈肿上；主小儿急黄、烂疮，取汁令洗之；能令人美食；末与鸡子白调涂热毒痈肿；通气，健脾胃。"

参考文献

[1] 国家药典委员会. 中华人民共和国药典临床用药须知：中药饮片卷 [M].2020 版. 北京：中国医药科技出版社，2022：571.

[2] 张明利，袁效涵. 赤小豆粉外敷治疗流行性腮腺炎 46 例 [J]. 中国民间疗法，2000（6）：24-25.

[3] 柳伟. 三豆饮加减治疗肾病综合征 30 例 [J]. 陕西中医，2008，316（4）：406-407.

[4] 李永丽. 麻黄连翘赤小豆汤治疗荨麻疹 37 例疗效观察 [J]. 大理医学院学报，1995（1）：46-47，60.

[5] 洪杰，白冰，贾永光. 赤小豆总多酚的体外抗氧化活性研究 [J]. 广东化工，2020，47（15）：280-281.

[6] 康永锋，李艳，段吴平，等. 赤豆总黄酮的微波辅助提取与抗氧化活性研究 [J]. 食品工业科技，2012，33（2）：224-227.

[7] 闫婕，卫莹芳，钟熊，等. 赤小豆对小鼠利尿作用有效部位的筛选 [J]. 四川中医，2010，28（6）：53-55.

杠板归 Gangbangui

本品为蓼科植物杠板归 *Polygonum perfoliatum* L. 的干燥地上部分。夏季采收，晒干备用。

2-3-5 杠板归彩图

一、传统应用

【性味归经】味酸，微寒。归肺、膀胱经。

【功效主治】清热解毒，利湿消肿，散瘀止血。主治疗疮痈肿，丹毒，痄腮，乳腺炎，感冒发热，肺热咳嗽，泻痢，黄疸，臌胀，水肿，淋浊，带下，跌打肿痛，吐血，便血，蛇虫咬伤。

【用法用量】内服：煎汤，15～30g，鲜品 20～45g。外用适量，捣敷；或研末调敷；或煎水熏洗。

【使用注意】体质虚弱者及孕妇慎用。

【方剂举例】

1. 康妇灵片（《卫生部颁药品标准中药成方制剂第一册》）

药物组成：杠板归、苦参、黄柏、鸡血藤、益母草、红花龙胆、土茯苓、当归。

功能主治：清热燥湿，活血化瘀，调经止带。用于宫颈炎，阴道炎，月经不调，赤白带下，痛经，附件炎等。

2. 兰花咳宁片（《国家中成药标准汇编 内科肺系（二）分册》）

药物组成：石吊兰、板蓝根、罂粟壳、百部、重楼、杠板归。

功能主治：清热解毒，敛肺止咳。用于治疗急慢性支气管炎，久咳，少痰。

3. 七味姜黄搽剂（姜黄消痤搽剂）[《中华人民共和国药典》（2020年版一部）]

药物组成：姜黄、重楼、杠板归、土荆芥、一枝黄花、绞股蓝、珊瑚姜。

功能主治：清热祛湿，散风止痒，活血消痤。用于湿热郁肤所致的粉刺（痤疮），油面风（脂溢性皮炎）。

4. 苦丁蛇疱汤（《壮医方剂学》）

药物组成：苦丁茶、杠板归、三角泡。

功能主治：清热毒，除湿毒，通龙路火路。用于治疗带状疱疹。

【简便验方】

1. 治疗缠腰火丹（带状疱疹） 鲜杠板归叶捣烂绞汁，调雄黄末适量，涂患处，每日数次。（《江西民间草药》）

2. 治疗慢性湿疹 鲜杠板归120g。水煎外洗，每天1次。（《单方验方调查资料选编》）

3. 治疗蛇咬伤 杠板归叶，不拘多少，捣汁，酒调随量服之；用渣搽伤处。（《万病回春》）

4. 治疗乳痈痛结 鲜杠板归叶洗净杵烂，敷贴于委中穴；或与叶下红共捣烂，敷脚底涌泉穴，右痛敷左，左痛敷右。（《闽东本草》）

5. 治疗痈肿 鲜杠板归全草60~90g。水煎，调黄酒服。（《福建中草药》）

6. 治疗急性扁桃体炎 石豆兰30g，杠板归75g，一枝黄花15g。水煎，每日1剂，分2次服。（《全国中草药新医疗法展览会资料选编》）

7. 治疗单腹臌胀（肝硬化腹水） 杠板归茎叶1000g，白英250g，焙干研末，加面粉500g，炼蜜为丸。每服12g。（《中草药图谱与解析》）

【类药辨析】

1. 杠板归与益母草的鉴别应用 两者皆归膀胱经，有清热解毒之功，然杠板归味酸，微寒，归肺经，主治疗疮痈肿，丹毒，痄腮，乳腺炎，感冒发热，肺热咳嗽，泻痢，黄疸，臌胀，水肿，淋浊，带下，跌打肿痛，吐血，便血，蛇虫咬伤。益母草味苦，性微寒，归肝、心包经，善活血调经，利尿消肿，清热解毒，用于月经不调，痛经经闭，恶露不尽，水肿尿少，疮痈肿毒[1]。

2. 杠板归与蒲公英的鉴别应用 两者皆性寒，具有清热解毒、消肿之功，然蒲公英味苦、甘，性寒，归肝、胃经，善利尿通淋，可用于湿热黄疸，热淋涩痛[1]。

【配伍应用】

1. 杠板归配泽泻 利水渗透湿之效增，用于治水肿诸证[1]。

2. 杠板归配车前草 利湿消肿、清热解毒之力增强[1]。

3. 杠板归配龙胆 清利肝胆湿热，治疗湿热黄疸之效尤佳[2]。

4. 杠板归配黄柏 清热燥湿，泻火解毒，用于治湿热泻痢，疗效增强[2]。

二、临床研究

1. 细菌性痢疾 利用杠板归的茎叶治疗74例细菌性痢疾，治愈71例，有效率95.9%[3]。

2. 慢性结肠炎 将愈肠散（含杠板归、红木香、甘草、怀山药）用于临床治疗46例慢性结肠炎患者，结果治愈44例，显效2例[4]。

3. 咳嗽 利用痉咳方（含炙麻黄、南天竹、杏仁、生甘草、鹅不食草、杠板归、天浆壳、蒸百部、广地龙）治疗百日咳，每日1剂，用水煎服。治疗82例，显效44例，有效35例，无效3例，总有效率达96%[5]。

4. 复发性口腔溃疡 蛇倒退（杠板归）10g，硼砂0.5g，冰片0.3g，研成细末，高温高压消毒备用。使用前嘱患者以1%双氧水漱口，再以温盐水漱口，消毒棉签蘸少许蛇倒退药粉涂于患处，每天使用3～5次。治疗14例病例中，显效12例（85.71%），有效1例（7.14%），总有效率92.86%，其中4年内无复发者11例，4年内有复发者3例，但复发次数明显减少，3例治疗前复发频率为4～5次/年，治疗后复发频率为1～2次/年[6]。

5. 疥疮 鲜杠板归全草1000g，水煎取汁，药汁加入少许食盐，用以进行全身沐浴。对皮损部位适当用力搓洗。每日1～2次。治疗50例全部获效，其中1～2剂治愈者27例，3～4剂治愈者23例[7]。

6. 带状疱疹 生杠板归绞汁涂搽患处，每天3次。治疗15例，治愈14例（93.3%），显效1例（6.7%）[8]。

三、药理研究

1. 抗病毒作用 杠板归黄酮类化合物是发挥抗病毒作用的药效物质基础。杠板归黄酮类物质对单纯疱疹病毒Ⅰ型（HSV-1）具有明显的抑制作用，通过抑制病毒的复制和病毒在细胞与细胞间的传播实现，同时体内实验结果也证实了黄酮类化合物对复发性HSV-1感染疗效显著[9, 10]。

2. 抗炎作用 杠板归有降低炎症反应的作用，能明显改善小鼠耳肿胀及腹膜炎程度，利用网络药理学手段分析得到杠板归抗炎作用与抑制PI3K-AKT信号通路、JAK-STAT信号通路及MAPK信号通路有关[11]。

3. 抗菌作用 杠板归在抑菌方面的效果显著。杠板归水提液对肠道多重耐药巴氏杆菌、链球菌、大肠埃希菌、金黄色葡萄球菌、沙门菌等病原微生物都有较强的抑制作用，且与抗菌药联合作用后抑菌效果增强，为临床上耐药性疾病防治提供参考[12-14]。

4. 保肝作用 杠板归总黄酮提取物对α-萘异硫氰酸酯诱导小鼠胆汁淤积性肝损伤有一定的疗效[15]，其机制可能是通过抑制脂质过氧化反应和提高机体的抗氧化能力来实现的。构建酒精性肝损伤小鼠模型，杠板归总黄酮可通过抗脂质过氧化、抑制肝脏炎症反应来实现对小鼠急性酒精性肝损伤的保护作用[16]。

5. 抗肿瘤作用 从杠板归乙酸乙酯部位分离得到PEA、PEB、PEC、PED及PEE5种活性成分，其中PEC在体内外均表现出广谱的抗肿瘤活性，且不会对宿主产生任何不良反应[17]。

6. 抗氧化作用 杠板归多酚提取物抗氧化活性较强，清除效果与质量浓度相关，具有作为天然抗氧化剂的潜力[18]。杠板归多糖也具有较强的体外抗氧化活性，杠板归多糖对羟自由基有较强的清除作用，最大清除率为78.56%，半抑制浓度（IC_{50}）为0.480mg/mL，同时对超氧阴离子也有极强的清除率，最大清除率为89.81%，IC_{50}=0.297mg/mL，明显高于对照品[19]。

7. 止咳化痰作用 蜜制杠板归能够明显延长浓氨水刺激小鼠咳嗽潜伏期，并且明显减少小鼠3min内的咳嗽次数[20]。

四、本草文献摘述

1.《物理小识》"治瘰疬，亦可截疟。"

2.《生草药性备要》"止泻，浸疳，疗，痔疮，能散毒。"

3. 王安卿《采药志》 "治翻胃噎膈，疟疾，吐血，便血，喉痹，食积心疼，虚饱腹胀，阴囊肿大。跌打内肭。发背，疔疮，乳痈，产后遍身浮肿。"

4.《本草纲目拾遗》 "治臌胀，水肿，痞积，黄白疸，疟疾久不愈，鱼口便毒，痨，跌打，一切毒蛇伤。"

5.《植物名实图考》 "行血气治淋浊。"

6.《广东中药》 "治斑痧热症，止泻痢，外洗天疱疮，痔疮，皮肤瘙痒。并治夹色伤寒。"

7.《上海常用中草药》 "治肾炎水肿，风火赤眼，借下蜂刺。"

8.《云南中草药》 "清热解毒，利湿。治感冒，气管炎，腹泻，小便混浊，痈疽，湿疹。"

9.《广四本草忠编》 "治湿热带下。"

10.《福建药物志》 "治腮腺炎，急性扁桃体炎，脱肛。"

参考文献

[1] 国家药典委员会.中华人民共和国药典临床用药须知：中药饮片卷 [M].2020 版.北京：中国医药科技出版社，2022：366-367.

[2] 彭怀仁.中医方剂大辞典 第 4 册 [M].北京：人民卫生出版社，1995：434.

[3] 宁喜光，宁俊华.算盘子和杠板归治疗急性细菌性痢疾 [J].中医杂志，1984，8（9）：41.

[4] 黄怡鹏，黄友兰.愈肠散治疗慢性结肠炎的临床观察 [J].中国航天工业医药，2002，2（2）：60.

[5] 徐铁华.痉咳方治疗小儿百日咳综合征 82 例 [J].实用中医药杂志，2000，16（12）：11.

[6] 马振亚，段学智，刘文琴，等.牛耳大黄等中草药的煎剂、提取物或注射液抗病原微生物作用的实验研究 [J].陕西新医药，1979，8（12）：42.

[7] 丰文，邱长南.药浴治疗疥疮 50 例 [J].中国民间疗法，2003，11（8）：51.

[8] 温云贵.生杠板归治疗带状疱疹疗效观察 [J].中国民族民间医药杂志，2004（1）：29.

[9] 张长城，黄鹤飞，周志勇，等.杠板归提取物抗单纯疱疹病毒-Ⅰ型的药理作用 [J].时珍国医国药，2010，21（11）：2835-2836.

[10] Zhang Q G, Wei F, Liu Q, et al.The flavonoid from Polygonum perfoliatum L.inhibits herpes simplex virus 1 infection[J]. Acta Virol，2014，58（4）：368-73.

[11] 杜金城，肖浩，杜钢军.杠板归的创伤治愈作用与机制 [J].河南大学学报（医学版），2020，39（6）：381-384.

[12] 李华坤，孙朋，昌莉丽.杠板归对仔猪大肠埃希菌的体外抑菌试验 [J].养殖与饲料，2020，19（8）：7-10.

[13] 刘玉梅，范文昌.杠板归药理作用与临床应用研究进展 [J].亚太传统医药，2011，7（6）：161-162.

[14] 扶亚祥，何湘蓉，李俊超，等.杠板归化学成分分析及抗菌效果研究 [J].动物医学进展，2008，29（9）：45-49.

[15] 陈婧，张天洪，万雪梅，等.杠板归总黄酮提取物对α-萘异硫氰酸酯诱导小鼠胆汁淤积性肝损伤保护作用研究 [J].重庆医科大学学报，2018，43（1）：32-35.

[16] 韦日明，高雅，张可锋，等.杠板归总黄酮对小鼠酒精性肝损伤的保护作用 [J].南方农业学报，2016，47（4）：664-669.

[17] Li Q L, Fu X X, Ge X Y, et al.Antitumor Effects and Related Mechanisms of Ethyl Acetate Extracts of Polygonum perfoliatumL.[J].Frontiers in Oncology，2019，9：578.

[18] 陈琼，吴菲菲，李化强，等.超声吐温 80 提取杠板归多酚及其抗氧化活性研究 [J].邵阳学院学报（自然科学版），2020，17（2）：67-75.

[19] 王庆，薛天乐，丁锐.杠板归多糖的纤维素酶提取工艺及体外抗氧化作用 [J].宜宾学院学报，2017，17（6）：103-107.

[20] 张立庆，王东武，曲畅游，等.蜜制杠板归对昆明小鼠的镇咳实验研究 [J].海峡药学，2016，28（12）：6-7.

郁李仁 Yuliren

本品又称小李仁、大李仁，为蔷薇科植物欧李 *Prunus humilis* Bge.、郁李 *Prunus japonica* Thunb. 或长柄扁桃 *Prunus pedunculata* Maxim. 的干燥成熟种子。夏、秋两季采收成熟果实，除去果肉及核壳，取出种子，干燥。

2-3-6 郁李仁彩图

一、传统应用

【性味归经】辛、苦、甘、平。归脾、大肠、小肠经。

【功效主治】润肠通便，下气利水。用于津枯肠燥，食积气滞，腹胀便秘，水肿，脚气，小便不利。

【用法用量】6～10g。

【使用注意】孕妇慎用。

【方剂举例】

1. 麻仁滋脾丸［《中华人民共和国药典》（2020 年版一部）］

药物组成：大黄 160g，火麻仁 80g，当归 80g，姜厚朴 40g，炒苦杏仁 40g，麸炒枳实 40g，郁李仁 40g，白芍 30g。

功能主治：润肠通便，消食导滞。主治胃肠积热，肠燥津伤所致的大便秘结，胸腹胀满，饮食无味，烦躁不宁，舌红少津。

2. 治偏痛胶囊（《国家食品药品监督管理总局国家药品标准》）

药物组成：川芎、白芍、柴胡、白芷、香附、郁李仁、白芥子、甘草。

功能主治：行气，活血，止痛。用于血管性头痛和偏头痛。

3. 五仁丸（《世医得效方》）

药物组成：郁李仁、柏子仁、桃仁、杏仁、松子仁。

功能主治：润肠通便。用于津枯便秘，大便干燥，艰涩难出，以及年老或产后血虚便秘。

4. 郁李仁丸（《太平圣惠方》）

药物组成：郁李仁、甘遂、葶苈子、茯苓、瞿麦、陈皮。

功能主治：利水渗湿。用于水气遍身浮肿，皮肤欲裂，心腹气急胀，大小便不利。

【简便验方】

1. 治产后肠胃燥热，大便秘涩 郁李仁（研如膏）、朴硝（研）各一两，当归（切，焙）、生干地黄（焙）各二两。上四味，将二味粗捣筛，与别研者二味和匀。每服三钱匕，水一盏，煎至七分，去滓温服，未通更服。（《圣济总录》郁李仁饮）

2. 治肿满小便不利 陈皮、郁李仁、槟榔、茯苓、白术各一两，甘遂五钱。上为末，每服二钱，姜枣汤下。（《世医得效方》郁李仁散）

3. 治脚气肿满喘促，大小便涩 郁李仁半两（去皮研），粳米三合，蜜一合，生姜汁一蚬壳。上先煮粥临欲熟，入三味搅令匀，更煮令熟，空心食之。（《太平圣惠方》郁李仁粥）

4. 治水肿胸满气急 郁李仁（炒）、桑根白皮（炙锉）、赤小豆（炒）各三两，陈橘皮（汤浸去白，炒）二两，紫苏一两半，茅根（切）四两。上六味，粗捣筛。每服五钱匕，水三盏，煎至一盏，去渣温服。（《圣济总录》郁李仁汤）

5. 治积年上气，咳嗽不得卧 郁李仁一两。用水一升，研如杏酪，去滓，煮令无辛气，次下酥一枣许，同煮热，放温顿服之。（《圣济总录》郁李仁煎）

【类药辨析】

郁李仁与火麻仁的鉴别应用 二药均质润多脂，均能润肠通便，主肠燥便秘。

然火麻仁甘平油润，又兼能滋养补虚，故老人、虚人、产后所致津亏血虚之肠燥便秘者尤为常用；而郁李仁质润苦降，又能行大肠气滞及利水消肿，且无补虚之性，多用于便秘气滞实证者，并治水肿胀满、脚气浮肿等[1]。

【配伍应用】

1. 郁李仁配火麻仁 郁李仁体润滑降，下气利水，行气滑肠通便；火麻仁滑利下行，走而不守，功专润燥滑肠，泻下通便。郁李仁偏入大肠气分，火麻仁偏走大肠血分。二药配伍，一气一血，气血双调，通便泻下的力量增强，用于热性病后、产后及老年体虚、津枯肠燥之大便秘结等[1]。

2. 郁李仁配杏仁 郁李仁开降肺气，润燥滑肠通便；杏仁肃降肺气，润肠通便。二药合用，增强降气润肠之功，用于血虚津枯肠燥便秘[1]。

3. 郁李仁配桑白皮 郁李仁开肺通闭，宣通下降，利水除湿；桑白皮泻肺降气，行气消肿。二药合用，有通调水道、利水消肿之功，治疗水湿内盛所致的水肿、小便不利、胸满喘急等[1]。

4. 郁李仁配槟榔、桔梗 郁李仁利水消肿，槟榔降气行水，若加桔梗宣肺利水，三药同用，有降气利水消肿的效能，用于水气浮肿及脚气肿胀等[1]。

二、临床研究

1. 气滞血瘀痰阻型偏头痛 中药综合组患者同时给予通窍蠲痛汤+针刺+穴位贴敷治疗。通窍蠲痛汤组方：川芎30g，白芍15g，白芷10g，白芥子10g，法半夏10g，石菖蒲10g，柴胡15g，郁李仁6g，醋香附10g，全蝎10g，蜈蚣2条，天麻10g，卷柏15g，酸枣仁30g，蔓荆子15g，延胡索15g，生甘草6g。每次1袋，每日2次，于早晚饭后0.5~1h温开水送服。治疗4周。共治疗40例，基本治愈8例，显效20例，有效10例，无效2例，总有效率95.00%[2]。

2. 食积化热型小儿功能性便秘 观察组患儿口服自拟清消通润方，药物组成及用法：生白术20g，枳实10g，莱菔子10g，生地黄10g，玄参10g，火麻仁10g，郁李仁10g，厚朴10g，炒麦芽10g，山楂10g，熟大黄6g，甘草6g，黄连5g。由全泰堂中药免煎药房研制，1~6岁患儿用量为1/4剂，用200mL开水浸泡颗粒剂，2次/天；7~14岁患儿用量为1/2剂，2次/天，持续治疗2周。共治疗60例，痊愈27例，显效16例，有效15例，无效2例总有效率96.67%[3]。

3. 气滞证便秘 治疗组联合穴位贴敷给予柴胡疏肝散加减口服。组成：柴胡30g，香附30g，枳壳15g，白芍15g，川芎15g，陈皮15g，当归15g，郁李仁9g，甘草9g。辨证及加减：兼伴便后气虚疲倦乏力可加党参、黄芪；兼伴食欲不振加神曲、山楂；兼伴虚烦头晕烦闷失眠加酸枣仁、知母、茯神；兼伴畏寒肢冷肢体沉重加肉苁蓉、附子；兼伴脘腹疼痛腹胀加厚朴、莱菔子。水煎饮服约250mL，服1剂/日，每天早晚食后口服，一疗程为15天，共治疗2个疗程。共治疗40例，治愈15例，显效16例，有效6例，无效3例，总有效率92.5%[4]。

4. 血热肠燥型肛裂 观察组针刺治疗的同时予以清燥润肠汤加味治疗，方药：生地黄12g，火麻仁12g，当归6g，熟地黄9g，瓜蒌子12g，枳壳3g，郁李仁6g，青皮6g，石斛9g，金橘饼1枚，血竭9g，白芷9g，没药6g。1剂/天，以水煎煮30min，取药汁500mL，早晚分服，连续治疗7天后观察疗效。共治疗47例，治愈18例，好转27例，无效2例，总有效率95.74%[5]。

5. 支气管哮喘慢性持续期 在对照组基础上给予加味二麻四仁汤治疗，药方组成：甘草、土茯苓、款冬花、白果仁、杏仁、桃仁、忍冬藤、车前草、郁李仁、麻黄根、麻黄各6g，以上诸药加水没过药材，浸泡30min后，水煎取药液300mL，于早晚温服，1剂/天，连续服用3个月。共治疗47例，显效21例，有效22例，无效4例，总有效率91.49%[6]。

三、药理研究

1. 对肠道的作用 郁李仁具有明显的促进肠蠕动作用，郁李仁提取物促进肠蠕动的作用强弱依次为水提物、脂肪油、醇提物、醚提物[7]。

2. 对呼吸系统的作用 郁李仁中含有的皂苷与有机酸类成分具有祛痰作用，含有的苦杏仁苷在β-D-葡萄糖苷酶的作用下产生氢氰酸，氢氰酸可对呼吸中枢产生抑制作用，使呼吸运动趋于平缓，从而起到镇静呼吸中枢、止咳平喘的作用，但是氢氰酸剂量过大则可能会引起中毒[8, 9]。

3. 抗炎、镇痛作用 从郁李仁水提物中分离得到的两种蛋白质，对大鼠的脚肿胀有抑制作用，并有明显的止痛作用[10]。郁李仁中苦杏仁苷由两种葡萄糖分子组成，其中一种是抗肿瘤化合物氢氰酸，另一种是苯甲醛，具有镇痛作用[11]。

4. 其他作用 郁李仁具有抗惊厥、扩张血管、降血压的作用[8]，还可用于治疗水肿、慢性肾炎[10-12]。郁李仁含钙量较高，因此亦具有补钙作用[13]。此外，郁李仁中含有的苦杏仁苷还具有抗氧化、降血糖、抗肿瘤的作用[14]。观察不同浓度苦杏仁苷提取物对α-淀粉酶的抑制效果，发现苦杏仁苷提取物浓度与α-淀粉酶抑制效果呈正相关，表明欧李仁苦杏仁苷提取物有体外降血糖作用，进而推测其机制可能是通过抑制小肠内α-淀粉酶的活性来调节小鼠体内糖代谢[15]。苦杏仁苷能抑制膀胱癌细胞的生长[16]。苦杏仁苷能够改变一些关键基因在不同肿瘤细胞中的表达水平，进而证明苦杏仁苷具有抗癌作用[17]。郁李仁多肽能够清除羟自由基和超氧阴离子自由基，郁李仁多肽能够降低血清和肝脏中丙二醛含量，进而证明郁李仁中蛋白质类成分具有抗氧化作用[18]。

四、本草文献摘述

1.《神农本草经》"主大腹水肿，面目四肢浮肿，利小便水道。"

2.《用药法象》"专治大肠气滞，燥涩不通。"

3.《本草纲目》"郁李甘苦而润，其性降，故能下气利水。"

参考文献

[1] 国家药典委员会．中华人民共和国药典临床用药须知：中药饮片卷[M].2020版．北京：中国医药科技出版社，2022：442-443.

[2] 薛伟伟，刘强．中医综合方案治疗气滞血瘀痰阻型偏头痛的临床观察[J].中国中医药现代远程教育，2023，21（24）：119-122.

[3] 张亚锋，何毅，文琪，等．自拟清消通润方治疗食积化热型小儿功能性便秘的临床观察[J].中国肛肠病杂志，2023，43（7）：17-19.

[4] 朱珊珊，杨丽，李忠卓．柴胡疏肝散加减联合穴位贴敷治疗气滞证便秘的临床观察[J].云南中医中药杂志，2023，44（5）：76-80.

[5] 杨忠华，吴莺，王建君．清燥润肠汤加味联合针刺治疗血热肠燥型肛裂临床观察[J].中西医结合研究，2023，15（1）：50-52.

[6] 张喜娜．中西医结合治疗支气管哮喘慢性持续期47例临床观察[J].中国民族民间医药，2021，30（19）：109-111.

[7] 余伯阳，杨国勤，王弘敏，等．郁李仁类中

药对小鼠小肠运动影响的比较研究[J].中药材,1992,15(4):36-38.

[8] 元艺兰.郁李仁的药理作用与临床应用[J].现代医药卫生,2007,23(13):1987-1988.

[9] ISOZA T, MATANO Y, YAMAMOTO K, et al.Quantitative determination of amygdalin epimers by cyclodextrin-modified micear electrokinetic chromatography[J].Chromatogr A,2001,923(1-2):249-254.

[10] 田硕,武晏屹,白明,等.郁李仁现代研究进展[J].中医学报,2018,33(11):2182-2183.

[11] OWA C, MESSINA Jr M E, HALABY R.Triptolide induces lysosomal-mediated programmed cell death in MCF-7breast cancer cells[J].Int J Womens Health,2013,5:557-569.

[12] 孙敬昌,王燕平.基于中医传承辅助系统的治疗水肿方剂用药规律分析[J].中国实验方剂学杂志,2012,18(10):11-16.

[13] 张美莉,邓秋才,杨海霞,等.内蒙古欧李果肉和果仁中营养成分分析[J].氨基酸和生物资源,2007,29(4):18-20.

[14] 李瑞玲.欧李仁苦杏仁苷的提取及生物活性研究[D].呼和浩特:内蒙古大学,2019:12-14.

[15] MAKAREVIC J, RUTZ J, JUENGEL E, et al.A-mygdalin influences bladder cancer cell adhesion and invasion in vitro[J].PloS One,9(10):e110244.

[16] ARSHI A, HOSSEINI S M, HOSSEINI F S K, et al.The anti-cancer effect of amyadalin on human cancer cell lines[J].Mol Bio Rep,2019,46(2):2059-2066.

[17] 张玲,王晓闻.欧李仁多肽抗氧化作用的研究[J].中国食品学报,2012,12(7):36-41.

[18] 周景春,徐景攀.润肠通便的郁李仁[J].首都医药,2017,24(19):51.

泽泻 Zexie

本品为泽泻科植物东方泽泻 *Alisma orientale*（Sam.）Juzep. 或泽泻 *Alisma plantagoaquatica* Linn. 的干燥块茎。夏、秋季采收，洗净，晒干或切片晒干。

2-3-7 泽泻彩图

一、传统应用

【性味归经】甘、淡，寒。归肾、膀胱经。

【功效主治】利水渗湿，泄热，化浊降脂。用于小便不利，水肿胀满，泄泻尿少，痰饮眩晕，热淋涩痛，高脂血症。

泽泻味甘淡，长于行水，其利水作用较强，多治疗水湿停蓄之水肿，小便不利；善泻伏水，去留垢，能利小便而实大便，常治脾胃伤冷，水谷不分，泄泻不止，本品泻水湿，行痰饮，止呕吐，故治痰饮停聚，清阳不升之头目昏眩，恶心呕吐；主入肾、膀胱经，性寒，既能清膀胱之热，又能泄肾经之相火，下焦湿热者尤为适宜。故用治湿热淋证以及肾阴不足，相火偏亢之遗精、潮热；善渗湿行痰而化浊降脂，常用于治疗高脂血症。

生泽泻与盐泽泻：二者为泽泻的不同炮制品种，由于炮制方法不同，作用亦各有偏重。生泽泻性味甘，淡，寒。归肾、膀胱经。具有利水渗湿、泻热的功能。常用于小便不利，水肿，湿热黄疸，淋浊，湿热带下。盐泽泻则善于引药下行，并增强泻热作用，利尿而不伤阴。用小剂量于补方中，可泻肾降浊，并防止补药之滋腻，也可用于阴虚火旺，利水清热养阴，如治疗水热互结，小便不利，腰痛重者。

【用法用量】内服：煎服，6～10g。

【使用注意】肾虚滑精无湿热者禁用。

【方剂举例】

1.泽泻汤（《金匮要略》）

药物组成：泽泻、白术。

功能主治：通阳除饮，健脾利水。用于治疗头晕目眩，甚则视物旋转，恶心呕吐，或小便不利，舌苔厚腻，脉弦滑。

2.五苓散（《伤寒论》）

药物组成：猪苓、泽泻、白术、茯苓、桂枝。

功能主治：利水渗湿，温阳化气。用于治疗膀胱气化不利之蓄水证。小便不利，头痛微热，烦渴欲饮，甚则水入即吐；或脐下动悸，吐涎沫而头目眩晕；或短气而咳；或水肿、泄泻。舌苔白，脉浮或浮数。

3.胃苓汤（《丹溪心法》）

药物组成：猪苓、泽泻、白术、茯苓、桂枝、陈皮、厚朴、苍术、甘草。

功能主治：祛湿和胃，行气利水。用于治疗夏秋之间，脾胃伤冷，水谷不分，泄泻如水，以及水肿、腹胀、小便不利者。

4.癃清片（《国家基本医疗保险、工伤保险和生育保险药品目录》2023年）

药物组成：泽泻、车前子、败酱草、金银花、牡丹皮、白花蛇舌草、赤芍、仙鹤草、黄连、黄柏。

功能主治：清热解毒，凉血通淋。用于治疗下焦湿热所致的热淋，症见尿频、尿急、尿痛、腰痛、小腹坠胀；亦用于慢性前列腺炎湿热蕴结兼瘀血证，症见小便频急，尿后余沥不尽，尿道灼热，会阴少腹腰骶部疼痛或不适等。

【简便验方】

1.治疗冒暑霍乱，小便不利，头晕引饮　泽泻、白术、白茯苓各三钱。水一盏，姜五片，灯心草十茎，煎八分，温服。（《本草纲目》三白散）

2.治疗湿热黄疸，面目身黄　茵陈、泽泻各一两，滑石三钱。水煎服。（《千金要方》）

3.治疗臌胀水肿　白术、泽泻各半两。上为细末，煎服三钱，茯苓汤调下，或丸亦可，服三十丸。（《素问病机保命集》白术散）

4.治疗妊娠遍身浮肿，上气喘急，大便不通，小便赤涩　泽泻、桑白皮（炒）、槟榔、赤茯苓各五分。姜水煎服。（《妇人良方》泽泻散）

5.治疗风虚多汗，恶风寒颤　泽泻、防风（去皮）、牡蛎（煅赤）、苍术（米泔浸，去皮、炒）各一两，桂（去粗皮）三分。上五味，捣罗为细散。每服二钱匕，温粥饮调下，不计时。（《圣济总录》泽泻散）

6.治疗寒湿脚气，有寒热者　泽泻、木瓜、柴胡、苍术、猪苓、木通、萆薢各五钱。水煎服。（《外科正宗》）

【类药辨析】

泽泻与猪苓的鉴别应用　两药同属利水消肿常用药，均味甘淡，归肾、膀胱经。皆能利水渗湿，用于治水肿，小便不利，泄泻，带下，淋浊等病患，临床常相须为用。但泽泻性寒，又能泄热，尤善于泄肾与膀胱之热，故下焦湿热者尤为适宜。并可用于治痰饮病眩晕，以及肾阴不足、相火亢盛之遗精盗汗，骨蒸潮热等。猪苓性平，作用单纯而利水之力较强，主治水湿为患的诸多病证。《本草汇言》云，猪苓利水，能分泄表间之邪；泽泻利水，能宣通内脏之湿[1]。

【配伍应用】

1.泽泻配白术　泽泻性寒，善于泻肾经之相火，利膀胱之湿热；白术性温，善于健脾而燥湿。二药合用，攻中寓补，补中寓攻，白术健脾升清阳，泽泻利水降浊阴，共奏健脾利湿之功。用于治疗脾虚湿停所致的小便不利、水肿泄泻、淋浊带下等症[1]。

2. 泽泻配木通　泽泻长于泻肾经相火、利膀胱湿热；木通则上清心肺之火，下祛膀胱小肠之湿，使湿热火邪下行由小便而出。二药配用，其利水湿、泻心火之力增强。用于治疗热淋、血淋、石淋、小便短赤涩痛、水肿、黄疸等[1]。

3. 泽泻配牡丹皮　泽泻性寒，善于泻肾经之相火；牡丹皮凉血而清肝胆之火。二药合用，肝肾同治，共奏泻虚火之功效，用于治疗虚火所致之头晕目眩、骨蒸潮热等[1]。

二、临床研究

1. 晕车症　将患者分为两组各30例，两组人群均在充分休息后，精神状态保持良好的情况下一起乘车，并都学会自我按压内关与合谷穴，或可听音乐转移注意力。治疗组在乘车前5h左右服用泽泻汤。方药组成：泽泻30g，白术12g。由药房煎药机煎取100mL服用。两组疗程均为10次。结果：治疗组和对照组对晕车症状中眩晕症状改善的总有效率分别为75.7%和18.7%，治疗组明显优于对照组（$P<0.01$）。治疗组和对照组对晕车症状中呕吐症状改善的总有效率分别为71%和7.7%，治疗组明显优于对照组（$P<0.01$）。两组疗效有明显差别（$P<0.01$）[2]。

2. 过敏性鼻炎　泽泻60g，白术30g，天麻12g，山药、黄芪各30g，苍术、苍耳子、辛夷各10g，细辛3g，乌梅、五味子各15g，甘草3g。上药加水浸没过药物，浸泡2h，然后煎15~20min，服首剂时要少量、频服，以防呕吐，每剂药宜早、晚空腹服。治疗期间低盐饮食，禁油腻辛辣食物。结果：治愈90例，显效10例[3]。

3. 尿崩症　泽泻6g，甘草10g，水煎成200mL，每服100mL，早、晚各1次。症状明显减轻后，剂量减半至症状全消，或继服一周巩固治疗。5例服药最长67天，最短18天。经治后症状均消，经随访无一例复发[4]。

三、药理研究

1. 免疫调节、抗炎作用　泽泻生品及炮制品均有减轻耳郭肿胀、足肿胀及肉芽组织增生的作用，其作用强度顺序为盐制泽泻＞麸炒泽泻＞生泽泻，其机制是直接作用，而不是通过兴奋垂体-肾上腺皮质系统间接发挥的[5,6]。泽泻生品和炮制品水煎液可影响小鼠免疫器官重量，盐制品与生品的差异性不大，而麸炒品则略优于生品[5]。泽泻醇、泽泻醇-B-单乙酸酯能抑制γ-干扰素+脂多糖刺激巨噬细胞产生NO，作用机制与抑制iNOS的mRNA表达有关[7]。24-乙酰泽泻醇A、23-乙酰泽泻醇B和13β,17β-环氧泽泻醇A具有剂量依赖性免疫抑制活性[8]。泽泻水煎剂可抑制小鼠网状内皮系统对碳粒廓清速率、降低小鼠细胞免疫功能，且对迟发型超敏反应的抑制作用有抗原特异性，对小鼠免疫器官重量无影响[6]。

2. 促进消化作用　泽泻能增加大鼠血清胃泌素含量、提高十二指肠Na^+-K^+-ATP酶活性以及增强大鼠离体十二指肠肠管运动功能，且呈剂量依赖关系，麸制后作用增强[9]。

3. 抗肿瘤作用　泽泻醇提物可抑制Lewis肺癌自发性转移，其机制与血清中蛋白成分改变有关，23-乙酰泽泻醇B与蛋白的结合作用远强于24-乙酰泽泻醇 A[10,11]。

4. 降血糖作用 泽泻提取物皮下注射，能轻度降低兔血糖[12]。泽泻可改善氢化可的松、琥珀酸钠诱导小鼠产生的胰岛素抵抗，对链脲菌素（STZ）致糖尿病有对抗作用[13]。泽泻水提物可降低正常及糖尿病小鼠血糖；而醇溶性提取物不但能降低糖尿病小鼠血糖，还能对抗糖尿病小鼠升高的肌酐、甘油三酯和谷丙转氨酶[14,15]。泽泻水提液正丁醇萃取部分能较强地非竞争性抑制 α-葡萄糖苷酶活性，半数抑制量（IC_{50}）为 1.08mg/mL[16]。泽泻水提醇沉物（RAE）可降低 STZ 及四氧嘧啶糖尿病小鼠血糖和 TG，改善胰岛组织形态学病变，对抗四氧嘧啶诱发的胰淀粉酶降低，并升高血清胰岛素水平[17,18]。泽泻醇提物具有明显降血糖和降血脂作用，保护胰岛组织免受损伤；其降糖作用与促进胰岛素释放有关[19]。泽泻能降低自发性糖尿病大鼠的自由基，其正丁醇部分、醋酸乙酯部分和水提部分清除自由基能力强[20,21]。泽泻保护血管内皮细胞是通过抗氧化损伤实现的[22]。

5. 降血脂、抗动脉粥样硬化作用 泽泻醇提物和醋酸乙酯提取物能降低实验性高血脂家兔、大鼠或正常大鼠血清总胆固醇含量[23-25]，其作用环节包括抑制肠内胆固醇吸收和干扰内源性胆固醇代谢[26]，其中泽泻醇 A-24-乙酸酯降脂活性最强，泽泻醇 C-乙酸酯、泽泻醇 A、泽泻醇 B-23-乙酸酯也有活性[27,28]。泽泻提取物能升高实验性高血脂家兔血中高密度脂蛋白胆固醇（HDL-Ch）含量，并能抑制主动脉内膜斑块形成[29]。泽泻多糖、泽泻水提物及醇提物不仅对肥胖小鼠血脂紊乱具有良好调节作用，而且能提高肥胖小鼠抗氧化能力及免疫能力[30-33]。泽泻醇 A 单乙酸酯和泽泻醇 B 单乙酸酯有增强细胞线粒体代谢活性而促进 HepG2 合成胆固醇作用[34]。泽泻提取物能抑制脂肪乳剂致大鼠血清总胆固醇升高和高脂饲料致大鼠血清甘油三酯升高[35]。泽泻萜类化合物能降低高脂饲料喂养致 apoE-基因敲除小鼠动脉粥样硬化的血清总胆固醇、低密度脂蛋白，调节小鼠肝脏基底膜硫酸乙酰肝素蛋白聚糖（HSPG）表达[36]。泽泻提取物可降低高同型半胱氨酸血症兔血清丙二醇（MDA）水平、一氧化氮合酶（NOS）和诱导性一氧化氮合酶（iNOS）活性，提高超氧化物歧化酶（SOD）活性和谷胱甘肽水平[37,38]。泽泻甲醇提取物能抑制脂多糖刺激巨噬细胞产生一氧化氮（NO），泽泻醇和泽泻醇 F 具有抑制 iNOS 的作用[39,40]。泽泻有效成分三萜醇酮可抑制高同型半胱氨酸血症（HHcy）致兔动脉粥样硬化（AS）的发生和发展，其作用是通过降低同型半胱氨酸（tHcy）、抑制核因子 kappa B（NF-κB）的激活和降低血清超敏 C-反应蛋白（hs-CRP）的生成而实现的[41]。

6. 利尿作用 泽泻利尿作用受采收季节、产地、炮制方法、给药途径和实验动物种属等因素影响。采集季节不同，利尿效力也不同[42]。泽泻生品组和各炮制品组 1h 尿量较空白对照组显著增加，且利尿效应酒炙品＞土炒品＞麸炒品＞盐炙品＞生品；利尿效应酒炙品＞土炒品＞麸炒品[43]。泽泻煎剂灌胃、乙醇提取物和浸膏腹腔注射给药对家兔、大鼠有利尿作用；冬季产的泽泻利尿作用强于春季的；泽泻须和泽泻根几乎无利尿作用[44]；泽泻水提取部位、石油醚提取部位给药 2h 具有利尿作用，乙酸乙酯提取部位、正丁醇提取部位给药后 6h 有显著的利尿作用，泽泻三萜类化合物主要集中在乙酸乙酯提取部位[45]。广西泽泻生品和盐炙品对正常小鼠无明显利尿作用,但对水肿模型小鼠有明显利尿作用,并能显著减轻动物肺水肿程度[46]。不同产地泽泻盐炙前后水提物对大鼠的利尿作用具有差异性,其主要原因可能是成分种类与含量发生较大改变[47]。灌胃给予去肾上腺大鼠泽泻煎剂,同时皮下注射去氧皮质酮,可使尿中钾含量增高[48]。泽泻醇 A 单乙酸酯和泽泻醇 B 单乙酸酯灌胃,能使大鼠尿液钠含量增加、钾含量不变;泽泻醇 B 还有增加尿量的倾向[49]。泽泻水提物具显著利尿活性,其利尿活性与降低肾脏髓质水通道蛋白 2 作用有关[50]。24-乙酰泽泻醇 A 为泽泻的主要利尿成分,泽泻水提物利尿作用可能与其所含的钾离子有关[51]。泽泻尚能降低高尿酸大鼠血中尿酸[52]。

7. 对心血管系统的影响 泽泻醇提物静注可使兔血压下降[23]。泽泻甲醇、苯和丙酮提取组分对猫和兔有降压作用[53]。泽泻乙醇提取物对由肾上腺素致兔离体主动脉条收缩有缓慢松弛作用;醇提物水溶性部分能增加离体兔心的冠脉流量,对心收缩力有轻度抑制作用,对心率无明显影响[23]。泽泻中泽泻蒽醇可抑制兔胸主动脉条在高 K^+ 生理盐水溶液中收缩和 Ca^{2+} 滞留,这与其抑制钙离子经电压依赖钙通道内流有关[51];用于治疗高血压、动脉粥样硬化、高脂血症、冠心病、心肌缺血等多种心血管疾病,其治疗有效机制可能与降低外周阻力,改善微循环,抑制血小板聚集及抗动脉硬化等有关[53]。泽泻蒽醇在 4~6mol/L 时能抑制电刺激血管周围神经致离体兔耳动脉条收缩,其作用主要是干扰电刺激时神经末梢释放去甲肾上腺素[54];2,4-乙酰泽泻醇 A 上调巨噬细胞的脂代谢因子 ABCA1 和抑制 CD36 的表达,减少胆固醇蓄积[55]。泽泻具有明显降低肝硬化门脉压力的作用,可能是通

过利尿和减少肠系膜上动脉血流量发挥作用[56]。泽泻通过利尿和减少肠系膜上动脉血流量来降低肝硬化门脉压[57]。Alismol 是泽泻抑制高血钾致血管收缩的有效成分,对去氧皮质酮(DOCA)盐型高血压、肾性高血压和原发性高血压大鼠均有持久的降压作用,这与其抑制交感神经元和 Ca^{2+} 阻滞作用有关[58]。

8. 保肝作用 泽泻醇提物可降低高脂饲料喂养兔肝脏脂肪含量[23],减轻对二甘醇致小鼠肝脏损伤中毒表现,使肝脏体重比减小,血清中丙氨酸氨基转移酶(ALT)、天冬氨酸氨基转移酶(AST)和总胆红素(TRII)水平降低,肝组织超氧化物歧化酶(SOD)和谷胱甘肽过氧化酶(GSH-PX)活性升高,丙二醛(MDA)含量降低[59];泽泻水煮液可促进醉酒大鼠血浆中乙醇代谢,从而达到保护肝脏功能的目的[60]。对低蛋白饲料、四氯化碳、乙基硫氨酸所致大鼠肝脏损伤有保护作用[61],并可降低脂肪肝大鼠肝匀浆 MDA、血清总胆固醇(TC)、甘油三酯(TG)及血清 ALT、AST 含量[62],降低 DL-乙硫氨酸致大鼠体外肝损伤的 ALT、AST、TG、低密度脂蛋白胆固醇(LDL-C)含量[63]。生泽泻及各炮制品均能明显对抗 D-半乳糖胺及四氯化碳(CCl_4)致小鼠急性肝损伤,盐泽泻水提物保肝作用优于生泽泻及麸泽泻[64]。泽泻水煎液可促进醉酒大鼠血浆中乙醇代谢,预防酒精中毒[65]。

9. 抗病毒作用 泽泻萜类衍生物单体 V-54 可抑制特定的小 RNA 病毒感染增殖,其机制为 V-54 分子结合到细胞表面相关受体,降低了病毒感染效率[66]。

10. 抑制血小板聚集作用 泽泻水煎剂体外对大鼠血小板聚集抑制的 IC_{50} 为 7.585g(生药)/100mL[67]。泽泻水溶性组

分对ADP诱导血小板聚集和释放反应均表现出抑制作用，对胶原诱导的血小板聚集有轻微抑制作用[68]。

11. 对离体肠影响 泽泻醇B对组胺致豚鼠离体回肠收缩有对抗作用，且随着剂量增加而增强，该作用是通过非特异性竞争发挥的[69]。

12. 对结石的影响 泽泻水、醇提取液体外能抑制草酸钙结晶生长和聚集，水提液体内能降低肾钙含量和减少肾小管内草酸钙结晶形成，下调bikunin在结石大鼠肾组织表达，减少肾组织草酸钙晶体形成，抑制大鼠肾组织骨桥蛋白表达，减少肾组织草酸钙结晶沉积，抑制乙二醇及阿尔法骨化醇诱导的大鼠泌尿系草酸钙结石形成[70-80]。泽泻50%甲醇提取物、乙酸乙酯提取物及总三萜提取物能抑制草酸钙晶体生长，是泽泻抑制草酸钙结石形成的有效部位[81-86]，其活性成分为24-乙酰泽泻醇F、24-乙酰泽泻醇A、环氧泽泻烯[72,75]。

13. 凝集作用 泽泻素可使人ABH 4种血型红细胞、豚鼠红细胞、615小鼠脾淋巴细胞及L615小鼠脾淋巴细胞发生凝集，并能抑制豚鼠腹腔巨噬细胞游出[87]。

14. 毒性反应 小鼠灌胃醇提取物100g/kg，72h无死亡。大鼠以醇提物2g/kg拌于饲料中喂养3个月后，给药组体重、血清ALT及血红蛋白含量与正常大鼠无差别；心脏无明显病理变化、肝脏有混浊肿胀及玻璃样变性。肾脏近曲小管上皮细胞肿胀，空泡变性[23]。泽泻水煎剂对正常大鼠肾脏并无明显毒性作用，但可致1/2肾切除大鼠残肾间质炎症细胞浸润和小管损害[88]。临床使用泽泻无明显不良反应，少数患者可出现胃肠道反应，继续服用能自行消失；其他偶见口干、出汗、过敏性皮炎等；偶有ALT轻度升高，继续服用或停用均恢复正常[89]。泽泻提取物的LD_{50}均大于21.50g/kg，属于无毒级[90]。泽泻水煎剂对正常大鼠肾脏并无明显毒性作用，但可致1/2肾切除大鼠残肾间质炎症细胞浸润和小管损害[91]。长期大剂量服用泽泻水提物可导致小鼠慢性肾毒性[92]，其肾毒性成分可能为泽泻醇C、16,23-环氧泽泻醇B和泽泻醇O[93]。23-乙酰泽泻醇B在大鼠体内吸收缓慢，但较完全，消除相对较快[94]。

15. 减肥作用 喂饲泽泻水煎剂对大剂量谷氨酸钠致肥胖有减肥作用，能降低肥胖大鼠Lee指数值、子宫及睾丸周围脂肪指数及血清三酰甘油含量[95]。

四、本草文献摘述

1.《药性论》"主肾虚精自出，治五淋，利膀胱热，宣通水道。"

2.《本草要略》"除湿通淋，止渴，治水肿，止泻痢，以猪苓佐之。"

3.《本草纲目》"渗湿热，行痰饮，止呕吐、泻痢、疝痛、脚气。"

参考文献

[1] 国家药典委员会.中华人民共和国药典临床用药须知：中药饮片卷[M].2020版.北京：中国医药科技出版社，2022：561-564.

[2] 王华,薛丽君,刘运.《金匮要略》泽泻汤治疗晕车症[J].中国中医药现代远程教育，2011，9（7）：4.

[3] 徐振华,王晓梅.泽泻汤加减治疗过敏性鼻炎[J].云南中医中药杂志，1997（2）：19.

[4] 宋金恒,杜金芬,苗庆科.甘草泽泻煎剂可治尿崩症[J].新中医，1990（8）：40.

[5] 龚又明,高妮.泽泻不同炮制品药理研究[J].新中医，2011，43（7）：136-138.

[6] 戴岳,杭秉茜,黄朝林,等.泽泻对免疫系统的影响及抗炎作用[J].中国中药杂志，1991，16（10）：622.

[7] Kim N Y.体外诱导型一氧化氮合酶抑制

剂——泽泻 [J]. 国外医学（中医中药分册），2000，22（4）：238.

[8] 张朝凤，周爱存，张勉. 泽泻的化学成分及其免疫抑制活性筛选 [J]. 中国中药杂志，2009，34（8）：994.

[9] 张宏达，谢雪，陈昱竹，等. 泽泻麸制前后健脾作用研究 [J]. 中国实验方剂学杂志，2012，18（10）：187.

[10] 马兵，项阳，李涛，等. 泽泻对 Lewis 肺癌自发性转移的抑制作用及其机制研究 [J]. 中草药，2003，34（8）：743.

[11] 徐飞，张林群，何立巍，等. 泽泻醇类化合物与血清白蛋白相互作用的分子机制研究 [J]. 化学学报，2011，69（19）：2228.

[12] 王浴生. 中药药理与应用 [M]. 北京：人民卫生出版社.1983：720.

[13] 曹莉，茅彩萍，顾振纶. 三种中药对糖尿病小鼠胰岛素抵抗的影响 [J]. 中国血液流变学杂志，2005，15（1）：42.

[14] 杨新波，黄正明，陈红艳，等. 泽泻不同溶剂提取物对糖尿病小鼠血糖及血液生化指标的影响 [J]. 解放军药学学报，2006，22（6）：419.

[15] 杨新波，黄正明，曹文斌，等. 泽泻水提物对正常及高血糖小鼠血糖的影响 [J]. 中药药理与临床，1998，14（6）：29.

[16] 易醒，仲秋晨，焦爽，等. 泽泻提取物对 α-葡萄糖苷酶抑制活性的研究 [J]. 食品与发酵工业，2011，37（5）：115.

[17] 杨新波，黄正明，曹文斌，等. 泽泻提取物对链脲佐菌素高血糖小鼠的治疗和保护作用 [J]. 解放军药学学报，2002，18（6）：336-338.

[18] 杨新波，黄正明，曹文斌，等. 泽泻提取物对正常及四氧嘧啶小鼠糖尿病模型的影响 [J]. 中国实验方剂学杂志，2002，8（3）：24.

[19] 杨新波，黄正明，曹文斌，等. 泽泻醇提取物对高血糖小鼠血液生化指标及胰岛素的影响 [J]. 中国临床康复，2004，8（6）：1196.

[20] 施宁川，严超，姚加，等. 泽泻、格列齐特对自发性糖尿病大鼠自由基清除作用的 ESR 研究 [J]. 亚太传统医药，2011，7（1）：31.

[21] 张建平，易醒，肖小年. 泽泻提取物自由基清除能力的研究 [J]. 时珍国医国药，2009，20（5）：1181.

[22] 席蓓莉，谷巍，赵凤鸣，等. 泽泻对 H_2O_2 诱导血管内皮细胞损伤的保护作用 [J]. 南京中医药大学学报，2012，28（3）：232.

[23] 泽泻降血脂的临床研究 [J]. 中草药通讯，1976（7）：31-33，49.

[24] 付涛，姜淋洁，陈桂林，等. 泽泻汤降血脂及抗氧化作用有效部位的研究 [J]. 时珍国医国药，2012，23（2）：266-268.

[25] 泽泻等药物对实验性高血脂的影响 [J]. 广东医药资料，1974（10）：51-52.

[26] 杨福龙，章浩军，陈丽琼. 丹参首乌泽泻饮治疗高脂血症临床观察 [J]. 现代中西医结合杂志，2006，15（6）：751.

[27] 李淑子，金在久，张善玉. 泽泻不同提取物对高脂血症小鼠血脂及脂质过氧化的影响 [J]. 中国实用医药，2008，3（32）：7.

[28] 罗千古. 中药对高脂血症的作用机制 [J]. 中医中药，2010，7（1）：85.

[29] 乐智勇. 泽泻汤降血脂作用机理研究 [D]. 武汉：湖北中医药大学，2012.

[30] 李淑子，金在久，张善玉. 泽泻不同提取物对高脂血症小鼠血脂及脂质过氧化的影响 [J]. 中国实用医药，2008，3（32）：7.

[31] 郁相云，钟建华，张旭. 泽泻降血脂药理作用及物质基础研究 [J]. 中国中医药杂志，2010，8（11）：250.

[32] 张春海，毛缜，马丽，等. 泽泻水提取物、醇提取物对小鼠脂代谢影响的比较 [J]. 徐州师范大学学报（自然科学版），2005，23（2）：68.

[33] 钱文彬，庞红，薛大权，等. 泽泻水提物、醇提物的制备及对小白鼠降脂作用的研究 [J]. 数理医药学杂志，2007，20（6）：836.

[34] 吴水生，郭改革，施红，等. 泽泻提取物 AlisolMonoacetateA 和 B 对 HepG2 细胞株胆固醇代谢的影响 [J]. 中国中医药杂志，2007，22（7）：475.

[35] 程志红，吴闻哲，于垂亮，等. 泽泻提取物对两种高脂血症大鼠模型的降脂作用的比较 [J]. 现代中药研究与实践，2010，24（1）：40.

[36] 秦建国，王亚红，梁晋普，等．泽泻萜类化合物对 *ApoE* 基因敲除动脉粥样硬化小鼠肝脏基底膜 HSPG 的调节作用 [J]. 中华中医药学刊，2007，25（4）：696.

[37] 张力华，李开军，薛存宽，等．泽泻提取物对高同型半胱氨酸血症兔氧化及抗氧化因子的影响 [J]. 微循环学杂志，2007，17（3）：31.

[38] 李开军，张力华，薛存宽．泽泻提取物对高同型半胱氨酸血症家兔的谷胱甘肽及血脂水平的影响 [J]. 实用医学杂志，2007，23（7）：956.

[39] Matsuda H, Tomohiro N, Yoshikawa. Studies on Alismatis rhizoma.Ⅱ.Anti-complementary activities of methanol extract and terpene components from Alismatis rhizoma（dried rhizome of Alisma orientale）[J].Biol Pharm Bull, 1998, 21（12）：1317.

[40] Matsuda H，Kageura T，Toguchida I，et al.Effects of sesquiterpenes and triterpenes from the rhizome of Alisma orientale on nitric oxide production in lipopolysaccharide-activated macrophages: absolute stereostructures of alismaketones-B 23-acetate and-C 23-acetate[J].Bioorg Med ChemLett, 1999, 9（21）：3081.

[41] 朱深银，周远大，杜冠华．大黄和泽泻提取物对二甘醇致小鼠肝脏损伤的保护作用 [J]. 重庆医科大学学报，2009，34（2）：212.

[42] 许文福．泽泻利尿作用的动物试验观察 [J]. 福建中医药，1963（1）：42-44.

[43] 严桂杰，蓝梦柳，丘建芳，等．泽泻炮制前后化学成分及其利尿作用研究 [J]. 中国中医药信息杂志，2020，27（4）：59-65.

[44] 许文福．泽泻利尿作用的动物试验观察 [J]. 福建中医药，1963，8（1）：42.

[45] 黄小强，张雪，李小艳，等．泽泻不同提取部位对大鼠的利尿作用 [J]. 福建中医药，2016，47（5）：21-23.

[46] 曾春晖，杨柯，卢国安，等．广西泽泻盐炙前后利尿作用的实验研究 [J]. 广西中医药，2011，34（1）：55.

[47] 曾春晖，杨柯，刘海燕，等．不同产地泽泻盐炙前后成分差异及利尿作用的研究 [J]. 中国实验方剂学杂志，2012，18（2）：148.

[48] 王立新，吴启南，张桥，等．泽泻中利尿活性物质的研究 [J]. 华西药学杂志，2008，23（6）：670.

[49] Hikino H，Iwakawa T，Oshima Y，et al.Diuretic Principles of Alisma plantago-aquatica var.orientate rhizomes[in Japanese][J].The Japanese journal of pharmacognosy, 1982, 36（2）：150.

[50] 伍小燕，陈朝，张国伟．泽泻水提物对正常大鼠利尿活性及肾脏髓质 AQP2 作用研究 [J]. 实用临床医药杂志，2012，14（21）：5.

[51] 王立新．中药泽泻的生药学研究 [D]. 南京：南京中医药大学，2001.

[52] 孙红，王少明，庄捷，等．土茯苓等中药抑制 URTA1 表达及降尿酸作用筛选研究 [J]. 中国临床药理学与治疗学，2012，17（4）：403.

[53] 陈兴娟，尹萌萌，魏建梁，等．泽泻在心血管疾病治疗中的应用 [J]. 长春中医药大学学报，2014，30（4）：620-622.

[54] 孟庆海．泽泻醇 B 乙酸酯通过调节肠道菌群和肠道雌激素受体抗绝经后动脉粥样硬化的机制研究 [D]. 南京：南京中医药大学，2022.

[55] 施凤飞，魏伟，汪玉成，等．2,4-乙酰泽泻醇 A 对氧化型低密度脂蛋白诱导巨噬细胞脂代谢因子 ABCA1、CD36 及炎症因子 CD147、MMP-9 的影响 [J]. 中国动脉硬化杂志，2016，24（1）：7-12.

[56] 冯志杰，姚希贤．泽泻对肝硬化门脉高压大鼠血流动力学的影响 [J]. 中国中西医结合消化杂志，2001（4）：218-220.

[57] 刘素丽，冯志杰，吕艳春，等．泽泻对肝硬化门脉高压血流动力学影响的临床研究 [J]. 临床肝胆病杂志，2006（2）：119-120.

[58] 管孝君．泽泻根茎中分离的 alismol 对高血压模型的作用 [J]. 国外医药（植物药分册），1991，6（2）：86.

[59] 张晓飞，张力华，薛存宽，等．三萜醇酮对高同型半胱氨酸血症致兔动脉粥样硬化的影响 [J]. 中国老年学杂志，2008，28

[60] 张莹, 黎磊, 杨正, 等. 泽泻水煮液预防和治疗大鼠醉酒及保肝作用的实验研究[J]. 中华中医药学刊, 2012, 30 (7): 1505-1506.
[61] 万绍晖, 丁原全, 蒲晓辉, 等. 掌叶大黄蒽醌类衍生物对四氯化碳所致大鼠急性肝损伤的保护作用[J]. 中国药理学通报, 2006, 22 (11): 405.
[62] 李晶, 冯五金. 生山楂、泽泻、莪术对大鼠脂肪肝的影响及其交互作用的实验研究[J]. 山西中医, 2006, 22 (3): 57.
[63] 王振海, 安锡忠, 任增超. 泽泻对大鼠急性肝脏损伤的保护作用[J]. 中国动物检疫, 2010, 27 (9): 56.
[64] 陈晓蕾, 李红. 泽泻生品及不同炮制品对小鼠急性肝损伤的保护作用[J]. 中药材, 2006, 29 (6): 592.
[65] 张莹, 黎磊, 杨正, 等. 泽泻水煮液预防和治疗大鼠醉酒及保肝作用的实验研究[J]. 中华中医药学刊, 2012, 30 (7): 1507.
[66] 王丽春, 廖芸, 龙润乡, 等. 泽泻提取物中萜类单体 V-54 对小 RNA 病毒增殖的抑制效应[J]. 中国生物制品学杂志, 2010, 23 (1): 25.
[67] 石晶, 王中幸, 卢旭辉. 山楂与泽泻抗血小板聚集的协同作用[J]. 中草药, 2006 (6): 350.
[68] 张常青, 秦为熹, 齐治家. 泽泻水溶性组分对血小板聚集和释放功能的影响[J]. 中药药理与临床, 1985: 129.
[69] 李璇, 彭国平, 华永庆, 等. 泽泻醇 B 对豚鼠离体回肠的影响[J]. 南京中医药大学学报, 2002, 18 (1): 31.
[70] 曹正国, 刘继红, 周四维, 等. 泽泻活性成分对结石模型大鼠肾结石形成和 bikunin 表达的影响[J]. 中华医学杂志, 2004, 84 (15): 1276.
[71] 尹春萍, 刘继红, 章咏裳, 等. 泽泻水提取液预防草酸钙结石形成的体外及动物实验研究[J]. 同济医科大学学报, 1997, 26 (2): 99.
[72] 曹正国, 吴维, 刘继红, 等. 泽泻中 3 种化学成分抑制尿草酸钙结石形成的体外研究[J]. 中国新药杂志, 2000, 14 (2): 166.
[73] 耿小茵, 赖真, 石之嶙, 等. 猪苓汤及泽泻对肾结石大鼠草酸钙结晶形成的影响[J]. 中国中医药信息杂志, 2004, 11 (6): 497.
[74] 尹春萍, 刘继红, 张长弓. 不同离子强度及 pH 值时泽泻和夏枯草对草酸钙结晶形成的抑制作用观察[J]. 同济医科大学学报, 1996, 25 (4): 321.
[75] 雪峰, 尹仁杰, 阮汉利, 等. 泽泻抑制尿草酸钙结石形成活性成分的 2DNMR 分析[J]. 波谱学杂志, 2005, 22 (2): 195.
[76] 米其武, 曹正国, 刘继红, 等. 泽泻有效部位对肾草酸钙结石模型大鼠肾组织骨桥蛋白表达的影响[J]. 中草药, 2005, 36 (12): 1827.
[77] 赖真, 耿小茵, 王耀帮, 等. 猪苓汤及泽泻对肾结石大鼠骨桥蛋白 mRNA 表达的影响[J]. 中国中西医结合肾病杂志, 2005, 6 (10): 601-602.
[78] 赖真, 耿小茵, 王耀帮, 等. 肾结石大鼠 OsteopotinmRNA 的表达及猪苓汤和泽泻对其表达的影响[J]. 中国医师杂志, 2005, 7 (4): 453.
[79] 山口誓司. 泽泻及夏枯草对大鼠草酸钙结合形成的作用[J]. 国外医学 (中医中药分册), 1996, 18 (4): 40.
[80] 王沙燕, 邓常青, 石之嶙, 等. 泽泻对肾结石形成的抑制作用研究[J]. 广州中医药大学学报, 2003, 20 (4): 294.
[81] 曹正国, 刘继红, 胡少群, 等. 中药泽泻不同部位提取物对草酸钙结晶形成影响的体外实验研究[J]. 临床泌尿外科杂志, 2003, 18 (1): 40.
[82] 曹正国, 刘继红, 吴继洲, 等. 泽泻不同溶剂提取物对大鼠尿草酸钙结石形成的影响[J]. 中草药, 2003, 34 (1): 45.
[83] 曹正国, 刘继红, 鲁德曼, 等. 泽泻提取物不同组分对尿草酸钙结石形成的实验研究[J]. 中国中药杂志, 2003, 28 (11): 1072.
[84] 曹正国, 刘继红, 周四维, 等. 泽泻提取物对大鼠尿结石形成和间 α-胰蛋白酶抑制物表达的影响[J]. 中国实验外科杂志, 2004, 21 (3): 295.

[85] 李浩勇,刘继红,曹正国,等.中药泽泻提取物对尿草酸钙结石形成影响的实验研究[J].中华泌尿外科杂志,2003,24(10):658-662.

[86] 区淑蕴,苏倩,彭可垄,等.泽泻总三萜提取物对大鼠泌尿系草酸钙结石形成的影响[J].华中科技大学学报(医学版),2011,40(6):634.

[87] 王纯香,林佩芳,李素芬.泽泻素(Alismin)具有选择(凝集)素(lectin)功能[J].科技通报,1986,2(1):32.

[88] 祝建辉,鲍晓荣,何华平,等.泽泻肾毒性研究[J].中药药理与临床,2007(3):60-62.

[89] 何熹延.泽泻与高脂血症、动脉粥样硬化和脂肪肝[J].中西医结合杂志,1981,1(2):114.

[90] 陈小青,虞维娜,马中春,等.泽泻、葛根等6种中药提取物的急性毒性效应观察[J].浙江中医杂志,2011,46(11):848.

[91] 祝建辉,鲍晓荣,何华平,等.泽泻肾毒性研究[J].中药药理与临床,2007,23(3):60.

[92] 乐智勇,宋成武,姜淋洁,等.泽泻水提物对不同性别小鼠肾脏的慢性毒性研究[J].湖北中医杂志,2012,34(7):22.

[93] 赵筱萍,陆琳,张玉峰,等.泽泻中肾毒性成分的辨析研究[J].中国中药杂志,2011,36(6):758.

[94] 罗永东,李小艳,邱丽莉,等.23-乙酰泽泻醇B大鼠体内药动学和生物利用度研究[J].中国实验方剂学杂志,2010,16(12):172.

[95] 戴岳,杭秉茜.泽泻对谷氨酸钠肥胖大鼠的影响[J].中成药,1992,14(2):28.

香加皮 Xiangjiapi

本品又称北五加皮、杠柳皮,为萝藦科植物杠柳 *Periploca sepium* Bge. 的干燥根皮。春、秋二季采挖,剥取根皮,晒干。

2-3-8 香加皮彩图

一、传统应用

【性味归经】辛、苦,温;有毒。归肝、肾、心经。

【功效主治】利水消肿,祛风湿,强筋骨。用于下肢浮肿,心悸气短,风寒湿痹,腰膝酸软。

香加皮性温而入心肾二经,有温助心肾,利水消肿作用,多治疗下肢浮肿,心悸气短。本品性温又辛散苦燥,祛风湿,强筋骨,为治风湿痹证常用之药。用于风寒湿痹,腰膝酸软。

【用法用量】内服:煎服,3~6g。

【使用注意】血热、肝阳上亢者忌用。本品有毒,服用不宜过量。孕妇慎用。

【方剂举例】

1. 复方五加皮汤(《新医药学杂志》)

药物组成:北五加皮、党参、太子参、猪苓、泽泻、茯苓、车前子。

功能主治:强心健脾,利水消肿。用于慢性充血性心力衰竭所致心悸,气促,尿少,浮肿等。

2. 活血止痛膏(《中医正骨学》)

药物组成:生南星、干姜、独活、甘松、樟脑、冰片、胡椒、丁香、白芷、牡丹皮、细辛、山柰、没药、香加皮、当归、生半夏、桂枝、乳香、辛夷。

功能主治:舒筋通络,活血止痛。用于筋骨疼痛,肌肉麻痹,关节酸痛,局部肿痛。

3. 肾炎消肿片(《国家基本医疗保险、工伤保险和生育保险药品目录》2023年)

药物组成:桂枝、泽泻、陈皮、香加皮、苍术、茯苓、姜皮、大腹皮、黄柏、椒目、冬瓜皮、益母草。

功能主治:健脾渗湿,通阳利水。用

于治疗急、慢性肾炎脾虚湿肿证，症见肢体浮肿，晨起面肿甚，午后腿肿较重，按之凹陷，身体重困，尿少，脘胀食少，舌苔白腻，脉沉缓。

4. 芪苈强心胶囊［《中华人民共和国药典》（2020年版一部）］

药物组成：黄芪、人参、附子、丹参、葶苈子、泽泻、玉竹、桂枝、红花、香加皮、陈皮。

功能主治：益气温阳，活血通络，利水消肿。用于治疗冠心病、高血压病所致轻、中度充血性心力衰竭证属阳气虚乏，络瘀水停者，症见心慌气短，动则加剧，夜间不能平卧，下肢浮肿，倦怠乏力，小便短少，口唇青紫，畏寒肢冷，咳吐稀白痰等。

【简便验方】

1. 治疗风湿性关节炎，关节拘挛疼痛

北五加皮、穿山龙、白鲜皮各五钱。用白酒泡24h。每天1次，每次饮服10mL。（《中国沙漠地区药用植物》）

2. 治疗筋骨软弱，脚痿行迟 北五加皮、木瓜、牛膝等份为末。每服一钱，每日三次。（《陕甘宁青中草药选》）

3. 治疗水肿，小便不利 北五加皮、陈皮、生姜皮、茯苓皮、大腹皮各三钱，水煎服。（《陕甘宁青中草药选》）

4. 治疗水肿 香加皮一钱五分至三钱。煎服。（《上海常用中草药》）

5. 治疗心功能不全 北五加皮3～6g，煎服。（《中医内科学》第7版）

【类药辨析】

南五加皮与北五加皮、刺五加的鉴别应用 考古本草所记载的五加皮，来源于五加科植物，而现代使用的五加皮药材，有南五加皮和北五加皮之分，南五加皮即上述五加科植物；北五加皮为萝藦科植物杠柳根皮，因其有特异的香气，又称为"香加皮"。有些地区，将北五加用作五加皮。南五加皮无毒，其补肝肾、强筋骨、祛风湿作用较好，亦可利水消肿，用于治风湿痹痛、腰膝酸软、筋骨无力、小儿行迟、水肿脚气等。另有名称近似者为刺五加，其为五加科植物刺五加的根、根茎或茎叶。主产于辽宁、吉林、黑龙江、河北、陕西等地。刺五加味微苦、辛，性温，归脾、肾、心经。补肾强腰、益气安神、活血通络之功效较强，是一味补益脾肾、安神益智的良药。主治肾虚体弱、腰膝酸痛、小儿行迟、乏力、气虚浮肿、食欲不振、失眠多梦、健忘、胸痹、风湿痹痛、跌打肿痛等。概括来说，三者之中，刺五加补益作用最佳，南五加次之，而香加皮强心利尿、消肿止痛的作用较强[1]。

【配伍应用】

香加皮配独活 香加皮长于温肾，强筋骨，祛风湿；独活甘淡长于祛风湿，止痛，解表。二药合用，祛风胜湿，效力增强，尤其用于治疗肾阳不足，风寒湿痹，腰膝酸痛[1]。

二、临床研究

收缩性心力衰竭：参附强心煎，熟附子（开水先煎）6～10g，淫羊藿10g，红参（另煎）10～15g，黄芪30g，北五加皮8g，茯苓30g，桂枝10g，丹参15g，川芎15g，益母草10g，麦冬10g。每日1剂，水煎服。共治疗51例，显效26例，有效20例，无效5例，总有效率90.20%[1]。

三、药理研究

1. 抗炎作用 研究表明，α-香树脂醇（α-smyrin）、α-香树脂醇醋酸酯（α-smyrin acetate）、β-香树脂醇醋酸酯（β-smyrin acetate）对实验性关节炎均有一定的抑制作用，并发现该抗炎作用与肾上腺皮质具有相关性[2]。通过研究杠柳苷元对大鼠和小鼠肥大细胞脱颗粒和释放组胺的影响，发现杠柳苷元对体外培养肥大细胞的组胺释放有显著的抑制作用[3]，可使组胺释放浓度降低（69.4±8.6）%，且具有明显的剂量依赖性。因此，杠柳苷元应该是香加皮产生抗炎作用的物质基础。

2. 抗肿瘤作用 香加皮中具有抗癌活性成分孕甾烷苷[4]。近年对于香加皮成分抗肿瘤作用的研究更加深入，主要包括宝藿苷Ⅰ（baohuoside Ⅰ）、杠柳苷、杠柳毒苷、杠柳苷元（periplogenin）、羽扇豆烷乙酸酯（lupane acetate）及香加皮水提、醇提、乙酸乙酯提取物的研究。实验表明，香加皮的以上成分及其提取物均有一定的体内和体外抗肿瘤作用[5-12]。香加皮甲醇提取物有抗小鼠腹水癌（S180）的活性[13-16]，其通过活性跟踪从中分离出22种化合物并进行了结构鉴定，其中具有显著抗小鼠S180腹水癌活性的成分是杠柳新苷A（periplocoside A）。对于香加皮抗肿瘤机制，香加皮中的杠柳毒苷可通过改变死亡受体的表达和诱导SW-872细胞DNA双链断裂对脂肪肉瘤细胞起到生长抑制作用并诱导其凋亡[17]。通过对体外培养的多种肿瘤细胞株实验，发现杠柳苷元具有显著的细胞毒性，半数抑制浓度为0.46~150μg/mL，且体外抗肿瘤作用在时间和剂量上具有依赖性[18]。香加皮中宝藿苷Ⅰ可能是通过调节细胞周期蛋白B1（Cyclin B1）的表达阻滞细胞周期来抑制人食管癌细胞（Eca-109）细胞增殖[19]。通过研究香加皮杠柳苷对于体外食管癌细胞和淋巴瘤细胞的作用得出，杠柳苷可能是通过影响基因（*CDK4*和*CDK6*）的表达从而影响食管癌细胞的生长，且其抗淋巴机制可能是抑制淋巴瘤细胞系Jurka和HuT 78细胞在体外的增殖，促进其凋亡并通过降低CDK1和Cyclin B1蛋白质的表达从而将细胞周期阻滞在G2/M期[20, 21]。通过研究香加皮杠柳苷对小鼠骨髓瘤细胞增殖、凋亡及移植成瘤的影响及作用机制得出香加皮杠柳苷能够通过抑制IL-6和DDK1表达，阻断Wnt信号来达到治疗小鼠骨髓瘤的作用[22]。通过研究香加皮乙酸乙酯提取物（CPEAE）诱导人食管癌细胞TE-13凋亡的作用机制得出CPEAE诱导TE-13细胞发生凋亡，可能是通过调节*CDK4*基因的表达来实现的[23]。发现了CPEAE可能是通过下调*Survivin*基因上调*Bax*基因的mRNA水平导致人乳腺癌细胞系MCF-7凋亡[24]。香加皮中三萜类化合物能够抑制甲基苄基亚硝胺诱导的大鼠食管癌前病变，且该作用可能与其抑制PCNA的表达有关[25]。

3. 强心作用 香加皮的乙醚和乙醇制剂能将在体蛙心停止于收缩期，增加衰竭猫心每分钟输出量及增强在体猫心收缩力，与此同时，在体猫心心电图也表明香加皮氯仿及乙醇提取物具有强心作用[26]。香加皮具有明显的洋地黄类强心苷样作用，其有效成分杠柳苷的化学结构与药理作用与毒毛旋花苷K和G具有一定的相似性[27, 28]。杠柳毒苷（peripocin）脱去1分子葡萄糖生成的杠柳次苷（periplocymarin）强心作用更好[16]，具体表现为起效快、持续时间短、没有蓄积作用。杠柳毒苷对慢性心衰（CHF）大鼠左室结构和功能具有一定的改善作用[29, 30]，杠柳毒苷抗心力衰竭可能是通过提高模型大鼠Ca^{2+}-三磷酸腺苷（ATP）mRNA的表达，降低心肌受磷蛋白mRNA表达，进而调节心肌受磷蛋白/Ca^{2+}-ATP酶比值来实现的。

4. 免疫调节作用 杠柳苷A（50, 25mg/kg）灌胃，能够显著地降低实验性自身免疫性脑脊髓炎小鼠该病的发生率及严重程度[31]，其作用机制与抑制 IL-17 的生成和 Th17 细胞分化有关。糖链中含有过氧基团孕甾烷苷类化合物能够抑制 T 淋巴细胞增殖，体外 IC_{50} 为 0.29～1.97mmol/L[32]。杠柳苷 A 能够预防刀豆球蛋白 A 诱导的小鼠肝炎[33]，可以改善肝损伤，与抑制自然杀伤 T 细胞（NKT）有关。从香加皮中得到羽扇豆烷乙酸酯，并发现其能够增强人外周血淋巴细胞和巨噬细胞的免疫功能[34]。中药香加皮水提取物（CPE）对小鼠免疫功能的调节作用，得出其可以通过提高小鼠淋巴细胞的免疫功能来发挥其抗肿瘤作用[35]。上述研究不仅解释了香加皮利水消肿、祛风湿等功效的药理学基础，同时对香加皮中孕甾烷苷类成分治疗自身免疫性疾病提供了理论依据。通过研究香加皮杠柳苷不同抑瘤剂量对荷瘤小鼠免疫功能的影响，得出香加皮杠柳苷可以促进荷瘤小鼠免疫功能的结论[36]。

四、本草文献摘述

1.《四川中药志》"能强心镇痛，除风湿；治风寒湿痹，脚膝拘挛及筋骨疼痛；少量能强心。"

2.《陕甘宁青中草药选》"祛风湿，壮筋骨，强腰膝。"

参考文献

[1] 国家药典委员会.中华人民共和国药典：一部[M].2020 年版.北京：中国医药科技出版社，2020：269.

[2] 王本祥.现代中药药理学[M].天津：天津科学技术出版社，1997.

[3] 顾卫，赵力建，赵爱国.杠柳苷元对肥大细胞脱颗粒及释放组胺影响的研究[J].中国药房，2008，19（3）：166-168.

[4] 阎雪梅.香加皮的化学成分药理作用及临床应用研究进展[J].天津药学，2011，23（5）：48-52.

[5] 王丽芳，单保恩，刘丽华，等.香加皮单体成分宝藿苷 I 对食管癌细胞增殖及凋亡的影响[J].肿瘤，2009，29（2）：123.

[6] 杜彦艳，刘鑫，单保恩.香加皮杠柳苷通过抑制 Wnt/β-catenin 信号通路诱导结肠癌细胞 SW480 凋亡[J].癌症，2009，28（5）：456-460.

[7] 赵连梅，单保恩，艾军，等.香加皮杠柳苷对人食管癌细胞 TE-13 生长抑制作用[J].肿瘤，2008（3）：203-206.

[8] 张丽杰，鹿刚，张引娟，等.香加皮提取物杠柳苷抑制 SMMC-7721 细胞 Stat3 信号通路诱导细胞凋亡的研究[J].第三军医大学学报，2008（15）：1448-1451.

[9] 张引娟，鹿刚，张丽杰，等.杠柳苷对 BT-549 细胞增殖的抑制作用与 $p16$、$p27$ 表达关系的研究[J].癌变·畸变·突变，2008（3）：216-219.

[10] BLOISE E，BRACA A，DE TOMMASI N，et al.Pro-apoptotic and cytostatic activity of naturally occurring cardenolides[J].Cancer Chemother Pharmacol，2009，64（4）：793.

[11] 丁菲菲，张晓静，邓雁如.杠柳毒苷体外抑制肝癌细胞和乳腺癌细胞增殖的实验研究[J].药物评价研究，2014，37（1）：30-33.

[12] 刘洋，刘虹，王小莹，等.香加皮不同提取部位体外抗肿瘤活性实验研究[J].天津中医药，2008（2）：153-156.

[13] ITOKAWA H，XU J P，TAKEYA K，et al.Studies on chemical constituents of antitumor fraction from Periploca sepium.Ⅱ.Structures of new pregnane glycoside，periplocoside A，B and C[J].Chem Pharm Bull，1988，36（3）：982.

[14] ITOKAWA H，XU J P，TAKEYA K，et al.Studies on chemical constituents of antitumor fraction from Periploca sepium.Ⅳ.Structures of new pregnane glycoside，periplocoside D，E，L and M[J].Chem Pharm Bull，1988，36（6）：2084.

[15] ITOKAWA H，XU J P，TAKEYA K，et al.Studies on chemical constituents of antitumor fraction from Periploca

sepium.Ⅴ.Structures of new pregnane glycoside, periplocoside J, K, F and O [J]. Chem Pharm Bull, 1988, 36（11）: 4441.

[16] ITOKAWA H, XU J, TAKEYA K.Studies on chemical constituents of antitumor fraction from Periploca sepium Bge.Ⅰ.[J]. Chem Pharm Bull, 1987, 35（11）: 4524.

[17] LOHBERGER B, WAGNER S, WOHLMUTHER J, et al.Periplocin, the most anti-proliferative constituent of Periploca sepium, specifically kills liposarcoma cells by death receptor mediated apoptosis[J].Phytomedicine, 2018, 51: 162.

[18] 韩宇博, 赵爱国. 杠柳苷元的抗肿瘤作用研究 [J]. 中国小儿血液与肿瘤杂志, 2008（1）: 1-5.

[19] 刘晓霞, 刘红珍, 陈剑华, 等. 宝藿苷-Ⅰ对人食管癌细胞 Eca-109 增殖及细胞周期的影响 [J]. 中草药, 2009, 40（10）: 1590-1593.

[20] 赵日旸, 赵连梅, 韩路娟, 等. 香加皮杠柳苷对食管癌细胞增殖的影响 [C]. 第十二届全国免疫学术大会壁报交流集. 第十二届全国免疫学术大会壁报交流集. 中国免疫学会, 2017: 87.

[21] 赵日旸, 赵连梅, 戴素丽, 等. 香加皮提取物杠柳苷抗淋巴瘤机制的研究 [C]. 第十三届全国免疫学术大会摘要汇编. 第十三届全国免疫学术大会摘要汇编. 中国免疫学会, 2018: 159-160.

[22] 涂少臣, 施毅. 香加皮杠柳苷对小鼠骨髓瘤细胞增殖、凋亡及移植成瘤的影响及作用机制 [J]. 福建医药杂志, 2017, 39（3）: 71-74.

[23] 商晓辉, 商晓丽, 单保恩, 等. 香加皮乙酸乙酯提取物诱导人食管癌 TE-13 细胞凋亡的作用机制 [J]. 肿瘤, 2010, 30（1）: 6-10.

[24] 张静, 单保恩, 刘刚叁, 等. 香加皮乙酸乙酯提取物诱导人乳腺癌 MCF-7 细胞凋亡的研究 [J]. 肿瘤, 2006（5）: 418-421, 439.

[25] 王丽芳, 孟凡茹, 周艳, 等. 香加皮三萜类化合物对大鼠食管癌增殖细胞核抗原表达的影响 [J]. 中国肿瘤生物治疗杂志, 2012, 19（5）: 508-512.

[26] 李章文, 吴熙瑞, 吕富华. 杠柳皮（北五加皮）的强心作用 [J]. 中华医学杂志, 1956, 7: 651.

[27] 中医研究院西苑医院. 北五加皮粗苷治疗慢性充血性心力衰竭的疗效观察 [J]. 新医药学杂志, 1974（8）: 37-38.

[28] 王利萍, 刘建利. 香加皮的化学成分和药理作用研究进展 [J]. 中草药, 2009, 40（3）: 493-496.

[29] 马立, 王怡. 杠柳毒苷对慢性心力衰竭大鼠心肌 PLB 和 SERCA mRNA 表达的影响 [J]. 江苏中医药, 2009, 41（3）: 71-72.

[30] 马立, 姬艳苏, 韩娟, 等. 超声心动图观察杠柳毒苷对慢性心衰大鼠左室结构和功能的影响 [J]. 天津中医药大学学报, 2008（2）: 81-83.

[31] ZHANG J, NI J, CHEN Z, et al. Periplocoside A prevents experimental autoimmune encephalomyelitis by suppressing IL-17 production and inhibits differentiation of Th17 cells[J].Acta Pharm Sin, 2009, 30（8）: 1144.

[32] FENG J, ZHANG R, ZHOU Y, et al.Immunosuppressive pregnane glycosides from Periploca sepium and Periploca forrestii[J].Phytochemistry, 2008, 69（15）: 2716.

[33] WAN J, ZHU Y N, FENG J Q, et al.Periplocoside A, a pregnane glycoside from Periploca sepium Bge, prevents concanavalin A-induced mice hepatitis through inhibiting NKT-derived inflammatory cytokine productions[J].Int Immunopharm, 2008, 8（9）: 1248.

[34] 单保恩, 赵连梅, 艾军, 等. 香加皮羽扇豆烷乙酸酯对人外周血淋巴细胞免疫调节功能的影响 [J]. 中草药, 2008（7）: 1035-1039.

[35] 李俊新, 蒋玉红, 单保恩. 香加皮水提物对小鼠淋巴细胞免疫调节作用的初步研究 [J]. 癌变·畸变·突变, 2010, 22（4）: 292-294.

[36] 张静, 单保恩, 张超, 等. 香加皮羽扇

豆烷乙酸酯（CPLA）对树突状细胞分化成熟的影响[J].细胞与分子免疫学杂志，2006（1）：26-28，32.

荠菜 Jicai

十字花科植物荠 *Capsella bursa-pastoris* (L.) Medik.，以全草入药。春末夏初采集，晒干。

2-3-9
荠菜彩图

一、传统应用

【性味归经】甘、淡，凉。归肝、胃、膀胱经。

【功效主治】凉血止血，清热利尿。用于肾结核尿血，产后子宫出血，月经过多，肺结核咯血，高血压病，感冒发热，肾炎水肿，泌尿系结石，乳糜尿，肠炎。

【用法用量】9～15g。

【使用注意】孕妇慎用。

【方剂举例】

1. 加味荆芥散（《中医妇科治疗学》）

药物组成：炒荆芥、桃仁、五灵脂、荠菜。

功能主治：化瘀祛风。用于产后血晕，血瘀又感风邪，头晕且痛，时或昏闷，微有寒热，无汗，腹痛拒按，少腹硬痛，心下满急，神昏口噤，舌略带青，苔薄白，脉浮缓而涩。

2. 乌茜汤（《中国中医秘方大全》）

药物组成：炒海螵蛸、茜草炭、地榆炭、继木、蒲黄炭、槐米炭、荠菜、马齿苋、生草。

功能主治：祛瘀生新，凉血止血。主治子宫肌瘤引起的月经过多，功能性子宫出血。

3. 参七乳泰片（《国家食品药品监督管理局标准 YBZ16282009》）

药物组成：柴胡、赤芍、夏枯草、牡蛎、当归、三七、党参、青皮、橘核、荠菜、漏芦、鬼箭羽、王不留行（炒）。

功能主治：解郁散结，活血止痛。用于治疗乳腺增生症（肝郁血瘀证），症见乳房疼痛、乳房肿块质地软硬不等，随月经周期及情绪而变化，可伴胸胁胀闷，烦躁易怒，失眠多梦，口苦，经行不畅，经色紫暗或挟血块或痛经，舌苔薄，舌质淡红或暗，或有瘀斑、瘀点，脉弦。

4. 山楂内金胶囊（《国家中成药标准汇编 内科脾胃分册》）

药物组成：山楂、藏菖蒲、荠菜、鸡矢藤、连翘、枇杷叶、蝉蜕、鸡内金。

功能主治：健脾和胃，消积化滞。用于食积内停所致小儿疳积症，食欲不振，脘腹胀痛，消化不良，大便失调。

【简便验方】

1. 治疗肿满、腹大，四肢枯瘦，小便涩浊 甜葶苈（纸隔炒）、荠菜根等份。上为末，蜜丸如弹子大。每服一丸，陈皮汤嚼下。（《三因极一病证方论》葶苈大丸）

2. 治疗痢疾 荠菜二两。水煎服。（《广西中草药》）

3. 治疗乳糜尿 取荠菜（连根）4两至1斤洗净煮汤（不加油盐），顿服或3次分服，连服1～3月。（《中药大辞典》）

4. 治疗崩漏及月经过多 荠菜一两，龙芽草一两。水煎服。（《广西中草药》）

5. 治疗内伤吐血 荠菜一两，蜜枣一两。水煎服。（《湖南药物志》）

6. 治疗产后流血 用鲜荠菜1两，水煎分2次服，每日1剂。（《中药大辞典》）

7. 治疗小儿麻疹火盛 鲜荠菜一至二两（干的八钱至一两二钱），白茅根四至五两。水煎，可代茶常服。（《福建民间草药》）

8. 治疗暴赤眼、疼痛碜涩 荠菜根，捣绞取汁，以点目中。（《太平圣惠方》）

【类药辨析】

荠菜与马齿苋的鉴别应用 两者都归肝经，均能凉血止血、止痢，用于泻痢，以及血热所致崩漏、便血等出血证。但二者又有不同，荠菜性味甘凉，又归胃经，善于清热利水，用治水肿等；兼能明目降压，用于高血压病及目赤涩痛。马齿苋性味酸寒，又归大肠经，以清热解毒、凉血止痢为长，善治湿热下痢；又可凉血消肿，治疗痈肿疮毒[1]。

【配伍应用】

荠菜配车前草 荠菜偏于利水渗湿，而车前草除能渗湿之外，尚长于清热，二药相配，相使为用，车前草增强荠菜利水作用，荠菜得车前草可加强清热之功。临床多用于治疗阳性之水肿[1]。

二、临床研究

1. 骨关节疼痛 取蓖麻子20g，鲜荠菜30g捣烂，敷于纱布上，涂布均匀贴于患处，24h更换1次，7~10天为1疗程。共治疗60例患者。有效51例，显效6例，无效3例，总有效率95.0%[2]。

2. 高血压 荠菜代饮茶（取初春未开花之荠菜洗净，晾干，每次5~10g用开水冲泡，代茶饮）治疗高血压60例患者。经上述方法后，有效59例，1例无效，总有效率98.33%[3]。

三、药理研究

1. 抗炎作用 荠菜水煎液较大剂量有明显的抗炎作用，其对急性及慢性炎症模型均表现出明显的对抗作用。它能减轻二甲苯所致小鼠耳肿胀、使冰醋酸所致小鼠腹腔毛血管通透性增加，而且能够抑制小鼠以肉芽组织增生为特征的慢性炎症[4]。

2. 抑菌作用 荠菜粗多糖对大肠埃希菌、枯草芽孢杆菌、金黄色葡萄球菌、沙门菌都有一定的抑制作用[5]。

3. 对凝血时间的影响 小鼠腹腔注射荠菜流浸膏挥发液，毛细管法和玻片法均证明能缩短出血时间。荠菜煎剂小鼠灌胃给药，小剂量时使凝血时间缩短，大剂量时出血时间反而延长，荠菜的水煎液，可明显缩短小鼠断尾出血时间（BT）和小鼠血浆复钙时间[6]。

4. 抗肿瘤作用 荠菜对饲以3'-甲基-4（二甲胺基）偶氮苯的大鼠肝脏过氧化氢酶活性有一定影响[7]。

5. 抗氧化活性自由基清除 荠菜多糖对羟基自由基和超氧阴离子自由基都有较强的清除作用，尤其是对羟基自由基清除能力很强。多糖浓度为0.034mg/mL时对羟基自由基的清除率达50%，清除50%超氧阴离子自由基需要的多糖浓度为0.125mg/mL[8]。

6. 对血压的影响 荠菜的醇提取物给犬、猫、兔、大鼠静脉给药可产生一过性血压下降，兔静脉注射荠菜提取物可降压，但不能翻转肾上腺素的作用，若先用阿托品可对抗血压的下降[6]。

7. 兴奋子宫的作用 荠菜煎剂与流浸膏对大鼠离体子宫，麻醉兔、猫在体子宫和兔慢性子宫瘘管，均有显著兴奋作用，其兴奋子宫的有效成分溶于水及含水醇中。荠菜的这种催产素样的子宫收缩作用是由于荠菜中的氨基酸成分和微量元素[9]。

四、本草文献摘述

1.《日华子本草》"治恶疮，水肿，头面肿。"

2.《食经》"补心脾。"

3.《本草纲目》"利大小便，通石淋，治瘰疬，鲠骨。"

参考文献

[1] 国家药典委员会.中华人民共和国药典临床用药须知:中药饮片卷[M].2020版.北京:中国医药科技出版社,2022:572-573.

[2] 尹文芹.蓖麻子、鲜荠菜外用治疗骨关节疼痛[J].中医外治杂志,2005(2):56.

[3] 丛玲,许永喜,王晓燕.荠菜代茶饮治疗高血压60例[J].护理研究,2005,19(8):1513.

[4] 岳兴如,陈耀,赵烨,等.荠菜抗炎止血药理作用研究[J].时珍国医国药,2007,18(4):871.

[5] 杨咏洁,梁成云,崔福顺.荠菜多糖的超声波提取工艺及其抑菌活性的研究[J].食品工业科技研究与探讨,2010(4):146-151.

[6] 国家中医药管理局《中华本草》编委会.中华本草·蒙药卷[M].上海:上海科学技术出版社,2004:285-286.

[7] 庄砚田.荠菜对饲以3'-甲基-4-(二甲胺基)偶氮苯的大鼠肝脏过氧化酶活性的影响[J].国际肿瘤学杂志,1976,5:228-229.

[8] 张华,李官浩,杨咏洁,等.荠菜多糖的提取工艺及清除自由基作用的研究[J].江苏农业科学,2008(4):225-227.

[9] 李江涛,陈涛,张克梅,等.荠菜中金属元素分析及其药理关系探讨[J].吉首大学学报自然科学版,1999,20(1):92.

桑白皮 Sangbaipi

本品又称桑根皮,为桑科植物桑 Morus alba L.的干燥根皮。秋末叶落至次春发芽前采挖根部,刮去黄棕色粗皮,纵向削开,剥取根皮,晒干。

2-3-10 桑白皮彩图

一、传统应用

【性味归经】甘,寒。归肺经。

【功效主治】泻肺平喘,利水消肿。用于肺热喘咳,水肿胀满尿少,面目肌肤浮肿。

【用法用量】6～12g。

【使用注意】泻肺利水、平肝清火宜生用;肺虚咳嗽宜蜜炙用。

【方剂举例】

1. 泻白散(《小儿药证直诀》)

药物组成:地骨皮、桑白皮、炙甘草、粳米。

功能主治:清肺泄热,止咳平喘。用于治疗肺经有热,发热,皮肤蒸热,日晡尤甚,咳嗽,气喘,甚则气急,舌红苔黄,脉细数。

2. 参附强心丸[《中华人民共和国药典》(2020年版一部)]

药物组成:人参、附子、桑白皮、猪苓、葶苈子、大黄。

功能主治:益气助阳,强心利水。用于治疗慢性心力衰竭而引起的心悸、气短、胸闷喘促、面肢浮肿等症,属于心肾阳衰者。

3. 咳喘顺丸[《中华人民共和国药典》(2020年版一部)]

药物组成:紫苏子、瓜蒌子、茯苓、鱼腥草、苦杏仁、半夏、款冬花、桑白皮、前胡、紫菀、陈皮、甘草。

功能主治:宣肺化痰,止咳平喘。用于治疗痰浊壅肺、肺气失宣所致的咳嗽、气喘、痰多、胸闷;慢性支气管炎、支气管哮喘、肺气肿见上述证候者。

4. 风寒咳嗽丸[《中华人民共和国药典》(2020年版一部)]

药物组成:陈皮、法半夏、青皮、苦杏仁、麻黄、紫苏叶、五味子、桑白皮、炙甘草、生姜。

功能主治:宣肺散寒,祛痰止咳。用于治疗外感风寒,肺气不宣所致的咳嗽,症见头痛鼻塞,痰多咳嗽,胸闷气喘。

【简便验方】

1. 治疗水饮停肺，胀满喘急 桑根白皮二钱，麻黄、桂枝各一钱五分，杏仁十四粒（去皮），细辛、干姜各一钱五分。水煎服。《本草汇言》

2. 治疗糖尿病 桑白皮四钱，枸杞子五钱，煎汤服。《上海常用中草药》

3. 治膀胱蕴热，风湿相乘，阴囊肿胀，大小便不利 白牵牛二两，桑白皮（微炒）、白术、木通、陈皮各半两。上捣为细末。每服二钱，姜汤调下，空心服，未觉再进。《太平惠民和剂局方》三白散

4. 治疗小便不利，面目浮肿 桑白皮四钱，冬瓜仁五钱，葶苈子三钱。煎汤服。《上海常用中草药》

5. 治疗卒小便多，消渴 桑根白皮，炙令黄黑，锉，以水煮之令浓，随意饮之；亦可纳少米，勿用盐。《肘后方》

【类药辨析】

1. 桑白皮与葶苈子的鉴别应用 二者均能泻肺平喘，利水消肿，皆可治肺热及肺中水气，痰饮咳喘以及水肿等，且常相须为用。但桑白皮甘寒，药性较缓，长于清肺热，降肺火，多用于肺热喘咳、痰黄及皮肤水肿；葶苈子苦辛大寒，药性峻猛，重在泻肺中水气、痰涎，邪盛喘满不得卧者尤宜，其利水之力更强，可兼治臌胀、胸腹积水之证[1]。

2. 桑白皮与车前子的鉴别应用 二者均甘寒归肺经，能清肺化痰，利水消肿，皆可治肺热咳嗽、水肿、小便不利等。但桑白皮泻肺平喘，利水消肿，偏于利水之上源，常用于肺热痰喘及头面浮肿之风水证；车前子性滑利，偏于利水之下窍，多用于湿热下注膀胱之小便不利、淋沥涩痛等[1]。

【配伍应用】

1. 桑白皮配地骨皮 两者俱能清肺降火。桑白皮入肺中气分，泻肺平喘，利水消肿；地骨皮入血分，清肺中伏火，清热凉血，益阴退蒸。合用则气血双清，清肺热而不伤阴，护阴液而不恋邪，可治肺热咳喘，痰多稠黏，身热口渴者；亦治阴虚火旺，咳喘而兼手足心热，或身热心烦者。且两者合用泄降肺气肺火之力增强，有引皮肤水气顺流而下之功，又可治肺气不降，颜面浮肿者[1]。

2. 桑白皮配桑叶 桑白皮甘寒性降，泻肺平喘；桑叶疏风散热，清肺平喘。两药配伍，一能降气平喘，一能宣肺平喘，一宣一降，清热平喘之功尤强，用于风热袭肺，肺失宣降，咳喘痰黄者[1]。

3. 桑白皮配茯苓皮 桑白皮甘寒性降，长于泻肺平喘，利水消肿；茯苓皮甘淡平，长于利水渗湿消肿。两药相合，利水消肿之力增强，用于治疗水肿、小便不利等[1]。

二、临床研究

1. 干眼 桑白皮汤（组成：桑白皮9g、泽泻9g、玄参15g、甘草9g、麦冬15g、黄芩9g、旋覆花9g、菊花12g、地骨皮12g、桔梗9g、茯苓15g）随证加减。代煎装袋，每袋200mL，每次1袋，每日2次，早、晚饭后30min温服。2周为1个疗程。连续治疗2个疗程。共治疗30例，显效3例，好转23例，无效4例，总有效率86.7%[2]。

2. 肺癌术后咳嗽 顺肺散（组成：蜜麻黄10g、炒白果仁10g、炒紫苏子10g、炒苦杏仁12g、蜜款冬花10g、姜半夏12g、桑白皮15g、黄芩10g、鱼腥草15g、黄芪15g、锦灯笼10g、蒲公英15g、川贝母4g、制远志10g、甘草10g）

浓煎为 100～150mL 药液，每日 1 剂，分 2 次温服，疗程为术后 7 天。共治疗 25 例，痊愈 15 例，有效 9 例，无效 1 例，总有效率 96.0%[3]。

三、药理研究

1. 抗炎作用 桑白皮提取物对实验性胰腺炎大鼠胰腺有明显的保护作用[4]；同时可以直接作用和通过肠道微生物介导的途径治疗结肠炎[5]；桑白皮提取物对肺炎支原体感染的小鼠肺炎治疗效果明显[6]。桑白皮多糖，能有效地减少肺泡壁炎细胞的浸润，改善肺组织的炎症状况[7]。从桑白皮中分离出抗炎活性化合物桑根酮 B、O 和 C。桑根酮 B 具有抗炎活性，能显著下调炎症因子 NO、TNF-α、IL-6 的合成，并抑制 RAW264.7 细胞中诱导性 iNOS、环氧合酶-2（COX-2）中 mRNA 和蛋白的表达水平[8]。桑根酮 C 和 O 通过抑制参与各种炎症反应的核转录因子 NF-κB 活性和抑制 IκBα 的激活，从而抑制 NO 产生和 iNOS 的表达[9]。桑白皮中的咖啡酸和对香豆酸抑制了 RAW264.7 细胞中 PGE2 的产生和 COX-2 的信使 RNA（mRNA）的表达，从而起到抗炎作用[10]。

2. 降血糖作用 桑白皮中单体成分具有较好的降糖作用，如 1-脱氧野尻霉素是一种天然降血糖活性成分[11]；桑白皮总黄酮和总多糖可直接降低糖尿病大鼠体内各项生化指标，如降低血甘油三酯水平，升高肝糖原含量[12,13]；可协同其他药物一起治疗糖尿病，如可增加葛根提取物对主要异黄酮类化合物的吸收，延缓主要异黄酮类化合物的清除，从而起到明显的降血糖作用[14]。

3. 抗氧化作用 现代药理学研究表明桑白皮中芪类（stilbene）化合物、甾体化合物类如桑白皮甾体（albosteroid），黄酮类化合物如桑根酮 X 以及多糖均具有抗氧化能力，其中桑白皮多糖可通过提高机体自由基清除剂的活性，抑制自由基的产生，减少脂质过氧化反应，保护组织免受自由基的攻击，从而表现出显著的抗氧化活性[15]。

4. 抗肿瘤作用 从桑白皮中分离得到的桑根皮素对多种肿瘤细胞具有抑制作用，且能够诱导肝癌细胞凋亡。同时发现桑白皮乙醇提取物和桑色素对人肝癌细胞具有细胞毒性[16]，且桑白皮还具有抗肺癌作用[17]。

5. 利尿作用 桑白皮 30% 乙醇组分和脂油组分具有利尿作用[18]。

6. 心脏保护作用 桑白皮中的桑色素 C、O 和 P 对阿霉素损伤的大鼠心肌细胞（H9c2）有保护作用[19]。桑白皮黄酮类化合物在改善心血管方面效果显著，减少糖尿病大鼠心肌损伤，改善心肌肥厚、纤维化等心肌损害[20]。桑白皮乙醇提取物（MAE）是一种有效的内皮依赖性血管舒张剂，通过参与一氧化氮环鸟苷单磷（NO-cGMP）通路与激活钾离子（K$^+$）通道的联合作用，有效增强内皮依赖性血管舒张[21]。

四、本草文献摘述

1.《名医别录》 "去肺中水气，唾血，热渴，水肿腹满，胪胀，利水道。"

2.《药性论》 "治肺气喘喘，水气浮肿，主伤绝，利水道，消水气，虚劳客热，头痛，内补不足。"

3.《本草纲目》 "桑白皮，长于利小水，乃实则泻其子也。故肺中有水气及肺火有余者宜之。"

参考文献

[1]. 国家药典委员会.中华人民共和国药典临床

用药须知：中药饮片卷 [M].2020 版.北京：中国医药科技出版社，2022：993-996.

[2] 刘小瑜.桑白皮汤治疗 MGD 性干眼的临床观察及对相关炎性因子的影响 [D].济南：山东中医药大学，2021.

[3] 李素霞，张洁，郑鑫林.顺肺散治疗肺癌术后咳嗽临床观察 [J].光明中医，2021，36（3）：392-394.

[4] KAVITHA Y，GEETHA A.Anti-inflammatory and preventive activity of white mulberry root bark extract in an experimental model of pancreatitis[J].J Tradit Complement Med，2018，8（4）：497.

[5] JING W H，GAO X J，HAN B L，et al.Mori Cortex regulates P-glycoprotein in Caco-2 cells and colons from rats with experimental colitis via direct and gut microbiota-mediated echanisms[J].RSC Adv，2017，7（5）：2594.

[6] 岑凯莹，王海颖.鱼腥草、地龙、桑白皮提取物对肺炎支原体感染小鼠模型 IL-6 和 IFN-γ 表达的影响 [J].中国中医急症，2018，27（7）：1140.

[7] 董德刚，刘小雪，张秀英，等.桑白皮多糖对呼吸道合胞病毒肺炎小鼠肺组织病理和外周血 T 细胞亚群的影响 [J].安徽医药，2016，20（10）：1841.

[8] 吴永祥，吴丽萍，胡长玉，等.桑白皮中 sanggenon B 对脂多糖诱导 RAW264.7 细胞炎症反应的影响 [J].天然产物研究与开发，2018，30（7）：1132.

[9] DAT N T，BINH P T，QUYNHLE T P，et al.Sanggenon C and O inhibit NO production，iNOS expression and NF-kappa B activation in LPS-induced RAW264.7 cells[J].Immunopharmacol Immunotoxicol，2012，34（1）：84.

[10] SEO C S，LIM H S，JEONG S J，et al.HPLC-PDA analysis and antiinflammatory effects of Mori Cortex Radicis[J].Nat Prod Commun，2013，8（10）：1443.

[11] 杨东健，贾俊强，李少辉，等.用分子对接法研究 1- 脱氧野尻霉素的降血糖作用机制 [J].蚕业科学，2016，42（5）：897.

[12] 周锋.桑白皮总黄酮的提取及其对糖尿病动物作用的初步研究 [D].重庆：重庆医科大学，2010.

[13] 张静，高英，罗娇艳，等.桑白皮不同部位对实验性高脂糖尿病小鼠的影响 [J].中药新药与临床药理，2014，25（2）：159.

[14] XIAO B X，SUN Z X，SUN S Y，et al.Effect of Mori Cortex on pharmacokinetic profiles of main isoflavonoids from Pueraria lobatain rat plasma[J].J Ethnopharmacol，2017，209：140.

[15] 邓华，邓斌.桑白皮多糖抗氧化酶活性的研究 [J].抗感染药学，2019，16（1）：10.

[16] TSENG T H，LU F J，CHEN N F，et al.Morusin from Cortex Mori inhibits invasive growth in human he pat oma SK-Hep1 cells[J].Biophys J，2015，108（2）：313.

[17] PARK S H，CHI G Y，EOM H S，et al.Role of autophagy in apoptosis induction by methylene chloride extracts of Mori Cortex in NCI-H460 human lung carcinoma cells[J].Int J Oncol，2012，40（6）：1929.

[18] 郑晓珂，李玲玲，曾梦楠，等.桑白皮水煎液及各化学拆分组分利尿作用研究 [J].世界科学技术 - 中药现代化，2014，16（9）：1946.

[19] 朴淑娟，曲戈霞，邱峰.桑白皮水提物中化学成分的研究 [J].中国药物化学杂志，2006，16（1）：40.

[20] LIAN J F，CHEN J Y，YUAN Y Y，et al.Cortex Mori Radicis extract attenuates myocardial damages in diabetic rats by regulating ERS[J].Biomed Pharmacother，2017，90：777.

[21] PANTH N，PAUDEL K R，GONG D S，et al.Vascular protection by ethanol extract of Morus alba root bark：Endothelium-dependent relaxation of rat aorta and decrease of smooth muscle cell migration and proliferation[J].Evid Based Complement Alternat Med，2018：7905763.

菊苣 Juju

本品系维吾尔族习用药材。为菊科植物毛菊苣 Cichorium glandulosum Boiss.et Huet 或菊苣 Cichorium intybus L. 的干燥地上部分或根。夏、秋二季采收，洗净，鲜用或晒干。

2-3-11 菊苣彩图

一、传统应用

【性味归经】微苦、咸，凉。归肝、胆、胃经。

【功效主治】清肝利胆，健胃消食，利尿消肿。用湿热黄疸，胃痛食少，水肿尿少。

【用法用量】9～18g。

【使用注意】不可过量食用。孕妇或哺乳期女性不能服用菊苣，因为菊苣有诱发月经来潮和诱导流产的作用。

【方剂举例】

1. 菊苣木香散（《中国民族药志》）

药物组成：菊苣根、土木香、小茴香。

功能主治：健胃消食。用于消化不良，胸腹胀闷。

2. 炎消迪娜儿糖浆（《国家药品标准修订件》）

药物组成：菊苣根、菊苣子、菟丝子、大黄、睡莲花、玫瑰花、牛舌草。

功能主治：利尿，消肿，降热，止痛。用于各种肝炎，胆囊炎，尿路感染等。

3. 护肝布祖热颗粒（《卫生部药品标准维吾尔药分册》）

药物组成：芹菜子、芹菜根、菊苣子、菟丝子、菊苣根、茴香根皮、小茴香。

功能主治：补益肝胃，散气止痛，利胆，利水。用于肝寒，胃痛，脾阻胁痛及关节骨痛，风湿病，泌尿系统疾病。

【简便验方】

1. 治疗气管炎 菊苣、秦皮、青兰各9g，甘草6g。水煎服。（《新疆中草药》）

2. 治疗黄疸性肝炎 清肝利胆。菊苣三钱水煎服，并用适量煎水洗身。（《新疆中草药手册》）

3. 治疗急性肾炎 菊苣、索索葡萄、车前草各9g。水煎服。（《新疆中草药》）

【类药辨析】

菊苣与广金钱草的鉴别应用 两者皆性凉，归肝经，清肝利湿，可治黄疸，水肿尿少，然菊苣味微苦、咸，归胆、胃经，利胆且善治胃痛食少。广金钱草味甘、淡，归肾、膀胱经，偏于治黄疸尿赤，热淋，石淋，小便涩痛。

【配伍应用】

1. 菊苣配黄芪 增强利尿消肿作用，用于肾炎水肿。

2. 菊苣配紫苏梗 增强降气和胃作用，用于脘腹痞胀。

3. 菊苣配溪黄草 增强利湿退黄作用，用于湿热黄疸。

二、临床研究

尿酸性肾病：中药制剂菊苣酸酯清胶囊（主要成分：菊苣30g、豨莶草30g、黄芪20g、党参15g、生地黄15g、土茯苓30g、薏苡仁30g、车前子15g、牛膝10g、泽兰10g、丹参10g、法半夏10g、陈皮6g），结果显示：菊苣酸酯清胶囊可改善患者疲倦乏力，腰膝酸软，夜尿多，水肿，腰痛，关节痛等症状，改善血糖血脂尿酸代谢及微炎症状态，保护肾功能，临床控制率15.1%，总有效率90.6%。[1]

三、药理研究

1. 抗氧化和抗炎作用 菊苣根、茎叶和种子含有不同的抗氧化成分[2]。研究表明，菊苣叶的甲醇提取物对 DPPH 具有较高的清除能力，其 IC_{50} 值为 67.2μg/mL[3]。

2. 抗菌作用 菊苣地上部分和根提取物具有显著的抗菌活性。运用纸片扩散法发现菊苣叶的甲醇提取物对伤寒沙门菌具有中度的抵抗活性[4]。通过体外琼脂扩散法对菊苣根提取物的抑菌活性进行研究，发现菊苣根醋酸乙酯提取物比其他溶剂提取物表现出更强的抑菌活性，该提取物对枯草芽孢杆菌、金黄色葡萄球菌、伤寒沙门菌的抑制作用强于藤黄微球菌和大肠埃希菌[5, 6]。

3. 调血脂和抗高尿酸血症作用 菊苣根水提物和菊粉对血清脂质、蛋黄三酰甘油和胆固醇的影响，菊苣提取物和菊粉均具有调血脂活性，且前者活性更强[7]；此外还发现菊苣根水提物还具有降低蛋黄三酰甘油和胆固醇的作用。

4. 降糖作用 菊苣全草80%乙醇提取物能降低链脲佐菌素诱导的糖尿病模型大鼠的肝葡萄糖-6-磷酸酶活性，从而降低肝葡萄糖的产生[8]，口服葡萄糖耐量试验显示，菊苣提取物在剂量为125mg/kg时降血糖作用最强。

5. 保肝作用 现代药理学研究证明，菊苣具有显著的保肝活性。菊苣地上部分50%乙醇提取物对 CCl_4 诱导的肝损伤大鼠具有保肝作用[9]。通过检验肝细胞增殖细胞核抗原 PCNA 和 DNA 片段，探究菊苣果实甲醇提取物对4-叔辛基酚诱导的肝损伤雄性大鼠的改善作用，证实菊苣果实提取物能显著降低4-叔辛基酚对肝脏的毒性[10]。

四、本草文献摘述

1.《新疆中草药手册》"清肝利胆。治黄疸型肝炎。菊苣三钱水煎服，并用适量煎水洗身。"

2.《中国民族药志》"清热解毒，利水消肿，健胃。用于肝火食少，肾炎水肿，胃脘湿热胀痛，食欲不振。"

参考文献

[1] 胡宝丰，孟得静，李秋英，等.菊苣酸酯清胶囊治疗尿酸性肾病临床疗效观察[J].中国中西医结合肾病杂志，2019，20（4）：347-348.

[2] Shad M A, Nawaz H, Rehman T, et al.Determination of some biochemicals, phytochemicals and antioxidant properties of different parts of Cichorium intybus L：A comparative study[J].J Anim Plant Sci，2013，23（4）：1060-1066.

[3] Abbas Z K, Saggu S, Sakeran M I, et al.Phytochemical, antioxidant and mineral composition of hydroalcoholic extract of chicory（Cichorium intybus L.）leaves [J].SaudiJ Biol Sci，2015，22（3）：322-326.

[4] Rani P, Khullar N.Antimicrobial evaluation of some medicinal plants for their anti-enteric potential against multi-drug resistant Salmonella typhi [J].Phytother Res，2004，18（8）：670-673.

[5] Nandagopal S, Kumari B D R.Phytochemical and antibacterial studies of chicory（Cichorium intybus L.）-A multipurpose medicinal plant [J].Adv Biol Res，2007，1（1-2）：17-21.

[6] Petrovic J, Stanojkovic A, Comic L J, et al.Antibacterial activity of Cichorium intybus [J].Fitoterapia，2004，75（7）：737-739.

[7] 鲁友均，呼天明，张存莉，等.菊苣提取物和菊粉降脂活性研究[J].西北植物学报，2007，27（6）：1147-1150.

[8] Pushparaj P N, Low H K, Manikandan J, et al.Anti-diabetic effects of Cichorium intybus

in streptozotocin-induced diabetic rats [J].J Ethnopharmacol, 2007, 111（2）: 430-434.

[9] Heibatollah S, Reza N M, Izadpanah G, et al.Hepatoprotective effect of Cichorium intybus on CCl$_4$-induced liver damage in rats [J].Afr J Biochem Res, 2008, 2（6）: 141-144.

[10] Saggu S, Sakeran M I, Zidan N, et al.Ameliorating effect of chicory (Cichorium intybus L.) fruit extract against 4-tert-octylphenol induced liver injury and oxidative stress in male rats [J].Food Chem Toxicol, 2014, 72: 138-146.

猪苓 Zhuling

本品为多孔菌科真菌猪苓 Polyporus umbellatus (Pers.) Fries 的干燥菌核。夏、秋季采挖，挖去沙石及泥土，晒干。

2-3-12 猪苓彩图

一、传统应用

【性味归经】甘、淡，平。归肾、膀胱经。

【功效主治】利水渗湿。用于小便不利，水肿，泄泻，淋浊，带下。

【用法用量】6～12g。

【使用注意】猪苓久服津液易耗，多致损目，故无湿及目昏者慎用。

【方剂举例】

1. 五苓散（《金匮要略》）

药物组成：猪苓、泽泻、白术、茯苓、桂枝。

功能主治：利水渗湿，温阳化气。用于治疗膀胱气化不利之蓄水证。小便不利，头痛微热，烦渴欲饮，甚则水入即吐；或脐下动悸，吐涎沫而头目眩晕；或短气而咳；或水肿、泄泻。舌苔白，脉浮或浮数。

2. 猪苓汤（《伤寒论》）

药物组成：猪苓、茯苓、泽泻、阿胶、滑石。

功能主治：利水，养阴，清热。用于治疗水热互结证。小便不利，发热，口渴欲饮，或心烦不寐，或兼有咳嗽、呕恶、下利，舌红苔白或微黄，脉细数。用于治疗血淋，小便涩痛，点滴难出，小腹满痛者。

3. 参附强心丸[《中华人民共和国药典》（2020年版一部）]

药物组成：人参、制附子、桑白皮、猪苓、葶苈子、大黄。

功能主治：益气助阳，强心利水。用于治疗慢性心力衰竭而引起的心悸、气短、胸闷喘促、面肢浮肿等症，属于心肾阳衰者。

4. 分清五淋丸[《中华人民共和国药典》（2020年版一部）]

药物组成：猪苓、茯苓、黄柏、黄芩、木通、车前子（盐炒）、大黄、萹蓄、瞿麦、知母、泽泻、栀子、甘草、滑石。

功能主治：清热泻火，利尿通淋。用于治疗湿热下注所致的淋证，症见小便黄赤、尿频尿急、尿道灼热涩痛。

【简便验方】

1. 治疗呕吐而病在膈上，思水者 猪苓、茯苓、白术各等份。上三味，杵为散，饮服方寸匕，日三服。（《金匮要略》猪苓散）

2. 治疗肝硬化腹水 鲤鱼一条（重500～2000g），猪苓、大腹皮、防己、泽泻各9g。剖开鱼腹，除去内脏，洗净。将以上四味药研末装入鱼腹内，煮熟，去药渣，食鱼喝汤。（《中国药用真菌》）

3. 治疗肠胃寒湿，濡泻无度，嗜卧不食 猪苓（去黑皮）半两，肉豆蔻（去壳，炮）二枚，黄柏（去粗皮，炙）一

分。上三味捣罗为末，米饮和丸，如绿豆大。每服十丸，食前热水下。(《圣济总录》)

4. 治疗妊娠小便不通，脐下硬痛
猪苓、木通、桑根白皮(锉)各一两。上捣筛。每服三钱匕，水一盏，入灯心同煎至七分去滓，食前温服。(《普济方》猪苓汤)

5. 治疗热淋，尿急，尿频，尿道痛
猪苓、萹蓄、车前子各9g，木通6g。水煎服，日服2次。(《中国药用真菌》)

【类药辨析】

猪苓与茯苓的鉴别应用 两药同属利水消肿药，味甘淡性平，均为治疗水肿胀满等症所常用，两药都能利水渗湿，对于小便不利、淋痛、水肿等，常相须为用。但猪苓主入肾与膀胱经，仅有渗湿利尿之功，而无补脾益中之效，且利水作用较茯苓强，用于治疗水肿、泄泻、淋浊等；茯苓则主入心、脾、肾，利中有补，能补益心脾，宁心安神，用于脾虚湿盛所致腹泻、便溏、食少等，以及失眠、健忘等。且茯苓又为治痰要药，痰饮所致眩晕、咳嗽、心悸等亦常选用。二者在治疗水肿等疾患时常配伍应用[1]。

【配伍应用】

1. 猪苓配白术 猪苓长于渗湿利水，白术长于益气健脾。两药合用，有健脾益气、渗湿利水之功效，用于治疗湿盛中阻、清浊失调之水泻、尿少、身倦纳呆[1]。

2. 猪苓配大腹皮 猪苓长于渗湿利水，大腹皮长于下气行水。二药合用，有利水除胀之功效，用于治疗水肿胀满、小便不利者[1]。

二、临床研究

1. 阴虚湿热型膝关节退变性滑膜炎
对照组患者给予塞来昔布胶囊口服及氟比洛芬巴布膏外贴，治疗组给予加味猪苓汤颗粒剂（药物组成：猪苓20g、茯苓20g、阿胶10g、滑石20g、泽泻20g、川牛膝15g、海桐皮15g、虎杖15g、薏苡仁20g、地龙12g、甘草6g），取一盒颗粒药倒入杯中，加100mL左右开水溶解，充分搅拌后放置3min，一次服用完。每日2次，于早、晚餐后30min内服。2组均以2周为1个疗程，共治疗2个疗程。治疗4周后，治疗组关节肿胀改善程度、疼痛VAS评分、Lysholm膝关节功能评分、中医证候积分显著优于对照组（$P<0.05$）；治疗组总有效率为90.90%，对照组为72.73%，差异有统计学意义（$P<0.05$）[2]。

2. 乙型病毒性肝炎肝硬化腹水 猪苓汤加减联合西药治疗乙型病毒性肝炎肝硬化腹水可提高治疗效果，改善患者的肝功能，缓解症状，提高其生活质量。猪苓汤加减处方：茯苓25g，猪苓24g，泽泻、生地黄、滑石各20g，阿胶、沙参、麦冬各10g，川楝子、丹参各15g。温州市中医院中药房统一制成免煎颗粒，用100mL开水冲服，每天2次，每次1袋，早晚温服。治疗2个月，2组谷丙转氨酶（ALT）、谷草转氨酶（AST）、总胆红素（TBil）水平均较治疗前降低（$P<0.05$），观察组ALT、AST、TBil水平均低于对照组（$P<0.05$）。观察组总有效率90.38%，高于对照组75.00%（$P<0.05$）[3]。

3. 经尿道前列腺绿激光汽化术后下尿路刺激症状（LUTS） 口服猪苓汤，药用猪苓15g，茯苓15g，泽泻10g，滑石（包）20g，阿胶10g；湿热明显加白茅根15g，苍术10g，黄柏10g；血尿加大小蓟各12g，赤芍12g，茜草根15g。伴有尿失禁加台乌药10g，生牡蛎15g。每剂煎至300mL温服，早晚各服150mL。中药组排尿间隔时间、尿控能力及生活质量优于对照组（$P<0.05$），猪苓汤改善 LUTS 有较好疗效[4]。

4. 阴虚型小儿急性腹泻 组方：诃子20g，乌梅15g，车前草20g，白芍6g，黄连6g，滑石6g，阿胶6g，泽泻8g，茯苓15g，猪苓8g，生姜4g，甘草6g。以上药物每次加水350mL，文火煎煮，煎水去渣，取汁100mL。具体服药方式：年龄1岁以下，服用剂量为10mL/（kg·d），每日药液分为8~10次饮用完毕；1~2岁服药量15mL/（kg·d），每日药液分为8~10次饮用完毕。观察组患儿治疗总有效率为96.00%，高于对照组的83.67%，差异具有统计学意义（$P<0.05$）；观察组患儿的住院时间、显效时间以及痊愈时间均短于对照组，差异具有统计学意义（$P<0.05$）；两组患儿治疗期间均无任何不良反应[5]。

三、药理研究

1. 抑菌作用 对猪苓发酵液的活性成分进行理化性质、抑菌活性等进行研究。结果表明，猪苓发酵液稳定性差，易失活，可抑制细菌，其中三氯甲烷萃取效果最好，经溶剂系统法鉴别，猪苓抑菌活性物质为非水溶性Ⅱ型抗生素[6]。猪苓抑菌活性成分提高了猪苓的应用价值。

2. 抗炎作用 以J774细胞为载体，采不同浓度的猪苓进行干预。猪苓在0.05~50μg/mL时抑制LPS诱导的J774细胞IL-6、iNOS的表达[7]，并呈浓度依赖性，起到了抑制炎症的作用。

3. 抗肿瘤作用 猪苓多糖协同卡介苗可抑制大鼠膀胱癌[8]，并降低卡介苗在体内的副作用。同时增加了大鼠腹腔巨噬细胞和膀胱上皮细胞CD86、CD40、TLR4/CD14的表达，癌组织上皮细胞CD86未被癌细胞表达。

4. 免疫调节作用 以猪苓菌丝体及子实体提取分离纯化多糖，进行小鼠免疫和抗微生物活性实验。猪苓多糖可增加小鼠脾脏淋巴细胞的杀伤能力，促进小鼠B和T细胞的增殖，同时抑制大肠埃希菌和金黄色葡萄球菌，具有免疫作用[9]。

5. 保肝作用 猪苓多糖能够抑制CCl_4造成的肝细胞损伤[10]，降低肝细胞中ALT、AST和MDA活性，提高肝细胞存活率，同时显著诱导CYP3A mRNA表达，具有保护建鲤肝细胞的作用。

6. 保护肾脏作用 以猪苓不同溶剂提取物，对大鼠进行尿草酸钙结石抑制作用研究。猪苓乙酸乙酯浸膏能减少大鼠体内尿及肾组织内Ca^{2+}含量，抑制尿草酸钙结石形成[11]。猪苓乙酸乙酯浸膏对大鼠肾损伤有明显改善作用，同时可降低血清尿素氮和肌酐的浓度，减轻肾小管扩张，抑制肾小管上皮细胞的肿胀、变性、坏死及脱落，具有明显的肾功能保护作用。

7. 抗氧化作用 从猪苓菌核中分离出水溶性多糖PUP60S2，并对其抗氧化活性进行了体外实验。PUP60S2对DPPH自由基、羟基自由基和超氧自由基具有清除作用[12]，其IC_{50}值为0.53、0.85和0.74mg/mL，表明猪苓多糖PUP60S2具有抗氧化活性。

8. 抗突变作用 采用中、高、低剂量猪苓多糖，对环磷酰胺诱导的小鼠进行抗突变作用研究。猪苓多糖能降低由环磷酰胺诱发小鼠较高的骨髓细胞微核率和精子畸形率，各剂量组猪苓多糖对小鼠微核率抑制率为31.77%~84.28%，其中低剂量组猪苓多糖抑制作用最强，为84.28%；各剂量组猪苓多糖对小鼠精子畸形抑制率为13.62%~60.40%，且与多糖浓度呈正相关[13]。

9. 抗辐射作用 对大白鼠腹腔进行猪苓多糖注射，然后一次全身照射 5Gy^{60}Coγ 射线。结果显示，猪苓多糖对大白鼠造血功能和免疫功能具有一定的防护作用，注射猪苓多糖实验组大鼠外周血细胞数、骨髓有核细胞数明显升高，脾 NK 细胞活性和脾指数明显高于辐射对照组，证明猪苓多糖有抗辐射作用[14]。

10. 促进头发生长作用 猪苓提取物中的活性成分可促进小鼠毛发生长，分离出的 3,4- 二羟基苯甲醛效果最为显著。Ishida 等研究了猪苓 50% 乙醇提取物对头发生长的影响[15, 16]。促进头发生长的主要成分为乙酰丁香酮、polyporusterone A 和 polyporusterone B。

11. 利尿作用 猪苓提取液可显著增加大鼠尿量，增加大鼠尿 Na$^+$、尿 K$^+$ 和尿 Cl$^-$ 含量，降低肾脏髓质水通道蛋白（AQP2）表达，并降低肾脏髓质抗利尿激素 V2 型受体（V2R）表达，具有利尿活性[17]。

四、本草文献摘述

1.《本草衍义》"久服必损肾气，昏人目。"

2.《医学启源》"比诸淡渗药，大燥亡津液，无湿证勿服。"

3.《医学入门》"有湿症而肾虚者忌。"

4.《药品化义》"凡脾虚甚者，恐泄元气，慎之。"

5.《药论》"一曰汗多口渴者禁，以其小便长而津液之偏枯，久服丧明，多需戕肾。"

参考文献

[1] 国家药典委员会.中华人民共和国药典临床用药须知：中药饮片卷[M].2020 版.北京：中国医药科技出版社，2022：559-561.

[2] 邢海清，雷美珠，陈兴坤，等.加味猪苓汤治疗阴虚湿热型膝关节退变性滑膜炎的临床观察[J].风湿病与关节炎，2022，11（5）：16-20.

[3] 林军，朱小区，苏林红.猪苓汤加减联合西药治疗乙型病毒性肝炎肝硬化腹水临床研究[J].新中医，2022，54（4）：1-4.

[4] 杨程.猪苓汤治疗前列腺绿激光汽化术后尿路刺激症状临床研究[J].实用中医药杂志，2022，38（3）：341-342.

[5] 张振辉，葛生虎.猪苓汤治疗阴虚型小儿急性腹泻的临床效果[J].深圳中西医结合杂志，2021，31（12）：69-71.

[6] 王小海，刘晓秋，方晓峰，等.猪苓发酵液抑菌活性物质的性质研究[J].微生物学杂志，2009，29（4）：71-74.

[7] 胡金萍，江泽波.猪苓对 LPS 诱导的 J774 细胞 IL-6 与 iNOS 表达的影响[J].当代医学，2013，19（6）：19-20.

[8] Zhang G W, Qin G F, Han B, et al.Efficacy of Zhulingpolyporus polysaccharide with BCG to inhibit bladder carcinoma[J]. CarbohydrPolym, 2014, 118: 30-35.

[9] Sun Y, Zhou X Y.Purification, initial characterization and immune activities of polysaccharides from the fungus, Polyporusumbellatus[J].Food Science & Human Wellness, 2014, 3（2）: 73-78.

[10] 杜金梁，刘英娟，曹丽萍，等.猪苓多糖对四氯化碳诱导的建鲤肝细胞损伤中生化指标及 CYP3A 表达的影响[J].华中农业大学学报，2014，33（3）：78-83.

[11] 王平，刘诗佺.猪苓提取物对大鼠尿草酸钙结石形成的抑制作用[J].中国临床康复，2006，10（43）：73-75.

[12] He P F, Zhang A Q, Wang X L, et al.Structure elucidation and antioxidant activity of a novelpolysaccharide from Polyporusum bellatussclerotia[J].Int J BiolMacromol, 2016（82）: 411-417.

[13] 王虹，刘敏玲，邵蕾.猪苓多糖抗突变作用研究[J].西北农业学报，2014，23（2）：35-38.

[14] 胡名柏，杨国梁.猪苓多糖对受辐射损伤的大白鼠造血功能及免疫功能的促进作

用[J].湖北医科大学学报,1996,17(1):29-31.

[15] Inaoka Y, Shakuya A, Fukazawa H, et al.Studies on active substances in herbs used for hair treatment, Eeffects of herbextractson hair growth and isolation of a nactive substance from Polyporusumbellatus F[J].Chem Pharm Bull, 1994, 42 (3): 530-533.

[16] Ishida H, Inaoka Y, Nozawa A, et al.Studies of active substance in herbs used for hair treatment.IV.The structure of the hair growth substance, polyporusteroneA, fromPolyporusumbellatus F[J].Chem Pharm Bull, 1999, 47 (11): 1626-1628.

[17] Zhang G W, Zeng X, Han L, et al.Diuretic activity and kidney medulla AQP1, AQP2, AQP3, V2R expression of the aqueous extract of sclerotia of Polyporusumbellatus FRIES in normal rats[J].J Ethnopharmacol, 2010, 128 (2): 433-437.

麻黄 Mahuang

本品为麻黄科植物草麻黄 *Ephedra sinica* Stapf、中麻黄 *Ephedra intermedia* Schrenk et C.A.Mey. 或木贼麻黄 *Ephedra equisetina* Bge. 的干燥草质茎。秋季采割绿色的草质茎,晒干。

2-3-13 麻黄彩图

一、传统应用

【性味归经】辛、微苦,温。归肺、膀胱经。

【功效主治】发汗散寒,宣肺平喘,利水消肿。用于风寒感冒,胸闷喘咳,风水浮肿。蜜麻黄润肺止咳,多用于表证已解,气喘咳嗽。

【用法用量】2~10g。

【使用注意】①麻黄发汗宣肺力强,凡表虚自汗、阴虚盗汗及肺肾两虚咳喘者均当慎用。②麻黄能兴奋中枢神经,收缩血管,升高血压,故运动员慎用。

【方剂举例】

1. 小儿清肺化痰口服液[《中华人民共和国药典》(2020年版一部)]

药物组成:麻黄、前胡、黄芩、炒紫苏子、石膏、炒苦杏仁、葶苈子、竹茹。

功能主治:清热化痰,止咳平喘。用于治疗小儿风热犯肺所致的咳嗽,症见呼吸气促、咳嗽痰喘、喉中作响。

2. 麻黄杏仁薏苡甘草汤(《金匮要略》)

药物组成:麻黄、甘草、薏苡仁、杏仁。

功能主治:发汗解表,祛风除湿。治疗病者一身尽疼,发热,日所剧者,名风湿,此病伤于汗出当风,或久伤取冷所致。

3. 小青龙汤(《伤寒论》)

药物组成:麻黄、芍药、细辛、干姜、甘草、桂枝、半夏、五味子。

功能主治:解表散寒,温肺化饮。用于治疗外寒里饮证,症见恶寒发热,头身疼痛,无汗,咳喘,痰涎清稀而量多,胸痞,或干呕,或痰饮喘咳,不得平卧,或身体疼痛,头面四肢浮肿,舌苔白滑,脉浮。

4. 越婢加术汤(《金匮要略》)

药物组成:麻黄、石膏、生姜、甘草、白术、大枣。

功能主治:发汗解表,散寒祛湿。用于治疗皮水,症见一身面目黄肿,脉沉,小便不利。

5. 麻黄连翘赤小豆汤(《伤寒论》)

药物组成:麻黄、连翘、杏仁、赤小豆、大枣、生梓白皮、生姜、甘草(炙)。

功能主治:解表发汗,清热利湿。治阳黄兼表证,症见发热恶寒,无汗身痒,周身黄染如橘色，脉浮滑。

【简便验方】

1. 治疗太阳病发汗后，不可更行桂枝汤，汗出而喘，无大热者 麻黄四两（去节），杏仁五十个（去皮、尖），甘草二两（炙），石膏半斤（碎，绵裹）。上四味，以水七升，煮麻黄，减二升，去上沫，纳诸药，煮取二升，去滓，温服一升。（《伤寒论》麻黄杏仁甘草石膏汤）

2. 治疗感冒风邪，鼻塞声重，语音不出；或伤风伤冷，头痛目眩，四肢拘倦，咳嗽多痰，胸满气短 麻黄（不去节）、杏仁（不去皮、尖）、甘草（生用）各等份。为粗末，每服五钱，水一盏半，姜五片，同煎至一盏，去滓。通口服，以衣被盖覆睡，取微汗为度。（《太平惠民和剂局方》三拗汤）

3. 治疗伤寒热出表，发黄疸 麻黄三两，以醇酒五升，煮取一升半，尽服之，温服汗出即愈。冬月寒时用清酒，春月宜用水。（《千金要方》麻黄醇酒汤）

4. 治疗风痹荣卫不行，四肢疼痛 麻黄五两（去根节了，秤），桂心二两。上捣细罗为散，以酒二升，慢火煎如汤。每服不计时候，以热酒调下一茶匙，频服，以汗出为度。（《太平圣惠方》）

5. 治疗病疮疱倒黡黑者 麻黄（剪去节）半两，以蜜一匙匕，同炒良久，以水半升煎，俟沸，去上沫，再煎，去三分之一，不用滓。乘热尽服之，避风，伺其疮复出。一法用无灰酒煎，但小儿不能饮酒者难服，然其效更速。（《本草衍义》）

【类药辨析】

麻黄与细辛、香薷的鉴别应用 三者均能发汗解表，同可用于治风寒感冒。但麻黄辛开苦泄，重在宣发卫气，开通腠理，透发毛窍，发汗解表，主散肺与膀胱经风寒，为作用较强的发汗解表药，故主治风寒外束，肺气壅实，毛窍闭塞，表实无汗的风寒感冒重证；还有宣肺平喘、利水消肿之功，可用于肺气闭遏的喘咳息促及风邪袭表、一身尽肿的风水水肿证。细辛辛温走窜，达表入里，可散肺与足少阴肾经风寒，发汗不如麻黄，但散寒力胜，既治一般风寒感冒，尤善用于寒犯少阴，无汗恶寒、发热脉沉之阳虚外感；其辛散温通，长于通窍止痛，温肺化饮，善治头面诸窍疾患、风湿痹痛及肺有停饮、喘咳胸满等证。香薷的发汗、散寒之力不如麻黄，善于化湿和中而祛暑，多用于风寒感冒而兼脾胃湿困者[1]。

【配伍应用】

1. 麻黄配桂枝 麻黄辛开苦泄遍彻皮毛，功专宣肺发汗散邪；桂枝辛甘温煦透达营卫，功善解肌发表。两药伍用，可增强发汗解表作用，用于治疗外感风寒表实证[1]。

2. 麻黄配干姜 麻黄长于发汗解表，宣肺平喘；干姜善于温肺化饮。两药伍用，可增强散寒解表、化饮平喘之功，多用于外感风寒，内停水饮的咳喘证[1]。

3. 麻黄配射干 麻黄长于宣肺平喘，射干功善祛痰利咽。两药伍用，共达宣肺祛痰、止咳平喘之功，用于治疗寒饮郁肺，气逆而喘，喉中痰鸣如水鸡声，胸膈满闷等症[1]。

4. 麻黄配白术 麻黄功善发汗解表，白术功长健脾燥湿。两药伍用，肺脾同治，使肺气得以宣通，脾气得以健运，水湿得以下行，共达发汗解表、散寒祛湿之功，用于治疗风寒袭表，肺失宣降，水道不通所致的风水证[1]。

5. 麻黄配附子 麻黄善散外寒宣通经络，附子善祛里寒温通经脉，两药伍用，可达散寒通痹止痛之功，用于治疗风寒湿痹，肢体关节疼痛者[1]。

二、临床研究

1. 哮喘-慢性阻塞性肺疾病重叠综合征 采用吸氧、抗感染、扩张支气管等常规治疗,对照组在此基础上采用吸入布地奈德福莫特罗（信必可都保）治疗,1~2吸/次,2次/天,治疗4周。在上述基础上增加射干麻黄汤辅助治疗：麻黄12g,射干10g,半夏,款冬花9g,僵蚕8g,五味子、细辛6g。加水400mL煎煮,分2次温服,早晚各一次,治疗4周。共治疗32例,显效17例,有效12例,无效3例,总有效率90.63%[2]。

2. 慢性肺源性心脏病 在常规西医治疗的基础上加用麻黄汤治疗：麻黄10g,桂枝10g,杏仁10g,炙甘草6g,紫苏子10g,紫菀12g,款冬花12g,白前10g。浓煎至300mL,每日1剂,早晚分2次温服。共治疗40例,显效19例,有效19例,无效2例,总有效率95.00%[3]。

3. 嗜睡症 采用莫达非尼口服治疗,初始剂量100mg/次,1次/天,睡前1.5h服用；4~5天后观察患者嗜睡症状变化情况,无明显不适可增量至200~400mg/次,1次/天；在上述基础上加用麻黄附子细辛汤：生麻黄6g、细辛3g、制附子30g、补骨脂30g、熟地黄24g、牡丹皮10g、泽泻10g、茯苓10g、桂枝12g、山茱萸12g、山药12g、威灵仙12g、干姜15g、益智仁15g、甘草6g。1剂/天,加500mL清水浸泡30min,先煎煮附子30min,再加入其他药物煎煮30min,早晚各煎煮1次,每次取汁150mL,温服,连续治疗12周。共治疗32例,显效13例,有效17例,无效2例,总有效率93.75%[4]。

4. 老年妇女压力性尿失禁 口服酒石酸托特罗定片,2次/天,1片/次（2mg）,不间断服用3个月；在此基础上搭配麻黄附子细辛汤,由15g制附子、6g麻黄和3g细辛组成,水煎后凉至常温服用,1剂/天,分两次服用,进行为期3个月的不间断治疗。共治疗80例,痊愈18例,显效32例,有效21例,无效9例,总有效率88.75%[5]。

5. 偏头痛 给予头痛宁胶囊治疗,每次1粒,每天3次,口服。在上述基础上加用麻黄附子细辛汤,具体药物组成：炙麻黄10g,炮附子（先煎）15g,细辛10g。头痛剧烈者加川芎20g,蔓荆子10g;头痛持久者加地龙10g,土鳖虫6g;烦躁易怒者加石决明20g,夏枯草10g;恶心呕吐者加旋覆花10g,半夏6g;疲乏甚者加黄芪15g,太子参15g。每日1剂,水煎200mL,早晚分服,连续治疗6周。共治疗40例,治愈12例,显效19例,有效6例,无效3例,总有效率为92.5%[6]。

6. 急性失代偿性心力衰竭 给予呋塞米20mg,1日1次;硝酸甘油注射液,5μg/min静脉泵入;缬沙坦40~80mg,1日1次;螺内酯片40~120mg,1日2~4次口服。在上述基础上加用麻黄附子细辛汤加减方。具体药物组成：黄芪15g,人参15g,丹参15g,桂枝12g,五味子12g,炮附片10g,麻黄10g,白术10g,细辛3g。水煎取200mL早晚温服,治疗60天。共治疗41例,显效34例,有效2例,无效5例,总有效率87.8%[7]。

三、药理研究

1. 抗炎作用 麻黄-桂枝可能通过对炎症细胞因子和促炎介质的调控来减轻炎症反应；并通过调控NF-κB信号通路中p65、IκB-α以及MAPKs信号通路中p38、ERK、JNK蛋白的磷酸化来发挥抗炎作用[8]。

2. 抗菌、抗病原微生物作用 麻黄生物碱可抑制金黄色葡萄球菌，随着生物碱浓度的提高，抑制细菌作用越来越强；麻黄挥发油对不同类型的细菌产生的抑制机制及作用各不相同[9]。

3. 对平滑肌的作用 麻黄碱具有松弛胃肠道平滑肌和排空胃肠道内容物的作用。麻黄碱可有效增强位于膀胱三角肌及膀胱括约肌的张力，减少膀胱尿量，在治疗儿童遗尿症方面效果显著[9]。

4. 止咳、平喘作用 麻黄-杏仁药对具有平喘功效的主要物质基础为去甲基麻黄碱、伪麻黄碱、甲基麻黄碱和苦杏仁苷，其作用机制与各效应成分双向调节气道舒张、收缩功能和改变白细胞介素-4（interleukin-4，IL-2）、白细胞介素-2（interleukin-2，IL-2）、TNF-α 含量等有关[10]。

5. 利尿作用 麻黄-甘草药对利尿的作用机制与能促进 K^+ 排泄、抑制 Na^+ 排泄有关[11]。

四、本草文献摘述

1.《神农本草经》 "主中风，伤寒头痛，温疟。发表出汗，去邪热气，止咳逆上气，除寒热，破癥坚积聚。"

2.《名医别录》 "五脏邪气缓急，风胁痛，字乳余疾，止好唾，通腠理，解肌，泄邪恶气，消赤黑斑毒。不可多服，令人虚。"

3.《本草正》 "此以轻扬之味，而兼辛温之性，故善达肌表，走经络，大能表散风邪，祛除寒毒……凡足三阳表实之证，必宜用之。"

参考文献

[1] 国家药典委员会.中华人民共和国药典临床用药须知：中药饮片卷[M].2020版.北京：中国医药科技出版社，2022：74-78.

[2] 赵龙，柯诗文.射干麻黄汤辅治哮喘-慢性阻塞性肺疾病重叠综合征临床研究[J].现代中医药，2022，42（5）：124-127.

[3] 覃桂东，邹小健，许勇辉.麻黄汤治疗慢性肺源性心脏病急性期临床观察[J].光明中医，2022，37（1）：97-99.

[4] 保泽庆，彭孝鹏，吴伟斌，等.麻黄附子细辛汤治疗嗜睡症的临床疗效及药理作用分析[J].大医生，2022，7（21）：85-88.

[5] 于明杰，梁学梅，易虎，田振涛.麻黄附子细辛汤治疗老年妇女压力性尿失禁的临床效果分析[J].中国妇幼保健，2020，35（19）：3526-3529.

[6] 刘岩，徐晔.麻黄附子细辛汤治疗偏头痛的临床研究[J].河南中医，2022，42（10）：1475-1478.

[7] 何佩.麻黄附子细辛汤加减方辅治急性失代偿性心力衰竭临床观察[J].实用中医药杂志，2022，38（8）：1325-1327.

[8] 王晓明，罗佳波.基于MAPKs和NF-κB信号通路的麻黄-桂枝药对抗炎作用机制研究[J].中药药理与临床，2020，36（3）：148-154.

[9] 卓小玉，陈晶，田明，等.麻黄的化学成分与药理作用研究进展[J].中医药信息，2021，38（2）：80-83.

[10] 许照，肖雄，黄刚，等.基于含药肠吸收液的麻黄-杏仁药对物质基础与作用机制分析[J].中国实验方剂学杂志，2018，24（6）：1-6.

[11] 赵杰，徐文杰，方芳，等.麻黄-甘草药对的抗炎、利尿作用研究[J].中药药理与临床，2012，28（3）：12-14.

葫芦 Hulu

本品为葫芦科植物葫芦 *Lagenaria sicararia*（Molina）Standl.var. *depressa*（Ser.）Hara，以果皮及种子入药。立冬前后摘下果实，取出种子，晒干。

2-3-14 葫芦彩图

一、传统应用

【性味归经】 甘,平。归肺、肾经。

【功效主治】 利水消肿,通淋,退黄。用于水肿,腹胀,淋证,黄疸。

葫芦味甘,性平,质滑,功专利水道而消肿,尤宜于水湿停滞之面目浮肿,大腹水肿,小便不利等。葫芦甘淡渗泄,可通淋而退黄。故热淋、血淋、湿热黄疸均可应用。

【用法用量】 内服:煎服,15~30g。

【使用注意】 中寒者禁服。

【方剂举例】

1. 葫芦糯米酒散(《医学从众录》)

药物组成:陈葫芦、糯米。

功能主治:利水消肿。用于治疗中满臌胀。

2. 保肝利胆汤(《老中医临床经验选编》)

药物组成:鲜茅根、鸡内金、女贞子、墨旱莲、柏子仁、生地黄、冬瓜皮、陈葫芦、车前子。

功能主治:养肝滋阴,利水消肿。用于治疗肝硬化腹水,症见面色黧黑,脸部红丝缕缕,形体消瘦,掌赤如朱,腹胀如鼓,或有鼻衄、齿衄,腹部肿块,舌质红、苔光剥,脉弦细或弦滑。

3. 二十五味珊瑚丸[《中华人民共和国药典》(2020年版一部)]

药物组成:珊瑚、珍珠、青金石、珍珠母、诃子、木香、红花、丁香、沉香、朱砂、龙骨、炉甘石、脑石、磁石、禹粮土、芝麻、葫芦、紫菀花、獐牙菜、藏菖蒲、榜那、打箭菊、甘草、西红花、人工麝香。

功能主治:开窍,通络,止痛。用于治疗"白脉病",神志不清,身体麻木,头昏目眩,脑部疼痛,血压不调,头痛,癫痫及各种神经性疼痛。

【简便验方】

1. 治疗高血压,烦热口渴,肝炎黄疸,尿路结石 鲜葫芦捣烂绞汁,以蜂蜜调服,每服半杯至1杯,每日2次。或煮水服亦可。(《食物中药与偏方》)

2. 治疗肾炎 葫芦瓢子1个,枸杞子、党参、黄芪各9g。水煎,每日服2次。(《吉林中医药》)

3. 治疗水肿 葫芦瓢子1个,赤小豆30g。水煎,每日服2次。(《吉林中医药》)

4. 治疗头面、全身浮肿 霜打葫芦、黄瓜皮各15g,蝼蛄7个(焙),小青蛙2个(焙)。共研末,匀4次,黄酒冲服,每日1次。(《吉林中医药》)

5. 治疗牙齿动摇疼痛 甜葫芦八两,牛膝四两。为粗散,每用五钱,水一盏半,煎至一盏,去渣,微热漱,多时吐多,误咽不妨,食后并临卧,日漱三四服。(《普济方》二圣散)

6. 治疗脚气浮肿 葫芦瓜30g,鲫鱼60~120g。煮食。(《湖南药物志》)

7. 治疗鼻渊鼻流臭水 干葫芦(瓦上焙枯)研末,时时嗅入鼻内,并用此药兑酒饮,或调粥服。(鲍相璈《验方新编》)

【类药辨析】

葫芦与冬瓜皮的鉴别应用 两者均为利水消肿药,都能利水消肿,用于水肿、小便不利等。但冬瓜皮性微寒能清热利水消肿,水肿兼有热者尤为适宜,利水作用相对平和。葫芦功专利水消肿、通淋,利水作用胜于冬瓜皮,用于大腹水肿、面目浮肿以及淋证等[1]。

【配伍应用】

葫芦配猪苓 葫芦功专利水道而消肿,猪苓长于渗湿利水,二药合用,可以增加渗湿利水消肿之功效。用于治疗面目浮肿，大腹水肿，小便不利者[1]。

二、临床研究

1. 扁平疣　将新摘的葫芦用针刺破，把流出的葫芦液直接涂在患者的皮疹上，每日3次，连用15天。结果：共治疗132例，11例因葫芦来源缺乏未能坚持治疗，其余完成治疗的121例患者中94例治愈，7例显效，8例好转，12例无效，治愈率为77.7%，总有效率为90.1%[2]。

2. 肾炎　两组均予常规治疗：①急性期应卧床休息，低盐（每日3g以下）饮食；②治疗感染灶；③对症治疗，包括利尿、消肿、降血压、预防心脑合并症的发生。治疗组在此基础上加霜葫芦散（霜葫芦壳5g，菊花5g，蒲公英5g，沉香1g；泡茶饮2月）。结果：临床疗效比较，治疗组20例，基本治愈19例，好转1例，1年内复发者1例，总有效率为95%，复发率5%；对照组20例，基本治愈18例，好转2例，1年内复发者5例，总有效率为90%，复发率为25%。两组疗效比较，治疗组明显为优。不良反应：治疗组患者未发现不良反应，治疗后两组患者血、尿常规，肝、肾功能检测，心电图检查结果均无明显异常[3]。

三、药理研究

1. 抗氧化活性　在果皮提取物对小鼠肝组织脂质过氧化（LPO）中的抗氧化实验中，100mg/kg可以有效抑制血清甲状腺素、三碘甲状腺氨酸、葡萄糖和肝脂质过氧化的水平。且对T4诱导的甲状腺功能亢进、高血糖和肝LPO的疗效显著[4]。

2. 利尿作用　葫芦煎剂给麻醉犬静脉注射及正常家兔灌胃均有利尿作用[5]。

3. 抑菌作用　葫芦种子中的蛋白粗提物对植物致病菌指状青霉和意大利青霉具有抑制作用，对抗菌蛋白细菌臭鼻克雷伯菌和鲍曼不动杆菌的生长也有抑制作用[6]。

4. 毒性反应　对CCl_4诱导的小鼠进行灌胃，各提取部位在250mg/kg剂量下都表现出显著的抗肝毒活性，其中石油醚中的组分活性更高[7]。将葫芦切碎给西非山羊、沙漠绵羊口服或灌胃，可降低肝脏蛋白质合成能力、发生肾功能紊乱和血液浓缩，每日服果实和叶子1~5g/kg可使山羊在1天至2周死亡，种子的毒性较小[8]。

四、本草文献摘述

1.《滇南本草》"通淋，除心肺烦热。"

2.《本草再新》"利水，治腹胀，黄疸。"

参考文献

[1] 国家药典委员会. 中华人民共和国药典临床用药须知：中药饮片卷 [M].2020版. 北京：中国医药科技出版社，2022：567-569.

[2] 魏运宏. 葫芦液治疗121例扁平疣疗效观察 [J]. 临床皮肤科杂志，2000，29（1）：5.

[3] 邱保云. 霜葫芦散治疗肾炎20例 [J]. 中国中医药现代远程教育，2011，9（14）：113.

[4] Dixit Y, Panda S, Anand K.Lagenaria siceraria peel extract in the regulation of hyperthyroidism, hyperglycemia and lipid peroxidation in mice[J].International Journal of Biomedical Science，2008，2：79-83.

[5] 张颂，杭秉蒨，张香莲，等. 虫笥，葫芦利尿作用的动物实验研究 [J]. 南京药学院学报，1957（2）：73-75，118-119.

[6] 阿不来提江·吐尔逊，木巴拉克·艾合买提，郑树涛，等. 葫芦种子中抗菌蛋白的初步研究 [J]. 食品研究与开发，2008（8）：30-32.

[7] Elisha E E, Twaij H A, Ali N M, et al. The

anthelmintic activity of some Iraqi plants of the cucurbitaceae[J].International Journal of Crude Drug Research, 1987, 25（3）: 153-157.

[8] Barri M E, Onsa T O, Elawad A A, et al.Toxicity of five Sudanese plants to young ruminants [J].Comp Pathol, 1983, 93（4）: 559.

葶苈子 Tinglizi

本品为十字花科植物播娘蒿 Descurainia sophia（L.）Webb.ex Prantl. 或独行菜 Lepidium apetalum Willd. 的干燥成熟种子。前者习称"南葶苈子"，后者习称"北葶苈子"。4月底5月上旬采收，果实呈黄绿色时及时收割，以免过熟种子脱落。晒干，除去茎、叶杂质，放入麻袋或其他包装物，贮放干燥处，防潮、黏结和发霉。

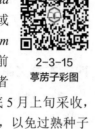

2-3-15 葶苈子彩图

一、传统应用

【性味归经】辛、苦，大寒。归肺、膀胱经。

【功效主治】泻肺平喘，行水消肿。用于痰涎壅肺，喘咳痰多，胸胁胀满，不得平卧，胸腹水肿，小便不利。

【用法用量】3～10g，包煎。

【使用注意】肺虚喘咳、脾虚肿满者忌服。

【方剂举例】

1. 葶苈大枣泻肺汤（《金匮要略》）

药物组成：葶苈子、大枣。

功能主治：泻肺祛痰，下气平喘。用于治疗肺痈痰涎壅塞，胸中胀满，咳嗽不得卧，甚则一身面目浮肿，鼻塞流涕，嗅觉减退；饮停胸膈，上迫于肺，胸闷气短，咳逆倚息不能平卧。

2. 己椒苈黄丸（《金匮要略》）

药物组成：防己、椒目、葶苈子、大黄。

功能主治：攻逐水饮。用于水饮停积，走于肠道，辘辘有声，腹满腹秘，口干舌燥，脉象沉弦。

3. 大陷胸丸（《伤寒论》）

药物组成：大黄、葶苈子、芒硝、杏仁。

功能主治：泻热逐水。用于治疗水热互结于胸脘之结胸证，胸中硬满而痛，颈项如柔痉状，大便不通，脉象沉实。

4. 必效散（《仁斋直指方》）

药物组成：葶苈子、龙胆、山栀仁、山茵陈、黄芩。

功能主治：清热除湿，利胆退黄。用于肝胆湿热黄疸。

5. 华盖散（《圣济总录》）

药物组成：甜葶苈、桑根白皮、茯苓、大黄。

功能主治：泻肺消痈。用于肺痈，咳嗽气喘，胸膈满闷，口干烦热及吐血。

【简便验方】

1. 治疗咳嗽 葶苈子一两（纸衬熬令黑），知母一两，贝母一两。三物同捣筛，以枣肉半两，砂糖一两半，同入药中为丸，大如弹丸，每服以新绵裹一丸含之，徐徐咽津，甚者不过三丸。（《箧中方》含膏丸）

2. 治疗头风疼痛 葶苈子为末，以酒淋汁沐头，三四度。（《肘后方》）

3. 治疗咳嗽痰涎喘急 葶苈半两，半夏（生姜汁浸软，切作片子）半两，巴豆四十九粒（去皮，同上二味一处炒，候半夏黄为度）。上件除巴豆不用，只用上二味为细末，每服一钱，以生姜汁入蜜少许

同调下，食后。（《杨氏家藏方》葶苈散）

4. 治疗卒大腹水病 葶苈一两，杏仁二十枚。并熬黄色，捣，分十服，小便去，瘥。（《补缺肘后方》）

5. 治疗月经不通 葶苈一升。为末，蜜丸如弹子大。绵裹纳阴中，入三寸，每丸一宿易之，有汁出止。（《千金要方》）

【类药辨析】

桑白皮与葶苈子的鉴别应用　二者均能泻肺平喘，利水消肿，皆可治肺热及肺中水气，痰饮咳喘以及水肿等，且常相须为用。但桑白皮甘寒，药性较缓，长于清肺热，降肺火，多用于肺热喘咳、痰黄及皮肤水肿；葶苈子苦辛大寒，药性峻猛，重在泻肺中水气、痰涎，邪盛喘满不得卧者尤宜，其利水之力更强，可兼治臌胀、胸腹积水之证[1]。

【配伍应用】

1. 葶苈子配桑白皮　葶苈子苦辛大寒，桑白皮性味甘寒，二者均具泻肺平喘、利水消肿之功，两相结合，协同增效，相须为用，是临床常用的药对。临床用于肺热喘咳或痰涎壅盛于肺，喘咳不得平卧；各种水肿，如风水、皮水、胸腹积水、悬饮，小便不利[1]。

2. 葶苈子配防己　葶苈子与防己均苦辛而寒，利水消肿。然葶苈子长于清泻肺气，行水消肿；防己长于去下焦湿邪。二药合用，上下二焦同治，相得益彰，共奏清泻肺热、开上源、利下窍、行水消肿之功。临床用于痰湿水饮证，咳喘胸闷痰多，水肿尿少[1]。

3. 葶苈子配赭石　葶苈子祛痰平喘，下气行水；赭石沉降上逆之气，并善于平肝泄热。二者伍用，相得益彰，前者平肝泻肺降冲，可助葶苈子排逐肺中之痰火，使之迅速下行。故其降逆化痰平喘之功增强。临床用于肝阳上升，枢机不利，肺气壅实之头晕，噫气，呃逆，气逆喘息，嗽痰之症[1]。

4. 葶苈子配大枣　葶苈子入肺经，辛散苦降，功专降泻肺气，以宣上窍而通下窍，有泻肺平喘、利水消肿之功；大枣甘缓补中，能培补脾胃，顾护中气，与葶苈子合用，既能以甘缓和葶苈子峻猛之性，使泻肺而不伤正；又可培土利水，澄源截流，佐葶苈子利水消肿。二药合用，一峻一缓，一补一泻，以缓制峻，以补助泻，共奏泻痰行水、下气平喘之功。临床用于痰涎壅盛，咳喘胸满，肺气闭阻，喉中痰声辘辘，甚则咳逆上气不得卧，面目浮肿，小便不利等症[1]。

二、临床研究

1. 慢性充血性心力衰竭　参附汤合葶苈大枣泻肺汤（组成：药用炮附子10g、红参20g、葶苈子15g、大枣12枚、麦冬15g）随证加减。每日1剂，水煎服，4周为1个疗程，连续治疗2个疗程。共治疗25例，显效14例，有效9例，无效2例，总有效率92.0%[2]。

2. 肝性胸水　葶苈大枣泻肺汤（组成：炒葶苈子10g、生黄芪30g、茯苓20g、炒白术20g、薏苡仁20g、泽泻15g、生牡蛎25g、丝瓜络15g、泽兰12g、大枣4枚）随证加减。每天1剂，取水煎液60～100mL。早晚各服1次。15天为1疗程，治疗1疗程。共治疗16例，显效10例，有效4例，无效2例，总有效率87.5%[3]。

三、药理研究

1. 抗肿瘤作用　南葶苈子对人低分化胃癌、人乳腺癌、前列腺癌、人肝癌、人鼻咽癌和人宫颈癌细胞显示出抑制作用[4]，而北葶苈子则对胃癌、结肠癌及肝癌有良好的抗癌活性[5]。葶苈子能有效抑制S180肉瘤，且与环磷酰胺合用时可以发挥减毒增效作用[6]。南葶苈子的乙酸乙酯浸膏可以有效抑制人非小细胞肺癌H1975细胞增殖，诱导细胞凋亡；南葶苈子中活性化合物芥子酸、GJH2-51-1和GJH2-52-1对人非小细胞肺癌细胞H1975、人鼻咽癌细胞CNE-2Z、人乳腺癌细胞MDA-MB-231及胃癌细胞SGC-7901都发挥出较强的抗肿瘤作用[7]。南葶苈子和前胡根的乙醇提取物BP10A具有抗结直肠癌的作用，且没有不良反应[8]。

2. 改善心血管功能 葶苈子具有强心作用[9]。南葶苈子水提物中的黄酮苷类成分可有效改善细胞的氧化应激程度，抑制细胞凋亡的发生，从而有效缓解由多柔比星（Dox）或过氧化氢（H_2O_2）所引发的大鼠心肌细胞H9c2损伤[10]。

3. 止咳、祛痰、平喘作用 南葶苈子中的总黄酮成分通过降低气道平滑肌细胞的增殖水平、抑制哮喘气道重塑发挥治疗哮喘的作用[11]。葶苈子发挥止咳、祛痰、平喘功效的有效部位是20%乙醇组分、脂肪油组分及水部位组分[12]。南葶苈子中的指标成分槲皮素-3-O-β-D-葡萄糖基-7-O-β-D-龙胆双糖苷能显著改善慢性阻塞性肺疾病（COPD）模型大鼠的生存状态及体质量，通过平衡外周血中辅助性T细胞17（Th17）和调节性T细胞（Treg）的比例，抑制肺组织细胞凋亡[13]。

4. 利尿作用 葶苈子通过抑制肾小管对Na^+、Cl^-及水的重吸收来发挥利尿作用[14]。独行菜全草和种子的不同提取液均有利尿作用，且独行菜全草的利尿效果较好[15]。葶苈子发挥利尿作用的主要有效部位是水部位组分，其通过升高血清中K^+浓度、降低血清Na^+浓度、抑制肾脏AQP1的表达来发挥利尿作用[16]。

四、本草文献摘述

1.《神农本草经》"主癥瘕积聚结气，饮食寒热，破坚逐邪，通利水道。"

2.《名医别录》"下膀胱水，伏留热气，皮间邪水上出，面目浮肿。身暴中风热痱痒，利小腹。"

3.《开宝本草》"疗肺痈上气咳嗽，定喘促，除胸中痰饮。"

参考文献

[1] 国家药典委员会.中华人民共和国药典临床用药须知：中药饮片卷[M].2020版.北京：中国医药科技出版社，2022：996-998.

[2] 吴露，陈广.参附汤合葶苈大枣泻肺汤治疗慢性充血性心力衰竭阳虚水泛证的临床观察[J].中医临床研究，2020，12（29）：45-47.

[3] 付东方，汤雄.葶苈大枣泻肺汤加减治疗肝性胸水临床观察[C]// 江西省第五次中西医结合肝病学术研讨会暨肝病中西医结合诊疗新进展学习班论文汇编.2016：90-93.

[4] 孙凯，李铣，康兴东，等.南葶苈子的化学成分[J].沈阳药科大学学报，2005，22（3）：181-182.

[5] HYUN J W，SHIN J E，LIM K H，et al.Evomonoside：The cytotoxic cardiac glycoside from Lepidium apetalum[J].Planta Med，1995，61（3）：294-295.

[6] 马梅芳，李洁.葶苈子对S180荷瘤小鼠动物模型的影响[J].中华中医药学刊，2014，32（1）：157-158.

[7] 桂家辉.南葶苈子中有效部位与活性成分的筛选及抗肿瘤作用研究[D].蚌埠：蚌埠医学院，2019.

[8] CHO E S，SHIN S，LEE Y J，et al.Toxicological assessments of an ethanol extract complex of Descurainia sophia and Peucedanum praeruptorum：Subacute oral toxicity and genotoxicity studies[J].J Appl Toxicol，2020，40（7）：965-978.

[9] 刘世芳.葶苈子强心作用的初步研究[J].药学学报，1964（7）：454-458.

[10] 冯卫生，杨方方，张莉，等.南葶苈子

水提物对多柔比星诱导 H9c2 细胞凋亡和氧化应激的抑制作用 [J]. 中国药学杂志, 2018, 53 (23): 1999-2007.

[11] 袁方. 南葶苈子总黄酮对大鼠气道平滑肌细胞增殖的影响 [D]. 长春: 吉林大学, 2010.

[12] 杨云, 赫金丽, 孙亚萍, 等. 葶苈子化学拆分组分止咳祛痰平喘作用研究 [J]. 世界科学技术-中医药现代化, 2015, 17 (3): 514-519.

[13] 张桐茂, 刘炜, 孔德颖. 南葶苈子中的指标成分槲皮素 3-O-$β$-D-葡萄糖基-7-O-$β$-D-龙胆双糖苷对慢性阻塞性肺疾病大鼠肺部免疫功能调节机制研究 [J]. 中草药, 2019, 50 (4): 910-917.

[14] 张晓丹, 范春兰, 余迎梅, 等. 葶苈子水提液对 CHF 鼠利尿作用的影响 [J]. 中国现代应用药学, 2010, 27 (3): 210-213.

[15] 殷丹. 独行菜生药学研究及利尿部位初步筛选 [D]. 长春: 长春中医药大学, 2011.

[16] 曾梦楠, 李玲玲, 李苗, 等. 葶苈子水煎液及化学拆分组分利尿作用研究 [C]// 中国药学会.2015 年中国药学大会暨第十五届中国药师周论文集. 北京: 中国药学会, 2015: 1100-1105.

第四节 利水通淋药

川牛膝 Chuanniuxi

本品为苋科植物川牛膝 *Cyathula officinalis* Kuan 的干燥根。秋、冬二季采挖，除去芦头、须根及泥沙，烘或晒至半干，堆放回润，再烘干或晒干。

2-4-1 川牛膝彩图

一、传统应用

【性味归经】甘、微苦，平。归肝、肾经。

【功效主治】逐瘀通经，通利关节，利尿通淋。用于经闭癥瘕，胞衣不下，跌扑损伤，风湿痹痛，足痿筋挛，尿血血淋。

生川牛膝与酒川牛膝二者为不同炮制品，功效大致相同，均有逐瘀通经、通利关节的功效。生川牛膝还具利尿通淋之功；经酒炙的川牛膝，活血通利功效有所增强，兼能强筋健骨。

【用法用量】5～10g。

【使用注意】本品逐瘀通经，性善下行，孕妇及月经过多者宜慎用。

【方剂举例】

1. 三妙丸（《医学正传》）

药物组成：黄柏、苍术、川牛膝。

功能主治：清热燥湿。用于湿热下注之痿痹。症见两脚麻木或肿痛，或如火烙之热，痿软无力。

2. 穿龙骨刺片 [《中华人民共和国药典》（2020 年版一部）]

药物组成：穿山龙、淫羊藿、狗脊、川牛膝、熟地黄、枸杞子。

功能主治：补肾健骨，活血止痛。用于肾虚血瘀所致的骨性关节炎，症见关节疼痛。

3. 瘀血痹胶囊 [《中华人民共和国药典》（2020 年版一部）]

药物组成：乳香、威灵仙、红花、丹参、没药、川牛膝、川芎、当归、姜黄、香附（制）、炙黄芪。

功能主治：活血化瘀，通络止痛。用于瘀血阻络所致的痹病，症见肌肉关节剧痛、痛处拒按、固定不移、可有硬节或瘀斑。

4. 腰痛宁胶囊 [《中华人民共和国药典》（2020 年版一部）]

药物组成：马钱子粉（调制）、土鳖虫、川牛膝、甘草、麻黄、乳香（醋制）、没药（醋制）、全蝎、僵蚕（麸炒）、麸炒苍术。

功能主治：消肿止痛，疏散寒邪，温经通络。用于寒湿瘀阻经络所致的腰椎间盘突出症、坐骨神经痛、腰肌劳损、腰肌纤维炎、风湿性关节痛，症见腰腿痛、关节痛及肢体活动受限者。

5. 滑膜炎胶囊 [《中华人民共和国药典》（2020 年版一部）]

药物组成：夏枯草、防己、豨莶草、丹参、薏苡仁、黄芪、女贞子、当归、土茯苓、功劳叶、丝瓜络、泽兰、川牛膝。

功能主治：清热祛湿，活血通络。用于湿热闭阻、瘀血阻络所致的痹病，症见关节肿胀疼痛、痛有定处、屈伸不利；急、慢性滑膜炎及膝关节术后见上述证候者。

【简便验方】

1. 治疗热淋 川牛膝 12g，当归、黄芩、栀仁各 9g。水煎服。（《湖南药物志》）

2. 治疗小儿麻痹后遗症 川牛膝 9g，土鳖虫 7 个，马钱子（油炸黄）1g。共研细末，分为 7 包。每晚临睡前服半包，黄酒送下。（《全国中草药汇编》）

3. 治疗小便淋痛，或尿血，或沙石胀痛 用川牛膝两，水二盏，煎一盏，温服。（《本草纲目》）

4. 治疗痛经和瘀滞经闭 川牛膝 10g，当归 12g，红花 6g，香附 10g，益母草 30g。水煎服。（《四川中药志》1979 年版）

5. 治疗牙龈肿痛 川牛膝 9g，蜂房 10g，生石膏 30g，知母 12g。水煎服。

（《四川中药志》1979 年版）

【类药辨析】

川牛膝与牛膝、土牛膝的鉴别应用

三者名称近似，功效有别。三者均为苋科植物，均有活血、利尿作用。其中川牛膝功偏逐瘀通经；牛膝功偏补肝肾，强筋骨；土牛膝功偏清热解毒[1]。

【配伍应用】

1. 川牛膝配红花 川牛膝能逐瘀通经，通利关节；红花能活血祛瘀，通经止痛。两药合用，既祛瘀通经，治妇女瘀滞经行腹痛，或产后瘀阻腹痛；又活血止痛，治瘀血阻滞所致的各种疼痛，如跌打伤痛、心腹疼痛、痹证关节疼痛等[1]。

2. 川牛膝配黄柏 川牛膝性善下行，能祛瘀血，利关节；黄柏苦寒下行，能清湿热，利关节。两药配伍，具有清热利湿、消肿止痛的作用，用于治疗湿热下注的脚膝红肿热痛或两脚麻木[1]。

3. 川牛膝配蒲黄 川牛膝活血利窍，利尿通淋；蒲黄化瘀止血，利尿通淋。两药合用，既增强了利尿通淋之功，又具有化瘀止血之功，用于治疗尿血、血淋等证[1]。

二、临床研究

1. 高血压 川牛膝 20g、牡丹皮 15g、桃仁 15g、车前子 10g、当归、川芎各 15g、生龙骨、生牡蛎各 15g，面赤、易怒酌加栀子、钩藤、菊花，失眠酌加首乌藤、酸枣仁，头晕酌加天麻、石决明，心慌气短酌加黄芪、太子参，每日 1 剂，水煎取汁 300mL，早中晚分服，3 周为 1 个疗程。轻度高血压组共治疗 61 例，痊愈 16 例，显效 22 例，有效 17 例，无效 6 例，显愈率 62.30%，总有效率 90.16%；中度高血压组共治疗 90 例，痊愈 13 例，显效 38 例，有效 31 例，无效 8 例，显愈率

56.66%，总有效率91.11%[2]。

2. 促进慢性下肢溃疡愈合　对照组予常规外科换药及中药四君子汤内服，每日换药1次，两组均治疗3周。中药服法：予四君子汤（党参9g，茯苓9g，白术9g，甘草6g）；每日1剂，水煎，分2次服用。治疗组给予常规外科换药及中药内服。换药方法同对照组；中药处方组成为四君子汤加川牛膝30g，煎服方法同对照组。观察60例患者，结果显示，治疗组、对照组总有效率分别为98.3%、80.0%，提示川牛膝有增强四君子汤促进慢性下肢溃疡愈合的作用[3]。

3. 功能失调性子宫出血　取川牛膝30～45g，每日水煎顿服或分2次服。一般连服2～4天后血即可止。病程较长者，血止后应减量续服5～10天，以资巩固。治疗功能失调性子宫出血18例，结果均愈。服药最少2剂，最多9剂，一般服3剂即愈。随访3个月未复发[4]。

三、药理研究

1. 抗肿瘤作用　川牛膝多糖对小鼠肝癌细胞H22（腹水型）有一定的抑制作用趋势[5]。在对大鼠癌细胞研究中，发现川牛膝甲醇提取物具有抗癌作用，川牛膝具有抗肿瘤活性[6]。

2. 抗氧化作用　川牛膝醇提物能显著提高大鼠血清SOD活性，降低MDA含量，具有较强的抗氧化作用，从而有可能保护血管内皮功能，防止脂质过氧化引起的炎性反应，延缓动脉粥样硬化（AS）的发生和发展，防止病情进一步加剧[7]。

3. 抗生育作用　川牛膝的苯提取物、乙酸乙酯提取物和醇提取物对小鼠有一定程度的抗生育和抗着床作用，其中苯提取物最为显著[8]。

4. 对子宫的作用　本品的流浸膏能使豚鼠已孕及未孕子宫和猫的未孕子宫弛缓，使家兔已孕及未孕子宫和猫的已孕子宫收缩[9, 10]。

5. 降压作用　川牛膝水煎液在控制自发性高血压大鼠（spontaneously hypertensive Rat，SHR）血压的同时，可以不同程度地降低左心室肥厚（left ventricular hypertrophy，LVH），改善心肌重构[11]。川牛膝醇提物能够降低自发性高血压大鼠（SHR）的血压，能够降低SHR心肌ACE活性，并降低心肌细胞凋亡，阻滞血管紧张素转换酶的作用[12]。

6. 对细胞生长的影响　通过MTT法测定川牛膝对鸡胚成纤维细胞（CFF）的安全体积质量分数和生长的影响，发现川牛膝在一定体积质量分数范围内能显著促进细胞生长[13]。

7. 对血流流变学的影响　川牛膝煎剂10g/kg灌胃，每日2次，连续3天，对正常及急性血瘀模型大鼠的各项血液流变学指标无明显影响；在抗凝实验中，大鼠血浆复钙时间明显延长，表明本品有一定活血作用，但其效果不如怀牛膝[14]。

8. 增强免疫　川牛膝多糖能够显著提高雏鸡血清抗体IgG、IgA、IgM的含量，对体液免疫具有积极作用，且对各项血液生化指标无不良影响，可将其作为一种新型免疫增强剂应用于畜禽养殖业[15]。

四、本草文献摘述

1.《本草正义》　"用之于肩背手臂，疏通脉络，流利关节。"

2.《全国中草药汇编》　"治风湿腰膝疼痛，大骨节病，小儿麻痹后遗症，尿痛，尿血，血瘀经闭，难产，胞衣不下，产后瘀血腹痛。"

3.《四川中药志》1979年版　"活血祛瘀，通经，引血下行，用于血滞经闭、痛经、牙痛、吐血、衄血、关节肿痛和跌打损伤。"

参考文献

[1] 国家药典委员会.中华人民共和国药典临床用药须知：中药饮片卷[M].2020版.北京：中国医药科技出版社，2022：875-876.

[2] 启明.加味牛膝汤治疗高血压病151例[J].吉林中医药，2008（6）：418.

[3] 王云飞，阙华发.四君子汤加川牛膝治疗慢性下肢溃疡60例[J].上海中医药杂志，2012，46（3）：54-55，60.

[4] 庄玲霞.川牛膝治疗功能失调性子宫出血18例[J].河北中医，2001（8）：606.

[5] 宋军，杨金蓉，李祖伦，等.川牛膝多糖对小鼠肝癌细胞H22抑制作用研究[J].中药药理与临床，2001（3）：19.

[6] Priya K, Krishnakumari S.Vijayakumar M.Cyathula prostrata: A potent source of anticancer agent against daltons ascites in Swiss albino mice[J].Asian Pacific of Tropical Medicine, 2013, 6（10）：776-779.

[7] 曲智勇.川牛膝醇提物降压作用机理的实验研究[C]// 长春：长春中医药大学，2008.

[8] 李乾五，葛玲，李生正，等.川牛膝提取物抗生育作用的实验研究[J].西安交通大学学报（医学版），1990（1）：27-29.

[9] 全国中草药汇编编写组.全国中草药汇编：上册[M].北京：人民卫生出版社，1976：131.

[10] 中国医学科学院药物研究所.中药志：第一册[M].2版.北京：人民卫生出版社，1979：116.

[11] 徐婷，王微.川牛膝水煎液对自发性高血压大鼠血压和左心室肥厚的影响[J].长春中医药大学学报，2008（4）：367，471.

[12] 启明，辛国，朱国琪.川牛膝醇提物对自发性高血压大鼠血压、心肌ACE活性及心肌细胞直径影响的研究[J].中国现代中药，2010（6）：34-37.

[13] 封海波，刘娟，曾宪垠，等.16种四川道地药材对鸡胚成纤维细胞生长的影响[J].西南大学学报（自然科学版），2012，34（6）：6-11.

[14] 李学林，李威，陈国华，等.牛膝活血作用的实验研究[J].中医研究，1990（2）：27-29.

[15] 倪青松，王斌，李旭廷，等.川牛膝多糖对鸡血清抗体和血液生化指标的影响[J].四川畜牧兽医，2011，38（6）：27-28，31.

王不留行 Wangbuliuxing

本品又称不留行、剪金花、麦蓝子，为石竹科植物麦蓝菜 *Vaccaria segetalis*（Neck.）Garcke 的干燥成熟种子。夏季果实成熟，果皮尚未裂开时，割取全株，晒干，使果实自然开裂，然后打下种子，除去杂质，再晒至足干，置干燥处，以备生用或炒用。

2-4-2 王不留行彩图

一、传统应用

【性味归经】苦，平。归肝、胃经。

【功效主治】活血通经，下乳消肿，利尿通淋。用于经闭，痛经，乳汁不下，乳痈肿痛，淋证涩痛。

【用法用量】5～10g。

【使用注意】孕妇慎用。

【方剂举例】

1.丹益片[《中华人民共和国药典》（2020年版一部）]

药物组成：丹参、益母草、马鞭草、牛膝、黄柏、白头翁、王不留行。

功能主治：活血化瘀，清热利湿。用于慢性非细菌性前列腺炎瘀血阻滞、湿热下注证，症见尿痛、尿频、尿急、尿道灼热、尿后滴沥，舌红苔黄或黄腻或舌质暗或有瘀点瘀斑，脉弦或涩或滑。

2.前列欣胶囊[《中华人民共和国药典》（2020年版一部）]

药物组成：丹参、赤芍、炒桃仁、炒没药、红花、泽兰、炒王不留行、皂角刺、败酱草、蒲公英、川楝子、白芷、石韦、枸杞子。

功能主治：活血化瘀，清热利湿。用于瘀血凝聚、湿热下注所致的淋证，症见尿急、尿痛、排尿不畅、滴沥不净；慢性前列腺炎、前列腺增生见上述证候者。

3.乳块消胶囊［《中华人民共和国药典》（2020年版一部）］

药物组成：橘叶、丹参、皂角刺、王不留行、川楝子、地龙。

功能主治：疏肝理气，活血化瘀，消散乳块。用于肝气郁结，气滞血瘀，乳腺增生，乳房胀痛。

4.尿塞通片［《中华人民共和国药典》（2020年版一部）］

药物组成：丹参、泽兰、桃仁、红花、赤芍、白芷、陈皮、泽泻、王不留行、败酱、川楝子、盐小茴香、盐关黄柏。

功能主治：理气活血，通淋散结。用于气滞血瘀、下焦湿热所致的轻、中度癃闭，症见排尿不畅、尿流变细、尿频、尿急；前列腺增生见上述证候者。

5.消癥丸（《全国中医妇科流派名方精粹》）

药物组成：党参、夏枯草、贯众、生牡蛎、海藻、三棱、莪术、炙鳖甲、山慈菇、制没药、丹参、水红花子、香附、王不留行、桂枝、土贝母、甘草。

功能主治：窜上达下，通经活络。主治子宫肌瘤。

【简便验方】

1.治疗头风白屑 王不留行、香白芷等份为末。干掺一夜，篦去。（《太平圣惠方》）

2.治疗疔肿初起 王不留行子为末，蟾酥丸黍米大。每服一丸，酒下。汗出即愈。（《濒湖集简方》）

3.治疗乳痈初起 王不留行一两，蒲公英、瓜蒌子各五钱，当归梢三钱。酒煎服。（《本草汇言》）

4.治疗妇人因气，奶汁绝少 王不留行、瞿麦穗、麦冬（去心）、紧龙骨、穿山甲（炮黄）各等份。上五味为末，每服一钱，热酒调下；后食猪蹄羹少许，投药，用木梳左右乳上梳三十来梳，一日三服，食前服，三次羹汤投，三次梳乳。（《卫生宝鉴》涌泉散）

5.治疗血淋不止 王不留行一两，当归身、续断、白芍、丹参各二钱。分作二剂，水煎服。（《东轩产科方》）

6.治疗金疮，刀斧所伤 王不留行十分，蒴藋细叶十分，桑根白皮十分，甘草十八分，川椒三分（除目及闭口，去汗），黄芩二分，干姜二分，芍药二分，厚朴二分。上九味，桑根皮以上三味烧灰存性，勿令灰过；各别杵筛，合治之为散。服方寸匕，小疮即粉之，大疮但服之，产后亦可服。如风寒，桑根勿取之。前三物皆阴干百日。（《金匮要略》王不留行散）

【类药辨析】

王不留行与关木通的鉴别应用 二者均有通经下乳、利尿的功效。王不留行味苦性平，功效偏于活血通经，下乳；关木通味苦性寒，功效偏于清心利水，通淋[1]。

【配伍应用】

1.王不留行配红花 王不留行性专通利，功善活血通经；红花血分专药，功能为活血祛瘀。两药配伍，活血通经之功得增，用于治疗瘀滞血行不畅之经行腹痛、经闭等证[1]。

2.王不留行配当归 王不留行为活血通乳要药；当归为补血活血之品。两药合用，扶正补虚，活血通乳，寓通于补，标本兼治，用于治疗产后血虚所致乳汁不下之证[1]。

3. 王不留行配瞿麦 二者均有活血祛瘀、利尿通淋的功效。配伍同用，既可用治瘀滞痛经、经闭，又可用于淋证涩痛、小便不利[1]。

二、临床研究

1. 消渴病（2型糖尿病）气阴两虚证

王不留行子耳穴贴压联合益气补阴方治疗，取饥点、神门、胰、胆、内分泌，以上五穴，每日自行按压，每穴1min，4次/天，每日三餐前与睡前贴压，以穴位点耳郭潮红、酸痛为度，双耳交替，每周2次。益气补阴方以熟地黄15g，生黄芪30g，山药15g，太子参15g，麦冬15g，知母15g，石斛10g，绞股蓝10g，白僵蚕6g，地龙6g，黄连6g，干姜3g，甘草6g组成，水煎，每日1剂，每次150mL，每日2次，早晚温服，以12周为一个疗程。共治疗60例，显效35例、有效20例、无效5例，总有效率91.67%[2]。

2. 偏头痛 患者遵医嘱口服罗通定片治疗，60mg/次，3次/d或疼痛时临时服用，以1周为1个疗程，共治疗4个疗程；观察组在常规西医治疗的基础上采用王不留行籽耳穴埋豆法，具体方法如下：选取患者皮质下、神门、交感为主穴；选取脾、肾、肝为配穴，偏头痛取颞穴，前额痛取胃、额。护理人员采用探针于患者双耳郭寻找对应敏感点，用镊子将王不留行籽贴于0.6cm×0.6cm的胶布中央，随后对准所选穴位贴好，并稍加压力，以耳朵有酸麻感为宜，并指导患者自行按压，每次按压以感到微痛、胀、热为宜，以加强刺激，按压2~3min/次，4~5次/d，每2日更换1次耳穴贴，两耳交替进行治疗，以1周为1个疗程，连续干预4个疗程。共治疗45例，其中治愈12例，显效17例，有效14例，无效2，总有效率95.56%[3]。

3. 脾虚湿瘀互结型盆腔炎 以王不留行籽压耳穴联合盆炎康复汤保留灌肠，耳穴选择盆腔、内生殖器、内分泌、交感、肝、肾，以王不留行籽贴压，每次每穴按压18次，每天3次，两耳交替，2天换1次。盆炎康复汤组成为冬青叶30g、败酱草30g、大黄10g、莪术20g、黄芪20g、千斤拔20g、延胡索10g等，配制成灌肠液。共治疗49例，痊愈32例，显效10例，有效3例，无效4例，总有效率达到91.8%[4]。

4. 肛门脓肿术后创面愈合 王不留行、萹蓄细叶、桑白皮各35g，甘草65g，花椒、厚朴、黄芩、干姜、白芍各9g。将前3味烧灰存性，合余药为末，用煎药机密封沸腾混煎剂成袋装合剂，每日1剂，每剂3袋，每袋100mL，每天3次口服，共服21天。同时再取1剂，用熏洗煎药机加水3000mL，熬煮浓煎为1500mL，熏洗坐浴，每日1次。共治疗21天。熏蒸温度50~70℃，坐浴温度25~30℃，时间5~10min，先熏后洗。熏洗坐浴后，给予术后换药，先用碘伏消毒液消毒皮肤和创面，然后用无菌凡士林敷料纳肛，每天1次，共治疗21天。治疗组术后创面愈合时间为（29.78±5.72）天，对照组为（34.06±5.81）天，治疗组时间较对照组有明显缩短[5]。

5. 产后乳汁淤积症 当归15g，川芎9g，白芍10g，生地黄15g，柴胡、青皮各10g，天花粉12g，漏芦10g，桔梗、通草各6g，白芷10g，穿山甲6g，王不留行15g，皂角刺9g，路路通15g，橘核、橘络各5g，蒲公英30g，甘草5g，每天1

剂，水煎分 2 次服用。连服 3 天为 1 个疗程。共治疗 50 例，治愈 37 例，显效 9 例，有效 3 例，无效 1 例，总有效率 98.0%[6]。

三、药理研究

1. 抗炎、抗氧化作用　王不留行醇提取物可下调 TNF-α、IL-1β 及 IL-6mRNA 转录和蛋白表达水平，亦可提高细胞中 CAT、SOD 和 GSH-PX 活性，同时 MDA 水平显著降低[7]。

2. 雌激素样活性　王不留行可通过转录和翻译水平调节泌乳基因表达方式，达到和雌激素、催乳素相似的作用[8]。王不留行水提取物可增加兔泌乳量，且与药量成一定的量效关系[9]。王不留行增乳活性单体成分邻苯二甲酸二丁酯可显著提高 β-酪蛋白的表达以及乳糖的分泌[10]。

3. 抗肿瘤活性，抑制血管生成　王不留行环肽 A、E 化合物可抑制血管内皮细胞增殖和鸡胚绒毛尿囊膜血管生成[11]。王不留行的提取物能显著抑制血管内皮细胞体外增殖与迁移，同时还能抑制血管新生[12]。

4. 调节血管平滑肌作用　王不留行不同剂量水煎剂可以使去甲肾上腺素预收缩的血管明显舒张，且能增强肌条收缩波的振幅、持续时间、面积和频率，并有量效依赖性[13, 14]。

5. 抗凝作用　王不留行可降低大鼠全血黏度的低、中、高切值，延长凝血时间[15]。

四、本草文献摘述

1.《神农本草经》"主金疮，止血逐痛，出刺，除风痹内寒。"

2.《日华子本草》"治发背，游风，风疹，妇人经血不匀及难产。"

3.《本草纲目》"利小便。""王不留行能走血分，乃阳明冲任之药，俗有'穿山甲、王不留，妇人服了乳长流'之语，可见其性行而不住也。"

参考文献

[1] 国家药典委员会．中华人民共和国药典临床用药须知：中药饮片卷 [M].2020 版．北京：中国医药科技出版社，2022：878-879.

[2] 黄丽荣，韦雪杨，吴坤，等．王不留行子耳穴贴压联合益气补阴方治疗消渴病气阴两虚证临床观察 [J]. 西部中医药，2021，34（9）：134-137.

[3] 侯盈文，林少怡，胡子衡，等．王不留行籽耳穴埋豆法用于偏头痛的干预效果 [J]. 慢性病学杂志，2023，24（1）：119-121.

[4] 钟紫英，方炼．砂王不留行籽压耳穴联合盆炎康复汤保留灌肠治疗脾虚湿瘀互结型盆腔炎临床观察和安全性评价 [J]. 时珍国医国药，2016，27（10）：2453-2455.

[5] 侯中博，张国元，刘喜，等．王不留行散促进肛周脓肿术后创面愈合临床观察 [J]. 实用中医药杂志，2022，38（2）：194-195.

[6] 周园园，陈尔单，康年松．下乳涌泉散治疗产后乳汁淤积症疗效观察 [J]. 浙江中西医结合杂志，2018，28（6）：506-507.

[7] 袁德俊，吴康郁，黄晓冰．王不留行对脂多糖和 H2O2 诱导 RAW264.7 细胞炎性反应和氧化反应的影响 [J]. 中成药，2021，43（7）：1919-1923.

[8] 孟海洋，孙晓旭，王立娜，等．王不留行对奶牛乳蛋白合成信号转导通路的影响 [J]. 中国畜牧兽医，2013，40（4）：121-124.

[9] 赖建彬，刘娟，朱兆荣，等．王不留行对家兔哺乳期的催乳作用研究 [J]. 安徽农业科学，2014，42（11）：3287-3288.

[10] Zheng M F, Ren H, Luo Y, et al.A new diantheramide and a new cyclic peptide from the seeds of Vaccaria hispanica [J]. PhytochemLett，2015，11：240-244.

[11] 花慧，冯磊，张小平，等．王不留行中抑制血管生成的活性物质研究 [J]. 时珍国医国药，2009，20（3）：698-700.

[12] 冯磊，花慧，邱丽颖，等．王不留行提取物抑制血管生成的药效学研究 [J]. 中草药，

[13] 牛彩琴,敬华娥,张团笑.王不留行对大鼠子宫平滑肌的影响[J].河南中医,2014,34(2):234-236.

[14] 敬华娥,牛彩琴,胡建民,等.王不留行对家兔离体主动脉舒张作用的研究[J].四川中医,2007,25(8):13-15.

[15] 于澎,白静,刘佳,等.丹参、王不留行药对活血化瘀作用研究[J].长春中医药大学学报,2012,28(6):965-966.

车前子 Cheqianzi

本品为车前科植物车前 *Plantago asiatica* L. 或平车前 *Plantago depressa* Willd. 的干燥成熟种子。夏、秋二季种子成熟时采收果穗,晒干,搓出种子,除去杂质。

2-4-3 车前子彩图

一、传统应用

【性味归经】甘,寒。归肝、肾、肺、小肠经。

【功效主治】清热利尿通淋,渗湿止泻,明目,祛痰。用于热淋涩痛,水肿胀满,暑湿泄泻,目赤肿痛,痰热咳嗽。

生车前子长于利水通淋,清肺化痰,清肝明目,用于水肿、淋证、暑湿泄泻、痰热咳嗽、肝火目赤等。盐车前子泻热利尿而不伤阴,并引药下行,增强在肾经的作用。用于肾虚脚肿,眼目昏暗,虚劳梦泄。临床应用以炒制品为佳,经炒制后寒性稍减。炒车前子用于渗湿止泻,祛痰止咳。

【用法用量】9~15g,包煎。

【使用注意】凡内伤劳倦,阳气下陷,肾虚精滑及内无湿热者,慎服。

【方剂举例】

1. 八正散(《太平惠民和剂局方》)

药物组成:车前子、瞿麦、萹蓄、滑石、栀子、甘草、木通、大黄。

功能主治:清热泻火,利水通淋。用于治疗湿热淋证。尿频尿急,溺时涩痛,淋沥不畅,尿色浑赤,甚则癃闭不通,小腹急满,口燥咽干,舌苔黄腻,脉滑数。

2. 济生肾气丸(《济生方》)

药物组成:干地黄、山药、山茱萸、泽泻、茯苓、牡丹皮、桂枝、附子、川牛膝、车前子。

功能主治:温肾化气,利水消肿。用于治疗肾(阳)虚水肿。腰重脚肿,小便不利。

3. 和血明目片[《中华人民共和国药典》(2020年版一部)]

药物组成:蒲黄、丹参、地黄、墨旱莲、菊花、黄芩(炭)、决明子、车前子、茺蔚子、女贞子、夏枯草、龙胆、郁金、木贼、赤芍、牡丹皮、山楂、当归、川芎。

功能主治:凉血止血,滋阴化瘀,养肝明目。用于阴虚肝旺,热伤络脉所引起的眼底出血。

4. 分清五淋丸[《中华人民共和国药典》(2020年版一部)]

药物组成:木通、盐车前子、黄芩、茯苓、猪苓、黄柏、大黄、萹蓄、瞿麦、知母、泽泻、栀子、甘草、滑石。

功能主治:清热泻火,利尿通淋。用于湿热下注所致的淋证,症见小便黄赤、尿频尿急、尿道灼热涩痛。

5. 春血安胶囊[《中华人民共和国药典》(2020年版一部)]

药物组成:熟地黄、盐车前子、茯苓、柴胡、牛膝、五味子(酒蒸)、肉桂、泽泻、三七、附片(黑顺片)、山药、黄连、牡丹皮。

功能主治:益肾固冲,调经止血。用

于肝肾不足，冲任失调所致的月经失调、崩漏、痛经，症见经行错后、经水量多或淋漓不净、经行小腹冷痛、腰部疼痛；青春期功能失调性子宫出血、上节育环后出血见上述证候者。

【简便验方】

1. 治疗水臌，周身肿胀，按之如泥 牵牛子、甘遂各二钱，肉桂三分，车前子一两。水煎服。（《石室秘录》）

2. 治疗肝肾俱虚，眼常昏暗 菟丝子五两（酒浸五日，曝干，别捣为末），车前子一两，熟干地黄三两。上药捣罗为末，炼蜜和捣，丸如梧桐子大。每于空心以温酒下三十丸，晚食前再服。（《太平圣惠方》）

3. 治疗风热目暗涩痛 车前子、黄连各一两。为末，食后温酒服一钱，日二服。（《太平圣惠方》）

4. 治疗诸淋闭涩不通 车前子、滑石各一两。为末服一钱，食前，米饮调，日三服。（《古今医统》）

5. 治疗水泻不止 车前子炒为末，米饮调一钱服。（《卫生易简方》）

【类药辨析】

车前子与泽泻的鉴别应用 两药均能利水消肿，清泄湿热。对于水肿胀满，小便淋沥不爽以及暑湿泄泻等，常可同用，增强疗效。两药又均入肾经，但前者配益肾药以强阴，肾虚无子常用之；后者入肾以清泄相火，阴虚火旺之证多用之。此外，车前子尚能清肝肺二经之热而明目、化痰，用于肝热目赤或痰热咳嗽等[1]。

【配伍应用】

1. 车前子配白茅根 车前子甘寒滑利，性善降泄，既能利水道、消水肿，又能别清浊、导湿热；白茅根甘寒，性善清热凉血，为凉血止血、清热利尿之品。二药配用，具有较好的利水通淋、凉血止血之功。用于治疗水湿内停所致的小便不利、下肢浮肿；湿热内停或水热互结所致的尿少、尿痛或尿血等症[1]。

2. 车前子配木通 车前子甘寒滑利，性专降泄，能利水通淋，渗湿止泻，清泄湿热；木通苦寒，能上清心经之热，下则清利小肠，利尿通淋。二药相须为用，其清热渗湿、利水通淋之功大增。用于治疗湿热蕴结膀胱之小便短赤、淋沥涩痛、水肿等症[1]。

3. 车前子配苍术 车前子长于清利湿热；苍术长于苦温燥湿。两药配用，有健脾燥湿之功效。用于治疗妇女带下或泄泻因湿邪导致者[1]。

4. 车前子配熟地黄 车前子长于泻肝热而明目；熟地黄长于补益肝肾。二药合用，泻肝热明目，补益肝肾。用于治疗肝肾阴虚引起的目暗翳障、视物不清、视力下降、小便短少等症[1]。

5. 车前子配海金沙 车前子甘寒，功善清利湿热通淋；海金沙长于通淋排石。两药配用，可增强清利湿热通淋之功效，用于治疗湿热蕴结膀胱所引起的小便淋涩疼痛或湿热所引起的结石[1]。

二、临床研究

1. 高血压 患者未治疗前血压波动范围在（20～22）/（12～14）kPa 之间。车前子 25g、泽泻 10g、石决明 15g、菊花 20g、牡丹皮 10g、金钱草 15g、龙胆 5g、甘草 6g，水煎服，每日三次，同时停用其他降压药，服用三日后，自觉症状明显改善，血压降至 19.9/12.6kPa，继续服两个疗程，症状消失，血压正常[2]。

2. 慢性功能性便秘 清炒车前子、盐制车前子每天使用 60g，冷水浸泡车前子 20～30min 后用武火煮沸、文火煎 30min，利用纱布隔滤，共煎 2～3 次，混合煎液

500mL，早晚两次服用，每次250mL；车前子生粉每天使用60g，早晚两次服用，每次250mL开水冲服；1个疗程时间为一周，持续服用3个疗程。都是治疗25例，生粉组：显效14例，有效10例，无效1例，总有效率为96%；清炒组：显效9例，有效11例，无效5例，总有效率为80%。盐制组：显效8例，有效9例，无效8例，总有效率为68%[3]。

3. 肛肠病术后尿潴留 车前子黄芪颗粒剂（由广东一方制药有限公司生产），药物组成：炒车前子2袋（每袋相当于原药材10g），炙黄芪2袋（每袋相当于原药材10g），每日1剂，温开水冲服（每次50mL），早晚饭后服，3天为1个疗程。共治疗40例，治愈23例，好转11例，未愈6例，总有效率为85%[4]。

4. 小儿单纯性消化不良 将车前子炒焦研碎口服。4~12个月每次0.5g，1~2岁1g左右，每日3~4次。观察63例，服药后53例腹泻停止，大便恢复正常，平均2.1天治愈；6例大便减少，平均2.5天好转；4例无效。车前子可能由于其利尿作用及促进消化液分泌增加而有助于本病的治愈[5]。

三、药理研究

1. 抗炎作用 车前子多糖能够抑制二甲苯致小鼠耳郭肿胀、醋酸致小鼠毛细血管通透性的增加，以及小鼠棉球肉芽肿的形成，还能明显减少渗出液容积，降低渗出液中WBC、MDA、TNF-α含量及血清中MDA水平，并能提高渗出液和血清中SOD的活性[6]。

2. 抗氧化 车前子可降低大鼠血清总胆固醇、三酰甘油和脂质过氧化物水平并提高超氧化物歧化酶活性，在浓度为15g/kg时车前子清除氧自由基、抗氧化的作用最明显，可减轻脂质代谢紊乱[7]。车前子的总黄酮提取物和总多糖提取物均具有较强的体外抗氧化性，且能有效抑制6-OHDA诱导的神经细胞死亡，是天然有效的抗氧化及神经保护物质[8]。

3. 降血糖作用 车前子胶高剂量组能显著拮抗肾上腺素对大鼠的升血糖作用，可能与促进糖原合成，促进糖利用，抑制糖异生作用有关[9]。

4. 调血脂作用 车前子能降低高脂血症大鼠血清总胆固醇（TC）、三酰甘油（TG）水平，升高血清高密度脂蛋白（HDL）及HDL/TC水平，车前子具有调节血脂和保护高脂血症大鼠血管内皮损伤细胞的功能[10]。

5. 利尿作用 40g/kg和10g/kg剂量的车前子和车前草乙醇提取物均能增加大鼠排尿量和尿中Na^+、K^+、Cl^-离子含量，相同浓度下车前子作用略强于车前草，但水提物则无利尿作用[11]。

6. 免疫调节作用 车前子多糖具有抑制肿瘤增殖和增强小鼠免疫功能的作用，是巨噬细胞免疫调节物质[12]。

7. 降血尿酸作用 车前子醇提物能够降低高尿酸血症模型小鼠的血尿酸，改善高尿酸血症小鼠肾脏功能，抑制肝脏黄嘌呤氧化酶（XOD）与腺苷脱氨酶（ADA）活性并下调肾脏尿酸转运体mURAT1、mRNA的表达，是其降低高尿酸血症小鼠血清尿酸水平的可能机制[13]。

8. 促排便作用 1.0%的大车前子多糖可以提高小鼠的小肠推进率，改善小鼠小肠运动障碍，促进胃肠动力，达到缓泻的目的[14]。车前子多糖能显著缩短首次排黑便时间、增加5h内排便粒数、提高粪便含水量和小肠墨汁推进率，车前子多糖具有润肠通便的作用[15]。

9. 祛痰镇咳作用 车前子苷灌胃

51.0mg/kg、25mg/kg 均可显著降低大鼠排痰量，车前子苷灌胃 10mg/kg、50mg/kg 均可延长小鼠咳嗽潜伏期，并且 2min 内咳嗽次数明显降低，车前子苷具有显著的镇咳、祛痰作用，且在较低剂量即可表现出良好的疗效[16]。

10. 降压作用 车前子对原发性高血压大鼠（SHR）血压有良好的降低作用，其对 SHR 的肾素-血管紧张素-醛固酮系统（RAAS）、ET-1、eNOS 的紊乱的改善，对血管舒张和收缩功能障碍的修复作用可能是降低血压的重要途径[17]。

四、本草文献摘述

1.《神农本草经》"主气癃，止痛，利水道小便，除湿痹。"

2.《名医别录》"男子伤中，女子淋沥，不欲食。养肺强阴益精，令人有子，明目疗赤痛。"

3.《本草纲目》"导小肠热，止暑湿泻痢。"

参考文献

[1] 国家药典委员会. 中华人民共和国药典临床用药须知：中药饮片卷 [M].2020 版. 北京：中国医药科技出版社，2022：574-576.

[2] 赵丽娟. 车前子降血压临床效果观察（附 1 例报告）[J]. 河北职工医学院学报，2002，19（2）：10.

[3] 杨桂仙. 车前子不同炮制品治疗慢性功能性便秘的临床疗效对照 [J]. 中国医药指南，2013，11（20）：285-286.

[4] 李志鹏，李霞，苏云，等. 车前子黄芪颗粒剂治疗肛肠病术后尿潴留的临床研究 [J]. 中国民间疗法，2017，25（2）：38-39.

[5] 吕文玺. 车前子治疗小儿单纯性消化不良初步报告 [J]. 天津医药杂志，1961（6）：402.

[6] 冯娜，刘芳，郭会彩，等. 车前子多糖抗炎作用机制的实验研究 [J]. 天津医药，2012，40（6）：598-601.

[7] 王素敏，黎燕峰，代洪燕，等. 车前子调整脂代谢及其抗氧化作用 [J]. 中国临床康复，2005，9（31）：248-250.

[8] 胥莉，李阳，刘学波. 车前子总黄酮和总多糖粗提物的体外抗氧化性能及其对脑神经细胞的保护作用 [J]. 食品科学，2013，34（11）：142-146.

[9] 栗艳彬. 车前子胶调血脂及降血糖作用的实验研究 [D]. 大连：辽宁中医学院，2004.

[10] 李兴琴，张杰，王素敏. 车前子对高脂血症大鼠血清一氧化氮的影响 [J]. 四川中医，2004，22（10）：8-9.

[11] 耿放，孙虔，杨莉，等. 车前子与车前草利尿作用研究 [J]. 上海中医药杂志，2009，43（8）：72-74.

[12] 陈一晴，聂少平，黄丹菲，等. 大粒车前子多糖对 RAW264.7 细胞一氧化氮生成的影响 [J]. 中国药理学通报，2009，25（8）：1119-1120.

[13] 曾金祥，魏娟，毕莹，等. 车前子醇提物降低急性高尿酸血症小鼠尿酸水平及机制研究 [J]. 中国实验方剂学杂志，2013，19（9）：173-177.

[14] 王东，袁昌鲁，林力，等. 车前子多糖对小肠运动障碍小鼠的影响 [J]. 中华中医药学刊，2008，26（6）：1188-1189.

[15] 吴光杰，田颖刚，谢明勇，等. 车前子多糖对便秘模型小鼠通便作用的研究 [J]. 食品科学，2007，28（10）：514-516.

[16] 阴月，高明哲，袁昌鲁，等. 车前子镇咳祛痰有效成分的实验研究 [J]. 辽宁中医杂志，2001，28（7）：443-444.

[17] 兰继平，张洁玉，童仁超，等. 车前子对原发性高血压大鼠的降压作用 [J]. 中成药，2020，42（8）：2037-2042.

木通 Mutong

本品为木通科植物木通 *Akebia quinata*（Thunb.）Decne.、三叶木通 *Akebia trifoliata*（Thunb.）Koidz. 或白木通 *Akebia trifoliata*（Thunb.）Koidz.var.*australis*（Diels）Rehd. 的干燥藤茎。

2-4-4 木通彩图

秋季采收，截取茎部，除去细枝，阴干。

一、传统应用

【性味归经】苦，寒。归心、小肠、膀胱经。

【功效主治】利尿通淋，清心除烦，通经下乳。用于淋证，水肿，心烦尿赤，口舌生疮，经闭乳少，湿热痹痛。

【用法用量】3～6g。

【使用注意】内无湿热，津亏，气弱，精滑，溲频者及孕妇慎用。

【方剂举例】

1. 导赤散（《小儿药证直诀》）

药物组成：生地黄、木通、生甘草梢、竹叶。

功能主治：清心利水养阴。用于治疗心经火热证。心胸烦热，口渴面赤，意欲饮冷，以及口舌生疮；或心热移于小肠，小便赤涩刺痛，舌红，脉数。

2. 木通散（《妇科玉尺·卷四》）

药物组成：木通、滑石、冬葵子、槟榔、枳壳、甘草。

功能主治：清热利水，下气通淋。用于产后小便不利。

3. 耳聋丸[《中华人民共和国药典》（2020年版一部）]

药物组成：龙胆、黄芩、地黄、泽泻、木通、栀子、当归、九节菖蒲、甘草、羚羊角。

功能主治：清肝泻火，利湿通窍。用于肝胆湿热所致的头晕头痛、耳聋耳鸣、耳内流脓。

4. 清淋颗粒[《中华人民共和国药典》（2020年版一部）]

药物组成：瞿麦、萹蓄、木通、车前子（盐炒）、滑石、栀子、大黄、炙甘草。

功能主治：清热泻火，利水通淋。用于膀胱湿热所致的淋症、癃闭，症见尿频涩痛、淋沥不畅、小腹胀满、口干咽燥。

5. 排石颗粒[《中华人民共和国药典》（2020年版一部）]

药物组成：盐连钱草、车前子、木通、徐长卿、石韦、瞿麦、忍冬藤、滑石、苘麻子、甘草。

功能主治：清热利水，通淋排石。用于下焦湿热所致的石淋，症见腰腹疼痛、排尿不畅或伴有血尿；泌尿系结石见上述证候者。

【简便验方】

1. 治疗心经有热，唇焦面赤，小便不通　木通、连翘各三钱。水盅半，灯心草十茎，煎八分服。（《医宗必读》通心散）

2. 治疗小儿心热（小肠有火，便赤淋痛，面赤狂躁，口糜舌疮，咬牙口渴）　生地黄、甘草（生）、木通各等份。上同为末，每服三钱，水一盏，入竹叶同煎至五分，食后温服。（《小儿药证直诀》导赤散）

3. 治疗产后乳汁不下　木通、钟乳、栝楼根、甘草各一两，漏芦（去芦头）二两。上五味，捣锉如麻豆大，每服三钱匕，上一盏半，黍米一撮同煎，候米熟，去滓温服，不拘时。（《圣济总录》木通汤）

4. 治疗涌水，肠鸣腹大　木通（锉）三两，桑根白皮（锉，炒）、石韦（去毛）、赤茯苓（去黑皮）、防己、泽泻各一两半，大腹（炮）四枚。上七味，粗捣筛。每服三钱匕，水一盏半，煎至一盏，去滓，食前服用，如人行五里再服。（《圣济总录》通草饮）

5. 治疗尿血　木通、牛膝、生地黄、天冬、麦冬、五味子、黄柏、甘草。同煎服。（《本草经疏》）

【类药辨析】

木通与泽泻的鉴别应用　两者均通

利水道，故水湿内停、水道通畅受阻所致水肿脚气等均可应用。但木通偏清心与小肠之火，善治热淋涩痛，且能通利气血关节，用于经闭乳少，湿热痹痛等；泽泻善清肾经相火，膀胱湿热，故湿热淋证、带下、肾阴不足、虚火亢盛等适宜[1]。

【配伍应用】

1. 木通配生地黄 木通上可清心经之热，下可清利小肠，利尿通淋；生地黄长于清热凉血，滋阴以制心火。二药相配，木通得生地黄，则利水而不伤阴；生地黄得木通，清降心火之力更胜。共奏清心养阴、利水通淋之功。用于治疗心热移于小肠之小便短涩刺痛或尿血，心经热盛之心胸烦热、口渴面赤、口舌生疮等[1]。

2. 木通配灯心草 木通上可清心火，下能导小肠膀胱之湿，使湿热之邪下行从小便排出，故功善降火利尿；灯心草功善渗利滑窍，可导心肺之热下行。二药相使为用，功专利水泄热，兼清心降火。用于治疗心经有热下移小肠，或热结膀胱，或湿热下注，症见小便淋漓涩痛者[1]。

3. 木通配防己 木通长于通血脉，利湿热；防己长于祛风湿，止痹痛。二者相须为用，有清热利湿、通脉止痛之功效，用于治疗着痹、痛痹之关节肿痛，屈伸不利者[1]。

二、临床研究

1. 深部静脉血栓 活血通络汤（红花25g，苏木18g，当归15g，赤芍15g，木通10g，伸筋草25g，透骨草25g，土鳖虫20g，三棱25g，鸡血藤30g，白僵蚕25g，蜈蚣4条）随证加减。每天1剂，水煎分2次口服。2周为一疗程。患者予卧床休息，抬高患肢，保持大便通畅，低分子肝素7500IU，每12h皮下注射，低分子右旋糖酐500mL每日一次，静脉滴注。共治疗18例，治愈10例，好转6例，总有效率88.9%[2]。

2. 泌尿系结石 消石饮（生黄芪10g，桃仁、红花各10g，木通10g，车前子30g（包），瞿麦10g，金钱草30g，海金沙30g，鸡内金20g，延胡索10g，大黄10~15g（后下），冬葵子12g，黄柏10g，蒲公英20g，甘草6g）随证加减。患者主要以中西医结合治疗，一般酌情给予654-2肌内注射，加左氧氟沙星0.2~0.4g，配合5%葡萄糖或生理盐水250mL静脉滴注。治疗组89例，治愈51例，好转31例，无效7例，总有效率92.1%[3]。

3. 会阴部带状疱疹 龙胆泻肝汤（龙胆、焦山栀、黄柏、车前子、泽泻、当归各10g，木通、甘草各6g，板蓝根、苍术各15g）随证加味治疗。治疗15天为1个疗程。治疗2个疗程后，26例患者中显效12例，有效13例，无效1例，总有效率96%[4]。

4. 角结膜炎 祛风除湿止痒汤（黄芩10g，黄连5g，荆芥、防风、牡丹皮、赤芍、川芎、郁金、泽泻各10g，木通6g，地肤子12g，白鲜皮10g，蝉蜕6g，甘草3g）加水煎至400mL，早、晚各服200mL，每日1剂，10岁以下儿童早、晚各服100mL，每2日1剂。7天为1疗程，随症加减，连服2~3个疗程。60例患者中显效23例，有效33例，无效4例，总有效率为93.3%[5]。

5. 慢性卡他性中耳炎 丹参60g，川芎10g，红花10g，香附10g，石菖蒲10g，泽泻20g，木通20g，茯苓10g，柴胡10g，随证加减。煎服，每日1剂，每剂两煎相合，取汁600mL，分两次口服，20天为1疗程，轻者1疗程，重者2~3个疗程。共治疗138例，治愈53例，好转58例，总有效率80.4%[6]。

三、药理研究

1. 抗炎作用 木通中的刺楸皂苷A、常春藤皂苷元和齐墩果酸均具有抗炎作用,其中常春藤皂苷元抗炎作用强于其他两个化合物[7]。三叶木通、五叶木通水提物,用小鼠腹腔毛细血管通透法和小鼠耳肿胀法,观察其抗炎作用,两种木通水提物均能显著抑制二甲苯致炎症反应与抑制醋酸致炎症反应[8]。

2. 抗菌作用 三叶木通水提物对乙型链球菌和志贺菌属的抑制作用明显,对大肠埃希菌和金黄色葡萄球菌也有一定的抑制作用[8]。

3. 抗肿瘤作用 三叶木通藤茎含有的三萜皂苷类、三萜类、苯丙素类成分均具有抗肿瘤作用。齐墩果酸是三叶木通藤茎三萜类化合物中含量较高的成分,其抗肿瘤作用的机制包括诱导细胞凋亡、阻滞细胞周期、减少肿瘤血管生成、抑制肿瘤细胞侵袭和转移等[9]。

4. 利尿作用 三叶木通藤茎正丁醇萃取部位作用能显著增加大鼠尿量,同时增加其尿液中钠、钾、氯离子的排出,有效改善大鼠的水钠潴留,其机制可能与抑制肾小管对$NaCl-H_2O$的重吸收有关[10]。

5. 对酪氨酸酶活性的抑制作用 三叶木通的果皮、果肉、种子分别用80%乙醇提取,经减压浓缩干燥后得到3个部位的提取物。3个部位的提取物均有抑制酪氨酸酶活性作用,其中以果肉抑制效果最好,具有美白美容祛斑的作用[11]。

四、本草文献摘述

1.《神农本草经》 "主去恶虫,除脾胃寒热,通利九窍血脉关节,令人不忘。"

2.《名医别录》 "疗脾疸常欲眠,心烦哕,出音声,疗耳聋,散痈肿诸结不消,及金疮、恶疮、鼠瘘、踒折、齆鼻息肉,堕胎,去三虫。"

3.《药性论》 "主治五淋,利小便,开关格,治人多睡,主水肿浮大,除烦热。"

4.《本草纲目》 "木通,上能通心清肺,治头痛,利九窍,下能泄湿热,利小便,通大肠,治遍身拘痛。"

参考文献

[1] 国家药典委员会.中华人民共和国药典临床用药须知:中药饮片卷[M].2020版.北京:中国医药科技出版社,2022:578-580.

[2] 汪勇.活血通络汤治疗深部静脉血栓形成34例疗效观察[J].中国民族民间医药,2009,18(23):107-108.

[3] 赵玉霞,王倩,刘晖.中药为主治疗泌尿系结石89例临床观察[J].四川中医,2007(7):55-56.

[4] 刘启兵,梅贤文.龙胆泻肝汤治疗会阴部带状疱疹26例[J].浙江中医杂志,2013,48(12):866.

[5] 王祎成.祛风除湿止痒汤治疗春季角结膜炎60例临床观察[J].中国社区医师,2007(3):39.

[6] 章春华,古宝新,钟敬琼.自拟通窍利湿方改善慢性卡他性中耳炎鼓膜功能138例临床观察[J].亚太传统医药,2012,8(7):81-82.

[7] 刘岩庭,侯雄军,谢月,等.木通属植物化学成分及药理作用研究进展[J].江西中医学院学报,2012,24(4):87-93.

[8] 白梅荣,张冰,刘小青,等.三叶五叶木通提取物药效及对药酶影响的比较研究[J].中华中医药学刊,2008(4):732-735.

[9] 李旸,刘卓刚,吴斌.齐墩果酸的抗肿瘤作用机制[J].实用医学杂志,2010,26(20):3830-3832.

[10] 郭林新,马养民,李梦云,等.三叶木通利尿活性部位筛选及其化学成分[J].中国实验方剂学杂志,2017,23(3):66-70.

[11] 彭涤非,钟彩虹,周海燕,等.三叶木通(*Akebia trifoliata*)果实乙醇提取物对酪氨

酸酶体外活性的影响[J].武汉植物学研究,2008,26(2):183-185.

牛膝 Niuxi

本品为苋科植物牛膝 Achyranthes bidentata Bl. 的干燥根。冬季茎叶枯萎时采挖,除去须根及泥沙,捆成小把,晒至干皱后,将顶端切齐,晒干。

2-4-5 牛膝彩图

一、传统应用

【性味归经】苦、甘、酸,平。归肝、肾经。

【功效主治】逐瘀通经,补肝肾,强筋骨,利尿通淋,引血下行。用于经闭,痛经,腰膝酸痛,筋骨无力,淋证,水肿,头痛,眩晕,牙痛,口疮,吐血,衄血。

生牛膝功善逐瘀通经,引血(热)下行,利尿通淋,多用于瘀滞所致的经闭痛经、跌打损伤,头痛眩晕,火热上炎的齿痛口疮,吐血衄血,以及淋证水肿。经酒炙的牛膝,增强了活血之力,并有补肝肾、强筋骨作用,可用于肝肾亏虚的腰膝酸痛,筋骨无力。盐制助其入肾,增强强筋骨,并能引药至膝。

【用法用量】5～12g。

【使用注意】孕妇慎用。

【方剂举例】

1. 牛膝散(《圣济总录》)

药物组成:牛膝、肉桂、山茱萸。

功能主治:补肝肾,强筋骨。用于治疗肝肾不足,下焦虚寒所致的冷痹脚膝疼痛无力。

2. 牛膝散(《太平圣惠方》)

药物组成:牛膝、桂心、赤芍、当归、木香、牡丹皮、延胡索、川芎、桃仁。

功能主治:活血祛瘀,调经止痛。用于治疗妇人月水不利,脐腹作痛。

3. 镇肝息风汤(《医学衷中参西录》)

药物组成:怀牛膝、生赭石、生龙骨、生牡蛎、生龟甲、生杭芍、玄参、天冬、川楝子、生麦芽、茵陈、甘草。

功能主治:镇肝息风,滋阴潜阳。用于治疗类中风。头目眩晕,目胀耳鸣,脑部热痛,面色如醉,心中烦热,或时常噫气,或肢体渐觉不利,口眼渐形歪斜;甚或眩晕颠仆,昏不知人,移时始醒,或醒后不能复元,脉弦长有力。

4. 丹膝颗粒[《中华人民共和国药典》(2020年版一部)]

药物组成:丹参、牛膝、天麻、牡丹皮、赤芍、川芎、地黄、淫羊藿、桑寄生、栀子、决明子、火麻仁。

功能主治:养阴平肝,息风通络,清热除烦。用于中风病中经络恢复期瘀血阻络兼肾虚证,症见半身不遂,口舌歪斜,舌强语謇,偏身麻木,头晕目眩,腰膝酸软,脑梗死恢复期见上述证候者。

5. 补肾养血丸[《中华人民共和国药典》(2020年版一部)]

药物组成:何首乌、当归、黑豆、牛膝(盐制)、茯苓、菟丝子、补骨脂(盐制)、枸杞子。

功能主治:补肝肾,益精血。用于身体虚弱,血气不足,遗精,须发早白。

6. 抗骨增生胶囊[《中华人民共和国药典》(2020年版一部)]

药物组成:熟地黄、酒肉苁蓉、狗脊(盐制)、女贞子(盐制)、淫羊藿、鸡血藤、炒莱菔子、骨碎补、牛膝。

功能主治:补腰肾,强筋骨,活血止痛。用于骨性关节炎肝肾不足、瘀血阻络证，症见关节肿胀、麻木、疼痛、活动受限。

【简便验方】

1. 治疗口中及舌上生疮，烂 牛膝酒渍含漱之，无酒者空含亦佳。(《肘后方》)

2. 治疗喉痹、乳蛾 新鲜牛膝根一握，艾叶七片。捣，和人乳，取汁灌入鼻内，须臾痰涎从口鼻出。(《本草纲目》)

3. 治疗消渴不止，下元虚损 牛膝五两，细锉，为末，生地黄汁五升，浸，昼曝夜浸，汁尽为度，蜜丸桐子大，空心温酒下三十丸。(《证类本草》引《经验后方》)

4. 治疗痢下先赤后白 牛膝三两。捣碎，以酒一升，渍一宿，每服饮两杯，日三服。(《肘后方》)

5. 治疗风湿痹，腰痛少力 牛膝一两（去苗），桂心三分，山茱萸一两。上件药，捣细罗为散。每于食前，以温酒调下二钱。(《太平圣惠方》)

6. 治疗小便不利，茎中痛欲死，兼治妇人血结腹坚痛 牛膝一大把并叶，不以多少，酒煮饮之。(《肘后方》)

【类药辨析】

牛膝与五加皮的鉴别应用 二者均有补肝肾、强筋骨作用，均可用于肝肾亏虚的腰膝酸软、筋骨无力病症。然牛膝苦泄性善下行，能引血（热）下行；又具活血通经功效，为瘀滞痛经、经闭，以及跌打损伤所常用。五加皮辛散温通，功善祛风除湿，兼能温补肝肾，为寒湿痹痛兼肾虚者所常用；还能利尿消肿，治水肿、脚气[1]。

【配伍应用】

1. 牛膝配丹参 牛膝味苦下行，功能逐瘀通经；丹参主入血分，功善活血调经。两药皆为活血调经常用之品，配伍同用，活血调经之功更为显著，用于治疗瘀血阻滞所致的经行腹痛，或夹有瘀块，以及产后瘀阻腹痛，恶露不尽等[1]。

2. 牛膝配威灵仙 牛膝性善下行，长于活血通经，通利关节；威灵仙性善走窜，长于祛风除湿，通利十二经络。两药合用，既活血化瘀以祛风，又祛风除湿以通络，以应"治风先治血，血行风自灭"之理，用于治疗风寒湿所致的痹证，尤以下半身风湿痹痛为宜[1]。

3. 牛膝配赭石 牛膝味苦泄降，能引气血下行；赭石质重镇逆，能镇潜上亢之肝阳。两药合用，可折上亢之阳，用于治疗肝肾阴虚，阳亢动风，气血并走于上的头晕目眩等症[1]。

4. 牛膝配生地黄 牛膝苦泄下行，归入肝肾，功能为补肝肾；生地黄苦泄清热凉血，甘寒滋阴生津。两药配伍同用，上下并治，标本兼顾，具有清热、滋阴之功，用于治疗肾阴亏虚，虚火上炎之牙龈肿痛等症[1]。

5. 牛膝配车前子 牛膝能引湿热下行，利尿通淋；车前子药性寒凉，能清热利尿通淋。两药合用，增强了清热利尿通淋的作用，用于治疗湿热下注膀胱的小便淋沥涩痛，或水肿、小便不利[1]。

二、临床研究

1. 2 型糖尿病合并高血压 杭菊、桑白皮、茯苓、天麻、枸杞子、天花粉、党参、知母、钩藤、川牛膝各15g，水煎至400mL，1剂/天，分早晚两次口服，4周为1个疗程，均治疗2个疗程后观察疗效。共治疗39例，显效23例，有效15例，无效1例，总有效率为97.44%[2]。

2. 冠心病心绞痛 桃仁12g、红花9g、当归9g、生地黄9g、川芎4.5g、赤芍6g、牛膝9g、桔梗4.5g、柴胡3g、枳壳6g、甘草6g，煎药机煎药，每次

150mL，每日3次，口服4周。共治疗60例，显效38例，有效19例，无效3例，总有效率为95%[3]。

3. 腰痛证 木瓜15g，牛膝15g，田三七10g，土鳖虫12g，威灵仙15g。寒湿证加独活15g，肉桂6g，防风10g以散寒除湿；湿热证加黄柏12g，苍术15g，薏苡仁15g以清热利湿；瘀血明显者加乳香15g，木香15g，香附15g加强行气活血；肾阴虚者加熟地黄30g，山茱萸15g，枸杞子30g滋阴补肾；肾阳虚者加杜仲15g，肉苁蓉15g，黑附子15g温补肾阳，每日1剂，药煎至400mL，分早晚两次服用，1个月为一个疗程。共治疗74例，显效42例，有效28例，无效4例，总有效率为94.59%[4]。

4. 膝骨关节炎 把1000g粉碎的怀牛膝，置有盖容器内，加入400mL 50%乙醇，经密盖，震荡，浸渍7天，取上清液；加入300mL 50%乙醇液，并依法浸渍7天，倾取上清液后，再加入300mL 50%乙醇液，并再次依法浸渍7天，最后提取上清液，合并浸出液，经静置24h，过滤，即得牛膝乙醇提取物，取提取物透入膝关节治疗，予以口服硫酸氨基葡萄糖片，2粒/次，3次/天，10天为1个疗程。治疗组治疗45例，临床控制13例，显效13例，有效12例，无效5例，脱落2例，总有效率为84.44%[5]。

5. 原发性痛经 以柴胡12g、怀牛膝12g、薄荷6g、黄芩12g、乌药3g、小茴香3g、当归12g、川芎15g、甘草6g为基本方加减治疗，每日1剂，水煎15min，煎煮2次，去滓，浓缩药汁至200~250mL，分3次饭后温服，治疗3个月经周期统计疗效。共治疗60例，治愈16例，显效30例，有效9例，无效5例，总有效率为92%[6]。

6. 扩宫引产 选取直径在0.5cm左右的直条怀牛膝，切成5cm长条。将表面刮光，浸泡在95%乙醇中1h或放入广口瓶中高压灭菌，于术前将2~4根干燥消毒牛膝插入宫颈管内，经14~16h后取出（不得超过24h），即可行钳刮术。临床观察100例10~14星期的中期妊娠妇女，结果均能自然扩张，手术最快者7min，平均出血量为15mL，几乎在无痛苦中完成手术。用牛膝扩宫引产具有成本低，药源广，操作简便，手术时间短，出血量少而安全等优点[7]。

7. 麻疹合并喉炎 牛膝20g，甘草10g，加水150mL，煎至60mL，口服，每次4~6mL，20~40min 1次。共治疗119例，治愈117例，占98.31%。认为牛膝甘草汤可改善局部微循环，使血供充盈，促进炎症的吸收，解除喉部水肿所致的阻塞现象[8]。

三、药理研究

1. 抗炎镇痛作用 不同剂量下的牛膝总皂苷能减轻大鼠和小鼠急性炎症反应，降低大鼠琼脂肉芽肿重量，延长热板上小鼠舔足时间，改善大鼠血液流变性[9]。牛膝-杜仲药对水提液对RAW264.7细胞具有协同抗炎作用，其作用机制可能与抑制NF-κB/MAPK信号通路相关蛋白表达有关[10]。

2. 抗生育作用 牛膝中的皂苷类成分是其抗生育作用的主要成分之一，而牛膝皂苷Ⅱ可能是其主要活性成分，牛膝皂苷Ⅱ栓剂的抗生育、抗着床作用很好，总皂苷成分虽有一定的抗生育作用，但作用较差，可能与主要药效成分剂量小有关系[11]。怀牛膝皂苷A60mg/kg组受孕率、平均活胎数与对照组比较均显著下降，平均死胎数明显增加（$P<0.05$）；120或

240mg/kg 组,孕鼠数为 0,呈现 100% 抗生育作用[12]。

3. 抗肿瘤作用 牛膝总皂苷表现出一定肿瘤抑制活性,在 200μg/mL 浓度下对四种细胞的抑制率均在 85% 以上,牛膝中发挥抗肿瘤作用的物质基础主要为三萜皂苷类成分,牛膝中皂类成分对 LPS 诱导的小鼠腹腔巨噬细胞 NO 合成与释放具有明显的抑制作用,牛膝总皂苷的抑制活性最强[13]。

4. 子宫兴奋作用 0.06、0.12、0.24、0.48mg/mL 四种不同浓度的怀牛膝皂苷 A 对未孕小鼠离体子宫均有明显兴奋作用,给药后,子宫收缩幅度增高,频率加快,张力增加,主要呈现节律性收缩,但在较高浓度时可出现痉挛性收缩[12]。

四、本草文献摘述

1.《神农本草经》"主寒湿痿痹,四肢拘挛,膝痛不可屈伸,逐血气,伤热火烂,堕胎。久服轻身耐老。"

2.《日华子本草》"治腰膝软怯冷弱,破癥结,排脓止痛,产后心腹痛并血晕,落死胎,壮阳。"

3.《汤液本草》"强筋,补肝脏风虚。"

4.《本草纲目》"治久疟寒热,五淋尿血,茎中痛,下痢,喉痹,口疮,齿痛,痈肿恶疮,伤折。"

参考文献

[1] 国家药典委员会. 中华人民共和国药典临床用药须知:中药饮片卷 [M].2020 版. 北京:中国医药科技出版社, 2022:873-875.

[2] 王小妹, 赵丽. 麦冬汤合牛膝饮加味治 2 型糖尿病合并高血压的临床效果 [J]. 临床医学研究与实践, 2022, 7 (19): 130-134.

[3] 梅建伟, 于海艳, 黄巍. 桔梗、牛膝对血府逐瘀汤治疗冠心病心绞痛疗效影响的临床观察 [J]. 中药药理与临床, 2013, 29 (6): 159-161.

[4] 陈文洲. 自拟木瓜牛膝汤治疗腰痛证的临床研究 [J]. 湖北中医杂志, 2016, 38 (11): 38-39.

[5] 彭力平, 裴军宇, 林栋栋, 等. 牛膝醇提物透入治疗膝骨关节炎临床观察 [J]. 中国中医骨伤科杂志, 2015, 23 (3): 47-48.

[6] 符变娥, 庞益富, 石诗君. 小柴胡牛膝汤加减治疗原发性痛 120 例临床观察 [J]. 山西医药杂志, 2014, 43 (24): 2902-2903.

[7] 姚粹华. 牛膝在钳刮术中的应用 [J]. 河北中医, 1989 (3): 36.

[8] 姜经典. 牛膝甘草汤治疗麻疹合并喉炎 119 例临床观察 [J]. 中级医刊, 1987 (9): 48-49.

[9] 高昌琨, 高建, 马如龙, 等. 牛膝总皂苷抗炎、镇痛和活血作用研究 [J]. 安徽医药, 2003, 7 (4): 248-249.

[10] 高明珠, 陈春, 张巧艳, 等. 牛膝 - 杜仲药对对小鼠巨噬细胞 RAW264.7 的抗炎作用 [J]. 中国药房, 2022, 33 (3): 308-312.

[11] 刘建华, 梁生旺, 王淑美. 牛膝皂苷栓的抗生育作用研究 [J]. 河南中医学院学报, 2006, 21 (1): 35, 37.

[12] 郭胜民, 车锡平, 范晓雯. 怀牛膝皂苷 A 的抗生育作用和对离体子宫平滑肌的作用 [J]. 西北药学杂志, 1996 (S1): 46-49.

[13] 孟大利. 中药牛膝化学成分及其生物活性的研究 [D]. 沈阳:沈阳药科大学, 2004.

石韦 Shiwei

本品为水龙骨科植物庐山石韦 *Pyrrosia sheareri* (Bak.) Ching、石韦 *Pyrrosia lingua* (Thunb.) Farwell 或有柄石韦 *Pyrrosia petiolosa* (Christ) Ching 的干燥叶。全年均可采收,除去根茎和根,晒干或阴干。

2-4-6 石韦彩图

一、传统应用

【性味归经】甘、苦,微寒。归肺、膀胱经。

【功效主治】利尿通淋,清肺止咳,凉血止血。用于热淋,血淋,石淋,小便不通,淋沥涩痛,肺热喘咳,吐血,衄血,尿血,崩漏。

【用法用量】6~12g。

【使用注意】阴虚及无湿热者忌服。

【方剂举例】

1. 复方石韦片[《中华人民共和国药典》(2020年版一部)]

药物组成:石韦、黄芪、苦参、萹蓄。

功能主治:清热燥湿,利尿通淋。用于下焦湿热所致的热淋,症见小便不利、尿频、尿急、尿痛、下肢浮肿;急性肾小球肾炎、肾盂肾炎、膀胱炎、尿道炎见上述证候者。

2. 肾炎四味片[《中华人民共和国药典》(2020年版一部)]

药物组成:细梗胡枝子、黄芩、石韦、黄芪。

功能主治:清热利尿,补气健脾。用于湿热内蕴兼气虚所致的水肿,症见浮肿、腰痛、乏力、小便不利;慢性肾炎见上述证候者。

3. 前列平胶囊(《国家中成药标准汇编 外科妇科分册》)

药物组成:败酱草、丹参、赤芍、桃仁、红花、泽兰、石韦、乳香、没药。

功能主治:清热利湿,化瘀止痛。用于湿热瘀阻所致的急、慢性前列腺炎。

4. 排石通淋口服液[《国家食品药品监督管理局国家药品标准 WS-5473(B-0473)-2002》]

药物组成:金钱草、茵陈、虎杖、半枝莲、蒲公英、龙胆、茯苓、石韦、忍冬藤、毛冬青、益母草、丹参、香附、桑枝、威灵仙、白芍、仙鹤草、乌梅。

功能主治:清热利胆,通淋排石。用于尿石症、胆石症属湿热蕴结证者,可改善小便涩痛,小腹疼痛,尿中带血,或有右肋疼痛,发热黄疸,舌苔黄腻等症状。

5. 石韦散(《集验方》)

药物组成:石韦、瞿麦、滑石、车前子、冬葵子。

功能主治:清热,通淋。用于热淋,沙淋,小便不利,赤涩疼痛。

【简便验方】

1. 治疗热淋,小便不利 石韦(去毛)、瞿麦穗、冬葵子各二两,滑石(碎)五两。上四味捣罗为散。每服三钱匕,温水调下,食前服。(《圣济总录》石韦散)

2. 治疗血淋 石韦、当归、蒲黄、芍药为末,酒下。(《千金要方》石韦散)

3. 治疗风邪咳嗽无痰 石韦60g,桔梗、淡竹叶各60g,水煎,早晚饭前分服。忌食酸辣及芥菜、萝卜菜。(《天目山药用植物志》)

4. 治疗血热血崩 石韦、侧柏叶、栀子、丹参各9g,益母草12g,金樱子、鸡冠花各6g,荷叶3个。水煎服。(《临床常用中药手册》)

5. 治疗玉枕疮,生枕骨上如痈,破后如箸头 石韦、原蚕蛾(炒),上二味等份。捣罗为散,干贴取瘥。(《圣济总录》石韦散)

6. 治疗放疗和化疗引起的白细胞下降 石韦30g,红枣15g,甘草3g。水煎服。(《全国中草药汇编》)

【类药辨析】

1. 石韦与车前子的鉴别应用 两药

均为利水通淋药，性味甘寒，都能清热通淋，均入肺经，清肺化痰，止咳平喘。用治淋证小便淋沥涩痛，肺热咳嗽气喘等。但车前子利尿渗湿，还可用于水肿，暑湿泄泻等。入肝经，能清肝热明目，用于肝热目赤。入肾经，能益肾强阴，用于治肾虚无子。而石韦又入膀胱经，善清肺与膀胱之热，用于治热淋、血淋尤为适宜，还可凉血止血，用于治血热妄行之出血证[1]。

2. 石韦与瞿麦的鉴别应用 两药同属利水通淋要药，性味苦寒，都能导热下行，清热利水通淋，用于治热淋血淋，淋漓涩痛。但瞿麦又入心与小肠经，善清此二经之火。能走血分，破血通经，用于血瘀经闭等。石韦又入肺经，善清肺与膀胱之热，又可清肺化痰，止咳平喘，用于肺热咳嗽；凉血止血，用于血热崩漏、吐衄等[1]。

3. 石韦与海金沙的鉴别应用 两者均为热淋、石淋、血淋所常用。海金沙又入小肠经，善止尿道痛，多用于石淋，也可利水消肿，用于水肿，小便不利；石韦味苦，入肺经，善于清泄肺与膀胱之热，多用于血淋、湿热淋。此外，石韦上清肺止咳喘，下凉血止崩漏[1]。

4. 石韦与滑石的鉴别应用 两药均性寒，归膀胱经，而能清热利水通淋，对于热淋、石淋尿道涩痛者，均为良剂。但石韦有凉血止血的作用，故尤宜于血淋、热淋；滑石性滑而利湿，对于湿热淋痛及石淋更为适用。此外，石韦清肺止咳，凉血止崩，用于肺热咳嗽，血热崩漏等；滑石清暑止渴，收湿敛疮等，用于暑热烦渴，湿温胸闷，暑湿泄泻，外用治疗湿疹湿疮[1]。

【配伍应用】

1. 石韦配海金沙 石韦既能清热利湿，通淋止痛，又能凉血止血；海金沙善泻膀胱、小肠之湿热而有凉血通淋之功。二药配用，清热利尿通淋、凉血止血作用加强。用于治疗石淋、热淋、血淋[1]。

2. 石韦配生蒲黄 石韦既能清热、通淋，又能凉血止血；生蒲黄善活血散瘀并能止血利尿。二药配用，利尿通淋、散瘀止血之功效加强，用于治疗小便涩痛、血淋[1]。

二、临床研究

1. 血精 采用自拟石韦汤（石韦、生地黄、黄柏、贯众炭、牡丹皮、墨旱莲等）治疗血精117例，痊愈104例，总有效率为88.8%[2]。

2. 高血压 每次取10～15g，用开水冲泡，代茶饮，水煎服效果更佳，每次可反复冲泡，直至水无茶色，再更换石韦饮用。治疗高血压15例，患者均显效，7例轻型高血压患者完全停用降压药物，血压稳定；3例中型高血压患者减少了降压药物品种或剂量，血压稳定；5例重型患者血压有所下降[3]。

3. 慢性支气管炎 用石韦生药治疗4批老年慢性气管炎患者，共552例。其中单味石韦50g/天，水煎分2次服用，连服20天，有效率为57.6%，显效率为21.9%。用石韦提取物"410"治疗2批患者共162例，治疗20天，有效率为87.7%，显效率分别为56.8%和48.8%[4]。

4. 急性腰腹疼痛 自拟琥珀石韦汤（琥珀、石韦、赤芍、白芍、枳壳、莪术、黄柏、川芎、乌药、牛膝、益母草、延胡索、蒲公英、焦三仙、甘草）治疗急性腰腹疼痛148例，结果显示，3天内临床治愈70例，显效65例，总有效率为91.22%[5]。

5. 前列腺炎 运用石韦败酱汤（石韦30g、败酱草15g、土茯苓30g、薏苡仁30g、王不留行9g、白茅根30g、萹蓄12g、川牛膝18g、穿山甲9g）治疗前列腺炎80例，水煎服，1剂/天，随证加减。治愈42例，占52.5%；有效30例，占37.5%；无效8例；总有效率为90.0%[6]。

6. 泌尿系统结石 加味石韦散（石韦、瞿麦、车前子、鸡内金、枳实、杜仲、土鳖虫、黄柏、川木通各15g、滑石、海金沙、山楂各30g、冬葵子25g、金钱草18g、川牛膝、台乌药各12g），伴有腰、腹部疼痛剧烈者加延胡索、白芍，发热者重用黄柏加栀子、黄芩，伴血尿者加小蓟、白茅根。1剂/天，水煎服，7天为一疗程。治疗泌尿系统结石127例，治愈101例（1个疗程治愈62例，2个疗程治愈28例，3个疗程治愈11例），占79.53%；好转21例，占16.53%；无效5例，占3.94%；总有效率为96.06%[7]。

7. 泌尿系统感染 自拟石韦汤（石韦30g、金钱草20g、蒲公英15g、车前草20g、黄柏12g、王不留行18g、土茯苓20g、赤芍18g、青皮12g、鸡内金12g、甘草6g），治疗急性泌尿系统感染101例，治愈60例，占59.4%；好转39例，占38.6%；无效2例，占2.0%；总有效率为98.0%[8]。

8. 急、慢性肾盂肾炎 公英石韦汤（蒲公英30g、石韦30g、败酱草12g、柴胡15g、黄柏9g、苦参9g、萹蓄12g、马齿苋30g）1剂/天，连服6剂为1个疗程，治疗急性肾盂肾炎100例，治愈65例，好转27例，无效8例，总有效率为92%。服药最多24剂，最少6剂，平均15剂[9]。

9. 白细胞减少症 石韦大枣汤（石韦30g、大枣10枚）加减治疗白细胞减少症40例，全部显效，其中，服药8剂以内者30例，服药15剂以上者10例[10]。

10. 湿疹 复方石韦制剂（石韦、虎杖、大黄、地榆、生地黄等）治疗湿疹61例，治愈35例（57.4%），显效20例（32.8%），有效5例（8.2%），无效1例（1.6%），总有效率为98.49%[11]。

三、药理研究

1. 抗菌、抗病毒作用 5%以上浓度的庐山石韦悬液对志贺菌属、伤寒杆菌、副伤寒杆菌有抑制作用。石韦对金黄色葡萄球菌、溶血性链球菌、炭疽杆菌、白喉杆菌、大肠埃希菌均有不同程度的抑制作用及抗甲型流感病毒、抗钩端螺旋体（黄疸出血型）作用。从庐山石韦中提取的异杧果苷有抗单纯疱疹病毒作用，用组织培养法检测，较无环鸟苷、碘苷与环胞苷的抑制病毒增高0.27~0.50个对数，平均空斑减数率为56.8%，其作用系阻止病毒在细胞内的复制[12]。

2. 祛痰、镇咳作用 庐山石韦煎剂及煎剂提取物或异杧果苷给小鼠灌服，均有明显镇咳作用（二氧化硫引咳法），煎剂提取物用半数致死量的1/10即有明显镇咳作用，其效应高于生药材和其他成分。煎剂提取物、异杧果苷腹腔注射、口服给药，对小鼠均有明显祛痰作用。二氧化硫刺激大鼠产生慢性气管炎后，用煎剂提取物灌胃，连续20天，用药组动物气管腺泡的体积比对照组明显缩小，杯状细胞数量也减少。这些形态上的变化同患者用药后痰液减少的现象相符合，其所含之延胡索酸、咖啡酸亦均有明显的镇咳与祛痰作用。有柄石韦的水煎醇提取物具有显著的镇咳作用[12]。

3. 抗泌尿系统结石作用 采用1.25%乙二醇和1%氯化铵制备大鼠肾结石模型，造模同时用单味中药石韦的免煎剂按0.6g/天剂量给大鼠灌胃，4周后，石韦中药组大鼠肾脏损伤情况（肾充血、炎症细胞浸润、肾小管扩张）明显轻于模型组（$P<0.05$），与枸橼酸钾组相当，且尿中草酸钙结晶排泄明显高于模型组，减少大鼠肾集合系统内草酸钙结晶形成，减轻大鼠肾脏损伤[13]。排石颗粒（石韦等10味中药组成）对大鼠肾结石的影响，结果可见，排石颗粒可防治乙二醇、氯化铵诱发的肾结石形成和发展[14]。

4. 升高白细胞作用 应用石韦大枣合剂防治化疗和放疗所致骨髓粒系造血抑制，环磷酰胺（CTX）加石韦大枣合剂大剂量、中剂量组白细胞下降程度明显低于单纯CTX组（$P<0.05$）；石韦大枣合剂组α值明显高于CTX组、正常动物组（$P<0.05$）。石韦大枣合剂能显著对抗CTX所致的粒-单系集落形成单位（CFU-GM）减少，并促进CFU-GM恢复[15]。

5. 对非特异性免疫功能的影响 石韦大枣合剂组和CTX组实验后，小鼠体重增加值明显低于正常对照组，但注CTX组和石韦大枣合剂组之间体重增加值比较无显著差异。胸腺湿重和胸腺指数均明显低于正常对照组（$P<0.01$），但CTX组和石韦大枣合剂组之间比较差异并无统计学意义（$P>0.05$），表明注CTX后可使免疫器官胸腺萎缩，而石韦大枣合剂无明显增重萎缩胸腺的作用。脾脏湿重和脾脏指数均明显低于正常动物对照组（$P<0.01$），但CTX组和石韦大枣合剂组之间差异无统计学意义（$P>0.05$），表明注CTX后可使免疫器官脾脏重量变轻，但石韦大枣合剂对此无明显对抗作用；肝湿重比较石韦大枣合剂组虽低于正常对照组（$P<0.05$），但肝指数比较各组之间差异并无统计学意义（$P>0.05$），表明CTX和石韦大枣合剂对肝脏无明显影响。各组肾上腺湿重和肾上腺指数比较差异均无统计学意义[15]。

四、本草文献摘述

1.《神农本草经》"主劳热邪气，五癃闭不通，利小便水道。"

2.《本草纲目》"主崩漏金疮，清肺气。"

参考文献

[1] 国家药典委员会. 中华人民共和国药典临床用药须知：中药饮片卷 [M].2020版. 北京：中国医药科技出版社，2022：586-588.

[2] 尤仲伟. 石韦生地黄汤治疗血精117例 [J]. 陕西中医，2000，21（4）：160.

[3] 崔希凤，刘永宁. 石韦代茶饮治疗高血压病15例 [J]. 中国民间疗法，2006，14（1）：59.

[4] 梅全喜. 现代中药药理与临床应用手册 [M]. 北京：中国中医药出版社，2008：584-585.

[5] 魏小坡. 琥珀石韦汤治疗急性腰腹疼痛148例 [J]. 中国中医急症，2009，18（5）：806-807.

[6] 姜锡武，张树岚. 石韦败酱汤治疗前列腺炎80例 [J]. 山东中医药大学学报，1997，21（6）：441-442.

[7] 王洪白. 加味石韦散治疗泌尿系统结石127例 [J]. 实用中医药杂志，2008，24（12）：773.

[8] 程涛. 石韦汤治疗急性泌尿系统感染101例 [J]. 河北中医，2009，31（5）：748.

[9] 李长华. 公英石韦汤治疗急性肾盂肾炎100例 [J]. 山东中医杂志，2000，19（10）：599.

[10] 任华. 石韦大枣汤治疗白细胞减少症40例体会 [J]. 浙江中医杂志，1993，28（3）：109.

[11] 王萍，崔向军，姜延艾，等. 复方石韦制剂外用治疗湿疹及皮炎类皮肤病的临床观察 [J]. 中国皮肤性病学杂志，2000，14（5）：316-317.

[12] 国家中医药管理局《中华本草》编委会. 中华本草 [M]. 上海：上海科技出版社，1999：253-258.

[13] 邵绍丰，张爱鸣，刘耀，等. 单味中药金钱草、石韦、车前子对大鼠肾结石肾保护

作用的实验研究[J].浙江中西医结合杂志，2009，19（6）：342-344.

[14] 张丽，朴晋华，张蕻.排石颗粒主要药效学研究[J].中国药物与临床，2005，5（7）：532-533.

[15] 梅志洁，李文海，邓常青.白细胞减少症的实验研究[J].湖南中医学院学报，2002，22（2）：32-34.

白茅根 Baimaogen

本品又称丝茅草、茅草、白茅草、茅草根，为禾本科植物白茅 *Imperata cylindrica* Beauv.var.*major*（Nees）C.E.Hubb. 的干燥根茎。春、秋二季采挖，洗净，晒干，除去须根及膜质叶鞘，捆成小把。

2-4-7 白茅根彩图

一、传统应用

【性味归经】甘，寒。归肺、胃、膀胱经。

【功效主治】凉血止血，清热利尿。用于血热吐血、衄血、尿血，热病烦渴，湿热黄疸，水肿尿少，热淋涩痛。

生白茅根长于凉血止血，清热生津利尿。常用于血热吐血、衄血、尿血，热病烦渴，湿热黄疸，水肿尿少，热淋涩痛。白茅根炭，味涩，寒性减弱。清热凉血作用轻微，止血作用增强，专用于出血证，并偏于收敛止血，常用于出血证较急者。

【用法用量】9～30g。

【使用注意】脾胃虚寒，溲多不渴者忌服。

【方剂举例】

1.茅根饮子（《外台秘要》）

药物组成：白茅根、茯苓、人参、干地黄。

功能主治：益气养阴，凉血止血。用于治疗气虚血热，小便出血。

2.白茅根散（《太平圣惠方》）

药物组成：白茅根、赤芍、滑石、木通、黄芩、冬葵子、车前子、乱发灰。

功能主治：凉血止血，清热利尿。用于治疗血淋，小便中痛不可忍。

3.胆宁片［《中华人民共和国药典》（2020年版一部）］

药物组成：大黄、虎杖、青皮、陈皮、白茅根、郁金、山楂。

功能主治：疏肝利胆，清热通下。用于肝郁气滞、湿热未清所致的右上腹隐隐作痛、食入作胀、胃纳不香、嗳气、便秘；慢性胆囊炎见上述证候者。

4.清降片［《中华人民共和国药典》（2020年版一部）］

药物组成：蚕沙、大黄、青黛、玄参、皂角子、赤芍、板蓝根、麦冬、连翘、牡丹皮、地黄、甘草、白茅根、金银花、薄荷脑、川贝母。

功能主治：清热解毒，利咽止痛。用于肺胃蕴热所致咽喉肿痛，发热烦躁，大便秘结；小儿急性咽炎，急性扁桃体炎见以上证候者。

5.肾炎解热片［《中华人民共和国药典》（2020年版一部）］

药物组成：白茅根、连翘、荆芥、炒苦杏仁、陈皮、大腹皮、盐泽泻、茯苓、桂枝、车前子（炒）、赤小豆、石膏、蒲公英、蝉蜕。

功能主治：疏风解热，宣肺利水。用于风热犯肺所致的水肿，症见发热恶寒、头面浮肿、咽喉干痛、肢体酸痛、小便短赤、舌苔薄黄、脉浮数；急性肾炎见上述证候者。

【简便验方】

1.治疗血热鼻衄 白茅根汁一合。饮之。（《妇人良方》）

2. 治疗热喘 茅根一握（生用旋采）、桑白皮等份。水二盏，煎至一盏，去滓温服，食后。（《太平圣惠方》如神汤）

3. 治疗吐血不止 白茅根一握。水煎服之。（《千金翼方》）

4. 治疗胃反，食即吐出，上气 芦根、茅根各二两。细切，以水四升，煮取二升，顿服之，得下，良。（《千金要方》）

5. 治疗小便热淋 白茅根四升。水一斗五升，煮取五升，适冷暖饮之，日三服。（《肘后方》）

6. 治疗小便出血 茅根一把。切，以水一大盏，煎至五分，去滓，温温频服。（《太平圣惠方》）

7. 治疗劳伤溺血 茅根、干姜等份。入蜜一匙，水二钟，煎一钟，日一服。（《本草纲目》）

【类药辨析】

1. 白茅根与芦根的鉴别应用 二者均能清肺胃热、利尿，治疗肺热咳嗽、胃热呕吐和小便淋痛，且常相须为用。然白茅根偏入血分，以凉血止血见长，故血热妄行所致的出血证多用；芦根偏入气分，以清热泻火为优，故热病烦渴，胃热呕吐、肺热咳嗽多用[1]。

2. 白茅根与小蓟的鉴别应用 二者均能凉血止血，兼能利尿，用于治血热出血诸证，尤善治尿血、血淋。然白茅根又能清热利尿，用于治水肿、热淋涩痛、黄疸；清肺胃热，用于治胃热呕吐、肺热咳嗽。小蓟又能解散瘀毒消肿，用于治热毒疮疡[1]。

【配伍应用】

1. 白茅根配车前子 白茅根凉血止血，清热利尿；车前子利尿通淋，清膀胱热结。两药配伍，协同增效，具有较好的凉血止血、清热利尿之功，用于治疗湿热内停或水热互结之尿少、尿痛及血尿[1]。

2. 白茅根配石膏 白茅根清热生津，清肺胃热；石膏清肺胃热，除烦止渴。两药配伍，清热而不伤阴，生津而不碍胃，共奏清热除烦、生津止渴之效。用于治疗胃热烦渴、肺热咳喘等病证[1]。

二、临床研究

1. 糖尿病肾病Ⅲ-Ⅳ期气阴两虚证 黄芪30g，葛根15g，山药30g，天花粉15g，知母10g，五味子10g，鸡内金15g，白茅根30g，水蛭6g，黄连6g，日一剂，水冲服，早晚分服。6周为一个治疗周期。共治疗32例，显效21例，有效9例，无效2例，总有效率93.75%[2]。

2. 火热鼻衄 黄芩20~60g，白茅根20~60g，蜂蜜30g。上药加生水适量泡10~20min，再煎。滚后15min左右，滤渣放入蜂蜜约30g，待蜜化稍温顿服，每日一剂，二次分服，三剂为一疗程。共治疗200例，痊愈167例，显效28例，无效5例，总有效率97.5%[3]。

3. 急性肾炎 鲜白茅根50g，车前子10g，萹蓄10g，泽泻10g，山栀9g，柴胡6g，升麻6g，猪苓10g，炒蒲黄10g，大蓟15g，小蓟10g，甘草6g。水煎煮，1天1剂，1天2次，口服，连用14天为1疗程，同时配合青霉素80万U肌内注射，每日2~3次，连用2周。共治疗63例，治愈37例，有效26例，无效0例，总有效率100%[4]。

4. 儿童单纯性肾小球性血尿 白茅根30g，鱼腥草15g，紫珠草9g，山茱萸6g，石韦、金钱草各10g，三七粉（研末吞）1g，墨旱莲、女贞子各12g。辨证加量：阴虚瘀血者重用三七粉（研末吞）3g；阴虚湿热者重用金钱草、石韦各12g；阴虚湿瘀互结者重用三七粉（研末吞）3g，金钱草、石韦各15g。每日1剂，水煎分服。以15天为1个疗程，平均治疗4个疗程。共治疗30例，18例痊愈，好转9例，无效3例，总有效率90%[5]。

5. 色素性紫癜性苔藓样皮炎 白茅根20～60g，生地黄20～30g，仙鹤草10g，藕节炭10g，血余炭10g，三七6g，大枣10枚。每日1剂，水煎300mL，早晚分服，三七研磨后，分次用汤药冲服。同时将复方肝素钠软膏涂于患处，每日3次。共治疗112例，痊愈58例，显效37例，有效8例，无效9例，总有效率91.96%[6]。

三、药理研究

1. 抗炎作用 白茅根乙酸乙酯提取物能降低TNF-α、TGF-β1分泌水平，抑制NF-κBp65活性，进而抑制TNF-α、TGF-β1的生成，减轻肾脏组织炎症，改善大鼠肾脏组织病理损害，抑制肾小球纤维化[7]。白茅根脂多糖能下调细胞核内NF-κBp65的表达，减少炎性介质释放，减轻肺泡毛细血管屏障的损伤，保护脓毒血症引起的急性肺损伤[8]。绿原酸可通过抑制Janus激酶2/信号转导及转录激活因子3信号通路减少一氧化氮和IL-1β表达，抑制炎症反应[9]。

2. 抗氧化作用 白茅根总黄酮具有清除1,1-二苯基-2-三硝基苯肼自由基抗氧化作用[10]。白茅根水提物能增强酒精中毒小鼠肝脑组织中的超氧化物歧化酶活力，抑制羟自由基活性，降低丙二醛水平，提高机体抗氧化能力，减轻自由基对肝脑组织的病理损害，从而保护酒精中毒所致的肝和脑损伤[11]。

3. 免疫调节作用 白茅根多糖能促进乙型肝炎患者外周血T细胞增殖，增加CD_8^+T细胞的比例，恢复其免疫力[12]。白茅根水煎剂能提高免疫缺陷小鼠的CD_4^+T细胞比例，降低CD_8^+T细胞比例，调整CD_4^+/CD_8^+T细胞比值趋向平衡，恢复其免疫功能[13]。

4. 促凝血作用 白茅根水提物可能通过内源性、外源性凝血酶和内外源共同途径，缩短其凝血酶原时间、凝血酶时间和活化部分凝血活酶时间[14]。

5. 舒张小鼠气管平滑肌作用 白茅根乙酸乙酯部提取物能抑制L型钙通道电流（VDCCs），阻断细胞外Ca^{2+}内流。其在抑制ACh诱导的收缩反应中除VDCCs通道外，还有其他离子通道参与，从而抑制肌质网内Ca^{2+}释放，最终舒张小鼠气管平滑肌[15]。

四、本草文献摘述

1.《神农本草经》 "主劳伤虚羸，补中益气，除瘀血、血闭，寒热，利下便。"

2.《本草正义》 "白茅根，寒凉而味甚甘，能清血分之热而不伤于燥，又不黏腻，故凉血而不虑其积瘀，以主吐衄呕血。"

3.《医学衷中参西录》 "最善透发脏腑郁热，托痘疹之毒外出；又善利小便淋涩作疼，因热小便短少，腹胀身肿；又能入肺清热以宁嗽定喘；为其味甘，且鲜者嚼之多液，故能入胃滋阴以生津止渴，并治肺胃有热，咯血、吐血、衄血、小便下血，然必用鲜者，其效方著。"

参考文献

[1] 国家药典委员会. 中华人民共和国药典临床用药须知：中药饮片卷[M].2020版. 北京：中国医药科技出版社，2022：777-779.

[2] 孔旭萍. 加味玉液汤治疗糖尿病肾病Ⅲ-Ⅳ期气阴两虚证的临床疗效观察[D]. 晋中：山西中医药大学，2021.

[3] 陈改峨，张建朝. 黄芩白茅根汤治疗火热鼻衄20例临床疗效分析[J]. 现代中医药，

[4] 李明强.自拟白茅根汤为主治疗急性肾炎63例床观察[J].安徽中医临床杂志,2000,12(4):311.

[5] 王建敏.白茅根汤治疗儿童单纯性肾小球性血尿30例[J].浙江中医杂志,2009,44(9):663.

[6] 刘佩莉.白茅根汤加复方肝素钠软膏治疗色素性紫癜性苔藓样皮炎112例[J].辽宁中医杂志,2007,34(2):183.

[7] 陈兰英,陈卓,王昌芹,等.白茅根不同提取物对阿霉素肾病大鼠的保护作用及对TGF-β1、NF-κBp65分子表达的影响[J].中药材,2015,38(11):2342-2347.

[8] 蒋崇荣,于志辉.白茅根脂多糖对脓毒血症模型大鼠中急性肺损伤NF-κBp65表达影响的实验研究[J].世界最新医学信息文摘,2016,16(96):1-2.

[9] Kim S H, Park S Y, Park Y L, et al. Chlorogenic acid suppresses lipopolysaccharide induced nitric oxide and interleukin-1β expression by inhibiting JAK2/STAT3 activation in RAW264.7cells[J].Mol Med Rep, 2017, 16(6):9224-9232.

[10] 翁梁,李西腾.白茅根总黄酮提取工艺及其抗氧化性研究[J].江苏农业科学,2018,46(10):187-189.

[11] 蓝贤俊,邓彩霞,陈永兰,等.白茅根对酒精中毒小鼠肝及脑损伤的保护作用研究[J].医学理论与实践,2012,25(2):125-126,128.

[12] 吕世静,龙启才,何德,等.白茅根多糖对乙肝患者淋巴细胞增殖及T细胞亚群的调节作用[C].第二届全国中医药免疫学术研讨会论文汇编.中山:中国免疫学会,2001:129-130.

[13] 付嘉,熊斌,白丰沛,等.白茅根对小鼠细胞免疫功能的影响[J].黑龙江医药科学,2000,23(2):17.

[14] 韦乃球,邓家刚,郝二伟,等.白茅根艾叶止血与药性寒热相关性的实验研究[J].时珍国医国药,2015,26(3):759-761.

[15] 沈金花,曾晓月.白茅根乙酸乙酯部提取物舒张小鼠气管平滑肌机理[J].中南民族大学学报,2020,39(6):573-579.

冬葵子 Dongkuizi

本品为锦葵科植物冬葵 *Malva verticillata* L. 的干燥成熟种子。夏秋二季种子成熟时采收。

2-4-8 冬葵子彩图

一、传统应用

【性味归经】味甘、涩,性凉。归大肠、小肠、膀胱经。

【功效主治】清热利尿,消肿。用于尿闭,水肿,口渴,尿路感染。

【用法用量】内服:煎汤,3～9g;或入散剂。

【使用注意】脾虚肠滑者禁服,孕妇慎服。

【方剂举例】

1. 净石灵胶囊(《中华人民共和国卫生部药品标准·中药成方制剂》)

药物组成:广金钱草、黄芪、茯苓、萹蓄、海金沙、淫羊藿、夏枯草、滑石、延胡索(醋制)、当归、巴戟天、赤芍、冬葵子、车前子、桃仁、鸡内金、甘草。

功能主治:补肾,利尿,排石。用于肾结石、输尿管结石、膀胱结石以及由结石引起的肾盂积水、尿路感染等。

2. 排石膏(《中华人民共和国卫生部药品标准·中药成方制剂》)

药物组成:连钱草、忍冬藤、木通、石韦、瞿麦、徐长卿、滑石、冬葵子、车前子、甘草。

功能主治:利水,通淋,排石。用于肾脏结石、输尿管结石、膀胱结石等泌尿系统结石症。

3. 双香排石颗粒(《中华人民共和国卫生部药品标准·中药成方制剂》)

药物组成:乳香、青木香、肉桂、连钱草、车前子、木通、徐长卿、石韦、瞿麦、忍冬藤、滑石、冬葵子、甘草。

功能主治：利水，通淋，排石，解毒。用于石淋及排除泌尿结石。

4. 通草饮子（《普济方》）

药物组成：通草、冬葵子、滑石、石韦。

功能主治：清热利尿通淋。用于热气淋涩，小便赤如红花汁者。

5. 地肤子散（《太平圣惠方》）

药物组成：地肤子、瞿麦、冬葵子、知母、黄芩、升麻、木通、大黄、猪苓。

功能主治：清热利尿。用于小儿积热，小便不通。

【简便验方】

1. 治疗尿路感染，小便涩痛 冬葵子、车前子、萹蓄、蒲黄各12g。水煎服。（《宁夏中草药手册》）

2. 治疗石淋 冬葵子9g，地龙3g，牛膝6g，滑石粉9g。水煎去渣，沉香5分，芒硝6g，冲服。（江西《草药手册》）

3. 治疗妊娠子淋、小便涩痛 冬葵子、滑石、木通各等份。上为末，每服四钱，水一盏，葱白七寸，煎至六分，去滓服。（《妇人大全良方》）

4. 治疗妊娠有水气，身重，小便不利，洒淅恶寒，起即头眩 葵子一斤，茯苓三两。上二味，杵为散，饮服方寸匕，日三服，小便利则愈。（《金匮要略》葵子茯苓散）

5. 治疗小儿小便不通 冬葵子一升，以水二升，煮取一升，分服，入滑石末六铢。（《千金要方》）

【类药辨析】

冬葵子与滑石的鉴别应用 两者均能滑利通窍、利尿通淋，用于小便不利尿道涩痛之证。冬葵子滑利之性更甚，尤宜于小便不利病证。亦能润肠通便，通乳消肿。滑石寒凉之性更甚，清暑利湿作用好，外用收湿，用于湿疮、湿疹等。

【配伍应用】

滑石配冬葵子 滑石善清热利尿通淋，能通利三焦；冬葵子为滑下利窍之品，可通利二便，但以利水通淋为主。二药配用，清热利水通淋作用增强。用于治疗湿热蕴结膀胱之小便不利、淋沥涩痛等症。

二、临床研究

1. 慢性腰腿痛 自配药酒送服渗透药物的野冬葵子细末，每次10~18g，每日2次，7天为1疗程，有效率为97.5%[1]。

2. 肾石病 柴胡10g、白芍10g、枳壳10g、金钱草30g、海金沙15g、滑石18g、冬葵子18g、王不留行15g、石韦30g、鸡内金15g、怀牛膝10g、琥珀6g、甘草6g，水煎服，每次100mL，一日3次，两日一剂，有效率90.12%[2]。

3. 外吹乳痈 鹿角片9g，王不留行、路路通、冬葵子各12g，通草、炮山甲各10g，生甘草5g。上药日1剂，水煎分服。经上述方法治疗，用药3~10剂，所有患者乳房红肿结块均能消除，且排乳通畅[3]。

三、药理研究

1. 抗肿瘤作用 从冬葵中分离出来的抗肿瘤活性蛋白MSP，通过上调Fas、FasL，提高caspases-8&3表达，激活外源性凋亡途径；它改变癌细胞线粒体膜电位，下调Bcl-2，上调cyt-c、Bax及p53的表达量，激活了内源性凋亡途径，从而诱导癌细胞凋亡[4]。

2. 利尿作用 采用清醒状态下正常wistar大鼠，观察冬葵果各系统溶剂提取物的利尿作用，结果石油醚提取物及乙酸乙酯提取物有显著促进排尿的作用[5]。

3. 抗氧化作用 冬葵果多糖对氧自由基有清除作用，对脂质过氧化有抑制作用[6]。

4. 其他作用 冬葵果中 K 和 Se 含量偏高。在治疗尿路感染、尿闭、水肿、口渴等病症的过程中，人体易失钾，形成低钾血症，而冬葵果钾含量高，能及时给予一定补充。Se 元素具有治疗前列腺增生的作用，能促进淋巴细胞产生抗体，促进吞噬细胞功能[7]。

四、本草文献摘述

1.《本草经集注》"黄芩为之使。"

2.《得宜本草》"得缩砂仁，治乳汁蓄痛；得牛膝，下胞衣。"

3.《得配本草》"拌猪脂，通关格；拌人乳，利大便。"

参考文献

[1] 刘桂花, 李建国. 野冬葵子治疗腰腿痛 1221 例 [J]. 陕西中医, 2002, 23 (12): 1070.

[2] 陈小钦, 陈玉. 通淋排石汤治疗肾石病 81 例临床观察 [J]. 西南军医, 2009, 11 (5): 864.

[3] 洪鼎侨, 洪颖. 通乳方治疗外吹乳痈 276 例 [J]. 浙江中医杂志, 2007, 42 (1): 13.

[4] 陈美兰. 冬葵子抗肿瘤蛋白诱导细胞凋亡分子机制研究 [D]. 太原: 山西大学, 2016.

[5] 何晓燕. 冬葵果药效物质基础与药材质量标准的研究 [D]. 成都: 成都中医药大学, 2006.

[6] 乌兰格日乐, 赵烈, 巴虎山, 等. 冬葵果多糖的抗氧化作用研究 [J]. 天然产物研究与开发, 2012, 24 (4): 536-538.

[7] 李增春, 徐宁, 杨立青, 等. 蒙药冬葵果挥发油化学成分分析 [J]. 中成药, 2008, 30 (6): 922-924.

甘蔗叶 Ganzheye

本品为禾本科植物竹蔗 Saccharum sinense Roxb.、甘蔗 Saccharum officinarum L. 的叶。

2-4-9 甘蔗叶彩图

一、传统应用

【性味归经】甘，凉。归心、肺、胃经。

【功效主治】清热生津，利尿排石，祛湿止痒。用于消渴、盗汗、尿路结石、湿疹瘙痒等。也可用于防治龋齿。

【用法用量】30～100g。外用适量。

【使用注意】孕妇慎用。

【方剂举例】

1. 理湿含漱液（桂派中医大师经验方）

药物组成：甘蔗叶、金花茶叶、两面针、救必应、苦丁茶、广藿香、苍术、肉桂、薄荷脑、罗汉果甜苷。

功能主治：芳香化湿，祛腐除秽。用于急慢性咽炎、口腔炎、口腔溃疡等疾病，也可用于日常口腔护理及预防感冒。

2. 复方甘蔗叶洗液（桂派中医大师经验方）

药物组成：甘蔗叶、芒果叶、苦丁茶、冬青叶、香茅、珍珠层粉。

功能主治：清热利湿，抗菌止痒。用于多种原因引起的急慢性皮炎、湿疹及热痱、奶癣等。

【简便验方】

1. 治疗小儿盗汗 磨盘草根 500g，甘蔗叶 250g，煎水洗身，连续使用。（《实用中草药大全》）

2. 治疗阴虚型产后盗汗 浮小麦 30g，甘蔗叶 100g。将甘蔗叶洗净，切碎

放入砂锅中,浮小麦用小火炒黄放入蔗叶锅中,加水适量,煎沸15~20min,去渣取汁。代茶饮。(《图解百草良方》)

3. 治疗口干舌燥,恶心呕吐,急性胃炎 甘蔗叶35g,煎汤内服。(《云南民族药大辞典上》)

4. 治疗口干舌燥、恶心呕吐 黑甘蔗叶35g,煎汤服。(《傣药学》)

【类药辨析】

甘蔗叶与淡竹叶的鉴别应用 两者均具有清热利尿之功,然甘蔗叶长于清热养阴,生津敛血,利尿排石,多用于消渴、小儿或成人盗汗症、尿路结石等;淡竹叶甘淡性寒,长于清热泻火,除烦止渴,利尿通淋,多用于热病烦渴,小便短赤涩痛,口舌生疮。

【配伍应用】

甘蔗叶配伍浮小麦 浮小麦药性平和,甘能益气,凉可除热,入心经,盖汗为心之液,养心退热,故其能益气除热,凉心止汗,可用于骨蒸劳热,自汗盗汗。而甘蔗叶性甘凉,归心、肺、胃经,长于清热生津,利尿排石,两药相配,有清热养阴、生津止汗之效,用于治疗阴虚型产后盗汗。

二、临床研究

暂无。

三、药理研究

1. 抗炎作用 甘蔗叶总黄酮能明显抑制二甲苯所致的小鼠耳郭肿胀,对醋酸所致的小鼠腹腔毛细血管通透性增高有显著的抑制作用,对小鼠棉球肉芽肿增生有显著的抑制作用[1]。

2. 抗氧化作用 甘蔗叶黄酮类成分具有很强的清除DPPH自由基、防止亚油酸氧化的作用,且抗氧化效果随着浓度的增加而增大[2],并对羟自由基(·OH)、超氧自由基(O_2^-·)和亚硝酸根(NO_2^-)均具有清除能力[3],甘蔗叶多酚化合物提取液对羟自由基(·OH)、超氧自由基(O_2^-·)均有较好的清除作用[4],甘蔗叶多糖具有较强的清除羟自由基(·OH)的能力,对羟自由基(·OH)致DNA损伤具有良好的修复作用[5]。

3. 抗菌作用 甘蔗叶提取物在体外可表现出抑菌活性,对金黄色葡萄球菌、大肠埃希菌、铜绿假单胞菌、伤寒沙门菌、枯草芽孢杆菌和肺炎克雷伯菌均有不同程度的抑制作用,但对链球菌作用较差[6,7]。

4. 抗肿瘤作用 甘蔗叶乙酸乙酯提取物具有抗肿瘤作用,对人胃癌细胞株SGC7901、宫颈癌细胞株Hela、肝癌细胞株BEL7404均有一定的抑制作用[8],甘蔗叶多糖能明显抑制人鼻咽癌CNE2细胞增殖,诱导细胞凋亡,可能是通过提高Bax表达及降低Bcl-2表达,从而发挥抗肿瘤作用[9]。

5. 降血糖作用 甘蔗叶水提物、50%醇提物、石油醚提取物、正丁醇提取物对肾上腺素所致高血糖小鼠的血糖升高有抑制作用,而对正常小鼠的血糖无明显影响;各种溶剂的提取物对四氧嘧啶所致糖尿病小鼠的血糖升高有不同程度的抑制作用;对链佐霉素所致的高血糖模型,甘蔗叶水提物、30%醇提物、50%醇提物、乙酸乙酯提取物有不同程度抑制血糖的作用[10]。甘蔗叶多糖对链脲佐菌素诱导的1型糖尿病大鼠高血糖水平具有抑制作用[11]。

6. 抗心肌梗死作用 甘蔗叶多糖可促进VEGF的表达及微血管的生成,改善心肌梗死大鼠心电图表现,对大鼠心肌梗死具有一定保护作用[12],能抑制大鼠心肌梗死后心肌细胞凋亡,其机制可能与增加抑制凋亡基因Bcl-2的表达,减少促凋亡基

因 *BAX*、*Caspase3* 的表达，上调 p-AKT/AKT、p-PI3K/PI3K 蛋白的表达有关[13]。

四、本草文献摘述

1.《傣药学》"治说想令早、短昏列哈（口干舌燥、恶心呕吐）：取摆外郎（黑甘蔗叶）35g，煎汤服。"

2.《实用中草药大全》"磨盘草根500g，甘蔗叶250g。用法：煎水洗身，连续使用。主治：小儿盗汗。"

参考文献

[1] 侯小涛，马丽娜，邓家刚，等.甘蔗叶总黄酮提取工艺及抗炎活性的研究[J].中成药，2013，35（9）：2047-2050.

[2] 吴建中，欧仕益，汪勇.甘蔗叶中黄酮类物质的提取及其抗氧化性研究[J].现代食品科技，2009，25（2）：165-167.

[3] 阎欲晓，黄玥.甘蔗叶黄酮分离纯化工艺及生理活性研究[J].食品工业科技，2011，32（3）：149-152.

[4] 阎欲晓，吴国燕，杨龙，等.甘蔗叶多酚物质的超声提取及生理活性研究[J].食品研究与开发，2012，33（4）：63-66.

[5] 桂意云，贤武，梁强，等.甘蔗叶片多糖的提取及体外抗氧化作用[J].西南农业学报，2012，25（4）：1218-1221.

[6] 邓家刚，侯小涛，李爱媛，等.甘蔗叶的药效学初步研究[J].广西中医学院学报，2008，11（3）：77-79.

[7] 侯小涛，邓家刚，马建凤，等.甘蔗叶提取物的体外抑菌作用研究[J].华西药学杂志，2010，25（2）：161-163.

[8] 邓家刚，郭宏伟，侯小涛，等.甘蔗叶提取物的体外抗肿瘤活性研究[J].辽宁中医杂志，2010，37（1）：32-34.

[9] 江恒，方锋学，王仁君，等.甘蔗叶多糖对CNE2细胞的体外抑制作用研究[J].中华中医药杂志，2014，29（1）：259-262.

[10] 侯小涛，邓家刚，李爱媛，等.甘蔗叶不同提取物对3种糖尿病模型的降血糖作用[J].华西药学杂志，2011，26（5）：451-453.

[11] 侯小涛.甘蔗叶化学成分及药效学研究[D].南宁：广西医科大学，2014.

[12] 何涛，胡姗，侯小涛，等.甘蔗叶多糖对大鼠心肌梗死心电图及微血管生成的影响[J].广西医科大学学报，2016，33（2）：229-231.

[13] 刘丹，林锟，侯小涛，等.甘蔗叶多糖对心肌梗死大鼠心肌细胞凋亡的抑制作用及其机制[J].山东医药，2018，58（17）：5-8.

灯心草 Dengxincao

本品为灯心草科植物灯心草 *Juncus effusus* L. 的干燥茎髓。秋季采收。割取茎部晒干，或将茎皮纵向剖开，去皮取髓，晒干。

2-4-10 灯心草彩图

一、传统应用

【性味归经】甘、淡，微寒。归心、肺、小肠经。

【功效主治】清心火，利小便。用于心烦失眠，尿少涩痛，口舌生疮。

灯心草善于清心火，利小便，用于心烦失眠，尿少涩痛，口舌生疮。朱砂拌灯心草降火安神力强，多用于心烦失眠，小儿夜啼。青黛拌灯心草偏于清热凉血，多用于血热尿血。灯心草炭能清热敛疮，多作外用，治疗咽痹、乳蛾、阴疳等。

【用法用量】1～3g。

【使用注意】下焦虚寒，小便失禁者禁用。

【方剂举例】

1. 小儿清热片［《中华人民共和国药典》（2020年版一部）］

药物组成：黄柏、灯心草、栀子、钩藤、雄黄、黄连、朱砂、龙胆、黄芩、大黄、薄荷素油。

功能主治：清热解毒，祛风镇惊。用

于小儿风热，烦躁抽搐，发热口疮，小便短赤，大便不利。

2. 通窍散（《中华人民共和国卫生部药品标准·中药成方制剂》）

药物组成：麝香、闹羊花、灯心草（炭）、蟾酥、硼砂（煅）、细辛、荆芥（炭）、猪牙皂、冰片。

功能主治：芳香开窍，避秽醒脑。用于中暑中恶引起的关窍不通，气闭昏厥，神志不清，四肢厥冷。

3. 立效散（《本草纲目》）

药物组成：瞿麦、甘草、栀子仁、灯心草、葱头、生姜。

功能主治：清热止血。用于下焦结热（小便淋闭或有血出，或大小便出血）。

4. 尿路康颗粒（《国家中成药标准汇编 外科妇科分册》）

药物组成：金钱草、车前草、灯心草、益母草、墨旱莲、黄精、山药、甘草。

功能主治：清热利湿，健脾益肾。用于下焦湿热，脾肾两虚所致的淋证，小便不利，淋沥涩痛；非淋菌性尿道炎见上述证候者。

【简便验方】

1. 治疗失眠心烦 灯心草18g。煎汤代茶常服。（《现代实用中药》）

2. 治疗小孩热病抽搐 灯心草120g，鲜苦桃树二重皮120g。同杵烂敷头额部、手足心。（《闽东本草》）

3. 治疗湿热黄疸 鲜灯心草一至二两，白英（鲜）一至二两。水煎服。（《福建中草药》）

4. 治疗热淋 鲜灯心草、车前草、凤尾草各一两。淘米水煎服。（《河南中草药手册》）

5. 治疗甲状腺功能亢进症 灯心草、金樱子、急性子、瓦楞子、青葙子、五味子、栀子、石上柏、黄花倒水莲、叶下珠、岩黄连。水煎服。[《河北中医》，2001，（9）]

6. 治急性咽炎，咽部生颗粒或舌炎，口疮 灯心草一钱，麦冬三钱，水煎服。（《河北中药手册》）

【类药辨析】

1. 灯心草与木通的鉴别应用 两者均能清泄心与小肠之火，利小便，故火盛之尿涩热痛，均可应用。但灯心草药力单薄，入心主要用于小儿心热烦躁啼闹，且泻肺热而治咽痛喉痹；木通苦寒力猛，清心火主要用于口舌生疮，且能通利气血，又用于经闭乳少及湿热痹痛、血瘀经闭等[1]。

2. 灯心草与栀子、竹叶的鉴别应用 竹叶与栀子属清热泻火药，与灯心草都能清热除烦。但栀子苦寒，归心、肝、肺、胃、三焦经，清热力强，能清泻三焦火邪而清心除烦，又能清热利湿退黄，凉血解毒。用于治热病烦闷，湿热黄疸，血热吐衄，热毒疮疡等。竹叶甘辛淡，性寒，归心、胃、小肠经，善于清心除烦，生津止渴，以清心火为长，故热病烦渴，口舌生疮，心烦尿赤，温病热入心包常用之。灯心草甘淡微寒，归心、肺、小肠经，利水通淋为长，并能清心肺之热，用于治小便淋沥涩痛，心烦不眠，小儿惊痫夜啼，喉痹咽痛[1]。

【配伍应用】

灯心草配伍车前子 车前子清热渗湿，泻火利尿，通淋止痛。灯心草入心经，清心火，泄小肠实热，导热下行。二药配用，共奏清热、利尿、通淋之功[1]。

二、临床研究

1. 口疮 将灯心草干品放入小生铁平锅内，放在火上烧，直至黄焦为止，然

第二章 利湿药

后取出研末,涂抹于患处即可。以溃疡面消失,不疼痛,进食正常为痊愈。共治愈62例,其中涂抹1次痊愈者58人,涂抹2次痊愈者4人[2]。

2. 流行性腮腺炎 以灯心草的一端蘸芝麻油(或花生油),点燃后迅速灸同侧常规消毒耳尖发际处的角孙穴,至出现"啪"的声音为止,隔日1次,治疗4次为1个疗程。共治疗200例,治愈170例,好转26例,无效4例,总有效率为98%,未发现任何不良反应[3]。

3. 甲状腺功能亢进 ①治疗组30例采用灯心草灸。取穴:甲状腺突点及周围4点、百会、廉泉、曲池、内关、足三里、天柱、攒竹、鱼腰、水突、膻中、合谷、大椎。突眼加丝竹空、睛明、风池、四白;心悸配神门;易饥、消瘦、多汗加三阴交。操作:将灯心草浸茶油后点燃,将点燃的灯心草慢慢向穴位移动,并稍停片刻,待火焰略变大,则立即垂直点触于穴位上,刺激性较强,灸后皮肤表面有水疱,12h左右自行消失。瓦楞子15g,青葙子、五味子、栀子各10g,石上柏、黄花倒水莲、叶下珠、急性子各20g,岩黄连6g,水煎服,每日1剂,分3次服,1个月为1个疗程。结果:2组临床疗效无显著性差异($P>0.05$),但2组治愈时间比较有显著性差异($P<0.05$);治疗组在改善症状,减慢心率,降低基础代谢率(BMR)及三碘甲状腺原氨酸(TT_3)、总甲状腺素(TT_4)等方面均优于对照组($P<0.01$),且不良反应发生率明显低于对照组[4]。②观察组100例采用壮医灯心草灸疗法治疗。组穴原则:以壮医"梅花穴"为主穴,再视具体病情取相应的配穴。梅花穴,即在疼痛或肿胀或麻木最明显的部位取穴,然后以此穴为中心上下左右旁开1.5寸各取一穴。取穴:甲状腺突点及周围4点、百会、廉泉、曲池、内关、足三里、天柱、攒竹、鱼腰、水突、膻中、合谷、大椎。灯心草,秋初割下全草,顺茎划开皮部,剥出髓心,捆扎成把,晒干备用,除去杂质,切段选用长2~3cm不等的灯心草干燥茎髓,茎髓呈细圆柱形段状,表面白色或淡黄白色,有细纵纹。灯心草灸疗法是先将灯心草浸茶油后点燃,并慢慢向穴位移动,并稍停瞬间,待火焰略变大,则立即垂直点触于穴位上或部位上,随之发出清脆的"啪"响爆碎声,火亦随之熄灭。灸后部分皮肤表面有水疱,约12h自行消失。一般1次1~15壮,每2天灸1次,15次为1疗程,治疗4个疗程。对照组100例采用口服甲巯咪唑治疗,按常规用量服用甲巯咪唑,10mg/次,3次/天,4周为1个疗程,共进行4个疗程治疗。结果:两组总有效率(治疗组91.0%、对照组79.0%)比较有显著性差异($P<0.05$)。治疗组在降低血液黏度方面优于对照组($P<0.05$)[5]。

4. 带状疱疹 ①患者端坐,挺胸平视,用稻草从双眉弓上的1cm经双上耳郭绕至枕骨粗隆为连线,并剪平稻草,然后从第三颈椎(喉结水平处)量至"身柱穴"(胸椎三、四棘突间),用灯心草先蘸上食油,点燃后轻触"身柱穴",可听见"啪"的一声响,说明已点到所要穴位,一般需要点灸1~2次见效。结果:7天内的6例,经1~3次治疗均痊愈;病程超过7天的患者5例,经4~5次治疗,有3例痊愈,2例无效。痊愈率达到81.8%[6]。②找出最早出现的疱疹3~4颗,取一根灯心草,蘸取香油少许,点燃灯心草的一端,对准疱疹快速灸之,听到"啪"的一声即可,连灸3~4颗,一般灸一次即愈,若不愈,第二天再灸一次,直至痊愈。结果:35例经1~3天治疗,全部痊愈，疼痛消失，全部皮损干涸、结痂，无后遗神经痛[7]。

5. 胃肠型感冒 选胸背反应点，其形如丘疹样，稍突出皮肤表面，多为暗红、浅红、灰暗色，压之不褪色。常规消毒后，用针柄压丘疹上，使之凹陷，并将灯心草浸油（香油或油）点燃；迅速点血脉上随即离开，点处有粟米状伤痕。治疗期间嘱患者不要洗浴，注意清洁，以防感染。结果症状体征完全消失评为治愈者147例，治后症状体征无明显改变评为无效者3例，治愈者中，经治疗1次治愈135例，两次者12例[8]。

6. 小儿顽固呕吐 以灯心草一段（长约5cm），一端蘸麻油点燃，对准穴位[取穴：主穴为内关（双）、隐白（双）；纳差配中脘，便稀配足三里（双），腹胀腹痛配天枢（双）]。迅速按下，爆响后立即离去。灸后要保持疮面清洁，一般5～8天灸疮即可自行退去，无须特殊处理。一般先灸内关，再灸隐白，后灸配穴。以灸后呕吐症状消失，追访月未复发为治愈标准。结果：灸后3日内呕吐消除者19例；4日至灸疮退去后呕吐消失者11例；复发2例。治愈率为93.75%，总有效率为100%[9]。

三、药理研究

1. 抗氧化作用 灯心草的乙酸乙酯提取物抗氧化作用最强，从该部位分离出的化合物 2,7-dihydroxy-1-methyl-5-（hydroxymethyl）-phenanthrene 有抗氧化活性[10]。

2. 镇静、催眠作用 灯心草95%乙醇提取物有镇静和催眠作用，其乙酸乙酯部分的镇静作用最为确切[11]。

3. 抑菌作用 灯心草乙酸乙酯提取物中分离到的 dehydroeffusol 对所测试的4种革兰阳性菌和白念珠菌有一定的抗菌活性[12]。

四、本草文献摘述

1.《开宝本草》"主五淋。"

2.《本草衍义补遗》"治急喉痹，止夜啼。"

参考文献

[1] 国家药典委员会. 中华人民共和国药典临床用药须知：中药饮片卷[M].2020版. 北京：中国医药科技出版社，2022：588.

[2] 朱遵贤. 单味灯心草治疗口疮[J]. 上海中医药杂志，1985（3）：34.

[3] 高维水. 灯心草灸角孙穴治疗流行性腮腺炎200例[J]. 山西中医，1999，15（1）：54.

[4] 朱红梅. 灯心草灸配合壮药治疗甲状腺功能亢进症30例临床观察[J]. 河北中医，2001，23（9）：653-654.

[5] 朱红梅，黄鑫，柏春晖. 壮医灯心草灸治疗甲亢的规范临床应用研究[J]. 中国民族医药杂志，2012，18（6）：33-34.

[6] 郑世贞，王金凤，刘金波. 灯心草点灸治疗带状疱疹11例[J]. 中国乡村医药，2002，9（7）：31.

[7] 金妙青. 灯心草灸治疗带状疱疹[J]. 中国民间疗法，1996（6）：34.

[8] 张玉璞. 灯心草点治法治疗胃肠型感冒150例[J]. 中医杂志，1988（6）：51.

[9] 党建卫，赵清珍. 灯心草灸治疗小儿顽固呕吐32例[J]. 山西中医，1996（1）：42.

[10] 陆凤，沈建玲. 灯心草抗氧化活性成分研究[J]. 中国民族民间医药，2008（8）：28-30.

[11] 王衍龙，黄建梅，张硕峰，等. 灯心草镇静作用活性部位的研究[J]. 北京中医药大学学报，2006，29（3）：181-183.

[12] 李红霞，钟芳芳，陈玉，等. 灯心草抗菌活性成分的研究[J]. 华中师范大学学报（自然科学版），2006，40（2）：205-208.

芦根 Lugen

本品为禾本科植物芦苇 Phragmites communis Trin. 的新鲜或干燥根茎。全年均可采挖,除去芽、须根及膜状叶,鲜用或晒干。

2-4-11 芦根彩图

一、传统应用

【性味归经】甘,寒。归肺、胃经。

【功效主治】清热泻火,生津止渴,除烦,止呕,利尿。用于热病烦渴,肺热咳嗽,肺痈吐脓,胃热呕哕,热淋涩痛。

【用法用量】15～30g;鲜品用量加倍,或捣汁用。

【使用注意】脾胃虚寒者忌服。

【方剂举例】

1. 感冒清热胶囊 [《中华人民共和国药典》(2020年版一部)]

药物组成:荆芥穗、薄荷、防风、柴胡、紫苏叶、葛根、桔梗、苦杏仁、白芷、苦地丁、芦根。

功能主治:疏风散寒,解表清热。用于风寒感冒,头痛发热,恶寒身痛,鼻流清涕,咳嗽咽干。

2. 抗病毒口服液 [《中华人民共和国药典》(2020年版一部)]

药物组成:板蓝根、石膏、芦根、生地黄、郁金、知母、石菖蒲、广藿香、连翘。

功能主治:清热祛湿,凉血解毒。用于风热感冒,温病发热及上呼吸道感染,流感、腮腺炎病毒感染疾患。

3. 生白合剂(生白口服液)[《中华人民共和国药典》(2020年版一部)]

药物组成:淫羊藿、补骨脂、附子(制)、枸杞子、黄芪、鸡血藤、茜草、当归、芦根、麦冬、甘草。

功能主治:温肾健脾,补益气血。用于癌症放、化疗引起的白细胞减少属脾肾阳虚,气血不足证候者,症见神疲乏力,少气懒言,畏寒肢冷,纳差便溏,腰膝酸软。

4. 五汁饮(《温病条辨》)

药物组成:芦根汁、梨汁、荸荠汁、麦冬汁、藕汁。

功能主治:清热生津止渴。用于温病热甚,肺胃津伤,口中燥渴,咳唾白沫,黏滞不爽者。

【简便验方】

1. 治疗牙龈出血 芦根水煎,代茶饮。(《湖南药物志》)

2. 治疗五噎心膈气滞,烦闷吐逆,不下食 芦根五两。锉,以水三大盏,煮取二盏,去滓,不计时,温服。(《金匮玉函方》)

3. 治疗呕哕不止厥逆者 芦根三斤。切,水煮浓汁,频饮。(《肘后方》)

4. 治疗伤寒后呕哕反胃,及干呕不下食 生芦根(切)、青竹茹各一升,粳米三合,生姜三两。上四味,以水五升,煮取二升半,随便饮。(《千金要方》芦根饮子)

5. 治疗霍乱烦闷 芦根三钱,麦冬一钱。水煎服。(《千金要方》)

【类药辨析】

芦根与鱼腥草的鉴别应用 两药均性寒,归肺经,功能为清肺排脓、利尿通淋,同治肺热或风热咳嗽、肺痈吐脓、热淋涩痛等。然芦根性味甘寒,兼入胃经,善清肺胃之热、生津液而除烦、止咳、止渴、止呕,故为治热病烦渴、胃热呕哕之常品。而鱼腥草性味辛微寒,专入肺经,既能清肺热,尤善清热解毒、消痈排脓,故为治肺痈吐脓之要药;又能清热除湿止痢，以治湿热泻痢[1]。

【配伍应用】

1. 芦根配天花粉 芦根功善清解肺胃之热；天花粉功善清热生津止渴。两药伍用，清热生津作用增强。用于治疗热病伤津之心烦口渴及消渴证[1]。

2. 芦根配薏苡仁 芦根有清透肺热、清热利尿之功；薏苡仁能利水渗湿，清热排脓。两药伍用，增强清热消痈排脓之效，用于治疗肺痈吐脓痰者[1]。

3. 芦根配白茅根 芦根善清卫分、气分之热，长于清热生津，除烦利尿；白茅根善清营分、血分之热，长于凉血止血，清热利尿。两药伍用，清肺胃热、除烦利尿之效增强。用于治疗热病伤津，烦热口渴，肺热咳喘，胃热呕吐以及小便短赤、热淋涩痛[1]。

4. 芦根配淡竹叶 淡竹叶善清心胃之火而除烦止渴；芦根善清肺胃气分实热而生津止渴。两药伍用，清热除烦止渴作用增强，用于治疗热病津伤，心烦口渴[1]。

5. 芦根配枇杷叶 枇杷叶清胃热兼能止渴；芦根生津益胃，合用共奏清胃生津之功，可治胃热津伤之消渴或热病暑热的口渴不解，亦用于胃热反胃[1]。

二、临床研究

1. 小儿细菌性上呼吸道感染 予头孢克洛干混悬剂，20mg/（kg·d），分3次冲服。最大剂量每日不超过1g。在上述基础上予芦根银翘汤加减。基本方：金银花、连翘、芦根、竹叶、淡豆豉各10g，焦栀子、薄荷、桔梗、牛蒡子、荆芥各6g，蒲公英15g，甘草3g。咳嗽重、痰稠色黄者，加桑叶10g，瓜蒌皮6g，黛蛤散6g；咽红肿痛明显者，加蝉蜕6g，玄参10g；大便秘结者，加枳实6g，生大黄3g。每日1剂，水煎2次，药汁混匀，早、晚餐后0.5h口服，每次150mL。共治疗50例，治愈32例，显效13例，有效3例，无效2例，总有效率96.0%[2]。

2. 小儿外感发热 芦根银翘汤加减：金银花10g，芦根10g，防风6g，连翘6g，淡豆豉10g，荆芥6g，薄荷3g（后下），牛蒡子3g，石膏15g，苦杏仁10g，黄芩10g，栀子10g，生大黄3g（后下），甘草3g。咽部红肿加射干10g，鱼腥草10g；咽干口渴加前胡10g，紫苏子9g；夜咳较甚加枇杷叶6g；痰多加瓜蒌10g；恶心腹泻加藿香10g，制半夏10g，厚朴10g；发热日久或热甚加青蒿10g，生地黄10g；舌苔厚腻加薏苡仁20g，滑石10g。各味药剂量应视患儿年龄、体质及病情轻重等情况适当调整。每日晨服1剂，治疗3天。共治疗45例，治愈13例，显效25例，有效4例，无效3例，总有效率93.33%[3]。

3. 社区获得性肺炎 在给予抗感染、退热、化痰、缓解气道痉挛及其他对症等常规治疗的基础上，给予芦根清肺汤150mL，每日3次，口服。芦根清肺汤药物组成：芦根50g，生薏苡仁30g，桃仁15g，冬瓜仁15g，瓜蒌皮20g，半夏15g，黄芩20g，桔梗20g，鱼腥草30g，白花蛇舌草30g，天竺黄20g，炙麻黄10g，川贝母10g。疗程设定为1周，1周后记录患者症状改善情况。共治疗40例，痊愈6例，显效25例，有效8例，无效1例，总有效率97.5%[4]。

4. 胃癌化疗后胃热呕吐 进行化疗前30min为患者静脉注射0.25mL的盐酸帕洛诺司琼注射液，在上述基础上加用芦根薏苡仁方进行止吐治疗，芦根薏苡仁方的药物组成和用法为：芦根60g，薏苡仁50g，大米50g，竹茹10g。将芦根和竹茹放入砂锅，用适量的清水煎煮30min后去渣取汁待用，然后将洗净的薏苡仁放入砂锅，用适量的清水煮沸后改用小火煨煮30min，最后放入芦根和竹茹熬制的药汁和洗净的大米煮成药粥。每天服用1剂，分2次服下，并连续用药2个月。共治疗48例，治疗效果为优者28例，为良者13例，为可者5例，为差者2例，总有效率95.8%[5]。

三、药理研究

1. 抗氧化作用 从还原力能力上来看，芦根多糖有很强的还原能力，其还原能力仅稍次于抗坏血酸。芦根多糖对羟自由基的清除能力可以看出，芦根多糖对羟自由基的清除能力较抗坏血酸来说较弱[6]。

2. 保肝作用 芦根多糖大、小剂量均可降低模型大鼠血清AST含量、芦根多糖小剂量能升高白蛋白与球蛋白（A/G）比值。芦根多糖大、小剂量均可不同程度保护肝细胞，改善肝功能，降低肝脂肪化程度，抑制肝纤维化[7]。

3. 抗肿瘤作用 分离纯化得到的命名为R-PolyⅠ、R-PolyⅡ和R-PolyⅢ的三种多糖进行细胞毒性实验，发现三种多糖均对HeLa细胞和B16细胞有抑制作用并存在量效关系，最大抑制率分别为76%和81%；表明芦根多糖具有良好的体外抗肿瘤作用[8]。

4. 改善脂代谢作用 芦根多糖能降低模型小鼠体重下降的趋势，改善葡萄糖耐受力，降低血糖，还可以改善GSP、TC、TG及LDL-C含量的升高和肝糖原、HDL-C含量的降低。表明芦根多糖一定程度上对脂代谢紊乱有改善作用[9]。

四、本草文献摘述

1.《名医别录》"主消渴，客热。"

2.《本草经疏》"消渴者，中焦有热，则脾胃干燥，津液不生而然也。甘能益胃和中，寒能除热降火，热解胃和，则津液流通而渴止矣。客热者，邪热也，甘寒除邪热，则客热自解。"

3.《玉楸药解》"清降肺胃，消荡郁烦，生津止渴，除呕下食。"

4.《本经逢原》"芦根甘寒，主消渴，胃中客热，利小便，治噎哕反胃，呕逆不下食。"

参考文献

[1] 国家药典委员会.中华人民共和国药典临床用药须知：中药饮片卷[M].2020版.北京：中国医药科技出版社，2022：162-264.

[2] 何春风，李婷婷.芦根银翘汤加减辅助治疗小儿细菌性上呼吸道感染50例临床观察[J].中医儿科杂志，2021，17（1）：50-53.

[3] 王蒙荷.芦根银翘汤加减治疗小儿外感发热临床观察[J].中国中医急症，2013，22（6）：1045-1046.

[4] 马翾，康健斌，王致磊，等.赵继福芦根清肺汤治疗社区获得性肺炎痰热壅肺型的临床研究[J].长春中医药大学学报，2020，36（5）：926-929.

[5] 郭莉.联用芦根薏苡仁方和常规西医疗法治疗胃癌化疗后胃热呕吐的效果分析[J].当代医药论丛，2016，14（2）：113-114.

[6] 沈蔚，任晓婷，张建，等.芦根多糖的提取及其抗氧化活性的研究[J].时珍国医国药，2010，21（5）：1078-1080.

[7] 李立华，张国升，戴敏，等.芦根多糖对四氯化碳致肝纤维化大鼠的保肝作用[J].安徽中医学院学报，2005（2）：24-26，65.

[8] 晁若瑜，杨靖亚，蔡晓晔，等.芦根多糖的分离纯化和体外抗肿瘤研究[J].食品工业科技，2011，32（12）：284-286.

[9] 崔珏，李超，钱川军，等.芦根多糖对糖尿病小鼠糖脂代谢调节作用的研究[J].农业机械，2012（24）：142-144.

海金沙 Haijinsha

本品为海金沙科植物海金沙 Lygodium japonicum (Thunb.) Sw. 的干燥成熟孢子。秋季孢子未脱落时采割藤叶，晒干，搓揉或打下孢子，除去藤叶。

2-4-12 海金沙彩图

一、传统应用

【性味归经】甘、咸，寒。归膀胱、小肠经。

【功效主治】清利湿热，通淋止痛。用于热淋，石淋，血淋，膏淋，尿道涩痛。

【用法用量】内服：包煎，6～15g。

【使用注意】肾阴亏虚者慎用。

【方剂举例】

1. 妇科分清丸［《中华人民共和国药典》（2020年版一部）］

药物组成：当归、白芍、川芎、地黄、栀子、黄连、石韦、海金沙、甘草、木通、滑石。

功能主治：清热利湿，活血止痛。用于湿热瘀阻下焦所致妇女热淋证，症见尿频、尿急、尿少涩痛、尿赤混浊。

2. 消石利胆胶囊（《国家中成药标准汇编 内科肝胆分册》）

药物组成：醋北柴胡、青皮、黄芩、金钱草、海金沙、鸡内金（烫）、大黄、白芍、郁金、茵陈、姜黄、醋三棱、威灵仙。

功能主治：疏肝利胆，行气止痛。用于慢性胆囊炎、胆囊结石、胆管炎、胆囊手术后综合征及胆道功能性疾病。

3. 利尿八味散（《中华人民共和国卫生部药品标准·蒙药分册》）

药物组成：海金沙、白豆蔻、冬葵果、硇砂、方海、天花粉、蒺藜（微炒）、蜗牛（煅）。

功能主治：利水。用于寒热性尿闭，水肿，泌尿道结石等症。

4. 肾石通颗粒（《新编国家中成药标准第二版》）

药物组成：海金沙、金钱草、王不留行（炒）、萹蓄、延胡索（醋制）、鸡内金（烫）、丹参、木香、瞿麦、牛膝。

功能主治：清热利湿，活血止痛，化石，排石。用于肾结石，肾盂结石，膀胱结石，输尿管结石。

【简便验方】

1. 治疗尿路结石 海金沙、金钱草、车前草各30g。煎服。（《北海民间常用中草药手册》）

2. 治疗膏淋 海金沙、滑石末各一两，甘草末一分。上研匀，每服一匕，用麦门冬汤下。（《世医得效方》海金沙散）

3. 治疗膀胱炎 海金沙、车前草、积雪草、一点红、白茅根各30g。煎水服。（江西《草药手册》）

4. 治疗肾炎水肿 海金沙、马蹄金、白茅根各30g，玉米须12g。水煎服。（《福建药物志》）

5. 治疗前列腺肥大 海金沙3g，生蒲黄10g（如有血尿用蒲黄炭6g），穿山甲15g，没药3g，琥珀末1g（冲服）。每日1～2剂，水煎2次分服。［江苏中医，1984（6）：35］

6. 治疗肝炎 海金沙15g，阴行草30g，车前18g。水煎服，每日1剂。（《江西草药》）

【类药辨析】

海金沙与地肤子的鉴别应用 海金沙与地肤子均为利水通淋药，性寒，归膀胱经。都能利水通淋，用于热淋涩痛等。而海金沙利水通淋作用强，善止尿道疼痛，善治石淋，也可利尿消肿，用于水肿，小便不利等。但地肤子利水作用平和，更长于清热利湿，祛风止痒，用于皮肤湿疹，周身瘙痒等[1]。

【配伍应用】

1. 海金沙配金钱草 海金沙性善下降，能泻小肠、膀胱血分之湿热，功专通利水道；金钱草尤以排石见长。二药配用，清热利尿、通淋排石作用加强。用于治疗尿路结石、胆道结石[1]。

2. 海金沙配海浮石 海金沙功善清化小肠、膀胱之湿热而通利水道；海浮石以清肃水之上源而利气道为要。二药配用，清上安下，相得益彰，其利尿通淋止痛作用增强。用于治疗砂淋、石淋，湿热蕴结下焦之小便淋沥不畅、热涩刺痛等[1]。

3. 海金沙配甘草 海金沙甘寒，长于清热利尿、通淋止痛；甘草生用，味甘性平，长于泻火解毒、缓急止痛。二药配用，共奏清热泻火解毒、通淋止痛之功效。用于治疗湿热蕴阻下焦所引起的各种淋证[1]。

二、临床研究

1. 慢性前列腺炎 草薢30g，土茯苓15g，黄柏10g，车前子10g，海金沙30g，败酱草30g，石菖蒲6g，丹参10g，三棱10g，莪术10g，王不留行10g。1天1剂，分早晚两次煎煮，每次取煎液200mL，配合琥珀粉5g（研末）服用，用药4周。病例数55例，有效率85.40%[2]。金银花15g，蒲公英15g，紫花地丁12g，紫背天葵12g，土茯苓12g，木通12g，车前草30g，金钱草30g，赤小豆30g，薏苡仁30g，石韦30g，栀子12g；头晕、乏力者加苍术12g，党参15g，白术12g；尿时疼痛者加牡丹皮10g，海金沙15g（布包煎）。每天3次，每次150mL，

用药28～56天，病例数58例，有效率100%[3]。

2. 结石 金钱草、萹蓄、延胡索、丹参、海金沙、木香以及牛膝等，每日2次，每次2g，共4周，病例数50例，有效率96.0%[4]。当归30g，延胡索12g，炒白芍30g，川楝子15g，厚朴12g，金钱草30g，海金沙30g，鸡内金30g，炒枳壳15g，生大黄9g，青木香9g，猪苓15g，茯苓15g，丹参15g，泽泻20g，路路通15g。服3剂，每剂每次水煎400mL，早晚分服，每日1剂，病例数109例，有效率85.32%[5]。

3. 小儿高钙症 海金沙15g，生地黄15g，墨旱莲15g，茜草15g，女贞子15g，白及15g，小蓟15g，仙鹤草15g，连翘15g，金钱草15g，大蓟10g，鸡内金10g，甘草10g，牡丹皮6g，黄芩6g，当归6g，枳壳6g，砂仁6g。1剂/天，水煎服，半个月后二诊，根据病情加减方剂[6]。

4. 带状疱疹 海金沙鲜叶连同孢子适量，捣烂外敷，每日1次[7]。海金沙与麻油调成糊状适量，敷于患处约0.3cm厚并包扎，1次/天，同时口服病毒灵片0.4g，3次/天，服用5天[8]。

三、药理研究

1. 抗菌作用 海金沙中提取水溶性粗多糖对枯草芽孢杆菌、甘薯瘟病病原菌等8种菌，具有一定的广谱性。其中海金沙多糖对变形杆菌抑制作用最大，其次为稻瘟病病原菌。此外，海金沙多糖对细菌的抑制作用大于对真菌的抑制作用，对革兰阳性菌的抑制作用比对革兰阴性菌抑制作用更强[9]。海金沙提取物对革兰阳性菌（金黄色葡萄球菌）和革兰阴性菌（大肠埃希菌、志贺菌属）均有较好的抑制效

果，且对金黄色葡萄球菌和大肠埃希菌的抑制效果优于志贺菌属，并具有较好的防腐作用[10]。海金沙黄酮对细菌如金黄色葡萄球菌、大肠埃希菌有抑制作用，而对霉菌则无抑制作用[11]。从海金沙中分离得到的抑菌物质对多种植物病原真菌具有较强的抑制作用[12, 13]。

2. 利胆作用 从海金沙中分离得到的反式对香豆酸，能增加胆汁里水分的分泌以增加大白鼠胆汁量，而不增加胆汁里胆红素和胆固醇的浓度；对香豆酸与去氢胆酸的利胆效价相比较显示，去氢胆酸的利胆作用起效快于反式对香豆酸，虽然两药利胆作用强度和持续时间基本相同，但对香豆酸与去氢胆酸相比，前者既有利胆强度，又不引起肝损害等不良反应，毒性较低[14]。

3. 防治结石的作用 海金沙可降低草酸含量，保护肾组织上皮细胞，通过减少尿 Ca、P、UA 分泌，增加尿 Mg 水平，增加排尿量，减弱成石因素，降低结石形成风险[15]。海金沙提取液中的有机分子可以抑制亚稳态草酸钙晶体 COD 向热力学更为稳定的 COM 转化，并随着海金沙提取液浓度的增加，同时 COD 晶体尺寸也随海金沙提取液浓度增大而变小，利于阻止草酸钙结石的形成[16]。

4. 促毛发生长和抗雄性激素作用 海金沙 50% 乙醇提取物可抑制使用睾酮处理过的仓鼠胁腹器官的增长，并促进睾酮处理过的小鼠的毛发再生长，而对 5α- 二氢睾酮处理过的仓鼠胁腹器官增长无抑制作用。海金沙孢子乙醇提取物具有显著的抗雄激素作用[17]。

5. 抗血管生成作用 海金沙总黄酮高、中剂量组对鸡胚绒毛尿囊膜和鸡胚卵黄囊膜的血管生成均减少，海金沙总黄酮对血管生成有一定抑制作用，并呈现剂量依赖性[18]。

6. 降血糖作用 海金沙根和根状茎水提液和醇提液对四氧嘧啶所致糖尿病模型小鼠有降血糖作用[19]。

7. 抗氧化作用 海金沙黄酮（FLJ）有一定的清除羟基自由基、超氧阴离子自由基、烷基自由基以及抑制油脂过氧化的作用[20]。常温下花生油中添加海金沙总黄酮提取液的过氧化值比不加小 50.26%，高温下其过氧化值比不加时分别小 21.13% 和 17.4%。用紫外灯照射 10h，添加了海金沙总黄酮提取液的花生油，其过氧化值比不加时小 11.85%[21]。

8. 促进创面愈合作用 将海金沙全草总提物的水溶性成分和脂溶性成分，分别用于背部烫伤的小鼠，脂溶性成分药液明显好于水溶性成分药液组和 75% 乙醇溶液组，脱痂愈合时间最短，恢复最快[22]。

四、本草文献摘述

1.《嘉祐本草》"主通利小肠。得栀子、马牙硝、硼砂共疗伤寒热狂，或丸或散。"

2.《本草纲目》"治湿热肿满，小便热淋、膏淋、血淋、石淋、茎痛，解热毒气。"

3.《品汇精要》"主通关窍，利水道。"

参考文献

[1] 国家药典委员会. 中华人民共和国药典临床用药须知：中药饮片卷 [M].2020 版. 北京：中国医药科技出版社，2022：585-586.

[2] 倪良玉. 前列解毒汤治疗慢性前列腺炎 55 例总结 [J]. 湖南中医杂志，2012，28（4）：63-64.

[3] 杨勇. 五味消毒饮加减治疗慢性细菌性前列腺炎 58 例 [J]. 实用中医药杂志，2011，27（3）：173.

[4] 杨伟. 肾石通丸治疗肾结石的效果观察

[J].临床合理用药杂志,2017,10(31):55-56.

[5] 王秉新.自拟排石方治疗泌尿系结石[J].中国民间疗法,2014,22(7):35.

[6] 高敏,刘洋洋,王龙,等.浅谈海金沙治疗小儿特发性高钙尿症[J].中医临床研究,2016,8(32):68-69.

[7] 罗善德.海金沙治疗带状疱疹[J].新中医,1976(2):43.

[8] 楼英.海金沙治带状疱疹5例分析[J].浙江临床医学,2002,4(4):265.

[9] 苏育才.海金沙多糖的分离纯化及抗菌活性[J].福建师范大学学报(自然科学版),2005,21(4):82-85.

[10] 杨斌,陈功锡,唐克华,等.海金沙提取物抑菌活性研究[J].中药材,2011,34(2):267-272.

[11] 丁利君,孙俊,周送霞.超声波辅助提取海金沙黄酮及其抑菌效果研究[J].现代食品科技,2009,25(10):1212-1215.

[12] 江曙,陈代杰,戈梅,等.药用植物内生真菌对3种农作物病原真菌的拮抗作用[J].江苏农业科学,2008(1):82-84.

[13] 殷帅文,王庆先,聂森,等.几种蕨类植物抑菌活性的初步研究[J].安徽农业科学,2008,36(4):1492-1493.

[14] 刘家骏,陈澍禾,王静,等.海金沙利胆作用的实验研究[J].安徽医学,1987,8(1):34-35.

[15] 胡露红,卞荆晶,吴晓娟.海金沙提取物对实验性大鼠肾草酸钙结石形成的影响[J].医药导报,2011,30(8):1007-1010.

[16] 王润霞,王秀芳,谢安建,等.海金沙提取液抑制草酸钙结石的化学基础研究[J].通化师范学院学报,2010,31(4):1-4,8.

[17] 姜旭.海金沙孢子的抗雄激素和促生发作用(1):抑制睾酮5α-还原酶的活性成分[J].国外医学,2003,25(6):353-354.

[18] 熊艳梅,亓翠玲,李勇,等.海金沙总黄酮对鸡胚血管生成的影响的研究[J].食品与药品,2015,17(1):27-30.

[19] 吴颖,孔德平.海金沙植物根和根状茎部位降血糖作用的初步实验研究[J].时珍国医国药,2009,20(7):1781-1782.

[20] 王桃云,陈娟,彭志任,等.海金沙黄酮体外抗氧化活性研究[J].食品工业科技,2010,31(3):193-195,199.

[21] 车少林,欧阳玉祝,唐赛燕,等.海金沙总黄酮提取物对花生油抗氧化稳定性影响[J].湘南学院学报,2009,30(5):60-63.

[22] 陈亮.海金沙全草脂溶性成分治疗水烫伤实验研究[J].中国药业,2011,20(4):32-33.

通草 Tongcao

本品为五加科植物通脱木 Tetrapanax papyrifer (Hook.) K.Koch 的干燥茎髓。秋季割取茎,截成段,趁鲜取出髓部,理直,晒干。

2-4-13 通草彩图

一、传统应用

【性味归经】甘、淡,微寒。归肺、胃经。

【功效主治】清热利尿,通气下乳。用于湿热淋证,水肿尿少,乳汁不下。

【用法用量】3~5g。

【使用注意】气阴两虚,内无湿热及孕妇慎用。

【方剂举例】

1. 通乳颗粒[《中华人民共和国药典》(2020年版一部)]

药物组成:黄芪、熟地黄、通草、瞿麦、天花粉、路路通、漏芦、党参、当归、川芎、白芍(酒炒)、王不留行、柴胡、穿山甲(烫)、鹿角霜。

功能主治:益气养血,通络下乳。用于产后气血亏损,乳少,无乳,乳汁不通。

2. 下乳涌泉散(《中华人民共和国卫生部药品标准·中药成方制剂》)

药物组成:当归、地黄、王不留行

（炒）、穿山甲（烫）、漏芦、通草、川芎、白芍、麦芽、柴胡、天花粉、甘草、桔梗、白芷。

功能主治：养血催乳。用于产后少乳。

3. 通草饮子（《普济方》）

药物组成：通草、冬葵子、滑石、石韦。

功能主治：清热利尿通淋。用于热气淋涩，小便赤如红花汁者。

4. 当归四逆汤（《伤寒论》）

药物组成：当归、桂枝、芍药、细辛、甘草、通草、大枣。

功能主治：温经散寒，养血通脉。用于治疗血虚寒厥证，症见手足厥寒，或腰、股、腿、足、肩臂疼痛，口不渴，舌淡苔白，脉沉细或细而欲绝。

【简便验方】

1. 治疗热气淋涩，小便赤如红花汁者

通草三两，葵子一升，滑石四两（碎），石韦二两。上切，以水六升，煎取二升，去滓，分温三服，如人行八九里，又进一服。忌食五腥、热面、炙煿等物。（《普济方》通草饮子）

2. 治疗水肿、小便不利、淋浊　通草、茯苓皮、滑石、泽泻、白术各9g。水煎服。（《常用中草药图谱》）

3. 治疗急性肾炎　通草6g，茯苓皮12g，大腹皮9g。水煎服。（《浙江药用植物志》）

4. 治疗湿热稽留，小便不利　通草、白蔻仁各3g，金银花、薏苡仁各9g，滑石12g，苦杏仁6g。煎服。（《安徽中草药》）

5. 治疗产后乳汁不通　通草9g，与猪蹄炖汤同服，或通草9g，王不留行4.5g，水煎服。体弱加炙黄芪12g，同煎服。（《青岛中草药手册》）

6. 治疗月经不调　通草6g，当归尾3g，桃仁12g，红花6g。煎服。（《云南中草药选》）

【类药辨析】

通草与木通的鉴别应用　二药药名与功效均有相近之处，古人曾有混淆，今之木通，古书有称为"通草"者；今之通草，古书称为"通脱木"，当知区别，不可混淆。木通与通草皆性寒凉通利，均能清热利水渗湿，通乳，同可用于治热淋涩痛、小便短赤，水肿、小便不利，以及产后乳汁不下等。不同之处在于：通草甘淡微寒，泄降力缓，入肺以泄降肺之热闭而通水道利小便，善于清肺热，入气分，能通气上达而下乳，又治湿温初起、发热、胸闷不畅等。而木通味苦性寒，泄降力强，善清心与小肠之火，使实热从小便而出，善治心火上炎，口舌生疮，或心热下移于小肠所致之心烦尿赤。且入血分，能通利气血而有通经下乳、通利关节及通经之效，又治乳汁不通，血滞经闭，湿热痹痛等[1]。

【配伍应用】

通草配滑石　滑石功善清热利湿，解暑散热；通草长于清热利湿。二药配用，有清暑利湿之功效，用于湿热蕴证所致之头痛身重、胸闷小便滞涩不爽等[1]。

二、临床研究

1. 慢性鼻炎　将通草、珍珠、枯矾、细辛以2∶1∶4∶4的比例研磨，用枣核大的脱脂棉球蘸取上述药末两鼻孔交替塞鼻。临床结果显示，此方可直接作用于鼻腔黏膜，且作用时间长，可有效治疗慢性鼻炎，有效率为100%[2]。

2. 产后缺乳　由柴胡10g、香附10g、当归10g、白芍10g、通草5g、丝瓜络10g、穿山甲10g（先煎）、漏芦10g、枳壳 10g、陈皮 10g 等药物组成。随症加减：恶露不尽者加益母草 30g、川芎 10g；大便秘结甚者加大黄 5g；失眠多梦加首乌藤 30g、合欢花 10g；肝郁有热者加连翘 10g、栀子 10g；心烦加麦冬 10g。服法：水煎服，每日一剂早晚分服。治疗组总有效率为 95%[3]。党参、当归、穿山甲、陈皮、通草各 10g，黄芪、丹参各 20g，甘草 6g。加减：血虚加白芍 20g，阿胶 10g；肝郁气滞加柴胡、青皮各 10g；血瘀加益母草 15g，牛膝 5g；乳房胀加郁金、香附各 10g；气短乏力加升麻 5g，白术 20g；食欲不振加鸡内金 10g。所有中药均采用免煎颗粒剂，日 1 剂，水冲服。临床采用自拟通乳散治疗产后缺乳 500 例，经服药 6 日，369 例泌乳恢复正常，125 例缺乳情况改善，乳汁分泌增多，仅 6 例无效[4]。

3. 泌尿系结石 通草 60g，石韦、滑石、冬葵子、白芍各 30g，琥珀（后下）5g，蒲黄、王不留行各 15g，大黄（后下）、木香（后下）各 10g。加减：腹痛甚者加延胡索、郁金各 12g；腰痛甚者加续断、狗脊各 20g，淫羊藿 15g；尿频、尿急、伴感染者，加金银花 20g，蒲公英 30g，黄柏 15g；血尿明显者加小蓟、仙鹤草各 20g，白茅根 30g；久痛气血虚者，加黄芪 30g，当归 20g；肾阴虚者，加生地黄 30g，麦冬、女贞子各 15g；血瘀明显者，加穿山甲（先煎）30g，三棱 12g。每天 1 剂，水煎分 2 次服，7 天为 1 疗程，治疗 3~4 疗程后统计疗效。经治疗 1~4 疗程，临床治愈（结石排出，症状消失，X 线腹部平片及 B 超复查结石阴影消失）36 例，好转（症状改善、部分结石排出，X 线腹部平片及 B 超复查提示结石变小或部位下移）15 例，无效（症状无改善，X 线腹部平片及 B 超复查无变化）4 例，总有效率 92.7%[5]。

三、药理研究

1. 抗炎作用 通草对角叉菜胶所致的大鼠足跖肿胀的急性炎症模型表现出抑制效应，显示出良好的抗炎作用，并呈量效关系[6]。

2. 抗肝毒性作用 三萜类中通脱木皂苷 A、通脱木皂苷元 B、原通脱木皂苷元 A2、通脱木皂苷 C、11 脱氢原通脱木皂苷元 A2、16-epi-saiko-genin C 和原通脱木皂苷元 A1 对四氯化碳诱导的肝细胞毒性有明显作用[7]。

3. 抗衰老作用 通草中三萜皂苷类化合物能够有效减缓大鼠脑组织中衰老细胞的凋亡速度，达到抗衰和维持细胞生命力等作用[8]。

4. 预防血栓作用 通草中 80% 的化合物和抗凝血酶 I 有类似作用，从而表明通草具有预防血栓的作用[9]。

5. 促进哺乳期乳汁分泌作用 将通草提取液通过灌胃的方式对母鼠进行给药，结果表明在第 1、3、8、13、18 天泌乳量都明显高于对照组，且 STAT5 蛋白的磷酸化水平也明显提升[10]。

6. 利尿作用 通草能明显通过增加体内钾离子含量从而提高大鼠尿量，达到利尿的作用[11]。

四、本草文献摘述

1.《日华子本草》 "明目，退热，催生，下胞，下乳。"

2.《医学启源》 "通阴窍涩不利，利小便，除水肿，癃闭，五淋。"

参考文献

[1] 国家药典委员会. 中华人民共和国药典临床用药须知：中药饮片卷 [M].2020 版. 北京：中国医药科技出版社，2022：580-581.

[2] 王银灿. 通草散塞鼻治疗慢性鼻炎 136 例 [J].

中国民间疗法，2014，22（1）：26.

[3] 田娟.自拟疏解泌乳汤治疗肝气郁滞型产后缺乳的临床观察[D].哈尔滨：黑龙江中医药大学，2013.

[4] 王丽红，张颖.通乳散治疗产后缺乳500例[J].浙江中医杂志，2007，42（2）：79.

[5] 陈妍.通草琥珀汤治疗泌尿系结石55例[J].新中医，2002，34（7）：58.

[6] 沈映君，曾南，贾敏如，等.几种通草及小通草的抗炎、解热、利尿作用的实验研究[J].中国中药杂志，1998，23（11）：47，50，64-65.

[7] Hiroshi H, Yoshinobu K, Sakae A, et al.Antihepatotoxic actions of papyriogenins and papyriosides, triterpenoids of Tetrapanax papyriferum leaves[J].Journal of ethnopharmacology, 1984, 12（2）：231-235.

[8] 王瑞，王佳文，王婷，等.竹节参总皂苷减轻衰老大鼠的神经细胞凋亡[J].现代食品科技，2020，36（1）：8-15.

[9] Chistokhodova N, Nguyen C, Calvino T, et al.Antithrombin activity of medicinal plants from central Florida[J].Journal of ethnopharmacology, 2002, 81（2）：277-280.

[10] 郑涛，杨祖菁，钱林溪.通草增加哺乳期乳汁分泌的机制研究[J].上海交通大学学报（医学版），2012，32（6）：689-692.

[11] 贾敏如，沈映君，蒋麟，等.七种通草对大鼠利尿作用的初步研究[J].中药材，1991，14（9）：40-42.

蒲公英 Pugongying

本品为菊科植物蒲公英 *Taraxacum mongolicum* Hand.-Mazz.、碱地蒲公英 *Taraxacum borealisinense* Kitam. 或同属数种植物的干燥全草。春至秋季花初开时采挖，除去杂质，洗净，晒干。

2-4-14
蒲公英彩图

一、传统应用

【性味归经】苦、甘，寒。归肝、胃经。

【功效主治】清热解毒，消肿散结，利尿通淋。用于疔疮肿毒，乳痈，瘰疬，目赤，咽痛，肺痈，肠痈，湿热黄疸，热淋涩痛。

【用法用量】10～15g。外用鲜品适量捣敷或煎汤熏洗患处。

【使用注意】本品用量过大，可致缓泻。

【方剂举例】

1. 白蒲黄片[《中华人民共和国药典》（2020年版一部）]

药物组成：白头翁、蒲公英、黄芩、黄柏。

功能主治：清热燥湿，解毒凉血。用于大肠湿热、热毒壅盛所致的痢疾、泄泻，症见里急后重、便下脓血；肠炎、痢疾见上述证候者。

2. 金蒲胶囊[《中华人民共和国药典》（2020年版一部）]

药物组成：人工牛黄、金银花、蜈蚣、穿山甲（烫）、蟾酥、蒲公英、半枝莲、山慈菇、莪术、白花蛇舌草、苦参、龙葵、珍珠、大黄、黄药子、乳香（制）、没药（制）、延胡索（制）、红花、半夏（姜炙）、党参、黄芪、刺五加、砂仁。

功能主治：清热解毒，消肿止痛，益气化痰。用于晚期胃癌、食管癌患者痰湿瘀阻及气滞血瘀证。

3. 银蒲解毒片[《中华人民共和国药典》（2020年版一部）]

药物组成：山银花、蒲公英、野菊花、紫花地丁、夏枯草。

功能主治：清热解毒。用于风热型急性咽炎，症见咽痛、充血、咽干或具灼热感，舌苔薄黄；湿热型肾盂肾炎，症见尿频短急，灼热疼痛，头身疼痛，小腹坠胀，肾区叩击痛。

4. 蒲公英汤（《医学衷中参西录》）

药物组成：蒲公英。

功能主治：清肝明目。用于眼疾肿疼，或翳肉遮睛，或赤脉络目，或目睛胀疼，或目疼连脑，或羞明多泪，一切虚火实热之证。

【简便验方】

1. 治疗胃弱、消化不良、慢性胃炎、胃胀痛 蒲公英一两（研细粉），橘皮六钱（研细粉），砂仁三钱（研细粉）。混合共研，每服二至三分，一日数回，食后开水送服。（《现代实用中药》）

2. 治疗慢性胃炎、胃溃疡 蒲公英干根、地榆根各等份，研末，每服二钱，一日三次，生姜汤送服。（《南京地区常用中草药》）

3. 治疗急性乳腺炎 蒲公英二两，香附一两。每日一剂，煎服二次。（内蒙古《中草药新医疗法资料选编》）

4. 治疗乳痈 蒲公英（洗净细锉），忍冬藤同煎浓汤，入少酒佐之，服罢，随手欲睡，是其功也。（《本草衍义补遗》）

5. 治疗急性结膜炎 蒲公英、金银花。将两药分别水煎，制成两种滴眼水。每日滴眼三至四次，每次二至三滴。（《全展选编·五官》）

6. 治疗急性化脓性感染 蒲公英、乳香、没药、甘草，煎服。（《中医杂志》）

【类药辨析】

1. 蒲公英与金银花的鉴别应用 两药均能清热解毒，以治痈肿疮毒、肺痈、肠痈等。蒲公英苦甘寒，虽清热解毒之力不及金银花，但善消痈散结，且兼疏郁通乳，尤善治乳痈；又能利湿通淋，清肝明目，故常用于湿热黄疸、热淋涩痛及肝火上炎之目赤肿痛。而金银花甘寒气味芳香，既善解血分之热毒，又可疏散肺经风热及清气分热邪，透营达气，清透解毒力强，尤用于治疗痈肿疮毒属热毒炽盛者及外感风热证、热毒血痢等[1]。

2. 蒲公英与芦根的鉴别应用 两者均能清热消痈，利尿通淋，治肺痈吐脓、热淋涩痛、小便短赤。蒲公英苦甘寒，功擅清热解毒，消痈散结，善治热毒壅盛所致之各种内外痈疮肿毒，为治乳痈良药；且能清肝明目，以治肝热目赤肿痛。而芦根性味甘寒，善清泄肺胃热，有祛痰止咳、生津止渴、除烦止呕之效，尚常用治肺热咳嗽、热病烦渴、胃热呕哕等[1]。

【配伍应用】

蒲公英配夏枯草 两药同为寒凉之品，均入肝经。蒲公英善清热解毒、疏郁散结而消痈；夏枯草长于清肝火、散郁结。两药配用，寒凉清解而不郁遏，使清肝泻火、解毒消痈、行滞散结力倍增。用于治疗肝经实火、热毒内蕴之目赤肿痛、咽喉肿痛，火热邪毒郁结所致的疔疮痈肿、瘰疬痰核、乳痈及肝胆热毒、湿热郁结之黄疸、胁肋疼痛等[1]。

二、临床研究

1. 急性扁桃体炎 蒲公英片或冲剂（每片0.5g，15片相当于蒲公英干品30g；冲剂1袋20g，相当于蒲公英干品120g），成人每次15片，冲剂每次1/4袋，每日4次，饭后服。或用蒲公英干品，每日120g。病重者每日180g，煎水分4次服。共治疗88例，痊愈82例，无效6例，有效率占93.18%[2]。

2. 慢性前列腺炎 蒲公英45g，草薢15g，丹参25g，甘草6g。水煎早晚分服，4周为1个疗程。治疗慢性前列腺炎53例患者。效果：显效17例，有效31例，无效 5 例 [3]。

3. 产妇缺乳 蒲公英 15g，水煎服，每日 1 剂。治疗产妇缺乳 40 例。结果：服用 3 剂后，初产妇 27 例，经产妇 11 例，乳管畅通、乳汁充盈；另外 2 例经产妇，服 5 剂后乳管畅通、乳汁增多。随访 1 星期，治愈率为 100% [4]。

4. 小儿流行性腮腺炎 取鲜蒲公英 20g，捣碎加鸡蛋清 1 个，白糖少许，调成糊状，外敷患处，每日 1 次。经治疗 50 例均愈，平均日数 8.07 天 [5]。有用鲜蒲公英 30～60g，白糖 30g，水煎服，治疗 84 例亦痊愈，平均服药 3 天 [6]。

5. 小面积烧伤合并感染 取鲜蒲公英用清水洗净切碎（用量按创面大小而定）捣烂后酌加少许 75% 乙醇，搅拌成稀糊状，直接敷于创面处（无鲜品可用干品，先浸泡 2h，水煎 15～20min），厚约 0.5～1.0cm，用无菌纱布包扎，每日 2 次。经 51 例患者观察，其中烧伤面积达 5%～9% 者 20 例，10%～15% 者 31 例。外敷蒲公英 3～4 天后局部炎症即明显消退，7～15 天创面干燥结痂，继而脱落愈合，痊愈 49 例，有效率占 96.07% [7]。

6. 寻常疣 鲜蒲公英白色乳汁搽洗疣部，每日 3 次，每次 10～15min，2～5 天疣即脱落；或干蒲公英 45g 加 500mL 水煎 25min，不去药渣，浸洗患处 30min，每日 2 次，每剂可连用 2～3 次，5～10 天疣即脱落。本法治疗不痛苦，不留瘢痕，治疗 38 例，治愈率可达 98% [8]。

7. 麦粒肿 蒲公英 30g，金银花 15g（儿童及体弱者酌减），第一煎内服，第二煎熏洗。共治疗 120 例 125 眼。结果：1 天而愈者 46 例，2 天而愈者 40 例，3 天而愈者 10 例，有效 20 例，无效 4 例。总有效率 96.7%，无效仅 3.3% [9]。

三、药理研究

1. 抗炎作用 蒲公英水提物通过提高应激性肝损伤小鼠肝组织中 GSH-Px 和 SOD 的活性，降低炎症反应所致血清炎性因子 TNF-α、IL-6、IL-1β、IFN-γ 和 IL-4 的表达量，显示出抗肝炎活性 [10]。蒲公英水提物通过调控 OPG/RANKL/RANK 信号通路，抑制炎症因子水平表达，对类风湿性关节炎模型大鼠具有良好的调控作用 [11]。

2. 抗氧化 蒲公英根总黄酮类物质的提取率约为 6.55%，中、高剂量的根提取物可增加动物体内 SOD、GSH-Px 的酶活力，降低 MDA 含量，具有与芦丁相似的抗衰老抗氧化作用 [12]。蒲公英花多酚在一定浓度范围内对 1,1- 二苯基 -2- 三硝基苯肼、羟自由基、超氧阴离子自由基的清除率最高可达到 89.35%，显示出良好的体外抗氧化能力 [13]。

3. 抗肿瘤、抗癌作用 蒲公英含药血清各剂量组均明显抑制人肝癌 SMMC-7721 细胞的增殖、黏附及运动能力（$P<0.05$），抑制作用与浓度呈正相关 [14]。蒲公英萜醇能够抑制膀胱癌细胞侵袭及迁移，可能是通过抑制 ABHD11-AS1 介导的上皮间质转化实现的 [15]。蒲公英萜醇能够诱导 MCF-7 细胞发生自噬，其机制可能与抑制 mTOR 信号通路有关 [16]。

4. 抑菌作用 蒲公英植酸对沙门菌具有很好的抑制作用，其最小抑菌浓度为 0.2mg/mL，且植酸对沙门菌的抑制作用是通过破坏细胞膜实现的，并且植酸浓度越高，抑菌效果越显著 [17]。

5. 降血糖作用 蒲公英多糖可降低糖尿病模型小鼠血清与肝脏中的丙二醛（MDA）含量，提高超氧化物歧化酶（SOD）和谷胱甘肽过氧化物酶（GSH-

Px）活性[18]。

四、本草文献摘述

1.《新修本草》"主妇人乳痈肿。"

2.《本草备要》"专治痈肿、疔毒，亦为通淋妙品。"

3.《本草正义》"蒲公英，其性清凉，治一切疔疮、痈疡、红肿热毒诸证，可服可敷，颇有应验，而治乳痈乳疖，红肿坚块，尤为捷效。鲜者捣汁温服，干者煎服，一味亦可治之，而煎药方中必不可缺也。"

参考文献

[1] 国家药典委员会.中华人民共和国药典临床用药须知：中药饮片卷[M].2020版.北京：中国医药科技出版社，2022：263-266.

[2] 刘祥泉，杨帮平.蒲公英治疗急性扁桃体炎88例[J].新医药学杂志，1977（8）：8.

[3] 滕兆礼，林强.蒲公英方治疗慢性前列腺炎53例疗效观察[J].中国临床医生，2001，29（6）：39-40.

[4] 杨孟考.单味蒲公英治疗产妇缺乳40例[J].中国社区医师，2002（5）：29.

[5] 曾白莹，姜云福.蒲公英外敷治疗小儿流行性腮腺炎疗效观察——附150例病例报道[J].湖北中医杂志，1988（3）：18-19.

[6] 梁昌银.蒲公英治疗腮腺炎[J].河北中医，1985（3）：40.

[7] 马万文.蒲公英外敷治疗小面积烧伤合并感染[J].中西医结合杂志，1987（5）：301.

[8] 郝巧英，孙民英.蒲公英外用治疗寻常疣[J].中国民间疗法，2001，9（2）：63.

[9] 汪乐田.蒲公英金银花治疗麦粒肿[J].安徽医科大学学报，1996（3）：245.

[10] 王萌，王帅伟，隋欣儒，等.蒲公英水提物对小鼠应激性肝损伤的保护作用研究[J].延边大学农学学报，2018，40（4）：22-25，42.

[11] 许卫锋，王子华.蒲公英提取物改善大鼠类风湿性关节炎的作用机制[J].现代食品科技，2019，35（7）：30-35.

[12] 刘佳慧，刘阳，王冬梅.蒲公英根提取物的体内抗氧化活性[J].西北民族大学学报（自然科学版），2018，39（2）：53-56.

[13] 臧延青，何飞，李执坤，等.野生蒲公英花多酚的提取和体外抗氧化活性研究[J].黑龙江八一农垦大学学报，2017，29（4）：62-66，81.

[14] 母慧娟，母珍珍，张淑娜，等.蒲公英含药血清对人肝癌SMMC-7721细胞增殖、黏附和运动的影响[J].中国药师，2019，22（9）：1583-1586.

[15] 孟然，郑秀霞，朱磊，等.蒲公英萜醇调控ABHD11-AS1介导上皮间质转化对膀胱癌细胞侵袭转移的作用[J].肿瘤学杂志，2022，28（1）：53-57.

[16] 朱坤，丁米娜，李月，等.蒲公英萜醇通过mTOR信号通路诱导乳腺癌细胞自噬[J].中国实验方剂学杂志，2019，25（21）：32-37.

[17] 高飞雄，梁引库，李云祥.蒲公英植酸对沙门氏菌抑制作用及其抑菌机理研究[J].天然产物研究与开发，2019，31（6）：975-980，985.

[18] 宋晓勇，刘强，王子华.蒲公英多糖降糖药理作用研究[J].中国药房，2009，20（27）：2095-2097.

淡竹叶 Danzhuye

本品为禾本科植物淡竹叶 *Lophatherum gracile* Brongn. 的干燥茎叶。夏季未抽花穗前采割，晒干。

2-4-15 淡竹叶彩图

一、传统应用

【**性味归经**】甘、淡，寒。归心、胃、小肠经。

【**功效主治**】清热泻火，除烦止渴，利尿通淋。用于热病烦渴，小便短赤涩痛，口舌生疮。

【**用法用量**】6～10g。

【**使用注意**】阴虚火旺，骨蒸潮热者忌用；孕妇忌用。

【方剂举例】

1. 小儿七星茶颗粒 [《中华人民共和国药典》（2020年版一部）]

药物组成：薏苡仁、稻芽、山楂、淡竹叶、钩藤、蝉蜕、甘草。

功能主治：开胃消滞，清热定惊。用于小儿积滞化热，消化不良，不思饮食，烦躁易惊，夜寐不安，大便不畅，小便短赤。

2. 小儿退热合剂（小儿退热口服液）[《中华人民共和国药典》（2020年版一部）]

药物组成：大青叶、连翘、金银花、板蓝根、黄芩、柴胡、重楼、栀子、淡竹叶、牡丹皮、地龙、白薇。

功能主治：疏风解表，解毒利咽。用于小儿外感风热所致的感冒，症见发热恶风、头痛目赤、咽喉肿痛；上呼吸道感染见上述证候者。

3. 小蓟饮子（《济生方》）

药物组成：生地黄、小蓟、滑石、木通、蒲黄、藕节、淡竹叶、当归、栀子、甘草。

功能主治：凉血止血，利水通淋。用于治疗热结下焦之血淋、尿血，症见尿中带血，小便频数，赤涩热痛，舌红，脉数。

4. 五淋散（《太平惠民和剂局方》）

药物组成：木通、滑石、炙甘草、炒山栀仁、赤芍、茯苓、淡竹叶、山茵陈。

功能主治：清热利湿，通淋化浊。治膀胱有热，水道不通，尿少次频，脐腹急痛，作止有时，劳倦即发，或尿如豆汁，或尿有砂石，或尿淋如膏，或热淋尿血。

5. 茯苓皮汤（《温病条辨》）

药物组成：茯苓皮、生薏苡仁、猪苓、大腹皮、白通草、淡竹叶。

功能主治：利湿分消。治湿温，热蒸头胀，身痛呕逆，小便不通，神志昏迷，舌白，渴不多饮，用芳香通神利窍之安宫牛黄丸后，湿浊内阻者。

【简便验方】

1. 治疗肺炎 鲜淡竹叶30g，三桠苦9g，麦冬15g。水煎服。（《福州中草药临床手册》）

2. 治疗热病烦渴 淡竹叶30g，白茅根30g，干金银花12g。水煎。分3~4次服。（《广西民间常用中草药手册》）

3. 治疗口腔炎，牙周炎，扁桃体炎 淡竹叶30~60g，犁头草、夏枯草各15g，薄荷9g。水煎服。（《浙江民间常用中草药手册》）

4. 治疗口舌糜烂 鲜淡竹叶30g，木通9g，生地黄9g。水煎服。（《福建中草药》）

5. 治疗小便不利，淋闭不通，因气壮火盛者 淡竹叶一两，甘草一钱，木通、滑石各二钱。水煎服。（《本草汇言》）

6. 治疗血淋，小便涩痛 淡竹叶全草30g，生地黄15g，生藕节30g。煎汤服，每日2次。（《泉州本草》）

【类药辨析】

竹叶与淡竹叶的鉴别应用 两者均源于禾本科，均味甘淡性寒，归心、胃、小肠经，皆能清热除烦、利尿，治心火上炎、下移小肠所致热病心烦、口舌生疮及热淋涩痛。然竹叶为乔木或灌木植物淡竹的叶，其清心除烦力强，热病心烦多用；又兼辛味，清中有散，能凉散上焦风热，多用于风热表证或温病初起。淡竹叶为草本植物淡竹叶的叶，清热利尿作用较佳，多用于口疮尿赤及热淋涩痛[1]。

【配伍应用】

1. 淡竹叶配芦根　淡竹叶善清心胃之火而除烦止渴;芦根善清肺胃气分实热而生津止渴。两药伍用,清热除烦止渴作用增强,用于治疗热病津伤,心烦口渴[1]。

2. 淡竹叶配麦冬　淡竹叶清热泻火,除烦止渴;麦冬养阴生津,润肺清心。两药伍用,共奏清心除烦、养阴生津之效,使泄热而无伤阴之弊,用于治疗温热病邪扰及心营,身热烦躁等[1]。

3. 淡竹叶配白茅根　淡竹叶清热泻火,利尿通淋;白茅根凉血止血,清热利尿。两药伍用,增强清热利尿之功,可用于热淋,血淋,小便不利者[1]。

二、临床研究

1. 肛门术后小便困难　术后患者立即用淡竹叶、灯心草各6g,开水浸泡当茶饮,每日1剂,连用2天。共观察536例,40min内排尿者421例,60min内排尿者102例,2h内排尿者10例,仅3例因年龄较高伴前列腺肥大而进行导尿[2]。

2. 特发性水肿　每日用淡竹叶1~2g,开水浸泡当茶饮,连用1个月。治37例,治愈25例,显效7例,无效5例。总有效率为86.5%。对单纯性水肿及病程短、年轻者效果尤好[3]。

三、药理研究

1. 抗氧化作用　热水提取的淡竹叶多糖,对·OH和O_2^-均有较强的清除能力,当淡竹叶多糖溶液的浓度为0.838mg/mL时,清除率分别达到54.37%和41.37%,且随着多糖液浓度的升高清除率也升高,淡竹叶多糖具有的较强的生理活性[4]。

2. 抑菌作用　淡竹叶的醇提物对所试细菌都具有一定的抑制效果,抑制作用的强弱顺序为金黄色葡萄球菌>溶血性链球菌>铜绿假单胞菌>大肠埃希菌;而对于黑霉菌和常见青霉的抑制效果不明显[5]。用柱色谱技术分离纯化淡竹叶中的黄酮苷成分,用滤纸片法考察抑菌活性,结果表明该成分对真菌、细菌均有一定的抑制作用[6]。

3. 抗病毒作用　从淡竹叶中新发现的4种碳苷黄酮类化合物有抗呼吸道合胞体病毒活性,IC_{50}的范围为5.7~50.0 μg/mL[7]。

4. 保肝作用　与模型组相比,淡竹叶总黄酮可以明显降低小鼠血浆丙氨酸氨基转移酶(ALT)活性、肝组织的丙二醛(MDA)含量和一氧化氮(NO)含量,显著提高血浆和肝组织的抗氧化能力指数。淡竹叶总黄酮对拘束负荷引起的小鼠急性肝损伤有一定的保护作用[8]。

5. 收缩血管作用　淡竹叶黄酮可浓度依赖性收缩正常小鼠腹主动脉,其作用强度与麻黄碱相似,EC_{50}为(0.305±0.021)mg/mL,收缩血管的机制可能与激动α受体有关[9]。

6. 心肌保护作用　100mg/kg淡竹叶总黄酮可抑制NF-κB和TNF-α蛋白的表达,下调caspase-3蛋白表达;淡竹叶总黄酮对心肌缺血/再灌注损伤有一定的保护作用,其作用机制可能与抗自由基、抑制炎症反应和减少细胞凋亡有关[10]。

7. 降血脂作用　以高脂饲料喂养大鼠构建高脂血症模型,灌胃给予淡竹叶总提取物、总提取物的水浸膏、30%醇浸膏、90%醇浸膏3周,检测血清总胆固醇及三酰甘油,结果显示30%醇浸膏可显著降低高脂血症大鼠的血清总胆固醇,其他各成分组对血脂无显著影响[11]。

四、本草文献摘述

1.《本草纲目》　"祛烦热,利小便,清心。"

2.《本草从新》"甘淡寒，利小便。小便利则心火因之而清，故能兼除烦热。"

3.《生草药性备要》"消痰止渴，除上焦火，明眼目，利小便，治白浊，退热，散痔疮毒。"

4.《握灵本草》"祛胃热。"

5.《玉楸药解》"祛湿，解热。"

参考文献

[1] 国家药典委员会.中华人民共和国药典临床用药须知：中药饮片卷[M].2020版.北京：中国医药科技出版社，2022：167-169.

[2] 李文刚，张喜英.竹芯饮预防肛门术后小便困难536例[J].甘肃中医，1994（3）：20.

[3] 吕华.淡竹叶治疗特发性水肿37例[J].中国中西医结合杂志，1994（10）：634.

[4] 李志洲.淡竹叶多糖的提取及体外抗氧化性研究[J].中成药，2008，30（3）：434-437.

[5] 刘晓蓉.淡竹叶提取物抑菌防腐作用的研究[J].广东轻工职业技术学院学报，2008，7（2）：20-23.

[6] 薛月芹，宋杰，叶素萍，等.淡竹叶中黄酮苷的分离鉴定及其抑菌活性的研究[J].华西药学杂志，2009，24（3）：218-220.

[7] Wang Y，Chen M，Zhang J，et al.Flavone C-glycosides from the leaves of Lophatherum gracile and their in vitro antiviral activity[J]. Planta Medica，2012，78：46-51.

[8] 林冠宇，姚楠，何蓉蓉，等.淡竹叶总黄酮对拘束负荷所致小鼠肝损伤的保护作用[J].中国实验方剂学杂志，2010，16（7）：177-179.

[9] 孙涛，刘静，曹永孝.淡竹叶黄酮收缩血管的作用[J].中药药理与临床，2010，26（5）：57-59.

[10] 邵莹，吴启南，周婧，等.淡竹叶黄酮对大鼠心肌缺血/再灌注损伤的保护作用[J].中国药理学通报，2013，29（2）：241-247.

[11] 付彦君，陈靖.淡竹叶提取物对实验性高脂血症大鼠血脂的影响[J].长春中医药大学学报，2013，29（6）：965-966.

猫须草 Maoxucao

本品又称猫须公、肾茶，为唇形科植物肾茶 *Orthosiphon aristatus*（Blume.）Miq. 的全草。秋季采收，除去杂质，晒干。

2-4-16 猫须草彩图

一、传统应用

【性味归经】苦，寒。归肾、膀胱经。

【功效主治】清热利湿，通淋排石。主急慢性肾炎，膀胱炎，尿路结石，胆结石，风湿性关节炎，痛风性关节炎。

【用法用量】内服：煎汤，30～60g。

【使用注意】脾胃肾虚寒者慎用。

【方剂举例】

1. 肾安胶囊（《国家中成药标准汇编内科肾系分册》）

药物组成：石椒草、肾茶、黄柏、白茅根、茯苓、白术、金银花、黄芪、泽泻、淡竹叶、灯心草、甘草。

功能主治：清热解毒，利尿通淋。用于湿热蕴结所致淋证，症见小便频数短涩、灼热刺痛、溺色黄赤、少腹拘急胀痛，或有寒热、口苦、呕恶，或有腰痛拒按，或有大便秘结、苔黄腻、脉滑数。

2. 清淋汤（《湖南中医杂志》）

药物组成：肾茶30g，海金沙15g，连钱草30g，虎杖15g，土茯苓20g，贯众20g，大血藤20g，茅根30g。生甘草5g。

功能主治：清热利湿通淋。用于治疗下焦湿热型下尿路感染，症见尿频、尿急、尿灼热、小腹痛等。

3. 血尿安片（《国家中成药标准汇编骨伤科分册》）

药物组成：肾茶、小蓟、白茅根、黄柏。

功能主治：清热利湿，凉血止血。用于湿热蕴结所致尿血，尿频，尿急，尿痛，泌尿系感染见上述证候者。

4. 沙梅消渴胶囊（《国家中成药标准汇编 骨伤科分册》）

药物组成：牛蒡子、肾茶、沙参、知母、白芍、乌梅、僵蚕。

功能主治：养阴润燥，生津止渴。用于阴虚内热所致的消渴，以及2型糖尿病见上述证候者。

【简便验方】

1. 治疗慢性肾炎水肿 猫须草30g，何首乌20g，地桃花根15g，瘦肉60g，水煎1h，饮汤食肉，每5日为1个疗程。（《常用青草药识别入门》）

2. 治疗肾炎水肿 猫须草、车前草、白花蛇舌草各30g，水煎服。（《常用青草药识别入门》）

3. 治疗尿路结石 猫须草、广金钱草各30g，水煎服。（《青草药识别应用图谱》）

4. 治疗尿路感染、尿频、尿急 猫须草、叶下珠、鸭跖草各30g，水煎服。（《常用青草药识别入门》）

5. 治疗膀胱炎 猫须草30g，水煎服。（《实用中草药图典 珍藏版》）

【类药辨析】

1. 猫须草与金钱草的鉴别应用 两者均性寒，归肾、膀胱经，能利水通淋，但金钱草味甘、咸，主归胆经，味咸能软坚，更长于化石，还有良好的利湿退黄、清肝胆之热的作用，故湿热黄疸及胆道结石、胆道炎症也较为常用；亦可清热解毒，用于恶疮肿毒，毒蛇咬伤，水火烫伤等。

2. 猫须草与海金沙的鉴别应用 两者均归膀胱经，均能清利湿热，但海金沙又归小肠经，寒能清热，甘能渗利通淋，又入血分，善清小肠、膀胱二经血分湿热，有一定的凉血止血之功，故血淋用之也好。海金沙止尿道疼痛之功尤其显著，淋痛较著者适宜；又取其利水消肿作用，用于治湿热所致的水肿，小便不利。

【配伍应用】

猫须草配猫爪草 猫须草清热化湿，利尿通淋，排石利水，解毒消炎。猫爪草具有解毒、化痰散结等功效。猫须草、猫爪草配伍用于湿热下注，伤及肾气，肾不固精[1]。

二、临床研究

1. 无症状高尿酸血症 治疗组给予复方肾茶合剂。药用猫须草30g，土茯苓30g，萆薢15g，泽泻15g，薏苡仁30g，川牛膝15g，苍术9g，车前子15g，黄柏9g，丹参15g，玉米须30g，每剂煎成300mL。每次150mL，每日2次，分早晚口服。连续用药4周，治疗期间不用其他降尿酸药物。共治疗30例，显效21例，有效5例，无效4例，总有效率86.67%[2]。

2. 慢性肾小球肾炎 治疗组给予肾茶30g，水煎30min，取汁100mL分两次温服，早晚各1次。疗程12周。共治疗63例，完全缓解11例，部分缓解20例，有效22例，无效10例，总有效率84.1%[3]。

3. 糖尿病肾病 治疗组在基础治疗下服用虫草肾茶方，药物组成：冬虫夏草3g，生黄芪30g，制水蛭10g，制大黄8g，草豆蔻15g，猫须草20g，水煎服，每日1剂，早晚2次分服。共治疗30例，显效8例，有效15例，无效7例，总有效率76.7%[4]。

4. 泌尿系结石 肾茶排石汤内服。方药组成：猫须草30g，倒扣草15g，日1剂，水煎服，早中晚3次分服，20天为

1疗程。共治疗50例，治愈30例，好转15例。总有效率90%[5]。

5. 肾衰竭 治疗基础上加服虫草肾茶方，药方组成：人工冬虫夏草菌丝、猫须草、黄芪、大黄、丹参、草豆蔻、水蛭，其中人工冬虫夏草菌丝与水蛭为细粉，其余药物水煎冲服粉剂，每日1剂，分2次口服，连续3个月。共治疗21例，显效2例，有效14例，无效5例，总有效率76.19%[6]。

三、药理研究

1. 抗炎作用 肾茶治疗慢性肾炎蛋白尿、血尿有确切疗效[3]；肾茶总黄酮在治疗大鼠的慢性细菌性前列腺炎中能显著抑制前列腺和血清TNF-α和IL-8上升（$P<0.01$），升高SOD活力并降低MDA水平，肾茶总黄酮具备潜在的抗细菌性前列腺炎活性[7]。

2. 抗氧化作用 肾茶总黄酮对6-OHDA诱导的PD大鼠模型和细胞模型具有明显的保护作用，其作用机制是通过抑制抗氧化应激从而达到疗效[8]；通过刺激人体外周血单核细胞增殖试验发现，肾茶水和乙醇提取物均表现出明显氧自由基清除活性[9]。

3. 抗菌作用 肾茶提取物对金黄色葡萄球菌、大肠埃希菌、赫尔曼埃希菌、肺炎克雷伯菌、甲型副伤寒杆菌、鲍曼不动杆菌、铜绿假单胞菌、副溶血性弧菌等均具有不同程度的抑制作用[10-12]。

4. 调节肾功能作用 肾茶总黄酮具有显著的抑制肾癌细胞生长的作用，其机制可能与其调控细胞周期和凋亡有关[13]；肾茶提取物可以降低模型大鼠的尿素氮、肌酐水平，缓解肾脏病理损伤，其作用机制与提高模型大鼠肾脏内干细胞生长因子（HGF）及B细胞淋巴瘤-2基因（$Bcl-2$）的表达水平、抑制肾细胞凋亡有关[14]。

5. 利尿排石作用 肾茶乙酸乙酯提取物明显减轻小鼠肾结石症状，其作用机制可能是肾茶黄酮类成分通过改善结晶小鼠的甘油磷脂代谢来达到治疗结石的效果[15]；肾茶水提液通过增加肾结石模型大鼠的尿液排泄量来降低尿草酸和尿钙的含量，抑制肾组织中草酸钙结晶的沉积[16]。

6. 降低血尿酸作用 低、中、高剂量肾茶均可显著降低高尿酸血症小鼠的血尿酸水平，且具有剂量相关性[17]。

7. 降血糖、降血压作用 肾茶水提物能够降低血糖，对肾脏起到保护作用，其作用机制可能与改善氧化应激、抗炎及抑制系膜细胞增生有关[18]。

8. 抗肿瘤作用 猫须草通过抑制VEGFR磷酸化抑制裸鼠结肠癌生长和内皮细胞血管生成[19]。

四、本草文献摘述

1.《中药大辞典》"清热祛湿，排石利水。治急慢性肾炎，膀胱炎，尿路结石，风湿性关节炎。"

2.《常用中草药手册》"清热祛湿，排石利水。治急慢性肾炎，膀胱炎，尿路结石，风湿性关节炎。"

参考文献

[1] 张志坚，陈岱，张福产. 国家级名中医张志坚临证经验集萃[M]. 上海：上海科学技术出版社，2021：25.

[2] 何邦友，徐静京，王丽平. 复方肾茶合剂治疗无症状高尿酸血症疗效观察[J]. 实用中医药杂志，2019，35（4）：426-427.

[3] 谢丽萍，蓝芳，向彩春，等. 肾茶治疗慢性肾小球肾炎63例临床观察[J]. 广西中医药，2013，36（5）：29-31.

[4] 宋立群，裴春鹏，宋业旭. 虫草肾茶方治疗糖尿病肾病的临床研究[J]. 中医药信息，

2009, 26 (4): 38-39.

[5] 方铄英. 自拟肾茶排石汤治疗泌尿系结石50例 [J]. 内蒙古中医药, 2008 (8): 24.

[6] 于思明, 郭丹丹, 宋立群. 虫草肾茶方治疗慢性肾衰竭42例临床观察 [J]. 中医药学报, 2007, 35 (6): 44-46.

[7] 陈涛, 杨全伟. 肾茶总黄酮抗大鼠慢性细菌性前列腺炎活性研究 [J]. 湖北民族学院学报（医学版）, 2016, 33 (4): 1-3.

[8] 游建军, 李光, 李宇赤, 等. 肾茶总黄酮对帕金森病的神经保护作用 [J]. 中国实验方剂学杂志, 2015, 21 (4): 139-143.

[9] Alshawsh M A, Abdulla M A, Ismail S, et al.Free radical scavenging, antimicrobial and immunomodulatory activities of Orthosiphon stamineus[J].Molecules, 2012, 17 (5): 5385-5395.

[10] 蔡华芳, 寿燕, 汪菁菁, 等. 肾茶的药理作用初探 [J]. 中药材, 1997, 20 (1): 38-40.

[11] 高南南, 田泽, 李玲玲, 等. 肾茶药理作用的研究 [J]. 中草药, 1997 (1): 615.

[12] 易富, 何宇佳, 梁凯, 等. 肾茶水提取物的体外抑菌实验 [J]. 西南国防医药, 2013, 23 (10): 1058-1059.

[13] 龙贺明, 罗艳, 程海燕, 等. 肾茶总黄酮抗肾癌活性研究 [J]. 赣南医学院学报, 2017, 37 (2): 179-184.

[14] 吕旸. 傣药猫须草对慢性肾功能衰竭大鼠的影响 [D]. 昆明: 云南中医药大学, 2019.

[15] 晁玉凡. 肾结石小鼠脂质代谢调控网络构建及肾茶抗结石机制研究 [D]. 上海: 中国人民解放军海军军医大学, 2019.

[16] 蒋维晟. 肾茶提取液对肾结石模型影响的实验研究 [J]. 江西中医学院学报, 2009, 21 (1): 52-54.

[17] 黄幼霞, 蔡英健, 吴宝花. 肾茶对小鼠血尿酸水平的影响 [J]. 世界临床药物, 2016, 37 (11): 744-747.

[18] 刘广建, 黄荣桂, 郑兴中, 等. 肾茶对糖尿病大鼠肾脏的保护作用及其机制研究 [J]. 中国中西医结合肾病杂志, 2007, 8 (1): 32-34, 63-64.

[19] Ahamed M B K, Aisha A F A, Nassar Z D, et al.Cat's whiskers tea（Orthosiphon stamineus）extract inhibits growth of colon tumor in nude mice and angiogenesis in endothelial cells via suppressing VEGFR phosphorylation[J].Nutrition and Cancer, 2012, 64 (1): 89-99.

萹蓄 Bianxu

本品为蓼科植物萹蓄 *Polygonum aviculare* L. 的干燥地上部分。夏季叶茂盛时采收，除去根和杂质，晒干。

2-4-17 萹蓄彩图

一、传统应用

【性味归经】苦，微寒。归膀胱经。

【功效主治】利尿通淋，杀虫，止痒。用于热淋涩痛，小便短赤，虫积腹痛，皮肤湿疹，阴痒带下。

【用法用量】9～15g。外用适量，煎洗患处。

【使用注意】脾胃虚弱及阴虚患者慎用。

【方剂举例】

1. 加味八正散（《医宗金鉴》）

药物组成：萹蓄、木通、瞿麦、栀子、滑石、甘草、车前子、大黄、石韦、木香、冬葵子、沉香。

功能主治：清热理气，利尿通淋。肺热而为气淋。

2. 八正散（《太平惠民和剂局方》）

药物组成：萹蓄、车前子、瞿麦、滑石、栀子、甘草、木通、大黄。

功能主治：清热泻火，利水通淋。用于治疗湿热淋证，症见尿频尿急，溺时涩痛，淋沥不畅，尿色浑赤，甚则癃闭不通，小腹急满，口燥咽干，舌苔黄腻，脉滑数。

3. 连参通淋片 [《中华人民共和国药典》(2020年版一部)]

药物组成：黄连、苦参、瞿麦、川木通、萹蓄、栀子、大黄、丹参、绵萆薢、茯苓、白术、石菖蒲、甘草。

功能主治：清热祛湿，利水通淋。用于非淋菌性尿道炎的辅助治疗，中医辨证属于湿热下注者，症见尿频、尿急、尿痛，尿道红肿刺痒，尿道口有分泌物，舌红苔黄腻，脉濡数。

4. 清淋颗粒 [《中华人民共和国药典》(2020年版一部)]

药物组成：瞿麦、萹蓄、木通、车前子（盐炒）、滑石、栀子、大黄、炙甘草。

功能主治：清热泻火，利水通淋。用于膀胱湿热所致的淋症、癃闭，症见尿频涩痛、淋沥不畅、小腹胀满、口干咽燥。

【简便验方】

1. 治疗黄疸　鲜萹蓄30~60g，黄蚬250g。水煎，当茶饮。（《福建药物志》）

2. 治疗尿路结石　萹蓄、金钱草各15g，水煎服；或萹蓄、海金沙藤、车前草各30g，水煎服。（《浙江药用植物志》）

3. 治疗乳糜尿　鲜萹蓄30~60g，加鸡蛋1~2只，生姜适量。水煎，食蛋服汤。（《浙江药用植物志》）

4. 治疗尿道炎，膀胱炎　鲜萹蓄60g，鲜车前草30g。捣烂绞汁，分2次服。（《福建药物志》）

5. 治疗白带　鲜萹蓄90g，细叶艾根45g，粳米90g，白糖30g。先将粳米煮取米汤，再入各药，煎汁，去渣，加白糖。空腹服，每日1剂。（《浙江本草新编》）

6. 治疗小儿夜啼　鲜萹蓄15~21g，蝉蜕3~5个。水煎冲糖服。（《福建药物志》）

【类药辨析】

萹蓄与瞿麦的鉴别应用　两者均为清热利水通淋药，用于治尿涩热痛诸证，两药常相须为用。所不同的是，萹蓄清膀胱湿热，益于小便不爽，溲短而黄之湿热交阻者。瞿麦利小肠而导热，益于尿道热痛或热重于湿者；两者均可用于热毒疮肿，但由于萹蓄善于清湿热，故湿热泻痢、黄疸等也为常用；而瞿麦又能破血通经，故妇女经闭也可应用[1]。

【配伍应用】

萹蓄配车前子　萹蓄味苦而寒，有清热利尿之功。车前子甘寒滑利，性善降泄。既能利水道，清水肿，又能别清浊。导湿热。二药相伍，有较好的利水通淋、清热泻火之功，尤宜用于热淋、癃闭之症[1]。

二、临床研究

1. 2型糖尿病合并泌尿道感染　一味萹蓄50g煎水1000mL，要求频频代茶饮，一味萹蓄饮与目前常用的泌尿道感染抗生素疗效相当[2]。

2. 糖尿病　消渴丸5~10粒口服，3次/天；萹蓄15g煎服3次/天。当空腹血糖正常后以消渴丸5粒，2次/天；萹蓄5g开水泡饮，2次/天，长期维持。显效12例（48.0%）。好转9例（36.0%），无效4例（16.0%），总有效率（84.0%）[2]。

3. 细菌性痢疾　萹蓄草洗净水煎，浓缩成40%溶液，成人每日三次，每次40mL口服。平均治愈日数为6.22天，有效率91%[3]。

4. 急性腹泻　萹蓄、金银花、苦参、大黄、枳壳、槟榔、甘草。加减法：大便以脓血便者，加地榆、牡丹皮；腹痛较甚者，加白芍；腹泻稀水便者，加车前子、木通；若泻之爽快者，去大黄；腹胀较甚者，加木香、莱菔子；恶心、呕吐者，加半夏、生姜。每日1剂，水煎服。治疗期间，根据病情酌情补充葡萄糖液及维生素。平均治愈时间4.2天，有效率100%[4]。

三、药理研究

1. 抑菌作用 萹蓄的不同溶剂部位萃取物对大肠埃希菌、致病性大肠埃希菌、金黄色葡萄球菌、伤寒杆菌、志贺菌属5种细菌均有抑制活性，并且抑制活性随样品浓度的增加而增强[5]。萹蓄提取物对鸡伤寒沙门杆菌、猪伤寒沙门杆菌、大肠埃希菌、鸡白痢沙门杆菌、鼠伤寒沙门杆菌有较强的抑制杀灭作用[6]；萹蓄的不同提取液对金黄色葡萄球菌、大肠埃希菌均具有显著的抑制作用[7]。

2. 利尿作用 给大鼠皮下注射萹蓄煎剂的量达到1.5g/kg或者口服萹蓄煎剂达到20g/kg时，实验大鼠均能出现显著的利尿作用[8]。给予大鼠生药20g/kg萹蓄时会出现明显的利尿作用，大鼠的钠、钾排出均增加，尤其是钾的排出较多[9]。

3. 杀螨杀虫作用 氯仿提取的萹蓄对朱砂叶螨有毒性作用[10]。萹蓄干粉能够明显抑制棉铃虫的生长发育，乙酸乙酯提取物对棉铃虫幼虫的抑制活性最强[11]。采用浸虫法和点滴法对萹蓄乙醇提取物进行杀虫活性研究发现0.05g/mL的萹蓄乙醇提取物对枸杞蚜虫和小菜蛾有较强的杀灭活性[12]。萹蓄石油醚萃取物中主要活性成分为脂肪酸乙酯类化合物，推断萹蓄中的杀虫活性成分很可能是脂肪酸乙酯类化合物[13]。萹蓄乙醇提取物生物活性最高，活性成分主要分布在根和叶中，对小菜蛾的主要作用方式为触杀[14]。

4. 降压作用 给予萹蓄乙醇提取物小鼠相比西方饮食小鼠体质量更轻，脂肪组织更少，血清血脂水平和血压更低[15]。

5. 降血糖和尿糖作用 使用萹蓄治疗糖尿病，发现萹蓄可以降低血糖和尿糖[16]。其降糖的药理作用需要深入研究。使用萹蓄治疗25例非胰岛素依赖型糖尿病，疗效明显高于降糖灵治疗组，说明萹蓄是一味治疗非胰岛素依赖型糖尿病的理想药物[17]。

6. 舒张血管的作用 萹蓄黄酮苷能够舒张由氯化钾与去氧肾上腺素引起的血管收缩，其作用机制可能是萹蓄黄酮苷抑制胞内内质网Ca^{2+}释放，同时抑制胞外Ca^{2+}经电压依赖性钙通道内流，进而阻止细胞内钙离子浓度增加[18]。

7. 抗癌作用 萹蓄提取物诱导50%细胞死亡的浓度最高的300μg/L，在萹蓄的浓度为最高400μg/L时，细胞的存活率是3%。实验数据表明，萹蓄提取物对MCF-7乳腺癌细胞具有较强的抑制增殖和诱导凋亡的作用[19]。

8. 抗氧化和抗衰老 萹蓄乙醇提取物的冻干粉能够清除羟基自由基和超氧阴离子自由基，可以抑制脂质过氧化[20]。萹蓄中的胡桃宁能够抵抗人真皮成纤维细胞衰老，其作用机制是胡桃宁降低衰老相关β-半乳糖苷酶的活性和阿霉素诱导的衰老细胞中活性氧的水平[21]。

9. 减肥作用 萹蓄的乙醇提取物（PAE）PAE能够抑制在肥胖小鼠的白色脂肪组织中的固醇调节元件结合蛋白-1c基因的表达水平、过氧化物酶体增殖物激活受体γ、脂肪酸合成酶以及脂肪细胞蛋白2，以此抑制脂肪组织中脂肪的合成和增强抗氧化能力[22]。

10. 抗肝纤维化 大鼠经萹蓄甲醇提取物（PA）处理后，血清中碱性磷酸酶、丙氨酸转氨酶、天冬氨酸转氨酶、羟脯氨酸显著降低[23]。

四、本草文献摘述

1.《神农本草经》"主浸淫疥瘙，疽痔，杀三虫。"

2.《本草纲目》"治霍乱，黄疸，利小便。"

3.《滇南本草》"利小便。治五淋白浊，热淋，瘀精涩闭关窍，并治妇人气郁，胃中湿热，或白带之症。"

参考文献

[1] 国家药典委员会.中华人民共和国药典临床用药须知：中药饮片卷[M].2020版.北京：中国医药科技出版社，2022：582-583.

[2] 缪晓明，高鹤，马卫琴，等.一味萹蓄饮对2型糖尿病合并泌尿道感染的临床研究[J].中医临床研究，2019，11（30）：130-132.

[3] 高杰.萹蓄液治疗细菌性痢疾100例临床分析与药物实验研究[J].辽宁中级医刊，1980（7）：18-19.

[4] 方志林.萹蓄二花汤治疗急性腹泻疗效观察[J].湖北中医杂志，2006，28（7）：30.

[5] 李曼曼.萹蓄的化学成分及抑制活性研究[D].合肥：安徽农业大学，2013.

[6] 刘福堂，杨丽梅，马力，等.萹蓄对畜禽常见肠道菌的体外抑制活性研究[J].黑龙江畜牧兽医，2015，9（18）：160-161.

[7] 张蓉，魏希颖.萹蓄体外抑菌作用及其绿原酸含量测定[J].陕西农业科学，2010，56（6）：64-66.

[8] 黄厚聘，程才芬.萹蓄的利尿作用[J].贵阳医学院学报，1963：36-39.

[9] 吕向华.中药苍术、萹蓄、芫花及车前子煎剂利尿作用的初步观察[J].药学学报，1966，13（6）：454-458.

[10] 王有年，李青，李照会，等.萹蓄提取物对朱砂叶螨的触杀活性及相关酶活性的影响[J].林业科学，2010，46（10）：103-107.

[11] 王洪凤，孙明清，刘顺，等.萹蓄干粉及其提取物对棉铃虫生长发育的影响[J].草业学报，2007，16（6）：94-98.

[12] 丁建海，杨敏丽.萹蓄乙醇提取物杀虫活性初探[J].安徽农业科学，2007，35（35）：11497-11498.

[13] 丁建海，刘立红，刘世巍.萹蓄对小菜蛾的生物活性及活性成分分析[J].江苏农业科学，2011，39（4）：112-113.

[14] 丁建海，张俊芳.萹蓄提取物对小菜蛾生物活性的影响[J].湖北农业科学，2015，54（7）：1593-1595.

[15] Park S H, Sung Y Y, Nho K J, et al.Anti-atherosclerotic effects of Polygonum aviculare L.ethanol extract in ApoE knock-out mice fed a Western diet mediated via the MAPK pathway[J].Journal of ethnopharmacology, 2014, 151（3）：1109-1115.

[16] 陈燕，兰芸.萹蓄可治糖尿病[J].湖北中医杂志，2000，22（7）：32.

[17] 赵荣芳.萹蓄治疗糖尿病25例临床观察[J].南通医学院学报，1995，15（2）：274-275.

[18] 王桂芝，罗希锋，孙博，等.萹蓄黄酮苷对大鼠离体胸主动脉的舒张作用与机制[J].哈尔滨医科大学学报，2010，44（4）：315-318.

[19] Habibi R M, Mohammadi R A, Delazar A, et al.Effects of Polygonum aviculare herbal extract on proliferation and apoptotic gene expression of MCF-7[J].Daru：Journal of Faculty of Pharmacy, Tehran University of Medical Sciences, 2011, 19（5）：326.

[20] Hsu C Y.Antioxidant activity of extract from Polygonum aviculare L[J].Biological research, 2006, 39（2）：281-288.

[21] Yang H H, Hwangbo K, Zheng M S, et al.Inhibitory effects of juglanin on cellular senescence in human dermal fibroblasts[J].Journal of natural medicines, 2014, 68（3）：473-480.

[22] Sung Y Y, Yoon T, Yang W K, et al.The antiobesity effect of Polygonum aviculare L.ethanol extract in high-fat diet-induced obese mice[J].Evidence-Based Complementary and Alternative Medicine, 2013：626397.

[23] Nan J X, Park E J, Kim H J, et al.Antifibrotic Effects of the Methanol

Extract of Polygonum aviculare in Fibrotic Rats Induced by Bile Duct Ligation and Scission[J].Biological and Pharmaceutical Bulletin，2000，23（2）：240-243.

瞿麦 Qumai

本品为石竹科植物瞿麦 Dianthus superbus L. 或石竹 Dianthus chinensis L. 的干燥地上部分。夏、秋二季花果期采割，除去杂质，干燥。

2-4-18 瞿麦彩图

一、传统应用

【性味归经】苦，寒。归心、小肠经。

【功效主治】利尿通淋，活血通经。用于热淋，血淋，石淋，小便不通，淋沥涩痛，经闭瘀阻。

【用法用量】9~15g。

【使用注意】孕妇慎用。

【方剂举例】

1. 立效散（《本草纲目》）

药物组成：瞿麦、甘草、栀子仁、灯心草、葱头、生姜。

功能主治：清热止血。用于下焦结热（小便淋闭或有血出，或大小便出血）。

2. 郁李仁丸（《太平圣惠方》）

药物组成：郁李仁、瞿麦、甘遂、葶苈子、茯苓、陈皮。

功能主治：利水渗湿。用于水气遍身浮肿，皮肤欲裂，心腹气急胀，大小便不利。

3. 八正合剂［《中华人民共和国药典》（2020年版一部）］

药物组成：瞿麦、车前子（炒）、萹蓄、大黄、滑石、川木通、栀子、灯心草、甘草。

功能主治：清热，利尿，通淋。用于湿热下注，小便短赤，淋沥涩痛，口燥咽干。

4. 温肾前列片（《国家食品药品监督管理局国家药品标准 YBZ03852009》）

药物组成：熟地黄、淫羊藿、山药、茯苓、山茱萸、泽泻、牡丹皮、肉桂、附子、牛膝、虎杖、萹蓄、瞿麦、车前子。

功能主治：益肾利湿。用于肾虚挟湿的良性前列腺增生症，症见小便淋沥，腰膝酸软，身疲乏力。

【简便验方】

1. 治疗食管癌、直肠癌 瞿麦鲜品30~60g（干品18~30g）。水煎服。（《陕甘宁青中草药选》）

2. 治疗石淋，小便涩痛不可忍 瞿麦一两，车前子一两半，葳蕤一两，滑石一两半。上件药，捣粗罗为散。每服四钱，以水一中盏，煎至六分，去滓，每于食前温服。（《太平圣惠方》）

3. 治疗妇人经血不通 瞿麦、木通、大黄各二两。上为细末。酒一盏煎至七分，温服，食前。（《普济方》）

4. 治疗血瘀经闭 瞿麦、丹参、益母草各15g，赤芍、香附各9g，红花6g。煎服。（《安徽中草药》）

5. 治疗血淋 鲜瞿麦30g，仙鹤草15g，炒栀子9g，甘草梢6g。煎服。（《安徽中草药》）

6. 治疗妇女外阴糜烂，皮肤湿疮 瞿麦适量。煎汤洗之，或为细面撒患处。（《河北中药手册》）

7. 治疗目赤肿痛 瞿麦、菊花各9g。水煎服。（《陕甘宁青中草药选》）

【类药辨析】

瞿麦与木通的鉴别应用 两者均为利水通淋药，苦寒，归心、小肠经，都能利水通淋，用于淋证，小便淋漓涩痛等，又都能活血通经，用于经闭等。瞿麦为治淋专药，利尿通淋止痛作用较好，各种淋证均能用之，尤宜于热淋、血淋。木通善清心与小肠之火，用于治心火上炎，口舌生疮以及心火下移于小肠所致心烦尿赤等，还可用于水肿脚气，又有通利气血之功，用于治疗湿热痹痛，乳汁不下等[1]。

【配伍应用】

1. 瞿麦配海金沙 瞿麦长于通淋利水；海金沙长于通淋消石。二药配用，有通淋利水消石之功能，用于治疗湿热或石淋之茎中疼痛、尿血[1]。

2. 瞿麦配栀子 瞿麦长于通淋凉血；栀子长于凉血利尿。二药配用，有清热凉血利尿之功能。用于治疗下焦湿热之小便淋沥热痛、血尿等[1]。

二、临床研究

1. 糖尿病肾病 栝楼瞿麦汤对糖尿病肾病患者具有良好的治疗效果，能够改善其血清 PDGF-BB 和 miR-133b 水平，有效率为 98.00%[2]。空腹血糖、糖化血红蛋白、血肌酐、甘油三酯、24h 尿蛋白经过治疗后均有不同程度的下降，治疗组总有效率为 86.35%[3]。

2. 子宫腺肌瘤 加味栝楼瞿麦汤联合壮医脐穴针刺治疗子宫腺肌瘤，能够明显改善患者痛经和月经量过多的临床症状，有效降低血清 E_2 和 CA-125 水平[4]。

3. 慢性前列腺炎 栝楼根、瞿麦、山药、浙贝母各 12g，茯苓 15g，炮附子 10g。加减：小便黄赤者加木通 12g、车前子 18g、蒲公英 15g；小便清长、性功能低下者加淫羊藿 12g；少腹胀痛者加乌药 15g、川楝子 12g；伴前列腺肥大者加炮山甲、莪术各 10g，王不留行 12g。水煎服，10 天为 1 个疗程，治疗 2 个疗程后观察疗效。结果治愈 10 例，显效 36 例，有效 17 例，无效 3 例，治愈率 15.2%，总有效率 95.5%[5]。

4. 盆腔炎性包块 瞿麦 50g，加水 1000mL，文火煎 20min。每日 1 剂，当茶饮。连用 1~2 个月。60 例患者均行 B 超复查，服药 1 个月包块消失者 57 例，另 3 例服用 2 个月包块消失，全部患者自觉症状消失[6]。

5. 糖尿病肾病 天花粉 30g，瞿麦 10g，山药 30g，茯苓 30g，制附子 10g，肉桂 10g，益母草 20g，桃仁 10g。每日 1 剂，浓煎取汁 150mL×2 包，早晚餐后服用，治疗 12 周，以 4 周为一疗程，每个疗程结束随访 1 次，12 周后检测各项指标，评价疗效。共治疗 33 例，显效 5 例，有效 19 例，无效 9 例，总有效率 72.72%[7]。

三、药理研究

1. 抗菌作用 体外微量 McCoy 培养法发现瞿麦对衣原体具有强效的抗菌作用[8]。瞿麦水煎液对大肠埃希菌、副伤寒沙门杆菌、金黄色葡萄球菌、枯草杆菌、变形杆菌等均有抑制能力，且其乙醇制剂的效果优于水煎剂[9]。陕西产瞿麦乙醇提取物对志贺菌属、蜡样芽孢杆菌和霍乱弧菌均具有较强的抗菌作用[10]。

2. 肾保护作用 瞿麦乙酸乙酯部位（DS-EA）能显著改善糖尿病肾病模型小鼠的肾小球纤维化和肾功能紊乱；DS-EA 能显著改善模型小鼠的血糖水平、胰岛素水平、胰岛素抵抗稳态模型评价指数以及糖化血红蛋白水平，降低白蛋白排泄、肌酐清除率和血浆肌酐水平，还能改善肾脏损伤分子 -1 和 C- 反应蛋白的水平，DS-EA 明显降低糖尿病肾病模型小鼠肾小球内 PAS 染色强度及使基底膜变薄；DS-EA 通过降低细胞周期相关蛋白的表达来抑制肾系膜细胞的增殖，DS-EA通过干扰 TGF-β/Smad 信号通路改善 Ang Ⅱ 诱导的肾纤维化，此外，DS-EA 可明显抑制细胞中纤维化标志物水平、Ⅳ型胶原水平和 CTGF 表达，以及抑制 Ang Ⅱ 诱导的炎症因子和 ROS 的产生[11]。

3. 抗早孕作用 瞿麦乙醇提取物对大鼠离体子宫、兔在体子宫平滑肌肌条有明显刺激作用[12]，瞿麦水煎液对早孕期小鼠堕胎作用明显，对孕中期大剂量给药会导致妊娠终止，对孕晚期则有催胎的作用；其进一步对瞿麦果实的抗早孕作用研究，发现瞿麦果实一方面可以降低小鼠体内孕激素浓度，缩小胚胎体积，同时由于抑制腺体分泌，使得子宫内膜发育异常，各种生理学形态和特征失去同步性，拒绝接受胚胎融合，阻止胚胎着床，导致其坏死，从而明显提高着床期死胎率和流产率，且随着给药剂量增加，这种现象加重；另一方面，由于孕酮浓度和绒毛膜促性腺激素浓度降低，导致卵巢中部分黄体出现萎缩和坏死，并且同样影响到在早孕中起重要作用的蜕膜，不能维持其正常形成、发育，并发生退化情况，使得正常着床的胚胎得不到充分的血液和营养供给，从而使得早孕无法继续维持，最终胚胎被剥离、脱落，从而出现抗早孕的效果[13-17]。

4. 抗肿瘤作用 瞿麦中的三萜、环肽、黄酮类等多 EE-DS 显著抑制 Bcl-2 和 NF-κB 的表达。瞿麦石油醚萃取部位各组分对各种癌细胞均有一定的抑制作用，尤其对 Hela 细胞株的增殖抑制活性效果较好[18,19]。

5. 免疫抑制作用 瞿麦水提液的二氯甲烷萃取部位具有显著抑制自身反应性 T 细胞增殖和分泌干扰素 -γ（IFN-γ）的作用，并能促进调节性 T 细胞（Treg）增殖，该作用有助于预防移植排斥及其他适应证[20]。利用实验性自身免疫神经炎（EAN）模型小鼠研究瞿麦治疗 EAN 的作用，在治疗 28 天后能明显改善模型小鼠的临床症状[21]。瞿麦在体外实验能显著抑制人 B 细胞分泌 IgE，在体内实验能有效减轻花生致敏小鼠过敏性休克症状[22]。

6. 其他作用 瞿麦中黄酮类化合物对羟基自由基和 DPPH 自由基均有良好的清除作用[23]。乙酸乙酯萃取部位具有最强的抗氧化活性[24]。瞿麦的正丁醇提取物对 A 型和 B 型流感病毒均有强抗病毒活性[25]。

四、本草文献摘述

1.《神农本草经》 "主关格诸癃结，小便不通，出刺，决痈肿，明目去翳，破胎堕子，下闭血。"

2.《日华子本草》 "催生，治月经不通，破血块，排脓。"

3.《本草备要》 "降心火，利小肠，逐膀胱邪热，为治淋要药。"

参考文献

[1] 国家药典委员会. 中华人民共和国药典临床用药须知：中药饮片卷[M].2020版. 北京：中国医药科技出版社，2022：581-582.

[2] 邢亚萍，薛香菊，赵婷丽，等. 栝楼瞿麦汤对糖尿病肾病患者血清 PDGF-BB、微小核糖核酸-133b 水平的影响观察[J]. 四川中医，2022，40（5）：135-138.

[3] 何禹哲. 栝楼瞿麦汤抑制糖尿病肾病模型大鼠系膜细胞增殖机制及其临床研究[D]. 扬州：扬州大学，2021.

[4] 陆璇霖，农秀明，成平，等. 加味栝楼瞿麦汤联合壮医脐穴针刺治疗子宫肌瘤的临床观察[J]. 广州中医药大学学报，2022，39（4）：844-849.

[5] 刘杰. 瓜蒌瞿麦汤治疗慢性前列腺炎 66 例[J]. 实用中医药杂志，2005，21（8）：468.

[6] 马秀，张淑荣. 瞿麦煎治疗盆腔炎性包块

60例[J].山西中医，2002（S1）：73.
[7] 金婷琳.栝楼瞿麦汤治疗糖尿病肾病临床疗效观察及改善大鼠氧化应激作用机制研究[D].扬州：扬州大学，2022.
[8] 李建军，涂裕英，佟菊贞，等.瞿麦等12味利水中药体外抗泌尿生殖道沙眼衣原体活性检测[J].中国中药杂志，2000，25（10）：52-54.
[9] 杨红文，胡彩艳，汤雯君，等.瞿麦、地榆、没药和紫花地丁的体外抑菌实验研究[J].宜春学院学报，2010，32（12）：89-90.
[10] 张爽，胡宏，王燕，等.陕产瞿麦乙醇和水提取物对小鼠抗菌感染的效果研究[J].中华中医药学刊，2018，36（7）：1771-1773，1807.
[11] Yoon J J，Park J H，Kim H J，et al.Dianthus superbus improves glomerular fibrosis and renal dysfunction in diabetic nephropathy model[J].Nutrients，2019，11（3）：553.
[12] 郭连芳，翁福海，李锡铭，等.瞿麦对大鼠离体子宫、兔在体子宫兴奋作用及与前列腺E_2的协同作用[J].天津医药，1983（5）：268-271.
[13] 李兴广.瞿麦对妊娠影响的文献研究[J].北京中医药大学学报，1996，19（1）：31-32.
[14] 李兴广，高学敏.瞿麦水煎液对小鼠妊娠影响的实验研究[J].北京中医药大学学报，2000，23（6）：40-42.
[15] 王佳彦.瞿麦果实抗生育作用文献及实验研究[D].北京：北京中医药大学，2005.
[16] 李兴广，王佳彦，刘亚，等.瞿麦果实提取物对小鼠抗早孕的实验研究[J].中国中医基础医学杂志，2012，18（3）：273-275.
[17] 李兴广，王佳彦，刘亚.瞿麦果实提取物抗着床作用的实验研究[J].中药与临床，2011，2（5）：24-26.
[18] 李水清，张方蕾，李洁，等.瞿麦石油醚萃取物抗肿瘤活性组分筛选及其成分分析[J].武汉大学学报（医学版），2014，35（1）：11-15，31.
[19] 张方蕾.瞿麦抗肿瘤有效部位的活性组分筛选及其成分分析[D].武汉：湖北中医药大学，2014.
[20] Reid-Adam J，Yang N，Song Y，et al.Immunosuppressive effects of the traditional Chinese herb Qu Mai on human alloreactive T cells[J].American Journal of Transplantation，2013，13（5）：1159-1167.
[21] 乔保俊，周树虎，郑培兵，等.瞿麦治疗小鼠实验性自身免疫性神经炎的疗效及机制研究[J].中国神经免疫学和神经病学杂志，2018，25（6）：420-423，438.
[22] López-Expósito I，Castillo A，Yang N，et al.Chinese herbal extracts of Rubia cordifolia and Dianthus superbus suppress IgE production and prevent peanut-induced anaphylaxis[J].Chinese medicine，2011，6：1-10.
[23] 高晗，郭东会，张显忠，等.黑曲霉发酵法辅助提取瞿麦黄酮及抗氧化活性研究[J].安徽农业科学，2017，45（32）：142-143，220.
[24] Yu J Q，Yin Y，Lei J C，et al.Activation of apoptosis by ethyl acetate fraction of ethanol extract of Dianthus superbus in HepG2 cell line[J].Cancer Epidemiology，2012，36（1）：e40-e45.
[25] Kim D H，Park G S，Nile A S，et al.Utilization of Dianthus superbus L and its bioactive compounds for antioxidant, anti-influenza and toxicological effects[J].Food and Chemical Toxicology，2019，125：313-321.

第五节 活血利湿药

山楂叶 Shanzhaye

本品为蔷薇科植物山里红 Crataegus pinnatifida Bge.var.*major* N.E.Br. 或山楂 Crataegus pinnatifida Bge. 的干燥叶。夏、秋二季采收，晾干。

2-5-1 山楂叶彩图

一、传统应用

【性味归经】酸，平。归肝经。

【功效主治】活血化瘀，理气通脉，化浊降脂。用于气滞血瘀，胸痹心痛，胸闷憋气，心悸健忘，眩晕耳鸣，高脂血症。

【用法用量】内服：煎汤，3～10g；或泡茶饮。外用：适量，煎汤洗。

【使用注意】孕妇慎用。

【方剂举例】

1. 山玫胶囊［《中华人民共和国药典》（2020年版一部）］

药物组成：山楂叶、刺玫果。

功能主治：益气化瘀。用于冠心病、脑动脉硬化气滞血瘀证，症见胸痛、痛有定处、胸闷憋气，或眩晕、心悸、气短、乏力、舌质紫暗。

2. 小儿夜啼颗粒（《国家中成药标准汇编 口腔肿瘤儿科分册》）

药物组成：小槐花、布渣叶、山楂叶、连翘、金银花、菊花、淡竹叶、灯心草、蝉蜕、钩藤、甘草、蔗糖。

功能主治：清热除烦，健胃消食。用于脾胃不和，食积化热所致小儿夜啼证。症见乳食少思，见食不贪或拒食，腹胀时哭闹，烦躁不安，夜睡惊跳，舌质红，苔薄黄，脉滑数。

3. 复方夏天无片［《中华人民共和国药典》（2020年版一部）］

药物组成：夏天无、夏天无总碱、制草乌、豨莶草、安痛藤、鸡血藤、川芎、丹参、当归、三七、赤芍、山楂叶、鸡矢藤、威灵仙、广防己、五加皮、骨碎补、羌活、独活、秦艽、蕲蛇、麻黄、防风、全蝎、僵蚕、马钱子、苍术、乳香、没药、木香、麝香、冰片、牛膝。

功能主治：祛风逐湿，舒筋活络，行血止痛。用于风湿瘀血阻滞，经络不通引起的关节肿痛、肢体麻木、屈伸不利、步履艰难；风湿性关节炎、坐骨神经痛、脑血栓形成后遗症及小儿麻痹后遗症见上述证候者。

【简便验方】

1. 治疗漆性皮炎 茎叶煮汁，洗漆疮。（《肘后方》）

2. 治疗高血压 山楂叶，水煎代茶饮。（《陕西中草药》）

3. 治疗妇女肝气郁结，乳房胀痛等 山楂叶20g，枇杷叶20g，藿香叶15g，青橘叶20g，薄荷叶15g，合欢叶20g，佩兰叶20g，每日一服，水煎分3次服。（《国医大师张志远论治郁证经验》）

4. 治疗高脂血症 山楂叶15g，金花茶叶10g，菊花10g，罗汉果10g，煎水代茶。（经验方）

5. 治疗胸闷胸痛等 山楂叶提取物32g，制成片剂，每天3次，每次2～3片。［《中华人民共和国药典》（2020年版一部）益心酮片］

【类药辨析】

1. 山楂叶与山楂的鉴别应用 两者皆味酸，归肝经，具有化浊降脂之功，山楂叶善活血化瘀，理气通脉。用于气滞血瘀，胸痹心痛，胸闷憋气，心悸健忘，眩晕耳鸣，高脂血症。然山楂善消食健胃，行气散瘀。用于肉食积滞，胃脘胀满，泻痢腹痛，瘀血经闭，产后瘀阻，心腹刺痛，胸痹心痛，疝气疼痛，高脂血症。

2. 山楂叶与银杏叶的鉴别应用 两者皆性平，具有化浊降脂之功，山楂叶性平，长于活血化瘀，理气通脉，然银杏叶味甘、苦、涩，归心、肺经，具有活血化瘀、通络止痛、敛肺平喘之功。用于瘀血阻络，胸痹心痛，中风偏瘫，肺虚咳喘，高脂血症。

【配伍应用】

1. 山楂叶配黄芪 山楂叶理气通脉，黄芪补气升阳，两者合用增强益气活血作用，用于气虚气滞证。

2. 山楂叶配葛根 山楂叶活血化瘀，理气通脉，葛根通经活络，两者配伍增强活血通络作用，用于湿浊痹阻引起的颈肩酸痛，肢体麻木不仁等。

3. 山楂叶和白果、杜仲叶配伍 三者配伍称三叶丸，为下三高（血压、血脂、血黏度）的要药。可调理支气管炎，间质性肺炎久咳不止，宜养、涩双向施治[1]。

二、临床研究

慢性脑供血不足属气滞血瘀证：患者口服山玫胶囊（主要从山楂叶、刺玫果提取有效成分）每次3粒，疗程为4周，共治疗153例，以症状疗效评价，痊愈37例，显效93例，进步21例，无效2例，总有效率为84.96%[2]。

三、药理研究

1. 抗氧化作用 山楂叶50%乙醇提取物、50%乙醇的乙酸乙酯部位、50%乙醇的水饱和正丁醇部位、山楂叶总黄酮均具有一定的体外抗氧化能力。且总黄酮含量越高，抗氧化能力越强[3]。

2. 抗肿瘤作用 山楂叶总黄酮（HLF）能有效降低恶性胶质瘤U87细胞的黏附能力，可引起瘤细胞外形皱缩、破损，对瘤细胞增殖、迁移、侵袭能力有明显抑制作用，作用强度与浓度呈正相关[4]。

3. 对大脑的保护作用 山楂叶总黄酮在缺氧复氧PC12细胞损伤和脑缺血神经损伤中发挥保护作用，其可以减少缺氧复氧PC12细胞凋亡和氧化损伤，改善脑缺血大鼠模型神经功能，减少脑梗死体积，作用机制与上调miR-19b有关[5]。

4. 抗动脉粥样硬化作用 山楂叶总黄酮能降低 *ApoE* 基因敲除小鼠的TC、TG、LDL-C含量，增强抗炎因子白介素8（IL-8）水平，降低MDA含量，增加SOD含量，调节动脉硬化导致的内质网应激状态[6]。

5. 降糖降脂作用 山楂叶多酚对α-葡萄糖苷酶和α-淀粉酶有较好的抑制作用，山楂叶多酚浓度为2.5g/L时对胰脂肪酶有一定的抑制作用，抑制率最高为46.8%[7]。

6. 对心血管的作用 山楂叶黄酮可削弱缺血早期细胞氧化磷酸化水平降低造成的去极化作用，阻滞钙内流，减轻细胞钙超载，增强抗氧化能力，减少室性心律失常的发生率，对缺血的心肌细胞起直接保护作用[8]。

7. 保护肾功能作用 山楂叶提取物通过抑制MAPK信号通路表达，从而减轻炎症因子释放，改善肾损伤，对庆大霉素致AKI大鼠起到保护肾功能作用[9]。

8. 护肝作用 在山楂叶总黄酮干预

下，高脂导致的肝损伤小鼠体内血红素氧合酶1（HO-1）的表达增强，COX-2的表达降低，鼠抗8-羟基脱氧鸟苷酸的表达减弱，证明山楂叶总黄酮可减轻DNA氧化导致的细胞损伤和肝组织炎症，显著提高肝组织总抗氧化能力[10]。

9. 调节脂质代谢作用 牡荆素葡萄糖苷和金丝桃苷可下调AMPK、乙酰辅酶A羧化酶（ACC）mRNA表达水平，并明显降低高糖高脂培养胰岛素抵抗（IR）HePG2细胞内的TC、TG积累，维持细胞的糖脂代谢平衡，其机制可能与激活AMPK通路有关[11]。

10. 保护受损脊髓神经运动功能作用

山楂叶总黄酮可通过抑制小胶质细胞的激活，降低促炎因子的表达及细胞内ROS水平来改善炎症微环境，从而保护受损脊髓的神经功能[12]。

四、本草文献摘述

《肘后方》："茎叶煮汁，洗漆疮。"

参考文献

[1] 张志远.国医大师张志远用药手记[M].北京：中国医药科技出版社，2017.

[2] 刘珠，高振强，刘俊艳.山玫胶囊治疗慢性脑供血不足属气滞血瘀证的临床观察[J].中国药房，2013，24（36）：3408-3410.

[3] 李艳荣，周维维，王子怡，等.山楂叶提取物抗氧化活性及谱效关系研究[J].中国药学杂志，2020，55（20）：1673-1679.

[4] 刁婷婷，张雨晨，吕伟，等.山楂叶总黄酮对胶质瘤U87细胞的抑制作用[J].中国药理学通报，2019，35（10）：1448-1452.

[5] 姚步月，贾艳梅，陈利荣.miR-19b参与山楂叶总黄酮调控缺氧复氧PC12细胞损伤和缺血性大鼠脑损伤的研究[J].世界科学技术-中医药现代化，2021，23（10）：3654-3662.

[6] 于悦卿，张明明，赵培，等.山楂叶总黄酮对ApoE基因敲除小鼠血浆炎症、凋亡与

应激相关蛋白的影响及意义[J].河北医药，2019，41（18）：2762-2765.

[7] 陈旭，徐楚炎，范露，等.山楂叶多酚提取工艺及其降糖降脂应用研究[J].饲料研究，2022，45（5）：78-83.

[8] Koch E, Malek F A.Standardized extracts from hawthorn leaves and flowers in the treatment ofcardiovascular disorders--preclinical and clinical studies[J].Planta Med，2011，77（11）：1123-1128.

[9] 丰姝姝，高旭杰，张珂，等.山楂叶提取物对庆大霉素诱导大鼠急性肾损伤的影响及机制研究[J].石河子大学学报（自然科学版），2023，41（2）：258-264.

[10] 李晓东，陈芝芸，俞建顺，等.山楂叶总黄酮对非酒精性脂肪性肝炎大鼠组织COX-2/Nrf2表达的影响[J].中国中药杂志，2016，41（4）：711-715.

[11] 韩伟.山楂叶黄酮类成分的分析及调节糖脂代谢的活性研究[D].西安：西北大学，2019.

[12] 黄洁琼，韦入菲，刘桀，等.山楂叶总黄酮抑制小胶质细胞活化对脊髓损伤的影响[J].广西医科大学学报，2023，40（4）：586-593.

北刘寄奴 Beiliujinu

本品为玄参科植物阴行草 Siphonostegia chinensis Benth. 的干燥全草。秋季采收，除去杂质，晒干。

2-5-2 北刘寄奴彩图

一、传统应用

【性味归经】苦，寒。归脾、胃、肝、胆经。

【功效主治】活血祛瘀，通经止痛，凉血，止血，清热利湿。用于治疗跌打损伤，外伤出血，瘀血经闭，月经不调，产后瘀痛，癥瘕积聚，血痢，血淋，湿热黄疸，水肿腹胀，白带过多。

【用法用量】用量6～9g。煎服。

【使用注意】本品活血通利，故孕妇及月经过多者慎服。

【方剂举例】

1. 小儿治哮灵（《中华人民共和国卫生部药品标准·中药成方制剂第二十册》）

处方组成：地龙、麻黄、侧柏叶、射干、紫苏子、黄芩、北刘寄奴、白鲜皮、苦参、甘草、细辛、川贝母、橘红、僵蚕、冰片。

功能主治：止哮，平喘，镇咳，化痰，强肺，脱敏。用于小儿哮、咳、喘等症，支气管哮喘，哮喘性支气管炎。

2. 跌打丸 [《中华人民共和国药典》（2020年版一部）]

药物组成：三七、当归、白芍、赤芍、桃仁、红花、血竭、北刘寄奴、烫骨碎补、续断、苏木、牡丹皮、乳香、没药、姜黄、醋三棱、防风、甜瓜子、枳实、桔梗、甘草、木通、煅自然铜、土鳖虫。

功能主治：活血散瘀，消肿止痛。用于跌打损伤，筋断骨折，瘀血肿痛，闪腰岔气。

3. 通痹片 [《中华人民共和国药典》（2020年版一部）]

药物组成：制马钱子、金钱白花蛇、蜈蚣、全蝎、地龙、僵蚕、乌梢蛇、天麻、人参、黄芪、当归、羌活、独活、防风、麻黄、桂枝、附子、制川乌、薏苡仁、麸炒苍术、麸炒白术、桃仁、红花、炒没药、炮山甲、醋延胡索、牡丹皮、北刘寄奴、王不留行、鸡血藤、酒香附、木香、枳壳、砂仁、路路通、木瓜、川牛膝、续断、伸筋草、大黄、朱砂。

功能主治：祛风胜湿，活血通络，散寒止痛，调补气血。用于寒湿闭阻、瘀血阻络、气血两虚所致的痹病，症见关节冷痛、屈伸不利；风湿性关节炎、类风湿性关节炎见上述证候者。

4. 活血理伤丸（《中华人民共和国卫生部药品标准·中药成方制剂》）

药物组成：续断、骨碎补（烫）、北刘寄奴、红花、赤芍、延胡索（醋制）、三棱、防风、甘草、苏木、当归、桃仁（炒）、枳实、甜瓜子（炒）、桔梗、关木通、乳香、自然铜（煅）、姜黄、土鳖虫。

功能主治：活血，化瘀。用于跌打损伤，肿胀疼痛。

【简便验方】

1. 治疗感冒，咳嗽 北刘寄奴9～15g。水煎服。（《浙江民间常用草药》）

2. 治疗急性黄疸型肝炎 北刘寄奴30g。煎服。（《安徽中草药》）

3. 治疗肠炎、痢疾 北刘寄奴30g，委陵菜15g。煎服。（《安徽中草药》）

4. 治疗热闭，小便不利 北刘寄奴30～45g。水煎，调冬蜜服。日服1～2次。（《福建民间草药》）

5. 治疗白带 北刘寄奴30g。水煎，冲黄酒，红糖服。（《浙江民间常用草药》）

6. 治疗淋浊 北刘寄奴15g，白茯苓12g。水煎。（《吉林中草药》）

7. 治疗脚癣 鲜北刘寄奴适量。水煎洗患处。（《福建药物态》）

【类药辨析】

刘寄奴与北刘寄奴的鉴别应用 二者来源不同，功效基本相同。刘寄奴又称为南刘寄奴，为菊科植物奇蒿的干燥全草；北刘寄奴为玄参科植物阴行草的带果全草。二者均有破血疗伤、通经止痛、止血之功，均可治跌打损伤、瘀滞肿痛，外伤出血，血瘀经闭，产后瘀滞腹痛等。然南刘寄奴气味芳香，兼能消食化积，有"化食丹"之称，常用于治食积不化、腹痛泻痢等。北刘寄奴味苦性凉，兼能清利湿热、退黄疸，常用于治湿热黄疸等[1]。

【配伍应用】

1. 北刘寄奴配天胡荽 北刘寄奴清热利湿,并能活血祛瘀;天胡荽清热利湿,兼能解毒消肿。两药配伍,清热利湿功效增强,并具解毒消肿、活血祛瘀之功,用于湿热黄疸证。若再配茵陈、栀子、郁金、赤芍、半夏,作用更强。湿热黄疸,因湿热之邪内侵脾胃。中焦升降失调,蕴蒸肝胆,肝气失疏,肝络瘀滞而发。故此,湿热、气机升降失调、肝气郁滞、瘀阻、胆汁横溢是其主要病机,本对药与证合拍,对"瘀热发黄"必获良效。

2. 北刘寄奴配积雪草 北刘寄奴能活血祛瘀;积雪草能活血消肿。两药配伍,相辅相成,共奏活血祛瘀、消肿止痛之功。用于跌打损伤,瘀滞肿痛[2]。

二、临床研究

月经过多:北刘寄奴、益母草、马齿苋、枳壳、黄芪、续断、仙鹤草、贯众炭、茜草。开水冲服,每次1袋,每日3次,7天为1疗程。每次月经来潮3天开始服药,用药3个疗程无效者终止治疗。共治疗56例,治愈35例,好转16例,无效5例,总有效率91.07%[3]。

三、药理研究

1. 保肝作用 北刘寄奴水煎剂2.5~5.0g/kg皮下注射7天,对CCl_4所致肝损伤大鼠有明显降低转氨酶作用[4]。

2. 抗血小板聚集作用 北刘寄奴水煎剂14.4g/kg灌胃给药5天,对大鼠血小板聚集抑制率为13.4%。北刘寄奴水煎剂7mg/mL对ADP诱导兔血小板聚集抑制百分率为5.5%[5]。

3. 降低血清胆固醇作用 北刘寄奴煎剂10g/kg灌胃给药8天,可明显降低正常大鼠的血清胆固醇含量[6]。

4. 对血液流变性作用 北刘寄奴水煎液10mg/kg灌胃给药5天,可抑制小鼠血小板聚集,延长血栓形成时间及血浆复钙凝结时间,显著延长TT、PT、KPTT,并可减少体外血栓形成长度,具有良好的抗凝作用[7]。

四、本草文献摘述

1.《日华子本草》"治心腹痛,下气水胀、血气,通妇人癥结,止霍乱水泻。"

2.《本草经疏》"刘寄奴,苦能降下,辛温通行,血得热则行,故能主破血下胀。昔人谓为金疮要药,又治产后余疾,下血止痛者,正以其行血迅速故也。"

3.《开宝本草》载"刘寄奴,疗金疮,止血为要药,产后余疾,下血,止痛。"

参考文献

[1] 国家药典委员会.中华人民共和国药典临床用药须知:中药饮片卷[M].2020版.北京:中国医药科技出版社,2022:842.

[2] 陈遇春.青草药识别与应用图谱[M].北京:中国医药科技出版社,2020:431.

[3] 陈梅,杨援朝,郑敏沛.宫血净颗粒治疗月经过多56例[J].陕西中医,2009,30(7):775.

[4] 潘金,毕洪钟,王伟,等.阴行草水煎液对肝纤维化大鼠的肝保护作用[J].国际中医中药杂志,2014,36(11):1002-1005.

[5] 潘颖宜,孙文忠,郭忻,等.南刘寄奴和北刘寄奴抗血小板聚集及抗血栓形成药理作用的比较研究[J].中成药,1998,20(7):45-47.

[6] 刘焱文,陈树和,夏曦.金钟茵陈与茵陈蒿的药理作用比较[J].中药材,1994,17(6):38-40.

[7] 孙文忠,潘颖宜.南北刘寄奴活血化瘀药理作用的比较研究[J].成都中医药大学学报,1997,20(3):51-53.

半枝莲 Banzhilian

本品为唇形科植物半枝莲 Scutellaria barbata D.Don 的干燥全草。夏、秋二季茎叶茂盛时采挖，洗净，晒干。

2-5-3 半枝莲彩图

一、传统应用

【性味归经】辛，苦，寒。归肺、肝、肾经。

【功效主治】清热解毒，化瘀利尿。用于疗疮肿毒，咽喉肿痛，跌扑伤痛，水肿，黄疸，蛇虫咬伤。

【用法用量】15～30g；鲜品 30～60g。外用鲜品适量，捣敷患处。

【使用注意】孕妇慎用。

【方剂举例】

1. 热炎宁颗粒（片）（《中华人民共和国药典临床用药须知 中药卷》2005 年版）

药物组成：蒲公英、虎杖、北败酱、半枝莲。

功能主治：清热解毒。用于外感风热、内郁化火所致的风热感冒、发热、咽喉肿痛、口苦咽干、咳嗽痰黄、尿黄便结；化脓性扁桃体炎、急性咽炎、急性支气管炎、单纯性肺炎见上述证候者。

2. 茵山莲颗粒（无糖型）（《中华人民共和国药典临床用药须知 中药卷》2005 年版）

药物组成：半枝莲、茵陈、栀子、板蓝根、五味子、甘草。

功能主治：清热解毒利湿。用于湿热蕴毒所致的胁痛、口苦、尿黄、舌苔黄腻、脉弦滑数；急、慢性肝炎，胆囊炎见上述证候者。

3. 抗骨髓炎片（《中华人民共和国药典临床用药须知 中药卷》2005 年版）

药物组成：金银花、紫花地丁、蒲公英、半枝莲、白头翁、白花蛇舌草。

功能主治：清热解毒，散瘀消肿。用于热毒血瘀所致附骨疽，症见发热、口渴、局部红肿、疼痛、流脓；骨髓炎见上述证候者。

4. 鼻咽灵片（《中华人民共和国药典临床用药须知 中药卷》2005 年版）

药物组成：山豆根、石上柏、半枝莲、白花蛇舌草、蛇泡簕、天花粉、麦冬、玄参、党参、茯苓。

功能主治：解毒消肿，益气养阴。用于火毒蕴结、耗气伤津所致的口干、咽痛、咽喉干燥灼热、声嘶、头痛、鼻塞、流脓涕或涕中带血；急慢性咽炎、口腔炎、鼻咽炎见上述证候者。亦用于鼻咽癌放疗、化疗辅助治疗。

5. 消咳片（《中华人民共和国药典临床用药须知 中药卷》2005 年版）

药物组成：郁金、丹参、玄参、牡蛎、浙贝母、半枝莲、夏枯草、漏芦、金果榄、白花蛇舌草、海藻、昆布、芥子、甘草。

功能主治：行气活血，化痰通络，软坚散结。用于肝郁气滞、痰瘀互结所致的乳癖，症见乳房肿块或结节、数目不等、大小不一、质地柔软，或经前胀痛；乳腺增生见上述证候者。

【简便验方】

1. 治疗胆结石，并发急性胆囊炎 金钱草 30g，半枝莲 20g，功劳木 10g，香附 10g，橘核 10g，苦楝子 10g。水煎服。（《壮医方剂学》咪背清热方）

2. 治疗肝炎 鲜半枝莲五钱，红枣五个。水煎服。（《浙江民间常用草药》）

3. 治疗尿道炎，小便尿血疼痛 鲜狭叶韩信草（半枝莲）一两，洗净，煎汤，调冰糖服，日二次。（《泉州本草》）

4. 治疗各种癌症，疼痛剧烈者 广西莪术 25g，半枝莲 25g，三棱 25g，七叶一枝花（重楼）10g，白花蛇舌草 30g，延胡索 20g。（《壮医方剂学》抗癌止痛方）

5. 治疗痢疾 鲜狭叶韩信草三至五两，捣烂绞汁服；或干全草一两，水煎服。（《福建中草药》）

【类药辨析】

半枝莲与半边莲的鉴别应用 两者药名相似，且均有清热解毒、利尿之效，同可用于治痈肿疔疮、蛇虫咬伤、臌胀水肿、小便不利等证。然半枝莲属唇形科植物，又能活血化瘀，善治跌扑伤痛；而半边莲属桔梗科植物，长于利尿消肿，多用于水肿腹胀[1]。

【配伍应用】

1. 半枝莲配鱼腥草 二者均有清热解毒之功。半枝莲长于凉血消痈，鱼腥草长于清泄肺热。二药配伍，增强清肺泻火消痈之力，用于治疗肺热壅盛之咽喉肿痛、肺痈吐脓等[1]。

2. 半枝莲配乳香 半枝莲长于化瘀消肿，乳香尤善行气活血止痛。二药配伍，共奏活血化瘀、消肿止痛之效，用于治疗跌扑损伤、瘀滞肿痛[1]。

3. 半枝莲配小蓟 半枝莲既能清热解毒，又兼化瘀利尿之功；小蓟既能凉血止血，且能利尿通淋。二药配伍，增强清热利尿、凉血止血之效，用于治疗血热尿血、血淋[1]。

二、临床研究

1. 银屑病血热证 半枝莲方（半枝莲 12g，紫草 20g，蒲公英 20g，野菊花 20g，紫花地丁 20g，草薢 12g，荆芥 10g，防风 10g，蝉蜕 10g，蛇床子 12g，白鲜皮 12g，地肤子 15g）。1 剂/天，水煎 400mL 分 2 次口服。共治疗 25 例，痊愈 12 例，显效 10 例，好转 3 例，愈显率 88%[2]。

2. 原发性肝癌 半枝莲、山慈菇、丹参、泽兰、鳖甲、白术、防己、厚朴、枳壳、大腹皮、莪术、三棱等 100mL，口服。每日 2 次，30 日 1 疗程，加羟喜树碱注射液 4mg+0.9% 生理盐水 20～40mL，每日 1 次。共治疗 35 例，完全缓解 3 例，占 8.6%；部分缓解 5 例，占 14.3%；好转 6 例，占 17.1%；稳定 10 例，占 28.6%；恶化 11 例，占 31.4%，总缓解率 51.6%[3]。

3. 乳腺癌 乳康 I 方（黄芪 30g，当归 15g，山慈菇 10g，半枝莲 30g，薏苡仁 30g，莪术 10g，白花蛇舌草 30g，补骨脂 15g，凤尾草 30g，八月札 15g）。50mg/袋，生药量 2.15g/mg，每次 50mg，日 2～3 次，连服 15 天。共治疗 61 例，完全缓解 17 例，部分缓解 39 例，无变化 5 例，进展 0 例，有效率 91.8%[4]。

三、药理研究

1. 抗炎作用 半枝莲的乙醇和乙酸乙酯提取物可增强单核巨噬细胞（RAW 264.7 细胞）功能从而发挥抗炎作用[5]。

2. 抗菌作用 半枝莲挥发油对 17 种微生物的抑制作用，发现革兰阳性菌，包括耐甲氧西林的金黄色葡萄球菌，比革兰阴性菌和酵母菌对油更敏感[6]。半枝莲中的木犀草素和芹菜素可能是抑制活性成分，对金黄色葡萄球菌（包括 MRSA 和甲氧西林敏感的金黄色葡萄球菌）具有选择性毒性[7]。

3. 抗病毒作用 半枝莲提取物有一定的抗乙型肝炎病毒作用，且醇提物优于水煎液，TC_{50} 分别为 21.62、30.00mg/mL[8]。

4. 抗氧化作用 半枝莲多糖不仅可以有效清除 O^{2-} 和 ·OH，抑制健康小鼠肝

匀浆的自氧化及 $Fe^{2+}-H_2O_2$ 诱导的脂质过氧化，而且对 CCl_4 肝损伤小鼠肝匀浆体外诱导脂质过氧化有显著的抑制作用[9]。

5. 免疫调节作用 半枝莲多糖能够提高 S180 荷瘤小鼠免疫器官重量、血清 IL-2 的活性及增强单核吞噬细胞功能[10]。半枝莲多糖可能通过改善 S180 荷瘤小鼠红细胞膜的功能状态，提高膜的流动性，增强红细胞的免疫功能，从而发挥其抗肿瘤作用[11]。半枝莲中的黄酮类成分黄芩苷可以激活 Th1、Th2 和 Th17 细胞提高机体免疫[12]。

6. 降血糖作用 半枝莲总黄酮有明显的降血糖作用，在发挥降血糖作用的同时还可修复胰岛细胞组织、保护肾脏[13]。

四、本草文献摘述

1.《南宁市药物志》 "消肿，止痛。治跌打，刀伤，疮疡。"

2.《广西药植图志》 "消炎，散瘀，止血。治跌打伤，血痢。"

参考文献

[1] 国家药典委员会.中华人民共和国药典临床用药须知：中药饮片卷[M].2020 版.北京：中国医药科技出版社，2022：342-347.

[2] 刘勇, 孙丹, 闫小宁.半枝莲方治疗银屑病血热证的临床观察[J].中医药导报，2018，24（2）：81-83.

[3] 邵世祥, 袁海燕, 闫惠君, 等.连慈饮治疗原发性肝癌临床观察[J].实用中医内科杂志，2005，19（2）：157.

[4] 李湘奇, 王莹, 赵树廷, 等.乳康I方抑制乳癌转移 61 例临床观察[J].中国中医药科技，2003，10（5）：305-306.

[5] Liu H, Kao T, Shiau C, et al.Functional components in Scutellaria barbata D.Don with anti-inflammatory activity on RAW 264.7 cells [J].J Food Drug Anal, 2018, 26（1）：31.

[6] Yu J, Lei J, Yu H, et al.Chemical composition and antimicrobial activity of the essential oil of Scutellaria barbata[J]. Phytochemistry, 2004, 65（7）：881-884.

[7] Sato Y, Suzaki S, Nishikawa T, et al. Phytochemical flavones isolated from Scutellaria barbata and antibacterial activity against methicillin-resistant Staphylococcus aureus[J].Journal of ethnopharmacology, 2000, 72（3）：483-488.

[8] 周凌凌, 胡筱希, 丁霞.半枝莲提取物抗乙肝病毒体外实验研究[J].中药材，2015，38（5）：1042-1045.

[9] 赵杰, 官守涛, 孙设宗, 等.半枝莲多糖清除氧自由基及抗脂质过氧化作用[J].中成药，2012，34（7）：1361-1364.

[10] 宋高臣, 于英君, 王喜军.半枝莲多糖的抗肿瘤作用及其调节免疫的实验研究[J].世界科学技术（中医药现代化），2011，13（4）：641-643.

[11] 张晶, 赵伟杰.半枝莲多糖对 S180 荷瘤小鼠红细胞功能的影响[J].中国实验方剂学杂志，2013，19（22）：265-268.

[12] Gong T, Wang C F, Yuan J R, et al.Inhibition of tumor growth and immunomodulatory effects of flavonoids and scutebarbatines of Scutellaria barbata D.Don in Lewis-Bearing C57BL/6 Mice[J]. Evidence-based complementary and alternative medicine, 2015：630760.

[13] 康乐, 吕景蒂, 乔静怡, 等.半枝莲总黄酮对糖尿病小鼠模型的影响[J].时珍国医国药，2018，29（12）：2925-2928.

泽兰 Zelan

本品为唇形科植物毛叶地瓜儿苗 Lycopus lucidus Turcz.var.hirtus Regel 的干燥地上部分。夏、秋二季茎叶茂盛时采割，晒干。

2-5-4 泽兰彩图

一、传统应用

【性味归经】苦，辛，微温。归肝、脾经。

【功效主治】活血调经，祛瘀消痈，利水消肿。用于月经不调，经闭，痛经，产后瘀血腹痛，疮痈肿毒，水肿腹水。

【用法用量】6～12g。

【使用注意】无瘀血者慎用，孕妇忌用；中病即止，久用伤阴。

【方剂举例】

1. 调经止痛片[《中华人民共和国药典》(2020年版一部)]

药物组成：当归、党参、川芎、香附(炒)、益母草、泽兰、大红袍。

功能主治：益气活血，调经止痛。用于气虚血瘀所致的月经不调、痛经、产后恶露不绝，症见经行后错、经水量少、有血块、行经小腹疼痛、产后恶露不净。

2. 尿塞通片[《中华人民共和国药典》(2020年版一部)]

药物组成：丹参、泽兰、桃仁、红花、赤芍、白芷、陈皮、泽泻、王不留行、败酱、川楝子、盐小茴香、盐关黄柏。

功能主治：理气活血，通淋散结。用于气滞血瘀、下焦湿热所致的轻、中度癃闭，症见排尿不畅、尿流变细、尿频、尿急；前列腺增生见上述证候者。

3. 消瘀康胶囊[《中华人民共和国药典》(2020年版一部)]

药物组成：当归、苏木、木香、赤芍、泽兰、乳香、地黄、泽泻、没药、川芎、川木通、川牛膝、桃仁、续断、甘草、红花、香附。

功能主治：活血化瘀，消肿止痛。用于治疗颅内血肿吸收期。

4. 泽兰汤（《鸡峰普济方》）

药物组成：泽兰、当归、白芍、甘草。

功能主治：活血养血调经。用于治疗血虚瘀阻之月经量少，逐渐经闭。

【简便验方】

1. 治疗经闭腹痛 泽兰、铁刺菱各三钱，马鞭草、益母草各五钱，土牛膝一钱。同煎服。（《浙江民间草药》）

2. 治疗产后水肿，血虚浮肿 泽兰、防己等份为末。每服二钱，酸汤下。（《随身备急方》）

3. 治疗疮肿初起，及损伤瘀肿 泽兰捣封之。（《濒湖集简方》）

4. 治疗痈疽发背 泽兰全草二至四两，煎服；另取鲜叶一握，调冬蜜捣烂敷贴，日换两次。（《福建民间草药》）

5. 治疗蛇咬伤 泽兰全草二至四两，加水适量煎服；另取叶一握捣烂，敷贴伤口。（《福建民间草药》）

【类药辨析】

1. 泽兰与泽泻的鉴别应用 二者药名近似，且均有利水功效，可用于水肿、小便不利等证。然泽兰苦辛微温，入肝经血分，功偏活血化瘀，为妇科调经的常用药物；又能活血、利水，多用于水瘀互结的水肿、小便不利。泽泻味甘性寒。入肾与膀胱，功偏渗利水湿，为水湿内停的水肿、小便不利所常用；还用于痰饮、热淋诸证。[1]

2. 泽兰与佩兰的鉴别应用 二者药名近似，均气香入脾，功能为悦脾除湿。然泽兰既悦脾助运，除湿利水，又活血化瘀，多用于水瘀互结的产后水肿，瘀滞月经不调、经行腹痛等证。佩兰药性平和，气味芳香，能醒脾助运，化除脾湿，常用于湿阻中焦证，或湿热困脾之口中甜腻多涎、口气腐臭的脾瘅证；又能解暑，可用于外感暑湿或湿温初起[1]。

3. 泽兰与益母草的鉴别应用 二者均有活血调经、利水消肿功效，均治妇女月经不调、经闭痛经证，又治水瘀互结的水肿、小便不利。然泽兰微温，药性平和，为调经常用之品；益母草微寒，活血通经，为妇女经产要药，常治瘀阻经产诸证[1]。

【配伍应用】

1. 泽兰配当归 泽兰苦泄辛散，长于活血调经；当归甘补辛行，长于补血活血。两药配伍，既补血扶正，又活血祛瘀，标本兼治。用于治疗血虚瘀滞的月经不调、经闭痛经[1]。

2. 泽兰配红花 泽兰活血化瘀且药性和缓；红花为血分专药，活血通经且应用广泛。两药配伍，可增强活血祛瘀之力，用于治疗瘀阻所致的月经不调、痛经经闭、跌打损伤、瘀肿疼痛[1]。

3. 泽兰配丹参 泽兰活血化瘀，为调经之品；丹参长于活血通经，为调经要药。两药合用，增强了活血通经、祛瘀止痛之力，用于治疗瘀阻所致的经行腹痛，经行不畅或有瘀块，以及产后瘀阻腹痛、恶露不尽等[1]。

4. 泽兰配防己 泽兰药性微温，既活血化瘀，又利水消肿；防己药性寒凉，既祛风除湿，又利水消肿。两药合用，具有活血、利水之功，用于治疗水瘀互结的产后水肿，小便不利[1]。

二、临床研究

1. 慢性尾骨痛 泽兰15g，牡丹皮10g，牛膝6g，桃仁10g，红花3g，当归尾15g，广三七3g，赤芍6g。每天1剂，加水煎服，每日早晚各1次，连续服药6周。同时配合局部封闭治疗：将1%利多卡因5mL混合1mL曲安奈德注射液注射压痛明显处，每周1次，连续注射6次为1疗程。共治疗34例，显效26例，有效6例，总有效率94.11%[2]。

2. 慢性前列腺炎 大黄泽兰栓，主要药物组成：大黄10g，泽兰10g，黄柏10g，白花蛇舌草10g，丹参10g，红花6g，苏木4g，王不留行10g，乳香4g，没药4g，三棱8g，水蛭6g，皂角刺8g。混匀制成栓剂，10g为1枚，1次/天，晚间入睡前纳入肛门内3~5cm，连续肛门用药4周。共治疗60例，痊愈14例，显效32例，有效8例，总有效率90%[3]。

3. 良性前列腺增生 鳖甲泽兰汤，方药组成为鳖甲15g，穿山甲6g，苦参15g，莪术15g，昆布15g，泽兰15g，皂角刺12g，黄芪20g，益母草20g，淫羊藿20g，仙茅15g，补骨脂15g，知母10g，黄柏10g，肉桂粉3g。共治疗45例，显效15例，有效22例，总有效率82.2%[4]。

4. 2型糖尿病 泽兰汤，药物组成为丹参、黄芪、泽兰、黄精各15g，桃仁、菟丝子各10g。加减法：气阴两虚型加西洋参10g，女贞子10g；阴虚血瘀型加龟甲15g，三七末3g（冲服）。水煎服，每天1剂。治疗组63例中，显效26例，有效31例，无效6例，总有效率90.4%[5]。

三、药理研究

1. 保护胃黏膜 泽兰甲醇提取物可以显著提高SOD活性，减少MDA生成，提高保护因子NO的含量，提示泽兰甲醇提取物可抗胃黏膜损伤，可能与抗氧化、抑制脂质过氧化、促进NO合成等机制有关，为进一步研究泽兰保护胃黏膜的有效部位打下了基础[6]。高、中剂量组泽兰提取物均能明显降低小鼠溃疡指数（$P<0.05$），溃疡抑制率分别为72.0%、57.4%，且均能明显升高胃组织SOD活性（$P<0.05$），降低MDA含量（$P<0.05$）[7]。可见，传统中医中药在增强胃黏膜防御力、提高胃溃疡愈合质量、减少复发等方面逐渐发挥出优势[8]。

2. 保护肝功能 泽兰诸多成分如黄酮

类、三萜酸类等具有保肝、护肝、抗急性肝衰竭的作用[9]，这就为泽兰治疗肝病提供了理论依据。泽兰水提取物可使模型小鼠血清天冬氨酸氨基转移酶显著降低，病理检测也证明肝细胞变性、坏死及肝纤维化均明显减轻[10]。泽兰有抑制四氯化碳中毒大鼠、小鼠肝脏胶原纤维增生、降低丙氨酸氨基转移酶、天冬氨酸氨基转移酶及提高血清总蛋白、白蛋白含量的作用[11]。

3. 抗血栓形成的作用 泽兰 L.F04 各剂量给药对血瘀证大鼠 ADP 诱导的血小板聚集皆有显著的抑制作用，且呈剂量依赖关系；L.F04 高、低剂量对实验性动静脉旁路血栓形成均有明显抑制作用，抑制率分别为 27.41% 和 27.14%（$P<0.05$）；此外，L.F04 大、小剂量均可明显改善红细胞变形性，抑制红细胞聚集（$P<0.05$）；对红细胞膜流动性有增加的趋势，但未呈现出量效关系[12, 13]。以上实验结果为确定 L.F04 为泽兰活血化瘀作用的主要有效部分提供了进一步的证据[14]。泽兰发挥调节凝血功能的作用主要是通过影响内源性和外源性凝血因子[15]。

4. 抗动脉粥样硬化作用 泽兰具有抑制多种细胞增殖的作用，包括 SPC-A-1 人肺腺癌细胞[16]、人肝癌细胞及人急性早幼粒白血病细胞[17]等。血管平滑肌细胞（VSMC）异常增殖在动脉粥样硬化病变发生的过程中起关键作用。若能有效抑制 VSMC 增殖以阻断动脉粥样硬化的进程则有重要的临床意义。中药泽兰抑制 HCASMC 增殖的最佳药物浓度分别为 LLST1240μg/mL 及 LLCX160μg/mL[18]。

5. 改善肾功能作用 泽兰能有效抑制 CTGF 及 NF-κB 的过度表达，促进 HGF 及 VEGF 表达，从而改善肾间质纤维化，延缓慢性肾脏病的进展[19, 20]。低、中剂量的泽兰对大鼠慢性肾衰竭有改善作用，其机制与泽兰纠正肾衰竭时贫血、低钙血症、氮质血症、减少肿瘤坏死因子α（TNF-α）对肾脏的纤维化损害有关[21]。

6. 其他作用 紫茎泽兰挥发油具有显著的抗菌作用，其机制可能是增加金黄色葡萄球菌细胞膜的通透性、抑制其可溶性蛋白的表达及抑制菌体内核酸的合成[22]。

四、本草文献摘述

1.《神农本草经》"主乳妇内衄，中风余疾，大腹水肿，身面四肢浮肿，骨节中水，金疮，痈肿疮脓。"

2.《药性论》"主产后腹痛……又治通身面目大肿，主妇人血沥腰痛。"

3.《医林纂要》"治妇人血分，调经祛瘀。"

参考文献

[1] 国家药典委员会.中华人民共和国药典临床用药须知：中药饮片卷[M].2020版.北京：中国医药科技出版社，2022：871-872.

[2] 林达.泽兰汤配合局部封闭治疗慢性尾骨痛的临床观察[J].云南中医中药杂志，2018，39（12）：36-37.

[3] 陈定雄，莫秋柏，宾彬，等.大黄泽兰栓治疗慢性前列腺炎的临床研究[J].时珍国医国药，2009，20（4）：1013-1014.

[4] 卢太坤，欧阳洪根，金冠羽，等.鳖甲泽兰汤治疗良性前列腺增生症临床观察[J].四川中医，2005，23（9）：59-60.

[5] 邱志楠，潘俊辉，喻清和，等.泽兰汤治疗 2 型糖尿病 63 例临床观察[J].中国中医药科技，1999，6（1）：51-52.

[6] 刘永生，李晓坤，王金菊.泽兰醇提物对实验性胃溃疡模型大鼠的影响[J].中国实验方剂学杂志，2010，16（15）：123-125.

[7] 贲亮，徐铁，周微，等.泽兰提取物对乙醇致小鼠胃溃疡的保护作用[J].时珍国医国药，2010，21（3）：589-590.

[8] 丁志山，蒋福升，高承贤，等.姜黄素对动物实验性胃溃疡的影响研究[J].中华中医药

学刊，2008，26（10）：2225-2226.

[9] 刘厚佳，胡晋红，孙莲娜，等.木瓜中齐墩果酸抗乙型肝炎病毒研究[J].解放军药学学报，2002，18（5）：272-274.

[10] 杨甫昭，张晓彬，冯英菊.泽兰水提物对四氯化碳致小鼠肝纤维化的防治作用[J].中国实验方剂学杂志，2008，14（7）：50-51.

[11] 谢人明，张小丽，冯英菊，等.泽兰防治肝硬化的实验研究[J].中国药房，1999，10（4）：151-152.

[12] 高南南，田泽，李玲玲，等.泽兰有效成分活血化瘀药理学的研究Ⅰ：泽兰4个提取部分对大鼠血液流变学的影响[J].中草药，1996，27（6）：352-355.

[13] 石宏志，高南南，李勇枝，等.泽兰有效部分对血小板聚集和血栓形成的影响[J].中草药，2003，34（10）：923-926.

[14] 石宏志，高南南，李勇枝，等.泽兰有效部分 L.F04 对红细胞流变学的影响[J].航天医学与医学工程，2002，15（5）：331-334.

[15] 周迎春，郭丽新，王世龙.泽兰有效成分对急性血瘀大鼠凝血功能和体外血栓形成的影响[J].中医药学报，2013，41（1）：22-24.

[16] 朱晏伟，高虹，姜维洁，等.五味活血化瘀中药对SPC-A-1细胞凋亡影响的研究[J].中医药学刊，2004，22（7）：1268-1269.

[17] 聂波.泽兰及地笋活性成分的研究[D].北京：北京中医药大学，2006.

[18] 聂波，李佳彦，王硕仁，等.泽兰对人冠状动脉平滑肌细胞增殖的影响[J].中西医结合心脑血管病杂志，2010，8（9）：1078-1080.

[19] 项琼，宋恩峰，贾汝汉，等.泽兰对单侧输尿管梗阻大鼠肾间质纤维化的影响[J].中国中西医结合肾病杂志，2009，10（3）：197-200.

[20] 李芳梅，宋恩峰.泽兰对UUO大鼠肾脏核转录因子及血管内皮生长因子的影响[J].湖北中医学院学报，2010，12（3）：3-6.

[21] 曹赛霞，赵直光，孙德珍.泽兰防治慢性肾衰竭的实验研究[J].中国中西医结合肾病杂志，2008，9（8）：712-714.

[22] 刘松鑫，韦会平，程君，等.紫茎泽兰挥发油对金黄色葡萄球菌的抗菌机制[J].中国医院药学杂志，2012，32（21）：1742-1745.

益母草 Yimucao

本品为唇形科植物益母草 Leonurus japonicus Houtt. 的新鲜或干燥地上部分。鲜品春季幼苗期至初夏花前期采割；干品夏季茎叶茂盛、花未开或初开时采割，晒干，或切段晒干。

2-5-5 益母草彩图

一、传统应用

【性味归经】苦，辛，微寒。归肝、心包、膀胱经。

【功效主治】活血调经，利尿消肿，清热解毒。用于月经不调，痛经经闭，恶露不尽，水肿尿少，疮疡肿毒。

【用法用量】9～30g；鲜品12～40g。

【使用注意】孕妇慎用。

【方剂举例】

1. 益母地黄汤（《景岳全书》）

药物组成：益母草、生地黄、当归、黄芪。

功能主治：活血止痛，益气养血。用于治疗妊娠跌坠，腹痛下血。

2. 益母胜金丹（《医学心悟》）

药物组成：益母草、当归、熟地黄、白芍、川芎、丹参、茺蔚子、香附、白术。

功能主治：活血调经。用于治疗月经不调，或前或后之证。

3. 安宫止血颗粒[《中华人民共和国药典》(2020年版一部)]

药物组成：益母草、马齿苋。

功能主治：活血化瘀，清热止血。用于瘀热内蕴所致的恶露不净，症见恶露不止、小腹疼痛、口燥咽干；人工流产及产后子宫复位不全见上述证候者。

4. 八珍益母胶囊[《中华人民共和国药典》(2020年版一部)]

药物组成：益母草、熟地黄、当归、酒白芍、川芎、党参、白术(炒)、茯苓、甘草。

功能主治：益气养血，活血调经。用于气血两虚兼有血瘀所致的月经不调，症见月经周期错后、行经量少、淋漓不净、精神不振、肢体乏力。

5. 产复康颗粒[《中华人民共和国药典》(2020年版一部)]

药物组成：益母草、当归、人参、黄芪、何首乌、桃仁、蒲黄、熟地黄、醋香附、昆布、白术、黑木耳。

功能主治：补气养血，祛瘀生新。用于气虚血瘀所致的产后恶露不绝，症见产后出血过多、淋漓不断、神疲乏力、腰腿酸软。

6. 丹益片[《中华人民共和国药典》(2020年版一部)]

药物组成：丹参、益母草、马鞭草、牛膝、黄柏、白头翁、王不留行。

功能主治：活血化瘀，清热利湿。用于慢性非细菌性前列腺炎瘀血阻滞、湿热下注证，症见尿痛、尿频、尿急、尿道灼热、尿后滴沥、舌红苔黄或黄腻或舌质暗或有瘀点瘀斑、脉弦或涩或滑。

【简便验方】

1. 治疗喉闭肿痛　益母草捣烂，新汲水一碗，绞浓汁顿饮；随吐愈，冬月用根。(《卫生易简方》)

2. 治疗妇人勒乳后疼闷，乳结成痈　益母草，捣细末，以新汲水调涂于奶上，以物抹之，生者捣烂用之。(《太平圣惠方》)

3. 治疗产后恶露不下　益母草，捣，绞取汁，每服一小盏，入酒一合，暖过搅匀服之。(《太平圣惠方》)

4. 妇人分娩后服之，助子宫之整复　益母草九钱，当归三钱。水煎，去渣，一日三回分服。(《现代实用中药》)

5. 治疗尿血　益母草汁(服)一升。(《外台秘要方》)

6. 治疗痛经　益母草10g，桂枝15g，苏木10g，小茴香5g，当归藤10g，鸡血藤10g。水煎服。(《壮医方剂学》京尹止痛方)

【类药辨析】

益母草与川芎的鉴别应用　此二者均有活血调经之功，均可用于瘀阻所致的月经不调、痛经、经闭等。益母草为妇人经产要药，且药性偏凉，尤宜于瘀阻有热之证；还能利水消肿。川芎为"血中气药"，有活血行气功效，尤宜于气滞血瘀之证；还能祛风止痛[1]。

【配伍应用】

1. 益母草配香附　益母草为血分之品，擅于活血调经，为妇女经产要药；香附为气分之品，擅于疏肝行气、调经止痛。两药配伍同用，疏畅气机，增强血行，用于治疗肝郁气滞、瘀血阻滞的经前乳房胀痛、痛经、经闭，以及产后瘀阻腹痛等证[1]。

2. 益母草配当归　益母草苦辛性微寒，长于活血调经，祛瘀生新；当归味辛性温，长于补血活血，调经止痛。两药合用，补血不留瘀，行血不伤正；具有活血、补血、调经之功，用于治疗血虚瘀滞所致的月经不调，经行腹痛，或崩漏下血等证[1]。

3. 益母草配红花 益母草为经产要药，功善活血调经；红花为瘀血诸证要药，功善活血通经止痛。两药配伍同用，活血祛瘀、调经止痛之力倍增，用于治疗瘀阻痛经、经闭，以及产后瘀阻腹痛，跌扑肿痛等证[1]。

二、临床研究

1. 阴虚阳亢型前庭性偏头痛 滋阴止眩汤［天麻 9g、钩藤 15g（后下）、石决明 18g（先煎）、栀子 12g、菊花 15g、桑寄生 12g、杜仲 12g、生地黄 15g、茯神 12g、首乌藤 9g、牡丹皮 12g、益母草 12g、牛膝 12g、玄参 15g、白芍 15g］1 剂/天，煎取药汁 300mL，分早晚 2 次饭后半小时温服，疗程 4 周。联合盐酸氟桂利嗪胶囊进行治疗。共治疗 42 例，痊愈 16 例，显效 16 例，有效 6 例，总有效率 88.10%[2]。

2. 子宫收缩乏力性产后出血 益母草注射液。产妇给予缩宫素注射液，在胎盘排出后立即给予宫颈肌注缩宫素 5~10U，并给予缩宫素 20U 静脉滴注，滴速为 0.02~0.04U/min。产后继续静脉滴注缩宫素 20U，每日 1 次，持续用药 3 天。在前面基础上于剖宫产术结束后肌内注射 1~2mL，仅用药 1 次。共观察 49 例，显效 30 例，有效 18 例，总有效率 97.96%[3]。

3. 产后恶露不绝 补气生化汤（黄芪、当归各 20g，川芎、甘草各 10g，茯苓、山药各 12g，川芎 10g，桃仁 9g，炮姜 5g）水煎服 100mL，每日 1 剂，早晚分服，2 组均连续治疗 2 周。头孢拉定胶囊 0.5g，每日 3 次加补气生化汤治疗。共治疗 54 例，痊愈 49 例，显效 4 例，总有效率 98.15%[4]。

4. 阴道出血 益母草颗粒，联合葆宫止血颗粒治疗，葆宫止血颗粒每天 3 次，每次 1 袋。连续服用 1 周。在此基础上增加益母草颗粒治疗，给予益母草颗粒 15mg，每天 2 次，连用 1 周。共治疗 34 例，显效 18 例，有效 15 例，总有效率 97.06%[5]。

三、药理研究

1. 抗炎镇痛作用 小鼠腹腔注射益母草甲醇提取物（500、250mg/kg），其对醋酸扭体小鼠的抑制率分别为 69.68%、44.15%，阳性药双氯芬酸钠抑制率为 74.67%。此外，益母草甲醇提取物（400、200mg/kg）对角叉菜胶所致的大鼠足肿胀有很好的抑制效果[6]。

2. 抑菌作用 益母草挥发油对革兰阳性菌有良好的抑制效果，对革兰阴性菌则没有抑制效果，对溶血葡萄球菌、表皮葡萄球菌、粪肠球菌、金黄色葡萄球菌、屎肠球菌的 MIC 分别为 0.2、0.4、0.4、1.6、1.6、1.6mg/mL[7]。

3. 抗氧化作用 益母草抗心肌缺血的作用与其抗氧化活性有关[8]。益母草含有的黄酮类成分和多糖类成分经实验证实有抗氧化效果。益母草 75% 乙醇水提取液和维生素 E 的半数有效浓度分别为 2.70、5.92g/L[9]。

4. 降血脂作用 益母草对高血脂模型大鼠有降血脂作用。益母草能够明显降低大鼠血清总胆固醇、甘油三酯、低密度脂蛋白胆固醇水平，升高高密度脂蛋白胆固醇水平，降低大鼠体重，对高脂血症有防治作用[10]。

5. 调节免疫作用 益母草具有促进 T 淋巴细胞增殖、改善淋巴循环的作用。益母草提取液对环磷酰胺所致免疫抑制小鼠脾脏 T 淋巴细胞增殖有影响。在环磷酰胺的作用下，模型小鼠脾细胞与刀豆蛋白A（ConA）之间的反应性明显降低，T淋巴细胞转化反应减弱，而经过益母草干预治疗后，可以增强脾脏细胞与ConA之间的反应，促进ConA诱导的T淋巴细胞增殖，进而达到增强小鼠免疫功能的效果[11]。

四、本草文献摘述

1.《神农本草经》 "主瘾疹痒，可作浴汤。"

2.《新修本草》 "捣茺蔚茎敷疗肿。服汁使疗肿毒内消。又下子死腹中，主产后血胀闷。诸杂毒肿，丹游等肿。取汁如豆滴耳中，主聤耳；中虺蛇毒，敷之良。"

3.《本草纲目》 "活血破血，调经解毒。治胎漏产难，胎衣不下，血晕，血风，血痛，崩中漏下，尿血，泻血，疳痢痔疾，打扑内损瘀血，大便小便不通。"

4.《本经逢原》 "专治产后血败流于腰股，拘挛疼痛，破宿血，消癥瘕，除水肿，身面四肢浮肿。《本经》主金疮痈肿疮脓，皆取散血之功，为产科要药也。更以芎、归、童便佐之，功效胜于益母。"

5.《本草求真》 "益母草，消水行血，去瘀生新，调经解毒，为胎前胎后要剂。"

参考文献

[1] 国家药典委员会.中华人民共和国药典临床用药须知：中药饮片卷[M].2020版.北京：中国医药科技出版社，2022：867-871.

[2] 陈清，张肖.滋阴止眩汤联合氟桂利嗪治疗阴虚阳亢型前庭性偏头痛临床观察[J].中西医结合研究，2021，13（4）：245-248.

[3] 周迎春.益母草联合缩宫素治疗剖宫产子宫收缩乏力性产后出血临床观察[J].光明中医，2022，37（10）：1728-1731.

[4] 张超凡.补气生化汤治疗剖宫产后气虚血瘀型恶露不绝临床观察[J].中国中医药现代远程教育，2022，20（12）：92-93.

[5] 沈冬菊.葆宫止血颗粒联合益母草颗粒治疗药物流产后阴道出血临床观察[J].光明中医，2021，36（16）：2766-2768.

[6] Islam M A，Ahmed F，Das A K，et al.Analgesic and anti-inflammatory activity of Leonurus sibiricus[J].Fitoterapia，2005，76（3-4）：359-362.

[7] Xiong L，Peng C，Zhou Q M，et al.Chemical composition and antibacterial activity of essential oils from different parts of Leonurus japonicus Houtt[J].Molecules，2013，18（1）：963-973.

[8] 熊莺，杨解人.益母草碱对大鼠急性心肌缺血损伤血管舒缩功能及抗氧化作用的影响[J].中国实验方剂学杂志，2008，14（7）：34-37.

[9] 王灿，李寒冰，齐向云，等.益母草与茺蔚子体外抗氧化活性比较[J].中国实验方剂学杂志，2013，19（12）：179-181.

[10] 姜瑜，王研，和甜甜，等.益母草对高血脂大鼠的降血脂作用[J].辽东学院学报（自然科学版），2019，26（4）：257-260.

[11] 邢沈阳，乔萍，温得中，等.益母草提取液对小鼠遗传物质损伤的保护作用及对淋巴细胞功能的增强作用[J].吉林大学学报（医学版），2008，34（5）：779-80.

矮地茶 Aidicha

本品又称不出林、平地木、紫金牛等，为紫金牛科植物紫金牛 *Ardisia japonica*（Thunb.）Blume 的干燥全草。夏、秋二季茎叶茂盛时采挖，除去泥沙，干燥。

2-5-6 矮地茶彩图

一、传统应用

【性味归经】辛、微苦，平。归肺、肝经。

【功效主治】化痰止咳，清利湿热，活血化瘀。用于新久咳嗽，喘满痰多，湿热黄疸，风湿痹痛，跌打损伤。

【用法用量】内服：煎服，15～30g。外用适量。

【使用注意】孕妇慎用。

【方剂举例】

1. 抗痨丸（《中华人民共和国卫生部药品标准·中药成方制剂第七册》）

药物组成：矮地茶、百部、桑白皮、穿破石、五指毛桃、白及。

功能主治：活血止血，散瘀生新，祛痰止咳。用于浸润型肺结核，痰中带血。

2. 清热镇咳糖浆[《中华人民共和国药典》（2020年版一部）]

药物组成：葶苈子、矮地茶、鱼腥草、荆芥、知母、前胡、板栗壳、浮海石。

功能主治：清热，镇咳，祛痰。用于痰热蕴肺所致的咳嗽痰黄；感冒、咽炎见上述证候者。

3. 慢支紫红丸（《中华人民共和国卫生部药品标准·中药成方制剂》）

药物组成：矮地茶、红背叶根、猪胆浸膏、五指毛桃、山药。

功能主治：健脾去湿，止咳化痰。用于咳嗽痰多，气促，慢性支气管炎，肺气肿。

4. 达肺草（《中华人民共和国卫生部药品标准·中药成方制剂》）

药物组成：苦杏仁、麻黄、诃子肉（炒）、栀子（炭）、青黛、白及、商陆、浮海石、蛤壳（煅）、仙鹤草、矮地茶、百部、瓜蒌子。

功能主治：止血，化痰，顺气，定喘，止汗，退热。用于吐血，咯血，痰中带血，咳嗽，痰喘，气急，劳伤肺痿。

5. 复方矮地茶糖浆（《湖南省中成药规范》）

药物组成：矮地茶、铁包金、金樱子、岗梅、沙参。

功能主治：祛痰止咳。主治慢性及急性气管炎。

6. 贝参平喘胶囊[《国家中成药标准汇编内科肺系（二）分册》]

药物组成：矮地茶、麻黄、八角茴香、浙贝母、太子参、罗汉果、蛤蚧、甘草、淀粉。

功能主治：温肺散寒，化痰止咳平喘。用于寒哮证。

【简便验方】

1. 治支气管炎 矮地茶20g，六月雪、肺经草各10g。每日1剂，水煎分2次服。（《中国民族药志》）

2. 治肺痈（肺脓疡） 紫金牛一两，鱼腥草一两。水煎，二次分服。（《江西民间草药》）

3 治疗扭伤肿痛、久年积伤痛 矮地茶茎15～30g。水煎调酒服；或用60～90g捣碎浸酒2～3天，每次服1盏，每日2～3次。（《福建中草药》）

4. 治疗急慢性支气管炎、上呼吸道感染、肺炎等 矮地茶12kg，岗梅、白茅根各9kg，大青叶6kg，金银花3kg。水煎2次，合并煎液，浓缩成稠膏，加糖粉适量，制成冲剂。口服，每次1包，每日2次。（广州军区卫生部《中草药制剂手册》1971年）

5. 治疗小儿咳嗽，咳痰 不出林5g，鱼腥草10g，柿叶5g，盘龙参5g水煎服。（《壮医方剂学》小儿止咳汤）

6. 治疗哮喘 不出林30g，罗裙带20g，三姐妹20g，鱼腥草20g，七叶一枝花20g，功劳木10g。（《壮医方剂学》不出林治哮汤）

7. 治急性黄疸性肝炎 矮地茶、阴行

草、车前草各30g，白茅根15g。水煎服。（《安徽中草药》）

【类药辨析】

矮地茶与杏仁的鉴别应用　二者均能止咳平喘，皆可治外感、内伤引起的咳嗽气喘证。但杏仁降肺气之中兼有宣肺之功，为治咳喘要药，又能润肠通便；矮地茶止咳祛痰力强，略兼平喘之功，尤用于治疗咳喘痰多属热者，又能清利湿热，活血化瘀[1]。

【配伍应用】

1. 矮地茶配枇杷叶　矮地茶苦辛性平，功专止咳祛痰；枇杷叶苦微寒，长于清肺止咳。两药伍用，共奏清肺化痰止咳之功，用于肺热咳嗽，气逆喘急，痰黄浓稠者[1]。

2. 矮地茶配茵陈　矮地茶苦辛性平，既能止咳祛痰，又善清利湿热；茵陈苦辛微寒，尤善清利湿热而退黄，为治黄疸之要药。两药伍用，利湿退黄之功更著，用于治疗湿热黄疸[1]。

二、临床研究

1. 结核　健肺丸，含白及、百部、黄精、玉竹、矮地茶，每日3次，每次1钱，有效率达80%[2]。

2. 咳痰、喘咳、咳嗽　鱼腥草止咳糖浆，鱼腥草15g、矮地茶15g、半夏12g、陈皮10g、茯苓10g、甘草10g、桔梗10g，每日3至5次，每次10～30mL，温开水送服[3]。

3. 血小板减少、紫斑症大出血　铁苋菜5钱、刺儿菜5钱、墨旱莲5钱、矮地茶4钱、景天三七4钱、牛筋草5钱、藕节5节、侧柏炭4钱、土大黄3钱入药，用水煎服[4]。

4. 止血安胎汤　白参3g、矮地茶12g、生地黄15g、赤芍6g、牡丹皮6g、炒栀子9g、黄芩炭9g、焦白术9g、蒲黄炒阿胶15g、川杜仲9g、续断9g、桑寄生15g，每日一剂，水煎服，服药期间卧床休息，治疗先兆性流产[5]。

5. 老年性前列腺肥大增生所致癃闭　通闭汤，明沙参30g、地骨皮15g、茯苓15g、黄芪30g、麦冬15g、车前子20g、矮地茶30g、菝葜30g、白茅根50g、王不留行15g入药组治疗，症见小便不通畅，排尿无力，尿后余沥不尽，夜尿频数，舌红少苔或无苔[6]。

三、药理研究

1. 抗炎、镇痛作用　矮地茶水提取物和醇提取物具有一定的抗炎、镇痛作用，可抑制小鼠耳郭肿胀法和醋酸扭体[7]。

2. 抗菌、抗病毒作用　矮地茶单味药和复方药（矮地茶、岗梅、枇杷叶、菊花）的水煎液对金黄色葡萄球菌、肺炎链球菌均具有一定的抑制作用，并且对流感病毒也有一定的抑制作用[8]。

3. 对呼吸系统的作用　矮地茶能明显增加大鼠排痰量，具有良好的祛痰作用，其作用强度与经典的祛痰药氯化铵相似[9]。矮地茶具有明显的镇咳作用，且能够延长咳嗽的潜伏期[10]。紫金牛具有良好的治疗肺结核的作用[11]。

4. 护肝作用　矮地茶水煎液对四氯化碳所致肝纤维化有作用，通过进行肝纤维化大鼠治疗筛选，确认了矮地茶水煎液有明显的保肝、抗肝纤维化作用，其作用机制可能与下调血清透明质酸和肿瘤坏死因子的表达、保护肝细胞、减轻肝脏炎症和抗脂质过氧化损伤有关[12]。

四、本草文献摘述

1.《植物名实图考长编》"治男妇吐血，牙痛，通筋骨，和血。研汁服，解蛇毒。"

2.《植物名实图考》"治肿毒，血痢，解蛇毒，救中暑。""又治跌打损伤，风痛。"

3.《天宝本草》"消风散寒。治诸般咳嗽，安魂定魄利心肺。"

参考文献

[1] 国家药典委员会.中华人民共和国药典临床用药须知：中药饮片卷[M].2020版.北京：中国医药科技出版社，2022：1000-1001.

[2] 武汉地区健肺丸协作小组，武汉市江岸区结核病防治所.健肺丸治疗200例复治肺结核[J].武汉新医药，1977（2）：131.

[3] 滕茜华，卿亮荣.鱼腥草止咳糖浆临床疗效观察[J].中国药房，1990（5）：17.

[4] 饶安山.我是怎样治好血小板减少紫斑症大出血的[J].河南赤脚医生，1976（2）：41-44.

[5] 陈少军.止血安胎汤治疗先兆性流产18例[J].湖北中医杂志，1988（6）：24.

[6] 张发荣.通闭汤[J].医学文选，1993（4）：39.

[7] 刘伟林，杨东爱，余胜民，等.矮地茶药理作用研究[J].时珍国医国药，2009，20（12）：3002-3003.

[8] 中国医学科学院药物研究所.矮地茶的实验研究[J].中草药通讯，1971（2）：4-5.

[9] 湖南医学院药理学教研组.矮地茶治疗慢性气管炎的实验研究（摘要）[J].新医药学杂志，1973（11）：17.

[10] 山东卫生报刊社.全国防治老年慢性气管炎有效药物方剂选编[J].山东医药，1971（4）：4-17.

[11] 谢娟.矮地茶种质资源与主要止咳—抗炎组分的研究[D].成都：西南交通大学，2008.

[12] 曹庆生，李志超，杨宝友，等.矮地茶黄酮对四氯化碳致小鼠急性肝损伤的保护作用[J].华西药学杂志，2016，31（1）：43-45.

第三章 化湿药

第一节 芳香化湿药
第二节 健脾化湿药
第三节 清化热痰药
第四节 温化寒痰

第一节　芳香化湿药

广藿香 Guanghuoxiang

本品又称藿香、海藿香，刺蕊草，为唇形科植物广藿香 Pogostemon cablin (Blanco) Benth. 的干燥地上部分。

3-1-1 广藿香彩图

一、传统应用

【性味归经】辛，微温。归脾、胃、肺经。

【功效主治】芳香化浊，和中止呕，发表解暑。用于湿浊中阻，脘痞呕吐，暑湿表证，湿温初起，发热倦怠，胸闷不舒，寒湿闭暑，腹痛吐泻，鼻渊头痛。

鲜藿香为广藿香的鲜品，燥性微弱，善于清化暑湿之邪而不伤阴津，暑月湿热蒸腾之际用之尤为适宜。生藿香为广藿香阴干而成，其性辛香疏散，发表而不峻烈；微温芳香，化湿而不燥热，湿化气行而脾胃和则呕逆自止。为治疗夏伤暑湿，寒热身重，头晕头痛，胸膈满闷，脘腹绞痛，吐泻之佳品；感受暑湿重症者尤宜。但辛温发散之性较鲜品强，有伤阴之弊。

【用法用量】3～10g。

【使用注意】阴虚者禁服。

【方剂举例】

1. 藿香正气水［《中华人民共和国药典》（2020年版一部）］

药物组成：苍术、陈皮、厚朴（姜制）、白芷、茯苓、大腹皮、生半夏、甘草浸膏、广藿香油、紫苏叶油。

功能主治：解表化湿，理气和中。用于外感风寒、内伤湿滞或夏伤暑湿所致的感冒，症见头痛昏重、胸膈痞闷、脘腹胀痛、呕吐泄泻；胃肠型感冒见上述证候者。

2. 四正丸［《中华人民共和国药典》（2020年版一部）］

药物组成：广藿香、香薷、紫苏叶、白芷、檀香、木瓜、法半夏、厚朴（姜炙）、大腹皮、陈皮、白术（麸炒）、桔梗、茯苓、槟榔、枳壳（麸炒）、山楂（炒）、六神曲（麸炒）、麦芽（炒）、白扁豆（去皮）、甘草。

功能主治：祛暑解表，化湿止泻。用于内伤湿滞，外感风寒，头晕身重，恶寒发热，恶心呕吐，饮食无味，腹胀泄泻。

3. 六合定中丸［《中华人民共和国药典》（2020年版一部）］

药物组成：广藿香、紫苏叶、香薷、木香、檀香、厚朴（姜炙）、枳壳（炒）、陈皮、桔梗、甘草、茯苓、木瓜、炒白扁豆、炒山楂、六神曲（炒）、炒麦芽、炒稻芽。

功能主治：祛暑除湿，和中消食。用于夏伤暑湿，宿食停滞，寒热头痛，胸闷恶心，吐泻腹痛。

4. 藿香正气散（《太平惠民和剂局方》）

药物组成：藿香、大腹皮、白芷、紫苏、茯苓、半夏曲、白术、陈皮、厚朴、苦桔梗、炙甘草。

功能主治：解表化湿，理气和中。用于外感风寒，内伤湿滞，发热恶寒，头痛，胸膈满闷，脘腹疼痛，恶心呕吐，肠鸣泄泻，舌苔白腻。

【简便验方】

1. 治疗上呼吸道感染发热 藿香10g，香薷6g，野菊花15g，青蒿10g。制成冲剂，每6h 1次，每次15g，开水冲服。(《江苏中医》)

2. 霍乱吐下，汗出肉冷转筋，呕逆烦闷，欲得冷水者 藿香一把，以水四升，煮取一升，顿服立愈。(《小品方》)

3. 治疗脾胃虚弱，不进饮食，呕吐不待腐熟 藿香、丁香、人参各二钱五分，橘红五钱。上药为细末，每服二钱，水一大盏，生姜一片，同煎至七分，食前和渣冷服。(《脾胃论》藿香安胃散)

4. 治疗胎气不安，气不升降，呕吐酸水 香附、藿香、甘草各二钱，为末，每服二钱，入盐少许，沸汤调服之。(《太平圣惠方》)

5. 治疗脾胃虚有热，面赤，呕吐涎嗽，及转（筋）过度者 麦冬（去心，焙），半夏曲、甘草（炙）各半两，藿香叶一两。上为末，每服五分至一钱，用水一盏半，煎至七分，食前温服。(《小儿药证直诀》藿香散)

【类药辨析】

1. 广藿香叶与广藿香梗的鉴别应用 都能芳香化湿，发表解暑，和中止呕。用于湿浊内阻、脾失运化、胃失和降所致胸闷脘痞、纳呆不饥，以及暑湿表证、湿温初起，湿阻气滞所致呕吐等。但广藿香叶味辛发散之性较强，长于发散表邪；广藿香梗能宽中畅膈，理气行滞，长于和中止呕[1]。

2. 广藿香与紫苏的鉴别应用 两者均有发散表邪、行气和中的作用，都可用于表证、脾胃气滞所致的胸闷呕吐等证。但广藿香的香燥性较强，解表化湿尤用于治疗湿浊中阻、暑湿表证、湿温初起，又长于化湿止呕，用于湿阻呕吐等；紫苏则偏于辛散，发汗散寒的功效较强，善治风寒表证，还可理气安胎止呕，多用于脾胃气滞呕吐、胎动不安等，并能解鱼蟹毒[1]。

3. 广藿香与香薷的鉴别应用 皆有化湿和中发表的作用，用于治湿浊困脾或夏月乘凉饮冷，外感风寒，内伤暑湿，脘痞吐泻，每每相须为用。但广藿香善于止呕，为治疗湿郁呕逆之要药，芳香化湿之力较强，用于湿浊内阻、暑湿表证、湿温初起等；香薷化湿和中，兼利小便，且其发汗解表之力较强，而广藿香次之。香薷善于发越阳气，散水和脾以利水消肿，用于脾虚水肿、小便不利、脚气水肿等[1]。

【配伍应用】

1. 广藿香配滑石 广藿香芳香化湿，健脾和中，滑石清热解暑，渗湿利水。两药伍用，调和脾胃、化湿止泻的功效显著，用于治疗脾虚湿盛的呕吐泄泻[1]。

2. 广藿香配佩兰 广藿香气味芳香，醒脾化湿，为芳香化湿浊的要药，善于化湿浊止呕吐，佩兰气味清香，性平不燥，善祛中焦秽浊陈腐之气。两药配伍，相须为用，化湿解暑功效倍增，常用于治疗夏令伤暑、湿浊中阻的胸闷、腹满、呕恶，或热病挟湿的脘腹胀满，恶心欲吐诸症。

3. 广藿香配砂仁 广藿香偏于化湿止呕，砂仁偏于健胃和中。两药伍用，理气和中止呕功效较好，用于治疗妊娠呕吐及气滞脘闷的胃纳不佳[1]。

4. 广藿香配陈皮 广藿香长于化湿解暑，辟秽止呕；陈皮功善理气健脾，化湿止呕。两药伍用，芳香理气，和中止呕的功效显著。用于治疗外感暑温，内伤湿滞，脾胃不和所致的脘痞纳呆、呕吐泄泻，甚或心腹疼痛等症[1]。

5. 广藿香配郁金 广藿香芳香化湿，行气止痛，宣中解郁；郁金行气解郁，活血止痛。两药伍用，行气解郁止痛功效显著，常用于治疗湿阻气滞或肝郁气滞所致的胸胁脘腹疼痛痞闷等症[1]。

二、临床研究

1. 湿滞中焦型功能性消化不良 藿香、紫苏叶、茯苓、炒白术、姜半夏、枳实、麸炒苍术、厚朴各15g，黄连9g，薏苡仁30g，桔梗6g，鸡内金、焦山楂、麸神曲、炒麦芽各12g，大腹皮、泽泻各10g，大黄4g，陈皮8g，甘草6g。随症加减，乏力倦怠甚者加入党参20g，湿热甚者加入黄芩15g，连翘9g，情志不畅者加入郁金15g，泛酸甚者加入海螵蛸15g，痰多者加入胆南星9g，呕吐甚者加入淡竹茹15g，胃痛甚者加入延胡索20g。上方每天1剂，水煎分早晚内服，15天为1个疗程，连续用药2个疗程。共治疗60例，痊愈38例，显效10例，有效7例，无效5例，总有效率91.7%[2]。

2. 扁桃体炎 滑石15g（包煎），黄芩15g，连翘15g，川贝母15g，射干10g，茵陈10g，木通10g，藿香15g，石菖蒲10g，白蔻仁10g，薄荷10g（后下），甘草6g，片姜黄10g，酒大黄10g，僵蚕10g，蝉蜕10g。水煎成400mL，真空包装。每日1剂，温服，早晚各服200mL。嘱患者清淡饮食，忌食辛辣刺激及油腻等食物，禁烟酒。连续治疗4天。共治疗49例，痊愈36例，有效6例，显效3例，无效4例，总有效率91.84%[3]。

3. 酒精性肝病 还原型谷胱甘肽治疗加用白豆蔻6g，藿香6g，通草10g，茵陈15g，滑石15g（包），川贝母6g，黄芩10g，射干4.5g，石菖蒲6g，连翘10g，薄荷6g（后下）。每天1剂，水煎，早晚分服，连续治疗4周。共治疗20例，痊愈12例，显效5例，有效2例，无效1例，总有效率95%[4]。

4. 胃肠功能紊乱 取藿香、白术、白芷、桔梗等各12g，紫苏、半夏、厚朴、柴胡、党参等各10g，大腹皮8g，陈皮、甘草等各6g，生姜3g；对于热重者加入黄芪12g，葛根15g；对于寒重患者，加入肉桂15g；对于食积患者，加用神曲10g，山楂15g；1剂/天，用水煎服，早晚各服1次。患者在治疗期间均不可食用油腻、生冷等刺激性食物。治疗1个月。共治疗50例，痊愈26例，显效22例，无效2例，总有效率96%[5]。

三、药理研究

1. 抗炎、镇痛作用 广藿香提取物能明显抑制二甲苯所致的小鼠耳郭肿胀和醋酸所致的扭体实验，提示广藿香提取物具有明显抗炎、镇痛作用[6]。

2. 抑菌作用 广藿香油对白念珠菌具有体外抑制活性，广藿香水提物对金黄色葡萄球菌、枯草杆菌、铜绿假单胞菌、肠炎球菌、产气杆菌均有作用，其中对金黄色葡萄球菌的作用比较明显[7, 8]。

3. 对胃肠道保护作用 广藿香水提物可增加胃酸分泌，提高小鼠胃蛋白酶的活性，增强胰腺分泌淀粉酶的功能，提高血清淀粉酶活力[9]。广藿香油对大鼠肠黏膜机械屏障有很好的保护作用[10]。

4. 杀虫作用 广藿香挥发油对伯氏疟原虫的正常株及抗青蒿酯钠株有抗疟作用，且对抗青蒿酯钠株还有明显的选择性抑制作用[11]。

5. 调节免疫作用 广藿香叶挥发油灌胃小鼠，3.0h、4.0h、6.0h含药血清对小鼠白细胞及腹腔巨噬细胞均具有活化作用，且对小鼠脾淋巴细胞具有显著的增殖作用，提示广藿香叶挥发油对小鼠具有一定的免疫调节作用[12]。

6. 止咳、祛痰、平喘作用 广藿香挥发油和水提液可治疗浓氨水致咳小鼠，可影响小鼠气管酚红排泌量，且对喷雾致喘豚鼠也具有良好治疗作用[13]。

四、本草文献摘述

1.《名医别录》"藿香，疗风水毒肿，去恶气，疗霍乱、心痛。"

2.《本草正义》"藿香芳香而不嫌其猛烈，温煦而不偏于燥热，能祛除阴霾湿邪而助脾胃正气，为湿困脾阳、怠倦无力、饮食不甘、舌苔浊垢者最捷之药。"

3.《本草求真》"藿香，辛香微温，香甜不峻。但馨香气正能助脾醒胃以辟诸恶。故凡外来恶气内侵，而见霍乱呕吐不止者，须用此投服。"

4.《本草图经》"藿香，旧附五香条，不著所出州土，今岭南郡多有之，人家亦多种植。二月生苗，茎梗甚密，作丛，叶似桑而小薄。六月、七月采之，暴干，乃芬香，须黄色，然后可收。"

参考文献

[1] 国家药典委员会. 中华人民共和国药典临床用药须知: 中药饮片卷[M].2020版. 北京: 中国医药科技出版社，2022：534-537.

[2] 靳建华，李冉，赵联星，等. 藿香正气散合枳实导滞丸化裁治疗湿滞中焦型功能性消化不良患者60例[J]. 环球中医药，2018, 11（11）：1803-1805.

[3] 宋天云，陈世国，唐敏，等. 甘露消毒丹和升降散加减治疗急性化脓性扁桃体炎（湿热内蕴证）临床观察[J]. 中国中医急症，2021, 30（1）：121-123.

[4] 张湘宜，杜发斌. 甘露消毒丹加减联合还原型谷胱甘肽治疗酒精性肝病20例临床观察[J]. 湖南中医杂志，2018, 34（5）：74-76.

[5] 王靖云. 藿香正气散加减治疗胃肠功能紊乱的临床效果分析[J]. 中国实用医药，2020, 15（9）：154-156.

[6] 赵书策，贾强，廖富林. 广藿香提取物的抗炎、镇痛药理研究[J]. 中成药，2007, 29（2）：285-287.

[7] 王蓬勃，彭成，唐正伟，等. 广藿香油对小鼠白念珠菌阴道炎治疗作用的实验研究[J]. 时珍国医国药，2014, 25（3）：592-594.

[8] 罗超坤. 广藿香水提物的抗菌实验研究[J]. 中药材，2005, 28（8）：700-701.

[9] 陈小夏，何冰，李显奇，等. 广藿香胃肠道药理作用[J]. 中药材，1998, 21（9）：462-466.

[10] 谢肄聪，唐方. 广藿香挥发油对肠屏障功能的保护作用[J]. 中草药，2009, 40（6）：942-944.

[11] 刘爱如，于宗渊，吕丽莉，等. 广藿香挥发油对青蒿酯钠抗伯氏疟原虫的增效作用和对抗青蒿酯钠伯氏疟原虫的逆转抗性作用[J]. 中国寄生虫学与寄生虫病杂志，2000, 18（2）：76-78.

[12] 齐珊珊，胡丽萍，陈文娜，等. 广藿香叶挥发油对小鼠免疫调节作用的实验研究[J]. 中华中医药学刊，2009, 27（4）：774-776.

[13] 赵书策，贾强，廖富林，等. 广藿香提取物的止咳、化痰、平喘药理研究[J]. 中成药，2008, 30（3）：449-450.

木瓜 Mugua

本品为蔷薇科植物贴梗海棠 *Chaenomeles speciosa* （Sweet）Nakai 的干燥近成熟果实。

3-1-2 木瓜彩图

一、传统应用

【性味归经】酸，温。归肝、脾经。

【功效主治】舒筋活络，和胃化湿。用于湿痹拘挛，腰膝关节酸重疼痛，暑湿吐泻，转筋挛痛，脚气水肿。

【用法用量】6～9g。

【使用注意】

1. 内有郁热，小便短赤者忌服。

2. 精血亏虚、真阴不足引起的腰膝无

力者不宜用。

3. 伤食脾胃未虚、积滞多者不宜用。

4. 服药期间忌铅、铁。

【方剂举例】

1. 木瓜丸 [《中华人民共和国药典》(2020年版一部)]

药物组成：木瓜、当归、川芎、白芷、威灵仙、狗脊（制）、牛膝、鸡血藤、海风藤、人参、制川乌、制草乌。

功能主治：祛风散寒，除湿通络。用于风寒湿闭阻所致的痹病，症见关节疼痛、肿胀、屈伸不利、局部畏恶风寒、肢体麻木、腰膝酸软。

2. 舒筋活络酒 [《中华人民共和国药典》(2020年版一部)]

药物组成：木瓜、桑寄生、玉竹、续断、川牛膝、当归、川芎、红花、独活、羌活、防风、白术、蚕沙、红曲、甘草。

功能主治：祛风除湿，活血通络，养阴生津。用于风湿阻络、血脉瘀阻兼有阴虚所致的痹病，症见关节疼痛、屈伸不利、四肢麻木。

3. 鸡鸣散（《朱氏集验方》）

药物组成：槟榔、陈皮、木瓜、吴茱萸、桔梗、生姜、紫苏。

功能主治：行气降浊，宣化寒湿。用于脚气，人感风湿，流注脚足，痛不可忍，用索悬吊，叫声不绝，筋脉肿大。

4. 实脾散（《重订严氏济生方》）

药物组成：厚朴、白术、木瓜、木香、草果仁、槟榔、附子、茯苓、干姜、甘草。

功能主治：温阳健脾，行气利水。用于脾肾阳虚，水气内停之阴水。身半以下肿甚，手足不温，口中不渴，胸腹胀满，大便溏薄，舌苔白腻，脉沉弦而迟者。

【简便验方】

1. 治疗吐泻转筋 ①木瓜汁一盏，木香末一钱匕。上二味，以热酒调下，不拘时。(《圣济总录》) ②木瓜干一两，吴茱萸半两（汤七次），茴香一分，甘草（炙）一钱。上锉为散，每服四大钱，水一盏半，姜三片，紫苏十叶，煎七分，去滓，食前服。(《三因极一病证方论》木瓜汤)

2. 治疗脐下绞痛 木瓜一二片，桑叶七片，大枣三枚，（碎之）。以水二升，煮取半升，顿服之。(《孟诜方》)

3. 治疗泻不止 米豆子二两，木瓜、干姜、甘草各一两。为细末，每服二钱，米饮调，不以时。(《鸡峰普济方》木瓜汤)

4. 治疗赤白痢 木瓜、车前子、罂粟壳各等份。上为细末，每服二钱，米饮调下。(《昔济方》木瓜散)

5. 治疗腰痛，补益壮筋骨 牛膝二两（温酒浸，切，焙），木瓜一枚（去顶、穰，入艾叶一两蒸熟），巴戟（去心）、茴香（炒）、木香各一两，桂心半两（去皮）。上为细末，入熟木瓜并艾叶同杵千下，如硬，更下蜜，丸如梧子大，每服二十丸，空心盐汤下。(《御药院方》木瓜丸)

【类药辨析】

1. 木瓜与蚕沙的鉴别应用 二者同属祛风湿药，均能祛风除湿，舒筋活络，和胃化湿，故常相须为伍，用于治疗湿痹拘挛，以及湿浊中阻，升降失常所致的呕吐泄泻、腹痛转筋、脚气肿痛等。但木瓜擅长于柔肝舒筋，既能除湿和胃，又可舒筋活络，为治疗风湿痹痛、筋脉拘挛的要药，也常用于血虚肝旺，筋脉失养所致之挛急疼痛等。蚕沙既能祛湿，又善祛风，止痒，故常用于治疗风湿痹证者无论风重或湿重以及风疹遍身瘙痒等症[1]。

2. 木瓜与白芍的鉴别应用 二者均能柔肝缓急而用于治疗转筋、筋急之证。但木瓜长于化湿而舒筋，常用于治疗湿盛所致的风湿痹证，关节屈伸不利，霍乱转筋，脚气水肿等；白芍养血敛阴，柔肝舒筋，故主要用于肝血不足，筋脉失养所致的肢体挛痛，抽搐，妇女痛经等[1]。

【配伍应用】

1. 木瓜配吴茱萸 木瓜味酸，主入肝、脾二经，能柔肝缓急，和胃化湿，吴茱萸辛开苦降，为厥阴经的主药，能温经散寒，疏肝解郁，行气止痛。两药配伍应用，木瓜酸收，吴茱萸辛散，相反相成，而奏和胃化湿、舒筋活络、温中止痛之功，常配伍用于治疗寒湿内侵，霍乱吐泻转筋，或下肢痿软无力，疝气腹痛等[1]。

2. 木瓜配秦艽 木瓜酸而入肝，舒筋缓急，活络止痛；秦艽散风除湿，通络止痛，为祛风药之润剂。两药配伍应用，祛风湿而不温燥劫阴，通经络而不猛峻伤正，故常配伍用于治疗风湿痹痛，筋脉挛急等，对小关节及下颌关节疼痛拘紧者尤为适宜[1]。

3. 木瓜配五加皮 木瓜舒筋活络而通痹除湿；五加皮能祛风除湿，补益肝肾，强筋壮骨，利水消肿，同为治疗风湿痹病之常用药，二药合用，可以增强祛风除湿、舒筋通络之功，同时能补益肝肾，强壮筋骨。有助于提高疗效。故常配伍用于治疗痹证湿邪偏重，以腰膝、下肢痛楚为重者[1]。

4. 木瓜配薏苡仁 木瓜化湿和胃，舒筋活络；薏苡仁除湿利水而通痹。两者配合，健脾利湿，舒筋除痹。用于治疗湿滞经络之脚气浮肿，夏日伤湿之呕吐、腹痛腹泻等[1]。

5. 木瓜配白芍 木瓜与白芍均为味酸入肝之品，木瓜舒筋活络，和胃化湿，平肝降气，白芍养血敛阴，柔肝止痛，二者配伍应用，可增强柔肝舒筋、缓急止痛之力，常配伍用于治疗胃阴不足、肝气横逆之胸闷痞满，腹痛腹泻，食少干呕等[1]。

二、临床研究

1. 骨关节炎 在予双氯芬酸钠缓释胶囊的基础上加服芍药木瓜汤（白芍 30g、木瓜 15g，鸡血藤 15g，威灵仙 20g，甘草 10g），每日 1 剂，水煎 2 次，合并煎液约 500mL，分 2 次服。治疗 10 天为 1 个疗程，连续服用 2 个疗程。共治疗 60 例，临床控制 38 例，显效 12 例，有效 6 例，无效 4 例，总有效率 93.3%[2]。

2. 小儿功能性便秘 乌梅木瓜汤（乌梅 5g、木瓜 5g、甘草 2g、炒莱菔子 5g、炒麦芽 6g、藿香 3g）1 剂/天，分温 3 服，药物剂量根据年龄大小、体质强弱酌情调整。疗程为 3 周。共治疗 26 例，治愈 12 例，好转 13 例，未愈 1 例，总有效率 96.2%[3]。

3. 腰椎间盘突出症 开阖六气针法结合牛膝木瓜汤（怀牛膝、宣木瓜各 15g，白芍、枸杞子、菟丝子、杜仲、黄松节、天麻、炙甘草各 9g，生姜 3 片，大枣 1 枚）；寒湿甚加茯苓 20g、白术 15g、干姜 12g，湿热甚加黄柏 12g、苍术 12g、薏苡仁 20g，气血虚加黄芪 24g、党参 12g、当归 12g。每日 1 剂，水煎取汁 450mL，分 3 次饭前服。7 天为一疗程，1 个疗程未愈间隔 2 天再治疗 1 个疗程，共治疗 3 个疗程。共治疗 78 例，痊愈 59 例，显效 17 例，无效 2 例，总有效率 97.4%[4]。

4. 脾胃湿热型脂溢性脱发 木瓜菖蒲三子汤联合予非那雄胺片，药物组合：木瓜、侧柏叶各 30g，石菖蒲、枸杞子各 10g，菟丝子、女贞子、墨旱莲、丹参各 20g。每日 1 剂，水煎分两次服，治疗 6 个月。共治疗 55 例，痊愈 0 例，显效 20 例，有效 29 例，无效 6 例，总有效率

89.09%[5]。

三、药理研究

1. 抗炎作用 木瓜苷可使炎症模型的高水平 PGE$_2$ 下降，亚型 T 淋巴细胞比例恢复平衡，IL-1、IL-2、TGF-β$_1$ 水平下降，下调血清高水平的抗 C Ⅱ 抗体水平，从而达到治疗炎症免疫性疾病的目的[6-8]。木瓜的三萜类成分通过平衡抗炎因子和促炎因子的分泌治疗 RAW264.7 细胞炎症[9]；莽草酸（SA）也被证明能抑制腹腔肥大细胞脱颗粒和炎症介质组胺的释放[10]。

2. 保护胃肠作用 木瓜提取物能通过调节 TLR4- 内质网应激预防 NSAID 对小鼠小肠黏膜的损伤[11]。

3. 抗氧化作用 木瓜中齐墩果酸可清除羟自由基、超氧自由基和 DPPH 自由基，随浓度增加清除力升高[12]。

4. 抗肿瘤作用 木瓜三萜通过调节 PI3K/AKt/mTOR/p70S6K 通路来抑制癌细胞[13,14]。

5. 保肝作用 木瓜提取物对脂肪性肝纤维化的预防保护作用可能与抑制内质网应激偶联炎症反应有关[15]。木瓜醇提物可能通过调节 SIRT1/FoxO1、miR-199a-5p-HGF/c-Met 信号通路保肝[16,17]。

四、本草文献摘述

1.《名医别录》 "主治湿痹邪气，霍乱，大吐下，转筋不止。"

2.《本草拾遗》 "下冷气，强筋骨，消食，止水痢后渴不止，作饮服之。又脚气冲心，取一颗去子，煎服之，嫩者更佳。"

3.《本草纲目》 "木瓜所主霍乱吐痢转筋、脚气，皆脾胃病，非肝病也。肝虽主筋，而转筋则由湿热、寒湿之邪袭伤脾胃所致，故筋转必起于足腓，腓及宗筋皆属阳明。"

参考文献

[1] 国家药典委员会.中华人民共和国药典临床用药须知：中药饮片卷[M].2020 版.北京：中国医药科技出版社，2022：478-480.

[2] 徐新玉，包力，吐苏娜依，等.自拟芍药木瓜汤治疗膝骨关节炎 60 例[J].中国中医药信息杂志，2011，18（3）：70-71.

[3] 胡月，胡雅棱.乌梅木瓜汤加减治疗小儿功能性便秘临床疗效[J].内蒙古中医药，2022，41（8）：13-14.

[4] 郭云.开阖六气针法结合牛膝木瓜汤治疗腰椎间盘突出症 78 例[J].实用中医药杂志，2021，37（10）：1667-1668.

[5] 王泽辉，王建青，陈战，等.中西医结合治疗脾胃湿热型脂溢性脱发临床观察[J].山西中医，2021，37（7）：26-28.

[6] 张玲玲.木瓜苷对炎症和免疫反应的影响[D].合肥：安徽医科大学，2003.

[7] 郑咏秋，魏伟，戴敏，等.木瓜总苷抑制小鼠接触性超敏反应及对其胸腺 T 淋巴细胞亚型的调节作用[J].中国药理学通报，2004，12（9）：1016-1020.

[8] 周炜津，杨提昆，王亿童，等.木瓜苷对 AA 大鼠抗炎干预及细胞因子表达影响[J].中国医学创新，2022，19（16）：34-39.

[9] 石孟琼，覃慧林，张永峰，等.木瓜三萜对脂多糖诱导下 RAW264.7 细胞炎症模型细胞因子的影响[J].中药药理与临床，2016，32（3）：76-80.

[10] 郑倩倩，董甜甜，李世刚，等.资木瓜中莽草酸对大鼠腹腔肥大细胞脱颗粒及抗炎作用研究[J].中国免疫学杂志，2017，33（7）：1035-1038.

[11] 郭冲，黄可可，曾俊豪，等.木瓜提取物预防非甾体抗炎药诱导的小鼠肠黏膜损伤[J].现代食品科技，2019，35（11）：45-51.

[12] 盛侠.宣木瓜中齐墩果酸的提取分离及其抗氧化作用的研究[D].合肥：安徽农业大学，2010.

[13] 冯旻璐，许海燕，贺海波，等.木瓜总三萜通过下调 miR-10a 和 PI3K/Akt/mTOR/

p70S6K 信号通路诱导胃癌细胞凋亡 [J]. 中药材, 2019, 42 (12): 2929-2935.

[14] 李小妹, 冯旻璐, 张媛媛, 等. 木瓜总三萜诱导人胃癌细胞 HGC-27 凋亡的作用及机制研究 [J]. 中药材, 2019, 42 (3): 661-665.

[15] 向婷婷, 霍元秀, 刘朝奇, 等. 木瓜提取物对脂肪性肝纤维化的预防保护作用及机制研究 [J]. 中药新药与临床药理, 2015, 26 (4): 489-494.

[16] 李聪, 熊海容, 彭晓蔓, 等. 木瓜提取物对小鼠脂肪肝的保护作用 [J]. 现代食品科技, 2018, 34 (7): 28-34.

[17] 吴利春, 涂浩, 段丽, 等. 木瓜提取物对高糖高脂诱导的小鼠非酒精性脂肪性肝病的影响 [J]. 中国中医药信息杂志, 2017, 24 (5): 48-51.

白芷 Baizhi

本品为伞形科植物白芷 *Angelica dahurica*（Fisch.ex Hoffm.）Benth.et Hook.f. 或杭白芷 *Angelica dahurica* (Fisch.ex Hoffm.) Benth. et Hook.f.var.*formosana* (Boiss.) Shan et Yuan 的干燥根。

3-1-3 白芷彩图

一、传统应用

【性味归经】辛，温。归胃、大肠、肺经。

【功效主治】解表散寒，祛风止痛，宣通鼻窍，燥湿止带，消肿排脓。用于感冒头痛，眉棱骨痛，鼻塞流涕，鼻鼽，鼻渊，牙痛，带下，疮疡肿痛。

【用法用量】3～10g。

【使用注意】阴虚血热者忌服。

【方剂举例】

1. 清眩丸［《中华人民共和国药典》（2020 年版一部）］

药物组成：川芎、白芷、薄荷、荆芥穗、石膏。

功能主治：散风清热。用于风热头晕目眩，偏正头痛，鼻塞牙痛。

2. 元胡止痛颗粒［《中华人民共和国药典》（2020 年版一部）］

药物组成：醋延胡索、白芷。

功能主治：理气，活血，止痛。用于气滞血瘀的胃痛，胁痛，头痛及痛经。

3. 都梁软胶囊［《中华人民共和国药典》（2020 年版一部）］

药物组成：白芷、川芎。

功能主治：祛风散寒，活血通络。用于风寒瘀血阻滞脉络所致的头痛，症见头胀痛或刺痛，痛有定处，反复发作，遇风寒诱发或加重。

4. 川芎茶调散（《太平惠民和剂局方》）

药物组成：川芎、荆芥（去梗）、白芷、羌活、细辛、防风（去芦）、薄荷叶、甘草。

功能主治：疏风止痛。用于治疗外感风邪头痛，症见偏正头痛或颠顶作痛，目眩鼻塞，或恶寒发热，舌苔薄白，脉浮。

【简便验方】

1. 治疗半边头痛 白芷、细辛、石膏、乳香、没药（去油）。上各味等份，为细末，吹入鼻中，左痛右吹，右痛左吹。（《种福堂公选良方》白芷细辛吹鼻散）

2. 治疗眉眶痛，属风热与痰 黄芩（酒浸炒）、白芷。上为末，茶清调二钱。（《丹溪心法》）

3. 治疗鼻渊 辛夷、防风、白芷各八分，苍耳子一钱二分，川芎五分，北细辛七分，甘草三分。白水煎，连服四剂。忌牛肉。（《疡医大全》）

4. 治疗大便风秘 香白芷炒为末，每服二钱，米饮入蜜少许，连进二服。（《十

便良方》）

5. 治疗肿毒热痛 醋调白芷末敷之。（《卫生易简方》）

6. 治疗带下，肠有败脓，淋露不已，腥秽殊甚，脐腹冷痛，须此排脓 白芷一两，单叶红蜀葵根二两，芍药根（白者）、白矾各半两（矾烧枯，别研）。为末，同以蜡丸如梧子大，空肚及饭前，米饮下十丸或十五丸，候脓尽，仍别以他药补之。（《本草衍义》）

【类药辨析】

白芷、苍耳子与辛夷的鉴别应用 三者均味辛性温，皆归经于肺。均为芳香发散之品。均具有祛风散邪、通窍止痛之功效。均用治风寒感冒，时气温疫，窍闭不通，风湿痹痛等证。白芷兼入大肠与胃经，兼能燥湿止带，消肿排脓，外可治皮肤瘙痒及虫蛇咬伤；苍耳子具有散风除湿、通窍止痛之功效，用于治风寒头痛，鼻渊头痛，风湿痹痛；又有杀虫止痒作用，用于治风疹瘙痒，疥癣麻风；又上通巅顶，善治眩晕目暗，耳鸣耳聋；又能通利血脉，消肿止痛，用于治疗疮肿毒，跌打损伤；辛夷兼入胃经与肺经，味辛性温，具有发散风寒、宣通鼻窍止痛之功，用于治风寒鼻塞头痛及鼻渊头痛。

【配伍应用】

1. 白芷配细辛 二者皆辛温气香，均能祛风解表，散寒止痛，宣通鼻窍，相须为用，则药力更强，用于治疗外感风寒引起的恶寒发热、头痛鼻塞，以及鼻衄、鼻渊头痛、眉棱骨痛、牙痛[1]。

2. 白芷配川芎 白芷辛温，祛风解表、散寒止痛；川芎辛温，活血行气、祛风止痛。二者伍用，白芷能助川芎以活血，川芎助白芷以发散表邪，从而风寒祛、气血通，则头痛自止。用于治疗外感风邪、头痛明显者，偏风寒者，加细辛、藁本；偏风热者，加薄荷、菊花[1]。

3. 白芷配黄柏、秦皮 白芷辛温，善于燥湿止带；黄柏、秦皮苦寒，善于清热燥湿止带。三者伍用，清热燥湿止带，用于治疗湿热带下、色黄稠秽臭者[1]。

4. 白芷配车前子 白芷气味芳香，能燥湿止带；车前子善于清利下焦湿热。二药配伍，芳香燥湿与利水渗湿并行，使湿热分消，合用有清利湿热、化浊止带之功。用于治疗湿热下注所致的带下黄稠、阴痒肿胀[1]。

5. 白芷配桔梗 二药皆有排脓作用，白芷兼能消肿，桔梗兼能升提气血。二者伍用则消肿排脓效果更好。用于治疗疮疡脓成而不易溃破外出者[1]。

二、临床研究

1. 黧黑斑肝气郁滞证 解郁消斑汤（柴胡10g，当归15g，白芍10g，郁金10g，香附10g，陈皮15g，白芷10g，川芎15g，百合15g，茯苓15g，炒白术10g，甘草10g），口服，1袋/次，2次/天，温水冲服。15天为1个疗程，连续服用4个疗程。共治疗32例，痊愈11例，显效14例，有效3例，无效4例，总有效率为87.50%[2]。

2. 偏头痛 自拟芎芷桃红汤（川芎15g，白芷12g，桃仁12g，红花6g，白芍15g，全蝎6g，延胡索15g，石菖蒲12g，甘草6g）；并风寒者加羌活12g，细辛6g；兼风热者加菊花12g，山栀子9g；兼风湿者加羌活12g，藁本12g；兼肝阳上亢者加天麻12g，石决明30g；兼痰浊者加半夏12g，胆南星12g；兼血虚者加当归12g，熟地黄15g；气虚者加黄芪30g；水煎2次，取汁500mL，口服，每日1剂，分2次温服。15天为1个疗程，服药2个疗程。共治疗30例，治愈18例，好转

10例，未愈2例，总有效率93.33%[3]。

3. 糖尿病足 仙方活命饮加减（生黄芪30g，白芷15g，浙贝母15g，防风12g，赤芍12g，当归尾15g，皂角刺30g，天花粉30g，乳香15g，没药10g，金银花15g，连翘10g，陈皮10g，甘草6g），加清水适量，水煎至200mL，余渣加水再煎至100mL，二煎药液混合，经高压灭菌后，分袋包装，每袋150mL，口服，每日1剂，每日早、晚饭后2h（即半空腹状态），分2次温服。共治疗30例，痊愈15例，显效7例，有效6例，无效2例，总有效率为93.3%[4]。

4. 变应性鼻炎 健脾通窍丸（黄芪10g，党参15g，白术10g，陈皮10g，苍耳子10g，辛夷10g，白芷10g，防风12g，藿香10g，连翘15g，升麻6g，甘草6g）水煎，口服，200mL/次，2剂/日，连续治疗1个月。共治疗27例，显效19例，有效6例，无效2例，总有效率92.59%[5]。

5. 肛瘘术后创面愈合 五味消毒饮（金银花15g，野菊花15g，蒲公英15g，紫花地丁15g，天葵子15g，苦参15g，白芷12g，延胡索12g，地龙6g）每剂煎药液200mL，分两袋，每袋100mL，灌肠，每日一次。共治疗28例，痊愈3例，显效24例，有效1例，无效0例，总有效率100%[6]。

6. 跖疣 大青叶9g，白芷9g，红花9g，桃仁9g，生牡蛎23g，紫草9g，忍冬藤15g，甘草3g，水煎内服，每日1剂，3周为一疗程。共治疗150例，治愈112例，有效26例，显效10例，无效2例，总有效率为98.67%[7]。

7. 妇产科腹部手术感染切口 葛根白芷粉（葛根60g，白芷40g共碾成粉末，装入小瓶，高压灭菌），外敷：奥硝唑纱条敷盖，无菌敷料包扎，炎症反应减轻后，再用葛根白芷粉撒在创面上，每天换药一次，根据每次换药观察创面情况，可适当延长换药的间隔直至愈合。切口愈合时间最短7天，最长18天，有效率96.4%[8]。

8. 深脓疱病 ①皮损深层贴方：将雄黄30g、枯矾20g、炉甘石20g、蛇床子30g和百部30g等传统饮片一起研成极细粉，由内而外地撒于患者的疮口处。组方加减：患者皮肤痒甚者，加散风透疹类中药蝉蜕12g和祛风止痒类中药地肤子30g；患者脓疱重者加清热解毒、消痛散结类中药白花蛇舌草30g、连翘15g、野菊花30g；患者皮损皲裂、疼痛厉害者，加养阴中药生地黄15g、玄参15g。②皮损表层贴方：鱼腥草破壁饮片4袋、白芷破壁饮片4袋混合外敷。将以上①②方法制成的皮损深层贴方和皮损表层贴方配合应用，1次/天，7天为1个疗程，连续治疗8周。共治疗25例，痊愈12例，显效8例，有效3例，无效2例，临床治疗总有效率为92.0%[9]。

9. 进展期泛发型白癜风 采用中波紫外线治疗仪（德国Waldmann公司，型号UV801BL）的UVB光源照射，初始剂量为$0.3J/cm^2$，戴遮光镜保护眼睛，每周全身光疗1次，如没有红斑反应如红斑、水疱及疼痛者，下一次光疗照射在原照射剂量基础上增加$0.1J/cm^2$，每周1次。每天外用复方白芷酊1～2次。在此基础上每天早上口服强的松片1次，剂量为15mg，12周后剂量减至10mg。总疗程为24周。共治疗28例，痊愈2例，显效18例，有效8例，无效0例，总有效率为100%[10]。

10. 糖尿病足溃疡 圣愈油（当归30g、大黄30g、白芷30g、白及30g、生地黄30g，各药入麻油1000g浸泡一周后用文火熬至药物表面焦枯，过滤去渣，瓶装灭菌），外敷，1次/天，28天为一个疗程。共治疗 28 例，痊愈 6 例，显效 15 例，有效 4 例，无效 3 例，总有效率为 89.29%[11]。

11. 慢性鼻窦炎 白芷香散（白芷 30g，紫苏梗 30g，薄荷 30g，苍耳子 30g，辛夷 30g）熏蒸，每天闻熏 2~3 次，每次 20min，闻熏后避免立即受寒刺激。共治疗 40 例，痊愈 16 例，显效 13 例，有效 6 例，无效 5 例，总有效率 87.50%[12]。

12. 白血病化疗后肛周脓肿手术创面愈合 当归 30g，白芷 15g，荆芥 15g，防风 12g，金银花 30g，苦参 20g，紫草 10g，透骨草 30g，苏木 30g，生甘草 20g。对于肛周创面剧烈疼痛患者，加乳香、没药、赤芍；血瘀患者加桃仁、川芎；泻下频繁者加莲子心、赤石脂、诃子。将上药煎水 2000mL。坐浴：患者大便后，用温水清洗创面污垢，将煎好的药液加热至 70℃左右，趁热熏 10min；待药液稍温后，再将创面彻底浸泡在药液中坐浴，时间约 15min。若伤口过多、过大及坐浴不方便者，可用 50mL 空针抽取药液冲洗创面直达深部；创面清洗后，用无菌凡士林纱条局部换药，2次/天，7天为 1 个疗程，连续治疗 3 个疗程。共治疗 50 例，痊愈 45 例，好转 5 例，未愈 0 例，总有效率为 100%[13]。

13. 足跟痛 白芷散（白芷、川芎、白芥子以 1∶1∶1 比例配制而成，焙干，粉碎机粉碎或置于药钵中捣碎过筛如干面粉状，制成白芷散，置于干燥容器中备用），外敷：取药粉 5g，置于一小碗中，滴入适量陈醋，将药粉揉捏成 5 分硬币大小 3mm 厚的小药饼，于伤湿止痛膏中心，将药饼正对足跟压痛点，敷贴于患处，每帖使用 2 天，第 3 天将药膏取下，

洗干净脚，如法再换贴 1 帖，1 个月为 1 个疗程，轻者 1 个疗程，重者一般需 2~3 个疗程。共治疗 28 例，显效 22 例，有效 6 例，无效 0 例，总有效率为 100%[14]。

14. 内痔 白芷三黄汤（五倍子 25g，黄柏 25g，苦参 20g，大黄 20g，黄芩 15g，白芷 15g，乳香 15g，没药 15g，地榆 10g，生地黄 15g，川芎 15g，甘草 5g）用纱布袋装好放入盆中，加凉水浸泡 1~2h，煮沸 10min。热敷：先熏后洗 20min，然后取臀高俯卧位，将药袋挤水后放肛门局部热敷 30min，3 次/天，1 剂/天，10 天，使用 2 个疗程。Ⅰ期内痔患者 36 例，痊愈 22 例，有效 12 例，无效 2 例，有效率为 94.4%；Ⅱ期内痔患者 30 例，痊愈 8 例，有效 14 例，无效 8 例，有效率为 73.3%；Ⅲ期内痔患者 13 例，痊愈 1 例，有效 2 例，无效 10 例，总有效率为 23.1%。总有效率为 74.7%[15]。

三、药理研究

1. 抗炎作用 白芷中的欧前胡素联合康倍敷料较单用康倍敷料能更好地促进烧伤感染创面愈合[16]。白芷总挥发油（EOAD）可明显减轻佐剂性关节炎大鼠足肿胀症状，含 EOAD 的实验组可降低大鼠胸腺、脾指数，同时大鼠血清中一氧化氮（NO）、肿瘤坏死因子 α（TNF-α）、前列腺素（PGE_2）的含量及一氧化氮合酶（NOS）活力也显著降低[17]。白芷治疗痤疮可能是通过作用于白细胞介素（IL）、金属蛋白酶组织抑制因子 2（TIMP-2）、血清胰岛素样生长因子 1（IGF-1）、雄激素受体（AR）靶标而干扰了磷脂酰肌醇 -3- 激酶/丝苏氨酸蛋白激酶（PI3K/Akt）、核因子 kappa B（NF-κB）、丝裂原活化蛋白激酶（MAPK）、成纤维细胞生长因子受体 2（FGFR2）信号通路，从而

介导了机体炎症反应、免疫反应、皮脂分泌等过程[18]。痤疮患者服用白芷的中药复方3周后面部脓疱明显减退，出油减轻[19]。白芷的中药方剂托里消毒散具有促进糖尿病皮肤溃疡大鼠创面愈合的作用[20]。白芷中紫花前胡苷、珊瑚菜素、氧化前胡素等香豆素类成分可作用于细胞外调节蛋白激酶2（ERK2）、两面神激酶（JAK）、PI3K、MAPK、血管内皮生长因子受体2（VEGFR2）、Akt、雌激素受体（ER）和蛋白激酶C（PKC）这些靶点，除具有抗炎、免疫调节功效外，还可促进细胞的分化、迁移及血管的发育、生成[21]。

2. 抗菌作用　白芷提取物对金黄色葡萄球菌、表皮葡萄球菌、变形杆菌、乙型副伤寒沙门菌、枯草芽孢杆菌、铜绿假单胞菌、大肠埃希菌、肺炎克雷伯菌、卟啉单胞菌、厌氧消化链球菌及阴道加德纳菌等多种细菌均有抑制作用[22-25]；对真菌白念珠菌生物膜同样有抑制作用，其机制可能是抑制了白念珠菌菌丝形成相关毒力因子CPH1和EFG1的mRNA表达[26]；川白芷提取物可抑制铜绿假单胞菌群体感应[27]。

3. 镇痛作用　白芷总挥发油通过显著降低外周血中单胺类神经递质的含量，升高中枢多巴胺、5-羟色胺含量，降低去甲肾上腺素和5-羟吲哚乙酸含量而发挥镇痛作用[28]。白芷水提液对化学刺激引起的急性疼痛或者炎症诱发的慢性疼痛均有效，其镇痛作用与瞬时受体电位香草酸亚型1（TRPV1）功能紧密相关[29]。元胡止痛滴丸中白芷香豆素类成分欧前胡素和异欧前胡素可与5-羟色胺、乙酰胆碱、血栓素-前列腺素等受体结合，通过介导痉挛、炎症等相关的信号通路辅助延胡索发挥镇痛作用[30]。

4. 抗过敏作用　白芷中氧化前胡素、佛手柑内酯、珊瑚菜素等10余种香豆素类成分可抑制组胺的释放，并通过抑制NF-κB通路的活化减少炎性细胞因子IL-1β、IL-4及TNF-α的分泌[31]。

5. 抗肿瘤作用　白芷中蛇床素、氧化前胡素、白当归脑等香豆素成分对肺癌（A549）、卵巢癌（SK-OV-3）、人皮肤恶性黑色素瘤（SK-MEL-2）、中枢神经系统肿瘤（XF498）及人结肠癌（HCT-15）细胞的生长皆有抑制作用[32]。白芷中香豆素类成分可促进乳腺癌细胞的凋亡；白芷中欧前胡素通过下调mTOR/p70S6K/4E-BP1和MAPK途径，抑制缺氧诱导因子1α（HIF-1α）蛋白的合成，从而抑制结肠癌细胞生长并阻断肿瘤血管生成；白芷醇提物可通过促进基质金属蛋白酶（MMP）活性及其表达的下调及诱导线粒体介导的内源性凋亡途径抑制B16F10黑色素瘤细胞的生长[33-35]。

6. 舒张血管作用　白芷醇提取物具有舒张血管的作用，其舒张活性是通过内皮依赖性途径介导的，包括通过受体介导的Ca^{2+}通道和电压依赖性钙通道阻断细胞外钙内流[36]。防风及白芷联合天麻钩藤饮对高血压模型大鼠作用机制可能与降低血清内皮素（ET）、血栓素B2（TXB2）水平，抑制血管平滑肌血管紧张素Ⅱ-1型受体抗原（AT1R）表达，促进6-酮-前列腺素F1α（6-K-PGF1α）生成有关[37]。

7. 美白作用　白芷主要是通过抑制酪氨酸酶活性而发挥美白功效[38]。

8. 光敏性　白芷中佛手柑内酯等部分香豆素类成分具有激活酪氨酸激酶的作用[39]。

四、本草文献摘述

1.《神农本草经》"主女人漏下赤白，血闭，阴肿，寒热，风头侵目泪出，长肌肤，润泽，可作面脂。"

2.《滇南本草》"四时发热，祛皮肤游走之风，止胃冷腹痛、寒痛。"

3.《本草纲目》"治鼻渊，鼻衄，齿痛，眉棱骨痛，大肠风秘，小便去血，妇人血风眩运，翻胃吐食；解砒毒，蛇伤，刀箭金疮。"

参考文献

[1] 国家药典委员会.中华人民共和国药典临床用药须知：中药饮片卷[M].2020版.北京：中国医药科技出版社，2022：101-106.

[2] 冯晶雪.解郁消斑汤治疗鳌黑斑肝气郁滞证的临床观察[D].长春：长春中医药大学，2020.

[3] 黄戎.自拟芎芷桃红汤治疗偏头痛30例临床观察[J].长春中医药大学学报，2010，26（4）：527.

[4] 黄荣春，邓新但.仙方活命饮加减治疗糖尿病足56例临床观察[J].长春中医药大学学报，2011，27（4）：623-624.

[5] 李勇.健脾通窍丸治疗脾肺气虚型变应性鼻炎临床观察[D].武汉：湖北中医药大学，2010.

[6] 麻清.五味消毒饮加味保留灌肠促进肛瘘术后创面愈合的临床观察[D].济南：山东中医药大学，2014.

[7] 李萍，董献华，金广莲，等.中药煎剂治疗跖疣临床观察[C].2002中国中西医结合皮肤性病学术会议论文汇编，2002：497.

[8] 苏玲.中药外敷治疗妇产科手术切口感染临床观察[J].现代医院，2012，12（1）：49-50.

[9] 赵瑜飞，高婷，杨超，等.鱼腥草和白芷破壁饮片配合传统饮片治疗深脓疱病临床观察[J].中国实用医药，2019，14（22）：119-121.

[10] 林映萍，李芳谷，蔡艳霞，等.小剂量强的松联合中波窄谱紫外线和复方白芷酊治疗进展期泛发型白癜风的临床观察[J].广东医科大学学报，2019，37（2）：145-147.

[11] 白冰莹.圣愈油治疗糖尿病足溃疡的临床观察[D].哈尔滨：黑龙江中医药大学，2019.

[12] 丁望，杨芳.白芷香散治疗慢性鼻窦炎的临床观察[J].中医外治杂志，2003（6）：26.

[13] 刘震，刘炜，徐蕴杰，等.当归白芷汤加减坐浴对50例白血病患者化疗后肛周脓肿手术后创面愈合的临床观察[J].中医药导报，2013，19（6）：43-45.

[14] 贾小靖，杨月青.白芷散敷贴治疗足跟痛56例临床观察[J].临床医药实践，2012，21（7）：557-558.

[15] 安志英，董长霞，唐玉根.白芷三黄汤治疗内痔的临床观察[J].中国医学创新，2012，9（14）：39-40.

[16] 魏琳，黄磊，钟君.白芷欧前胡素联合康倍敷料用于烧伤感染创面的效果评价[J].护理学杂志，2018，33（4）：38-39，64.

[17] 孙守坤，丛立新，郭环宇.白芷总挥发油对大鼠佐剂性关节炎的影响[J].中国老年学杂志，2016，36（22）：5544-5546.

[18] 赵凤娇，李阳雪，田俊，等.白芷、桔梗宣肺排脓治疗痤疮经验总结[J].临床医药文献电子杂志，2017，4（24）：4631-4632.

[19] 陈湘君，刘靖.白芷治疗痤疮的网络药理学作用机制[J].广州中医药大学学报，2019，36（10）：1624-1631.

[20] 李玉珠，张晓娜，王颖，等.托里消毒散精简方对糖尿病皮肤溃疡大鼠创面愈合的影响及其机制[J].中草药，2016，47（9）：1560-1566.

[21] 李依洋，杨珍，张晓娜，等.基于分子对接及网络药理学的托里消毒散精简方促糖尿病创面愈合作用机制研究[J].中草药，2018，49（14）：3298-3308.

[22] 张历元，李元文，迟庆，等.复方紫草油体外抑菌实验研究[J].世界中医药，2019，14（5）：1133-1138.

[23] 刘洋，冉聪，刘琼，等.川白芷抑制活性及对铜绿假单胞菌群体感应的抑制作用[J].天然产物研究与开发，2019，31（1）：135-141.

[24] 许晓虎，陈璇，梁悦娥，等.基于均匀设计的复方金银花中药漱口水有效组分

的配伍研究[J].牙体牙髓牙周病学杂志,2018,28(1):20-25.

[25] 郭姝彤,艾彩莲,李宝莉.复方中药洗剂单药的体外抑菌实验研究[J].延安大学学报(医学科学版),2018,16(1):68-71.

[26] 赵波,许颖,李雪.白芷对白念珠菌毒力因子作用的初步研究[J].中国微生态学杂志,2016,28(2):159-162.

[27] 刘洋,冉聪,刘琼,等.川白芷抑制活性及对铜绿假单胞菌群体感应的抑制作用[J].天然产物研究与开发,2019,31(1):135-141.

[28] 聂红,沈映君,曾南,等.白芷总挥发油对疼痛模型大鼠的神经递质的影响[J].中药药理与临床,2002,18(3):11-14.

[29] 郭珺,陈丹,朱婵,等.白芷水提液镇痛作用及其机理研究[J].广西师范大学学报(自然科学版),2019,37(4):103-110.

[30] 韩彦琪,孟凡翠,许浚,等.基于网络药理学方法的延胡索止痛滴丸治疗原发性痛经的配伍合理性研究[J].中草药,2017,48(3):526-532.

[31] Li Dong,Wu Li.Coumarins from the roots of Angelica dahurica cause anti-allergic inflammation[J].Experimental and therapeutic medicine,2017,14(1):874-880.

[32] Kim Young-Kyoon,Kim Young Sup,Ryu Shi Yong.Antiproliferative effect of furanocoumarins from the root of Angelica dahurica on cultured human tumor cell lines[J].Phytotherapy research: PTR,2007,21(3):288-290.

[33] Wang Xiaoyu,Ding Xuan,Yuan Yongfang,et al.Comprehensive two-dimensional APTES-decorated MCF7-cell membrane chromatographic system for characterizing potential anti-breast-cancer components from Yuanhu–Baizhi herbal medicine pair[J].Journal of Food and Drug Analysis,2018,26(2):823-833.

[34] Mi Chunliu,Ma Juan,Wang Kesi,et al.Imperatorin suppresses proliferation and angiogenesis of human colon cancer cell by targeting HIF-1α via the mTOR/p70S6K/4E-BP1 and MAPK pathways[J].Journal of Ethnopharmacology,2017,203:27-38.

[35] Hyun H,Eun O C,Min Y K,et al. Suppression of tumor growth and metastasis by ethanol extract of Angelica dahurica Radix in murine melanoma B16F19 cell[J]. Bio sci Trends,2020,14(1):23-34.

[36] Kyungjin L,Min S S,Inhye H,et al.Investigation of the mechanisms of Angelicadahurica root extract-induced vasorelaxation in isolated rat aortic rings[J]. Bmc Complem Altern M,2015,15:395-402.

[37] 罗凤英,刘旺.风药防风及白芷联合天麻钩藤饮对高血压大鼠的降压增效作用探讨[J].中西医结合研究,2018,10(2):75-79.

[38] 杨笑.中药美白成分的筛选及美白霜的制备研究[J].中国处方药,2017,15(10):37-38.

[39] 彭琳娜.中药白芷对酪氨酸酶活性功效关联性研究[D].开封:河南大学,2017.

豆蔻 Doukou

本品为姜科植物白豆蔻 *Amomum kravanh* Pierre ex Gagnep. 或爪哇白豆蔻 *Amomum compactum* Soland ex Maton 的干燥成熟果实。

3-1-4
豆蔻彩图

一、传统应用

【性味归经】辛,温。归肺、脾、胃经。

【功效主治】化湿行气,温中止呕,开胃消食。用于湿浊中阻,不思饮食,湿温初起,胸闷不饥,寒湿呕逆,胸腹胀痛,食积不消。

【用法用量】3～6g,后下。

【使用注意】阴虚血燥者慎用。

【方剂举例】

1. 白豆蔻汤(《圣济总录》)

药物组成：白豆蔻，陈橘皮，诃黎勒，肉桂，当归，枳壳。

功能主治：温中行气，健脾和胃，用于肠胃受湿，濡泻无度，腹痛饮食不化。

2. 白豆蔻散(《太平圣惠方》)

药物组成：白豆蔻，枇杷叶，诃黎勒皮，前胡，人参，槟榔，陈橘皮，白术。

功能主治：补脾益气，行气消食，用于反胃，胸膈不利，食即呕吐。

3. 通便宁片[《中华人民共和国药典临床用药须知 中药卷》(2005年版)]

药物组成：番泻叶干膏粉、牵牛子、砂仁、白豆蔻。

功能主治：宽中理气，泻下通便。用于肠胃实热积滞所致的便秘，症见大便秘结、腹痛拒按、腹胀纳呆、口干苦、小便短赤、舌红苔黄、脉弦滑数。

【简便验方】

1. 治疗胃气冷，吃饭即欲得吐 白豆蔻子三枚，捣，筛，更研细，好酒一盏，微温调之，并饮三两盏。(《随身备急方》)

2. 治疗气膈脾胃，全不进食 白豆蔻仁、缩砂各二两，陈米一升（淘洗，铫内炒），丁香半两（不见火）。上为细末，枣肉为丸，如小赤豆大。每服五七十丸至百丸，米饮下。(《魏氏家藏方》太仓丸)

3. 治疗呕吐哕 白蔻、藿香、半夏、陈皮、生姜。水煎服。(《沈氏尊生书》白豆蔻汤)

4. 治疗产后呃逆 白豆蔻、丁香各半两。研细，桃仁汤服一钱，少顷再服。(《乾坤生意》)

5. 治疗妊娠呕吐 白豆蔻一钱，竹茹三钱，大枣三枚，鲜姜一钱。将生姜捣碎取汁，前三药煎取一茶杯（约50~60mL）过滤，冲姜汁服。(《武汉医药卫生》)

6. 治疗小儿吐乳胃寒，进食、吃乳便吐，下水乳不得，饮食不下者 白豆蔻仁十四个，缩砂仁十四个，生甘草二钱，炙甘草二钱，为末，常掺入儿口中。(《世医得效方》掌中丸)

【类药辨析】

1. 白豆蔻、草豆蔻、肉豆蔻的鉴别应用 三药均辛温归脾胃经，具有温中、行气、止呕的作用，用于胃寒气滞之脘腹胀痛，食少呕吐或泄泻。但白豆蔻辛，温，偏走中上二焦，以化湿行气为主，用于湿滞中焦及脾胃气滞的脘腹胀满，呕吐，不思饮食等。草豆蔻辛，温，直入中焦，芳香温燥，长于燥湿化浊，温中散寒，行气消胀，故脾胃寒湿偏重，气机不畅者宜之，亦用于脾虚久泻。肉豆蔻辛，温，走中下二焦，既能涩肠止泻，又能温中暖脾，多用于脾肾虚寒久泻。肉豆蔻辛香温燥，还有温中、行气、止痛的作用，用于胃寒气滞，胃寒胀痛，食少呕吐[1]。

2. 白豆蔻与砂仁的鉴别应用 二药均为姜科植物的种子，性味相同，功效相似，皆为芳香化湿，行气温中之品，为醒脾和胃之良药。用于脾胃寒湿气滞、脘腹胀满疼痛，或呕逆吐泻等，常相须配伍。但砂仁香气浓郁，温燥之性较强，且功在脾胃、肾经，善理脾胃气滞，常用于治寒湿凝滞，中焦阻塞较重之证。妊娠恶阻，胎动不安及肾气冲逆之证亦宜用之。但白豆蔻功偏中、上二焦，长于理脾肺气滞，又能止呕醒酒。故宜于胸闷不畅、寒湿内困之轻证[1]。

【配伍应用】

1. 豆蔻配丁香 豆蔻行气化湿，和中止呕；丁香温中散寒，和胃降气。两药相伍，有温中散寒、行气止痛、和胃降逆之功。治疗寒凝气滞所致的胃脘疼痛、呕吐呃逆等症有良效[1]。

2. 豆蔻配陈皮 豆蔻偏于温脾行气，和胃止呕；陈皮偏于理气健脾，和胃止呕。两药伍用，理气健脾功效较好，用于治疗脾胃虚弱，湿浊郁滞的胸腹满闷、泛恶纳呆、吐泻等[1]。

3. 豆蔻配杏仁 豆蔻温中化湿，和畅中焦；杏仁宣肺祛痰，通宣上焦。两药伍用，能宣畅上中二焦，治上中二焦气滞湿郁效果较好。用于治疗湿温初起，胸闷不饥，头痛身重，午后身热，苔白腻[1]。

4. 豆蔻配厚朴 豆蔻偏于温中和胃化湿；厚朴偏于行气散满燥湿。二者相配，有理气除胀、开胃化湿的功效，用于治疗脾胃寒湿气滞、脘腹胀满[1]。

5. 豆蔻配广藿香 豆蔻偏于化湿行气，温中止呕；广藿香偏于化湿解暑，和中止呕。两药相伍，温中行气化湿效力更显著，用于治疗气滞湿停或寒湿内停的呕吐、胃脘满闷、饮食不佳等[1]。

二、临床研究

1. 小儿功能性再发性腹痛 调中止痛汤，藿香3～6g，白豆蔻3～6g，砂仁3～6g，焦山楂9～12g，炒麦芽9～12g，半夏曲6～9g，神曲6～9g，白芍9～12g，甘草3～6g。腹痛甚加延胡索、香附；寒性加乌药、高良姜；食滞加鸡内金、陈皮；偏热盛加黄芩、黄连；便秘加焦槟榔、莱菔子。水煎服，每日1剂，7天为1个疗程。共治疗41例，显效32例，有效7例，无效2例，总有效率95.1%[2]。

2. 消化性溃疡 十七味寒水石丸（寒水石、诃子、沙棘膏、荜茇、红花、五脉绿绒蒿、石榴、白豆蔻、余甘子、塞北紫堇、广木香、藏木香、节裂角茴香、制蛇肉、制铁粉等），口服，每次3丸，每日2次。症状消失后继续服用2～4周，每日2次，每次2丸，4周为1个疗程。共治疗80例，治愈46例，好转25例，无效9例，总有效率88.6%[3]。

3. 慢性非萎缩性胃炎（肝胃不和证） 胁腹宁颗粒（大黄、延胡索、川楝子、木香、郁金、白豆蔻、紫草、龙胆、金钱草、芍药、甘草），口服，10g/次，3次/日，治疗28天。共治疗34例，痊愈8例，显效15例，有效8例，无效3例，总有效率91.18%[4]。

三、药理研究

1. 保护肾脏作用 白豆蔻可通过干预STAT1-P53-P21通路抑制应激性衰老，具有保护肾脏的作用[5]。白豆蔻挥发油能降低急性肾损伤大鼠的尿液中尿蛋白含量和血液中Bun、Scr含量，降低肾体指数以及改善肾小管病变；能降低急性肾损伤大鼠肾组织中MDA、NO含量和NOS活力，增加肾组织中SOD及GSH-Px活性；能抑制NF-κB p65、Caspase-3、Bax蛋白的表达，促进Bcl-2蛋白的表达，从而对庆大霉素所致大鼠急性肾损伤起保护作用[6]。

2. 抗阿尔茨海默病作用 藏药三味豆蔻汤能够显著改善阿尔茨海默病模型小鼠的学习记忆能力，其重要机制与激活BDNF/TrkB信号通路，促进神经元存活，进而减少功能神经元丢失有关[7]。

四、本草文献摘述

1.《本草汇言》 "凡喘嗽，呕吐，不因于寒，而因于火者，疟疾不因于瘴邪，而因于阴阳两虚者；目中赤脉白翳，不因于暴病寒风，而因于久眼血虚血热者，皆不可犯。"

2.《本草通玄》 "其功全在芳香之气，一经火炒，便减功力，即入汤液，但当研细，待诸药煎好，乘沸点服尤妙。"

3.《本草求真》"白豆蔻，本与缩砂密一类，气味既同，功亦莫别。然此另有一种清爽妙气，上入肺经气分，而为肺家散气要药。"

参考文献

[1] 国家药典委员会.中华人民共和国药典临床用药须知：中药饮片卷[M].2020版.北京：中国医药科技出版社，2022：547-548，1312.

[2] 任小棣.调中止痛汤治疗小儿功能性再发性腹痛41例临床观察[J].河北中医，2009，31（5）：682.

[3] 马青芳.十七味寒水石丸治疗消化性溃疡80例临床观察[J].中国民间疗法，2012，20（1）：65-66.

[4] 张宇.胁腹宁颗粒治疗慢性非萎缩性胃炎（肝胃不和证）的临床观察[D].长春：长春中医药大学，2021.

[5] 王勤超，苏伟，马世兴，等.白豆蔻对大鼠阿霉素肾病的作用机制及与STAT1-P53-P21信号通路表达的关系[J].西部医学，2020，32（10）：1432-1437.

[6] 程小玲，丰姝姝，张珂，等.白豆蔻挥发油对庆大霉素所致急性肾损伤大鼠中Caspase-3、Bcl-2、Bax及NF-κB p65蛋白表达的影响[J].石河子大学学报（自然科学版），2020，38（5）：629-634.

[7] 李舒冉，范方程，陆璐，等.藏药三味豆蔻汤通过BDNF/TrkB信号通路对阿尔茨海默病模型小鼠学习记忆能力的影响[J].中华中医药杂志，2021，36（9）：5486-5489.

佩兰 Peilan

本品又称兰草、大泽兰、圆梗泽兰、省头草，为菊科植物佩兰 *Eupatorium fortunei* Turcz. 的干燥地上部分。

3-1-5 佩兰彩图

一、传统应用

【性味归经】辛，平。归脾、胃、肺经。

【功效主治】芳香化湿，醒脾开胃，发表解暑。用于湿浊中阻，脘痞呕恶，口中甜腻，口臭，多涎，暑湿表证，湿温初起，发热倦怠，胸闷不舒。

【用法用量】3～10g。

【使用注意】阴虚、气虚者忌服。

【方剂举例】

1. 雷氏芳香化浊法（《时病论》）

药物组成：藿香叶、佩兰叶、陈皮、半夏、大腹皮、厚朴、鲜荷叶。

功能主治：燥湿化浊。用于急性胃肠炎，细菌性痢疾等。症见身热不扬，脘痞腹胀，恶心欲吐，口不渴，渴不欲饮或渴喜热饮，大便溏泄，小便混浊，舌苔白腻，脉濡缓。

2. 暑湿感冒颗粒[《中华人民共和国药典》（2020年版一部）]

药物组成：广藿香、防风、紫苏叶、佩兰、白芷、苦杏仁、大腹皮、香薷、陈皮、半夏、茯苓。

功能主治：清暑去湿，芳香化浊。用于外感风寒引起的感冒，胸闷呕吐，腹泻便溏，发热不畅。

3. 五叶芦根汤（《温热经纬》）

药物组成：藿香叶、枇杷叶、鲜荷叶、佩兰叶、薄荷叶、芦根、冬瓜仁。

功能主治：轻清宣气。主治湿热证，数日后，腹中微闷，知饥不食，湿邪蒙扰三焦。

【简便验方】

1. 治疗脾瘅口甘 兰草适量，煎汤内服。（《素问》）

2. 治疗温暑初起，身大热，背微恶寒，继则但热无寒，口大渴，汗大出，面垢齿燥，心烦懊侬 藿香叶一钱，薄荷叶一钱，佩兰叶一钱，荷叶一钱。先用枇杷叶一两，水芦根一两，鲜冬瓜二

两，煎汤代水。(《重订广温热论》五叶芦根汤)

3. 治疗秋后伏暑，因新症触发 藿香叶一钱五分，佩兰叶二钱，薄荷叶一钱，冬桑叶二钱，大青叶三钱，鲜竹叶三十片。先用青箬叶一两，活水芦笋二两，煎汤代水。(《增补评注温病条辨》七叶芦根汤)

4. 治疗五月霉湿，并治疗秽浊之气 藿香叶一钱，佩兰叶一钱，陈广皮一钱五分，制半夏一钱五分，大腹皮一钱（酒洗），厚朴八分（姜汁炒），加鲜荷叶三钱为引。煎汤服。(《时病论》芳香化浊法)

【类药辨析】

1. 佩兰与广藿香的鉴别应用 广藿香与佩兰皆味辛气香，主入脾胃经，均能芳香化湿，解暑发表，都可用于治湿阻中焦所致的脘腹胀满、食欲不振、恶心呕吐，外感暑湿或湿温初起、暑月外感风寒、内伤生冷而致恶寒发热、头痛脘痞、呕恶泄泻等，二者常相须为用。但广藿香微温化湿不燥热，辛散发表不峻烈，为芳化湿浊之要药，其解表之力较佩兰为强，外感表证多用。广藿香并能化湿和中止呕，最宜于湿浊中阻所致的恶心呕吐，配伍他药也可用于胃寒、胃热、胃虚、妊娠呕吐。佩兰则性平，发表之力不如广藿香，以化内湿、去陈腐、辟秽浊为长，又可用于脾经湿热，口中甜腻、多涎、口气腐臭、舌苔垢腻等[1]。

2. 佩兰与香薷的鉴别应用 二药皆有芳香化湿、解暑发表作用，治暑月形寒饮冷、脘腹痞满、呕吐泻痢等，常相须为用。然佩兰芳香性平，长于去陈腐、辟秽浊，为治脾湿口甜口臭之良药；香薷发汗解表之力较强，且能和中化湿，兼利小便[1]。

【配伍应用】

1. 佩兰配黄连 佩兰功善醒脾开胃化湿，黄连功善清中焦胃热又燥湿。两药相伍，清热化浊之功倍增，用于治疗脾胃湿滞的胸闷、消化不良、口苦苔腻等症[1]。

2. 佩兰配砂仁 佩兰气味芳香，清肺开胃，化湿悦脾；砂仁香浓气浊，行气宽中，化湿止呕。两药相配，有芳香化湿、醒脾开胃、降逆止呕之功。治疗湿阻气滞之呕恶不食、脘闷苔腻等症效果显著[1]。

3. 佩兰配荷叶 佩兰解暑化湿，荷叶清热解暑。两药伍用，轻清宣透、清热解暑化湿的功效显著。用于治疗暑湿内蕴之发热头胀、脘闷不饥等症[1]。

4. 佩兰配石菖蒲 佩兰芳香辟浊，化湿和中，醒脾开胃；石菖蒲芳香开窍，温化湿浊，调和中州。两药合用，善芳香开胃，行气和中，对湿阻中焦及肝胃不和所致的脘闷腹胀、呕恶泄泻、胁痛、苔腻等症有良效[1]。

二、临床研究

1. 慢性胃炎 藿香15g，佩兰15g，荷叶10g，陈皮10g，半夏10g，厚朴10g，大腹皮10g，车前子10g，徐长卿10g，薏苡仁15g。每日1剂，水煎取汁300mL，分早晚2次口服，疗程为4周。共治疗100例，痊愈8例，显效55例，有效33例，无效4例，总有效率为96.0%[2]。

2. 糖尿病 在饮食、运动、降糖西药等常规治疗下，加用佩兰45g，白术15g，太子参15g，木香6g，茯苓15g，葛根10g，甘草6g。水煎每袋150mL，每日2袋，分早晚温服。4周为1个疗程，治疗3个疗程。共治疗50例，显效20例，有效27例，无效3例，总有效率94.0%[3]。

3. 小儿手足口病 在西医常规治疗（体温38℃以下者口服利巴韦林颗粒，体温高于 38℃ 者静滴利巴韦林针剂和维生素 C，有细菌感染征象者适当合用抗生素，高热者口服退热药物对症处理）基础上，加服用自拟清化透疹汤［金银花、连翘、蝉蜕、藿香、佩兰各 6g，生米仁 10g，姜半夏、薄荷（后下）、瓜蒌皮、玄参各 4g］；发热甚者加半枝莲、黄芩、板蓝根；口痛甚者外用冰硼散喷口腔，每天 5 次；纳呆、苔厚者加生山楂、莱菔子、茯苓；便溏者加苍术、焦山楂；咳嗽者加前胡、紫菀。每日 1 剂，水煎 2 次，共取汁 150mL，分 3 次温服，3 天为 1 疗程。共治疗 32 例，痊愈 27 例，有效 5 例，无效 0 例，总有效率 100%[4]。

4. 蛇咬伤　取新鲜佩兰叶 100g。先用 0.1% 高锰酸钾溶液或 1% 煤酚皂溶液冲洗浸泡伤口，再顺牙痕方向切开 1cm，用拔火罐方法吸出毒汁，并反复冲洗干净后，擦净创面。将洗净捣烂的佩兰叶摊平，敷在创面上，盖敷料后固定。每日换药 2~3 次，每次换药前均需冲洗伤口，至肿消神清即停。如伤口未完全愈合者可按外科常规换药。中毒重者辅以输液及对症治疗。观察 30 例，痊愈（神志清楚，感觉正常，3 天以内肿痛消失）20 例，好转（用药 4 天以上或加用其他草药治愈者）10 例[5]。

三、药理研究

1. 抗炎作用　干、鲜佩兰挥发油对巴豆油引起的小鼠耳郭炎症有明显的抑制作用，且在等毒性剂量下，鲜佩兰挥发油的抗炎作用比干佩兰挥发油强[6]。

2. 抑菌作用　佩兰黄酮类成分对枯草杆菌、金黄色葡萄球菌、大肠埃希菌、四联球菌有抑制作用[7]。

3. 兴奋胃平滑肌作用　佩兰可增加胃底纵、环行肌条的张力[8]。

4. 祛痰作用　佩兰总挥发油及其成分对伞花烃具有明显的祛痰作用[9]。

5. 抗肿瘤作用　佩兰中的双稠吡咯啶类总生物碱对体外培养的 HeLa 细胞具有抑制作用，能够显著杀伤 HeLa 细胞[10]。

四、本草文献摘述

1.《本草拾遗》"妇人和油泽头，故云泽兰。"

2.《本草纲目》"兰须女子种之，女兰之名，或因乎此。"

参考文献

[1] 国家药典委员会. 中华人民共和国药典临床用药须知：中药饮片卷 [M].2020 版. 北京：中国医药科技出版社，2022：537-538.

[2] 谷守敏，蔡春江，白鹏飞，等. 雷氏芳香化浊法加味治疗慢性浅表性胃炎临床观察 [J]. 河北中医，2013，35（8）：1139-1140.

[3] 王爱军，韩一益，袁艳红. 佩兰合七味白术散治疗 2 型糖尿病 [J]. 长春中医药大学学报，2022，38（1）：75-79.

[4] 陈婉姬，朱奕豪，常宁. 清化透疹汤治疗小儿手足口病 32 例临床观察 [J]. 浙江中医杂志，2008，43（12）：702-703.

[5] 朱胜典. 鲜佩兰叶治疗蛇咬伤 30 例 [J]. 广西中医药，1985，8（4）：43.

[6] 孙绍美，宋玉梅，刘俭，等. 佩兰挥发油药理作用的研究 [J]. 西北药学杂志，1995，10（1）：24-26.

[7] 刘杰，金岩. 佩兰中黄酮类化合物的提取及抑制活性研究 [J]. 上海化工，2012，37（1）：15-17.

[8] 李伟，郑天珍，瞿颂义，等. 芳香化湿类中药对大鼠离体胃平滑肌运动的影响 [J]. 兰州医学院学报，1998，24（4）：8-10.

[9] 蔡定国，王英贞，卢涌泉. 佩兰祛痰有效成分的研究 [J]. 中药通报，1983，29（6）：30-31.

[10] 李美丽，赵香兰. 日本佩兰生物总碱抗癌活性的研究 [J]. 癌症，1993，22（3）：203-206.

青蒿 Qinghao

本品又称蒿子、臭蒿、香蒿、苦蒿等,为菊科植物黄花蒿 Artemisia annua L. 的干燥地上部分。

3-1-6 青蒿彩图

一、传统应用

【性味归经】苦、辛,寒。归肝、胆经。

【功效主治】清热解暑,除蒸,截疟。用于暑邪发热,阴虚发热,夜热早凉,骨蒸劳热,疟疾寒热,湿热黄疸。

【用法用量】6～12g,后下。

【使用注意】

1.《神农本草经疏》"产后气虚,内寒作泻,及饮食停滞泄泻者,勿用。凡产后脾胃薄弱,忌与当归地黄同用。"

2.《本草通玄》"胃虚者,不敢投也。"

【方剂举例】

1. 儿感退热宁口服液[《中华人民共和国药典》（2020年版一部）]

药物组成:青蒿、板蓝根、连翘、菊花、苦杏仁、桔梗、薄荷、甘草。

功能主治:解表清热,化痰止咳,解毒利咽。用于小儿外感风热、内郁化火、发烧头痛、咳嗽、咽喉肿痛。

2. 青蒿鳖甲汤(《温病条辨》)

药物组成:青蒿、鳖甲、生地黄、知母、牡丹皮。

功能主治:养阴透热。用于温病后期,邪伏阴分,夜热早凉,热退无汗,舌红苔少,脉细数。

3. 蒿芩清胆汤(《重订通俗伤寒论》)

药物组成:青蒿、淡竹叶、半夏、茯苓、黄芩、枳壳、陈皮、碧玉散。

功能主治:清胆利湿,和胃化痰。用于少阳湿热,气机不利,寒热如疟,口苦吞酸,脘腹痞满,黄疸胁痛,舌红苔腻脉数。

4. 清暑饮(《温热经解》)

药物组成:青蒿露、六一散、荷叶、西瓜翠衣、绿豆皮、金银花露、丝瓜皮、淡竹叶、白扁豆衣。

功能主治:清热解暑。用于夏令外感风热,身无热而脉数者。

【简便验方】

1. 治疗疟疾寒热 青蒿一握,以水二升渍,绞取汁,尽服之。(《补缺肘后方》)

2. 治疗虚劳久疟 青蒿捣汁,煎过,如常酿酒饮。(《本草纲目》青蒿酒)

3. 治疗虚劳、盗汗、烦热、口干 青蒿一斤,取汁熬膏,入人参末、麦冬末各一两,熬至可丸,丸如梧桐子大。每食后米饮下二十丸。(《圣济总录》青蒿丸)

4. 治疗瘴疟伴黄疸者 黄花蒿25g,田基黄20g,叶下珠20g,山芝麻10g。(《壮医方剂学》黄花蒿田基汤)

5. 治疗暑毒热痢 青蒿叶一两,甘草一钱。水煎服。(《圣济总录》)

6. 治疗赤白痢下 青蒿、艾叶等份。同豆豉捣作饼,日干。每用一饼,以水一盏半煎服。(《圣济总录》蒿豉丹)

【类药辨析】

1. 青蒿与牡蒿的鉴别应用 青蒿为菊科植物黄花蒿的地上部分。同属植物牡蒿在我国部分地区也作青蒿用,与黄花蒿某些功效相似,但无截疟作用,应予鉴别,以黄花蒿为正品[1]。

2. 青蒿与地骨皮的鉴别应用 二者都能清热、凉血、除蒸,既能清虚热,又可清实热,同可用于阴虚发热和火热实证。然青蒿辛寒芳香散透,善清阴分伏热,故长于治疗热病伤阴,邪伏阴分之夜热早凉,无汗骨蒸;而地骨皮甘淡微寒,益阴

第三章 化湿药 307

凉血，善清肝肾之虚火，故尤宜于肝肾阴虚，潮热盗汗。此外，青蒿清暑解热，用于治疗暑热外感；地骨皮清肺降火，用于治疗肺热咳嗽。青蒿为截疟要药，疟疾寒热当首选；地骨皮尚能生津止渴，内热消渴为常用[1]。

【配伍应用】

1. 青蒿配鳖甲 青蒿气味辛寒，善透达阴分伏热；鳖甲咸寒属阴，功专滋阴潜阳，清解阴分余邪。二药配伍，养阴与透热并进，用于治疗温热病恢复期，邪热伤阴，阴分余邪未清所致之暮热早凉，热退无汗，口干咽燥等症[1]。

2. 青蒿配知母 青蒿长于清热除蒸，知母尤善滋阴润燥。二药配伍，共达滋阴清热除蒸之效，用于治疗阴虚内热，骨蒸潮热盗汗[1]。

3. 青蒿配白扁豆 青蒿芳香化浊，清热解暑；白扁豆解暑利湿，健脾和中。二药配伍，增强清解暑热，健脾利湿之效，用于治疗暑热夹湿，发热头昏，恶心吐泻等[1]。

4. 青蒿配车前子 青蒿清解暑热，车前子清利暑湿。二药配伍，增强清暑利湿止泻之功，用于治疗暑湿水泻[1]。

5. 青蒿配黄芩 青蒿芳香透散，善清热截疟；黄芩苦寒燥湿，善清泄湿热。二药配伍，增强清热燥湿截疟之力，用于治疗湿热郁遏少阳，寒热如疟，胸痞作呕等症[1]。

二、临床研究

1. 系统性红斑狼疮 观察组在给予泼尼松片、硫唑嘌呤治疗的基础上，联合使用青蒿扶正解毒汤进行治疗，汤剂组成：青蒿20g，半边莲15g，当归10g，茯苓10g，半枝莲15g，白英15g，生地黄10g，泽泻10g，薏苡仁10g，丹参10g，赤芍10g，菊花6g，淫羊藿10g，知母12g，甘草5g，白术10g，虎杖15g，板蓝根20g，黄芪20g，黄柏12g，西洋参5g。将上述药材加水煎煮，每日1剂，武火煮沸改用文火煎煮2h，取汁200mL，真空包装，分早晚2次服用，100mL/次。持续治疗2个月，共治疗53例，显效23例，有效26例，无效4例，总有效率92.45%[2]。

2. 骨科术后阴虚发热 在常规治疗下加服青蒿鳖甲汤加减治疗，基础组方：青蒿15g，鳖甲（炙）30g，生地黄30g，知母15g，银柴胡12g，地骨皮15g，牡丹皮8g，甘草8g，黄柏15g。如果创面渗出液较多，加用蒲公英25g、败酱草30g、赤芍15g；如果大便燥热，加用酒炙大黄10g；如果口渴严重，加用麦冬20g、石斛20g、天花粉30g；如果有较大量出血，可加用阿胶10g、人参10g、当归20g。1剂/天，水煎至300mL，分2次早晚口服。持续治疗7天，共治疗25例，治愈18例，显效4例，有效2例，无效1例，总有效率96.0%[3]。

3. 社区获得性肺炎（痰热壅肺证） 在予常规西药治疗基础上，加用青蒿麻黄汤内服。汤方由青蒿30g，麻黄15g，苦杏仁15g，石膏30g，牡丹皮15g，细生地黄15g，知母15g，金银花15g，连翘15g，黄芩15g，板蓝根30g，甘草12g组成。水煎15~20min后取汁450mL，每日1剂，每日3次，每次150mL，饭后1h温服，连续服用3天。共治疗58例，治愈46例，有效10例，无效2例，总有效率96.55%[4]。

4. 阴虚内热证狼疮性肾炎 在复方环磷酰胺联合醋酸泼尼松片治疗基础上，加用青蒿鳖甲汤加减治疗，配方组成：青蒿10g，生地黄20g，知母12g，鳖甲15g，牡丹皮15g。每日1剂，早晚煎服，持续治疗3个月。共治疗34例，显效17例，有效15例，无效2例，总有效率94.12%[5]。

5. 风热夹滞型小儿外感发热 小儿热立清颗粒，组成：青蒿10g，黄芩10g，茯苓15g，陈皮6g，竹茹6g，生石膏30g，金银花15g，大青叶15g，法半夏10g，蝉蜕6g，薄荷6g，青黛2g，焦三仙各10g，甘草6g，服用量根据患儿年龄而变化，6个月至3岁，100mL/天，两日一剂；4~7岁，150mL/天，一日一剂，8~14岁，200mL/天，一日一剂。均每日3次。3天为1疗程，共治疗1疗程。共治疗40例，治愈25例，显效8例，有效4例，无效3例，总有效率92.5%[6]。

6. 晚期肺癌患者出现非感染性发热 在乙酰氨基酚片治疗基础上，加用加味青蒿鳖甲汤，药方如下：醋鳖甲20g，生地黄15g，白花蛇舌草12g，半枝莲12g，灵芝12g，青蒿12g，牡丹皮10g，黄芩10g，知母10g。将上述药材浸入500mL水中用文火煎煮到200mL后，早晚各服用100mL。连续用药7天。共治疗31例，显效22例，有效8例，无效1例，总有效率96.77%[7]。

三、药理研究

1. 抗疟作用 青蒿素及其类似物结构中七元环上的过氧桥键、醚氧键以及六元环上的内酯结构是其抗疟作用的关键活性位[8, 9]。

2. 解热、抗炎作用 青蒿黄酮类成分casticin和chrysosplenol D均可发挥抗炎作用[10]；青蒿素还可通过调节NF-κB和MAPK信号通路来发挥抗炎作用[11]。

3. 抑菌、杀虫作用 青蒿挥发油对肠球菌、白念珠菌和酵母菌具有显著的抑制作用[12]；青蒿素衍生物制剂（双氢青蒿素磷酸哌喹片和青蒿琥酯片）与复方磺胺甲噁唑联合阿奇霉素方案是治疗弓形虫脑病的有效方法[13]。

4. 免疫调节作用 青蒿素能改善EAMG大鼠临床症状，对EAMG大鼠具有免疫调节作用，其机制可能与其通过直接或间接降低血清抗R97-116抗体水平、抑制淋巴结单个核细胞分泌IFN-γ和IL-17促炎性因子有关[14]。双氢青蒿素通过上调DNA甲基转移酶1（DNMT1）表达和下调Gadd45a表达，升高系统性红斑狼疮（SLE）小鼠$CD4^+T$细胞基因组DNA甲基化水平[15]。

5. 抗肿瘤作用 青蒿素衍生物可抑制宫颈癌细胞的体外增殖，促进癌细胞的早期凋亡，这可能分别与下调癌细胞内ERK1/2磷酸化水平和上调癌细胞内p38磷酸化水平相关[16]；双氢青蒿素能诱导人胰腺癌JF-305细胞凋亡，其凋亡过程可能与ROS的生成增加相关[17]。

6. 其他作用 青蒿琥酯具有抑制糖尿病视网膜病变MMP-9表达的作用[18]。

四、本草文献摘述

1.《本草纲目》 "治疟疾寒热。"

2.《本草新编》 "或问青蒿退暑则有之，退虚热则未也，何以先之以其有臭气，必然散气故耳。是未知青蒿者也。"

3.《本草衍义》 "草蒿，今青蒿也。在处有之，得春最早，人剔以为蔬，根赤叶香。今人谓之青蒿，亦有所别也。但一类之中，又取其青者。"

4.《本草图经》 "青蒿，治骨蒸热劳为最，古方多单用之。"

5.《神农本草经》 "主疥瘙痂痒，恶疮，杀虱，留热在骨节间，明目。"

参考文献

[1] 国家药典委员会.中华人民共和国药典临床用药须知：中药饮片卷[M].2020版.北京：中国医药科技出版社，2022：406-410.

[2] 何浩，杨惠琴，邹荣.青蒿扶正解毒汤治疗系统性红斑狼疮临床疗效观察[J].中国实验方剂学杂志，2021，27（21）：138-143.

[3] 马迪.青蒿鳖甲汤加减治疗骨科术后阴虚发热的效果观察[J].中国现代药物应用，2022，16（11）：134-136.

[4] 陈其剑，吴悠，郑贵芝，等.青蒿麻黄汤治疗社区获得性肺炎（痰热壅肺证）临床应用研究[J].四川中医，2023，41（2）：122-125.

[5] 尹晓华，马秀琴，李莉，等.青蒿鳖甲汤加减对阴虚内热证狼疮性肾炎的疗效[J].西北药学杂志，2023，38（2）：161-165.

[6] 葛坤祖.小儿热立清颗粒治疗风热夹滞型小儿外感发热的临床疗效观察[D].兰州：甘肃中医药大学，2023.

[7] 孙丽娜.加味青蒿鳖甲汤治疗晚期肺癌非感染性发热的临床研究[J].中国农村卫生，2021，13（13）：58-59.

[8] 刘靖丽，靳如意，张光辉，等.青蒿素及其类似物抗疟构效关系的 DFT 研究[J].天然产物研究与开发，2019，31（1）：44-48.

[9] Robert A, Dechy-Cabaret O, Cazelles J, et al.From mechanistic studies on artemisinin derivatives to new modular antimalarial drugs[J].Acc Chem Res, 2002, 35（3）：167-174.

[10] Li Y J, Guo Y, Yang Q, et al.Flavonoids casticin and chrysosplenol D from Artemisia annua L.inhibit inflammation in vitro and in vivo[J].Toxicol Appl Pharmacol, 2015, 286（3）：151-158.

[11] Wang K S, Li J, Wang Z, et al.Artemisinin inhibits inflammatory response via regulating NF-κB and MAPK signaling pathways[J].Immunopharmacol Immunotoxicol, 2017, 39（1）：28-36.

[12] Juteau F, Masotti V, Bessière J M, et al.Antibacterial and antioxidant activities of Artemisia annua essential oil[J].Fitoterapia, 2002, 3（6）：532-535.

[13] 陈忻，邓存良.青蒿衍生物治疗 AIDS 合并脑弓形虫感染2例[J].传染病信息，2016，29（6）：366-369.

[14] 王艳君，孟庆芳，王思，等.青蒿素对实验性自身免疫性重症肌无力大鼠 R97-116 抗体及细胞因子的影响[J].中国神经免疫学和神经病学杂志，2016，23（3）：167-171.

[15] 陈红波，项晓骏，范军芬，等.双氢青蒿素对 MRL/lpr SLE 小鼠 CD4$^+$T 细胞基因组 DNA 甲基化水平的影响研究[J].浙江医学，2018，40（9）：899-901，928.

[16] 杨华，谭先杰，郎景和，等.青蒿素衍生物对宫颈癌 HeLa 细胞体外增殖及凋亡能力的影响及其分子机制研究[J].现代妇产科进展，2017，26（12）：881-884.

[17] 李亚巍，张巍，许娜，等.双氢青蒿素通过调节凋亡相关蛋白的表达及活性氧的产生而抑制胰腺癌 JF-305 细胞的增殖[J].中国中药杂志，2017，42（15）：3026-3030.

[18] 陈晶，关晓海，杨杉杉，等.青蒿琥酯对糖尿病大鼠视网膜 MMP-9 表达的影响[J].中草药，2018，49（5）：1106-1109.

砂仁 Sharen

本品又称缩砂仁、缩砂蜜，为姜科植物阳春砂 *Amomum villosum* Lour.、绿壳砂 *Amomum villosum* Lour. var. *xanthioides* T.L.Wu et Senjen 或海南砂 *Amomum longiligulare* T.L.Wu 的干燥成熟果实。

3-1-7 砂仁彩图

一、传统应用

【性味归经】辛，温。归脾、胃、肾经。

【功效主治】化湿开胃，温脾止泻，理气安胎。用于湿浊中阻，脘痞不饥，脾胃虚寒，呕吐泄泻，妊娠恶阻，胎动不安。

【用法用量】3～6g，后下。

【使用注意】阴虚血燥，火热内炽者慎用。

【方剂举例】

1. 香砂养胃丸[《中华人民共和国药典》（2020年版一部）]

药物组成：木香、砂仁、白术、陈皮、茯苓、半夏（制）、醋香附、枳实（炒）、豆蔻（去壳）、姜厚朴、广藿香、甘草、生姜、大枣。

功能主治：温中和胃。用于胃阳不足、湿阻气滞所致的胃痛、痞满，症见胃痛隐隐、脘闷不舒、呕吐酸水、嘈杂不适、不思饮食、四肢倦怠。

2. 香砂和中丸[《中华人民共和国药典》（2020年版一部）]

药物组成：陈皮、厚朴（姜炙）、苍术（土炒）、青皮（醋炙）、山楂（焦）、白术（土炒）、清半夏、广藿香、砂仁、甘草（蜜炙）、枳壳（麸炒）、茯苓、六神曲（炒）。

功能主治：健脾燥湿，和中消食。用于脾胃不和，不思饮食，胸满腹胀，恶心呕吐，噫气吞酸。

3. 香砂六君子汤（《古今名医方论》）

药物组成：人参、白术、甘草、陈皮、半夏、砂仁、木香、生姜。

功能主治：益气健脾，行气化痰。用于治疗脾胃气虚，痰阻气滞证。呕吐痞闷，不思饮食，脘腹胀痛，消瘦倦怠，或气虚肿满。

【简便验方】

1. 治疗牙齿疼痛 缩砂常嚼之。（《仁斋直指方》）

2. 和胃气，消宿食，理腹痛，快膈，调脾 沉香一两，缩砂仁、乌药各二两，净香附四两，甘草（炙）一两二钱。上除沉香不过火，余四味锉焙，仍同沉香研为细末。每服一钱，用温盐汤无时调服，或空心烧盐汤调下亦好，紫苏、枣汤尤妙。（《活幼心书》缩砂饮）

3. 消食和中，下气止心腹痛 砂仁炒研，袋盛浸酒，煮饮。（《本草纲目》缩砂酒）

4. 治疗痰气膈胀 砂仁捣碎，以萝卜汁浸透，焙干为末。每服一二钱，食远，沸汤服。（《简便单方》）

5. 治疗遍身肿满，阴亦肿者 缩砂仁、土狗一个，等份。研，和老酒服之。（《仁斋直指方》）

6. 治疗冷滑下痢不禁，虚羸 缩砂仁、炮附子（末）、干姜、厚朴、陈皮等份。为丸。日二，服四十九。（《药性论》）

7. 治疗妇人妊娠胎动不安，腹中痛不可忍者 缩砂适量。慢火炒令热透，去皮用仁，捣罗为末。每服二钱，用热酒调下，须臾觉腹中胎动处极热，而胎已安。（《孙用和方》）

【类药辨析】

1. 砂仁与紫苏的鉴别应用 两药均气味芳香，入脾经，都有行气宽中、止呕安胎的功效。用于治脾胃气滞，胸闷食少呕逆，以及妊娠恶阻，胎动不安等。但紫苏也归肺经，芳香气烈，外能通腠理、开毛窍、发汗解表，内能宣肺气、化痰结、利气止咳；又可解鱼蟹毒，行气散结。故风寒感冒、鱼蟹中毒、梅核气等均可应用。砂仁辛温，归脾、胃、肾经，芳香温通，化湿行气作用好，湿浊中阻、脾胃气滞所致纳少腹胀等均适用；也能温脾止泻，用于寒湿泄泻等[1]。

2. 砂仁与白豆蔻的鉴别应用 二药均为姜科植物的种子，性味相同，功效相似，皆为芳香化湿、行气温中之品，为醒脾和胃之良药。用于脾胃寒湿气滞、脘腹胀满疼痛，或呕逆吐泻等，常相须配

第三章 化湿药

伍。但砂仁香气浓郁，温燥之性较强，且归脾、胃、肾经，善理脾胃气滞，常用于治寒湿凝滞，中焦阻塞较重之证。妊娠恶阻，胎动不安及肾气冲逆之证亦宜用之。但白豆蔻功偏中、上二焦，长于理脾肺气滞，又能止呕醒酒。故宜用于胸闷不畅、寒湿内困之轻证[1]。

【配伍应用】

1. 砂仁配厚朴 砂仁偏于行气开胃；厚朴偏于行气消胀除满。两药伍用，行气宽中、消满止痛的效力显著。用于治疗气滞或湿郁的腹痛胀满[1]。

2. 砂仁配桑寄生 砂仁善理气醒脾安胎，桑寄生善补益肝肾安胎。两药伍用，安胎功效较好，用于治疗胎动不安的腰坠痛，腹胀满者[1]。

3. 砂仁配白豆蔻 砂仁辛散温通，醒脾和胃，行气止痛，温脾止泻，理气安胎；白豆蔻辛温香燥，温中化湿，健胃止呕，行气止痛。砂仁香窜而气浊，功专于中、下二焦；白豆蔻芳香而气清，功专于中、上二焦。二药伍用，宣通上、中、下三焦之气机，有开胸顺气、行气止痛、醒脾开胃、和中消食之功。治疗脾胃虚寒，或湿浊内蕴所致的纳呆食少、胸闷不舒、脘腹胀痛、反胃、呕逆等症有良效[1]。

4. 砂仁配枳壳 砂仁行气化湿，和胃止呕，健脾止泻；枳壳行气开郁，消胀除痞，降气消痰。两药伍用，行气和中之功效显著，用于治疗脾胃气滞所致的脘腹胀痛，痞闷不适，呕吐泄泻等症有良效[1]。

5. 砂仁配熟地黄 砂仁辛温可行气导滞，熟地黄补益但过于滋腻。二药合用，砂仁既免除熟地黄滋腻碍胃之弊，又可引熟地黄归肾[1]。

6. 砂仁配黄芩 砂仁性味辛温，能行气和中安胎；黄芩苦寒，入血能除热安胎。二药寒温相合，气血配对，用于胎热上冲所致的胎动不安[1]。

7. 砂仁配木香 砂仁可行气导滞，木香行气止痛。两药配伍，加强行气止痛之功。用于治脘腹气滞胀痛，消化不良[1]。

二、临床研究

1. 胃肠功能恢复 取阳春砂仁10g，研成粉末后加入500mL蒸馏水熬煮，煮沸后文火煎20min，取汁200mL，过滤药液后放温后口服，1次/天。共治疗80例，痊愈46例，有效28例，无效6例，总有效率92.5%[2]。

2. 慢性复发型溃疡性结肠炎 人参10g，白术15g，赤茯苓15g，吴茱萸10g，砂仁6g，木瓜6g，黄连6g，木香6g，半夏10g，杏仁10g，三七粉10g，甘草6g。临症加减：腹痛明显者加生白芍、延胡索；腹胀者加厚朴；情志波动加重者加柴胡、生白芍。上述药物加水500mL煎至200mL，早晚各服100mL。急性发作加重时可清洁洗肠后用本煎剂100mL加云南白药适量，每晚1次保留灌肠。共治疗63例，治愈37例，有效24例，无效2例，总有效率96.8%[3]。

3. 慢性萎缩性胃炎 党参20g，白术、半夏、茯苓各15g，陈皮12g，木香、炙甘草、砂仁各10g，辨证加减，见脾胃气虚则加黄芪，并加大党参药量，若见脾胃虚寒则加小茴香、吴茱萸，若见阴虚内热则加沙参、玉竹，肝气犯胃则加郁金、香附。取1000mL水煎煮，至药液剩余300mL为止，早晚分服，1剂/天，持续治疗3个月。共治疗40例，基本痊愈10例，显效14例，有效13例，无效3例，总有效率92.5%[4]。

4. 脾虚气滞型功能性消化不良 黄芪30g，党参、茯苓、白术各15g，陈皮、半夏各10g，木香、砂仁各8g，甘草6g。

肝胃郁热者加黄芩、栀子各10g；肝胃失和者加白芍、川楝子各12g；大便隐血者加白及、地榆各6g；并上腹痛者，加乳香6g，水煎取汁，每天1剂，分早晚服用。两组均以14天为1个疗程，治疗2个疗程。共治疗75例，基本治愈37例，显效20例，改善13例，无效5例，总有效率93.33%[5]。

5. 脾虚湿盛型泄泻 炙甘草5g，党参15g，桔梗8g，山药10g，白术10g，砂仁6g，白扁豆20g，茯苓15g，陈皮12g。若出现食滞，加山楂5g，炒鸡内金5g，炒莱菔子5g，枳实3g；若出现胸脘痞闷，加木香8g；若出现腹痛肠鸣泄泻，加炮姜6g，肉豆蔻3g，白芍20g；若出现四肢酸软无力，加补骨脂6g；若泄泻时间过长、腹部坠胀，加柴胡10g，升麻12g，黄芪20g；若寒湿太明显，要加白豆蔻6g，厚朴10g，藿香12g。所有药物均用水煎服，每天1剂，留汁500mL，均分2份，早晚各服用1次，14天为1个疗程，连续治疗2个疗程。共治疗30例，显效18例，有效9例，无效3例，总有效率90.00%[6]。

6. 脾虚湿蕴型亚急性湿疹 在口服盐酸左西替利嗪片1次/天，10mg/次，皮损处涂抹复方硝酸益康唑凝胶早晚各1次的基础上，取白术10g，茯苓10g，白扁豆10g，薏苡仁15g，党参片5g，莲子5g，甘草片6g，山药10g，桔梗10g，砂仁5g。湿盛者加黄芪，痒盛和夜难寐者加蝉蜕、酸枣仁，食欲不佳者加麦芽。每日1剂，每剂煎2次，每次加水800mL，浸泡30min，弃掉滤渣合并取汁400mL，分2次温服。7天为1个疗程，连续治疗4个疗程。共治疗88例，痊愈21例，显效41例，有效16例，无效10例，总有效率88.64%[7]。

三、药理研究

1. 抗炎镇痛作用 砂仁提取物能够减轻IBD大鼠的肠道炎症，其机制可能与对炎症细胞因子和$CD4^+$、$CD25^+$、$FOXP3^+$、T细胞的调节有关[8]。砂仁水提物能够修复大鼠黏膜损伤，机制可能是抑制ROS等物质的产生，进一步抑制NF-κB通路，降低炎症反应[9]。

2. 抑菌作用 砂仁挥发油对（金黄色）葡萄球菌、沙门菌、枯草芽孢杆菌有抑制作用[10]。砂仁可能通过对细胞膜通透性和完整性的改变，导致核酸和蛋白质泄漏[11]。其乙醇和水提物对幽门螺杆菌具有抑制作用[12]。砂仁中的总黄酮提取物也具有抑制活性[13]。

3. 胃肠道保护作用 砂仁挥发油可通过影响胃酸的分泌和胃蛋白酶的产生，发挥保护胃黏膜的作用[14]。

4. 促胃肠蠕动作用 砂仁水提液可增强家兔离体肠管张力，促进肠胃蠕动[15]。

5. 保肝作用 砂仁挥发油可抑制内源性脂质的合成，降低TG、TC和FFA的积累，调节LDL-C的表达，减少肝脏组织中脂质的积累[16]。

四、本草文献摘述

1.《本草备要》"治腹痛痞胀，噎膈呕吐，上气咳嗽，赤白泻利，霍乱转筋，奔豚崩带，祛痰逐冷，消食醒酒，止痛安胎，散咽喉口齿浮热，化铜铁骨鲠。"

2.《药性论》"能主冷气腹痛，止休息气痢劳损，消化水谷，温暖脾胃，治冷滑下痢不禁。"

参考文献

[1] 国家药典委员会．中华人民共和国药典临床用药须知：中药饮片卷[M].2020版．北京：中国医药科技出版社，2022：545-547.

[2] 赖晓峰.砂仁促进胃部疾病患者胃肠功能恢复的临床研究[J].哈尔滨医药,2021,41(3):136-137.

[3] 胡勇.六和汤加减治疗溃疡性结肠炎慢性复发型63例临床观察[J].中医药导报,2012,18(2):111-112.

[4] 杨小静,陈延.香砂六君子汤治疗慢性萎缩性胃炎临床研究[J].陕西中医,2020,41(5):597-599.

[5] 冯溢君.脾虚气滞型功能性消化不良应用香砂六君子汤加味效果临床观察[J].中医临床研究,2020,12(35):40-43.

[6] 宋春景.参苓白术散治疗脾虚湿盛型泄泻临床观察[J].中国中医药现代远程教育,2022,20(6):93-95.

[7] 蔚志仁,石晶,王彩霞,等.参苓白术散加减治疗脾虚湿蕴型亚急性湿疹临床疗效及对炎症因子和外周血T淋巴细胞亚群的影响[J].中国实验方剂学杂志,2019,25(5):63-67.

[8] CHEN Z,NI W,YANG C,et al. Therapeutic Effect of Amomum villosum on Inflammatory Bowel Disease in Rats[J].Frontiersin Pharmacology,2018,9:639.

[9] 张婷,陆山红,杨兴鑫,等.砂仁水提物对5-FU致大鼠肠黏膜屏障损伤的保护作用[J].中国现代应用药学,2019,36(3):286-291.

[10] 唐建阳,刘凤娇,苏明星,等.砂仁提取物的抗菌及抗氧化效应研究[J].厦门大学学报(自然科学版),2012,51(4):789-792.

[11] GUO N,ZANG Y P,CUI Q,et al.The preservative potential of Amomum tsaoko essential oil against E.coil, its antibacterial property and mode of action [J]. FoodControl,2017,75:236-245.

[12] DECHAYONTA B,PHUAKLEE P,CHUNTHORNG-ORN J,et al.Anti-Helicobacter pylori, anti-inflammatory and antioxidant evaluation of crude extracts from Amomum krervanh fruits [J].Scienceasia,2019,45(2):109-115.

[13] 高林林,王倩,张竞雯,等.春砂仁和益智仁中黄酮类物质的精制及其抑菌和抗肿瘤功能研究[J].食品安全质量检测学报,2019,10(14):4659-4666.

[14] JAFRI M A,FARAH,JAVED K,et al.Evaluation of the gastric antiulcerogenic effect of large cardamom(fruits of Amomum subulatum Roxb)[J].Journal of Ethnopharmacology,2001,75(2-3):89-94.

[15] 杨建省,王秋菊.砂仁、山楂等5味中药促进肠蠕动作用的筛选研究[J].当代畜禽养殖业,2013(7):20-22.

[16] LU S,ZHANG T,GU W,et al.Volatile Oil of Amomum villosum Inhibits Nonalcoholic Fatty Liver Disease via the Gut-Liver Axis [J].Biomed Research International,2018:3589874.

厚朴 Houpo

本品又称厚皮、重皮、赤朴、烈朴,为木兰科植物厚朴 *Magnolia officinalis* Rehd.et Wils. 或凹叶厚朴 *Magnolia officinalis* Rehd.et Wils.var.*biloba* Rehd.et Wils. 的干燥干皮、根皮及枝皮。

3-1-8 厚朴彩图

一、传统应用

【性味归经】苦,辛,温。归脾、胃、肺、大肠经。

【功效主治】燥湿消痰,下气除满。用于湿滞伤中,脘痞吐泻,食积气滞,腹胀便秘,痰饮喘咳。

厚朴燥湿消痰,下气除满,生用药力较为峻烈,姜制后增强宽中和胃止呕的功效。一般认为燥湿、泄满宜生用,止呕宜姜制。

【用法用量】3~10g。

【使用注意】孕妇慎用。

【方剂举例】

1. 厚朴排气合剂 [《中华人民共和国

药典》(2020年版一部)]

药物组成：厚朴（姜制）、木香、枳实（麸炒）、大黄。

功能主治：行气消胀，宽中除满。用于腹部非胃肠吻合术后早期肠麻痹，症见腹部胀满，胀痛不适，腹部膨隆，无排气、排便，舌质淡红，舌苔薄白或薄腻。

2. 调胃消滞丸［《中华人民共和国药典》(2020年版一部)］

药物组成：姜厚朴、羌活、广东神曲、枳壳、香附（四制）、姜半夏、防风、前胡、川芎（白酒蒸）、白芷、薄荷、砂仁、草果、木香、豆蔻、茯苓、苍术（泡）、广藿香、乌药（醋蒸）、甘草、紫苏叶、陈皮（蒸）。

功能主治：疏风解表，散寒化湿，健胃消食。用于感冒风寒夹湿，内伤食滞证，症见恶寒发热，头痛身困，食少纳呆，嗳腐吞酸，腹痛泄泻。

3. 厚朴麻黄汤（《金匮要略》）

药物组成：厚朴、麻黄、石膏、杏仁、甘草。

功能主治：清热化痰，降气平喘。用于寒饮化热，胸闷气喘，喉间痰声辘辘，烦躁不安者。

4. 半夏厚朴汤（《金匮要略》）

药物组成：半夏、厚朴、茯苓、生姜、紫苏叶。

功能主治：行气散结，降逆化痰。治疗梅核气。症见咽中如有物阻，咯吐不出，吞咽不下，胸膈满闷，或咳或呕，舌苔白润或白滑，脉弦缓或弦滑。

【简便验方】

1. 治疗久患气胀心闷，饮食不得，因食不调，冷热相击，致令心腹胀满 厚朴火上炙令干，又蘸姜汁炙，直待焦黑为度，捣筛如面。以陈米饮调下二钱匕，日三服。亦治疗反胃，止泻。（《斗门方》）

2. 治疗脾胃气不和，不思饮食 厚朴（去粗皮，姜汁涂，炙令香净）二两半，甘草（炙）一两半，苍术（米泔水浸二日，刮去皮）四两，陈皮（去白）二两半。上四味，为末。每服一钱，水一盏，入生姜、枣子同煎七分，去滓温服，空心服之。或杵细末，蜜为丸，如梧桐子大。每服十丸，盐汤嚼下，空心服。（《博济方》平胃散）

3. 治疗腹满痛大便闭者 厚朴八两，大黄四两，枳实五枚。上三味，以水一斗二升，先煮二味，取五升，内大黄煮取三升。温服一升，以利为度。（《金匮要略》厚朴三物汤）

4. 治疗中寒洞泄 干姜、厚朴等份。上为末，蜜丸梧子大。任下三十丸。（《鲍氏小儿方》）

5. 治疗水谷痢久不瘥 厚朴三两，黄连三两。锉，水三升，煎取一升。空心细服。（《梅师集验方》）

6. 治疗虫积 厚朴、槟榔各二钱，乌梅二个。水煎服。（《保赤全书》）

【类药辨析】

苍术与厚朴的鉴别应用 二者均为芳香化湿药，皆辛苦温燥，主入脾胃经，均能燥湿运脾，都常用于治湿阻中焦所致的脘腹胀满，食欲不振，恶心呕吐，倦怠乏力，舌苔浊腻等，二者常相须为用。但区别在于，苍术为燥湿健脾的要药，凡痰饮、水肿、带下等脾湿偏盛者均可使用。并能祛风湿、发汗、明目，又常用于治风寒湿痹，肢节疼痛，以及湿热下注所致的足膝肿痛、痿软无力，外感风寒挟湿之表证，以及夜盲症、眼目昏涩等。厚朴燥湿之力虽不如苍术，但又能行气、消积，凡湿阻、食积、气滞而致脾胃不和，脘腹胀满者均可使用，为消除胀满的要药；并能下气平喘，也可用于治痰饮喘咳、气逆痰多等[1]。

【配伍应用】

1. 厚朴配麻黄 厚朴苦能下气平喘,温能燥湿消痰;麻黄性主升散,宣肺平喘。两药伍用,一宣一降,使肺气得以宣肃,用于治疗痰饮喘咳[1]。

2. 厚朴配大黄 厚朴味苦而降泄,气辛而散结,故有行气消痞、通积导滞之功;大黄苦寒沉降,善能泄热。两药同用,可增强泻下、消积之功,用于腹胀便秘者[1]。

3. 厚朴配半夏 厚朴能燥湿消痰,下气宽中;半夏能辛开散结,化痰消痞。两药伍用,共奏行气解郁、化痰散结之效,用于治疗七情郁结,痰气互阻之梅核气证[1]。

4. 厚朴配杏仁 厚朴消痰下气散满,杏仁宣肺降逆平喘。两药伍用,有宣肺下气,消痰止喘的功效,用于治疗气逆喘咳[1]。

5. 厚朴配紫苏子 厚朴功善燥湿消痰,下气平喘;紫苏子长于降肺气化痰涎。两药伍用,共达消痰涎而平喘咳之功,用于治疗痰饮阻肺,肺气不降,咳喘胸闷者[1]。

二、临床研究

1. 脾虚气滞型功能性消化不良 厚朴20g,生姜15g,半夏15g,甘草6g,人参6g,加水煎服,每天1剂,分早晚2次服用。4周为一个周期。共治疗40例,痊愈12例,显效11例,有效13例,无效4例,总有效率90%[2]。

2. 腹部术后粘连性肠梗阻 厚朴15g,炒白术20g,焦三仙各15g,桃仁10g,当归10g,泽兰10g,大黄12g,枳实9g。水煎取汁200mL,每日1剂,分3次口服或经胃管注入。7天为一个周期。共治疗61例,治愈56例,好转4例,无效1例,总有效率98.4%[3]。

3. 脾虚气滞型慢性浅表性胃炎 在口服西药莫沙必利5mg,3次/天的基础上加厚朴、生姜各10g,半夏12g,甘草6g,人参6g。另兼有饮食不化,加焦山楂曲、麦芽、谷芽、山楂等;兼有气滞,加枳壳、厚朴、佛手、香橼;兼有湿浊,加入砂仁、豆蔻;兼有胃阴不足,加麦冬、沙参、玉竹、石斛、天花粉。以水500mL,煎至200mL,去渣,1剂/天,早晚2次煎服,餐后30min服用。4周为一个周期。共治疗26例,痊愈5例,显效13例,有效7例,无效1例,总有效率96.2%[4]。

4. 气阴两虚型中老年功能性便秘 黄芪30g,白术、白芍各15g,柴胡、枳壳、厚朴各16g,木香、火麻仁、肉苁蓉、生地黄、麦冬、玄参各10g,槟榔9g,甘草6g。水煎400mL,分早、晚饭前1h温服,日1剂。2周为一个疗程。共治疗61例,有效55例,有效率90.2%[5]。

5. 慢性阻塞性肺疾病急性加重期合并阻塞性睡眠呼吸暂停低通气综合征 法半夏10g,厚朴10g,茯苓15g,生姜10g,紫苏子10g,葶苈子10g,莱菔子10g,桃仁10g,海蛤壳30g(先煎),甘草6g。每日1剂,煎煮至400mL,分早晚饭后温服。14天为一个疗程。共治疗30例,临床控制4例,显效13例,有效13例,无效0例,总有效率100%[6]。

6. 咳嗽变异性哮喘 茯苓、半夏各15g,紫苏梗、厚朴、桔梗各10g,五味子、生姜各5g,1剂/天,2次/天,时间为餐后0.5h。疗程为2周。共治疗50例,显效37例,有效12例,无效1例,总有效率98%[7]。

7. 痰湿型上气道咳嗽综合征 法半夏10g,厚朴10g,紫苏叶10g,茯苓

15g、生姜 6g、麻黄 6g、辛夷 15g、射干 10g、僵蚕 5g、前胡 10g、桔梗 6g、五味子 10g。加味：伴有鼻塞时，加苍耳子 15g、路路通 15g；伴有头痛时加用川芎 15g；兼有咽痒，加防风 15g、蝉蜕 15g；咳痰色黄者，加生栀子 6g、浙贝母 9g、黄连 6g、鱼腥草 15g。每日 1 剂，水煎 2 次，分 3 次服，服 3 剂后根据病情加减，疗程为 14 天。共治疗 75 例，显效 25 例，有效 33 例，无效 17 例，总有效率 77.33%[8]。

三、药理研究

1. 抗炎与镇痛作用 厚朴酚能通过下调 MAPK 信号通路中 JNK 和 p38 的磷酸化水平，下调 NF-kB 信号通路中 IKBα 和 p65 的磷酸化水平[9]。能减少炎症性浸润和微脓肿，并且通过抑制 IL-17/IL23 炎症轴，改善咪喹莫特诱导的小鼠银屑病样皮损变化[10]。厚朴所含挥发油能通过降低炎症组织前列腺素 E（2PGE2）、TNF-α 和 IL-1β 的含量，显著抑制小鼠二甲苯致耳肿胀，降低冰乙酸所致小鼠毛细血管通透性增加，减轻小鼠角叉菜胶足跖肿胀度[11]。厚朴能抑制 PGE、IL-1β 和 IL-6 等细胞因子和亚硝酸盐的产生[12]。和厚朴酚对河豚毒素不敏感钠电流具有明显的抑制作用，且呈现浓度依赖性[13]。

2. 抗氧化作用 厚朴不同的提取物中，正丁醇提取物具有相对较好的抗氧化活性，厚朴叶所含多糖与挥发性物质均能显著清除羟基自由基[14]。

3. 抗病原微生物作用 和厚朴酚能通过增加活性氧的产生和破坏线粒体功能来诱导白念珠菌的细胞凋亡和坏死，对白念珠菌具有很强的抑制作用[15]。和厚朴酚通过抑制生物被膜相关基因 *ica A*、*cid A*、*agr A* 和 *sar A* 的表达量来抑制金黄色葡萄球菌生物被膜的形成[16]。

4. 改善胃肠运动障碍 厚朴可能通过拮抗氧化应激和调控 Cajal 细胞，达到改善脓毒症所致胃肠运动障碍的效果[17]。厚朴、厚朴叶提取物与厚朴酚可能通过调节 5-羟色胺（5-HT3）受体和 M 胆碱受体促进实验小鼠胃排空、肠推进[18]。

5. 抗腹泻作用 厚朴酚、和厚朴酚可以阻断电压依赖性钙通道，是钙离子通道的阻滞剂，能通过调节 Ca^{2+} 依赖性离子或者激活型离子通道开放和关闭、蛋白激酶的激活和基因表达等一系列生理效应而起到抗腹泻作用[19]。

6. 抗癫痫作用 厚朴酚通过上调 B 淋巴细胞瘤-2 基因（*Bcl-2*）表达和降低 Bcl-2 相关 X 蛋白（Bax）表达，阻止细胞凋亡途径而发挥神经保护作用[20]。厚朴酚可通过上调大鼠海马组织中脑源性神经营养因子（BDNF）水平从而起到保护神经的作用[21]；还可通过降低肿瘤坏死因子-α/半胱氨酸蛋白酶-3（TNF-α/Caspase-3）凋亡信号通路的作用，降低 TNF-α 的释放和 Caspase-3 的表达[22]。

7. 抗抑郁作用 厚朴叶及其醇提物可调节 5-HT 和去甲肾上腺素（NA）等单胺类神经递质，清除自由基，调节神经营养因子和促进神经再生，调节下丘脑-垂体-肾上腺轴功能[23]。和厚朴酚能降低色氨酸通路限速酶吲哚胺-双加氧酶（IDO）含量及基因表达水平，促进色氨酸转化为 5-HT，增加大脑中 5-HT 水平[24]。和厚朴酚能增加突触间单胺类神经递质，修复海马糖皮质激素受体 2（GR2）的异常变化，降低 N-甲基-D-天冬氨酸受体 1（NMDAR1）含量，抑制 NMDA 受体的持续兴奋状态，减轻神经毒性[25]。

8. 降血糖作用 厚朴酚对高脂饲料-链脲佐菌素诱导的 2 型糖尿病大鼠的高血

糖、高血脂、肝脏氧化应激损伤有明显治疗作用，且厚朴酚对糖尿病大鼠肝脏细胞色素P4502E1（CYP2E1）活性的抑制作用可能是其拮抗糖尿病所致肝脏氧化损伤及胰岛素抵抗的重要机制之一[26]。

9. 降脂作用 和厚朴酚既通过直接结合并激活PPARγ，同时也调节PI3K/Akt通路，增加细胞外的信号调节激酶AKT蛋白磷酸化发挥促进3T3-L1前脂肪细胞向成熟脂肪细胞分化[27]。厚朴酚与LXRα呈浓度依赖性，可调节LXRα的转录活性，并且能够调节THP1巨噬细胞中LXRα下游ABCA1和ABCG1蛋白呈剂量依赖性增加[28]。

10. 降血压作用 厚朴总酚联合脉君安片可调节肾素-血管紧张素-醛固酮系统，改善内皮功能，抑制花生四烯酸细胞色素P450ω-羟化酶（CYP4A）活性，减少20-羟-二十烷四烯酸（20-HETE）的产生，减轻内脏器官的氧化应激障碍，发挥降压作用[29]。

11. 改善心功能作用 厚朴酚能改善高血糖诱导的小鼠心脏血清学指标异常及组织病理学损伤，降低小鼠心肌组织中白细胞介素-6（IL-6）和TNF-α表达水平，缓解糖尿病引起的心肌组织炎症反应等[30]。还可通过抑制脓毒症诱发的心肌氧化应激和凋亡，最终减轻脓毒症心肌损伤[31]。和厚朴酚通过下调GSK-3β、β-catenin抑制纤维化，从而改善糖尿病导致的心脏舒张功能不全[32]。

12. 抗肿瘤作用 和厚朴酚能通过BMP7上调p53的表达来调节其对结肠癌细胞的作用[33]；和厚朴酚通过下调β-连环蛋白（β-catenin），原癌基因（Cmyc），存活素（Survivin），B淋巴细胞瘤-XL基因（Bcl-xl）和波形纤维蛋白（Vimentin）的表达，上调Bax，上皮型钙黏蛋白（E-cadherin）和Caspase-3蛋白的表达，从而抑制胰腺癌细胞SW1990的增殖，且呈浓度依赖性，并通过下调Wnt/β-catenin信号通路中关键蛋白β-catenin的表达抑制其上皮细胞-间充质转化（EMT）相关基因表达进程，从而抑制其迁移和侵袭[34]。厚朴酚衍生物可在休眠细胞/天NA合成前期（G0/G1）诱导细胞周期阻滞，在人肺腺癌细胞（H1975）中诱导细胞凋亡，并通过周期蛋白依赖性激酶2（CDK2）、CDK4、细胞周期素E和细胞周期蛋白D1（cyclinD1）的抑制以及切割的多聚腺苷二磷酸核糖聚合酶（PARP）和裂解的Caspase的上调，以剂量依赖的方式阻止人脐静脉血管内皮细胞（HUVECs）的迁移[35]。厚朴酚能显著下调PI3K/Akt通路，导致黑色素瘤细胞中活性组蛋白标记组蛋白第三亚基四号赖氨酸三甲基化（H3K4me3）的整体下降，从而诱导黑色素瘤细胞死亡[36]。

四、本草文献摘述

1.《神农本草经》"厚朴，味苦，温。主中风，伤寒，头痛寒热，惊悸，气血痹，死肌，去三虫。"

2.《名医别录》"主温中，益气，消痰，下气，治霍乱及腹痛，胀满，胃中冷逆，胸中呕逆不止，泄痢，淋露，除惊，去留热，止烦满，厚肠胃。"

3.《药性赋》"厚朴温胃而去呕胀，消痰亦验。"

参考文献

[1] 国家药典委员会.中华人民共和国药典临床用药须知：中药饮片卷[M].2020版.北京：中国医药科技出版社，2022：542-545.

[2] 秦华佗.厚朴生姜半夏甘草人参汤治疗脾虚气滞型功能性消化不良的临床研究[J].中国医药科学，2020，10（11）：51-53.

[3] 黄浩然，赵杉．厚朴三物汤治疗腹部术后粘连性肠梗阻的临床观察[J]．中国处方药，2021，19（11）：83-84．

[4] 徐瑞联，刘先勇，王川．厚朴生姜半夏甘草人参汤治疗脾虚气滞型慢性浅表性胃炎临床观察[J]．内蒙古中医药，2020，39（11）：53-53．

[5] 李璇，徐道绲．黄芪厚朴汤治疗气阴两虚型中老年功能性便秘61例观察[J]．浙江中医杂志，2021，56（3）：172．

[6] 蒋紫云，连乐燊，钱旭胜．加味半夏厚朴汤干预慢性阻塞性肺疾病急性加重期合并阻塞性睡眠呼吸暂停低通气综合征30例临床研究[J]．江苏中医药，2021，53（6）：34-37．

[7] 诸晶．加味半夏厚朴汤治疗咳嗽变异性哮喘的临床研究[J]．中外医疗，2021，40（14）：169-171．

[8] 刘磊，岳国龙，何成诗，等．加味半夏厚朴汤治疗痰湿型上气道咳嗽综合征临床观察[J]．四川中医，2020，38（4）：94-97．

[9] 符昊英．厚朴酚的免疫抗炎作用及其对相关信号转导通路的调控[D]．广州：广东药科大学，2016．

[10] 钟淇滨，祝曙光，陆少君，等．和厚朴酚对咪喹莫特诱导小鼠银屑病的干预作用[J]．中国药理学通报，2018，34（5）：626-631．

[11] 曹迪，徐照辉，王芳芳，等．厚朴挥发油化学成分及其抗炎作用的实验研究[J]．中国中医药科技，2015，22（6）：647-649．

[12] KIM J Y，KIM K H，KWAG E H，et al.Magnoliae Cortex and maize modulate Porphyromonas gingivalis induced inflammatory reactions [J].J Periodontal Implant Sci，2018，48（2）：70-83．

[13] 黄云，康子瑶，张广钦．和厚朴酚对小鼠背根神经节河豚毒素敏感型钠电流的影响[J]．中国药科大学学报，2016，47（5）：609-613．

[14] 战英．厚朴抗氧化活性有效部位研究[J]．世界最新医学信息文摘，2017，17（58）：115-116．

[15] 姜路路，张铭嘉，孟美竹，等．和厚朴酚通过ROS的积累和破坏细胞膜杀死白念珠菌（英文）[J]．微生物学报，2018，58（3）：511-519．

[16] 乔瑞红，谢鲲鹏，谢明杰．和厚朴酚抑制耐甲氧西林金黄色葡萄球菌生物被膜形成[J]．微生物学报，2016，56（8）：1266-1272．

[17] 苗彬，张淑文，王红，等．氧化应激在脓毒症所致胃肠动力障碍中的作用机制及厚朴酚干预作用的实验研究[J]．中国中西医结合外科杂志，2015，21（4）：369-372．

[18] 巢蕾，曹雨诞，陈佩东，等．厚朴对胃肠动力障碍作用的研究[J]．中国医药导报，2018，15（13）：31-34．

[19] 邓燕莉．厚朴酚与和厚朴酚抗腹泻作用及分子机理研究[D]．长沙：湖南农业大学，2012．

[20] 赵卫丽．厚朴酚对戊四氮致痫大鼠的保护作用及bcl-2、bax在大鼠海马中的表达变化[D]．石家庄：河北医科大学，2015．

[21] 张文琳．厚朴酚对戊四氮点燃慢性癫痫大鼠行为及海马BDNF表达的影响[D]．石家庄：河北医科大学，2015．

[22] 管天媛．厚朴酚对戊四氮慢性致痫大鼠海马神经元的保护作用[D]．石家庄：河北医科大学，2015．

[23] 黄世敬，陈宇霞，张颖．厚朴治疗抑郁症及抗抑郁机理探讨[J]．世界中西医结合杂志，2015，10（7）：1023-1026．

[24] 王萍萍，刘保秀，杨桃，等．和厚朴酚对急慢性应激小鼠的抗抑郁作用及机制研究[J]．中国药学杂志，2017，52（24）：2161-2165．

[25] 王萍萍．和厚朴酚抗抑郁作用及机制研究[D]．北京：北京中医药大学，2018．

[26] 王俊俊．和厚朴酚抗2型糖尿病作用与机制实验研究[D]．武汉：湖北大学，2016．

[27] 黄凤媛．和厚朴酚调控PPARγ诱导3T3-L1前脂肪细胞分化的研究[D]．广州：广州中医药大学，2016．

[28] 解娜，胡春阳，王希娟，等．厚朴酚对肝X受体α介导的脂代谢的调节作用[J]．临床心血管病杂志，2015，31（9）：1010-1013．

[29] ZHU M L，WANG W，QIN F，et al.Effects and mechanism of total phenols

of Magnolia officinalis combined with Maijunan Tablets on blood pressure of spontaneous hypertensive rats[J].Chinese Herb Med, 2019, 11（2）：177-184.

[30] 陈雄, 虞伟慧, 龚小花, 等. 厚朴酚通过 MAPK/NF-κB 信号通路改善 1 型糖尿病模型小鼠的心肌损伤 [J]. 中草药, 2017, 48（22）：4719-4725.

[31] 廖光冲, 林彬, 陈健. 厚朴酚对大鼠心肌缺血再灌注损伤的保护作用研究 [J]. 现代中西医结合杂志, 2018, 27（4）：375-377.

[32] 柯培雄, 张许, 岑怡, 等. 和厚朴酚对糖尿病心肌病作用的实验研究 [J]. 广东药科大学学报, 2020, 36（5）：651-656.

[33] 刘荣兴 .BMP7 调节和厚朴酚抗结肠癌细胞增殖作用与 p53 的关系研究 [D]. 重庆：重庆医科大学, 2018.

[34] 杨庆龙 . 和厚朴酚对胰腺癌细胞株 SW1990 迁移与侵袭的抑制作用及机制的实验研究 [D]. 苏州：苏州大学, 2017.

[35] TANG H，ZHANG Y，LI D，et al.Discovery and synthesis of novel magnolol derivatives with potent anticancer activity in non-small cell lung cancer [J].EurJ Med Chem, 2018, 156：190-205.

[36] EMRAN A A，CHINNA C B R，AHMED F，et al.Magnolol induces cell death through PI3K/Akt-mediated epigenetic modifications boosting treatment of BRAF- and NRAS-mutant melanoma[J].CancerMed, 2019,（83）：1186-1196.

草豆蔻 Caodoukou

本品为姜科植物草豆蔻 Alpinia katsumadai Hayata 的干燥近成熟种子。

3-1-9 草豆蔻彩图

一、传统应用

【性味归经】辛，温。归脾、胃经。

【功效主治】燥湿行气，温中止呕。用于寒湿内阻，脘腹胀满冷痛，嗳气呕逆，不思饮食。

【用法与用量】3～6g。

【使用注意】本品温燥易伤津耗液，故阴虚血少、津液不足以及未见寒湿者慎用。

【方剂举例】

1. 抗栓再造丸［《中华人民共和国药典》（2020 年版一部）］

药物组成：红参、黄芪、胆南星、穿山甲（烫）、牛黄、冰片、水蛭（烫）、麝香、丹参、三七、大黄、地龙、苏合香、全蝎、葛根、穿山龙、当归、牛膝、何首乌、乌梢蛇、桃仁、朱砂、红花、土鳖虫、天麻、细辛、威灵仙、草豆蔻、甘草。

功能主治：活血化瘀，舒筋通络，息风镇痉。用于瘀血阻窍、脉络失养所致的中风，症见手足麻木、步履艰难、瘫痪、口眼歪斜、言语不清；中风恢复期及后遗症见上述证候者。

2. 紫蔻丸（《中华人民共和国卫生部药品标准・中药成方制剂》）

药物组成：山楂（去核）、香附（醋制）、白术（炒）、茯苓、槟榔、莱菔子（炒）、草豆蔻、麦芽、六神曲（炒）、陈皮、枳壳（炒）、木香、广藿香、甘草、高良姜、豆蔻、青皮、官桂、砂仁、丁香。

功能主治：温中行气，健胃消食。用于寒郁气滞或饮食所致的消化不良，恶心呕吐，嗳气吞酸，胀满，胃脘疼痛。

3. 草豆蔻散（《太平圣惠方》）

药物组成：草豆蔻、木香、桂心、人参、甘草、白术、干姜、陈皮。

功能主治：益气温中，燥湿止呕。用于霍乱吐泻，脐下气筑，心悸烦闷。

4. 草豆蔻丸（《丹溪治法心要》）

药物组成：白豆蔻、白术、三棱、草豆蔻、半夏、砂仁、片姜黄、枳实、青皮、良姜、陈皮、桂皮、丁香、莪术、木香、藿香、小草。

功能主治：燥湿健脾，行气止痛。用于肥人胃脘当心痛，或痞气在中脘不散。

【简便验方】

1. 治疗口臭 豆蔻、细辛，为末含之。(《肘后方》)

2. 治疗脾胃虚弱，不思饮食，呕吐满闷、心腹痛 草豆蔻肉八两，生姜（和皮切作片子）一片，甘草四两（锉碎）。上三味匀和入银器内，用水过药三指许，慢火熬令水尽，取出，焙干，杵为末。每服一钱，沸汤点服。夏月煎之，作冷汤服亦妙。(《博济方》豆蔻汤)

3. 治疗冷痰呕逆，胸脯不利 草豆蔻（去皮）、半夏（汤洗去滑，切，焙）各半两，陈皮（汤浸去白，焙）三分。上三味，粗捣筛。每服三钱匕，水一盏，入生姜五片，煎至七分，去滓温服，不拘时候。(《圣济总录》豆蔻汤)

4. 治疗霍乱心烦渴，吐利不下食 草豆蔻（去皮）一分，黄连（去须）一两。上二味，粗捣筛。每服三钱匕，水一盏，乌豆五十粒，生姜三片，煎至七分，去滓温服，日三。(《圣济总录》草豆蔻汤)

5. 治疗老疟久而不瘥，及山岚瘴气，远年不愈，兼治脾寒 草豆蔻、肉豆蔻各二个（并用面裹煨，一生一熟），厚朴方圆二寸（一半姜制，一半生用），甘草中指大（一半生，一半炙），生姜枣大二块（一块用湿纸裹煨，一块生用）。上分为二大剂，于发前临晓，用水一升，煎取八合，放至来早，再温服，留滓再煎二次。(《鸡峰普济方》草豆蔻散)

6. 治疗小儿脏寒泄泻不止 草豆蔻一枚，剥开皮，入乳香一块在内，复用白面裹，慢火烧令熟，去面及豆蔻皮不用；上为细末，以粟米饮丸如麻子大。每服五七丸，米饮下，无时。(《史载之方》豆蔻丸)

【类药辨析】

草豆蔻与豆蔻的鉴别应用　两者均为芳香化湿的常用药。功能为行气快胃，温中化湿，止呕。用于治湿浊阻滞中焦，腹胀食少，脘腹疼痛，呕逆反胃等。但豆蔻善理脾肺气滞，用于脾胃气滞，湿温初起等。草豆蔻行气作用较豆蔻略逊，而温燥湿浊之力则较之略胜。故草豆蔻善治中焦寒湿郁结，又能健脾散寒，涩肠止泻，用于寒湿郁滞，脾虚久泻[1]。

【配伍应用】

1. 草豆蔻配吴茱萸 草豆蔻行气散寒湿止呕，吴茱萸祛寒止痛。两药相伍，散寒止痛作用较好。用于治疗脾胃气滞，寒湿郁阻的腹痛、呕泻[1]。

2. 草豆蔻配高良姜 草豆蔻燥湿行气，兼有开胃消食作用，高良姜散寒止痛。两药相伍，温中行气止痛功效更好，用于治疗脾虚气滞、寒湿中阻的食欲不振，脘腹胀满疼痛[1]。

3. 草豆蔻配厚朴 草豆蔻燥湿健脾，温中止痛，和胃止呕；厚朴行气化浊，温中止痛，消胀除满。两药伍用，温中止痛，散寒除湿降逆的功效显著，用于寒湿困脾，气机不畅所致的脘腹疼痛、呕吐纳呆等症有良效[1]。

4. 草豆蔻配白术 草豆蔻辛香走窜，化湿悦脾，消食和胃，白术质润气香，益气健脾，调补脾胃。两药伍用，健脾和胃的功效显著。用于湿困脾胃或脾虚湿盛所致的纳呆不食、呕吐泄泻、脘痞或痛等症有良效[1]。

第三章　化湿药

二、临床研究

脾虚型小儿腹泻：草豆蔻散（草豆蔻12g，人参、白术各10g，陈皮、炙甘草各9g，茯苓、升麻、泽泻、苍术各6g）。每天1剂，常规水煎煮2次，取药液150mL，1～3岁患儿，20～30mL/次，3次/天；>3岁患儿，30～50mL/次，3次/天，疗程为3天。共治疗93例，显效50例，有效33例，无效10例，总有效率为89.25%[2]。

三、药理研究

1. 抑菌作用 草豆蔻可抑制幽门螺杆菌、金黄色葡萄球菌、大肠埃希菌等，且豆蔻明、乔松素、反-1,7-二苯基-4,6-庚二烯-3-酮和山姜素是草豆蔻的抑制活性成分[3]。

2. 保护胃黏膜、抗胃溃疡作用 草豆蔻挥发油能显著提高溃疡抑制率及降低胃液酸度和胃蛋白酶活性，明显升高大鼠血清的SOD活性，亦可显著下调MDA的含量，对大鼠醋酸性胃溃疡有较好的治疗作用[4]。

3. 抗肿瘤作用 草豆蔻乙酸乙酯部位中查耳酮类化合物具有较强的NF-κB激活抑制作用和细胞毒活性，二苯基庚烷类成分能抑制NF-κB激活，有效阻止受TNF诱导肺癌A549细胞NF-κB的入核转移[5]。山姜素抑制肝癌细胞增殖，可能是通过上调P-MKK7的表达水平，在G_0/G_1期影响细胞增殖[6]。

4. 抗氧化作用 草豆蔻甲醇提取物可清除DPPH自由基、抑制脂质过氧化物形成[7]。草豆蔻总黄酮具有与茶多酚相似的体外抗氧化活性，且抗氧化活性随浓度增加而增强[8]。

5. 镇吐作用 草豆蔻中的双苯庚酮类化合物为镇吐止呕的有效成分[9, 10]。

四、本草文献摘述

1.《名医别录》"主温中，心腹痛，呕吐，去口臭气。"

2.《开宝本草》"此草豆蔻也，下气止霍乱。"

3.《本草纲目》"治瘴疠寒疟，伤暑吐下泄痢，噎膈反胃，痞满吐酸，痰饮积聚，妇人恶阻带下，除寒燥湿，开郁破气，杀鱼肉毒。"

参考文献

[1] 国家药典委员会.中华人民共和国药典临床用药须知：中药饮片卷[M].2020版.北京：中国医药科技出版社，2022：548-550.

[2] 潘海峰，陈波.草豆蔻散加减联合蒙脱石散治疗脾虚型小儿腹泻93例[J].浙江中医杂志，2020，55（2）：114-115.

[3] 黄文哲，戴小军，刘延庆，等.草豆蔻中黄酮和双苯庚酮的抑制活性[J].植物资源与环境学报，2006，15（1）：37-40.

[4] 吴珍，陈永顺，杜士明，等.草豆蔻挥发油对大鼠醋酸性胃溃疡的影响[J].中国医院药学杂志，2010，30（7）：560-563.

[5] 唐俊，李宁，戴好富，等.草豆蔻种子化学成分及其NF-κB的激活抑制作用与抗肿瘤活性[J].中国中药杂志，2010，35（13）：1710-1714.

[6] Bo T，Jian D，Guang T，et al.Alpinetin suppresses proliferation of human hepatoma cells by the activation of MKK7 and elevates sensitization to cis-diammined dichloridoplatium[J].ONCOL REP，2011，27（4）：1090-1096.

[7] 王家明.草豆蔻提取物的抗氧化活性[J].国外医学（中医中药分册），2005（1）：45-46.

[8] 吴珍，陈永顺，王启斌.草豆蔻总黄酮抗氧化活性研究[J].医药导报，2011，30（11）：1406-1409.

[9] Yang Y，Kinoshita K，Koyama K，et al.Study on antiemeticonstituentuents of

Alpinia katsumadai[J].J Nat Prod, 1999, 5 (1): 20-24.
[10] Yang Y, Kinoshita K, Koyama K, et al.Two novel antiemeticprinciples of Alpinia katsumadai[J].J Nat Prod, 1999, 62 (12): 1672-1674.

草果 Caoguo

本品为姜科植物草果 *Amomum tsao-ko* Crevost et Lemaire 的干燥成熟果实。

3-1-10 草果彩图

一、传统应用

【性味归经】辛,温。归脾、胃经。

【功效主治】燥湿温中,截疟除痰。用于寒湿内阻,脘腹胀痛,痞满呕吐,疟疾寒热,瘟疫发热。

【用法用量】3～6g。

【使用注意】本品温燥伤津,凡阴虚血少者忌用,老弱虚怯者,亦当慎用。

【方剂举例】

1. 二十五味珍珠丸［《中华人民共和国药典》(2020年版一部)］

药物组成:珍珠、珍珠母、肉豆蔻、石灰华、红花、草果、丁香、降香、豆蔻、诃子、檀香、余甘子、沉香、肉桂、毛诃子、螃蟹、木香、冬葵果、荜茇、志达萨增、金礞石、体外培育牛黄、香旱芹、西红花、黑种草子、人工麝香、水牛角浓缩粉。

功能主治:安神开窍。用于中风;半身不遂,口眼歪斜,昏迷不醒,神志紊乱,谵语发狂等。

2. 香果健消片(《中华人民共和国卫生部药品标准·中药成方制剂》)

药物组成:蜘蛛香(炒焦)、草果(去壳、炒焦)、木香(炒)、糯米。

功能主治:健胃消食。用于消化不良,气胀饱闷,食积腹痛,胸满腹胀。

3. 达原饮(《温疫论》)

药物组成:槟榔、厚朴、草果仁、知母、芍药、黄芩、甘草。

功能主治:开达膜原,辟秽化浊。温疫或疟疾,邪伏膜原证。憎寒壮热,或一日三次,或一日一次,发无定时,胸闷呕恶,头痛烦躁,脉弦数,舌边深红,舌苔垢腻,或苔白厚如积粉。

4. 清脾饮(《济生方》)

药物组成:青皮、厚朴、白术、草果仁、柴胡、茯苓、黄芩、半夏、甘草、生姜。

功能主治:燥湿化痰,和肝清脾。用于疟疾,症见热多寒少,或但热不寒、胸膈满闷、口苦咽干、心烦、大便秘结、小便赤涩、舌苔白腻或黄腻、脉弦数者。

【简便验方】

1. 治疗脾痛胀满 草果仁二个。酒煎服之。(《仁斋直指方》)

2. 治疗肠胃冷热不和,下痢赤白,及伏热泄泻,脏毒便血 草果子、甘草、地榆、枳壳(去穰,麸炒)。上等份为粗末。每服二钱,用水一盏半,煨姜一块,拍碎,同煎七分,去滓服,不拘时候。(《传信适用方》草果饮)

3. 治疗疟疾不愈,振寒少热,面青不食,或大便溏泄,小便反多 草果仁、附子(炮,去皮脐)。上等份,细锉。每服半两,水二盏,生姜七片,枣一枚,煎至七分,去滓温服,不拘时候。(《济生方》果附汤)

4. 治疗妊娠脏腑虚滑,脐腹疼痛,日夜无度 厚朴(去粗皮,姜汁浸,炒黄,二两),肉豆蔻(一个,面煨),草豆蔻(一个,煨),上咀,每服三钱。水一盏,

姜三片，煎至七分，去滓热服。(《妇人良方大全》草果散)

5. 治疗小儿寒热，盗汗，不思饮食，面黄腹急 草果一两，厚朴二两，甘草半两，枣子半两，生姜四两。上㕮咀。三岁一钱，水半盏，煎至三分，去滓。(《普济方》草果饮)

【类药辨析】

1. 生草果与姜草果的鉴别应用 生草果辛温燥烈，燥湿散寒作用较强，长于祛痰截疟，散邪外出。常用于疟疾、瘟疫初起，亦可用于寒湿困脾等。姜草果燥烈之性得以缓和，以温中止呕力胜，用于寒湿阻滞脾胃，脘腹胀满，反胃呕吐，亦用于疟疾等。草果生用气猛燥烈，燥湿散寒之力甚强，但因其气浊，临床多用姜制，既可矫正不良气味，又能增加温中止呕作用[1]。

2. 草果与草豆蔻的鉴别应用 两药皆味辛性温，主入脾胃，均能燥湿温中散寒，都可用于治寒湿中阻所致的脘腹胀痛，呕吐泄泻，舌苔浊腻等。然草豆蔻气味芳香而燥烈之性不及草果，又能温胃止呕，也可代替豆蔻用于胃寒呕吐之证。草果则具有特殊的臭气和辣味，燥烈之性远胜于草豆蔻。并能下气除痰，芳香辟瘴解瘟，又可用于山岚瘴气，秽浊湿邪所致的瘟疫发热等[1]。

【配伍应用】

1. 草果配槟榔 草果醒脾化浊，宣达伏邪而辟疫；槟榔利水化湿而行气滞。两药伍用，化湿功效较好。可用于治疗瘟疫之邪伏膜原而表现憎寒化热、胸闷呕恶、头痛烦躁等症状者[1]。

2. 草果配常山 草果辛温祛寒，燥湿除痰截疟；常山苦寒清热除痰截疟。两药相合，苦温并用，既除寒热，又化湿浊，多用于疟疾反复发作，寒湿内阻，邪伏阴伤而表现出胸胁痞满、食欲不振、神疲肢倦、苔浊腻等症状者[1]。

3. 草果配知母 草果辛散温通，温中化浊，化浊截疟；知母甘苦寒凉，清热泻火，滋阴润燥。两药伍用，一寒一热，相互制约，共奏和表里除寒热之功。用于表里不和，乍寒乍热，寒热往来以及疟疾等症[1]。

4. 草果配山楂 草果温脾燥湿，消食化积；山楂消食导积，健脾和胃。两药伍用，有消食导滞之功，治疗饮食积滞所致的脘腹胀痛、嗳腐吞酸等症有良效[1]。

二、临床研究

1. 老年肾病综合征 草果知母汤(半夏、厚朴各20g，知母、茯苓各15g，草果、黄芩、黄连、陈皮、生姜各10g，大黄6g，甘草和党参各5g)。伴腰痛者加杜仲、怀牛膝和川牛膝各15g；伴腰冷者加紫河车6g，伴纳差者加焦三仙、鸡内金各10g；伴便溏者加炒白术10g；伴失眠不安者加酸枣仁20g，天麻10g；易感冒者加桑叶10g，黄芩6g。水煎服，1剂/天，共6个月。共治疗47例患者，治愈10例，显效24例，有效10例，无效3例，总有效率为93.62%[2]。

2. 术后、感染治愈后功能性低热 达原饮加减方，厚朴12g，槟榔12g，草果12g，知母10g，白芍10g，黄芩10g，甘草6g，每日1剂，水煎400mL，分2次温服。加减运用：气虚者加补中益气汤，阴虚者二至丸，血虚加四物汤合当归补血汤，阳虚加四逆汤，失眠者加交泰丸，自汗者加玉屏风散，纳差者加焦三仙各15g，大便不通者加生白术12g、全瓜蒌12g，大便溏泄者加生山楂30g。以2周为观察周期。共治疗32例，痊愈24例，显效5例，有效1例，无效2例，总有效率为93.8%[3]。

3. 妊高症及术后腹胀 研究组取草果5～6枚，用温火把皮烤黄或炒至皮变黄色，然后将草果放入锅中加水300～500mL，煮沸后放入少许盐，1次服下，最少量不能少于300mL；亦可取草果2枚去皮，取其内小粒砸碎，温盐水送服。1h后开始记录24h两组的排气、排便情况。共治疗59例，治愈51例，有效5例，失败3例，总有效率为94.9%[4]。

三、药理研究

1. 抗炎作用 草果甲醇提取物可以激活活性氧（reactive oxygen species，ROS）、丝裂原活化蛋白激酶（mitogen-activated protein kinases，MAPKs）、转录因子Nrf2（nuclear factor-E2-related factor 2，Nrf2）介导的血红素加氧酶-1（heme oxygenase-1，HO-1）信号通路，抑制脂多糖（lipopolysaccharide，LPS）诱导的NO释放和诱导型一氧化氮合酶（inducible nitric oxide synthase，iNOS）的表达[5]。草果醋酸乙酯提取物可抑制巨噬细胞（RAW 264.7）释放NO，其中表儿茶素和化合物CG-5在高浓度下抗炎作用较强；除异草果素外，其余化合物均能保护神经细胞株PC-12细胞免受H_2O_2的损伤，具有良好的抗炎活性[6]。草果所含的2,8-癸二烯-1,10-二醇可同时作用于多个靶点抑制炎症反应，机制为下调iNOS和环氧合酶-2（cyclooxygenase-2，COX-2）的表达，抑制NO和前列腺素E2（prostaglandin E2，PGE2）的产生，并能抑制MAPKs通路，降低LPS诱导的白细胞介素-6（interleukin-6，IL-6）和肿瘤坏死因子-α（tumor necrosis factor-α，TNF-α）等炎症因子的表达[7]。

2. 抗菌作用 草果提取物可破坏大肠埃希菌和沙门菌细胞形态，增加细胞壁通透性和胞内物质外泄，从而抑制细菌的生长繁殖[8]。草果挥发油对白念珠菌标准株SC5314、白念珠菌耐药株23#、金黄色葡萄球菌、大肠埃希菌均有不同程度的抑制效果，尤其对白念珠菌的抑制效果更强[9]；草果精油对细菌和霉菌具有明显的抑制作用[10]；草果挥发油具有较强的体外抗耐甲氧西林金黄色葡萄球菌（methicillin-resistant staphylococcus aureus，MRSA）活性，可逆转MRSA对β-内酰胺类抗生素的多重耐药性[11]。

3. 调节胃肠功能 姜炮制的草果可有效拮抗肾上腺素引起的回肠运动抑制和乙酰胆碱引起的回肠痉挛[12]。

4. 降糖作用 草果乙酸乙酯部位可以改善糖尿病小鼠的空腹血糖和糖耐量[13]。

5. 抗氧化作用 草果甲醇溶出物可显著提高小鼠血浆及肝组织中谷胱甘肽（glutathione，GSH）、超氧化物歧化酶（superoxide dismutase，SOD）、谷胱甘肽过氧化酶（glutathione peroxidase，GSH-Px）指标，降低丙二醛（malondialdehyde，MDA）和8-异前列腺素F2α（8-isoprostaglandin F2α，8-ISO-PGF2α）的含量，具有良好的抗氧化作用[14]；草果精油可显著降低草莓贮藏期间的腐烂指数，其机制可能为减缓草莓中维生素C、黄酮和多酚的损失速率，从而维持草莓对DPPH和ABTS自由基的清除能力[15]。

6. 抗肿瘤作用 草果挥发油可通过B淋巴细胞瘤-2（B-cell lymphoma-2，Blc-2）相关X蛋白（Blc-2 associated X protein，Box）蛋白表达，下调Blc-2蛋白诱导细胞凋亡[16]；此外，草果挥发油可通过线粒体凋亡途径诱导6-10B细胞发生凋亡，有效抑制癌细胞的增殖[17]。

四、本草文献摘述

1.《饮膳正要》"治心腹痛,止呕,补胃,下气。"

2.《本草纲目》"今虽不专为果,犹入茶食料用。尚有草果之称焉。"

参考文献

[1] 国家药典委员会.中华人民共和国药典临床用药须知:中药饮片卷[M].2020版.北京:中国医药科技出版社,2022:550-552.

[2] 文辉.草果知母汤辨证加减对老年肾病综合征慢性纤维化的作用[J].中国老年学杂志,2021,41(14):3019-3022.

[3] 李明晓.达原饮加减治疗术后、感染治愈后功能性低热32例临床观察[J].中医临床研究,2020,12(36):92-94.

[4] 余凤琼,郭丽娟,徐霞.草果盐水治疗妊高症及术后腹胀疗效观察[J].中国社区医师,2003,19(8):29-30.

[5] Shin J S, Ryu S, Jang D S, et al. Amomum tsao-ko fruit extract suppresses lipopolysaccharide-induced inducible nitric oxide synthase by inducing heme oxygenase-1 in macrophages and in septic mice[J].Int J Exp Pathol,2015,96(6):395-405.

[6] 卢传礼.几种典型姜科品种的化学成分及其活性研究[D].广州:华南理工大学,2012.

[7] Kim M S, Ahn E K, Hong S S, et al.2, 8-decadiene-1,10-diol inhibits lipopolysaccharide-induced inflammatory responses through inactivation of mitogen-activated protein kinase and nuclear factor-κB signaling pathway[J].Inflammation,2016,39(2):583-591.

[8] 吴怡,张康宁,李文学.草果提取物对幽门螺杆菌抑制作用及对胃溃疡防治作用的试验研究[J].现代医学与健康研究电子杂志,2018,2(5):14-15.

[9] 刘娜,夏咸松,赵毅,等.不同产地草果挥发油 GC-MS 成分分析及抑菌试验研究[J].云南民族大学学报:自然科学版,2021,30(2):97-103.

[10] 孟大威,李伟,王鹏君,等.草果精油成分鉴定及其抗菌活性研究[J].食品科学技术学报,2013,31(5):24-30.

[11] 徐航,龙娜娜,林琳,等.草果油抗MRSA体外活性研究[J].成都医学院学报,2017,12(3):241-246.

[12] 李伟,贾冬.草果的无机元素及药理作用[J].中国中药杂志,1992,17(12):727-728.

[13] Huiqun F, Mingshun C, Taotao D, et al.Phenolic compounds profile of Amomum tsaoko Crevost et Lemaire and their antioxidant and hypoglycemic potential[J]. Food Bioscience,2023,52.

[14] 闫倩,俞龙泉,陈野,等.草果甲醇溶出物对 D-半乳糖致衰老小鼠的抗氧化作用机理研究[J].食品工业科技,2014,35(6):351-356.

[15] 储恬予,赵敏吉,于纹婧,等.草果精油对采后草莓保鲜效果及抗氧化活性的研究[J].农产品加工,2019,19(9):24-27.

[16] 张琪,杨扬.草果挥发油对肝癌 H22 荷瘤小鼠的抑瘤作用[J].武汉大学学报:理学版,2015,61(2):179-182.

[17] 高鸣乡,蒋佩文,李敏惠,等.草果挥发油诱导鼻咽癌 6-10B 细胞凋亡的机制研究[J].天然产物研究与开发,2021,33(6):992-997.

香薷 Xiangru

本品为唇形科植物石香薷 *Mosla chinensis* Maxim. 或江香薷 *Mosla chinensis* 'Jiangxiangru' 的干燥地上部分。

3-1-11 香薷彩图

一、传统应用

【性味归经】辛,微温。归肺、胃经。

【功效主治】发汗解表,化湿和中,利水消肿。用于暑湿感冒,恶寒发热,头痛无汗,腹痛吐泻,水肿,小便不利。

【用法用量】3~10g,不宜久煎。

【使用注意】本品辛温发汗之力较强，表虚有汗及暑热证当忌用。

【方剂举例】

1. 千金茶（《中华人民共和国卫生部药品标准·中药成方制剂》）

药物组成：香薷、甘草、香附、苍术、石菖蒲、厚朴（制）、羌活、陈皮（制）、贯众、柴胡、紫苏、半夏（制）、川芎（酒制）、薄荷、枳壳、玉叶金花、桔梗、荆芥、广藿香、茶叶。

功能主治：疏风解表，利湿和中。用于四季伤风感冒，中暑发热，腹痛身酸，呕吐泄泻。

2. 肠炎宁糖浆[《中华人民共和国药典》（2020年版一部）]

药物组成：地锦草、金毛耳草、樟树根、香薷、枫香树叶。

功能主治：清热利湿，行气。用于大肠湿热所致的泄泻、痢疾，症见大便泄泻或大便脓血、里急后重、腹痛腹胀；急慢性胃肠炎、腹泻、细菌性痢疾、小儿消化不良见上述证候者。

3. 香薷散（《太平惠民和剂局方》）

药物组成：香薷、白扁豆（微炒）、厚朴（去茎皮姜制）。

功能主治：祛暑解表，化湿和中。用于治疗阴暑，症见恶寒发热，头重身痛，无汗，腹痛吐泻，胸脘痞闷，舌苔白腻，脉浮。

4. 新加香薷饮（《温病条辨》）

药物组成：香薷、金银花、鲜扁豆花、厚朴、连翘。

功能主治：祛暑解表，清热化湿。用于治疗暑温夹湿，复感于寒证，症见发热头痛，恶寒无汗，口渴面赤，胸闷不舒，舌苔白腻，脉浮而数者。

【简便验方】

1. 治疗舌上忽出血如钻孔者 香薷汁服一升，日三。（《肘后方》）

2. 治疗脾胃不和，胸膈痞滞，憎寒壮热，身体疼痛，肢节倦怠，霍乱呕吐，脾疼翻胃，中酒不醒，四时伤寒头痛 香薷（去土）二两，甘草（炙）半两，白扁豆（炒）、厚朴（去皮，姜汁炒）、茯神各一两。上为细末。每服二钱，沸汤入盐点服。（《太平惠民和剂局方》香薷汤）

3. 治疗霍乱腹痛吐痢 生香薷（切）一升，小蒜一升（碎），厚朴六两（炙），生姜十两。上四味切，以水一斗，煮取三升，分三服，得吐痢止，每服皆须温。（《救急方》香薷汤）

4. 治疗伏暑伤冷，霍乱转筋，心腹撮痛，四肢厥冷 香薷（三钱），厚朴（姜制 二钱），黄连（二钱）。上先将厚朴、黄连二味，同用生姜四钱，一处捣细于银石器内，慢火同炒令紫色。取起入香薷，入水一盏，酒一盏，煎八分。去粗，用瓷器盛于新汲水中，沉令极冷服。（《奇效良方》黄连香薷汤）

5. 治疗水肿，或疮中水，通身皆肿 干香薷一斤，白术七两。上二味捣术下筛，浓煮香薷取汁，和术为丸，如梧子大。每服十丸，日夜四五服，利小便极良。（《僧深集方》香薷术丸）

【类药辨析】

香薷和麻黄的鉴别应用 麻黄与香薷皆味辛性温，均能发汗解表，利水消肿。都可用于治外感风寒，恶寒、发热、头痛、无汗以及水肿兼表证者。但麻黄善于宣肺气、开腠理、透毛窍而发汗解表，其发汗之力较强，散寒之力较大，但无和中化湿之功，主要用于外感风寒、恶寒无汗的表实证。同时，麻黄又能宣肺而平喘、利水消肿，又常用于肺气壅遏的咳嗽气喘。香薷的发汗、散寒之力不如麻黄，善于化湿和中而祛暑，多用于风寒感冒而兼

第三章 化湿药

脾胃湿困者[1]。

【配伍应用】

1. 香薷配白术 香薷辛散温通，外能发汗以散肌表之水湿，又能宣肺气启上源，通畅水道，以利尿退肿；白术善于补气健脾，燥湿利水。二者配伍，标本兼顾，最能行水消肿，常用于治水湿泛溢之通身水肿者[1]。

2. 香薷配杏仁 香薷善于发汗解表，化湿和中；杏仁偏于宣肃肺气。二者配伍，既能发散表邪，又能降肺理气和胃。常用于治夏月外感寒湿所致的恶寒发热、无汗咳嗽等症[1]。

3. 香薷配生石膏 香薷辛温，发汗解表，化湿和中，为夏季解肌透表退热之要药；生石膏辛甘大寒，既辛散表热，又清解暑热。二药配伍，既清且散，共奏清热解暑、透表退热之功。常用于治暑热外感，高热烦渴无汗者[1]。

4. 香薷配金银花、连翘 香薷辛温发汗解表，化湿和中；金银花、连翘辛凉透表，清泄郁热。三药配伍，寒温相制为用，有辛凉透热之功。常用于治暑月外感寒湿，郁而化热或外感暑热所致的发热恶寒、无汗头痛、心烦口渴、脉浮数者[1]。

二、临床研究

1. 阴暑 口服新加香薷饮免煎颗粒剂，香薷 6g，金银花 9g，扁豆花 9g，厚朴 6g，连翘 6g；恶心呕吐甚者，可加紫苏、陈皮；恶寒甚者，可加藿香；内热甚者可加黄连；湿重困倦甚者加茯苓、白术、半夏，每剂药物用 300mL 开水冲泡，分早晚两次服用，连服 5 天。共治疗 29 例，痊愈 9 例，好转 18 例，无效 2 例，总有效率 93.10%[2]。

2. 空调外感病 香薷 10g，厚朴花 10g，扁豆花 10g，金银花 10g，连翘 10g，神曲 10g，荆芥 5g。每日 1 剂，1 剂煎煮 2 次，每次武火煮开 5min，共取汁 300mL，分 2 次服，药渣再煎煮取汁 500mL，代茶饮；高热者予 5% 葡萄糖盐水 500mL 加维生素 C 1g，维生素 B_6 2g 及 10% 葡萄糖 500mL 加 10% 氯化钾 10mL 静滴，服用两天。共治疗 50 例，治愈 33 例，好转 16 例，无效 1 例，总有效率 98%[3]。

3. 急性细菌性痢疾 香薷油用蒸馏法提取，用吐温-80 进行乳化，配制成 1% 溶液（w/v）备用，采用石香薷挥发油胶丸，250mg/天，5 天为 1 疗程；高热者给予退热治疗，腹痛较重时给予 654-2。共治疗菌痢 200 例，治愈率达 90.5%，总有效率为 96%[4]。

4. 暑湿型感冒 地金银花 10g，连翘 10g，扁豆花 10g，厚朴 10g，香薷 10g，辛夷 10g，苍耳子 10g；高热者加生石膏 30g、薄荷（后下）6g、蝉蜕 5g 以疏风退热；寒热往来者加柴胡 10g、黄芩 10g 以调和营卫；头身疼痛明显者，加羌活 10g、葛根 30g 舒筋止痛；咽喉肿痛者加岗梅根 15g、板蓝根 10g 清热利咽；咳嗽咳痰者加炙麻黄 8g、杏仁 10g、甘草 6g 止咳化痰；胸闷明显者加瓜蒌 10g 宽胸理气；纳差者加藿香 10g、布渣叶 10g 化湿和胃，每日 1 剂，早晚分服，5 剂为一个疗程。共治疗 200 例，痊愈 92 例，显效 56 例，有效 38 例，无效 14 例，总有效率 93.0%[5]。

5. 肾源性水肿 120g 香薷饮片，煎煮方法：提前浸泡 20～30min 为宜，用水量以液面没过饮片 4～6cm 为宜。首煎：煮沸后文火煎煮 45～60min 至液面刚好没过饮片，过滤，取煎液；次煎：加水至液面刚好没过饮片，武火煮沸后文火煎煮至剩余 1/3 药液，过滤，取出与首煎液混匀，香薷久煎剂每日1剂，早晚各服1次，1周为1个疗程，治疗2～3个疗程。共治疗42例，痊愈26例，显效10例，有效5例，无效1例，总有效率97.6%[6]。

6. 小儿夏季高热 柴胡、连翘、藿香各10g，香薷、炒扁豆、淡竹叶各6g，厚朴5g，金银花9g，板蓝根8g；针对高热口渴患者可去厚朴，添加10g生石膏、6g知母；如果患者伴有恶心呕吐以及脘腹胀痛添加姜半夏、白豆蔻各6g。采用煎服形式，所有药材均先采用清水浸泡30min，然后用水煎10min，煎煮2次后取汁200mL，1剂/天，分早晚2次服用，持续治疗1周。共治疗33例，显效16例，有效15例，无效2例，总有效率93.9%[7]。

三、药理研究

1. 抑菌作用 香薷挥发油对金黄色葡萄球菌、表皮葡萄球菌、志贺痢疾杆菌、福氏痢疾杆菌、宋内痢疾杆菌、志贺菌属、乙型副伤寒杆菌、鼠志贺菌属、变形杆菌、大肠埃希菌等10种菌株均有抑制作用[8]。

2. 解热镇痛作用 香薷挥发油具有中枢抑制作用，可降低小鼠的正常体温，对酵母菌所致发热大鼠有解热作用，提高小鼠的痛阈，并在0.1～0.3mg/kg呈量效关系[9]。

3. 抗氧化作用 石香薷总黄酮对DPPH自由基和O^{2-}具有较好的清除能力，对Fe^{2+}离子具有较强的还原能力[10]。石香薷精油IC_{50}为1.92μg/mL，对DPPH·的清除率与精油浓度呈现明显的量效关系，当石香薷精油的浓度达到20μg/mL时，对DPPH·的清除率达到饱和[11]。

4. 抗病毒作用 石香薷水提物可改善感染小鼠的临床症状，减少小鼠死亡数，延长其平均存活时间，升高血清中IL-2、IFN-γ含量，具有较强的抗流感病毒活性，并可通过调节感染小鼠血清细胞因子从而增强机体抗病毒感染的功能[12]。

5. 杀虫作用 石香薷挥发油对棉蚜种群的扩大有明显的抑制和杀灭作用，其杀灭棉蚜的效果优于啶虫脒可湿性粉剂和阿维菌素乳油，处理8天后成蚜的校正死亡率达96.88%，有明显的熏蒸效果，是理想的生物防蚜药剂[13]。

四、本草文献摘述

1.《名医别录》"主霍乱，腹痛吐下，散水肿。"

2.《滇南本草》"解表除邪。治中暑头疼，暑泻，肚肠疼痛，暑热咳嗽，发汗，温胃和中。"

3.《本草纲目》"世医治暑病，以香薷饮为首药。然暑有乘凉饮冷，致阳气为阴邪所遏，遂病头痛，发热恶寒，烦躁口渴，或吐或泻，或霍乱者，宜用此药，以发越阳气，散水和脾……盖香薷乃夏月解表之药，如冬月之用麻黄，气虚者尤不可多服。而今人不知暑伤元气，不拘有病无病，概用代茶，谓能辟暑，真痴前说梦也。"

4.《食物本草》"人家暑月多煮以代茶，可无热病。"

参考文献

[1] 国家药典委员会. 中华人民共和国药典临床用药须知：中药饮片卷[M].2020版. 北京：中国医药科技出版社，2022：90-92.

[2] 朱素有，漆公成，杜婷婷，等. 热敏灸联合新加香薷饮治疗阴暑的临床效果[J]. 中国当代医药，2020，27（4）：197-200.

[3] 黄宏坚. 新加香薷饮加减治疗空调外感病50例[J]. 福建中医药，2001，32（3）：28.

[4] 成彩莲,彭承秀,刘爱荣.石香薷挥发油抗菌作用及治疗急性细菌性痢疾的疗效观察[J].同济医科大学学报,2000,29(6):569-571.

[5] 袁慧,孙玉香.新加香薷饮加味治疗暑湿型感冒200例[J].中医临床研究,2018,10(26):122-123.

[6] 纪安意,陈慧.香薷久煎液为主治疗肾源性水肿42例观察[J].浙江中医杂志,2016,51(1):75.

[7] 蒋盛花.柴胡香薷饮治疗小儿夏季高热的作用分析[J].基层医学论坛,2017,21(34):4873-4874.

[8] 冯元,刘静.石香薷挥发油抑菌和免疫应答作用[J].氨基酸和生物资源,2009,31(3):30-32.

[9] 龚慕辛.青香薷与江香薷挥发油药理作用比较[J].北京中医,2000,19(4):46-49.

[10] 张琦,吴巧凤,朱文瑞,等.石香薷总黄酮的体外抗氧化作用研究[J].中华中医药学刊,2014,32(10):2317-2319.

[11] 刘梦婷,罗飞亚,曾建国.石香薷精油成分分析及其抗菌抗氧化活性[J].中成药,2020,42(11):3091-3095.

[12] 徐军烈,蒋维尔.石香薷水提物抗流感病毒作用研究[J].浙江中医杂志,2013,48(4):273-274.

[13] 高赟石.石香薷挥发油对棉蚜的生物活性研究[J].农业科技与信息,2013(8):49-50.

第二节 健脾化湿药

五指毛桃 Wuzhimaotao

本品为桑科植物粗叶榕 *Ficus hirta* Vahl 的干燥根。全年均可采挖,除去细根、泥沙,洗净,趁鲜切段或块片,晒干。

3-2-1 五指毛桃彩图

一、传统应用

【性味归经】味甘,性平。

【功效主治】健脾补肺,行气利湿,舒筋活络。主治脾虚浮肿,食少无力,肺痨咳嗽,盗汗,带下,产后无乳,风湿痹痛,水肿,肝硬化腹水,肝炎,跌打损伤。

【用法用量】内服,煎汤,60~90g。

【使用注意】孕妇慎用。

【方剂举例】

1. 益智康脑丸(《国家中成药标准汇编 内科心系分册》)

处方组成:五指毛桃、扶芳藤、牛大力、千斤拨、红参、熟地黄、肉苁蓉、山茱萸、当归、肉桂、三七、升麻、甘草、蜂蜜(炼)。

功能主治:补肾益脾,健脑生髓。用于脾肾不足,精血亏虚,健忘头昏,倦怠食少,腰膝酸软。

2. 宫炎平片[《中华人民共和国药典》(2020年版一部)]

处方组成:地稔、两面针、当归、五指毛桃、柘木。

功能主治:清热利湿,祛瘀止痛,收敛止带。用于湿热瘀阻所致带下病,症见小腹隐痛,经色紫暗、有块,带下色黄质稠;慢性盆腔炎见上述证候者。

3. 抗痨丸(《中华人民共和国卫生部药品标准·中药成方制剂第七册》)

药物组成:矮地茶、百部、桑白皮、穿破石、五指毛桃、白及。

功能主治:散瘀生新,祛痰止咳。用于浸润型肺结核,痰中带血。

4. 强肌健力饮（邓铁涛《卫生部国家中医药管理局评定首批国家级名老中医效验秘方精选》）

药物组成：黄芪、五爪龙（五指毛桃）、党参、白术、当归、升麻、柴胡、陈皮、甘草。

功能主治：健脾益气。用于重症肌无力，其主证为脾胃虚损，症见眼睑下垂，四肢倦怠乏力，吞咽困难，纳差便溏，少气懒言，舌胖嫩，齿痕，苔薄白或浊厚，脉虚大或弱。

【简便验方】

1. 治疗慢性气管炎 紫花杜鹃150g，毛冬青100g，五指毛桃100g。每日1剂，水煎服。一般用药后第6日见效。（《中国民族药志》）

2. 治疗肋间神经痛 五指毛桃10g，川芎20g，狭叶阴香皮10g，香藤10g。水煎或浸酒服。（《中国民族药志》）

3. 治疗急性黄疸型肝炎，较重的慢性肝炎 穿破石1kg，五指毛桃250g，葫芦茶90g。加水浸煮2次，浓缩至1500mL，加白糖300g，入防腐剂，静置，过滤。较重者每日服90mL，分2次服；轻者，每日服45mL，一次服完。以1个月为1疗程。（广东卫生管理局《新医药通讯》）

4. 治疗老年气虚浮肿 五指牛奶（五指毛桃）90g，千斤拔30g，水煎服。或五指牛奶90g，炖猪脊骨食。（《广西民间常用草药手册》）

5. 治疗神经衰弱 五指毛桃根常配葫芦茶、含羞草各50g，浸酒60mL，浸泡10天后备用。每次20mL，每日3次。（《中国民族药志》）

6. 治疗产后无乳 五指毛桃60g。炖猪脚服。（《广西民间常用草药手册》）

7. 治疗白带 五指毛桃30g，一匹绸60g。水煎服。（《广西民间常用草药手册》）

【类药辨析】

五指毛桃与黄芪的鉴别应用 本品与黄芪均有补气健脾之功。均可用于气虚证。所不同的是：本品的补气之力不及黄芪，且无升举阳气、益卫固表、托毒生肌作用；但本品却无黄芪的壅滞气机之弊，并能祛痰平喘，祛风湿止痹痛[1]。

【配伍应用】

1. 五指毛桃配黄芪 五指毛桃健脾补肺，行气利湿，黄芪补气升阳，两者合用增加补气作用，用于气虚证。

2. 五指毛桃配鸡血藤 五指毛桃行气利湿，舒筋活络，鸡血藤活血补血，两者合用增强补益气血、祛湿通络作用，用于气血不足，风湿痹阻引起的肢体麻木或关节疼痛等。

二、临床研究

1. 小儿肺炎恢复期 土茯苓经验方（土茯苓15g，杏仁10g，芦根10g，连翘8g，五指毛桃15g，白术10g，防风10g，莱菔子8g，麦芽15g，稻芽15g，砂仁6g，炙甘草6g），先将药物放入容器内，加冷水没过药面，浸泡30min。先用武火熬开，沸腾后改用文火保持微沸状态，煎煮20~30min，煎至约250mL药液。日一剂，饭后三次服用。药量根据年龄大小分为：2~3岁：100~150mL/天；4~6岁：200~250mL/天。共治疗15例，痊愈6例，显效8例，进步1例，总有效率100%[2]。

2. 非小细胞肺癌 沙参麦冬汤加减（南沙参、北沙参各15g，太子参、白花蛇舌草、五指毛桃各20g，麦冬、玉竹、防己各12g，黄芪30g，桑叶9g，生甘草6g，冬虫夏草、三七末（冲服）各3g。加减：咳嗽明显加桔梗、浙贝母；胸痛加延胡索、郁金、枳壳；咯血加白及、藕节炭、白茅根；发热加黄芩、鱼腥草；胸水加猪苓、茯苓、葶苈子。每天1剂，水煎取汁400mL，分早、晚2次空腹服，连服2个月为1疗程。共治疗30例，部分缓解17例，病情稳定10例，病情进展3例，总有效率56.7%[3]。

3. 神经衰弱 滋肾宁神丸（熟地黄、何首乌、黄精、白芍、女贞子、菟丝子、金樱子、五味子、酸枣仁、首乌藤、丹参、合欢皮、珍珠母、淮山药、茯苓、牛大力、五指毛桃），共治疗762例，总有效率95.41%[4]。

4. 慢性盆腔炎 宫炎平片（地稔、两面针、穿破石、五指毛桃、当归等），口服，每日3次，每次4片，30天为一疗程。共治疗100例，痊愈80例，好转12例，无效8例，总有效率92%[5]。

5. 乙肝后肝硬化 加味五指毛桃汤（五指毛桃40g，鸡骨草20g，溪黄草20g，穿破石10g，紫背金牛15g，茯苓10g，泽泻10g，布渣叶15g，素馨10g，炙甘草10g），日1剂，分2次口服。疗程6个月。共治疗40例，观察疗程为6个月，加味五指毛桃汤在改善乙肝后肝硬化患者的临床体征、肝功能、肝纤维化方面都表现出明显优势[6]。

6. 痤疮 清肺健脾汤（鱼腥草、地骨皮、牡丹皮各15g，黄芩10g，五指毛桃根30g，白术15g，茯苓15g，赤芍15g，炙甘草10g），采用韩国煎药机密封沸腾混煎制成袋装合剂2袋，100mL/袋。用法：200mL/天，分2次口服，4周为1疗程。共治疗64例，治疗后改善面部皮损和脂溢程度的疗效较好[7]。

三、药理研究

1. 抗炎镇痛作用 五指毛桃中的佛手柑内酯（BG）能够抑制嗜中性粒细胞和巨噬细胞向损伤部位的募集，同时可抑制ROS和NO的产生，在切割诱导炎症斑马鱼模型中表现出抗炎活性[8]；壬二酸、羽扇豆醇棕榈酸酯对5-LOX表现出较强的抑制活性[9]。五指毛桃水提液能明显抑制由二甲苯引起的耳肿胀和醋酸所致的腹腔毛细血管通透性增加；使小鼠扭体次数明显减少，痛阈值提高[10]。

2. 抗菌作用 五指毛桃水提液对体外大肠埃希菌、枯草芽孢杆菌、金黄色葡萄球菌均具有抑制作用[11]。五指毛桃对大肠埃希菌和金黄色葡萄球菌均有抑制作用[12]。

3. 改善胃肠道作用 五指毛桃水提液有加强和抑制小肠推进功能的双向作用[13, 14]；能够抑制大黄型脾虚模型小鼠胃排空速度并减缓小肠的蠕动，对脾虚症状有一定的改善作用[15, 16]；此外还可减轻胃黏膜损伤，而对大鼠胃蛋白酶和胃酸分泌没有显著影响[17]。五指毛桃水提液的益气健脾和胃效果优于黄芪，其对改善胃肠道环境具有更佳的效果[18]。

4. 镇咳、祛痰、平喘作用 五指毛桃水提液能明显减少模型动物咳嗽次数，并延长咳嗽潜伏期；可对抗组胺-乙酰胆碱引起的豚鼠支气管哮喘；并对磷酸组胺所致豚鼠离体气管平滑肌收缩有拮抗作用[19]。五指毛桃醇提液除可显著延长引喘潜伏期，增大方波刺激迷走神经的引咳阈值，使小鼠的咳嗽次数减少外，还可显著增加小鼠呼吸道的酚红排泌量[20]，并能明显加快蛙口腔黏膜上皮纤毛运动[21]。

5. 抗氧化、抗衰老作用 五指毛桃水提物可显著改善阿尔茨海默病（AD）模型小鼠记忆功能，使其大脑中MDA含量降低、SOD含量升高[22]。五指毛桃可使疲劳型亚健康小鼠精神状态及行为表现明显改善，显著提高其力竭游泳时间，降低游泳后 BUN 和 LAC 水平，提高骨骼肌内 SOD 活性和总抗氧化能力，降低 MDA 的生成[23]。五指毛桃中含有的多糖、黄酮、多酚和氨基酸等成分均具有较强的清除自由基能力[24, 25]。此外，五指毛桃水提物、醇提物可显著提高衰老小鼠胸腺、脾脏指数，并不同程度提高衰老小鼠 SOD 活力、GSH-Px 活力和 CAT 活力，并降低 MDA 含量，其抗衰老机制可能与抗氧化作用有关[26, 27]。

6. 调节免疫 五指毛桃水提物可显著提高免疫低下小鼠的炭粒廓清指数，提高胸腺、脾脏指数及血清溶血素水平，且可显著增强巨噬细胞吞噬功能、T 淋巴细胞的增殖能力和杀伤活性；此外还能够使 T 细胞亚群数量、IL-1、II 型干扰素含量增加，从而增强机体固有免疫应答能力[28-30]。

7. 抗癌、抗肿瘤作用 五指毛桃能呈浓度依赖性地降低 HepG2 细胞存活率，抑制其增殖并诱导凋亡，其诱导凋亡机制与线粒体凋亡途径有关[31]；五指毛桃多糖对 K562 细胞、H460 细胞、AGS 细胞、HepG2 细胞、HeLa 细胞均具有抑制细胞增殖、诱导凋亡作用[32, 33]。

8. 抗突变、抗辐射作用 五指毛桃水提物可使突变模型升高的骨髓嗜多染红细胞和睾丸生精细胞微核率显著降低，从而拮抗环磷酰胺诱发的小鼠遗传物质损伤，表现出抗突变作用[34, 35]。五指毛桃水提液可使 6 Gy^{60}Coγ 射线造成的辐射模型小鼠升高的骨髓细胞的 Tail DNA% 和 Tail Moment 均呈剂量依赖性降低，且可有效地减轻 6 Gy^{60}Coγ 射线单次全肺照射辐射损伤引起的小鼠肺组织充血水肿、上皮细胞及间质细胞增生、炎细胞浸润等炎性反应，具有一定的保护作用[36-38]。

9. 保肝作用 五指毛桃在急性、应激性肝损伤中具有肝保护作用。在肝损伤模型[39, 40]中发现，五指毛桃水提物能够降低模型小鼠血清 ALT、AST 和 LDH 活性，同时可明显减轻肝组织的病理改变。五指毛桃可明显降低拘束负荷小鼠血清 ALT 活性和肝组织中 MDA、NO 含量，并能有效提高肝组织的抗氧化能力指数、GSH 含量、GSH-Px 和 GST 活性，表明其对应激负荷引起的氧化应激性肝损伤具有缓解、改善作用[41]。

四、本草文献摘述

1.《广西民间常用草药手册》"益气固表，通乳。治痈疮肿痛，产后无乳，妇女白带等。"

2. 广州部队《常用中草药手册》"健脾化湿，行气止痛，除痰止咳。主治肝硬化腹水，慢性肝炎，肝胃作痛，水肿，风湿性关节炎，劳伤咳嗽。"

3.《中国民族药志》"主治食欲不振，消化不良，咳嗽，神经衰弱，哮喘，腰腿痛，肋间神经痛，疟疾，骨折，跌打损伤，浊尿，血尿，尿潴留，胃痛，脱肛。"

参考文献

[1] 高汉森，黄兆胜. 家庭食疗中药 [M]. 广州：广东科技出版社，2000：272-273.

[2] 冯小朵. 土茯苓经验方治疗小儿肺炎恢复期的临床观察 [D]. 广州：广州中医药大学，2017.

[3] 徐萌，周蓓. 沙参麦冬汤加减对非小细胞肺癌化疗增效减毒的临床研究 [J]. 新中医，2006（4）：29-30.

[4] 程方，张国铿. 滋肾宁神丸治疗神经衰弱疗效分析 [J]. 新中医，1993（6）：54-55.

[5] 胡琳. 宫炎平片治疗急慢性盆腔炎 100 例 [J]. 陕西中医，2001（6）：334.

[6] 尤海玲，陈源，徐权胜，等. 加味五指毛桃汤治疗乙肝后肝硬化 40 例 [J]. 辽宁中医杂

志，2011，38（4）：683-684.

[7] 李东海，肖红丽，林少健，等.从肺热脾虚论治寻常型痤疮64例[J].广州中医药大学学报，2006（1）：32-34.

[8] 杨怡.活肺通片成分分析及君药五指毛桃中BG的抗炎活性研究[D].广州：广东药科大学，2018.

[9] 吕镇城，陈康，彭永宏.五指毛桃抗炎活性成分的分离及鉴定[J].热带作物学报，2017，38（6）：1134-1137.

[10] 周添浓，王艳，唐立海，等.五指毛桃抗炎镇痛及对急性肝损伤的保护作用研究[J].今日药学，2008（2）：55-58.

[11] 王晓平，段丽菊，陈晓白，等.五指毛桃水提液体外抗菌作用的实验研究[J].时珍国医国药，2010，21（7）：1692-1693.

[12] 陈琼，叶思霞.微量显色法测定五指毛桃抑制活性[J].安徽农业科学，2012，40（15）：8452-8454，8461.

[13] 利红宇，林志云，王成蹊，等.五指毛桃根对呼吸道和消化道的作用[J].中国现代药物应用，2008（17）：50-51.

[14] 利红宇，王成蹊，黄雪薇，等.五指毛桃根对平滑肌的作用研究[J].医药论坛杂志，2007（23）：9-10.

[15] 罗骞，席萍，廖雪珍，等.五指毛桃水煎液对大黄型脾虚小鼠胃肠运动功能的实验研究[J].今日药学，2012，22（7）：398-399，407.

[16] 杨敏，夏荃.五指毛桃水提液对脾虚模型大鼠胃肠功能的影响[J].医药导报，2012，31（10）：1264-1267.

[17] 王艳，叶木荣，唐立海，等.五指毛桃水提液保护胃黏膜及改善微循环的实验研究[J].时珍国医国药，2011，22（5）：1181-1182.

[18] 潘远安，刘江红，张志超，等.五指毛桃与黄芪的药理疗效对比研究[J].中国城乡企业卫生，2017，32（6）：84-85.

[19] 周添浓，唐立海，黄诗冲，等.五指毛桃镇咳及平喘作用研究[J].中药材，2009，32（4）：571-574.

[20] 曾晓春，陈淑慧，赖斯娜，等.粗叶榕的镇咳、祛痰、平喘作用[J].中国中医药信息杂志，2002（2）：30-32.

[21] 利红宇，林志云，王成蹊，等.五指毛桃根对呼吸道和消化道的作用[J].中国现代药物应用，2008（17）：50-51.

[22] 冯劲立，李想.五指毛桃对阿尔茨海默病小鼠学习记忆功能及过氧化损伤的影响[J].湖南中医药大学学报，2015，35（9）：31-32，69.

[23] 罗正茂，陈淑娟，刘艳艳，等.五指毛桃防治疲劳型亚健康小鼠的机制研究[J].贵阳中医学院学报，2012，34（6）：25-28.

[24] 李南薇，黄燕珍.五指毛桃功能性成分抗氧化活性研究[J].食品工业，2013，34（6）：127-130.

[25] 况伟，刘志伟，张晨，等.五指毛桃抗氧化活性研究[J].广东化工，2015，42（19）：42-43.

[26] 叶碧颜，彭小敏，邓广海.五指毛桃抗衰老作用研究[J].内蒙古中医药，2016，35（12）：112-113.

[27] 王娅君，赵瑞，李叔惠，等.广西产五指毛桃不同提取物的抗衰老作用研究[J].大众科技，2018，20（1）：57-59.

[28] 刘春玲，徐鸿华，吴清和，等.五指毛桃对小鼠免疫功能影响的实验研究[J].中药材，2004（5）：367-368.

[29] 杨杰，卫东锋，王文潇，等.五指毛桃水提物对免疫抑制小鼠细胞免疫的影响[J].中药药理与临床，2015，31（6）：111-114.

[30] 张志超，刘江红，潘远安.五指毛桃与黄芪提取物对免疫抑制小鼠细胞免疫的影响[J].中国民族民间医药，2017，26（5）：58-59.

[31] 杨思霞，李纬，谢泽萍，等.五指毛桃提取物对HepG2细胞凋亡的影响及机制研究[J].中药材，2019，42（7）：1670-1673.

[32] 杨思霞.五指毛桃多糖对HepG2细胞凋亡影响及机制研究[D].广州：南方医科大学，2019.

[33] Zeng Y W, Liu X Z, Lv Z C, et al.Effects of Ficus hirta Vahl.（Wuzhimaotao）extracts

on growth inhibition of HeLa cells[J].Exp Toxicol Pathol，2012，64（7-8）：743-749.

[34] 王晓平，黄翔，陈晓白，等.五指毛桃的致突变性研究［J］.安徽农业科学，2010，38（14）：7283-7284.

[35] 岑业文，王晓平，黄翔，等.五指毛桃拮抗环磷酰胺诱发的遗传损伤效应［J］.玉林师范学院学报，2010，31（5）：77-79，83.

[36] 王晓平，段丽菊，黄翔，等.五指毛桃水提液对 $^{60}Co\gamma$ 射线致小鼠骨髓细胞DNA损伤的防护作用［J］.中国现代应用药学，2011，28（4）：284-287.

[37] 王晓平，黄翔，段丽菊，等.五指毛桃水提液对辐射致小鼠肺细胞DNA损伤的保护作用研究［J］.中国药房，2011，22（3）：201-203.

[38] 王晓平，黄翔，陈晓白，等.瑶药五指毛桃对受辐射小鼠肺组织病理形态学的影响［J］.玉林师范学院学报，2010，31（5）：80-83.

[39] 蔡青圆，陈虎彪，赵中振，等.五指毛桃拮抗毒品可卡因的肝毒性作用及其活性成分研究［J］.中国中药杂志，2007（12）：1190-1193.

[40] 吕颖坚，贾凤兰，阮明，等.五指毛桃水提物对二甲基甲酰胺所致小鼠急性肝损伤的保护作用［J］.中药材，2008（9）：1364-1368.

[41] 王敏，何蓉蓉，李怡芳，等.五指毛桃水提物对拘束应激性肝损伤的保护作用［J］.中国医院药学杂志，2015，35（6）：522-525.

白术 Baizhu

本品为菊科植物白术 *Atractylodes macrocephala* Koidz. 的干燥根茎。冬季下部叶枯黄、上部叶变脆时采挖，除去泥沙，烘干或晒干，再除去须根。

3-2-2 白术彩图

一、传统应用

【性味归经】苦、甘，温。归脾、胃经。

【功效主治】健脾益气，燥湿利水，止汗，安胎。用于脾虚食少，腹胀泄泻，痰饮眩悸，水肿，自汗，胎动不安。

麸炒白术能缓和燥性，借麸入中，增强健脾、消胀作用。用于脾胃不和，运化失常，食少胀满倦怠乏力，表虚自汗。

【用法用量】6～12g。

【使用注意】阴虚内热或津液亏耗燥渴者慎用，气滞胀闷者忌用。

【方剂举例】

1. 四君子丸［《中华人民共和国药典》（2020年版一部）］

药物组成：党参、炒白术、茯苓、炙甘草。

功能主治：益气健脾。用于脾胃气虚，胃纳不佳，食少便溏。

2. 枳术丸［《中华人民共和国药典》（2020年版一部）］

药物组成：枳实、白术。

功能主治：健脾消痞。用于治疗脾虚气滞，饮食停聚，症见胸脘痞满，不思饮食。

3. 痛泻要方（《丹溪心法》）

药物组成：白术（炒）、白芍、陈皮（炒）、防风。

功能主治：补脾柔肝，祛湿止泻。用于治疗脾虚肝旺之痛泻，肠鸣腹痛，大便泄泻，泻必腹痛，泻后痛缓，舌苔薄白，脉两关不调，左弦而右缓者。

4. 白术八味散（《外台秘要方》）

药物组成：白术、厚朴（炙）、人参、吴茱萸、麦芽（炒）、茯苓、川芎、陈皮。

功能主治：温胃益气，化湿消滞。胃虚苦饥寒痛。

5. 四君子汤（《太平惠民和剂局方》）

药物组成：人参、白术、茯苓、甘草。

功能主治：益气健脾。用于治疗脾气亏虚，面色萎黄，语声低微，四肢无力，食少便溏，舌质淡，脉细缓。

【简便验方】

1. 治疗伤寒八九日，风湿相搏，身体疼烦，不能自转侧，不呕不渴，脉浮虚而涩，大便坚，小便自利者 白术二两，附子一枚半（炮去皮），甘草一两（炙），生姜一两半（切），大枣六枚。上五味，以水三升，煮取一升去滓，分温三服，一服觉身痹半日许，再服。三服都尽，其人如冒状，勿怪，即是术、附并走皮中，逐水气未得除故耳。（《金匮要略》白术附子汤）

2. 治疗脾虚胀满 白术二两，橘皮四两。为末，酒糊丸，梧子大。每食前木香汤送下三十丸。（《全生指迷方》宽中丸）

3. 治疗脾虚泄泻 白术一两，芍药半两（冬月不用芍药，加肉豆蔻，泄者炒）。上为末，粥丸。（《丹溪心法》白术丸）

4. 治疗湿泻暑泻 白术、车前子等份，炒为末，白汤下二三钱。（《简便单方》）

5. 治疗肠风痔漏、脱肛泻血、面色萎黄，积年久不瘥 白术一斤（糯米泔浸三日，细研锉，炒焦为末），干地黄半斤（洗净，用碗盛于甑上蒸烂细研）。上相和，如硬，滴酒少许，众手丸梧桐子大，焙干。每服十五丸，空心粥饮下，加至二十丸。（《普济方》香术丸）

6. 治疗虚弱枯瘦，食而不化 于术（酒浸，九蒸九晒）一斤，菟丝子（酒煮吐丝，晒干）一斤，共为末，蜜丸，梧子大。每服二三钱。（《本草纲目拾遗》）

【类药辨析】

1. 生白术、土炒白术、麸炒白术的鉴别应用 白术炮制品主要有生白术、土炒白术、麸炒白术三种。生白术以燥湿健脾、利水消肿为主，用于痰饮，水肿，以及风湿痹痛。土炒白术，因借土气助脾，故补脾止泻力胜，用于脾虚食少，泄泻便溏。麸炒白术能缓和燥性，借麸入中，增强健脾作用，用于脾胃不和，运化失常，食少胀满，倦怠乏力，表虚自汗，胎动不安[1]。

2. 白术与苍术的鉴别应用 两者均有燥湿健脾作用，用于治脾虚水停、湿滞中焦之证，但苍术以燥湿为主，白术以健脾为主。此外，苍术还具有发汗解表、祛风胜湿的功效，还可用于治疗外感风寒夹湿及风湿痹证；白术还能止汗，安胎，还可治疗脾虚自汗、胎动不安等。另外，苍术尚能明目，可用于治夜盲及眼目昏涩诸证[1]。

【配伍应用】

1. 白术配苍术 白术偏于补，健脾之力强，长于健脾燥湿；苍术偏于燥，燥湿之力强，善于燥湿健脾。两药配伍，可增强健脾和燥湿的作用，用于治疗脾虚湿盛诸证[1]。

2. 白术配半夏 白术功善补气健脾燥湿；半夏功长燥湿化痰止呕。两药配伍，可增强健脾燥湿化痰的功效，用于治疗脾虚生痰所致眩晕头痛、胸闷呕恶等[1]。

3. 白术配人参 白术长于补气健脾；人参善于大补元气。两药配伍，可增强大补元气，补气健脾的作用，用于治疗脾胃气虚，运化失常引起的气短倦怠、面色萎黄、食少腹胀、饮食不化等[1]。

二、临床研究

1. 肝硬化顽固性腹水 茯苓桂枝白术

甘草汤（茯苓 30g，白术 30g，桂枝 15g，甘草 10g）上药水煎煮取汁 200mL，日 1 剂，2 组均连续治疗 4 周。共治疗 26 例，显效 9 例，有效 15 例，无效 2 例，总有效率 92.31%[2]。

2. 功能性便秘 黄芪白术汤（炙黄芪 30g、白术 15g、蜂蜜 10g、通草 5g、桃仁 10g）上药水煎煮取汁 200mL，分 2 次于早晚餐后 30min 温服，1 剂/天，2 剂为 1 个疗程，连续治疗 1 个月。共治疗 50 例，痊愈 9 例，显效 17 例，有效 20 例，无效 4 例，总有效率 92.00%[3]。

3. 冠心病 茯苓桂枝白术甘草汤（茯苓 20g，丹参 15g，白术 15g，甘草 10g，桂枝 15g，石菖蒲 10g）水煎服，每天 1 剂，早晚温服，连续服用 1 个月。共治疗 84 例，显效 49 例，有效 22 例，无效 13 例，总有效率 84.52%[4]。

4. 高血压病 温胆汤合半夏白术天麻汤（清半夏 10g，天麻 10g，陈皮 10g，甘草 5g，竹茹 10g，生白术 20g，茯苓 12g）用水煎服，熬出 400mL 药汁，分 2 次服用，每日 1 剂。头晕、头痛的患者可以加入石决明 9g，珍珠母 10g 和钩藤 15g；有血瘀阻滞的患者加入川牛膝 10g 和赤芍 10g，当归 15g；痰湿的患者加入白蔻仁 10g，车前子 10g；有热象的患者加入黄连 2g，连翘 10g，治疗 1 个月后观察疗效。共治疗 55 例，显效 33 例，有效 20 例，无效 2 例，总有效率为 96.4%[5]。

5. 脾虚湿盛型泄泻 参苓白术散汤剂（炙甘草 5g、党参 15g、桔梗 8g、山药 10g、白术 10g、砂仁 6g、白扁豆 20g、茯苓 15g、陈皮 12g）若出现食滞，加山楂 5g、炒鸡内金 5g、炒莱菔子 5g、枳实 3g；若出现胸脘痞闷，加木香 8g；若出现腹痛肠鸣泄泻，加炮姜 6g、肉豆蔻 3g、白芍 20g；若出现四肢酸软无力，加补骨脂 6g；若泄泻时间过长、腹部坠胀，加柴胡 10g，升麻 12g，黄芪 20g；若寒湿太明显，要加白豆蔻 6g，厚朴 10g，藿香 12g。所有药物均用水煎服，每天 1 剂，留汁 500mL，均分 2 份，早晚各服用 1 次。共治疗 30 例，显效 18 例，有效 9 例，无效 3 例，总有效率 90.00%[6]。

6. 肠易激综合征 参苓白术散（党参 15g、茯苓 15g、白术 15g、白扁豆 20g、山药 20g、炙甘草 6g、莲子 10g、桔梗 10g、砂仁 6g、薏苡仁 15g）随症加减：腹痛较甚者，加延胡索、香附；腹胀明显者，加木香、陈皮；纳差明显者，加炒山楂、鸡内金；伴反酸嗳气者，加煅牡蛎；伴畏寒者，加干姜等。每日 1 剂，400mL 温开水冲服，分早、晚 2 次服用。总疗程为 4 周，共治疗 28 天。共治疗 30 例，治愈 4 例，显效 8 例，有效 16 例，无效 2 例，总有效率 93.3%[7]。

7. 溃疡性结肠炎 参苓白术散[药用人参 15g，茯苓 15g，白术 12g，白扁豆 12g，莲子肉 12g，薏苡仁 30g，山药 30g，砂仁 6g（后下），桔梗 6g，甘草 6g]，消化不良、大便积滞加神曲 15g，枳实 15g，喜暖、腹痛加炮姜 9g，寒甚加附子 6g，久泻加柴胡 15g，升麻 15g，黄芪 12g。1 剂/日，水煎取汁 300mL，早晚各温服 150mL。共治疗 50 例，治愈 10 例，显效 28 例，有效 9 例，无效 3 例，总有效率 94.00%[8]。

8. 前庭性偏头痛 参芪半夏白术天麻汤（红参 6g，黄芪 20g，姜半夏 15g，白术 15g，天麻 15g，茯苓 10g，陈皮 6g，炙甘草 6g，生姜 6g，大枣 6g）随症加减：伴有恶心呕吐者，加旋覆花 10g，赭石 10g；腹痛、腹胀者，加厚朴 10g，砂仁 6g；伴痰涎壅盛者，加陈皮 10g，瓜蒌 15g；伴心悸不寐者，加远志 10g，酸枣仁 10g；伴有神疲乏力、四肢倦怠明显者，加红参 10g，当归 10g。共治疗 35 例，治愈 10 例，显效 11 例，有效 10 例，无效 4 例，总有效率 88.57%[9]。

9. 缺血性脑卒中风痰瘀阻证 半夏白术天麻汤加味（丹参 16g，姜半夏 10g，生白术 10g，石菖蒲 10g，橘红 10g，天麻 15g，茯苓 15g，泽泻 15g，三七 6g，甘草 5g），肢体麻木者，加伸筋草 15g，木瓜 10g，防己 10g；气虚者，加党参 15g；下肢瘫痪无力者，加杜仲 10g，桑寄生 10g，续断 10g。每日 1 剂，水煎，取汁 300mL，分早、晚 2 次温服。共治疗 53 例，治愈 5 例，显效 17 例，有效 21 例，无效 10 例，总有效率 81.13%[10]。

10. 痰浊上蒙型眩晕 半夏白术天麻汤（法半夏 10g，麸炒白术 15g，茯苓 15g，陈皮 10g，天麻 15g，石菖蒲 10g，泽泻 10g，川芎 10g，甘草片 5g，生姜 1 片，大枣 2 枚）辨证加减：兼湿伤及脾阳者加干姜 3g，砂仁 6g（后下），广藿香 6g；兼肝阳上亢者加钩藤 10g（后下），怀牛膝 15g，黄芩片 8g；兼中气不足、清阳不升者加黄芪 15g，葛根 10g；兼心脾两虚者加党参片 15g，炒酸枣仁 15g，当归 10g；兼肝肾阴虚者加枸杞子 15g，墨旱莲 15g，女贞子 15g；兼大便秘结者加槟榔 10g，当归 10g，郁李仁 10g；颈椎病患者加葛根 20g，羌活 10g。每日 1 剂，水煎服，早晚饭后温服。连续治疗 4 周。共治疗 42 例，治愈 24 例，好转 15 例，无效 3 例，总有效率 92.86%[11]。

11. 慢性肾盂肾炎 二仙汤合参苓白术散加减治疗（药用党参 20g，茯苓 20g，山药 20g，薏苡仁 20g，白术 15g，知母 15g，仙茅 15g，黄柏 15g，淫羊藿 15g，当归 10g，巴戟天 10g，陈皮 10g，甘草 6g），脾肾亏损严重者加蒸黄精 30g，天冬 16g，蝉蜕 15g，枸杞子 15g；湿浊缠绵严重者加大腹皮 30g，泽泻 30g，泽兰 10g，桂枝 10g。日 1 剂，水煎，早晚温服，1 个月为一疗程，连续治疗 3 个疗程。共治疗 44 例，治愈 12 例，显效 17 例，有效 13 例，无效 2 例，总有效率 95.45%[12]。

12. 脾胃虚弱型慢性萎缩性胃炎 参苓白术散（党参 30g，白术 10g，茯苓 10g，炙甘草 6g，白扁豆 15g，薏苡仁 30g，山药 15g，莲子 10g，砂仁 3g，佛手 10g，香橼皮 10g，仙鹤草 15g，瓦楞子 30g 等）。以上方药 1 剂/天，水煎煮内服，每次取汁 200mL，分早晚 2 次饭前口服，以 12 周作为 1 个疗程。共治疗 30 例，显效 12 例，有效 16 例，无效 2 例，总有效率 93.3%[13]。

13. 乳腺癌骨转移 白术附子汤加味（甘草 3g，生姜 4.5g，大枣 6 枚，炮附子 15g，白术 10g）每日 1 剂，每次 250mL，连续服用 4 个月（21 天为 1 个化疗周期）。对胃脘痛者增加木香 10g，厚朴 10g，陈皮 10g；对骨痛明显者，增加延胡索 30g、五灵脂 10g；对反酸、烧心者增加海螵蛸 30g、瓦楞子 30g。共治疗 60 例，完全缓解 3 例，部分缓解 25 例，稳定 17 例，无效 15 例，疗效率为 46.67%[14]。

14. 小儿肠系膜淋巴结炎 参苓白术散（党参、茯苓、白术、山药、扁豆各 6g，莲子、陈皮各 5g，木香、砂仁、桔梗、甘草各 3g）每日 1 剂，水煎，分早晚服用，3 周为 1 个疗程。共治疗 48 例，治愈 30 例，有效 15 例，无效 3 例，总有效率 93.75%[15]。

15. 脾虚型羊水过多 全生白术散（党参 15g，白术 20g，茯苓 15g，大腹皮 15g，陈皮 10g，生姜皮 10g，砂仁 10g，山药 10g，续断 10g，桑寄生 10g，丹参 15g，甘草 6g）加减法：孕期有阴道流血者减丹参；偏阳虚者加桂枝。上药加水1000mL，浸泡30min，沸开后文火煎煮30min，取汁200mL，分2袋密装，100mL/袋，每次1袋，2次/天，7天为1个疗程，共2个疗程。共治疗30例，治愈10例，显效13例，有效6例，无效1例，总有效率96.7%[16]。

三、药理研究

1. 抗炎作用 白术多糖可通过抑制脂多糖诱导的ANA-1细胞中一氧化氮（NO）的产生而表现出抗炎活性[17]。白术提取物可显著提高败血症小鼠的存活率，降低炎性细胞因子（TNF-α、IL-1β和IL-6）的表达，并改善肝肾功能[18]。

2. 抗菌作用 白术提取物具有很强的抗氧化能力，对大肠埃希菌、铜绿假单胞菌、肠沙门菌、金黄色葡萄球菌和枯草芽孢杆菌的生长具有抑制作用[19]。

3. 改善胃肠道功能 白术内酯Ⅰ激活SGLT1促进Caco-2细胞葡萄糖摄取，通过P38MAPK/Ezrin信号通路上调其下游靶点NHE3和mLCK，促进水钠吸收以治疗腹泻[20]。白术提取物通过增加多胺含量，提高胞质游离Ca^{2+}浓度，并增强小分子G蛋白（Rho）、瞬时感受器电位通道C1（TRPC1）和磷酸酯酶C-γ1（PLC-γ1）的mRNA和蛋白质表达，增加了非肌肉肌球蛋白Ⅱ的蛋白表达水平和非肌肉肌球蛋白Ⅱ应激纤维的形成[21, 22]，刺激肠上皮细胞迁移和增殖，维持肠黏膜上皮屏障完整性，促进肠道黏膜溃疡和伤口愈合[23]。

4. 改善糖代谢作用 白术提取物改善糖代谢的机制是其能显著增加葡萄糖转运蛋白4（GLUT4）的蛋白水平，并促进GLUT4易位至质膜，激活腺苷酸活化蛋白激酶（AMPK）和PI3K/Akt途径[24]。

5. 调节脂质代谢作用 白术精提物能有效调节高脂大鼠血脂紊乱，尤其对升高HDL-C有显著疗效，其作用机制可能与抑制肝脏中HMG-CoA还原酶来减少胆固醇合成，调节体内LCAT、ACAT水平来增加脂质代谢转运有关[25]。

6. 免疫调节作用 白术多糖显著增强外周血T淋巴细胞的增殖，促进淋巴细胞进入S和G2/M期，有效地提高了$CD4^+$和$CD8^+$T细胞的百分比，增强免疫活性[26]。白术可减轻环磷酰胺引起的脾脏损伤、T细胞和B细胞增殖能力下降、白细胞失衡等，减轻体液免疫和细胞免疫紊乱[27]。可通过调节Toll受体4（TLR4）-髓样细胞分化因子88（MyD88）-核转录因子-κB（NF-κB）和酪氨酸激酶（JAK）-信号传导子和激活子（STAT）信号传导途径，以增强脾脏的免疫反应能力[28, 29]。白术提取物能够刺激淋巴细胞增殖，上调干扰素-γ（IFN-γ）的表达水平[30]。白术提取物可作为免疫刺激佐剂或佐剂增强剂，还可提高血清特异性IgG反应和肠道黏膜免疫力[31, 32]。

7. 改善神经功能作用 白术提取物具有保护神经活性，能通过调节γ-氨基丁酸（GABA）受体发挥抗焦虑作用[33]。白术提取物抑制小胶质细胞中炎性因子（IL-1β、TNF-α和IL-6）的mRNA和蛋白表达，同时有效抑制JAK2/STAT3途径，降低动力相关蛋白1（Drp1）磷酸化水平，改善小胶质细胞线粒体稳态，抑制神经炎症，进而治疗和预防脑缺血[34]。

8. 抗癌作用 白术提取物通过c-Jun氨基末端激酶（JNK）/细胞外信号调节激酶（ERK）-核因子E2相关因子2（Nrf2）-抗氧化反应元件（ARE）途径抑制17β-雌二醇诱导的MCF 10A细胞恶性转化，并通过激活Nrf2-ARE途径显著降低乳腺肿瘤的发生[35]。白术提取物通过抑制基质金属蛋白酶（MMP）-9和MMP-13的活性，降低Runt相关转录因子2（Runx2）表达，抑制转化生长因子β（TGF-β）信号传导和Runx2磷酸化，对乳腺癌细胞的侵袭和迁移能力表现出显著的抑制作用[36, 37]。白术提取物通过诱导半胱氨酸天门冬氨酸蛋白酶（caspase）-3和caspase-9活化，对K562人慢性髓系白血病细胞、U937人组织细胞淋巴瘤细胞和Jurkat T人淋巴瘤细胞表现出强烈的细胞毒性作用，并诱导其凋亡[38]。白术提取物也通过抑制卵巢癌细胞中的磷脂酰肌醇-3激酶（PI3K）/蛋白激酶B（Akt）/哺乳动物西罗莫司靶蛋白（mTOR）途径，降低细胞活力并抑制生长，进一步诱导凋亡[39]。

四、本草文献摘述

1.《医学启源》 "除湿益燥，和中益气。其用有九：温中一也；去脾胃中湿二也；除胃热三也；强脾胃，进饮食四也；和胃，生津液五也；主肌热六也；治四肢困倦，目不欲开，怠惰嗜卧，不思饮食七也；止渴八也；安胎九也。"

2.《本草衍义补遗》 "除湿之功为胜。又有汗则止，无汗则发。"

参考文献

[1] 国家药典委员会. 中华人民共和国药典临床用药须知：中药饮片卷 [M].2020版. 北京：中国医药科技出版社, 2022: 1123-1126.

[2] 贺莹莹. 茯苓桂枝白术甘草汤治疗肝硬化顽固性腹水的临床观察 [J]. 中国中医药现代远程教育, 2022, 20（1）: 92-94.

[3] 李娜. 黄芪白术汤治疗小儿功能性便秘临床观察 [J]. 中国中医药现代远程教育, 2021, 19（6）: 44-46.

[4] 陈鸿云. 茯苓桂枝白术甘草汤治疗冠心病的临床观察 [J]. 心电图杂志（电子版）, 2020, 9（1）: 104-105.

[5] 刘玲艳. 温胆汤合半夏白术天麻汤治疗高血压病临床观察 [J]. 中国中医药现代远程教育, 2022, 20（13）: 72-73.

[6] 宋春景. 参苓白术散治疗脾虚湿盛型泄泻临床观察 [J]. 中国中医药现代远程教育, 2022, 20（6）: 93-95.

[7] 贾小萌, 陈伟健, 钟悦, 等. 针刺调神联合参苓白术散治疗脾虚湿盛腹泻型肠易激综合征的临床观察 [J]. 广州中医药大学学报, 2022, 39（7）: 1573-1577.

[8] 苏亚楠. 加味参苓白术散联合美沙拉秦治疗溃疡性结肠炎临床观察 [J]. 实用中医药杂志, 2021, 37（12）: 2073-2075.

[9] 高霖, 钟海涛, 郑晓芬, 等. 参芪半夏白术天麻汤治疗气虚痰阻型前庭性偏头痛临床观察 [J]. 光明中医, 2019, 34（17）: 2674-2676.

[10] 王艳华. 半夏白术天麻汤加味辅助治疗缺血性脑卒中风痰瘀阻证53例临床观察 [J]. 甘肃中医药大学学报, 2020, 37（4）: 49-52.

[11] 王葆华. 半夏白术天麻汤加减治疗痰浊上蒙型眩晕的临床观察 [J]. 中国民间疗法, 2022, 30（7）: 55-57.

[12] 张汛. 二仙汤合参苓白术散加减辅治慢性肾盂肾炎脾肾亏损兼湿浊缠绵型临床观察 [J]. 实用中医药杂志, 2022, 38（6）: 963.

[13] 许敏芳, 圣洪平, 徐俊良. 加味参苓白术散治疗脾胃虚弱型慢性萎缩性胃炎临床观察 [J]. 中西医结合心血管病电子杂志, 2018, 6（34）: 160-161.

[14] 王军生. 白术附子汤加味治疗乳腺癌骨转移的临床观察 [J]. 光明中医, 2018, 33（19）: 2803-2805.

[15] 王证明, 刘一鸣, 刘文利. 参苓白术散加减治疗小儿肠系膜淋巴结炎临床观察 [J]. 山西中医, 2020, 36（11）: 14-16.

[16] 张超, 夏光惠, 陈磊, 等. 全生白术散治疗脾虚型羊水过多临床观察 [J]. 中医药临床杂志, 2021, 33（10）: 1993-1996.

[17] GU S, LI L, HUANG H, et al.Antitumor, antiviral, and anti-inflammatory efficacy of essential oils from Atractylodes

macrocephala Koidz.produced with different processing methods[J].Molecules，2019，24（16）：2956.

[18] WANG A，XIAO Z，ZHOU L，et al.The protective effect of atractylenolide I on systemic inflammation in the mouse model of sepsis created by cecal ligation and puncture[J].Pharm Biol，2016，54（1）：146-150.

[19] WU Y X，LU W W，GENG Y C. Antioxidant，antimicrobial and antiinflammatory activities of essential oil derived from the wild Rhizome of Atractylodes macrocephala[J].Chem Biodivers，2020，17（8）：e2000268.

[20] 刘海涛，黄娟，施家希，等.白术内酯Ⅰ通过SGLT1/NHE3通路治疗腹泻的机制研究[J].中药材，2023（5）：1-6.

[21] SONG H P，HOU X Q，LI R Y. Atractylenolide I stimulates intestinal epithelial repair through polyamine-mediated Ca^{2+} signaling pathway[J].Phytomedicine，2017，28：27-35.

[22] SONG H P，LI R L，ZHOU C.Atractylodes macrocephala Koidz stimulates intestinal epithelial cell migration through a polyamine dependent mechanism[J].J Ethnopharmacol，2015，159：23-35.

[23] SONG H P，LI R L，CHEN X，et al. Atractylodes macrocephala Koidz promotes intestinal epithelial restitution via the polyamine—voltage-gated K^+ channel pathway[J].J Ethnopharmacol，2014，152（1）：163-172.

[24] CHAO C L，HUANG H C，LIN H C，et al.Sesquiterpenes from Baizhu stimulate glucose uptake by activating AMPK and PI3K[J].Am J Chin Med，2016，44（5）：963-979.

[25] 唐琪晶，陈素红，潘丹丹，等.白术精提物对代谢性高脂血症大鼠的药效及机制研究[J].中国中药杂志，2015，40（9）：1803-1807.

[26] SUN W，MENG K，QI C.Immune-enhancing activity of polysaccharides isolated from Atractylodis macrocephalae Koidz[J].Carbohydr Polym，2015，126：91-96.

[27] LI W，GUO S，XU D，et al. Polysaccharide of Atractylodes macrocephala Koidz（PAMK）relieves immunosuppression in cyclophosphamidetreated geese by maintaining a humoral and cellular immune balance[J].Molecules，2018，23（4）：932.

[28] XU W，DU A，HU S.Transcriptome analysis of bovine lymphocytes stimulated by Atractylodis macrocephalae Koidz. polysaccharides in vitro[J].Vet Immunol Immunopathol，2018，196：30-34.

[29] LI B X，LI W Y，TIAN Y B，et al. Polysaccharide of Atractylodes macrocephala Koidz enhances cytokine secretion by stimulating the TLR4-MyD88-NF-κB signaling pathway in the mouse spleen[J].J Med Food，2019，22（9）：937-943.

[30] XU W，GUAN R，SHI F，et al.Structural analysis and immunomodulatory effect of polysaccharide from Atractylodis macrocephalae Koidz.on bovine lymphocytes[J]. Carbohydr Polym，2017，174：1213-1223.

[31] KIM K A，SON Y O，KIM S S，et al. Glycoproteins isolated from Atractylodes macrocephala Koidz improve protective immune response induction in a mouse model[J].Food science and biotechnology，2018，27（6）：1823-1831.

[32] XIE F，SAKWIWATKUL K，ZHANG C R，et al.Atractylodis macrocephalae Koidz. polysaccharides enhance both serum IgG response and gut mucosal immunity[J]. Carbohydrate Polymers，2013，91（1）：68-73.

[33] ZHANG N，LIU C，SUN T M，et al. Two new compounds from Atractylodes macrocephala with neuroprotective activity[J]. J Asian Nat Prod Res，2017，19（1）：35-41.

[34] ZHOU K, CHEN J, WU J.Atractylenolide Ⅲ ameliorates cerebral ischemic injury and neuroinflammation associated with inhibiting JAK2/STAT3/Drp1-dependent mitochondrial fission in microglia[J].Phytomedicine, 2019, 59: 152922.

[35] WANG T, LONG F, ZHANG X. Chemopreventive effects of atractylenolide Ⅱ on mammary tumorigenesis via activating Nrf2-ARE pathway[J].Oncotarget, 2017, 8 (44): 77500-77514.

[36] FU J, KE X, TAN S, et al.The natural compound codonolactone atte-nuates TGF-β1-mediated epithelial-to-mesenchymal transition and motility of breast cancer cells[J].Oncol Rep, 2016, 35 (1): 117-126.

[37] WANG W, CHEN B, ZOU R. Codonolactone, a sesquiterpene lactone isolated from Chloranthus henryi Hemsl, inhibits breast cancer cell invasion, migration and metastasis by downregulating the transcriptional activity of Runx2[J].Int J Oncol, 2014, 45 (5): 1891-1900.

[38] HUANG H L, LIN T W, HUANG Y L.Induction of apoptosis and differentiation by atractylenolide-1 isolated from Atractylodes macrocephala in human leukemia cells[J].Bioorg Med ChemLett, 2016, 26 (8): 1905-1909.

[39] LONG F, WANG T, JIA P, et al.Antitumor effects of Atractylenolide-I on human ovarian cancer cells[J].Med Sci Monit, 2017, 23: 571-579.

白扁豆 Baibiandou

本品为豆科植物扁豆 Dolichos lablab L. 的干燥成熟种子。秋、冬二季采收成熟果实，晒干，取出种子，再晒干。

3-2-3 白扁豆彩图

一、传统应用

【性味归经】甘，微温。归脾、胃经。

【功效主治】消暑化湿。主治暑湿泄泻及带下。

【用法用量】9～15g。

【使用注意】白扁豆含毒性蛋白，生用有毒，加热后毒性大大减弱，故生用研末服宜慎。

【方剂举例】

1. 白扁豆散（《普济本事方》）

药物组成：白扁豆（饭上蒸）、生姜、枇杷叶、半夏、人参（去芦）、白术、白茅根。

功能主治：健脾化湿。用于治疗久嗽咯血成肺痿，多吐白涎，胸膈满闷不食。

2. 补白颗粒［《中华人民共和国药典》（2020年版一部）］

药物组成：补骨脂、白扁豆、淫羊藿、黑大豆、赤小豆、丹参、柴胡、苦参。

功能主治：健脾温肾。用于治疗慢性白细胞减少症属脾肾不足者。

3. 儿宝颗粒［《中华人民共和国药典》（2020年版一部）］

药物组成：太子参、北沙参、茯苓、山药、麦芽（炒）、陈皮、白芍（炒）、山楂（炒）、白扁豆（炒）、麦冬、葛根（煨）。

功能主治：健脾益气，生津开胃。用于治疗脾气虚弱、胃阴不足所致的纳呆厌食、口干燥渴、大便久泻、面黄体弱、精神不振、盗汗。

4. 磨积散（《中华人民共和国卫生部药品标准·中药成方制剂》）

药物组成：鸡内金（醋炙）、白扁豆（去皮）、木香、砂仁、使君子仁、三棱（麸炒）、莪术（醋炙）、红花。

功能主治：消疳，磨积。用于治疗小儿宿食积滞引起的停食停乳，不思饮食，面黄肌瘦，腹胀坚硬，虫积腹痛。

【简便验方】

1. 治中暑湿热头痛，恶寒烦躁，口渴欲饮，胃腹疼痛，吐泻等夏天胃肠型感冒　白扁豆花9g，藿香5g，竹叶9片，荷叶半张，葱白须5根。煎水作茶饮。（《湖南中医杂志》）

2. 治疗一切泻痢　白扁豆花正开者，择净勿洗，以滚汤瀹过，和小猪脊肉一条，葱一根，胡椒七粒，酱汁拌匀，就以瀹豆花汁和面包作小馄饨，炙熟食之。（《必用食治方》）

3. 治疗妇人白崩　白扁豆花（紫者勿用）焙干为末，炒米煮饮入烧盐，空心服。（《奇效良方》）

4. 治疗疟疾　白扁豆一两（炒），绿豆二两（炒），好信五钱（醋煮）。上为末，入白面四两，水为丸，如梧桐子大。临发日五更服1丸，用凉水送下。（《普济方》）

5. 治疗小儿吐泻不止，不进乳食　白扁豆（蒸熟，焙干）、藿香叶、甘草（炙）、黄芪（去芦）各一两，人参、茯苓（去皮，焙）、白术各四两，上为细末。每服一钱，入盐点服，或用水七分盏，煎五分，温服。（《太平惠民和剂局方》加减四君子汤）

【类药辨析】

白扁豆、扁豆衣、扁豆花的鉴别应用　三者均味甘，性微温，同入脾胃，皆能健脾和中，解暑化湿，用于脾虚有湿，暑湿内蕴，脾失运化之吐泻、食欲不振、倦怠乏力等症。然白扁豆功用较全面，健脾之力最强，化湿逊于扁豆衣，解暑不如扁豆花，故多用于脾虚有湿诸证。扁豆衣为白扁豆之干燥种皮，健脾和胃之力逊于白扁豆，但清暑利湿之功优于白扁豆，故用于治疗夏伤暑湿，湿邪偏重之呕吐泄泻。扁豆花为白扁豆之花，健脾祛湿之力逊于白扁豆，但解散暑邪之功优于白扁豆，用于治疗暑湿内蕴，暑重于湿[1]。

【配伍应用】

1. 白扁豆配藿香　白扁豆健脾、化湿、和中；藿香化湿、解表、止呕。两药配伍，可增强解暑、和中、化湿的作用，用于治疗伤暑吐泻等[1]。

2. 白扁豆配香薷　白扁豆甘温，长于补脾和胃，芳香化湿消暑；香薷辛温，善于发汗解表，化湿和中。两药配伍，可增强化湿解暑的作用，用于治疗暑令外感于寒，内伤暑湿所致恶寒发热，头重身倦，脘痞吐泻等[1]。

3. 白扁豆配白术　白扁豆长于健脾养胃，化湿和中；白术善于补气健脾，燥湿利水。两药配伍，可增强健脾燥湿的作用，用于治疗脾虚湿盛，食少纳呆，呕吐泄泻，苔腻脉缓等[1]。

4. 白扁豆配苍术　白扁豆长于健脾化湿；苍术善于燥湿健脾。两药配伍，可增强燥湿健脾、止带的作用，用于治疗妇女脾虚湿盛，湿浊下注之白带清稀量多，体倦乏力等[1]。

5. 白扁豆配白豆蔻　白扁豆长于解酒食毒，和中止泻；白豆蔻善于化湿行气，温中止泻。两药配伍，可增强解酒食毒，和中止泻的作用，用于治疗酒食中毒，腹泻腹痛等[1]。

二、临床研究

肠炎：白扁豆花，一两，水煎服，每日一剂。共治疗35例，治愈25例，临床治愈9例，好转1例，总有效率100%[2]。

三、药理研究

1. 细胞保护作用　白扁豆多糖具有促

进神经细胞生长，阻断缺氧引起的神经细胞生长抑制，以及显著的抗神经细胞缺氧性凋亡功效[3]。白扁豆多糖可通过PI3K-Akt信号转导通路抑制神经细胞的缺氧性凋亡[4]。

2. 抗氧化作用 白扁豆多糖可使SOD、GSH-Px活力升高，可显著提高正常小鼠腹腔巨噬细胞的吞噬百分率和吞噬指数，促进溶血素形成[5]。白扁豆中的多糖对超氧阴离子自由基和羟基自由基有不同程度的清除作用[6]。

3. 降血糖 白扁豆多糖可通过抑制高血糖介导的HPA轴亢进和小肠组织SGLT1的高表达，减少葡萄糖吸收，改善2型糖尿病大鼠胰岛素抵抗水平，发挥降血糖作用[7]。

四、本草文献摘述

1.《名医别录》"主和中，下气。"

2.《食疗本草》"疗霍乱吐痢不止，末，和醋服之，下气。"

参考文献

[1] 国家药典委员会. 中华人民共和国药典临床用药须知：中药饮片卷[M].2020版. 北京：中国医药科技出版社，2022：1129-1131.

[2] 山东省中医学院附属医院，山东省中医药研究所. 焦山楂、白扁豆花治疗急性菌痢和肠炎[J]. 山东医药，1971（1）：43-45.

[3] 姚于飞，胡国柱，高幼奇，等. 白扁豆多糖抗神经细胞缺氧性坏死与凋亡[J]. 中药药理与临床，2012，28（3）：58-62.

[4] 张贤益，李文娟，钟亮，等. 白扁豆多糖对神经细胞缺氧性凋亡的保护机制[J]. 食品科学，2018，39（3）：222-228.

[5] 弓建红，许小华，王俊敏，等. 白扁豆多糖对正常小鼠体内抗氧化和免疫实验研究[J]. 食品工业科技，2010，31（9）：337-338.

[6] 刘富岗，弓建红，杨云，等. 白扁豆等4种中药多糖的体外抗氧化活性研究[J]. 河南科学，2009，27（10）：1212-1215.

[7] 李文娟，初悦雷，潘雨欣，等. 白扁豆多糖通过HPA轴介导降血糖的作用机制[J]. 食品工业科技，2022，43（7）：361-367.

芡实 Qianshi

本品为睡莲科植物芡 *Euryale ferox* Salisb. 的干燥成熟种仁。秋末冬初采收成熟果实，除去果皮，取出种子，洗净，再除去硬壳（外种皮），晒干。

3-2-4 芡实彩图

一、传统应用

【性味归经】甘、涩，平。归脾、肾经。

【功效主治】益肾固精，补脾止泻，除湿止带。用于遗精滑精，遗尿尿频，脾虚久泻，白浊，带下。

【用法用量】9～15g。

【使用注意】本品味涩，专事涩精止遗，故大小便不利者禁服；食滞不化者慎服。

【方剂举例】

1. 除湿白带丸[《中华人民共和国药典》（2020年版一部）]

药物组成：党参、炒白术、山药、白芍、芡实、车前子（炒）、当归、苍术、陈皮、白果仁、荆芥炭、柴胡、黄柏炭、茜草、海螵蛸、煅牡蛎。

功能主治：健脾益气，除湿止带。用于脾虚湿盛所致带下病，症见带下量多、色白质稀、纳少、腹胀、便溏。

2. 益肾灵颗粒[《中华人民共和国药典》（2020年版一部）]

药物组成：枸杞子、女贞子、附子（制）、芡实（炒）、车前子（炒）、补骨脂（炒）、覆盆子、五味子、桑椹、沙苑子、韭菜子（炒）、淫羊藿、金樱子。

功能主治：温阳补肾。用于肾气亏虚、阳气不足所致的阳痿、早泄、遗精或弱精症。

3. 易黄汤（《傅青主女科》）

药物组成：山药、芡实、黄柏、车前子、白果。

功能主治：固肾止带，清热祛湿。用于治疗肾虚湿热带下。症见带下黄白，稠黏腥臭，腰酸腿软，舌红苔黄腻者。

4. 金锁固精丸（《医方集解》）

药物组成：沙苑蒺藜、芡实、莲须、龙骨、牡蛎、莲子。

功能主治：涩精补肾。用于治疗肾虚不固之遗精。症见遗精滑泄，神疲乏力，腰痛耳鸣，舌淡苔白，脉细弱。

【简便验方】

1. 治疗脾阴不足的中消证 黄精15g，芡实30g，山药15g，白芍15g，大枣7枚，太子参30g，佩兰叶6g，水煎内服。（《中医内科临床治疗学》黄精芡实汤）

2. 治疗蛋白尿 黄芪、山药、山萸肉、芡实、金樱子、丹参等，水煎服。[陕西中医，2001，22（10）：590]

3. 治疗慢性肠炎 生芡实、生鸡内金研末，与面烙成焦饼。分次服食，治疗慢性肠炎有效。（《中国民间疗法》）

4. 治疗小儿遗尿 芡实20g，金樱子、菟丝子、车前子各15g，水煎，早晚分2次服。（《药食两用话中药》）

【类药辨析】

1. 芡实与金樱子的鉴别应用 两药都能涩肠止泻，固肾涩精，对于肾虚遗精滑精，脾虚久泻久痢，两药常相须为用。但芡实收涩之中兼具补性，且能利湿，故脾虚湿盛之泄泻用之更好；金樱子功专酸涩，无补益之功，对于肾虚滑泄，用此药涩而固之，作用较好[1]。

2. 芡实与黄柏的鉴别应用 二药均能除湿止带，可用于湿热带下病。但黄柏苦寒沉降，清热燥湿，长于清泻下焦湿热，可用于湿热下注，带下黄浊秽臭。黄柏又有泻火解毒，清相火，退热除蒸的作用，可用治疮疡肿痛，湿疹湿疮，阴虚发热，盗汗遗精。芡实甘、涩，平，能益肾固精，健脾止泻，除湿止带，多用于肾虚不固的遗精、滑精等症及脾虚湿盛，久泻不愈之症。芡实能益肾健脾、收敛固涩而具有良好的止带作用，湿热带下、脾肾两虚的带下均可应用[1]。

3. 芡实与山药的鉴别应用 二药均具有补脾止泻的功能，性质平和，不腻不燥，既补又涩，用于脾虚泄泻及肾虚滑脱不禁之证。但山药之补力较芡实为强，而芡实之涩，更有甚于山药，且山药兼补肺阴而止咳，而芡实只入脾肾而不及于肺[1]。

4. 芡实与益智仁的鉴别应用 二药均能益肾固精，健脾止泻，用于遗精、滑精及脾虚泄泻之证。但益智仁偏于温肾暖脾，芡实重在固涩收敛。益智仁辛温，能补肾助阳，性兼收涩，能固精缩尿，多用于遗尿、尿频。又有暖脾止泻摄唾之效，用于脾寒泄泻，腹中冷痛，口多涎唾等。而芡实甘涩，能益肾固精，健脾止泻，除湿止带，多用于肾虚不固的遗精滑精，脾虚湿盛，久泻不愈。此外，湿热带下、脾肾两虚的带下均可应用[1]。

【配伍应用】

芡实配金樱子 金樱子气味俱降，酸涩收敛，功专涩精气，止小便遗泄；芡实生于水中，健脾利湿之功显著，又善益肾固精止带。二药伍用，相得益彰，益肾固精、补脾止泻、缩小便、止带下的力量增强。用于脾肾两虚，慢性泄泻诸症以及肾气不固，男子遗精，女子赤、白带下诸症[1]。

二、临床研究

1. 慢性肾功能不全 芡实合剂（芡实、生黄芪、淫羊藿、忍冬藤、白术、泽泻各12g，车前子15g，薏苡仁30g，牡丹皮、生大黄、五味子各10g，甘草6g，加减：血虚者加熟地黄、白芍；阴虚者加太子参、麦冬、山萸肉；阴寒内盛者加干姜、附片；湿浊中阻者加苍术、煨肉豆蔻；兼有内热者加黄柏、知母），每日1剂，分2次煎服。3个月为1疗程。共治疗30例，治疗组治疗后血浆Cys-C、肌酐、总胆固醇、高密度脂蛋白水平与对照组相比有显著性差异[2]。

2. 肺肾气虚型早期糖尿病肾病 黄芪、芡实各50g。每日1剂，水煎，早晚分服。治疗3个月后统计疗效。共治疗30例，显效10例，有效16例，无效4例，总有效率86.7%[3]。

3. 糖尿病肾病 芡芪真武汤水煎剂（芡实、黄芪、制附子、茯苓、白术、赤芍、白芍、党参、金樱子、丹参、玉米须），每日1剂，早晚各服1次，每次约200mL。共治疗34例，治疗后，血糖和血压都得到了有效控制，有效减少尿白蛋白排出[4]。

4. 狼疮性肾炎（LN）脾肾阳虚证 芡实合剂（芡实30g，黄芪15g，党参、白术、茯苓、山药、黄精、百合、金樱子、菟丝子、益母草、地龙各10g。加减：如尿白细胞多者加鱼腥草；有隐血者加石韦、白茅根或墨旱莲；腰酸明显者加杜仲、续断；口干咽痛者加黄柏、知母或玄参；大量蛋白尿者加土茯苓、白花蛇舌草）每天1剂，用自动煎药机煎煮，每天2次，每次200mL，口服。共治疗40例，显效17例，有效18例，无效5例，总有效率87.5%[5]。

5. 早期糖尿病肾病 固肾温阳为主中药方剂（菟丝子、芡实、桑螵蛸、续断、益智仁、肉桂、金樱子，血瘀者，加桃仁、红花、丹参等；气虚者，加党参、黄芪等；阴虚火旺者，加天花粉、玉竹、沙参等；口渴烦躁有实热者，加大黄、黄芩等），水煎服，每日1剂，分2次口服，总共治疗3个月。共治疗35例，显效14例，有效17例，无效4例，总有效率88.6%[6]。

6. 慢性肾小球肾炎 降浊汤（黄芪30g，芡实20g，山药20g，牛膝15g，茯苓20g，白术20g，猫须草20g，蝉蜕10g，生地黄15g，金雀根50g，丹参15g，六月雪免煎剂15g，甘草5g），取六月雪除外的药由煎药机统一煎煮，每副450mL药水均装于三个密闭袋，六月雪免煎剂兑服，每次一袋，日三次，饭后半小时温服，疗程为8周。共治疗30例，完全缓解13例，基本缓解10例，有效5例，无效2例，总有效率93.33%[7]。

7. 阳痿 东方神力胶囊（内含淫羊藿、当归、芡实、牛膝、泽兰等药物，并经加工制成胶囊），每次2粒，每日2次，20天为1个疗程。共治疗100例，痊愈22例，显效48例，有效26例，无效4例，总有效率96%[8]。

三、药理研究

1. 抗菌作用 芡实多糖对枯草杆菌、酿酒酵母、大肠埃希菌和金黄色葡萄球菌具有抑制作用[9]。

2. 降血糖作用 芡实多糖成分可逆转模型小鼠体重减轻的症状，改善口服葡萄糖耐量，增加肝糖原含量和葡萄糖激酶（GCK）活性，调节肝脏中GCK的mRNA表达，并通过提高血清胰岛素水平来降低血糖[10]。芡实中的三萜类物质对胰岛素抵抗型糖尿病具有较好的治疗效果[11]。芡实中的2-羟基桦木酸-3-辛酸盐以及乙醇提取物均可控制链脲佐菌素诱导的糖尿病大鼠血糖[12, 13]。

3. 抗氧化作用 芡实多糖具有增强总抗氧化能力（T-AOC），提高超氧化物歧化酶（SOD）和过氧化氢酶（CAT）活性，降低丙二醛（MDA）含量的作用，可有效对抗H_2O_2诱导的HUVEC和VSMC损伤[14]。芡实壳乙醇提取物（EFSS）中的酚类化合物同样具有强抗氧化性、高自由基清除能力以及抑制脂质过氧化作用；可抑制pH升高并降低香肠产品在储存过程中脂质氧化的程度[15]。

4. 抗疲劳作用 芡实多糖能显著延长小鼠负重游泳时间，改善机体代谢情况，加速肝糖原分解，增加能量供应[16]。芡实酚醛提取物同样可以明显延长小鼠平均游泳时间[17]。

5. 抗神经细胞毒性作用 芡实己烷部分对由谷氨酸刺激的N18-RE-105神经细胞具有保护作用[18]。

6. 抗心肌缺血作用 芡实可降低大鼠心肌缺血再灌注损伤程度，改善缺血后心室功能，减小心肌梗死面积，具有心脏保护作用，可能与调节清除活性氧（ROS）、硫氧还蛋白-1（Trx-1）及其相关蛋白-32（TRP32）的表达有关[19]。

7. 抑制黑色素作用 芡实提取物可通过增加体内酪氨酸酶的溶酶体活性抑制黑色素的生成，且呈剂量依赖性[20]。

四、本草文献摘述

1.《神农本草经》"味甘，平。主治湿痹，腰脊膝痛，补中，除暴疾，益精气，强志，令耳目聪明。"

2.《本草纲目》"止渴益肾，治小便不禁，遗精，白浊，带下。"

3.《本草求真》"味甘补脾，故能利湿，而使泄泻腹痛可治……味涩固肾，故能闭气，而使遗带小便不禁皆愈。"

4.《药性解》"味甘，性平，无毒，入心、肾、脾、胃四经。主安五脏，补脾胃，益精气，止遗泄，暖腰膝，祛湿痹，明耳目，治健忘。"

参考文献

[1] 国家药典委员会.中华人民共和国药典临床用药须知：中药饮片卷[M].2020版.北京：中国医药科技出版社，2022：1129-1131.

[2] 程锦国，董飞侠，黄蔚霞，等.芡实合剂治疗慢性肾功能不全胱抑素-C改变的临床观察[J].浙江中医杂志，2003（1）：26-27.

[3] 倪炼.黄芪芡实治疗肺肾气虚型早期糖尿病肾病30例观察[J].浙江中医杂志，2013，48（2）：92-93.

[4] 蔡青山.芡芪真武汤改善糖尿病肾病患者尿白蛋白的临床观察[J].中医药学刊，2005（8）：1523-1524.

[5] 李松伟，冯福海，郭洪涛，等.芡实合剂治疗脾肾阳虚型狼疮性肾炎临床观察[J].新中医，2018，50（7）：150-153.

[6] 汪朝振，张太阳.固肾温阳法联合厄贝沙坦治疗早期糖尿病肾病的临床观察[J].实用中西医结合临床，2013，13（1）：19-20.

[7] 刘梦君.降浊汤对慢性肾小球肾炎（脾肾气虚兼湿热证）的临床观察[D].昆明：云南中医学院，2018.

[8] 高亚菲，张金涛.东方神力治疗阳痿100例临床观察[J].陕西中医，1994（11）：487.

[9] 李湘利，刘静，燕伟，等.芡实多糖的抗氧化性及抑菌特性[J].食品与发酵工业，2014，40（11）：104-108.

[10] Wu C Y, Wang H, He X X, et al.The hypoglycemic and antiox- idant effects of polysaccharides from the petioles and pedicels of *Euryale ferox* Salisb on alloxan-induced hyperglycemic mice[J].Food & Function，2017，8（10）：3803-3813.

[11] Yuan H, Meng S, Wang G, et al. Hypo-

glycemic effect of triter- penoid-rich extracts from *Euryale ferox* shell on normal and streptozotocin-diabetic mice[J].Pakistan journal of pharma- ceutical sciences, 2014, 27（4）：859-864.

[12] Ahmd D, Sharma M, Kumar V, et al.2-hydroxybetulinic acid 3-caprylate: an active principle from *Euryale ferox* Salis-b.seeds with antidiabetic, antioxidant, pancreas & hepatopro-tective potential in streptozotocin induced diabetic rats[J].Journal of food science & technology, 2015, 52（9）：5427-5441.

[13] Ahmed D, Kumar V, Verma A, et al. Antidiabetic, antioxidant, antihype-rlipidemic effect of extract of *Euryale ferox* salis-b.with enhanced histopathology of pancreas, liver and kidney in streptozotocin induced diabetic rats[J].Springerplus, 2015, 4（1）：315.

[14] Wu C, Wang X, Wang H, et al.Extraction optimization, isola- tion, preliminary structural characterization and antioxidant activities of the cell wall polysaccharides in the petioles and pedicels of Chinese herbal medicine Qian（*Euryale ferox* Salisb.）[J].International journal of biological macromolecules, 2014, 64（2）：458-467.

[15] Zhang C.In vitro antioxidant properties of E*uryale ferox*, seed shell extracts and their preservation effects on pork sausages[J].Journal of food processing & preservation, 2015, 39（6）：1172-1182.

[16] 刘志国, 赵文亚.芡实多糖对小鼠抗运动性疲劳作用的研究 [J].中国农学通报, 2012, 28（21）：269-271.

[17] Wu C, Chen R, Wang X S, et al. Antioxidant and anti-fatigue ac- tivities of phenolic extract from the seed coat of *Euryale ferox* Salisb.and identification of three phenolic compounds by LC- ESI-MS/MS[J].Molecules, 2013, 18（9）：11003-11021.

[18] Lee M R, Kim J H, Son E S, et al. Protective effect of extracts from *Euryale ferox* against glutamate-induced cytotoxicity in neuronal cells[J].Natural product sciences, 2009, 15（3）：162-166.

[19] Das S, Rayhauddhu, Maulik N, et al.The effect of *Euryale ferox*（Makhana）, an herb of aquatic origin, on myocardial ischemic reperfusion injury[J].Molecular & cellular biochemistry, 2006, 289（1-2）：55-63.

[20] Baek S H, Nam i J, Kwak H S, et al.Cellular anti-melanogenic effects of a *Euryale ferox* seed extract ethyl acetate fraction via the lysosomal degradation machinery[J].International journal of molecular sciences, 2015, 16（5）：9217-9235.

茯苓 Fuling

本品为多孔菌科真菌茯苓 *Poria cocos*（Schw.）Wolf 的干燥菌核。多于 7～9 月采挖，挖出后除去泥沙，堆置"发汗"后，摊开晾至表面干燥，再"发汗"，反复数次至现皱纹、内部水分大部散失后，阴干，称为"茯苓个"；或将鲜茯苓按不同部位切制，阴干，分别称为"茯苓块"和"茯苓片"。

3-2-5 茯苓彩图

一、传统应用

【性味归经】甘、淡，平。归心、肺、脾、肾经。

【功效主治】利水渗湿，健脾，宁心。用于水肿尿少，痰饮眩悸，脾虚食少，便溏泄泻，心神不安，惊悸失眠。

【用法用量】10～15g。

【使用注意】本品性泄利，故阴虚而无湿热、虚寒滑精、气虚下陷者慎服。

【方剂举例】

1. 桂枝茯苓丸［《中华人民共和国药典》（2020年版一部）］

药物组成：桂枝、茯苓、牡丹皮、赤芍、桃仁。

功能主治：活血，化瘀，消癥。用于妇人宿有癥块，或血瘀经闭，行经腹痛，产后恶露不尽。

2. 参苓白术散［《中华人民共和国药典》（2020年版一部）］

药物组成：人参、茯苓、白术、山药、白扁豆、莲子、薏苡仁、砂仁、桔梗、甘草。

功能主治：益气健脾，渗湿止泻。用于脾虚湿盛证，症见饮食不化，胸脘痞闷，肠鸣泄泻，四肢乏力，形体消瘦，面色萎黄，舌淡苔白腻，脉虚缓。

3. 苓桂术甘汤（《金匮要略》）

药物组成：茯苓、桂枝、白术、炙甘草。

功能主治：温阳化饮，健脾利湿。用于治疗中阳不足之痰饮，胸胁支满，目眩心悸，短气而咳，舌苔白滑，脉弦滑或沉紧。

4. 五苓散（《伤寒论》）

药物组成：猪苓、泽泻、白术、茯苓、桂枝。

功能主治：利水渗湿，温阳化气。用于治疗膀胱气化不利之蓄水证，小便不利，头痛微热，烦渴欲饮，甚则水入即吐；或脐下动悸，吐涎沫而头目眩晕；或短气而咳；或水肿、泄泻。舌苔白，脉浮或浮数。

【简便验方】

1. 治疗头风虚眩，暖腰膝，主五劳七伤 茯苓粉同曲米酿酒饮。（《本草纲目》茯苓酒）

2. 治疗呕吐，心下痞，膈间有水，眩悸者 半夏一升，生姜半斤，茯苓三两（一法四两）。上三味，以水七升煮取一升五合，分温再服。（《金匮要略》小半夏加茯苓汤）

3. 治疗皮水，四肢肿，水气在皮肤中，四肢聂聂动者 防己三两，黄芪三两，桂枝三两，茯苓六两，甘草二两。上五味，以水六升，煮取二升，分温三服。（《金匮要略》防己茯苓汤）

4. 治疗小便多、滑数不禁 白茯苓（去黑皮）、干山药（去皮，白矾水内湛过，慢火焙干）。上二味，各等份，为细末。稀米饮调服之。（《儒门事亲》）

5. 治疗湿泻 白术一两，茯苓（去皮）七钱半。上细切，水煎一两，食前服。（《原病式》茯苓汤）

6. 治疗丈夫元阳虚惫，精气不固，余沥常流，小便白浊，梦寐频泄，及妇人血海久冷，白带、白漏、白淫，下部常湿，小便如米泔，或无子息（不育） 黄蜡四两，白茯苓四两（去皮、作块，用猪苓一分，同于瓷器内煮二十余沸，出，日干，不用猪苓）。上以茯苓为末，熔黄蜡为丸，如弹子大。空心细嚼，满口生津，徐徐咽服，以小便清为度。（《太平惠民和剂局方》威喜丸）

【类药辨析】

茯苓皮、赤茯苓、白茯苓、茯神的鉴别应用 茯苓所用部位不同，其作用亦有差异。茯苓皮，最善走表，善利肌表之水肿，行皮肤之水，功效方面以利水消肿为长，临床多用于皮肤水肿；赤茯苓，偏入血分，长于清利湿热；白茯苓，偏入气分，长于健脾利湿。白茯苓与赤茯苓性味归经功效基本相似，都可用于小便不利，水肿胀满，痰饮咳喘，呕恶泄泻，遗精淋浊，惊悸健忘等。唯白茯苓偏补，赤茯苓偏利，补脾益心，以白茯苓为佳，而通利小便，专除湿热，则赤茯苓胜于白茯苓。茯神，宁心安神为其所长，多用于治心虚惊悸，健忘失眠、惊痫等[1]。

【配伍应用】

1. 茯苓配泽泻 茯苓性质平和，既能扶正，又能祛邪；泽泻性寒，具有利水渗湿泄热之功，善于泻肾经之相火，利膀胱之湿热。二药配用，泽泻得茯苓，利水而无伤脾气；茯苓得泽泻，利水除湿之力倍增。用于治疗一切水湿停留之证，如水肿、淋浊、小便不利、泄泻等[1]。

2. 茯苓配猪苓 茯苓既补又利，可补可泻；猪苓利水湿之力胜过茯苓，但无补益之效。二药相须为用，利水渗湿作用大增，且有利而不伤正的特点。用于治疗水湿内停所致诸症，如尿少水肿、泄泻便溏、淋浊带下等[1]。

3. 茯苓配党参 茯苓甘淡而平，以利水渗湿为主，且有健脾助运之功；党参甘温，最善健脾益气。二药相须为用，健脾益气作用大增；用于治疗脾胃虚弱之食少便溏、体倦；脾虚水湿内停之水肿、小便不利、泄泻等[1]。

4. 茯苓配黄芪 茯苓甘淡，具有健脾利水渗湿之功；黄芪甘温，长于补气升阳，健脾利水消肿。二药相须为用，使健脾益气、利水消肿之力增强。用于治疗脾胃气虚之食少、体倦、便溏；脾虚所致之水肿、白浊、白带增多[1]。

5. 茯苓配白术 茯苓长于渗湿而益脾，白术长于健脾而燥湿。二药配用，一燥湿一渗湿，使水湿除而脾气健，健脾气而又运水湿，为平补平利之剂。用于治疗脾虚湿盛之四肢困倦、脘腹胀闷、食欲不振、泄泻、水肿、小便不利、脾虚带下等[1]。

二、临床研究

1. 湿疹 复方茯苓汤（茯苓 15g，泽泻 9g，黄柏 9g，栀子 9g，甘草 6g 等），每日 1 剂，水煎服 2 次。共治疗 582 例，治愈 307 例（52.75%），显效 152 例（26.12%），好转 96 例（16.49%），无效 27 例（4.64%），总有效率 78.87%[2]。

2. 多囊卵巢综合征 桂枝茯苓丸（桂枝 10g，茯苓 15g，牡丹皮 15g，赤白芍 10g，桃仁 8g，大血藤 15g，金银花 15g，蒲公英 30g，炮山甲 6g（打），制乳没 10g，甘草 6g，败酱草 30g，延胡索 10g，炒川楝子 10g，当归 10g），两组均自月经或孕酮撤退性出血第 5 天每晚服氯米酚胶囊 50mg，维生素 C 200mg，共 5 天。若患者无月经，则肌注孕酮 20mL，1 次/天，连用 7 天；仍无月经来潮时即肌注复方孕酮（苯甲酸雌二醇 2mg，孕酮 20mg），1 次/天，共 5 天，再行氯米芬治疗，共治疗 3 个周期。治疗组加用中药桂枝茯苓丸加味，水煎服，1 剂/天，3 个月为 1 疗程。共治疗 50 例，治愈 24 例，有效 18 例，无效 8 例，总有效率 84%[3]。

3. 慢性盆腔炎 桂枝茯苓胶囊，非经期口服桂枝茯苓胶囊，每日 3 次，每次 3 粒，10 天为 1 疗程；同时予康妇消炎栓塞肛，每日 1 次，每次 1 粒，7 天为 1 疗程。共 3 个疗程。共治疗 80 例，治愈 31 例，显效 34 例，好转 13 例，无效 2 例，总有效率 81.25%[4]。

4. 精索静脉曲张性不育症 桂枝茯苓胶囊，口服，每次 3 粒，每日 3 次。共治疗 60 例，治愈 5 例，显效 31 例，有效 16 例，无效 8 例，总有效率 86.67%[5]。

5. 子宫肌瘤 桂枝茯苓胶囊，在月经干净后加服（月经来潮第 1 天开始服用米非司酮片），每次 3 粒，3 次/天，3 个月为 1 个疗程。共治疗 75 例，显效 39 例，有效 30 例，无效 6 例，总有效率 92.0%[6]。

三、药理研究

1. 抗炎作用 茯苓的乙醇提取物可以抑制 RAW264.7 巨噬细胞中脂多糖引起的核因子-κB 信号通路，从而减少炎症介质 TNF-α 和 IL-1β 的分泌[7]。从茯苓中提取的茯苓多糖 PS1 和 PS2 均可显著抑制小鼠巨噬细胞 RAW264.7 中 TNF-α mRNA 的表达，增强非特异性免疫和细胞免疫功能，提示茯苓多糖 PS1 及 PS2 具有抗炎作用[8]。茯苓中的另一种成分茯苓酸也可抑制脂多糖诱导的大鼠心肌细胞炎症和凋亡反应，并降低 IL-1、IL-6mRNA 的表达水平[9]。

2. 改善胃肠功能作用 茯苓与甘草合用，还可以提高功能性消化不良大鼠胃肠道中 5-羟色胺的含量，从而促进胃肠道运动，缓解功能性消化不良[10]。

3. 抑制幽门螺杆菌作用 茯苓水提取物可抑制幽门螺杆菌的毒力因子脲酶的活性，并且能够促进人胃黏膜上皮细胞增殖，从而降低幽门螺杆菌感染胃部所引起的毒性作用[11]。

4. 降血糖作用 茯苓的乙醇粗提物茯苓多糖可降低糖尿病大鼠体内血糖浓度[12]。液体发酵茯苓胞外多糖可显著促进高胰岛素抵抗 HepG2 细胞的葡萄糖消耗，具有较好的体外降糖效果[13]。

5. 利尿作用 中剂量[640mg/(kg·d)]和高剂量[1280mg/(kg·d)]的茯苓乙醇提取物可增加大鼠的排尿量、尿液中 Na^+、Cl^- 等电解质浓度及 Na^+/K^+ 比值[14]。茯苓皮水提取物可下调心力衰竭大鼠水通道蛋白 2 及其 mRNA 的表达，从而减弱对水的重吸收作用，发挥利尿作用[15]。对正常大鼠给予茯苓皮的乙醇提取物进行干预，结果发现，尿液中 Na^+ 增加、K^+ 减少、Na^+/K^+ 比值升高，且大鼠排尿量明显升高[16]。

6. 抗病毒作用 茯苓酸可以明显提高柯萨奇病毒所致的病毒性心肌炎小鼠的生存率，其机制可能是茯苓酸可上调小鼠体内 Akt 的表达，并激活磷脂酰肌醇激酶/Akt 信号通路，从而发挥对小鼠心肌细胞的保护作用[17]。茯苓中的羧甲基茯苓多糖钠对因感染单纯疱疹病毒 I 型引起的猪肾传代细胞病变有抑制作用[18]。

7. 抗肿瘤作用 茯苓中分离出具有抑制人乳腺癌 MDA-MB-231 细胞迁移的多糖，其机制可能是抑制 *SATB-1* 基因表达[19]。茯苓酸可通过提高促凋亡蛋白的表达促进亚 G1 期凋亡小体形成和染色质浓缩，导致人膀胱癌细胞 T24 凋亡[20]。茯苓酸也可通过抑制胃癌细胞的线粒体容量来诱导细胞凋亡[21]。茯苓还可以与其他抗肿瘤药物联合应用，有研究表明，茯苓水提取物联合奥沙利铂可明显降低胃癌细胞的迁移和侵袭能力[22]。

8. 保肝作用 茯苓因其性平，味甘、淡，可与其他如丹参、白术等健脾益气、理气活血、利水渗湿的药物配伍来改善肝脏病变，达到保肝的目的[23]。茯苓多糖对产前因对乙酰氨基酚暴露所致肝损伤胎鼠具有细胞保护的药理活性，其作用机制可能与介导肝脏细胞蛋白激酶 B（protein kinase B，Akt）信号通路活化有关[24]。

9. 对免疫功能的调节作用 茯苓能够增强小鼠特异性细胞免疫功能，茯苓中的茯苓多糖能够提高小鼠体内一氧化氮、IL-2、IL-6、IL-17A、TNF 和干扰素-γ 的水平，而 IL-4 和 IL-10 的水平不受影响[25]。茯苓对施氏鲟血清中蛋白含量、白细胞吞噬能力和部分免疫器官中溶菌酶活性均有一定提高和促进作用[26]。不同产地的茯苓对脾虚大鼠的治疗效果不同，并且各个产地的茯苓都可以通过调节脾虚大鼠的脑肠肽、免疫以及水通道蛋白的水平来发挥健脾的作用[27]。将茯苓用不同的方式进行提取，并根据提取物分为茯苓水煎液组分、石油醚组分、乙酸乙酯组分、水洗组分、醇洗组分、粗糖6个组分，结果显示茯苓水煎液组分、乙酸乙酯组分和粗糖组分均可以提高环磷酰胺所致的免疫低下小鼠血清中免疫球蛋白、IL和TNF的浓度[28]。

10. 神经保护作用 茯苓极性提取物可增强5-羟色胺代谢途径，调节乙酰胆碱-去甲肾上腺素信号的相互作用以及氨基酸神经递质比例的平衡，改善不可预知性应激大鼠神经递质及昼夜节律紊乱[29]。茯苓能改善苯巴比妥钠所致记忆障碍小鼠的学习记忆能力，还具有明显的镇静、催眠作用[30]。

11. 保护肾脏作用 茯苓醇提取物可以改善肾病综合征大鼠蛋白尿和腹水的症状，使大鼠体内血清总蛋白、球蛋白、总胆固醇和IL-4的水平降低[31]。茯苓多糖具有明显的抗高尿酸血症作用，其机制可能是上调有机阴离子转运体1的表达、下调尿酸转运体1的表达，从而增加尿酸的排泄[32]。从茯苓中提取鉴定的新型茯苓酸如茯苓新酸ZM和茯苓新酸ZP也可以减轻肾脏纤维化，其机制可能是茯苓酸可调控小鼠的氧化还原信号通路和芳基烃受体信号通路[33]。

12. 延缓衰老作用 茯苓中多糖能清除超氧阴离子自由基、羟自由基和1,1-二苯基-2-三硝基苯肼自由基，说明茯苓多糖具有抗氧化作用[34]。通过甲醇提取的茯苓皮中粗三萜化合物也具有抗氧化作用，其可以有效清除超氧阴离子自由基、羟自由基和过氧化氢[35]。茯苓的水提取物可以降低大鼠肝脏匀浆中丙二醛水平，还能清除超氧阴离子，从而发挥抗氧化作用[36]。茯苓的水提取物可抑制过氧化氢诱导的人正常成纤维细胞HS68的衰老凋亡，降低细胞中金属酶蛋白酶、炎症标志物和皮肤老化标志物的表达，并且能够促进胶原蛋白的合成[37]。茯苓酸是一种天然存在于茯苓、灵芝等中草药中的三萜类化合物，茯苓酸能够增加正常人肺成纤维细胞WI-38的细胞毒性及自噬相关蛋白的表达，诱导与胰岛素样生长因子1信号转导相关的自噬，从而延缓细胞衰老[38]。

四、本草文献摘述

1.《神农本草经》 "主胸胁逆气，忧恚惊邪恐悸，心下结痛，寒热，烦满，咳逆，口焦舌干，利小便。久服安魂、养神、不饥、延年。"

2.《名医别录》 "止消渴，好睡，大腹，淋沥，膈中痰水，水肿淋结。开胸腑，调脏气，伐肾邪，长阴，益气力，保神守中。"

3.《药性论》 "开胃，止呕逆，善安心神。主肺痿痰壅。治小儿惊痫，心腹胀满，妇人热淋。"

4.《日华子本草》 "补五劳七伤，安胎，暖腰膝，开心益智，止健忘。"

参考文献

[1] 国家药典委员会.中华人民共和国药典临床用药须知：中药饮片卷[M].2020版.北京：中国医药科技出版社，2022：553-557.

[2] 涂彩霞，刘芳，李敬，等.复方茯苓汤治疗湿疹582例临床观察及实验研究[J].中国中西医结合皮肤性病学杂志，2002（1）：13-15.

[3] 王悦.桂枝茯苓丸加味治疗多囊卵巢综合征临床观察[J].山东医药，2006（1）：70-71.

[4] 陈冬丽，陈双郧，陈勇.桂枝茯苓胶囊配合康妇消炎栓治疗慢性盆腔炎临床观察[J].湖北中医学院学报，2010，12（2）：52-53.

[5] 杜宝俊，闫朋宣，罗然，等.桂枝茯苓胶囊

治疗精索静脉曲张性不育症60例临床观察[J]. 中医杂志，2014，55（4）：311-314.

[6] 吴淳，杨建都. 桂枝茯苓胶囊联合米非司酮治疗子宫肌瘤的临床观察[J]. 临床和实验医学杂志，2012，11（10）：771-772.

[7] JEONG J W, LEE H H, HAN M H, et al.Ethanol extract of *Poria cocos* reduces the production of inflammatory mediators by suppressing the NF-kappaB signaling pathway in lipopolysaccha-ride-stimulated RAW 264.7 macrophages[J].BMC Complement Altern Med, 2014, 14: 101.

[8] 赵强强. 茯苓多糖的抗炎效果及其对小鼠免疫功能影响的初步研究[D]. 武汉：华中科技大学，2010.

[9] LI F F, YUAN Y, LIU Y, et al.Pachymic acid protects H9c2 car-diomyocytes from lipopolysaccharide-induced inflammation and apoptosis by inhibiting the extracellular signal-regulated kinase 1/2 and p38 pathways[J].Mol Med Rep, 2015, 12（2）: 2807-2813.

[10] 邵璐，刘杨，唐阿梅，等. 茯苓甘草汤对功能性消化不良大鼠血清中胃动素、胃泌素及5-羟色胺的影响[J]. 贵阳中医学院学报，2019，41（5）：11-15.

[11] 李良，袁尔东，苟娜，等. 茯苓水提物对幽门螺杆菌的抑制作用和GES-1细胞增殖作用研究[J]. 现代食品科技，2019，35（10）：19-24，147.

[12] 郑彩云. 茯苓多糖抗糖尿病作用的实验研究[J]. 中国医疗前沿，2010，5（14）：12-13.

[13] 杨瑾，殷智，袁德培，等. 液体发酵茯苓胞外多糖的体外降糖效果研究[J]. 基因组学与应用生物学，2018，37（11）：4955-4960.

[14] HU G S, HUANG C Gui, ZHANG Y, et al.Accumulation of biomass and four triterpenoids in two-stage cultured *Poria cocos* mycelia and diuretic activity in rats[J]. Chinese Journal of Natural Medicines, 2017, 15（4）: 265-270.

[15] WU Z L, REN H, LAI W Y, et al.Sclederma of *Poria cocos* exerts its diuretic effect via suppression of renal aquaporin-2 expression in rats with chronic heart failure[J].JEthnopharmacol, 2014, 155（1）: 563-571.

[16] 田婷. 基于药理学和代谢组学方法研究茯苓和茯苓皮的利尿活性及其对慢性肾脏病防治作用[D]. 西安：西北大学，2016.

[17] 陈伟光，张学峰，官莹，等. 茯苓酸对小鼠病毒性心肌炎Caspase-3及Akt表达的相关研究[J]. 心脑血管病防治，2019，19（6）：501-503，519，593.

[18] 张信岳，杨根元，梁丽坚，等. 羧甲基茯苓多糖钠体外抗单纯疱疹病毒Ⅰ型的作用[J]. 中药新药与临床药理，2003（3）：161-163.

[19] 胡康，罗清，朱晓峰，等. 茯苓多糖对人乳腺癌MDA-MB-231细胞迁移的影响及机制[J]. 中国老年学杂志，2019，39（21）：5316-5319.

[20] JEONG J W, BEAK J Y, KIM K D, et al.Induction of apoptosis by pachymic acid in T24 human bladder cancer cells[J].J Life Sci, 2015, 25（1）: 93-100.

[21] LU C, MA J, CAI D.Pachymic acid inhibits the tumorigenicity of gastric cancer cells by the mitochondrial pathway[J]. Anticancer Drugs, 2017, 28（2）: 170-179.

[22] WANG N, LIU D, GUO J, et al.Molecular mechanism of *Poria cocos* combined with oxaliplatin on the inhibition of epithelial-mesenchymal transition in gastric cancer cells[J].Biomed Pharmacother, 2018, 102: 865-873.

[23] 宋京美. 基于数据挖掘的中医治疗肝病临床用药规律与作用机制研究[D]. 北京：北京中医药大学，2019.

[24] 兰量园，吴咖，吴欣谋，等. 茯苓多糖保护对乙酰氨基酚暴露胎鼠的分子机制研究[J]. 中药药理与临床，2019，35（2）：52-55.

[25] TIAN H, LIU Z, PU Y, et al.Immunomodulatory effects exerted by *Poria Cocos* polysaccharides via TLR4/TRAF6/NF-κB signaling in vitro and in vivo[J].Biomed Pharmacother, 2019, 112:

[26] 线婷, 王荻, 刘红柏. 黄芪、甘草、茯苓对施氏鲟非特异性免疫功能的影响[J]. 大连海洋大学学报, 2018, 33 (03): 365-369.

[27] 罗心遥. 基于谱效关系的茯苓健脾药效物质基础研究[D]. 武汉: 湖北中医药大学, 2020.

[28] 徐旭, 窦德强. 茯苓对免疫低下小鼠免疫增强的物质基础研究[J]. 时珍国医国药, 2016, 27 (3): 592-593.

[29] 孟美黛, 冯彦, 王鹏, 等. 茯苓极性提取物对CUMS大鼠神经递质及昼夜节律调节的实验研究[J]. 中草药, 2020, 51 (1): 118-126.

[30] 李明玉, 徐煜彬, 徐志立, 等. 茯苓改善学习记忆及镇静催眠作用研究[J]. 辽宁中医药大学学报, 2014, 16 (5): 25-26.

[31] ZAN J F, SHEN C J, ZHANG L P, et al.Effect of *Poria cocos* Hydroethanolic Extract on Treating Adriamycin-Induced Rat Model of Nephrotic Syndrome[J].Chinese Journal of Integrative Medicine, 2017, 23 (12): 916-922.

[32] 邓耒娇, 闫洁熙, 王沛, 等. 茯苓多糖对高尿酸血症大鼠肾小管转运体rURAT1、rOAT1和rOCT2表达的影响[J]. 西部中医药, 2019, 32 (6): 10-14.

[33] WANG M, HU H H, CHEN Y Y, et al.Novel poricoic acids attenuate renal fibrosis through regulating redox signalling and aryl hydrocarbon receptor activation[J]. Phytomedicine, 2020, 79: 153323.

[34] 段超, 许刚豪, 王冬冬, 等. 茯苓发酵液多糖含量分析及其抗氧化性能研究[J]. 日用化学品科学, 2016, 39 (2): 31-34.

[35] 程水明, 桂元, 沈思, 等. 茯苓皮三萜类物质抗氧化活性研究[J]. 食品科学, 2011, 32 (9): 27-30.

[36] WU S J, NG L T, LIN C C.Antioxidant activities of some common ingredients of traditional chinese medicine, Angelica sinensis, Lycium barbarum and *Poria cocos*[J].Phytother Res, 2004, 18 (12): 1008-1012.

[37] FANG C L, PAUL C R, DAY C H, et al.*Poria cocos*（Fuling）targets TGFβ/Smad7 associated collagen accumulation and enhances Nrf2-antioxidant mechanism to exert anti-skin aging effects in human dermal fibroblasts[J].Environ Toxicol, 2021, 36 (5): 729-736.

[38] LEE S G, KIM M M.Pachymic acid promotes induction of autophagy related to IGF-1 signaling pathway in WI-38 cells[J]. Phytomedicine, 2017, 36: 82-87.

莲子 Lianzi

本品为睡莲科植物莲 *Nelumbo nucifera* Gaertn. 的干燥成熟种子。秋季果实成熟时采割莲房, 取出果实, 除去果皮, 干燥, 或除去莲子心后干燥。

3-2-6 莲子彩图

一、传统应用

【性味归经】甘、涩, 平。归脾、肾、心经。

【功效主治】补脾止泻, 止带, 益肾涩精, 养心安神。用于脾虚泄泻, 带下, 遗精, 心悸失眠。

【用法用量】6~15g。

【使用注意】大便燥结者不宜使用。

【方剂举例】

1. 小儿扶脾颗粒[《中华人民共和国药典》(2020年版一部)]

药物组成: 白术、陈皮、山楂、党参、莲子、茯苓。

功能主治: 健脾胃, 助消化。用于小儿脾胃气虚, 消化不良, 体质消瘦。

2. 启脾丸[《中华人民共和国药典》(2020年版一部)]

药物组成: 人参、麸炒白术、茯苓、甘草、陈皮、山药、莲子(炒)、炒山楂、六神曲（炒）、炒麦芽、泽泻。

功能主治：健脾和胃。用于脾胃虚弱，消化不良，腹胀便溏。

3. 调经促孕丸 [《中华人民共和国药典》（2020年版一部）]

药物组成：鹿茸（去毛）、淫羊藿（炙）、仙茅、续断、桑寄生、菟丝子、枸杞子、覆盆子、山药、莲子（去心）、茯苓、黄芪、白芍、酸枣仁（炒）、钩藤、丹参、赤芍、鸡血藤。

功能主治：温肾健脾，活血调经。用于脾肾阳虚、瘀血阻滞所致的月经不调、闭经、痛经、不孕，症见月经错后、经水量少、有血块、行经小腹冷痛、经水日久不行、久不受孕、腰膝冷痛。

4. 清宫汤（《温病条辨》）

药物组成：玄参心、莲子心、竹叶卷心、连翘心、犀角（水牛角代）、连心麦冬。

功能主治：清心解毒，养阴生津。用于温病液伤，邪陷心包证。发热，神昏谵语。

【简便验方】

1. 治疗翻胃（反胃） 石莲肉，为末，入些豆蔻末，米汤乘热调服。（《仁斋直指方》莲子散）

2. 治疗下痢饮食不入，俗名噤口痢 鲜莲肉一两，黄连五钱，人参五钱。水煎浓，细细与呷。（《本草经疏》）

3. 治疗心经虚热，小便亦浊 石莲肉（连心）六两，炙甘草一两。细末。每服二钱，灯心煎汤调下。（《仁斋直指方》莲子六一汤）

4. 治疗小便白浊，梦遗泄精 莲肉、益智仁、龙骨（五色者）各等份。上为细末。每服二钱，空心用清米饮调下。（《奇效良方》莲肉散）

5. 治疗补虚益损 莲实（去皮）不以多少，用好酒浸一宿，入大猪肚内，用水煮熟，取出焙干。上为极细末，酒糊为丸，如芡大。每服五七十丸，食前温酒送下。（《医学发明》水芝丸）

6. 治疗产后胃寒咳逆，呕吐不食，或腹作胀 石莲肉两半，白茯苓一两，丁香五钱。上为末。每服二钱，不拘时，用姜汤或米饮调下，日三服。（《妇人良方》石莲散）

【类药辨析】

1. 莲子、石莲子、莲须、莲房、莲子心、荷叶、荷梗的鉴别应用 莲子为莲的成熟种子。性味甘、涩，平。归脾、肾、心经。具有益肾固精、补脾止泻、止带、养心的作用。用于肾虚遗精遗尿，脾虚食少久泻，带下病，心悸虚烦失眠等；石莲子为莲子老熟坠于淤泥，经久坚黑如石者，又称甜石莲。性味苦寒，功效为除湿热、清心开胃。专治热毒噤口痢疾；莲须为莲花中的雄蕊。味甘、涩，性平。具有固肾涩精的作用。用于遗精、滑精、带下、尿频。莲房为莲的成熟花托。味苦、涩，性温。具有止血化瘀的作用。用于崩漏、尿血、痔疮出血、产后瘀阻、恶露不尽。莲子心为莲子中的青嫩胚芽。味苦，性寒。具有清心除热的作用。用于热入心包，神昏谵语，心火亢盛等证。荷叶为莲的叶片。味苦，性平。具有清暑利湿、升阳止血的功能。用于暑热病证、脾虚泄泻和多种出血证。荷梗为莲的叶柄及花柄。味苦，性平。具有通气宽胸、和胃安胎的功能，用于外感暑湿、胸闷不畅、妊娠呕吐、胎动不安[1]。

2. 莲子与山药的鉴别应用 二药均甘平而具有涩性，入脾肾，都能补益脾肾而涩肠固下，对于脾虚泄泻及肾虚之遗精、遗尿、带下之证，都可应用。但莲子尚能养心安神而止血，对于心肾不交所致的心悸、失眠、遗精及虚烦消渴、尿血崩漏之证，较为常用。山药尚入肺经，补肺止咳以治虚劳咳嗽。且山药以补为主，补气又能益阴，故脾虚气少之食少倦怠及肾虚之腰膝酸软无力等症，均可应用[1]。

3. 莲子与芡实的鉴别应用 二药性质相近，功能相似，均具有益肾固精、补脾止泻、固涩止带的作用，用于肾虚遗精、遗尿及脾虚食少、久泻、带下病。但芡实偏用于治疗遗精、带下、遗尿之证。莲子又能养心安神，交通心肾，止血，对于心肾不交所致的虚烦、心悸、失眠、消渴及尿血、崩漏等症较为常用[1]。

【配伍应用】

1. 莲子配黄连 莲子禀芬芳之气，合禾谷之味，甘可补脾，涩能止泻，最能补脾涩肠止泻；黄连大苦大寒，清热燥湿，尤长于清中焦湿火郁结，善除脾胃大肠湿热。两药合用，能除湿热，止泻痢，健脾胃，可治疗久痢，饮食不下等症[1]。

2. 莲子配山药 山药甘平，补脾气，益胃阴，兼能收涩止泻；莲子甘涩性平，补脾收涩止泻。两药相配，具有益气健脾、收涩止泻的作用，治疗脾胃气虚，运化失健，湿浊下注所致的便溏泄泻、食少纳呆、消瘦乏力、面色无华、胸脘痞闷等[1]。

3. 莲子配芡实 芡实甘平，健脾止泻，固肾益精，祛湿止带；莲子甘涩，健脾止泻，益肾固精，养心安神。二药伍用，相互协同取效，健脾止泻、补肾精、涩精止带之功增强。用于治脾虚泄泻，日久不愈；脾虚湿盛，白带绵绵；肾虚精关不固，梦遗滑精；肾虚小便频数，小便失禁等症[1]。

4. 莲子配炙甘草 莲子最益脾胃，兼养心益肾，还具有清心除烦的功效；炙甘草甘平，益气补中，还善止茎中痛。两药同用，益心气，除虚烦，通淋止痛，治疗心经虚热，小便赤浊等症[1]。

5. 莲子配金樱子 金樱子味酸而涩，功专固敛，能固精止遗，敛肾缩溺，止带；莲子味甘而涩，入于肾经，能益肾固精，固涩止带。两药配伍，固精止带作用更佳，治疗肾虚精关不固所致的遗精、滑精以及带下等症[1]。

二、临床研究

1. IgA 肾病气阴两虚证 清心莲子饮方加减（石莲子 10g，党参 20g，地骨皮 15g，北柴胡 12g，赤茯苓 10g，黄芪 30g，麦冬 10g，车前子 20g，甘草 12g。若伴有发热、咽痛者，加金银花、连翘；如有手足心热、口干咽干者，加侧柏叶、茜草；若唇舌紫暗，舌有瘀斑瘀点，加牡丹皮、当归等），水煎服，日 1 剂。1 月为一疗程。共治疗 30 例，完全缓解 9 例，显著缓解 11 例，好转 6 例，无效 4 例，总有效率 86.67%[2]。

2. 复发性尿路感染 清心莲子饮（黄芪 30g，党参 15～20g，麦冬 15g，石莲子 15g，茯苓 15g，车前子 15g，地骨皮 15g，瞿麦 20g，蒲公英 30g，白花蛇舌草 30g，白茅根 30g，柴胡 10g，黄芩 10g，甘草 6g），水煎服，1 剂/天，2 次/天，口服。疗程 4 周。共治疗 33 例，治愈 18 例，显效 8 例，有效 6 例，无效 1 例，总有效率 96.97%[3]。

3. 血管性痴呆 朝医清心莲子汤（组成：莲子肉 10g，山药 10g，天冬 5g，麦冬 5g，远志 5g，石菖蒲 5g，酸枣仁 5g，龙眼肉 5g，柏子仁 5g，黄芩 5g，莱菔子 5g，菊花 1.5g），治疗 20 周。共治疗 43 例，显效 8 例，有效 30 例，无效 5 例，总有效率 88.4%[4]。

4. 早期糖尿病肾病 清心莲子饮（黄

芪 30g，党参 20g，黄芩 12g，麦冬 15g，地骨皮 15g，石莲子 15g，车前子 20g，茯苓 15g，柴胡 12g，蒲公英 30g，甘草 6g），每日 1 剂，水煎 300mL，分 2 次温服，同时给予西医常规治疗和卡托普利口服，持续治疗观察 12 周。共治疗 43 例，显效 20 例，有效 18 例，无效 5 例，总有效率 88.37%[5]。

5. 心肾阴虚型尿频病 清心莲子饮合六味地黄汤（莲子 15g，麦冬 15g，生地黄 20g，山茱萸 15g，山药 15g，泽泻 9g，牡丹皮 10g，地骨皮 15g，栀子 10g，百合 15g，茯苓 10g，五味子 9g，车前子 15g），分早晚两次，每次冲水 200mL，饭后半小时服用。8 周为一疗程。共治疗 30 例，有效 17 例，无效 13 例，总有效率 56.67%[6]。

三、药理研究

1. 抗菌作用 莲子多酚在葡萄球菌、沙门菌、李斯特菌、大肠埃希菌和枯草芽孢杆菌等 5 种细菌繁殖上都具有抑制性作用[7]。

2. 抗氧化作用 莲子多酚具有较好的清除氧自由基的能力，具有一定的抗油脂氧化活性[8]。在同等浓度的基础上，将莲子干品甲醇提取物与叔丁基羟基茴香醚（BHA）、维生素 E 对油脂的抗氧化能力进行比较，发现莲子甲醇提取物的作用力更强[9]。研究莲子热水浸提物发现，莲子热水浸提物对过氧化氢及其他原因所引起的淋巴细胞 DNA 损伤等模型有一定作用，亦能减少模型的损伤。认为莲子热水浸提物的抗氧化能力可能与莲子中大量的多酚物质及铁离子螯合作用有关[10]。利用莲子乙醇提取物进行小鼠体内抗氧化试验，在对其抗氧化活性的研究试验中发现，该试验小鼠体内肝中过氧化物酶及肾中 SOD 等反应物比例活性都有所增加，但在降低硫代巴比妥酸的活性反应上却呈现下降趋势[11]。

3. 抗癌作用 莲子果皮多酚的亚临界水提取物对人肝癌 G2（HepG2）细胞的抗增殖能力高于其热水提取物[12]。

4. 保肝作用 通过四氯化碳和黄曲霉素 B_1 导致的肝细胞毒性模型，测试莲子乙醇提取物（ENN）的护肝作用。结果表明，ENN 可抑制肝细胞血清酶的产生和细胞毒性，且具有量效关系[13]。

5. 美白防晒，延缓衰老 通过评价莲子水提取物相关指标，对其在相关护肤产品中的应用成效进行更深一步的研究，具体指标包括安全性、有效性、稳定性 3 个方面。研究数据显示，100μg/mL 浓度的莲子多酚对多巴氧化酶、腺嘌呤核苷均有抑制作用，即美白效果分别达到了 57%、40%；200mg/mL 浓度的莲子多酚提取物有较为显著的抗皱效果，提取物当中所含有的弹性蛋白酶、腺嘌呤核苷抑制成分的浓度分别为 49%、26%；将浓度为 4% 的莲子提取物制作成水型霜，其在不同温度下性质稳定，稳定时间最长可达 30 天，同时，制品不会对皮肤产生刺激[14]。

四、本草文献摘述

1.《神农本草经》"气味甘平，无毒，主补中，养神，益气力，除百病。"

2.《本草纲目》"交心肾，厚肠胃，固精气，强筋骨，补虚损……止脾泻泄久痢，赤白浊，女人带下崩中诸血病。"

3.《玉楸药解》"莲子甘平，甚益脾胃，而固涩之性，最宜滑泄之家，遗精便溏，极有良效。"

4.《本草拾遗》"令发黑，不老。"

5.《食医心镜》"止渴，去热。"

参考文献

[1] 国家药典委员会. 中华人民共和国药典临床用药须知：中药饮片卷[M].2020版. 北京：中国医药科技出版社, 2022: 1326-1329.

[2] 朱荣宽, 寇玮蔚. 清心莲子饮加减治疗IgA肾病气阴两虚证60例临床观察[J]. 中国农村卫生, 2015 (10): 87.

[3] 吴清秀. 清心莲子饮治疗复发性尿路感染33例[J]. 现代中医药, 2011, 31 (6): 29-30.

[4] 崔荷英, 崔昊震, 崔东麟, 等. 朝医清心莲子汤治疗血管性痴呆患者86例的临床观察[J]. 时珍国医国药, 2017, 28 (6): 1383-1384.

[5] 李文超, 李雪. 清心莲子饮加减治疗对早期糖尿病肾病的临床观察[J]. 黑龙江中医药, 2021, 50 (1): 22-23.

[6] 刘晓菲. 清心莲子饮合六味地黄汤加减治疗心肾阴虚型尿频病的临床研究[D]. 济南：山东中医药大学, 2019.

[7] 黄素英. 莲子多酚提取及其抗氧化抑菌活性的研究[D]. 福州：福建农林大学, 2010.

[8] 黄素英, 郑宝东. 莲子多酚抗氧化活性[J]. 福建农林大学学报, 2010, 39 (1): 94-97.

[9] 刘伯康, 陈惠英, 颜国钦. 数种传统食用植物甲醇萃取物抗氧化性之研究[J]. 中国农业化学会志（中国台湾）, 1999, 37 (1): 105-116.

[10] Yen G C, Duh P D, Su H J.Antioxidant properties of lotus seedand its effect on DNA damage in human lymphocytes[J]. FoodChemical, 2005, 89 (3): 379-385.

[11] Rai S, Wahile A, Mukherjee K, et al.Antioxidant activity of *Nelumbo nucifera*（sacred lotus）seeds[J].Journal of Ethnopharmacology, 2006, 104 (3): 322-327.

[12] YAN Z, LUO X P, CONG J L, et al. Subcritical water extraction, identification and antiproliferation ability on HepG2 of polyphenols from lotus seed epicarp[J]. Industrial Crops and Products, 2019, 129: 472-479.

[13] Sohn D H, Kim Y C, Oh S H. Hepatoprotective and free radicalsca-venging effects of *Nelumbo nucifera*[J].Phytomedicine, 2003, 10 (2-3): 165-169.

[14] Kim T, Kim H J, Cho S K.*Nelumbo nucifera* extracts aswhitening and anti-wrinkle cosmetic agent [J].Korean Journal of Chemical Engineering, 2011, 28 (2): 424-427.

益智 Yizhi

本品为姜科植物益智 *Alpinia oxyphylla* Miq. 的干燥成熟果实。夏、秋间果实由绿变红时采收，晒干或低温干燥。

3-2-7 益智彩图

一、传统应用

【性味归经】辛，温。归脾、肾经。

【功效主治】暖肾固精缩尿，温脾止泻摄唾。主要用于肾虚遗尿，小便频数，遗精白浊，脾寒泄泻，腹中冷痛，口多唾涎。

益智辛温气香兼涩，归脾肾经，能温脾暖胃，兼益肾火，且带涩性，温宣之中兼有固涩作用，具有温脾开胃、止泻摄唾之功，兼暖肾固精缩尿，故常用于肾虚遗尿，小便频数，遗精白浊，脾寒泄泻，腹中冷痛，口多唾涎。

【用法用量】内服：煎服，3～10g。

【使用注意】虚火旺及大便秘结者忌服。

【方剂举例】

1. 缩泉丸 [《中华人民共和国药典》（2020年版一部）]

药物组成：山药、益智仁、乌药。

功能主治：补肾缩尿。用于肾虚所致的小便频数、夜间遗尿。

2. 健脑丸 [《中华人民共和国药典》（2020年版一部）]

药物组成：当归、天竺黄、肉苁蓉（盐炙）、龙齿（煅）、山药、琥珀、五味子（酒蒸）、天麻、柏子仁（炒）、丹参、益智仁（盐炒）、人参、远志（甘草水炙）、菊花、九节菖蒲、赭石、胆南星、酸枣仁（盐炒）、枸杞子。

功能主治：补肾健脑，养血安神。用于心肾亏虚所致的记忆减退、头晕目眩、心悸失眠、腰膝酸软；老年轻度认知障碍见上述证候者。

3. 萆薢分清丸 [《中华人民共和国药典》（2020年版一部）]

药物组成：粉萆薢、石菖蒲、甘草、乌药、盐益智仁。

功能主治：分清化浊，温肾利湿。用于肾不化气、清浊不分所致的白浊、小便频数。

4. 益智散（《太平惠民和剂局方》）

药物组成：益智、干姜、青皮、川乌。

功能主治：温肾祛寒，行气止痛。用于治疗腹痛，症见伤寒阴盛，心腹痞满，呕吐泄痢，手足厥冷；及一切冷气奔冲，心胁脐腹胀满绞痛。

【简便验方】

1. 治疗梦泄 益智仁二两（用盐二两炒，去盐），乌药二两。上为末。用山药一两为糊。和丸如梧子大。每服五十丸，空心临卧盐汤下，以朱砂为衣。（《世医得效方》三仙丸）

2. 治疗小便赤浊 益智仁、茯神各二两，远志、甘草（水煮）各半斤。为末，酒糊丸，梧子大。空心姜汤下五十丸。（《本草纲目》）

3. 治疗妇人崩中 益智子，炒研细，米饮入盐服一钱。（《经效产宝》）

4. 治疗小儿遗尿，亦治白浊 益智仁、白茯苓各等份，上为末。每服一钱，空心米汤调下。（《补要袖珍小儿方论》益智仁散）

【类药辨析】

1. 生益智与盐益智的鉴别应用 益智的炮制品现有生益智、盐益智两种，生益智辛温而燥，以温脾止泻、收摄涎唾为主，多用于腹痛吐泻，唾多流涎。盐益智辛燥之性缓和，专行下焦，长于固精缩尿，多用于肾气虚寒之遗精早泄、尿频遗尿、小便白浊[1]。

2. 益智与补骨脂的鉴别应用 两者均辛温而入肾脾经，皆有补肾助阳、固精缩尿、温脾止泻之功，同治滑精、遗尿尿频，以及脾肾阳虚泄泻。然益智暖脾之力胜于温肾，作用偏于脾，长于温脾开胃摄唾，多用于中气虚寒，腹中冷痛，食少多唾者；补骨脂补肾助阳力强，作用偏于肾，多用于肾阳不足，命门火衰之腰膝冷痛、阳痿；又有纳气平喘之功，可用于肾不纳气虚喘[1]。

3. 益智与山药的鉴别应用 两者均入脾肾而具健脾止泻、补肾固精之功，皆可用于脾虚泄泻，肾虚遗精。然益智辛温气香，长于温暖脾阳，散寒摄唾，多用于脾阳亏虚之腹痛泄泻、口多涎唾；山药甘平，又归肺经，为平补脾肺肾气阴之品，既能补肺气，又能养肺阴，用于治疗肺虚喘咳，虚劳咳嗽[1]。

【配伍应用】

1. 益智配白术 益智长于温肾壮阳，固精缩尿；白术善于补气健脾，燥湿利水。两药伍用，具有温肾助阳、补气健脾之功。用于治疗脾肾阳虚，腹中冷痛，呕吐泄泻，涎多泛酸等[1]。

2. 益智配党参 益智长于温脾摄涎；党参善于补脾益气。两药伍用，增强补脾摄涎之功。用于治疗脾胃虚寒,时唾涎,或涎水自流等[1]。

3. 益智配小茴香 益智长于暖脾温肾止泻；小茴香善于温中醒脾开胃。两药伍用,增强温肾开胃、散寒止泻之功。用于治疗脾胃虚寒之泄泻等[1]。

4. 益智配补骨脂 益智长于温肾助阳,温脾止泻,温脾之力较强；补骨脂善于补火助阳,温脾止泻,补肾之力较强。两药伍用,增强补肾温脾、助阳止泻之功。用于治疗脾肾阳虚的泄泻、遗精等[1]。

5. 益智配桑螵蛸 益智辛温,偏于补益,温肾助阳,固经缩尿；桑螵蛸甘咸平,偏于固涩,补肾助阳,固精缩尿。两药伍用,增强固精缩尿之功。用于治疗肾阳亏虚所致的遗尿尿频等[1]。

二、临床研究

1. 遗尿 用自拟益智仁猪脬汤治疗,方药组成 猪脬（即猪的膀胱）30～50g,益智仁3～10g,桑螵蛸3～10g,补骨脂5～10g,金樱子5～10g,菟丝子3～10g,党参10～15g,大枣10～15g,怀山药10～20g,五味子3～5g,糯米30～50g。加味：食欲不振加神曲5～10g,便溏加炒白术5～10g。将糯米纳入猪脬扎好口,加清水800mL,食盐适量,与诸药共炖。煎取药液至200mL即可。3～10岁每次服60mL,11～19岁每次服100mL,每日2次,与猪脬及糯米同服,每日1剂,5剂为1个疗程,间隔3天,若无效再服第2个疗程。结果：治疗33例,痊愈29例,好转3例,无效1例,总有效率为96.97%。疗程最短5天,最长10天,平均8天[2]。

2. 习惯性流产 益智仁15g,升麻10g,白术10g,艾叶10g。每日1剂,水煎服。加减法：若胎动不安兼见阴道流血者,上方加阿胶、黄芪；若腰痛则加杜仲、续断；若腹痛、心烦、失眠、口苦、口干加黄芩、白芍。结果：治疗33例,平均每人服药3～9剂,均见阴道流血止,腹痛、腰痛明显减轻,为巩固疗效一般服药30剂,即能使全部症状消失,妊娠期满顺产,产下婴儿均无发育不良或畸形,追踪4年,小孩智力良好,健康活泼[3]。

三、药理研究

1. 抑菌、杀虫 益智挥发油对细菌、酵母、霉菌有抑制作用,对一些由微生物引起的皮肤腐烂有效[4]。益智挥发油对金黄色葡萄球菌、大肠埃希菌和铜绿假单胞菌均有抑制作用,通过相关性分析发现益智的α-紫穗槐烯、石竹烯、香橙烯、乙酸香茅酯、榄香烯、大根香叶烯、愈创木烯和榄香醇等8种化合物与抑制金黄色葡萄球菌相关[5, 6]。

2. 对胃肠道的影响 益智仁50%乙醇提取液有抗溃疡作用,促进大鼠乙酸型胃溃疡愈合,其机制与增加溃疡胃黏膜组织表皮生长因子（EGF）表达有关；能抑制正常小鼠胃排空、小肠推进和家兔离体肠肌收缩,对氯化乙酰胆碱致肠肌兴奋有拮抗作用[7-9]。益智仁水提物能对抗番泻叶所致的小鼠泄泻,影响鼠小肠中磺胺脒吸收,有止泻作用[10, 11]。益智仁丙酮提取物和倍半萜化合物nootkatone能抑制盐酸或乙醇致大鼠胃损伤[12]。

3. 抗肿瘤作用 益智水提取物对小鼠腹水型肉瘤（saroma180ascites）细胞增殖、甲醇提取物对小鼠皮肤癌细胞和急性早幼粒白血病（HL-60）细胞增殖均有抑制作用[13, 14]。益智酮甲、益智酮乙可通过抑制由对苯二甲酸（TPA）致皮肤癌的核内转录因子（NF-KappaB）、2-加氧酶和诱导型一氧化氮合酶（iNOS）活性而发挥抗肿瘤作用[15]。

4. 对心血管系统的影响　益智甲醇提取物对豚鼠左心房有正性肌力作用，yakuchinone-A 可以抑制心肌钠泵、钾泵达到强心作用，益智仁中 yakuchinone-A 呈剂量依赖地抑制心肌钠泵、钾泵而增强豚鼠右心房收缩力[16]。

5. 抑制前列腺素合成　益智提取物及益智酮甲能抑制前列腺素合成酶活性，可升高小鼠外周血液白细胞数量[17]。

6. 镇痛作用　益智仁氯仿提取物和水提物对小鼠均有镇痛作用，且氯仿提取物镇痛效果比水提物快而持久[18]。

7. 免疫调节作用　益智水提取部位经腹腔或口服给药对过敏性反应有抑制作用[19-20]。益智甲醇提取部位和80%丙酮水提取物具有抑制脂多糖（LPS）活化鼠腹膜巨噬细胞产生 NO 的作用，可抑制由抗原诱导 RBL-2H3 细胞脱颗粒[21, 22]。

8. 抗氧化作用　益智酮乙和姜黄素成分对酪氨酸酶有抑制作用，原儿茶酸能提高嗜铬细胞瘤细胞（PC12）中超氧化物歧化酶（SOD）和过氧化氢酶（CAT）活性，抑制过氧化氢（H_2O_2）或钠硝基氢氰酸盐（SNP）诱导的 PC12 细胞死亡[23, 24]。益智及益智酒分别具有清除 H_2O_2、羟自由基（•OH）作用，且发酵有助于提高其对羟自由基的清除作用[25]。益智仁经提取挥发油后的渣及益智茎、叶提取物对猪油脂质有抗氧化作用；对超氧阴离子自由基（O_2^-•）有清除作用，清除能力大小依次为：益智叶、茎、提取挥发油后的益智种子[26, 27]。益智渣 H_2O_2 清除能力强于益智乙醇提取物[28]。益智乙酸乙酯提取物在还原能力、清除1,1-二苯基-2-三硝基苯肼自由基（DPPH•）、•OH 方面显示呈明显剂量依赖性[29]。

9. 抗应激作用　益智仁水提取物能延长小鼠游泳时间和小鼠耐高温存活时间，具有抗疲劳和抗高温作用[30]。益智仁氯仿提取物和水提物能提升小鼠常压及异丙肾上腺素作用下耐缺氧能力，在异丙肾上腺素作用下，氯仿提取物能延长心肌耗氧量增加情况下耐缺氧存活时间，上述两种提取物有促皮质激素样作用[7]。

10. 对神经中枢的影响　益智仁氯仿提取物和水提物对小鼠有中枢抑制作用，小鼠睡眠时间和睡眠率与剂量成正比关系。益智仁口服液（YZR）能抑制小鼠自发活动，与戊巴比妥钠合用有协同作用，加强镇静、催眠效果。益智精油通过升高大鼠脑内氨基丁酸（GABA）含量而减少小鼠自发性活动和对抗咖啡因诱导小鼠自发性活动增强[31, 32]。

11. 神经保护作用　益智果实乙醇提取物（AOE）有保护原代培养的鼠神经细胞和抑制神经细胞 tau 蛋白磷酸化的作用，减轻谷氨酸致神经细胞损伤，并能有效地抑制谷氨酸兴奋毒性诱发神经细胞凋亡。AOE 能保护6-羟多巴胺（6-OHDA）致肾上腺嗜铬细胞瘤细胞（PC12）损伤，其作用机制与降低一氧化氮（NO）产生和诱导型一氧化氮合酶（iNOS）表达有关[33-35]。益智仁水提物通过清除 NO 介导的自由基形成或抑制其毒性而对 β-淀粉样蛋白 Aβ 介导及局部缺血致神经细胞损伤有保护作用[36]。益智仁水提取物能降低束缚应激大鼠海马 CA1 区和 CA3 区天冬氨酸（NMDA）受体亚基 NR2B 表达，对海马 CA3 区锥体细胞损伤有保护作用[37, 38]。益智仁乙酸乙酯提取物中分离到的原儿茶酸可对抗 MPP^+ 诱导 PC12 细胞的神经毒性，对由 H_2O_2 诱导的 PC12 细胞氧化死亡具有保护作用[23, 39]。

12. 对学习记忆的影响　益智仁水提取物可抑制乙酰胆碱酯酶活性，减少乙酰胆碱分解，提高海马脑蛋白含量，对东莨菪碱所致记忆获得障碍具有改善作用[40]；可改善 D-半乳糖致脑老化小鼠学习记忆能力，与益智仁抗氧化作用有关[41]；降低大鼠脑水肿程度，降低脑梗死体积，显著改善学习记忆能力，从而对大鼠局灶性脑缺血再灌注损伤有保护作用[42]。益智仁挥发油有遏制帕金森（PD）小鼠学习记忆能力下降的作用，其机制与增加 PD 小鼠脑内纹状体单胺类神经递质释放减轻氧化应激反应以及减少黑质致密部神经元凋亡等因素有关[43-45]。

13. 抗衰老作用 益智仁水提取液对多刺裸腹蚤的生长发育、繁殖和寿命方面都有促进作用，延缓多刺裸腹蚤衰老[46]。

14. 对泌尿系统的影响 益智仁盐炙前后能改善腺嘌呤所致肾阳虚多尿模型大鼠肾脏指数和病理变化；拮抗乙酰胆碱致膀胱逼尿肌兴奋，其机制可能与降低肌条平均收缩张力有关，并且盐炙品效果优于生品[47-49]。

15. 保肝作用 益智仁水提取物对肝脏损伤有保护作用，可降低小鼠血清谷丙转氨酶（ALT）活性，提高肝脏组织抗自由基氧化能力，同时对肝脏细胞超微结构具有保护作用[50]。

16. 毒性反应 益智挥发油的急性毒性，以益智仁乳剂按 0.2mL/10g 体重给予动物一次性灌胃，即刻观察给药后毒性反应，得半数致死量（LD_{50}）为 8.3269mL/kg，相当于益智仁生粉 2498.07g/kg 的给药量[45]。

四、本草文献摘述

1.《本草拾遗》 "主遗精虚漏，小便余沥，益气安神，补不足，安三焦，调诸气，夜多小便者。"

2.《神农本草经疏》 "益智子仁……以其敛摄，故治遗精虚漏，及小便余沥，此皆肾气不固之证也。肾主纳气，虚则不能纳矣。又主五液，涎乃脾之所统，脾肾气虚，二脏失职，是肾不能纳，脾不能摄，故主气逆上浮，涎秽泛滥而上溢也。敛摄脾肾之气，则逆气归元，涎秽下行。"

3.《本草备要》 "能涩精固气，又能开发郁结，使气宣通。温中进食，摄涎唾，缩小便。治呕吐泄泻，客寒犯胃，冷气腹痛，崩带泄精。"

参考文献

[1] 国家药典委员会.中华人民共和国药典临床用药须知：中药饮片卷[M].2020 版.北京：中国医药科技出版社，2022：1109-1202.

[2] 韦佩华.益智仁猪脬汤治疗遗尿 33 例[J].广西中医药，1999，22（4）：26.

[3] 邱志楠.益智仁合剂治习惯性流产[J].广州医学院学报，1983（4）：80-82.

[4] 林启寿.中草药成分化学[M].北京：科学出版社，1977：486.

[5] 陈新，刘晓静.益智果实挥发油化学成分及抑制活性研究[J].中国农学通报，2010，2（22）：366.

[6] 罗琴，李星.益智仁挥发油的水蒸气蒸馏法提取工艺优化及其体外抑制活性的研究[J].华西药学杂志，2011，26（2）：147.

[7] Kubo M，Matsuda H，Suo T，et al.Study on Alpiniae Fructus.I.Pharmacological evidence of efficacy of Alpniae Fructus on ancient herbal literature[J].Yakugaku Zasshi，1995，115（10）：852.

[8] 李兴华，胡昌江.益智仁乙醇提取物对乙酸型胃溃疡大鼠 EGF 表达的影响[J].中国中医药，2010，8（24）：165.

[9] 李兴华，胡昌江.益智仁醇提取物对动物胃肠运动的影响[J].中国药房，2010，21（39）：3649.

[10] Sakai K，shima N O，Kutsuna T，et al.Pharmaceutical studies on crude drugs. I.Effect of the Zingiberaceae crude drug extracts on sulfaguanidine absorption from rat small intestine[J].YakugaZasshi，1986，

106（10）：947.

[11] 李兴华，胡昌江，李文兵，等．益智仁止泻作用初步研究[J]．时珍国医国药，2009，20（10）：2498-2499.

[12] Yamahara J，LI Y H，Tamai Y.Antiulcer effect in rats of bitter cardamon constituents[J].Chem Pharm Bull，1990，38（11）：3053-3054.

[13] Hidji I.Screening test for antitumor activity of crude drugs[J].Shoyakugaku Zasshi，1979，33：95.

[14] Lee E，Park K K，Lee J M，et al. Suppression of mouseskin tumor promotion and induction of apoptosis in HL-60 cells by *Alpinia oxyphylla* Miquel（Zingiberaceae）[J].Carcinogenesis，1998，19（8）：1377.

[15] Chun K S，Kang J Y，Kim O H，et al.Effects of yakuchinone A and yakuchinone B on the phorbol ester-induced expression of COX-2 and iNOS and activation of NF-kappaB in mouse skin[J].J EnvironPathol ToxicolOncol，2002，21（2）：131.

[16] Shoji N，Umeryama A，Takemoto T，et al.Isolation of a cardiotonic principle from *Alpinia oxyphylla*[J]Planta Med，1984，50（2）：186.

[17] Muraoka O，Fuji mo to M，Tanabeg，et al.Absolutestereo structures of nove andtrinoreudesmane type esquiterpenes with nitri-coxide production inhibitoryactivity fom *Alpinia oxyphylla*[J].Bioorg Med ChemL et t，2001，11（16）：2217.

[18] 黄凤和．益智仁药理作用初步研究[J]．广东医药学院学报，1989，5（2）：48.

[19] Kim S H，Choi Y K，Jeong H J，et al.Suppressionof immunoglobulin E-mediated anaphylactic reaction by *Alpinia oxyphylla* in rats[J].Immunopharmacol Immunotoxicol，2000，22（2）：267.

[20] Shin T Y，Won J H，Kim H M，et al.Effect of *Alpinia oxyphylla* fruit extract on Compound 48/80-induce danaphylactic reactions[J].Am J Chin Med，2001，29（2）：293.

[21] Osamu Muraoka，Manabu Fujimoto，genzoh Tanabe，et al.Absolute stereostructures of novel norcadinaneandtrinoreudesmane-type sesquiterpenes with nitric oxide production inhibitory activity from *Alpinia oxyphylla*[J].Bioorg Med ChemLett，2001，11（16）：2217.

[22] Toshio M，Hisashi M，Toguchida I W，et al.Absolute stereostructures of three new sesquiterpenes from the fruit of *Alpinia oxyphylla* with inhibitory effects on nitric oxide production and degranulation in RBL-2H3 cells[J].J Nat Prod，2002，65（10）：1468.

[23] An L J，Guan S，Shi F，et al. Protocatechuic acid from *Alpinia oxyphylla* against MPP+-induced neurotoxicity in PC12 cells[J].Food Chem Toxicol，2006，44（3）：436.

[24] Shirota，Sachiko.Tyrosinase inhibitors from crude drugs[J].Biol Pharm Bull，1994，17：766.

[25] 阳辛凤，利美莲．益智与益智酒抗氧化活性的研究[J]．华南热带农业大学学报，2001，7（3）：20.

[26] 易美华，薛献明，肖红，等．益智提取物对油脂抗氧化作用研究[J]．海南大学学报，2002（1）：28.

[27] 易美华，肖红，尹学琼，等．益智提取物对超氧阴离子自由基清除作用研究[J]．中国食品学报，2002，2（4）：21.

[28] 刘红，郭祀远．益智有效抗氧化成分的分离条件的研究[J]．广西植物，2005，25（5）：469.

[29] 刘红，郭祀远．益智的抗氧化作用[J]．天然产物研究与开发，2006，18：768.

[30] 王鲁，梁支明．益智仁提取液抗应激作用试验[J]．中国兽医杂志，2009，45（5）：49.

[31] 钟恒亮，王荔萍，陈力．益智仁口服液镇静催眠作用实验研究[J]．贵阳医学院学报，2002（2）：132.

[32] 黄凤和．益智精油的中枢抑制作用及其对脑中γ-氨基丁酸的影响[J]．广东医药学院报，1992，8（1）：1.

[33] Yu X Y, An L J, Wang Y Q, et al. Neuroprotective effect of *Alpinia oxyphylla* Miq.Fruits againstglutamateinduced apoptosis in corticalneurons[J].Toxicol Lett, 2003, 144 (2): 205.

[34] Wong K K, Wan C C, Shaw P C.Ethanol extract of *Alpinia oxyphylla* fructus shows inhibition of tau protein phosphorylation in cell culture[J].Neurobiol Aging, 2004, 25 (2): 595.

[35] 廖婉莹, 张在军. 益智仁醇提物通过抑制 iNOS-NO 保护 6-OHDA 引起的 PC12 细胞损伤 [J]. 中药药理与临床, 2010, 26 (4): 31.

[36] Koo B S, Lee W C, Chang Y C, et al.Protective effect of *Alpinae Oxyphyllae* Fructus (Alpina oxyphylla MIQ) water-extracts on neurons from ischemic damage and neuronal cell toxicity[J].Phytoter Res, 2004, 18 (2): 142.

[37] 孙莉, 陈英杰. 益智仁对束缚应激大鼠海马神经元损伤的影响 [J]. 大连大学学报, 2009, 6: 87.

[38] 孙莉, 解霞. 益智仁对束缚应激致大鼠海马神经元 NMDA 受体亚基 NR2B 表达的调节作用 [J]. 大连大学学报, 2012, 33 (3): 62.

[39] Guan S, Bao Y M, Jing B, et al.Protective effect of protocatechuic acid from *Alpinia Oxyphylla* om hydrogen peroxiduced oxidative PC12 cell death[J].European Joumal of Phamacology, 2006, 5 (38): 73.

[40] 黄勤挽, 胡昌江. 益智仁水提取物对东莨菪碱所致记忆获得障碍大鼠的干预效应 [J]. 中国临床康复, 2005, 9 (28): 120.

[41] 嵇志红, 于新宇. 益智仁水提取物对 D-半乳糖诱导脑老化小鼠学习记忆的影响 [J]. 东北大学学报, 2007, 39 (2): 139.

[42] 裴家森, 刘永平. 益智仁水提取物对大鼠局灶性脑缺血再灌注损伤的保护作用 [J]. 中国民族民间医药, 2010 (22): 3.

[43] 黄凌, 朱毅. 益智仁挥发油对帕金森病模型小鼠脑内纹状体和黑质损伤的影响 [J]. 中国药理学与毒理学杂志, 2009, 23 (3): 176.

[44] 黄凌, 朱毅. 益智仁挥发油抗帕金森模型小鼠黑质神经元凋亡的作用研究 [J]. 中国药房, 2011, 22 (47): 4430.

[45] 黄凌, 朱毅. 益智仁挥发油急性毒性实验及对帕金森小鼠行为学和纹状体多巴胺含量的影响 [J]. 中药材, 2008, 31 (5): 722.

[46] 李啸. 益智仁对多刺裸腹蚤的生物学效应 [J]. 生物学杂志, 2005, 22 (3): 39.

[47] 李文兵. 益智仁盐炙前后对肾阳虚多尿大鼠肾脏改善作用研究 [J]. 中成药, 2012, 34 (9): 1767.

[48] 帅小翠, 胡昌江. 益智仁盐炙前后对缩泉丸缩尿作用的影响 [J]. 成都中医药大学学报, 2011, 34 (3): 69.

[49] 黄勤挽, 胡昌江. 益智仁盐炙对豚鼠膀胱逼尿肌活动影响的研究 [J]. 时珍国医国药, 2009, 20 (12): 2932.

[50] 由文华, 何胜. 益智仁水提取物对运动训练小鼠肝组织自由基代谢和超微结构的影响 [J]. 第四军医大学学报, 2007, 28 (23): 2160.

黄花倒水莲

HuanghuaDaoshuilian

本品为远志科远志属植物黄花倒水莲 *Polygala fallax* Hemsl 的根。全年可采, 洗净晒干。

3-2-8 黄花倒水莲彩图

一、传统应用

【性味归经】味甘, 微苦, 性平。归肝、肾、脾经。

【功效主治】补虚健脾, 散瘀通络。主治劳疲乏力, 子宫脱垂, 小儿疳积, 脾虚水肿, 带下清稀, 风湿痹痛, 腰痛, 月经不调, 痛经, 跌打损伤。

【用法用量】内服: 煎汤, 15~30g; 外用: 适量, 捣敷。

【使用注意】无特殊禁忌。

【方剂举例】

1. 清肝败毒丸（《国家中成药标准汇编 内科肝胆分册》）

药物组成：地耳草、黄花倒水莲、虎杖、白花蛇舌草、蒲公英、垂盆草、半边莲、重楼、徐长卿、姜黄、丹参、白首乌、盘龙参、甘草。

功能主治：清热利湿解毒。用于急、慢性肝炎属肝胆湿热证者。

2. 咪钵康复汤（《壮医方剂学》）

药物组成：蛤蚧、黄花倒水莲、川贝母、枇杷叶、杏仁、陈皮。

功能主治：补嘘（气）虚，通气道，止咳。用于久病气道虚弱。咳嗽无力，痰少，吸气困难，肢体无力，头晕，胸闷不适，舌淡，苔白，脉小无力等。

3. 双参通便汤（《壮医方剂学》）

药物组成：黄花倒水莲、土人参、茯苓、当归、白芍、决明子。

功能主治：补嘘勒（气血），通谷道。用于屙意卡（便秘），嘘勒（气血）不足引起者。大便数日不通，面色苍白或黄，头晕目眩，心悸气短，纳食减少，舌淡苔白，脉小等。

4. 壮药扶莲解毒补虚方（《皮肤病经方时方辨治心法》）

药物组成：扶芳藤、黄花倒水莲、半边莲、半枝莲、白花蛇舌草、甘草。

功能主治：解毒补虚，清热祛湿。用于复发性生殖器疱疹，症见发病前局部感觉异常或自觉轻度刺痒和烧灼感，生殖器或肛周起群簇小水疱，容易破溃形成糜烂面或浅表溃疡，自觉症状很轻微，水疱消退后容易反复发作。

【简便验方】

1. 治疗急慢性肝炎 黄花倒水莲三至五钱；或鲜叶二至五两，水煎服。（《中草药学》）

2. 治疗风湿关节炎，肾虚腰痛 黄花倒水莲30~60g，水煎服或浸酒服。（《广西本草选编》）

3. 治疗阳痿 黄花倒水莲60g，杜仲15g，猪腰子一对，酒水炖服。（《福建药物志》）

4. 治疗营养不良性水肿 黄花倒水莲、旋覆花根、何首乌、黄精、土党参，水煎服。（《中草药学》）

5. 治疗贫血 黄花倒水莲、土党参、鸡血藤各一两，水煎服。（《中草药学》）

6. 治疗劳倦乏力，腰背酸痛 黄花倒水莲30g，墨鱼干一只，酒水炖服。（《福建药物志》）

7. 治疗病后产后虚弱 黄花倒水莲30~60g，气虚加党参，血虚加当归。水煎服或炖猪脚服。（《湖南药物志》）

【类药辨析】

1. 黄花倒水莲与五指毛桃的鉴别应用

两者皆味甘，归脾、肝经，具有补虚健脾、散瘀通络之功，皆可用于劳疲乏力，脾胃气虚，水肿，带下清稀，风湿痹痛，腰腿痛，月经不调。然黄花倒水莲性平，可治子宫脱垂，小儿疳积。五指毛桃性微温，归肺、胃、大肠经，善祛湿化痰，可用于肺虚痰喘，食少腹胀。

2. 黄花倒水莲与泽兰的鉴别应用

两者皆归脾、肝经，皆可散瘀，消肿，调经，然泽兰善治产后瘀血腹痛，疮痈肿毒。

【配伍应用】

1. 黄花倒水莲配土人参、土党参 黄花倒水莲为壮医常用补气药，配伍同为补气药的土人参、土党参，可增强组方补气之功力[1]。

2. 黄花倒水莲配鸡血藤、当归藤 鸡血藤、当归藤能补能行，补血行血，黄花倒水莲和鸡血藤、当归藤配伍，为补气药与补血药合用，使补而不滞，新血易生[1]。

二、临床研究

1. 高脂血症 黄花倒水莲口服液，口服，10mL/次，3次/天，连续服用8周为1个疗程。共治疗气虚痰阻证组28例、阴虚阳亢证组23例、脾肾阳虚证组9例，气虚痰阻证组总有效率96.4%、阴虚阳亢证组有效率87.0%、脾肾阴虚证组有效率66.7%[2]。

2. 晚期恶性肿瘤 均给予对症、支持等常规治疗。在常规治疗基础上，加用黄花倒水莲煎剂口服。黄花倒水莲100~120g，水煎沸后30min，两煎混合，约450mL，每日3次，每日1剂，每间隔3天左右炖土鸡或乌鸡一只服用。根据具体病情不同，服用疗程3~6个月。共治疗20例，完全缓解和部分缓解达到55%，生活质量和生存时间均有所提高，对恶性肿瘤具有良好的治疗作用[3]。

3. 肝炎 白背叶根45g，黄花倒水莲30g，重楼15g，白术12g，山楂20g，白芍15g，虎杖20g，丹参20g，党参30g，茯苓20g，郁金15g，薏苡仁12g。水煎服，每日一剂早晚分服。共治疗48例，基本治愈36例，好转6例，无效6例，总有效率87.5%[4]。

4. 慢性胆囊炎 黄花倒水莲20g，五指毛桃20g，山稔根20g，栀子根15g，威灵仙10g。水煎成300mL，口服，早、晚各150mL，饭后半小时温服。共治疗30例，治愈6例，显效13例，有效9例，无效2例，总有效率93.3%[5]。

三、药理研究

1. 抗炎作用 黄花倒水莲皂苷C可抑制氧化型低密度脂蛋白（ox-LDL）诱导的单核内皮细胞黏附，下调人脐静脉内皮细胞血凝素样氧化型低密度脂蛋白受体（LOX-1）mRNA和蛋白的表达，降低人单核细胞培养液中的非对称二甲基精氨酸（ADMA）和肿瘤坏死因子-α（TNF-α）水平[6,7]。黄花倒水莲多糖可降低CCl_4致急性肝损伤模型小鼠血清ALT、AST、MDA水平，提高SOD、GSH-Px活性，降低肝组织TNF-α、IL-1β、IL-6水平，明显改善肝组织病理损伤[8]。

2. 抗病毒作用 黄花倒水莲的1,3-二羟基䓬代酮在体外有抗单纯疱疹Ⅰ型病毒（HSV-1）和柯萨奇B3型病毒（CoxB3）的活性[9]。

3. 抗胃溃疡作用 黄花倒水莲提取物对无水乙醇法、阿司匹林法、水浸应激法和利血平法复制的小鼠胃黏膜损伤均有显著抑制作用[10]。

4. 护肝作用 黄花倒水莲提取物对四氯化碳、硫代乙酰胺、对乙酰氨基酚（扑热息痛）复制的小鼠实验性肝损伤有明显保护作用，可明显降低血清ALT、AST水平[11]。

5. 调血脂作用 黄花倒水莲提取物有调节血脂的作用，可明显调节血液中总胆固醇（TC）、甘油三酯（TG）、高密度脂蛋白（HDLC）、低密度脂蛋白（LDLC）的水平[12]。黄花倒水莲总皂苷能降低鹌鹑饲食性高脂血症模型血清中TC、TG和LDLC及MDA水平，降低肝组织中TC和TG水平，升高血清中HDLC、NO和SOD水平[13]。

6. 抗氧化作用 黄花倒水莲提取物能还原Fe^{3+}、清除DPPH活性、清除羟自由基的活性、清除超氧阴离子活性[14]。

四、本草文献摘述

1.《广西药植名录》"全株：舒筋活

络。治黄疸，血崩，月经不调，子宫脱垂，产妇虚弱。根：祛风，祛湿，止痛。"

2. 广州部队《常用中草药手册》"滋补强壮，散瘀消肿。治劳损性腰腿痛，跌打损伤，急慢性肝炎。"

3.《广西中草药》"补气血，壮筋骨，治病后虚弱，产后血虚，脾虚水肿。"

参考文献

[1] 韦明婵，黄小薇，马艳，等.壮药黄花倒水莲的配伍规律分析[J].山西中医药大学学报，2022，23（4）：299-303.

[2] 杨春华，陈新宇，郑少平，等.黄花倒水莲治疗高脂血症不同证型的疗效观察[J].湖南中医药导报，1999（12）：19-20.

[3] 雷贵乾，蒙维光.黄花倒水莲煎剂治疗晚期恶性肿瘤20例[J].广西中医学院学报，2007（3）：13-14.

[4] 梁金树，沙向阳，王林.白莲汤治疗慢性肝炎48例[J].中药材，2000（8）：511-512.

[5] 杨秀静，王小平，蒋桂江，等.壮药复方水莲稔根治疗慢性胆囊炎临床观察[J].中国民族医药杂志，2019，25（6）：1-3.

[6] 柏勇平，张国刚，石瑞正，等.黄花倒水莲皂苷C抑制ox-LDL诱导的LOX-1的表达[J].中南大学学报（医学版），2006（5）：659-662.

[7] 柏勇平，张国刚，石瑞正，等.黄花倒水莲皂苷C抑制单核-内皮细胞黏附作用及其机制研究[J].中华老年医学杂志，2007（5）：360-363.

[8] 曹后康，韦日明，张可锋，等.黄花倒水莲多糖对四氯化碳致急性肝损伤小鼠的保护作用[J].中药材，2018，41（1）：203-206.

[9] 李药兰，戴杰，黄伟欢，等.黄花倒水莲化学成分及其抗病毒活性研究[J].中草药，2009，40（3）：345-348.

[10] 李洪亮，肖海，范小娜，等.黄花倒水莲提取物对实验性胃黏膜损伤的保护作用[J].时珍国医国药，2007（6）：1318-1319.

[11] 王小丽，黄真，江丽霞，等.黄花倒水莲提取物对小鼠实验性肝损伤的保护作用[J].时珍国医国药，2007（6）：1320-1321.

[12] 李良东，李洪亮，范小娜，等.黄花倒水莲提取物抗血脂作用的研究[J].时珍国医国药，2008（3）：650.

[13] 李浩，王秋娟，袁林，等.黄花倒水莲总皂苷对鹌鹑高脂血症模型的调脂作用[J].中国天然药物，2007（4）：289-292.

[14] 黄锋，林黎琳，胡娟娟，等.黄花倒水莲抗氧化活性研究[J].中国天然药物，2006（4）：291-294.

薏苡仁 Yiyiren

本品为禾本科植物薏米 Coix lacryma-jobi L.var. mayuen（Roman.）Stapf 的干燥成熟种仁。秋季果实成熟时采割植株，晒干，打下果实，再晒干，除去外壳、黄褐色种皮和杂质，收集种仁。

3-2-9 薏苡仁彩图

一、传统应用

【性味归经】甘、淡，凉。归脾、胃、肺经。

【功效主治】利水渗湿，健脾止泻，除痹，排脓，解毒散结。用于水肿，脚气，小便不利，脾虚泄泻，湿痹拘挛，肺痈，肠痈，赘疣，癌肿。

【用法用量】9～30g。

【使用注意】孕妇慎用。

【方剂举例】

1. 散结镇痛胶囊[《中华人民共和国药典》（2020年版一部）]

药物组成：龙血竭、三七、浙贝母、薏苡仁。

功能主治：软坚散结，化瘀定痛。用于痰瘀互结兼气滞所致的继发性痛经、月经不调、盆腔包块、不孕；子宫内膜异位症见上述证候者。

2. 湿热痹片[《中华人民共和国药典》（2020年版一部）]

药物组成：苍术、忍冬藤、地龙、连翘、黄柏、薏苡仁、防风、威灵仙、防己、川牛膝、粉草薢、桑枝。

功能主治：祛风除湿，清热消肿，通络定痛。用于湿热痹阻证，其症状为肌肉或关节红肿热痛，有沉重感，步履艰难，发热，口渴不欲饮，小便短赤。

3. 薏苡附子败酱散（《金匮要略》）

药物组成：薏苡仁、附子、败酱。

功能主治：排脓消肿。用于治疗肠痈脓已成，身无热，其身甲错，腹皮急，按之濡如肿状，脉数。

4. 苇茎汤（《外台秘要》引《古今录验方》）

药物组成：苇茎、薏苡仁、瓜瓣、桃仁。

功能主治：清肺化痰，逐瘀排脓。用于治疗肺痈，热毒壅滞，痰瘀互结证。身有微热，咳嗽痰多，甚则咳吐腥臭脓血，胸中隐隐作痛，舌红苔黄腻，脉滑数。

【简便验方】

1. 治疗肺痿唾脓血　薏苡仁十两。杵碎，以水三升，煎一升，入酒少许服之。（《梅师集验方》）

2. 治疗肠痈　薏苡仁一升，牡丹皮、桃仁各三两，瓜瓣仁二升。上四味，以水六升，煮取二升，分再服。（《千金要方》）

3. 治疗风湿痹气，肢体痿痹，腰脊酸疼　薏苡仁一斤，真桑寄生、当归身、川续断、苍术（米泔水浸炒）各四两。分作十六剂，水煎服。（《广济方》）

4. 治疗消渴饮水　薏苡仁煮粥饮，并煮粥食之。（《本草纲目》）

5. 治疗水肿喘急　郁李仁二两。研，以水滤汁，煮薏苡仁饭，日二食之。（《独行方》）

6. 治疗痹病湿痛　生白术45g，苍术15g，熟薏苡仁30g，制附子15g。水煎服。（《朱良春医集》）

【类药辨析】

1. 生薏苡仁与麸炒薏苡仁的鉴别应用

二者均为薏苡仁的不同炮制品种，由于炮制方法不同，作用亦各有偏重。生薏苡仁性偏寒凉，长于利水渗湿，清热排脓，除痹，解毒散结。尤用于治疗脚气水肿、小便不利、肠痈、肺痈、赘疣、癌肿、风湿痹痛、筋脉挛急以及温病邪在气分等。用于水肿，因其利湿作用弱，宜于轻症。麸炒薏苡仁性偏平和，长于健脾止泻，多用于脾虚有湿的泄泻。薏苡仁临床生用为主，对于湿热所致下肢痹证，生品尤为适宜。炒制多用于健脾。因作用较弱，用量宜大[1]。

2. 薏苡仁与茯苓的鉴别应用　两者都能健脾利湿，且均归脾经，对于脾虚湿盛之证，常相须应用。但薏苡仁作用缓和，需要大量应用才见其效。薏苡仁入肺胃经，性寒能清热排脓，解毒散结。对于肺痿、肺痈、肠痈、赘疣、癌肿之证是为常用。且又擅长祛筋骨肌肉之湿邪，用于风湿热痹、筋脉拘挛等尤为适宜。茯苓性平和缓，祛邪而不猛烈，扶正而不峻补，为利水渗湿之要药，其利水渗湿、健脾之力较薏苡仁为强。对于水肿，无论寒热虚实，均可配伍使用。取其利水健脾之功，常用治痰饮病眩晕、心悸、咳嗽等，为治痰饮病之要药。又归心肾二经，补益心脾，宁心安神作用较好。常用于治心悸怔忡、失眠多梦等病[1]。

3. 薏苡仁与冬瓜仁的鉴别应用　两者均能清肺肠之热，排脓消痈，为治疗肺痈、肠痈常用药。薏苡仁则功善健脾利湿，湿盛之腹胀、食少泄泻、痹痛、水肿、带下等，较为常用，对于脾虚湿滞者尤为适用。还能解毒散结，治疗赘疣、癌肿。又擅长祛除肌肉筋骨之湿邪，能渗湿除痹，缓和挛急，风湿痹痛偏热者适用。但冬瓜仁上能清肺热，下能导大肠积滞，善于滑利大肠，故大肠湿热蕴积，大便不爽之证，用之更好[1]。

【配伍应用】

1. 薏苡仁配白术　薏苡仁长于利水渗湿；白术长于益气健脾燥湿。二药共用，可增强健脾祛湿之功，用于治疗脾虚湿盛之大便溏泻、身倦乏力者[1]。

2. 薏苡仁配冬瓜皮　薏苡仁长于健脾利水；冬瓜皮长于利水消肿。二药合用，有健脾利水消肿之功，用于治疗湿热盛而脾虚之浮肿、小便短少者[1]。

3. 薏苡仁配麻黄　薏苡仁长于除湿通痹；麻黄长于发汗解表利水。二药伍用，有祛风散寒除湿之功，用于治疗风湿在表、一身尽痛、筋脉不伸之痹症[1]。

4. 薏苡仁配芦根　薏苡仁渗湿排脓，芦根清热生津而排脓，二者合用，有清肺排脓之功效，用于治疗肺痈咳吐脓痰、身热口干者[1]。

二、临床研究

1. 中晚期胃癌化疗所致毒副反应　参苓白术散[党参20g，黄芪30g，白术15g，茯苓15g，扁豆10g，薏苡仁30g，山药15g，莲子肉10g，砂仁9g（布包），赤石脂20g，法半夏10g，桔梗10g，甘草6g，红枣5枚]，每日1剂，水煎2次，共取汁200mL，分早晚2次温服，连服半个月为1个疗程；观察1个疗程。共治疗36例，治疗后胃肠道反应、生存质量评定观察组疗效优于对照组（$P<0.01$）；体质量减轻例数观察组明显少于对照组（$P<0.05$）；白细胞计数观察组较对照组下降缓慢[2]。

2. 心脏不良反应　薏苡仁油，200mL静脉滴注，每天1次，连用2周。共治疗44例，6例发生不良反应，发生率为13.6%[3]。

3. 季节性过敏性结膜炎　防薏清热汤（防风9g，薏苡仁20g，蔓荆子9g，白蒺藜9g，桑叶6g，菊花12g，金银花12g，当归12g，川芎9g，羌活9g，生甘草3g）。眼奇痒难忍加荆芥9g，白芷9g，苦参9g祛风止痒；眼睑水肿加连翘9g，黄芩9g清热解毒退红；遇热痒加重者加入龙胆6g，桑白皮9g泻肝火清肺热；眼痒时作时止加入熟地黄9g，养血息风。每日1剂，一、二煎取药液混合，早晚分服。三煎水滤净后待温度适宜，熏洗患眼20min。5天为1疗程，3个疗程后评定疗效。共治疗45例，痊愈35例，好转9例，无效1例，总有效率97.78%[4]。

4. 顽固性失眠　安眠宁神方：酸枣仁、柏子仁、首乌藤、党参、茯苓各15g，薏苡仁30g，琥珀、远志、栀子、生地黄、丹参各10g，甘草6g，佛手9g。随证加味：心悸惊恐加朱砂、珍珠母；食欲不佳加神曲；夜梦多加莲肉、何首乌；肝气不舒加小麦、合欢花。1日1剂，水煎，分2次服，治疗1~2周。共治疗100例，治愈67例，显效24例，好转6例，无效3例，总有效率97%[5]。

5. 非特异性溃疡性结肠炎　肠炎清[大黄6g，牡丹皮15g，黄连9g，薏苡仁、白花蛇舌草各30g，木香（后下）、乌药各12g，黄芪20g等]，每天1剂，水煎服，复煎或煎至300mL，分2次微温服，间隔6~8h。1个月为1疗程，治疗2个疗程统计治疗结果。共治疗35例，痊愈2例，显效14例，有效15例，无效4例，总有效率88.57%[6]。

6. 肠胃湿热型痤疮　参苓白术汤加减（党参、山药各15g，薏苡仁30g，砂仁、栀子各10g，茯苓、白术、红枣各

12g，陈皮、甘草各 6g），每日 1 剂，加水 400mL，煎至 100mL，复煎，早晚饭后分两次温服，同时口服肿节风分散片，两个月为 1 个疗程，1 疗程后统计疗效。共治疗 40 例，治愈 15 例，显效 21 例，进步 3 例，无效 1 例，总有效率 90.0%[7]。

7. 寒湿痹阻型类风湿关节炎 薏苡仁汤［薏苡仁 30g，当归、生姜、桂枝、羌活、独活、防风、白术各 10g，川芎 7g，甘草、制川乌（先煎）、麻黄各 6g］，以上药物传统方法煎服，每天 1 次。治疗 30 天为 1 疗程，治疗 3 疗程。共治疗 42 例，显效 10 例，进步 13 例，有效 14 例，无效 5 例，总有效率 88.1%[8]。

三、药理研究

1. 抗炎作用 薏苡仁提取物可降低弗氏佐剂诱导的类风湿性关节炎大鼠促炎因子水平，并增加抗氧化物活性；促炎因子在类风湿关节炎的发生发展过程中起了关键作用，并且是导致软骨损伤主要因子，COX-2 是促炎因子生成和软骨破坏的重要酶，经治疗后大鼠体内 COX-2 的 mRNA 明显降低；另外，类风湿关节炎大鼠体内抗氧化酶活性降低，而薏苡仁具有抗氧化作用，因此薏苡仁治疗类风湿关节炎是通过抑制促炎性因子、抗氧化多方面实现的[9]。薏苡仁汤治疗风湿性关节炎患者，对照组患者使用西药基础治疗，结果表明治疗组症状改善显著优于对照组，能减轻风湿性关节炎患者的关节疼痛，提高患者生活质量[10]。

2. 调节肠道菌群 薏苡仁中的抗性淀粉可促进小鼠肠道中有益菌群如双歧杆菌的增殖，在胃肠道环境中保护益生菌使其免于失活，抑制致病菌或潜在致病菌增长；其中益生元效果最好的为薏苡仁抗性淀粉 MP-SAS3，能够促进 SD 大鼠肠蠕动，加快肠道上皮细胞代谢，增加肠道绒毛长度、黏膜厚度和肌层厚度，对大鼠肠道生长代谢有积极作用[11]。高胆固醇饮食大鼠的饮食中添加薏苡仁多酚提取物后，大鼠肠道中有益菌群丰度相对增加，而与脂质失衡有关的菌群丰度降低，同时大鼠血液中胆固醇含量也在降低，表明薏苡仁多酚可通过调整相关菌群丰度来调节血脂水平[12]。薏苡仁影响的微生物代谢途径与甘油三酯代谢、不饱和脂肪酸生物合成、硫还原和谷胱甘肽转运系统有关，这些途径与许多慢性疾病的发展和进程相关，对维持人体健康有重要意义[13]。薏苡仁多糖治疗糖尿病的作用很可能与改善肠道菌群失衡有关，经薏苡仁多糖治疗后的糖尿病小鼠肠道菌群的组成和多样性都发生了显著变化，乳酸杆菌及发酵乳杆菌丰度明显增加，这些可能与多糖代谢有关[14]。

3. 调节糖代谢 薏苡仁多糖 A、B、C 是薏苡仁中主要的降糖活性成分，效果与浓度成正相关，其中薏苡仁多糖 A 作用更为明显[15]。从薏苡仁中分离出一种水溶性多糖 PAS，给 2 型糖尿病小鼠灌胃治疗后发现小鼠体内胰岛素含量升高，高血糖引起的氧化应激反应和脂肪堆积现象也有改善，可有效减缓糖尿病进展[14]。大鼠服用薏苡仁多糖后糖尿病症状有所改善，但胰岛素受体结合率与结合容量没有变化，肝葡萄糖激酶活性较服药前升高，因此推测薏苡仁多糖治疗 2 型糖尿病与增强肝葡萄糖激酶活性，改善糖脂代谢异常有关[16]。薏苡仁多糖对脂质过氧化引起的糖尿病大鼠也有治疗意义，使糖尿病大鼠体内 SOD 含量及活性升高，血清中自由基下降，可以对抗糖代谢异常引起的自由基升高对机体造成的伤害[17]。服用薏苡仁多糖的糖尿病患者空腹血糖指数、餐后 2h 血糖指数均低于仅服用二甲双胍的患者，且血糖波动幅度更小，各指数均有改善。薏苡仁多糖可保护胰岛 β 细胞，对各种类型的糖尿病均有治疗作用，在临床治疗糖尿病上值得进一步研究[18]。

4. 调节脂代谢 薏苡仁提取物可改善非酒精性脂肪肝的大鼠的游离脂肪酸代谢，通过提高血液中脂联素含量经过脂联素 - 单磷酸腺苷活化的蛋白激酶 - 乙酰辅酶 A 羧化酶 - 丙二酰辅酶 A- 游离脂肪酸脂质代谢通路一系列反应，降低血液中游离脂肪酸含量，游离脂肪酸是胰岛素抵抗的重要节点，而胰岛素抵抗往往是糖脂代谢紊乱的标志之一[19]。薏苡仁提取物能够有效提高 NAFLD 大鼠脂联素水平，诱发下游的脂质代谢反应，从而改善游离脂肪酸的代谢[20]。给肥胖大鼠灌胃薏苡仁水提物，发现实验组的瘦素水平、体脂含量、体重增加均低于对照组，神经肽 Y 和瘦素受体的表达也有所降低，薏苡仁水提物可通过调节下丘脑中神经肽 Y 和瘦素受体的表达来控制能量平衡[21]。给高胆固醇症大鼠灌胃薏苡仁多酚提取物，薏苡仁中多酚类物质能够降低高胆固醇大鼠血液中胆固醇水平和氧化应激指标，抑制过氧化物生成，对心血管健康有保护作用[22]。

5. 降压作用 模拟胃肠环境对薏苡仁醇溶性蛋白进行水解，将产生的生物肽灌胃给高血压小鼠，结果显示小鼠血压有显著降低，降压效果通过抑制血管紧张素转化酶实现，体外也有同样效果[23]。进一步研究确定血管紧张素转换酶是薏苡仁寡肽抗高血压的主要靶点，从 10 种醇溶蛋白序列构建的寡肽库中最终筛选出 19 种具有血管紧张素转化酶抑制活性的寡肽[24]。

6. 抗癌作用 从康莱特注射液筛选出 3 种主要活性成分：甘油三酯、薏苡仁素、薏苡仁酯，3 种成分的潜在抗癌靶点有 25 个，通过不同通路对 22 种癌症有治疗作用，经 KEGG 分析后筛选出 7 条通路与抗癌作用密切相关，主要与细胞增殖调控、蛋白激酶 B、环氧合酶途径等过程有关，可促进 TNF-α 分泌、抑制 COX-2 的表达以及调节转录因子 FOX3a 活性等[25]。

7. 调节免疫 环磷酰胺造成的免疫低下小鼠模型经薏苡仁多糖注射治疗后，免疫细胞活性增强，溶血素和溶血空斑形成均有提升，表明薏苡仁多糖有免疫兴奋作用，促进淋巴细胞转化[26]。使用薏苡仁水提液治疗免疫环磷酰胺引起的免疫低下小鼠，能明显增强巨噬细胞活性和数量，提高 T 淋巴细胞酯酶阳性百分率[27]。薏苡仁油高剂量组（1.00g/kg）能增强脾淋巴细胞增殖能力和迟发型变态反应，升高血清溶血素水平，增强 NK 细胞活性和抗体生成能力，说明薏苡仁油具有增强小鼠免疫力的作用[28]。

8. 抑制黑色素生成 从薏苡仁乙醇提取物中分离了 10 种成分，使用 B16-F10 黑色素瘤细胞株对分离的化合物和乙醇提取物进行黑色素抑制实验，其中薏苡仁醇和 2-O-β- 吡喃葡萄糖基 -7- 甲氧基 -2H-1,4- 苯并噁嗪 -3（4H）- 酮表现出较强抑制黑色素生成作用，其他成分表现出弱至中等活性；所有化学成分均无细胞毒作用，不影响黑色素细胞活性[29]。研究发现薏苡仁提取物通过降低小鼠地中海贫血相关转录因子、酪氨酸酶、酪氨酸酶相关蛋白 -1 和酪氨酸酶相关蛋白 -2 的表达以及抗氧化抑制 B16-F10 黑色素瘤细胞黑色素生成。因此可以看出薏苡仁具有开发美白产品的潜力，至于其作用效果，还需要进一步实验证明[30]。

9. 抗衰老 薏苡仁多糖能够增强超氧化物歧化酶、过氧化氢酶及谷胱甘肽活力，清除体内过氧化脂质，对抗糖代谢衰老[31]。

四、本草文献摘述

1.《神农本草经》 "主筋急拘挛，不可屈伸，风湿痹，下气。"

2.《本草正》 "薏苡，味甘淡，气微凉，性微降而渗，故能去湿利水，以其去湿，故能利关节，除脚气，治痿弱拘挛湿痹，消水肿疼痛，利小便热淋，亦杀蛔虫。以其微降，故亦治咳嗽唾脓，利膈开胃。以其性凉，故能清热，止烦渴、上气。但其功力甚缓，用为佐使宜倍。"

3.《本草纲目》 "薏苡仁属土，阳明药也，能健脾益胃。虚则补其母，故肺痿、肺痈用之。筋骨之病，以治阳明为本，故拘挛筋急、风痹者用之。土能胜水除湿，故泄泻、水肿用之。"

4.《药性论》 "煎服之破毒肿"。

参考文献

[1] 国家药典委员会.中华人民共和国药典临床用药须知：中药饮片卷[M].2020版.北京：中国医药科技出版社，2022：557-559.

[2] 张红，苏志新.参苓白术散加味防治中晚期胃癌化疗所致毒副反应的临床观察[J].湖南中医药大学学报，2008（2）：51-53，56.

[3] 文彩虹，许新华，周政涛，等.注射用薏苡仁油防治蒽环类药物化疗相关心脏不良反应的临床观察[J].肿瘤，2009，29（10）：1003-1005.

[4] 刘亚转.防薏清热汤治疗季节性过敏性结膜炎临床观察[J].中国中医急症，2013，22（4）：586，618.

[5] 王旭.安眠宁神方配合耳穴按压治疗顽固性失眠100例临床观察[J].浙江中医杂志，2012，47（10）：757.

[6] 罗云坚，刘丰，陈锦锋.肠炎清治疗慢性非特异性溃疡性结肠炎35例临床观察[J].新中医，1997（11）：21-22.

[7] 邱岳东，曹光仕.参苓白术汤合肿节风分散片治疗肠胃湿热型痤疮40例临床观察[J].浙江中医杂志，2013，48（12）：892.

[8] 冯健峰，柴铁劬.针灸联合薏苡仁汤治疗寒湿痹阻型类风湿性关节炎临床观察[J].新中医，2014，46（9）：152-153.

[9] Zhang C F，Zhang W F，Shi R Y，et al.*Coix lachryma-jobi* extract ameliorates inflammation and oxidative stress in a complete Freund's adjuvant-induced rheumatoid arthritis model[J].Pharm Biol，2019，57（1）：792-798.

[10] 全生苍.薏苡仁汤治疗类风湿关节炎的效果探析[J].大家健康：下旬版，2016（2）：40.

[11] 包辰.薏苡仁抗性淀粉结构特性及其对肠道菌群调节机制的研究[D].福州：福建农林大学，2017.

[12] Wang Q Y，Du Z Y，Zhang H，et al.Modulation of gut microbiota by polyphenols from adlay（*Coix lacryma-jobi* L.var.*ma-yuen* Stapf.）in rats fed a high-cholesterol diet [J].Int J Food Sci Nutr，2015，66（7）：783-789.

[13] Liu S，Li F，Zhang X Q.Structural modulation of gut microbiota reveals *Coix* seed contributes to weight loss in mice[J].Appl Microbiol Biotechnol，2019，103（13）：5311-5321.

[14] Chen L C，Jiang B K，Zheng W H，et al.Preparation，characterization and anti-diabetic activity of polysaccharides from adlay seed [J].Int J Biol Macromol，2019，139：605-613.

[15] Takahashi M，Konno C，Hikino H.Isolation and hypoglycemic activity of coixans A，B and C，glycans of *Coix lachryma-jobi* var. *ma-yuen* Seeds1[J].Planta Med，1986，52（1）：64-65.

[16] 徐梓辉，周世文，黄林清.薏苡仁多糖的分离提取及其降血糖作用的研究 [J].第三军医大学学报，2000，22（6）：578-581.

[17] 徐梓辉，周世文，黄林清.薏苡仁多糖

对实验性糖尿病大鼠 LPO 水平、SOD 活性变化的影响 [J]. 成都中医药大学学报, 2002, 25 (1): 38.
- [18] 方向毅. 探讨薏苡仁提取物薏苡仁多糖对治疗糖尿病的影响研究 [J]. 世界最新医学信息文摘: 电子版, 2017, 17 (6): 94.
- [19] 张建民, 张娜娜, 崔瑾, 等. 薏苡仁提取物改善大鼠非酒精性脂肪肝游离脂肪酸的代谢机制研究 [J]. 中国药师, 2017, 20 (1): 25-28.
- [20] 朱凯, 陈壮, 黄金龙, 等. 薏苡仁提取物调节大鼠非酒精性脂肪肝病游离脂肪酸的代谢作用机制 [J]. 云南中医学院学报, 2018, 41 (1): 16-19.
- [21] Kim S O, Yun S J, Lee E H. The water extract of adlay seed (*Coix lachrymajobi* var. *mayuen*) exhibits anti-obesity effects through neuroendocrine modulation [J]. Am J Chin Med, 2007, 35 (2): 297-308.
- [22] Wang L F, Sun J, Yi Q D, et al. Protective effect of polyphenols extract of adlay (*Coix lachryma-jobi* L. var. *ma-yuen* Stapf) on hypercholesterolemia-induced oxidative stress in rats [J]. Mol Basel Switz, 2012, 17 (8): 8886-8897.
- [23] 李玲玲, 李开, 张月圆, 等. 薏苡仁醇溶蛋白源小分子肽生物学活性研究 [J]. 中医药学报, 2017, 45 (5): 21-25.
- [24] Qiao L S, Li B, Chen Y K, et al. Discovery of anti-hypertensive oligopeptides from adlay based on in silico proteolysis and virtual screening [J]. Int J Mol Sci, 2016, 17 (12): 2099.
- [25] 王博龙. 基于网络药理学的康莱特注射液 3 种主要成分抗肿瘤机制研究 [J]. 中国现代应用药学, 2019, 36 (1): 58-63.
- [26] 苗明三. 薏苡仁多糖对酰胺致免疫抑制小鼠免疫功能的影响 [J]. 中医药学报, 2002, 30 (5): 49-50.
- [27] 叶敏. 薏苡仁水提液对免疫抑制小鼠免疫功能的影响 [J]. 安徽医药, 2006, 10 (10): 727-729.
- [28] 周岩飞, 金凌云, 王琼, 等. 薏苡仁油对小鼠免疫功能影响的研究 [J]. 中国油脂, 2018, 43 (10): 77-81.
- [29] Amen Y, Arung E T, Afifi M S, et al. Melanogenesis inhibitors from *Coix lacryma-jobi* seeds in B16-F10 melanoma cells [J]. Nat Prod Res, 2017, 31 (23): 2712-2718.
- [30] Huang H C, Hsieh W Y, Niu Y L, et al. Inhibitory effects of adlay extract on melanin production and cellular oxygen stress in B16F10 melanoma cells [J]. Int J Mol Sci, 2014, 15 (9): 16665-16679.
- [31] 苗明三, 方晓艳. 薏苡仁多糖对衰老模型小鼠抗氧化作用的研究 [J]. 中国医学报, 2003: 53-55.

第三节　清化热痰药

川贝母 Chuanbeimu

本品为百合科植物川贝母 *Fritillaria cirrhosa* D. Don、暗紫贝母 *Fritillaria unibracteata* Hsiao et K. C. Hsia、甘肃贝母 *Fritillaria przewalskii* Maxim.、梭砂贝母 *Fritillaria delavayi* Franch.、太白贝母 *Fritillaria taipaiensis* P.Y.Li 或瓦布贝母 *Fritillaria unibracteata* Hsiao et K.C.Hsia var. *wabuensis*（S.Y.Tang et S.C.Yue）Z.D.Liu, S.Wang et S.C.Chen 的干燥鳞茎。按性状不同分别习称"松贝""青贝""炉贝"和"栽培品"。夏、秋二季或积雪融化后采挖, 除去须根、粗皮及泥沙, 晒干

3-3-1
川贝母彩图

或低温干燥。

一、传统应用

【性味归经】苦、甘，微寒。归肺、心经。

【功效主治】清热润肺，化痰止咳，散结消痈。用于肺热燥咳，干咳少痰，阴虚劳嗽，痰中带血，瘰疬，乳痈，肺痈。

【用法用量】3~10g；研粉冲服，一次1~2g。

【使用注意】不宜与川乌、制川乌、草乌、制草乌、附子同用。

【方剂举例】

1. 蛇胆川贝散 [《中华人民共和国药典》（2020年版一部）]

药物组成：蛇胆汁、川贝母。

功能主治：清肺，止咳，除痰。用于肺热咳嗽，痰多。

2. 川贝雪梨膏 [《中华人民共和国药典》（2020年版一部）]

药物组成：梨清膏、川贝母、麦冬、百合、款冬花。

功能主治：润肺止咳，生津利咽。用于阴虚肺热，咳嗽，喘促，口燥咽干。

3. 复方贝母散（《中华人民共和国卫生部药品标准·中药成方制剂》）

药物组成：平贝母、百部（蜜炙）、苦杏仁（炒）、化橘红、麻黄、石膏、硼砂、甘草。

功能主治：清热化痰，止咳平喘。用于肺热咳嗽，喘息。

4. 贝母散（《太平圣惠方》）

药物组成：川贝母、刺蓟、蒲黄。

功能主治：清热润肺，凉血止血。用于热病鼻衄不止。

【简便验方】

1. 治疗久嗽，咽痛咯血 贝母不以多少，为细末炼蜜和丸，如弹子大，每服一丸，食后含化，日可三服。（《鸡峰普济方》贝母丸）

2. 治疗吐血衄血 贝母一两（炮令黄）。捣细罗为散，不计时候，以温浆调下二钱。（《太平圣惠方》）

3. 治疗伤风暴得咳嗽 贝母（安心）三分，款冬花、麻黄（去根节）、杏仁（汤浸，去皮、尖、双仁，炒研）各一两，甘草（炙锉）三分。上五味，粗捣筛，每服三钱匕，水一盏，生姜三片，煎至七分，去滓温服，不拘时。（《圣济总录》贝母汤）

4. 治疗忧郁不伸，胸膈不宽 贝母去心，姜汁炒研，姜汁面糊丸，每次七十丸。（《集效方》）

5. 下乳 牡蛎、知母、贝母，三物为细末，同猪蹄汤调下。（《汤液本草》三母散）

6. 治疗小儿咳嗽喘闷 贝母（去心，麸炒）半两，甘草（炙）一分。上二味捣罗为散，如二三岁儿，每一钱匕，水七分，煎至四分，去滓，入牛黄末少许，食后温分二服，更量儿大小加减。（《圣济总录》贝母散）

【类药辨析】

川贝母、浙贝母的鉴别应用 浙贝母与川贝母：二者功用基本相同，均能清热化痰，散结消肿。然浙贝母苦寒，长于清肺化痰，宜治风热犯肺或痰热郁肺之咳嗽痰黄；川贝性偏甘寒，长于润肺止咳，宜治肺热燥咳、虚劳咳嗽。至于清热散结之功，虽然二者均有，但以浙贝母为胜[1]。

【配伍应用】

1. 川贝母配杏仁 川贝母苦泄甘润，微寒清热，善清热润肺化痰，又能清泄胸中郁结之火，用于治疗肺热燥咳，痰热咳嗽，劳嗽吐血，以及痈肿疮毒痰核等症。

杏仁苦温，能疏散肺经风邪，化痰祛湿，下气定喘止咳。两者同用，一凉一温，一润一降，使气利痰消，喘咳自宁。用于肺虚久咳，痰少咽燥等症；又治外感风寒，痰热郁肺，咳嗽不已，咯吐黄痰等[1]。

2. 川贝母配知母 两者皆能清肺润燥，川贝母清肺化痰功胜，知母滋阴润燥力强，合用治肺热咳嗽[1]。

3. 川贝母配厚朴 川贝母苦甘微寒，归心肺二经，具有清热化痰、止咳散结之效，且润肺作用强；厚朴苦辛温燥，能行气除满，温中燥湿，湿去则痰消，肺气肃降，呼吸顺畅，咳喘自止。二药配用，相使相辅，有良好的化痰除湿、降气止咳、开郁消胀之功；用于气滞痰聚，痰气上逆之咳嗽，兼见脾土失运之腹胀等证[1]。

4. 川贝母配半夏 川贝母甘凉，润肺止咳效佳；半夏辛温而燥，为燥湿化痰，温化寒痰之要药。二药一润一燥，相反相成，治各种痰湿咳嗽。临床应用于湿痰咳嗽，偏寒偏热均可酌情配合使用[1]。

二、临床研究

1. 支气管哮喘 清咳平喘颗粒（全方由石膏、鱼腥草、金荞麦、炒苦杏仁、蜜麻黄、矮地茶、川贝母、枇杷叶、炒紫苏子、炙甘草10味中药组成），患者开始治疗后均行生命体征监护，经皮测血氧饱和度，常规治疗、吸氧，如血白细胞、中性粒细胞、CRP明显升高者予头孢替安，给予氧气驱动布地奈德、特布他林雾化吸入治疗，在前述治疗基础上加口服清咳平喘颗粒，1袋/次，3次/天，5天为1个疗程。共治疗50例，显效38例，有效10例，无效2例，总有效率96%[2]。

2. 急性支气管炎 清咳平喘颗粒（全方由石膏、鱼腥草、金荞麦、炒苦杏仁、蜜麻黄、矮地茶、川贝母、枇杷叶、炒紫苏子、炙甘草10味中药组成）一次10g，一日3次，开水冲泡，疗程5~7天。共治疗60例，治愈43例，有效10例，无效7例[3]。

3. 小儿支原体肺炎 瓜蒌贝母散（全方由黄川贝母6~9g，瓜蒌9~15g，百部6~15g，知母6~12g，天花粉6~12g，茯苓6~9g，橘红3~6g，桔梗6~12g，杏仁3~6g，紫菀6~12g，丹参6~15g，黄精9~15g，甘草3~9g组成）。常规给予阿奇霉素10mg/kg，1次/天静脉滴注，连续4天，停用阿奇霉素3天之后再予阿奇霉素5mg/kg，1次/天静脉滴注，连续3天。在常规治疗基础上给予中药贝母瓜蒌散加减煎服治疗，疗程均为10天。药物剂量参考患者的年龄和体重，3~7岁取上方中的小剂量，7岁以上取大剂量，体重与同龄差异较大者根据体重调整剂量。共治疗48例，治愈40例，好转7例，无效1例，总有效率97.9%[4]。

三、药理研究

1. 镇咳作用 川贝母中的生物碱类成分如贝母素甲、贝母素乙、西贝素、西贝素氮氧化物、川贝酮碱、异浙贝母甲素、异浙贝母甲素氮氧化物等能够延长小鼠咳嗽潜伏期，减少小鼠咳嗽次数[5-7]。

2. 平喘作用 川贝母通过降低哮喘模型小鼠中一氧化氮（NO）、肿瘤坏死因子-α（TNF-α）、丙二醛（MDA）、白细胞介素-1（IL-1）、白细胞介素-6（IL-6）、白细胞介素-8（IL-8）、核转录因子（NF-κB）、基质金属蛋白酶-2（MMP-2）、基质金属蛋白酶-9（MMP-9）、基质金属蛋白酶组织抑制剂-1（TIMP-1）水平，提高超氧化物歧化酶（SOD）活力等来发挥平喘作用[8,9]。

3. 抗炎作用 川贝母中生物碱类成分

对体外 lps 诱导的急性肺损伤模型具有抗炎作用，其机制可能与抑制 TNF-α 分子和上调 miR-146a 表达有关[10]。贝母素乙可有效抑制 IL-1 诱导的小鼠关节软骨细胞炎症反应，改善小鼠骨关节炎[11]。

4. 抗肿瘤作用 川贝母的生物碱成分通过调节血液黏度，加快血液流动，减少中性粒细胞脱落及血管生成，降低癌细胞转移率，抑制肿瘤细胞增殖而诱导其凋亡[12, 13]。

5. 保护膈肌和抗氧化作用 川贝母可保护机体内抗氧化酶活性，抑制体内的脂质过氧化反应，清除自由基，促进亚铁离子螯合等，从而提高机体的抗氧化和抗膈肌疲劳能力[14, 15]。

四、本草文献摘述

1.《神农本草经》 "主伤寒烦热，淋沥邪气，疝瘕，喉痹，乳难，金疮，风痉。"

2.《本草汇言》 "贝母，开郁，下气，化痰之药也，润肺消痰，止咳定喘，则虚劳火结之证，贝母专司首剂。"

3.《本草会编》 "治虚劳咳嗽，吐血咯血，肺痿肺痈，妇人乳痈，痈疽及诸症之证。"

参考文献

[1] 国家药典委员会.中华人民共和国药典临床用药须知:中药饮片卷[M].2020 版.北京:中国医药科技出版社，2022:945-948.

[2] 张永法，张海军，蔺萃.清咳平喘颗粒联合雾化吸入对儿童热性哮喘急性发作的临床效果及对肺功能、呼气一氧化氮的影响[J].医学理论与实践，2021，34（1）：111-113.

[3] 单建聪，吴彩芬，傅秀娥，等.清咳平喘颗粒治疗儿童急性支气管炎疗效观察[J].大家健康（学术版），2016，10（6）：151.

[4] 樊俐慧，韦宇，邱莎，等.川贝母的量效关系及其临床应用探讨[J].吉林中医药，2020，40（5）：663-666.

[5] 黄雅彬，刘红梅，方成鑫，等.不同品种川贝母生物碱镇咳、抗炎作用比较[J].中药新药与临床药理，2018，29（1）：19-22.

[6] Wang D, Zhu J, Wang S, et al.Antitussive, expectorant and anti-inflammatory alkaloids from Bulbus *Fritillariae Cirrhosae*[J].Fitoterapia，2011，82（8）：1290-1294.

[7] Xu Y, Ming T W, Gaun T K W, et al.A comparative assessment of acute oral toxicity and traditional pharmacological activities between extracts of Fritillaria cirrhosae Bulbus and *Fritillaria pallidiflora* Bulbus[J].J Ethnopharmacol，2019，238：111853.

[8] 李厚忠，齐敏，张羽飞.中药川贝对哮喘大鼠 NO、TNF-α、MDA 浓度和 SOD 活力及支气管平滑肌炎症反应的影响[J].中医药学报，2013，41（4）：64-67.

[9] 李厚忠，高照渝，黄伟，等.中药川贝母对哮喘模型小鼠 MMP-2，MMP-9 和 TIMP-1 的影响[J].中国中药杂志，2017，42（21）：4180-4186.

[10] Ling T, Xie J, Shen Y S, et al.Trichostatin A exerts anti-inflammation functions in LPS-induced acute lung injury model through inhibiting TNF-α and upregulating micorRNA-146a expression[J].Eur Rev Med Pharmacol Sci，2020，24（7）：3935-3942.

[11] Luo Z, Zheng B, Jiang B, et al.Peiminine inhibits the IL-1β induced inflammatory response in mouse articular chondrocytes and ameliorates murine osteoarthritis[J].Food Funct，2019，10（4）：2198-2208.

[12] Yin Z, Zhang J, Guo Q, et al. Pharmacological Effects of Verticine：Current Status[J].Evid Based Complement Alternat Med，2019：2394605.

[13] 李娜.扶正活血解毒方对肿瘤干细胞依赖于 PMNs 促肿瘤转移的作用研究[D].北京：中国中医科学院，2017.

[14] 朱艳媚.川贝母保护膈肌功能及其抗氧化的实验研究[J].中国民族民间医药，2010，19（11）：32-33.

[15] 潘峰，姚芸欣，唐鑫，等.瓦布贝母内

生真菌 Fusarium redolens 6WBY3 多糖的理化性质及抗氧化活性 [J]. 微生物学报, 2017, 57 (2): 240-253.

山慈菇 Shancigu

本品为兰科植物杜鹃兰 Cremastra appendiculata (D.Don) Makino、独蒜兰 Pleione bulbocodioides (Franch.) Rolfe 或云南独蒜兰 Pleione yunnanensis Rolfe 的干燥假鳞茎。夏、秋二季采挖,除去地上部分及泥沙,分开大小置沸水锅中蒸煮至透心,干燥。

3-3-2 山慈菇彩图

一、传统应用

【性味归经】甘、微辛,凉。归肝、脾经。

【功效主治】清热解毒,化痰散结。用于痈肿疔毒,瘰疬痰核,蛇虫咬伤,癥瘕痞块。

【用法用量】内服:煎服,3~9g。外用适量。

【使用注意】正虚体弱者慎用。

【方剂举例】

1. 紫金锭 [《中华人民共和国药典》(2020 年版一部)]

药物组成:山慈菇、红大戟、千金子霜、五倍子、人工麝香、朱砂、雄黄。

功能主治:解毒,化痰开窍,消肿止痛。用于治疗由湿温时邪引起的神昏瞀闷、呕吐泄泻及小儿痰厥;外用治疗痈疽疔疮、痄腮、丹毒、喉风等。

2. 癃闭舒胶囊 [《中华人民共和国药典》(2020 年版一部)]

药物组成:补骨脂、益母草、金钱草、海金沙、琥珀、山慈菇。

功能主治:益肾活血,清热通淋。用于肾气不足、湿热瘀阻所致的癃闭,症见腰膝酸软、尿频、尿急、尿痛、尿线细,伴小腹拘急疼痛;前列腺增生症见上述证候者。

3. 祛瘀散结片(《中华人民共和国卫生部药品标准·中药成方制剂》)

药物组成:白花蛇舌草、白英、山慈菇、夏枯草、三七、土鳖虫、蜈蚣、山楂、枳壳、仙鹤草、冰片、黄芪、麦芽、甘草。

功能主治:通经活络。用于瘀血阻络所致乳房肿痛,乳癖,乳腺增生。

4. 周氏回生丸 [《中华人民共和国药典》(2020 年版一部)]

药物组成:五倍子、檀香、木香、沉香、丁香、甘草、千金子霜、红大戟(醋制)、山慈菇、六神曲(麸炒)、人工麝香、雄黄、冰片、朱砂。

功能主治:祛暑散寒,解毒辟秽,化湿止痛。用于霍乱吐泻,痧胀腹痛。

【简便验方】

1. 治疗食管癌 山慈菇、公丁香各 9g,柿蒂 5 个。水煎服。(《湖北中草药志》)

2. 治疗热咳 山慈菇 9~12g。水煎服。(《湖南药物志》)

3. 治疗痈疽疔肿、恶疮及黄疸 山慈菇(连根)、苍耳草等份。捣烂,以好酒一钟,滤汁温服。或干之为末,每酒服三钱。(《乾坤秘韫》)

4. 治疗指头炎、疖肿 山慈菇 9~15g。水煎,连渣服;另取假球茎适量,加烧酒或醋捣烂,外敷局部。(《浙江药用植物志》)

5. 治疗毒蛇咬伤 鲜山慈菇适量捣烂,从伤口周围结肿的远端开始涂敷,逐渐近于伤处。(《山西中草药》)

【类药辨析】

1. 毛慈菇与光慈菇的鉴别应用 毛慈菇即山慈菇,为兰科植物独蒜兰、杜鹃兰等的假鳞茎;而光慈菇为百合科植物老鸦瓣和丽江山慈菇的鳞茎,有的地区亦作山慈菇用。两药均具清热解毒、消肿散结之功,均可用于治痈肿恶疮,咽痛喉痹,瘰疬,肿瘤等。然毛慈菇又善化痰,可用于治咽喉肿痛,瘰疬痰核及蛇虫咬伤。而光慈菇有毒,长于化瘀散结消肿,有良好的抗肿瘤、抗痛风作用,广泛用于治乳腺癌、宫颈癌、食管癌、肺癌、胃癌、皮肤癌等多种癌症及痛风足胫红肿热痛。临床应用当予鉴别[1]。

2. 山慈菇与重楼的鉴别应用 两药均为寒性,均具清热解毒、消肿止痛之功,同治痈肿疮毒,瘰疬及蛇虫咬伤。然山慈菇解毒散结力强,善治疔疮发背,瘰疬痰核,癥瘕痞块;而重楼长于消肿止痛,善治痄腮,喉痹,跌打损伤之红肿疼痛,又能凉肝息风止惊,用于治小儿热盛惊风[1]。

【配伍应用】

1. 山慈菇配三棱 山慈菇解毒散结,三棱破血消癥。二药配伍,共奏解毒破血、散结祛瘀之效,用于治疗热毒瘀结所致之癥瘕痞块[1]。

2. 山慈菇配红大戟 山慈菇清热解毒力强,红大戟消肿散结力胜。二药配伍,增强清热解毒、消肿散结之力,用于治疗热毒疮痈疔疮、瘰疬痰核等[1]。

3. 山慈菇配延胡索 山慈菇清热解毒,化痰散结;延胡索活血化瘀止痛。二药配伍,共奏解毒化瘀、消肿止痛之功,用于治疗痰湿瘀阻及气滞血瘀之癥瘕积聚[1]。

二、临床研究

1. 胃癌 对照组采用奥沙利铂、替吉奥胶囊口服,每天2次,连用14天,21天为一个疗程,观察组在对照组基础治疗下,加用藤梨根汤治疗。方药如下:藤梨根30g,黄芪、生薏苡仁各20g,山豆根20g,苦参15g,太子参10g,白花蛇舌草20g,女贞子、枸杞子、半枝莲、山慈菇、莪术各10g,丹参10g,川芎15g,川牛膝、白术、茯苓、制半夏、陈皮各10g,甘草15g,每日1剂,水煎取汁300mL,分早晚两次温服,连续用药2个疗程。共治疗55例,显效30例,有效23例,无效2例,总有效率96.4%[2]。

2. 晚期非小细胞肺癌 对照组接受西药盐酸埃克替尼治疗,口服3次/天,125mg/次。观察组在对照组治疗基础上联合中药山慈菇治疗,方法:取5g山慈菇浸泡于500mL清水1～2h,煎煮去渣,内服,1次/天。两组均连续用药2个月。共治疗37例,部分缓解16例,总有效率43.24%[3]。

3. 急性痛风性关节炎 在给予秋水仙碱基础治疗下,加用口服清热利湿方,药物组成:山慈菇15g,制苍术10g,土茯苓15g,萆薢15g,薏苡仁30g,泽兰10g,泽泻10g,虎杖15g,知母10g,黄柏10g,怀牛膝10g,金钱草15g,六一散(包)10g,威灵仙10g。水煎,日1剂,早、晚饭后分服。治疗7天为1个疗程,2个疗程后评价治疗效果。共治疗38例,临床治愈25例,有效10例,无效3例,总有效率92.11%[4]。

三、药理研究

1. 抗肿瘤作用 山慈菇药材提取物对小鼠Lewis肺癌、肝癌、乳腺癌及人乳腺癌MDA-MB-231细胞等均有显著抑制作用,山慈菇含有的某些化学成分对肿瘤细胞具有杀伤作用,可直接杀死肿瘤细胞[5]。山慈菇所含成分可抑制 SW579 细胞的增殖，且在一定范围内与浓度呈正相关[6]。山慈菇可通过诱导肿瘤细胞凋亡，起到抑制肿瘤细胞增殖的作用[7]。

2. 抗菌作用 山慈菇具有显著抑菌作用，其中对金黄色葡萄球菌最小抑制浓度为 0.063g/mL[8]。

3. 提高机体免疫力 山慈菇多糖可提高机体免疫力，增加淋巴细胞增殖能力与巨噬活性，并且可通过提高 $CD4^+/CD8^+$ 比值及 IL-2、TNF-α、干扰素 -γ（IFN-γ）水平来抑制肿瘤细胞增长[9]。山慈菇多糖通过提高免疫功能低下小鼠脏器指数、提高巨噬细胞吞噬能力来提高小鼠非特异性免疫力[10]。

4. 降压作用 从山慈菇提取物中得到的 cremastosine1 和 cremastosine2 有明显的降压作用，可使大鼠血压下降，作用时间可维持 30min 以上[11, 12]。

5. 抗血管生成作用 山慈菇乙醇提取物中分离得到化合物 5,7- 二羟基 -3- 羟基 -4-（甲氧基苄基）-6- 甲氧基苯并二氢吡喃 -4- 酮，是一种有效的血管生成抑制剂，能在体内和体外抑制碱性成纤维细胞生长因子诱导的鸡胚胎体外血管和 CAM 体内血管的生成[13]。

6. 抗氧化作用 分别采用邻苯三酚法、DPPH 法、Fenton 法测定山慈菇多糖溶液对超氧负离子自由基、DPPH 自由基、羟自由基的清除率，研究表明其在体外有较强的抗氧化作用，清除自由基效率与山慈菇多糖浓度成正相关[14]。

7. 抗痛风作用 山慈菇中所含化学成分秋水仙碱是治疗痛风性关节炎的常用药物，通过改变细胞膜功能、减少局部细胞产生 IL-6 等炎性因子来起到治疗作用[15]。

8. 降脂及抗动脉粥样硬化作用 通过喂养小鼠高脂饲料造高脂模型后分别用灌胃生理盐水及高、中、低剂量的山慈菇多糖溶液刺激小鼠，随后测定小鼠血清及肝脏中总胆固醇（TC）、甘油三酯（TG）等各项指标，慈菇多糖（CAP）各剂量组相较模型组 TC、TG 含量降低，高密度胆固醇（HDL-C）含量增加，降脂作用明显[16]。

9. 对酪氨酸酶的激活作用 利用酪氨酸酶活性测定法测定毛慈菇粗粉 90% 乙醇提取物对酪氨酸激酶活性的影响，结果其对酪氨酸酶具有竞争性激活作用，KM 值不变，反应的最大速度增加，激活率为 86.498%[17]。

10. 其他作用 山慈菇可诱发体细胞和生殖细胞遗传物质损伤，具有潜在的致突变作用[9]。山慈菇还具有抑制细胞分裂、阻断毒蕈碱 M3 受体等药理作用[18]。

四、本草文献摘述

1.《本草拾遗》"主痈肿疮瘘，瘰疬结核等，醋磨敷之。"

2.《本草纲目》"主疗肿，攻毒破皮。解诸毒，蛇虫、狂犬伤。"

3.《本草新编》"山慈菇，玉枢丹中为君，可治怪病。怪病多起于痰，山慈菇正消痰之药，治痰而怪病自除也。或疑山慈菇非消痰之药，乃散毒之药也。不知毒之未成者为痰，而痰之已结者为毒，是痰与毒，正未可二视也。"

参考文献

[1] 国家药典委员会. 中华人民共和国药典临床用药须知：中药饮片卷 [M].2020 版. 北京：中国医药科技出版社，2022：231-232.

[2] 戴超颖，金莉. 藤梨根汤治疗胃癌患者 110 例临床疗效分析 [J]. 中国中医药科技，2014，21（6）：698-699.

[3] 肖开. 中药山慈菇辅助治疗晚期非小细胞肺癌的临床效果 [J]. 慢性病学杂志，2021，22

（1）：142-143，146.

[4] 严立平，周正球.清热利湿方治疗急性痛风性关节炎38例临床观察[J].吉林中医药，2012，32（6）：600-601.

[5] 胡文娟.MMP-3多态性与乳腺癌关联分析及龙泉复方抗肿瘤机制研究[D].武汉：中南民族大学，2010.

[6] 吴俊林.中药山慈菇对甲状腺癌细胞的增殖及NIS基因的影响[D].南宁：广西医科大学，2014.

[7] 刘银花，钟世军，曾涛，等.山慈菇提取液对小鼠4T1乳腺癌细胞抑制作用机制的研究[J].湖北农业科学，2016，55（1）：134-137.

[8] 阮小丽，施大文.山慈菇的抗肿瘤及抑菌作用[J].中药材，2009，32（12）：1886-1888.

[9] 姜爽，徐婧瑶，苏鑫，等.山慈菇多糖的免疫调节作用及对小鼠骨肉瘤细胞S180体内生长抑制作用[J].食品科学，2018，39（13）：216-221.

[10] 吴小南，杨雪帆，朱萍萍，等.慈菇多糖对免疫功能低下小鼠免疫调节作用[J].中国公共卫生，2015，31（1）：73-75.

[11] Fujisawa Pharmaceutical Co，Ltd.Antihypertensive cremastosine I and Ⅱ isolation[P]. JP：57035518，1982-02-26.

[12] 马子密，傅延龄.历代本草药性汇解[M].北京：中国医药科技出版社，2002.

[13] SHIM J S，KIM J H，LEE J，et al.Antiangiogenic activety of a homoisoflavanone from Cremastra appendiculata[J].Planta Med，2004，70（2）：171-173.

[14] 房宇坤，宁安红，刘磊，等.山慈菇多糖的提取及其抗氧化作用的研究[J].大连医科大学学报，2017，39（6）：527-531.

[15] 丁云岗，黄育新.秋水仙碱治疗痛风性关节炎的安全性评价[J].中国基层医药，2006，13（7）：1085-1086.

[16] 孟海波.山慈菇多糖的抗氧化及降脂作用研究[D].长沙：湖南农业大学，2015.

[17] 刘之力，徐跃飞，涂彩霞，等.56味中药乙醇提取物对酪氨酸酶活性影响的研究[J].大连医科大学学报，2000，22（1）：7-10.

[18] 范海洲.山慈菇药理研究[J].湖北中医杂志，2015，37（2）：74-75.

天竺黄 Tianzhuhuang

本品为禾本科植物青皮竹 Bambusa textilis McClure 或华思劳竹 Schizostachyum chinense Rendle 等秆内的分泌液干燥后的块状物。秋、冬二季采收。

3-3-3 天竺黄彩图

一、传统应用

【性味归经】甘，寒。归心、肝经。

【功效主治】清热豁痰，凉心定惊。用于热病神昏，中风痰迷，小儿痰热惊痫、抽搐、夜啼。

【用法用量】3～9g。

【使用注意】无湿热痰火者慎服，脾虚胃寒便溏者禁服。《本草汇言》："久用亦能寒中。"

【方剂举例】

1. 安儿宁颗粒［《中华人民共和国药典》（2020年版一部）］

药物组成：天竺黄、红花、人工牛黄、岩白菜、高山辣根菜、檀香、唐古特乌头、甘草。

功能主治：清热祛风，化痰止咳。用于小儿风热感冒，咳嗽有痰，发热咽痛，上呼吸道感染见上述证候者。

2. 冠心舒通胶囊［《中华人民共和国药典》（2020年版一部）］

药物组成：广枣、丹参、丁香、冰片、天竺黄。

功能主治：活血化瘀，通经活络，行气止痛。用于胸痹心血瘀阻证，症见胸痛、胸闷、心慌、气短；冠心病、心绞痛见上述证候者。

3. 天竺黄丸（《太平圣惠方》）

药物组成：天竺黄、黄连、川大黄、牡蛎粉、黄芩、栀子仁、远志。

功能主治：清热化痰，镇惊安神。用于小儿壮热，惊悸，不得眠睡。

4. 天竺饮子（《太平惠民和剂局方》）

药物组成：天竺黄、川郁金、炙甘草、大栀子仁、连翘、雄黄、瓜蒌根。

功能主治：清热化痰，解毒消肿。用于脏腑积热，烦躁多渴，舌颊生疮，咽喉肿痛，面热口干，目赤鼻衄，丹瘤结核，痈疮肿痛，伏暑燥热，疮疹余毒，及大便下血，小便赤涩。

【简便验方】

1. 化风痰，止惊悸，解烦热 人参1两，白茯苓（去黑皮）一两，甘草（炙，锉）半两，丹砂（别研）半两，茯神（去木）半两，天竺黄（别研）半两，凝水石（烧）二两半（别研）。除别研者外，为散，合和令匀。每服一钱匕，食后、临卧以温荆芥汤调下。（《圣济总录》卷十四）

2. 治疗小儿腮颔里外肿核 石膏（二钱），雄黄（二钱），牙硝（一钱），天竺黄（二钱），甘草末（一钱）。脑子（半字）上研细和匀敷之，里核吃不妨，外核用薄荷汁调涂。缴口，新水调亦得。（《洪氏集验方》）

3. 治疗小儿风热惊风 天竺黄、郁金、山栀子、白蝉壳（炒去丝嘴）、蝉壳（去土）、甘草各等份。研为末，一岁儿每服五分，不拘时熟汤或薄荷汤调下。（《圣济总录》）

4. 治疗杨梅结毒 人参、三七（微火焙，研细，二钱），嫩滑石（研细，三钱），真琥珀（研细末，四分），珍珠（生，研细末，四分），生甘草（晒燥，研细，一钱），各研极细，和匀，每服二分，加至三四分，人小者一分加至二分。草，三钱，煎汤调服。（《冯氏锦囊秘录》）

5. 治疗小儿高热惊厥，解唇红面赤，烦躁，焦啼 瓜根、甘草、郁金、天竺黄、连翘、防风、牙硝（另研，各等份）。上为末。每服一钱。潮热，灯心、茅根煎汤下。急惊，竹叶汤下。（《世医得效方》天竺黄散）

【类药辨析】

1. 天竺黄与胆南星的鉴别应用 二者均为清热化痰药，功能为清热化痰，定惊。但天竺黄甘寒，善清心凉肝定惊，凡热病神昏谵语，中风不语，小儿惊痫抽搐属痰热者均可应用；胆南星长于息风定惊，多用于小儿痰热惊风、咳喘等[1]。

2. 天竺黄与竹茹、竹沥的鉴别应用 三者皆来源于竹，性寒，均可清热化痰，治痰热咳喘。竹沥、天竺黄又可定惊，用于治热病或者痰热而致的惊风、癫痫、中风昏迷，喉间痰鸣。天竺黄定惊之力尤胜，多用于小儿惊风，热病神昏；竹沥性寒滑利，清热涤痰力强，成人惊痫中风，肺热顽痰胶结难咯者多用；竹茹长于清心除烦，多用于治痰热扰心之心烦失眠[2]。

【配伍应用】

1. 天竺黄配胆南星 天竺黄长于化痰清热定惊，为儿科痰热惊风常用药，和胆南星同用，其功增强，用于治痰热惊风及癫痫。若用于治中风痰迷不语，加配牛黄、石菖蒲，可豁痰开窍醒神[3]。

2. 天竺黄配半夏曲 天竺黄清热化痰，半夏曲化痰健脾，两药配伍宜用于小儿痰热交织，消化不良，或风痰将作，目睛呆滞[3]。

3. 天竺黄配荆芥 天竺黄甘寒，功专降气化痰以平咳喘；荆芥辛散气香，长于发表散风。两药伍用，一表一里，升降并举，共奏解表宣肺、化痰止咳之功，用于治疗外感风寒，咳嗽痰多之证[1]。

4. 天竺黄配前胡 天竺黄甘寒，长于清肃肺气而降气化痰；前胡苦辛微寒，既能下气化痰，又能宣散风热。二药伍用，一宣一降，使肺之清肃功能恢复正常，则痰可去，嗽可宁，故用于治疗外感风寒、风热或痰浊蕴肺所致胸闷气逆、咳嗽痰多等[3]。

5. 天竺黄配桑白皮 天竺黄甘寒，长于祛痰，降肺气而平咳喘；桑白皮甘寒性降，主入肺经，以泻肺热、平喘咳为专长。两药伍用，可增强泻肺平喘、降气化痰之功，用于治疗肺热壅盛，咳喘痰黄者[3]。

二、临床研究

1. 脑梗死恢复期 通络复健汤（当归10g、川芎10g、赤芍10g、鸡血藤30g、天麻15g、地龙10g、川牛膝30g、木香6g、半夏10g、茯苓15g、胆南星9g、天竺黄9g）。根据患者临床症状随症加减：兼见气虚者，加黄芪、党参；瘀血甚者，加莪术、水蛭；头晕目眩者加石决明、白蒺藜；言语不利者，加石菖蒲、远志；口舌㖞斜者，加全蝎、僵蚕；肢体麻木者，加木瓜、伸筋草。水煎服，每日1剂，早晚温服，3周为1个疗程。共治疗34例，基本痊愈5例，显著进步17例，进步10例，无变化2例，恶化0例，总有效率94.1%[4]。

2. 记忆障碍 天竺醒脑胶囊，每日3次，每次2粒，口服，连续给药30天为一疗程（服药期间停用所有脑血管扩张剂和脑细胞代谢药物）。共治疗30例，显效11例，有效14例，无效5例，总有效率为83.3%[5]。

3. 急性脑梗死 偏瘫康胶囊（由丹参、川芎、红花、地龙、益母草、牛膝、天竺黄、泽泻、桃仁、过岗龙组成0.3g/粒），2粒/次，3次/天，口服或鼻饲。21天为1个疗程。共治疗50例，基本痊愈4例，显著进步15例，进步27例，无变化4例，恶化0例，总有效率92.0%[6]。

4. 椎体压缩性骨折并不全性截瘫 以自拟通督复髓汤辨证加减，药用黄芪30～90g、桂枝20～30g、赤芍30～40g、白芍20～30g、牛膝20g、炒山甲10～15g、鹿角胶10g（烊化）、水蛭15g、地龙20g、全蝎10g、蜈蚣2条、骨碎补15g、金银花30g、赤小豆40g、土鳖虫10g、胆南星10g、伸筋草15g、天竺黄10g、甘草10g、小麦60g、大枣10枚为引。每天1剂，水煎，早、晚各1次分服。二便潴留者加枳实10g、厚朴10g、大黄15～25g（后下）、车前子30g（包煎）；腰膝酸软，畏寒肢冷，小溲清长者加枸杞子30g、肉苁蓉15g、淫羊藿20g；舌质红、苔光者加生地黄、熟地黄各30g，山萸肉15g、石斛20～30g。共治疗26例，治愈18例，占69.23%；好转8例，占30.77%[7]。

5. 夜啼心经积热证 天竺黄散（天竺黄10g、蝉蜕10g、远志10g、龙齿10g、郁金15g、灯心草5g）。每付药由黑龙江中医药大学附属第一医院制剂室以DNT-0.2/01多功能提取浓缩机组制成汤剂100mL。使用前将药液加热至高于体温2℃左右，抱患儿俯卧，臀部垫高约10cm，取臀高头低位，用一次性吸痰管作为灌肠管，吸痰管头部用石蜡油润滑后缓慢插入肛门10～15cm，用50mL注射器抽取药液，将药液缓慢注入，术毕缓慢抽出灌肠管，抱患儿继续俯卧10min，以利于药液吸收。用量：6～12月每次1/3付，13～24月每次1/2付，25～36月每次1付，每日睡前1次，一般选择患儿排便后。共治疗30例，痊愈2例，显效21例，有效5例，无效2例，总有效率93.3%[8]。

三、药理研究

1. 保护心脑血管作用 天竺黄、丹参、冰片等配伍制成的冠心舒通胶囊可降低动脉粥样硬化大鼠的血脂水平，调节其血液流变学指标水平，从而起到保护血管、抗动脉粥样硬化的作用[9]，有效防治心肌缺血性损伤，包括减少MI/R损伤作用和对未再通AMI的远期心功能保护作用[10]；在细胞水平上，冠心舒通胶囊可抑制心肌细胞凋亡，下调基因蛋白Bax的表达，上调基因蛋白Bcl-2的表达[11]，抗脂质氧化、舒张血管、抑制细胞增殖[12]，从而保护缺氧-复氧（H/R）损伤的心肌细胞和动脉平滑肌细胞。

2. 保护神经作用 通络化痰胶囊及其有效成分熊胆粉对神经系统具有保护作用，可减轻脑缺血-再灌注损伤大鼠的脑组织损伤，其作用的发挥可能与其可以降低缺血再灌注损伤后脑组织TNF-α、NF-κB、ICAM-1、IL-1β、IL-8、GFAP等相关因子的表达相关[13]。

3. 改善记忆作用 天竺醒脑颗粒可改善拟痴呆动物的学习和记忆功能，并明显降低脑内MDA含量，使T-SOD和CuZn-SOD活力明显增强[14]。曾由天竺黄、半夏、胆南星等制备的增智益寿片能够提高$AlCl_3$中毒老年小鼠的认知功能，同时可以提高M受体亚型含量，对海马M_2受体亚型含量模型组和各给药组之间无明显差异，表明该药能够激活海马M_1受体亚型[15]。

4. 抗炎作用 以天竺黄等药材为主的小儿奇应丸口服（0.74g/kg）可显著抑制二甲苯引起的小鼠耳肿胀，抑制率达45.5%[16]。

5. 解热作用 小儿奇应丸口服（0.48g/kg）可明显降低家兔由蛋白胨引起的发热，与对照组比较，差异显著（$P<0.01$）[16]。

6. 镇静、抗惊厥作用 由天竺黄、雄黄、天麻等配伍制成的小儿奇应丸口服大剂量（1.25g/kg）对戊四氮引起的惊厥抑制作用明显[16]。

7. 镇咳、祛痰作用 口服主含天竺黄等的小儿奇应丸（0.5946g/kg）可显著提高小鼠的咳嗽潜伏期（$P<0.05$），增加小鼠喷雾浓氨水半数致咳时间（EDT_{50}），与对照组比较，镇咳作用明显；另外，小儿奇应丸口服可显著增加排痰量（$P<0.01$），祛痰效果明显[16]。

四、本草文献摘述

1.《开宝本草》 "治小儿惊风天吊，镇心明目，去诸风热。疗金疮。止血，滋养五脏。"

2.《本草正义》 "善开风痰，降痰热。治痰滞胸膈，烦闷，癫痫。清心火，镇心气，醒脾疏肝。明眼目，安惊悸。疗小儿风痰急惊客忤。亦治金疮，并内热药毒。"

3.《本草汇言》 "竹黄性缓，清空解热，而更有定惊安神之妙……治婴科惊痰要剂。如大人中风，失音不语，入风痰药中，亦屡见奏效。"

参考文献

[1] 高学敏，钟赣生.临床中药学[M].石家庄：河北科学技术出版社，2006：703-704.

[2] 高学敏.中药学[M].2版.北京：中国中医药出版社，2007：359-360.

[3] 张民庆，张名伟.现代临床中药学[M].上海

[4] 来昌艳.通络复健汤治疗脑梗死恢复期的临床研究[J].中国民间疗法,2017,25(3):36-37.

[5] 张红宇,杨巧莲,李文彪.天竺醒脑胶囊治疗记忆障碍的临床研究[J].包头医学院学报,2006(4):434-436.

[6] 杨晓恒,杨熙,谢天喜,等.偏瘫康胶囊治疗急性脑梗死临床研究[J].中医药导报,2015,21(13):87-89.

[7] 张海深.通督复髓汤治疗不全性截瘫26例报告[J].中医正骨,2003(8):46.

[8] 侯一鸣.天竺黄散保留灌肠治疗夜啼心经积热证的临床研究[D].哈尔滨:黑龙江中医药大学,2020.

[9] 霍煜,姚天明,梁卓,等.冠心舒通胶囊对动脉粥样硬化大鼠血脂代谢及血流变指标的影响[J].辽宁中医药大学学报,2011,13(11):248-250.

[10] 梁卓.冠心舒通胶囊防治大鼠心肌缺血性损伤的疗效及可能机制研究[D].西安:第四军医大学,2012.

[11] 王健.冠心舒通胶囊对大鼠心肌缺血再灌注损伤细胞凋亡影响的实验研究[D].沈阳:辽宁中医药大学,2013.

[12] 黄壮壮,刘峰,何旭,等.冠心舒通胶囊及其各单味药对心肌细胞和主动脉平滑肌细胞损伤的保护作用机制研究[J].中国实验方剂学杂志,2013,19(12):226-230.

[13] 韩经丹.通络化痰胶囊及其有效成分对脑缺血再灌注损伤的神经保护作用及机制研究[D].北京:北京中医药大学,2012.

[14] 李文彪,石瑞丽,陈建芳,等.天竺醒脑颗粒抗老年性痴呆实验研究[J].内蒙古中医药,2005(4):26-27.

[15] 李华,赵一,李素领.增智益寿片对老年小鼠学习记忆能力影响的实验研究[J].中国中医药科技,1999(4):245-246.

[16] 蒋珠芬,杨士友,田军,等.小儿奇应丸的药理研究[J].中成药研究,1988(4):23-24.

牛黄 Niuhuang

本品为牛科动物牛 *Bos taurus domesticus* Gmelin 的干燥胆结石。宰牛时,如发现有牛黄,即滤去胆汁,将牛黄取出,除去外部薄膜,阴干。

3-3-4 牛黄彩图

一、传统应用

【性味归经】甘,凉。归心、肝经。

【功效主治】清心,豁痰,开窍,凉肝,息风,解毒。用于热病神昏,中风痰迷,惊痫抽搐,癫痫发狂,咽喉肿痛,口舌生疮,痈肿疔疮。

【用法用量】0.15~0.35g,多入丸散用。外用适量,研末敷患处。

【使用注意】孕妇慎用。

【方剂举例】

1. 安宫牛黄丸 [《中华人民共和国药典》(2020年版一部)]

药物组成:牛黄、水牛角浓缩粉、麝香或人工麝香、珍珠、朱砂、雄黄、黄连、黄芩、栀子、郁金、冰片。

功能主治:清热解毒,镇惊开窍。用于热病,邪入心包,高热惊厥,神昏谵语;中风昏迷及脑炎、脑膜炎、中毒性脑病、脑出血、败血症见上述证候者。

2. 万氏牛黄清心丸 [《中华人民共和国药典》(2020年版一部)]

药物组成:牛黄、朱砂、黄连、栀子、郁金、黄芩。

功能主治:清热解毒,镇惊安神。用于热入心包、热盛动风证,症见高热烦躁、神昏谵语及小儿高热惊厥。

3. 牛黄上清软胶囊 [《中华人民共和国药典》(2020年版一部)]

药物组成:人工牛黄、薄荷、菊花、

荆芥穗、白芷、川芎、栀子、黄连、黄柏、黄芩、大黄、连翘、赤芍、当归、地黄、桔梗、甘草、石膏、冰片。

功能主治：清热泻火，散风止痛。用于热毒内盛、风火上攻所致的头痛眩晕、目赤耳鸣、咽喉肿痛、口舌生疮、牙龈肿痛、大便燥结。

4. 复方牛黄清胃丸 [《中华人民共和国药典》（2020年版一部）]

药物组成：大黄、牵牛子（炒）、栀子（姜炙）、石膏、芒硝、黄芩、黄连、连翘、山楂（炒）、陈皮、厚朴（姜炙）、枳实、香附、猪牙皂、荆芥穗、薄荷、防风、菊花、白芷、桔梗、玄参、甘草、人工牛黄、冰片。

功能主治：清热泻火，解毒通便。用于胃肠实热所致的口舌生疮、牙龈肿痛、咽膈不利、大便秘结、小便短赤。

【简便验方】

1. 治疗中风痰厥、不省人事，小儿急慢惊风 牛黄一分，朱砂半分，白牵牛二分。共研为末，作一服，小儿减半。痰厥温香油下；急慢惊风，黄酒入蜜少许送下。（《鲁府禁方》牛黄散）

2. 治疗热入血室，发狂不认人者 牛黄二钱半，朱砂三钱，脑子一钱，郁金三钱，甘草一钱，牡丹皮三钱。上为细末，炼蜜为丸，如皂子大。新水化下。（《素问病机保命集》牛黄膏）

3. 治疗乳岩（乳癌），横痃，瘰疬，痰核，流注，肺痈，小肠痈 犀黄三分，麝香一钱半，乳香、没药（各去油）各一两。各研极细末，黄米饭一两，捣烂为丸，忌火烘，晒干。陈酒送下三钱，患生上部，临卧服，下部空心服。（《外科全生集》犀黄丸）

4. 治疗小儿心肺烦热，黄瘦，毛焦，睡卧多惊，狂语 朱砂半两，牛黄一分。上药，同研如面。每服，以水磨犀角，调下一字。（《太平圣惠方》）

5. 治疗初生胎热或身体黄者 真牛黄一豆大。入蜜调膏，乳汁化开，时时滴儿口中，形色不实者，勿多服。（《小儿药证直诀》）

6. 治疗小儿胎风热、撮口发噤 牛黄（研）一分，淡竹沥半合。每服牛黄一字匕，用淡竹沥调下，一二岁儿服之；三四岁儿每服半钱，日三服。量儿大小，以意加减。（《圣济总录》牛黄竹沥散）

【类药辨析】

牛黄与羚羊角的鉴别应用 牛黄、羚羊角均性偏寒凉，入心肝经，均有息风止痉、清热解毒之效，用于治疗温热病热极生风和小儿急惊风之高热，神昏谵语，痉挛抽搐以及肝火上炎之眩晕头痛，目赤肿痛。然羚羊角重在治肝，有息肝风、清肝热、平肝阳作用，多用于肝风内动，高热痉挛抽搐及肝火目疾；牛黄重在治心，有清心、开窍醒神、祛痰之长，且解毒力强，多用于热入心包、中风、惊风等痰热闭阻心窍之高热、神昏谵语及恶疮肿毒等[1]。

【配伍应用】

1. 牛黄配珍珠 牛黄性寒，清热解毒力甚，并有清心定惊、豁痰开窍、息风止痉之功；珍珠咸寒，镇心安神、定惊息风。二药配伍，可增强清热解毒、息风定惊、豁痰开窍之效，既可内服用于热毒风痰，蒙蔽清窍之高热神昏、惊悸抽搐。又可外用于热毒疮痈、喉痹、牙疳等[1]。

2. 牛黄配羚羊角 牛黄有息风止痉、清热解毒、豁痰开窍之功；羚羊角有息肝风、清肝热、平肝阳作用。二药配伍，可增强息风止痉、清热解毒功效，可用治温热病热极生风和小儿急惊风之高热，神昏谵语，痉挛抽搐以及肝火上炎之眩晕头痛，目赤肿痛[1]。

3. 牛黄配水牛角 牛黄清热息风，化痰开窍；水牛角清热凉血，安神定惊。二药配伍，有清热定惊、凉血醒神之功，用于治疗温热病高热不退、神昏谵语等症[1]。

4. 牛黄配朱砂 牛黄有清心解毒、豁痰开窍、息风止痉之功；朱砂镇心安神，清热解毒。二药配伍，可增强清心豁痰、镇惊安神之效，用于治疗温邪内陷，热入心包之神昏谵语、烦躁不安或中风痰热窍闭，或小儿热盛惊风[1]。

二、临床研究

1. 原发性高血压 牛黄降压胶囊（牛黄、羚羊角、水牛角浓缩粉、珍珠粉、冰片、郁金、白芍、黄芪）组服牛黄降压胶囊1.6g，每天1次，若腹泻，酌情改为0.8g/天。共治疗98例（2例因腹泻而退出），显效20例，有效42例，无效36例，总有效率63.3%[2]。

2. 暑温风痰闭窍证[流行性乙型脑炎（乙脑）] 鼻饲或口服，体外培育牛黄胶囊每粒60mg，天然牛黄胶囊每粒60mg。剂量：2~4岁，每次1/2粒，每日2次；4~10岁，每次1粒，每日2次；11岁以上，每次2粒，每日2次。疗程为5天。共治疗124例，痊愈48例，显效67例，有效8例，无效1例，总有效率99.2%[3]。

3. 脑出血急性期脑损伤 在对照组基础上加用安宫牛黄丸加减治疗，基本方：水牛角30g，珍珠粉、丹参各20g，人工牛黄、郁金、黄连、冰片、苏合香、黄芩、栀子、川芎各10g，朱砂2g，随症加减，若抽搐加蜈蚣、全蝎各3条，多痰加胆南星5g、天竺黄10g。上述药物每日1剂，煎为药汁，温热时鼻饲或口服。两组均治疗14天。共治疗46例，治愈19例，显效13例，有效11例，无效3例，总有效率93.48%[4]。

三、药理研究

1. 抗炎作用 胡霞敏等观察发现结合型胆汁酸较游离型胆汁酸抗炎作用更强，并且多数动物胆汁酸以结合型形态为主，为深入研究提供重要依据[5]。

2. 抗肿瘤作用 酶育牛黄、人工牛黄对小鼠肉瘤180、肉瘤37、乳腺癌肺转移均有显著抑制作用，对艾氏腹水癌（实体型）疗效不明显，联合环磷酰胺，可增效减毒[6,7]。

3. 抗氧化作用 体外培育牛黄明显延长缺氧小鼠存活时间，提高缺氧小鼠心、肝、脑组织以及血清的SOD、GSH-Px活性，降低MDA含量，主要成分胆红素抗氧化作用强大，是发挥氧化防御作用的重要成分之一[8]。

4. 解热作用 低胆红素培植牛黄、天然牛黄可降低正常大鼠体温，而高胆红素培植牛黄无影响，体外培育牛黄对酵母所致大鼠发热及对伤寒副伤寒三联疫苗致家兔发热均有显著抑制作用，其作用强度与天然牛黄相似[9]。

5. 调节免疫作用 牛黄类药材中所含牛磺酸、CDCA、TCA、TCDCA、GCA可提高小鼠外周血中吞噬细胞吞噬功能、血清溶菌素含量、溶血素形成及抑制迟发性变态反应，提高体液免疫能力[10,11]。

6. 抗病原微生物作用 六神丸由牛黄、麝香、珍珠、冰片、蟾酥、雄黄等药物组成，外用对白念珠菌阴道炎具有一定的治疗作用，在一定剂量范围内，随着药物剂量的增加，其治疗效果增加[12]。

四、本草文献摘述

1.《本草经集注》 "人参为之使。恶龙骨、地黄、龙胆、䗪虫。畏牛膝。"

2.《本草经疏》"伤乳作泻，脾胃虚寒者不当用。"

3.《日用本草》"治惊痫搐搦烦热之疾，清心化热，利痰凉惊。"

参考文献

[1] 国家药典委员会.中华人民共和国药典临床用药须知：中药饮片卷[M].2020版.北京：中国医药科技出版社，2022：1056-1059.

[2] 刘遂心，孙明，罗由夫，等.牛黄降压胶囊治疗原发性高血压病的临床研究[J].中国中西医结合杂志，2004（6）：553-555.

[3] 蔡红娇，汪世元，张渝候，等.体外培育牛黄治疗流行性乙型脑炎的临床研究[J].华中科技大学学报（医学版），2003（6）：604-606.

[4] 蒋令修.安宫牛黄丸加减治疗脑出血急性期脑损伤患者的临床研究[J].临床医学工程，2018，25（6）：739-740.

[5] 胡霞敏，石朝周.牛磺结合及其游离胆汁酸在小鼠镇咳祛痰抗炎模型上的作用比较[J].中国临床药学杂志，2001，10（2）：85-88.

[6] 魏寅翼.酶育牛黄抗肿瘤作用及其机制的初步研究[D].泰安：泰山医学院，2013：23-28.

[7] 吴志远，李芳芳，张昆，等.人工牛黄对小鼠乳腺癌肺转移的影响[J].中草药，2012，43（10）：2013-2016.

[8] 蔡红娇，汪世元，刘烈刚，等.体外培育牛黄耐缺氧和清除自由基作用的研究[J].中药药理与临床，2003，19（6）：20-22.

[9] 关红，李培锋，哈斯苏荣，等.胆红素含量不同的培植牛黄抗炎作用研究[J].畜牧与饲料科学，1998，26（1）：1-4.

[10] 李培锋，赵珍，关红，等.甘氨胆酸对小鼠免疫功能的影响[J].中国兽医杂志，2007，43（10）：6-8.

[11] 王彩云，邰春格，刘明强.牛磺胆酸对小鼠免疫功能的调节作用[J].内蒙古农业大学学报（自然科学版），2011，32（4）：19-24.

[12] 邢艳芳.六神栓的制剂工艺及其对小鼠白念珠菌阴道炎治疗作用的实验研究[D].扬州：扬州大学，2009.

瓦楞子 Walengzi

本品为蚶科动物毛蚶 *Arca subcrenata* Lischke、泥蚶 *Arca granosa* Linnaeus 或魁蚶 *Arca inflata* Reeve 的贝壳。

3-3-5 瓦楞子彩图

一、传统应用

【性味归经】咸，平。归肺、胃、肝经。

【功效主治】消痰化瘀，软坚散结，制酸止痛。用于顽痰胶结，黏稠难咯，瘿瘤，瘰疬，癥瘕痞块，胃痛泛酸。

生品用于散瘀消痰；煅瓦楞子用于制酸止痛。

【用法用量】9～15g，先煎。

【使用注意】无瘀血痰积者勿用。

【方剂举例】

1. 荜铃胃痛颗粒[《中华人民共和国药典》（2020年版一部）]

药物组成：荜澄茄、川楝子、延胡索（醋制）、大黄（酒制）、黄连、吴茱萸、香附（醋制）、香橼、佛手、海螵蛸、瓦楞子（煅）。

功能主治：行气活血，和胃止痛。用于气滞血瘀所致的胃脘痛；慢性胃炎见有上述证候者。

2. 溃疡胶囊（《中华人民共和国卫生部药品标准·中药成方制剂》）

药物组成：瓦楞子、仙鹤草、水红花子、枯矾、鸡蛋壳、陈皮、珍珠粉。

功能主治：制酸止痛，生肌收敛。用于胃脘疼痛，呕恶泛酸，胃及十二指肠溃疡。

3. 海洋胃药（《中华人民共和国卫生部药品标准·中药成方制剂》）

药物组成：海星、陈皮（炭）、牡蛎（煅）、瓦楞子（煅）、黄芪、白术（炒）、枯矾、干姜、胡椒。

功能主治：益气健脾，温中止痛。用于脾胃虚弱，胃寒作痛，泛酸。

4. 瓦楞子丸（《女科指掌》）

药物组成：瓦楞子（煅红色，醋淬七次）、香附、桃仁、牡丹皮、川芎、川大黄、当归、红花。

功能主治：活血散结，调经止痛。用于临经阵痛血不行，按之硬满，属实痛者。

【简便验方】

1. 治胃痛吐酸水，噫气，甚则吐血者　瓦楞子（醋煅七次）九两，海螵蛸六两，广皮三两（炒）。研极细末，每日三次，每次服二钱，食后开水送下。（《经验方》）

2. 治一切气血癥瘕，次能消痰　瓦楞子烧，以醋淬三度，埋令坏，醋膏丸。（《万氏家抄方》瓦垄子丸）

3. 治疗一切血气，冷气，癥癖　烧过醋淬，醋丸服。（《日华子本草》）

4. 治急性胃炎　煅瓦楞子9g，良姜3g，香附6g，甘草6g。共研末。每服6g，日服2次。（《青岛中草药手册》）

5. 治烧烫伤　煅瓦楞子研成细末，加冰片少许，用香油调匀，涂患处。（《山东药用动物》）

6. 治皮肤刀伤及冻疮溃疡　瓦楞子30g，冰片15g。共研末外敷。（《青岛中草药手册》）

7. 治外伤出血　煅瓦楞子研末外敷。（《青岛中草药手册》）

【类药辨析】

瓦楞子与海浮石的鉴别应用　二者均味咸而善化痰软坚散结，皆可治痰火郁结之瘰疬、瘿瘤等，且常相须为用。但瓦楞子性平，又能化瘀散结，制酸止痛，可用于治癥瘕痞块，肝胃不和，胃痛吐酸。海浮石性寒，长于清肺降火，兼能利尿通淋，尤善治痰热咳喘，血淋、石淋[1]。

【配伍应用】

1. 瓦楞子配海藻　瓦楞子咸平，能消痰软坚，化瘀散结；海藻咸寒，能消痰软坚，利水消肿。两药伍用，可增强消痰、软坚、散结之力，用于治疗肝郁痰火所致之瘰疬、瘿瘤[1]。

2. 瓦楞子配莪术　瓦楞子咸平，功善化瘀散结，消痰软坚；莪术辛苦温，长于破血散瘀，消癥化积。两药伍用，增强破血行气、消癥软坚之功，用于治疗气滞血瘀及痰积所致癥瘕痞块[1]。

二、临床研究

1. 慢性浅表性胃炎（湿热型）　清胃化湿合剂（黄连6g、吴茱萸1g、厚朴10g、陈皮15g、槟榔12g、木香9g、连翘15g、芦根15g、草豆蔻12g、生薏苡仁20g、知母12g、煅瓦楞子15g、炒莱菔子12g），每次125mL，每日两次口服，以四周为一疗程，服药一疗程后进行疗效判定。共治疗50例，痊愈16例，有效18例，显效13例，无效3例，总有效率为94.0%[2]。

2. 小面积烧伤　瓦楞子膏（冰片5g，瓦楞子100g，香油200mL），将瓦楞子研磨，至取少许涂布于手背上无颗粒感觉为止。先将香油煮沸，慢慢倒入瓦楞子末中，边倒边搅拌，使成稀膏状；冷却后加入冰片粉，搅匀。将瓦楞子膏，涂于无菌敷料上（或制成药膏纱布）敷于创面或直接涂于创面，上药后无菌敷料覆盖包扎；已感染的创面清除创面分泌物，彻底清洗、清创后上药包扎。视创面情况每日换药或隔日换药1次。共治疗42例，完全有效28例，明显有效10例，部分有效4例，总有效率为100%[3]。

3. 卵巢囊肿 消癥化瘀益气汤（陈皮、茯苓各15g，浙贝母12g，生瓦楞子20g，瞿麦12g，三棱、莪术各10g，赤芍12g，醋炙鳖甲、党参各15g，黄芪30g，荔枝核12g，琥珀1.5g，甘草6g；瘀久成热加忍冬藤，腰酸困痛加续断、菟丝子；经量多加三七、茜草；带下多加薏苡仁、白芷；纳差加鸡内金、白术）1剂/天，水煎200mL，3次/天。连续治疗28天为1疗程。共治疗60例，痊愈55例，有效2例，无效3例，总有效率为95.0%[4]。

4. 乳腺增生病 柴胡疏肝合剂（柴胡、丹参、郁金、青皮、枳壳、赤芍、当归、白术、栀子、王不留行、瓦楞子、白花蛇舌草等）2次/天，每次120mL，空腹时服用，20天为1个周期。共治疗270例，治愈115例，有效134例，无效21例，总有效率为92.2%[5]。

三、药理研究

1. 改善胃肠功能 瓦楞子能明显降低胃黏膜溃疡指数和胃液pH值；显著升高大鼠血清中SOD含量及VEGF含量，降低大鼠血清中MDA含量，显著升高大鼠胃组织中NO及PGE2含量[6]。

2. 降压作用 给药瓦楞子后，大鼠毛发紧凑有光泽，眼结膜充血及易激怒程度减轻，饮水量减少，面部温度及SP降低，血浆NE、E、AngⅡ、ALD含量减少，血浆NO含量升高[7]。

四、本草文献摘述

1.《丹溪心法》"能消血块，次消痰。"

2.《日用本草》"消痰之功最大，凡痰隔病用之。"

3.《本草纲目》"咸走血而软坚，故瓦垄子能消血块，散痰积。"

4.《医林纂要》"去一切痰积，血积，气块，破癥瘕，攻瘰疬。"

参考文献

[1] 国家药典委员会.中华人民共和国药典临床用药须知：中药饮片卷[M].2020版.北京：中国医药科技出版社，2022：975-976.

[2] 唐伟.清胃化湿合剂治疗慢性浅表性胃炎（湿热型）的临床研究[D].郑州：河南中医药大学，2011.

[3] 刘永萍，蒋建纲.瓦楞子膏治疗小面积烧伤的临床观察[J].时珍国医国药，2013，24（6）：1455-1456.

[4] 王双寿.消癥化瘀益气汤治疗卵巢囊肿60例临床观察[J].实用中医内科杂志，2015，29（2）：68-69.

[5] 胡继卫，李景武，赵亚婷.柴胡疏肝合剂治疗乳腺增生病的临床观察[J].中国现代医生，2008，46（28）：71-72.

[6] 方皓，鄢玉芬，陶明宝，等.瓦楞子及不同炮制品对大鼠急性胃溃疡的保护作用比较研究[J].中药药理与临床，2018，34（6）：116-121.

[7] 盛英坤，张杰，洪寅，等.牡蛎、石决明、瓦楞子生品与煅品对肝阳上亢型高血压大鼠降压作用机制的研究[J].新中医，2019，51（7）：5-9.

甘草 Gancao

本品为豆科植物甘草 *Glycyrrhiza uralensis* Fisch.、胀果甘草 *Glycyrrhiza inflata* Bat. 或光果甘草 *Glycyrrhiza glabra* L. 的干燥根和根茎。

3-3-6 甘草彩图

一、传统应用

【性味归经】甘，平。归心、肺、脾、

胃经。

【功效主治】补脾益气，清热解毒，祛痰止咳，缓急止痛，调和诸药。用于脾胃虚弱，倦怠乏力，心悸气短，咳嗽痰多，脘腹、四肢挛急疼痛，痈肿疮毒，缓解药物毒性、烈性。

【用法用量】内服：煎服，2~10g。

【使用注意】

1. 甘草反甘遂、大戟、芫花、海藻。

2. 甘草味甘，能助湿壅气、令人中满，故湿盛而胸腹胀满及呕吐者忌服。

3. 长期大量服用本品，可出现浮肿、血压升高、钠潴留、血钾降低、四肢无力、痉挛麻木、头晕、头痛等不良反应，故不宜大量服用。各种水肿、肾病、高血压、低血钾，充血性心力衰竭等患者，均宜慎用。

【方剂举例】

1. 玄麦甘桔胶囊[《中华人民共和国药典》（2020年版一部）]

药物组成：玄参、麦冬、甘草、桔梗。

功能主治：清热滋阴，祛痰利咽。用于阴虚火旺，虚火上浮，口鼻干燥，咽喉肿痛。

2. 溃疡散胶囊[《中华人民共和国药典》（2020年版一部）]

药物组成：甘草、白及、延胡索、泽泻、海螵蛸、薏苡仁、黄芩、天仙子。

功能主治：理气和胃，制酸止痛。用于脾胃湿热，胃脘胀痛，胃酸过多；溃疡病，慢性胃炎见上述证候者。

3. 炙甘草汤《伤寒论》

药物组成：炙甘草、生姜、桂枝、人参、生地黄、阿胶、麦冬、麻仁、大枣。

功能主治：益气滋阴，通阳复脉。用于治疗阴血阳气虚弱，心脉失养证。症见脉结代，心动悸，虚羸少气，舌光少苔，或质干而瘦小者；虚劳肺痿。症见干咳无痰，或咳吐涎沫，量少，形瘦短气，虚烦不眠，自汗盗汗，咽干舌燥，大便干结，脉虚数。

4. 甘草泻心汤（《伤寒论》）

药物组成：甘草、黄芩、人参、干姜、黄连、大枣、半夏。

功能主治：和胃补中，降逆消痞。用于治疗胃气虚弱痞证。症见下利日数十行，完谷不化，腹中雷鸣，心下痞硬而满，干呕，心烦不得安。

【简便验方】

1. 治疗荣卫气虚，脏腑怯弱，心腹胀满，全不思食，肠鸣泄泻，呕哕吐逆 人参（去芦）、茯苓（去皮）、甘草（炙）、白术各等份。上为细末，每服二钱，水一盏，煎至七分，通口服，不拘时。入盐少许，白汤点亦得。（《太平惠民和剂局方》四君子汤）

2. 治疗腿脚挛急，腹中疼痛 白芍药、炙甘草各四两。水煎去渣，分两次服。（《伤寒论》芍药甘草汤）

3. 治疗妇人脏躁，喜悲伤欲哭，数欠伸 甘草三两，小麦一升，大枣十枚。上三味，以水六升，煮取三升，温分三服。亦补脾气。（《金匮要略》甘草小麦大枣汤）

4. 治疗肺痿，吐涎沫而不咳者 甘草（炙）四两，干姜二两。以水二升，煮取一升五合，去滓，分温再服。（《金匮要略》甘草干姜汤）

5. 治疗肺痿涎唾多，出血，心中温温液液 甘草二两㕮咀，以水三升，煮取一升半，去滓，分三服。（《千金要方》）

6. 治疗热嗽 甘草二两，猪胆汁浸五宿，漉出炙香，捣罗为末，炼蜜和丸，如

绿豆大，食后薄荷汤下十五丸。(《圣济总录》凉膈丸)

【类药辨析】

生甘草与炙甘草的鉴别应用 甘草炮制品主要有生甘草、炙甘草两种。二者均归心、肺、脾、胃经，同具补脾益气、清热解毒、祛痰止咳、缓急止痛、调和诸药之功效，用于治疗脾胃虚弱、倦怠乏力、心悸气短、咳嗽痰多、脘腹、四肢挛急疼痛、痈肿疮毒，以及缓解药物毒性、烈性等。生甘草味甘偏凉，长于清热解毒，祛痰止咳，多用于肺热咳嗽、痰黄、咽喉肿痛、痈疽疮毒、食物中毒、药物中毒等。炙甘草味甘偏温，以补脾和胃，益气复脉力胜，主治脾胃虚弱，倦怠乏力，心动悸，脉结代等[1]。

【配伍应用】

1. 甘草配人参 甘草补心气；人参善于补脾益气，安神益智。两药配伍，可增强益气健脾的作用，用于治疗心脾两虚证[1]。

2. 甘草配白芍 甘草甘平；白芍酸寒。两药配伍，取其甘酸化阴，以敛阴养血，使津血足而筋脉得养，达到缓急止痛的目的，用于治疗气血不和的腹痛、筋脉挛急等[1]。

3. 甘草配附子 甘草甘平，药性和缓，有缓和药性、调和百药之功；附子辛热，有毒，有回阳救逆、补火助阳之用。两药合用，可缓解附子之毒性，保障用药安全[1]。

4. 甘草配桔梗 甘草具有祛痰止咳之功；桔梗具有开宣肺气、化痰之能。两药合用，具有宣肺祛痰止咳的作用，用于治疗痰浊阻肺所致的咳嗽咳痰[1]。

二、临床研究

1. 急、慢性病毒性肝炎 口服甘草甜素胶囊1粒，每粒相当于甘草生药7.5g，急性肝炎近期痊愈，治疗率为85.0%。治疗前后各项实验室检验结果证实，在肝功能的改善和免疫球蛋白的恢复方面，亦以甘草甜素组为优[2]。

2. 糖尿病 将甘草、芍药按1∶5比例制成浸膏片，每片相当于生甘草0.67g，生白芍3.3g，每日服3次，每次4～6片，有效率为73.9%[3]。

3. 胃及十二指肠溃疡 用甘草流浸膏治疗胃及十二指肠溃疡，病程1～10年不等，每人每日4次，每次15mL，连服6星期。结果疼痛缓解率为92%，胃镜复查愈合率达87%[4]。

4. 腓肠肌痉挛 白芍90g，虎杖30g，甘草20g，桂枝15g，木瓜20g。每天煎1剂药，每天服用3次，根据患者实际情况药剂适当调整，通过治疗，服4剂药37例，服5～6剂药7例，2例患者使用超过7剂；通过4剂汤药的使用46例患者中显效37例，有效7例，无效2例，有效率高达95.7%[5]。

5. 疟疾 将生甘草、生甘遂各10g共碾为极细末，装瓶备用，每于疟发前2～3h，先用75%乙醇棉球消毒，再取上药末0.5g放入神阙穴中央（忌内服），外用胶布固定，疟止后3天，去药粉、胶布。治愈率占96.4%[6]。

6. 痤疮 口服甘草锌胶囊，每次1～2粒（每粒0.25g，含锌5%），每日3次，10天为1疗程。总有效率85%[7]。

7. 皮肤溃疡 煅石膏20g，甘草15g，研磨成粉，加入麻油调和成膏。皮肤溃疡处清创，去除坏死组织后，外敷煅石膏甘草麻油膏，无菌敷料包扎，每日1次。7天为1个疗程，用1～2个疗程。Ⅰ期愈合（创面无分泌物，无炎性浸润，皮肤完整）20例，占76.92%；创面明显缩小者

4例，占15.38%；溃疡无改善者2例，占7.69%。总有效率92.31%[8]。

8. 冻伤 取甘草、芫花各9g，加水2000mL煎后洗冻伤处，每日3次，每剂可洗3~5次，有破溃及坏死之创面洗后用黄连纱条换药。对红肿加皮肤坏死的创面，洗后肿痛消失，继之坏死组织脱落，创面呈现新鲜肉芽组织，用黄连纱条换药后创面即迅速愈合。对冻裂创面疗效稍逊，但经几次洗浴后可使患部由干燥发硬变为滑润柔软而渐痊愈；对三度冷伤组织坏死者，洗后可使疼痛迅速消失，坏死组织分离，有利于早期外科治疗[9]。

三、药理研究

1. 抗炎作用 甘草总黄酮能够下调一氧化氮合酶（iNOS）、环氧化酶2（COX-2）表达，以及细胞外调节蛋白激酶（ERK）的磷酸化水平，这与ERK/MAPK和PPAR-γ信号通路的调控有关，最终发挥抗炎活性[10]。甘草皂苷对小鼠急性胰腺炎具有抑制作用，可能与下调血清淀粉酶（AMY）、肿瘤坏死因子α（TNF-α）、白细胞介素6（IL-6）以及高迁移率族蛋白B1（HMGB1）表达水平有关[11]。甘草水提物可以显著下调尿蛋白、血清复方临床尿素氮、肌酐和IL-2、IL-6、TNF-α和NF-κB水平，从而改善系膜增生性肾小球肾炎（MsPGN）模型大鼠的症状[12]。异甘草素显著调节小鼠肌酐和尿素氮，下调炎症因子表达、Smad3、NF-κB活性和长链非编码Arid2-IR改善顺铂诱导的急性肾损伤小鼠炎症[13]。甘草次酸可能通过抑制NADPH氧化酶/ROS/p38MAPK信号通路而抑制电离辐射诱导的炎症反应[14]。

2. 抗菌、抗病毒作用 甘草查耳酮A、甘草次酸、异甘草素均可与氟康唑联用作用于耐药白念珠菌，且甘草查耳酮A联用的抑菌效果显著，但以上几种化合物均不能与氟康唑联用抑制热带念珠菌或克鲁斯念珠菌[15]。光果甘草水醇提物能够显著降低血液中细菌的负荷，减少支气管炎性细胞浸润和血管周围水肿，进而降低铜绿假单胞菌引起的肺部感染小鼠的致死率[16]。甘草酸对人巨细胞病毒（HCMV）的半数中毒浓度（TC_{50}）为7.65mg/mL，病毒半数抑制浓度（IC_{50}）为311.55mg/L，治疗指数（TI）为24.55，与对照组相比，抗HCMV更有效[17]。甘草多糖在200~1000μg/mL可通过改善牛肾细胞（MDBK）中干扰素调节因子1（IRF-1）和IRF-3基因的表达水平，发挥抗牛病毒性腹泻病毒（BVDV）作用[18]。

3. 抗肿瘤作用 甘草具有抑制肿瘤细胞增殖、促进肿瘤细胞凋亡等活性，与相关信号通路、靶标分子等参与有关。乌拉尔甘草正己烷/乙醇提取物和其活性成分isoangustoneA可剂量依赖性地抑制人前列腺癌细胞DU145和小鼠乳腺癌细胞4T1的DNA合成并阻滞G1期，可能与细胞周期蛋白依赖性激酶（CDK）活性的抑制有关[19]。甘草查耳酮A可能抑制信号通路磷脂酰肌醇3-激酶（PI3K）/AKT/mTOR以促使肾癌细胞自噬，进而发挥抗肾癌细胞活性[20]。异甘草素通过抑制miR-301b靶向免疫球蛋白样结构域1（LRIG1）以抑制黑色素瘤细胞的增殖，可增强促凋亡基因*C-parp*、*bax*、*C-caspase-3*的蛋白表达，减少抗凋亡基因*Bcl-2*蛋白表达，致使黑色素瘤细胞的凋亡[21]。甘草素以剂量依赖的方式下调人结肠癌细胞HCT116中Runt相关转录因子2（Runx2）的mRNA和蛋白水平，并且过表达Runx2逆转甘草素诱导的PI3K/AKT信号通路失活[22]。

4. 抗氧化、抗衰老作用 甘草水提物通过上调半胱氨酸双加氧酶Ⅰ型（CDO1）、半胱氨酸亚磺酸脱羧酶（CSAD）的水平以调节牛磺酸代谢途径，增加牛磺酸的含量，进而延缓衰老[23]。异甘草素处理顺铂（Cis）诱导的大鼠肾小管上皮细胞（NRK-52E）后，致使衰老细胞、IL-1β、IL-6以及细胞内活性氧（ROS）表达下降，提示异甘草素可能会抑制Cis引发的肾细胞衰老[24]。甘草苷降低丙二醛（MDA）含量，增加超氧化物歧化酶（SOD）、谷胱甘肽过氧化酶（GSH-Px）含量，与抑制脑内脂质过氧化和清除脑内氧自由基机制有关，缓解衰老，提高抗氧化活性[25]。

5. 抗纤维化作用 甘草的抗纤维化机制可能与TGF-β信号通路的表达相关，从而发挥抗肺、肝、肾等纤维化。甘草浸膏可以减慢大鼠肺纤维化的恶化，可能与下调肺泡灌洗液中TNF-α和血小板衍生长因子（PDGF）含量有关[26]。甘草次酸衍生物TY501，能减轻BLM诱导的肺纤维化程度，其可能通过阻断TGF-β的作用、抑制MMPs等多途径抑制肺纤维化的发生，减轻肺纤维化症状，对治疗肺纤维化存在价值[27]；此外，TY501对四氯化碳（CCl_4）致小鼠肝纤维化也有保护作用[28]。甘草苷可降低Ⅰ型和Ⅱ型胶原以及α-平滑肌肌动蛋白（α-SMA）的表达水平可能与抑制NF-κB和MAPKs信号通路相关，进而抑制高果糖诱导的心肌纤维化发展[29]。

6. 抗哮喘作用 甘草水提物、醇提物、甘草苷和甘草芹糖苷镇咳祛痰作用明显[30]。甘草次酸可通过促进T淋巴细胞凋亡，抑制淋巴细胞和嗜酸性粒细胞增生，减少IgE、IL-4、IL-13、TNF-α表达，另一方面能够调控*Bax*、*caspase-3*和*Bcl-2*的mRNA和蛋白表达，从而发挥平喘作用[31-33]。甘草黄酮类成分7,4'-二羟基黄酮可抑制气道黏蛋白的表达和分泌，通过阻止NF-κB和STAT6的活化，以及增加组蛋白去乙酰化酶2（HDAC2）的表达，提示其可用于哮喘等疾病的治疗[34]。

7. 保护神经作用 甘草醇提物能够提高东莨菪碱所致大鼠学习记忆障碍的记忆力，提示其可能发挥保护中枢神经的作用[35]。胀果甘草水提物可减少tau蛋白的错误折叠和活性氧（ROS）的产生，从而有望治疗阿尔茨海默病[36]。甘草总黄酮抗抑郁作用机制可能与保护神经细胞凋亡以及增强中枢5-羟色胺（5-HT）能神经功能有关[37, 38]。异甘草素与骨髓间充质干细胞共同作用于脑梗死大鼠模型，减少神经组织损伤和脑梗死面积，有效保护神经[39]。18β-甘草次酸抑制炎症因子表达，减少氧化应激，降低神经细胞损伤，对局灶性脑缺血再灌注大鼠的神经具有保护作用[40]。

8. 调节免疫作用 甘草多糖能够剂量依赖性地促进人外周血γδT细胞增殖、增加干扰素-γ（IFN-γ）和TNF-α的分泌[41]。甘草多糖GiP-B1具有增强免疫的作用，在25～100μg/mL诱导Th1细胞的增殖，分泌IL-2、TNF-α，这可能与T淋巴细胞的激活有关，进而增强免疫活性[42]。甘草浸膏处理刀豆蛋白A（ConA）和二硝基氟苯（DNFB）模型小鼠，发现高剂量甘草浸膏显著提高小鼠脾淋巴细胞增殖能力、抗体生成细胞能力以及腹腔巨噬细胞吞噬鸡红细胞能力，并上调血清溶血素水平，表明甘草具有免疫调节的功能[43]。甘草水提物中微小核糖核酸（miRNA）能够显著下调c-JUN和c-FOS，NF-κB、p53和STAT1水平，与抑制T细胞分化相关基因以及炎症和凋亡相关基因的表达有关，即显著调节人免疫细胞的基因表达[44]。甘草甜素、甘草多糖和光甘草定可以增强巨噬细胞的吞噬能力，促进 IL-1β、IL-6、IL-12 和 TNF-α 分泌，以及抑制 IL-4、IL-10 和 TGF-β 分泌[45]。

9. 保肝作用 甘草处理雷公藤后，能够降低大鼠血清中 AST、ALT、CRE 和 UREA 以及细胞因子 IL-1β、IL-6 和 TNF-α 水平，表明甘草可以降低雷公藤所致的肝损伤[46]。甘草水煎液可治疗患有肝内胆汁淤积症小鼠的肝损伤，这可能与促进胆汁酸的代谢和排泄，并减轻胆汁酸负荷有关[47]。

10. 降糖作用 甘草酸、18β- 甘草次酸、异甘草素和异甘草苷改善胰岛素抵抗作用，均可诱导糖酵解和糖原合成，并调节脂肪酸合成，从而发挥降糖作用[48]。

11. 抗溃疡作用 甘草水提物可减少 RNA 结合蛋白 HUR 的胞质穿梭以破坏 p21mRNA 的稳定，恢复细胞周期，促进肠隐窝细胞增殖，从而修复胃肠道溃疡[49]。

12. 止痒作用 甘草总黄酮可抑制肥大细胞脱颗粒，减少组胺的释放，增加毛细血管的通透性，起到止痒效果[50]。

13. 解痉作用 甘草水提物能够呈浓度依赖性降低子宫收缩幅度和频率，并抑制热休克蛋白 27（HSP27）的磷酸化以改变 HSP27 与肌动蛋白的相互作用，从而发挥解痉作用[51]。

四、本草文献摘述

1.《医学启源》 "调和诸药相协，共为力而不争，性缓，善解诸急。"

2.《用药心法》 "热药用之缓其热，寒药用之缓其寒。"

参考文献

[1] 国家药典委员会. 中华人民共和国药典临床用药须知：中药饮片卷 [M].2020 版. 北京：中国医药科技出版社，2022：1131-1138.

[2] 苏先狮，陈惠明，王立庄，等. 甘草甜素治疗急性和慢性病毒性肝炎的疗效观察及实验研究 [J]. 中医杂志，1982（11）：33-36.

[3] 王宗根，胡国贤，朱禧星，等. 甘芍降糖片治疗 214 例糖尿病患者的疗效初步观察 [J]. 中西医结合杂志，1986（10）：593-595，580.

[4] 彭石林. 甘草锌治疗消化性溃疡 52 例 [J]. 新药与临床，1990（1）：57.

[5] 洪传桃，张玉娟，吴立华. 芍药甘草汤治疗腓肠肌痉挛疗效观察 [J]. 光明中医，2015（8）：1788-1789.

[6] 田中峰. 二甘散敷脐治疗疟疾 864 例 [J]. 实用中医内科杂志，1989（2）：41.

[7] 孙克会. 甘草锌治疗痤疮 60 例临床疗效观察 [J]. 中华皮肤科杂志，1987，20（1）：49-50.

[8] 刘广余. 煅石膏甘草麻油膏治疗皮肤溃疡 [J]. 中国民间疗法，2016，24（6）：12.

[9] 张敬元. 甘草、芫花治疗冻伤 76 例初步观察报告 [J]. 中华外科志，1959，7（10）：1029-1031.

[10] 杨晓露，刘朵，卞卡，等. 甘草总黄酮及其成分体外抗炎活性及机制研究 [J]. 中国中药杂志，2013，38（1）：99.

[11] 费书珂，张靓，何苦寒. 甘草皂苷对小鼠急性胰腺炎疗效及机制研究 [J]. 中国现代医学杂志，2014，24（19）：26.

[12] 金亚香，张研，刘天戟，等. 甘草水提物对大鼠 C-BSA 肾炎模型治疗作用的研究 [J]. 世界临床药物，2016，37（1）：29.

[13] 文丹，廖媛，李健春，等. 异甘草素通过 Smad3/Arid2-IR/NF-κB 轴改善顺铂诱导的急性肾损伤小鼠炎症反应 [J]. 中国比较医学杂志，2020，30（6）：25.

[14] 苏丽，王铿，黄菲，等. 甘草次酸减轻放射性炎症反应的作用机制研究 [J]. 中国临床药理学与治疗学，2016，21（10）：1088.

[15] 王元花，阎芳，金永生. 甘草有效成分的提取及协同氟康唑抗真菌活性研究 [J]. 药学服务与研究，2017，17（3）：218.

[16] CHAKOTIYA A S, TANWAR A,

SRIVASTAVA P, et al.Effect of aquo-alchoholic extract of *Glycyrrhiza glabra* against Pseudomonas aeruginosa in mice lung infection model[J].Biomed Pharmacother, 2017, 90: 171.

[17] 王永洪, 兰婉莹, 陈恬. 甘草酸体外抗人巨细胞病毒 AD169 的作用 [J]. 中成药, 2016, 38 (10): 2121.

[18] WANG Y, WANG X, ZHANG K, et al.Extraction kinetics, thermodynamics, rheological properties and anti-BVDV activity of the hot water assisted extraction of *Glycyrrhiza* polysaccharide[J].Food Funct, 2020, 11 (5): 4067.

[19] SEON M R, PARK S Y, KWON S J, et al.Hexane/ethanol extract of *Glycyrrhiza uralensis* and its active compound isoangustone A induce G1 cycle arrest in DU145 human prostate and 4T1 murine mammary cancer cells[J].J Nutr Biochem, 2012, 23 (1): 85.

[20] 辛红, 徐巍. 甘草查耳酮 A 通过 PI3K/Akt/mTOR 信号通路诱导肾癌细胞自噬的研究 [J]. 中国中药杂志, 2018, 43 (17): 3545.

[21] XIANG S, CHEN H J, LUO X J, et al.Isoliquiritigenin suppresses human melanoma growth by targeting miR-301b/$LRIG_1$ signaling[J].J Exp Clin Canc Res, 2018, 37 (1): 184.

[22] MENG F C, LIN J K.Liquiritigenin inhibits colorectal cancer proliferation, invasion, and epithelial-to-mesenchymal transition by decreasing expression of runt-related transcription factor2[J].Oncol Res, 2019, 27 (2): 139.

[23] ZHAO F, GAO L, QIN X, et al.The intervention effect of licorice in d-galactose induced aging rats by regulating the taurinemetabolic pathway[J].Food Funct, 2018, 9 (9): 4814.

[24] 刁会, 王丽, 谭睿陟, 等. 异甘草素通过降低 ROS 产生抑制顺铂诱导的 NRK-52E 细胞衰老 [J]. 中国老年学杂志, 2020, 40 (10): 2182.

[25] 孙国庆, 罗正里. 甘草苷对衰老模型大鼠的抗衰老作用 [J]. 中国老年学杂志, 2014, 34 (7): 1895.

[26] 刘新民, 黄晶, 刘晓刚, 等. 甘草对大鼠肺纤维化 PDGF 和 TNF-α 影响的研究 [J]. 光明中医, 2020, 35 (16): 2467.

[27] 耿艳艳, 于冰, 周植星, 等. 甘草次酸衍生物 TY501 抗肺纤维化作用及机制研究 [J]. 中国药理学通报, 2015, 31 (2): 210.

[28] 朱世超, 郑学敏, 张玥, 等. 甘草次酸衍生物抗肝纤维化的实验研究 [J]. 中草药, 2017, 48 (17): 3554.

[29] ZHANG Y, ZHANG L, ZHANG Y, et al.The protective role of liquiritin in high fructose-induced myocardial fibrosis via inhibiting NF-κB and MAPK signaling pathway[J].Biomed Pharmacother, 2016, 84: 133.

[30] KUANG Y, LI B, FAN J, et al. Antitussive and expectorant activities of licorice and its major compounds[J].Bioorg MedChem, 2018, 26 (1): 278.

[31] 陈伟, 马磊, 杨立山. 甘草次酸对支气管哮喘大鼠 IgE、IL-4 及 TNF-α 的影响 [J]. 中药药理与临床, 2015, 31 (3): 52.

[32] 陈伟, 马磊, 杨立山. 甘草次酸对哮喘大鼠气道重塑及肺组织 casepase-3、Bax、Bcl-2 表达的影响 [J]. 中药药理与临床, 2016, 32 (4): 16.

[33] 林香花, 冯可青, 郑素歌. 甘草次酸对哮喘大鼠肺泡灌洗液白细胞计数及血清相关炎症因子的影响 [J]. 中国老年学杂志, 2016, 36 (11): 2613.

[34] LIU C D, WEIR D, BUSSE P, et al.The flavonoid 7, 4'-sihydroxyflavone inhibits MUC5AC gene expression, production, and secretion via regulation of NF-κB, STAT6, and HDAC2[J].Phytother Res, 2015, 29 (6): 925.

[35] 崔永明, 余龙江, 丁巧, 等. 甘草醇提物对大鼠学习记忆障碍的影响 [J]. 中国老年学杂志, 2008, 28 (12): 1055.

[36] CHANG K H, CHEN I C, LIN H Y, et al.The aqueous extract of *Glycyrrhiza*

inflata can upregulate unfolded protein responsemediated chaperones to reduce tau misfolding in cell models of Alzheimer's disease[J].Drug Des Devel Ther, 2016, 10: 885.

[37] 程瑞凤, 景晶, 华冰, 等. 甘草总黄酮提取部位抗小鼠抑郁活性可能与其增强中枢5-羟色胺能神经功能有关[J]. 中国药理学与毒理学杂志, 2014, 28（4）: 484.

[38] 程瑞凤, 华冰, 景晶, 等. 甘草总黄酮抗大鼠应激抑郁行为作用及对海马脑区神经细胞凋亡调控相关蛋白表达的影响[J]. 中药药理与临床, 2014, 30（2）: 69.

[39] 张沛, 卢宝全, 杨洁. 异甘草素联合骨髓间充质干细胞在脑梗死大鼠中的保护作用[J]. 中国免疫学杂志, 2020, 36（3）: 305.

[40] 王志国, 吴椋冰, 关雷, 等. 18β-甘草次酸对局灶性脑缺血再灌注损伤的保护作用[J]. 中国新药杂志, 2017, 26（11）: 1315.

[41] 孙舒玉, 何小鹍, 柴旺, 等. 甘草多糖对人外周血γδT细胞的免疫调节作用[J]. 中国实验方剂学杂志, 2013, 19（6）: 242.

[42] 热米拉·米吉提, 丛媛媛, 帕丽达·阿不力孜, 等. 胀果甘草多糖对小鼠脾淋巴细胞增殖及诱生细胞因子的影响[J]. 中华中医药学刊, 2016, 34（7）: 1647.

[43] 徐海星, 胡伟. 甘草浸膏对小鼠免疫功能的影响研究[J]. 中国药业, 2018, 27（4）: 3.

[44] 向静, 黄洁嫦, 徐畅, 等. 甘草水提物中miRNA对人免疫细胞基因表达的影响[J]. 中国中药杂志, 2017, 42（9）: 1752.

[45] 王晓利, 廖成水, 程源斌, 等. 甘草甜素、甘草多糖和光甘草定对小鼠巨噬细胞的毒性与免疫功能的调节[J]. 中国兽医科学, 2014, 44（3）: 320.

[46] 赵小梅, 宫嫚, 董捷鸣, 等. 甘草炮制雷公藤降低其肝毒性作用的初步研究[J]. 中国中药杂志, 2017, 42（1）: 119.

[47] 沈淑娇, 张志荣, 张林林, 等. 甘草水煎液对α-萘异硫氰酸酯诱导的肝内胆汁淤积性损伤的防治及其机理研究[J]. 中国临床药理学与治疗学, 2016, 21（12）: 1321.

[48] 程丽娜, 曹世杰, 曲明, 等. 甘草主要成分改善L6大鼠成肌细胞胰岛素抵抗的机制[J]. 中国实验方剂学杂志, 2020, 26（4）: 88.

[49] HE Y, ZHANG X, ZENG X, et al.HuR-mediated posttran scriptional regulation of p21 is involved in the effect of *Glycyrrhiza uralensis* licorice aqueous extract on polyamine-depleted intes tinal crypt cells proliferation[J].J Nutr Biochem, 2012, 23（10）: 1285.

[50] 康金森, 程路峰, 杨建, 等. 甘草总黄酮止痒作用的实验研究[J]. 时珍国医国药, 2012, 23（12）: 2951.

[51] YANG L, CHAI C Z, YAN Y, et al.Spasmolytic mechanism of aqueous licorice extract on oxytocin-induced uterine contraction through inhibiting the phosphorylation of heat shock protein 27[J]. Molecules, 2017, 22（9）: 1392.

瓜蒌 Gualou

本品为葫芦科植物栝楼 *Trichosanthes kirilowii* Maxim. 或双边栝楼 *Trichosanthes rosthornii* Harms 的干燥成熟果实。秋季果实成熟时，连果梗剪下，置通风处阴干。

3-3-7 瓜蒌彩图

一、传统应用

【性味归经】甘、微苦，寒。归肺、胃、大肠经。

【功效主治】清热涤痰，宽胸散结，润燥滑肠。用于肺热咳嗽，痰浊黄稠，胸痹心痛，结胸痞满，乳痈，肺痈，肠痈，大便秘结。

【用法用量】9～15g。

【使用注意】不宜与川乌、制川乌、草乌、制草乌、附子同用。

【方剂举例】

1. 小儿咳喘灵口服液 [《中华人民共和国药典》（2020年版一部）]

药物组成：麻黄、金银花、苦杏仁、板蓝根、石膏、甘草、瓜蒌。

功能主治：宣肺清热，止咳、祛痰、平喘。用于上呼吸道感染，气管炎，肺炎，咳嗽。

2. 十味消渴胶囊 [《中华人民共和国药典》（2020年版一部）]

药物组成：天花粉、乌梅肉、枇杷叶、麦冬、五味子、瓜蒌、人参、黄芪、粉葛、檀香。

功能主治：益气养阴，生津止渴。用于消渴病气阴两虚证，症见口渴喜饮、自汗盗汗、倦怠乏力、五心烦热；2型糖尿病见上述证候者。

3. 栝楼汤（《圣济总录》）

药物组成：瓜蒌、杏仁、山芋、甘草、盐。

功能主治：清肺化痰，润肺止咳。用于肺热痰实，肺燥咳喘。

4. 瓜蒌薤白白酒汤（《金匮要略》）

药物组成：瓜蒌实、薤白、白酒。

功能主治：胸阳不振，寒凝气郁痰阻，胸部隐痛，甚则胸背侧痛，喘息咳嗽，气短，舌白腻，寸口脉深而大，关上小紧数。

【简便验方】

1. 治疗胸痹 瓜蒌12g，薤白、半夏各9g，白酒70mL，水煎分三次温服。（《金匮要略》瓜蒌薤白半夏汤）

2. 治疗胸痹 枳实四枚，厚朴四两，薤白半升，桂枝一两，瓜蒌一枚，捣，以水五升，先煮枳实、厚朴，取二升，去滓，内诸药，煮数沸，分三次温服。（《金匮要略》枳实薤白桂枝汤）

3. 治疗欲出痘疹 瓜蒌、贝母、荆芥。上为末。水煎，连3服。（《朱氏集验方》）

4. 治疗破伤风、发热 瓜蒌仁九钱，滑石一钱半，南星一钱，苍术一钱，赤芍一钱，陈皮一钱，黄连五分，黄柏五分，黄芩五分，白芷五分，甘草二分。清水三盅，煎至一盅服。（《医学入门》）

5. 治疗乳妇气脉壅塞，乳汁不行，及经络凝滞，乳内胀痛，留蓄邪毒，或作痈肿 漏芦二两半，瓜蒌十个（急火烧焦存性），蛇蜕十条（炙），上为细散。每服二钱，温酒调服，不拘时，良久，吃热羹汤助之。（《太平惠民和剂局方》漏芦散）

【类药辨析】

瓜蒌皮与瓜蒌仁、全瓜蒌的鉴别应用 三者同出一源，一般多皮、壳分开入药。其中瓜蒌皮为瓜蒌外皮，长于清热化痰，利气宽胸；瓜蒌仁为瓜蒌种仁，偏于润燥化痰，润肠通便；全瓜蒌包括皮、仁及瓤，兼具皮、仁之功，既清热化痰，利气宽胸，又润肠通便，散结消肿[1]。

【配伍应用】

1. 瓜蒌配枳实 瓜蒌甘寒润降，能清上焦积热，宽胸涤痰，润肠通便；枳实善破结气而散痞消痰。两药配伍为用，瓜蒌清化胶结之痰浊，痰去则助气行；枳实破泄结气，气行则助痰化。合用共奏破气消痰、消痞开结之功，可治咳嗽、胸闷痛、痰黄稠难咯者，伴大便秘结者尤宜；或治气结不行，痰热内阻之心下痞，胸腹满闷作痛；亦可治腑气不通，腹胀便秘者[1]。

2. 瓜蒌配半夏 瓜蒌清热化痰，宽胸散结；半夏辛温燥烈，化痰降逆，消痞散结，二药配对，相辅为用，化痰散结、宽胸消痞之功显著。临床应用于痰热互结，气郁不通之胸脘痞满，或痰浊胶结所致的胸痹疼痛；痰热壅肺之胸膈塞满，气逆咳嗽，吐痰黄稠等[1]。

3. 瓜蒌配川贝母 瓜蒌甘润,清热导痰润燥;川贝母苦甘而寒,入肺经,润肺化痰,止咳,并开痰气之郁结。二药配对,相辅为用,贝母重在润肺化痰,开郁泄热;瓜蒌侧重于清热化痰,宽胸散结。二药一润一清,且皆具开散之性,故清热化痰散结之力倍增。临床应用于咳嗽,咳痰不利,咽喉干燥,痈疽硬结,舌红苔腻,脉滑[1]。

4. 瓜蒌配桂枝 本药对为治胸痹之常用配对。胸痹、心痛多为痰湿内阻,胸阳被遏所致,治宜温阳与化痰药同用。瓜蒌化痰理气,宽胸散结;桂枝辛温,温经通阳而止痛。二药合用,相辅相成,实为治胸痹之常用之方。临床应用于胸痹心痛[1]。

5. 瓜蒌配天花粉 二者同出一源。瓜蒌味甘性寒,功专清肺化痰、宽胸利气散结,开胸间、胃肠之痰热;天花粉甘而微苦,功擅清热生津,清肺润燥,解毒消痈。二药配对,相使相助,且有清热生津、开胸散结之效。本药对生津润燥而不令气壅留饮,理气清热而不致耗津助燥,为治疗津伤肺燥咳嗽之佳品。多用于肺燥咳嗽,干咳痰少,日久不愈;热病伤阴之口干、口渴、胸闷气逆等[1]。

6. 瓜蒌配蛤壳 瓜蒌与蛤壳同为清热化痰之品,擅入肺经。瓜蒌甘寒清润,善于宽胸理气散结;蛤壳苦咸,长于软坚结,化稠痰。二药配对,既可增强清肺化痰之力,又具有宽胸散结之功,二者相须相济,使气行痰降,郁解热消,化痰散结,清肺止嗽作用增强。临床用于痰热郁结,肺失宣肃,气滞胸胁之咳嗽,咳痰黄稠,胸胁满闷或隐隐胀痛等[1]。

7. 瓜蒌配穿山甲 瓜蒌清热化痰,散结消痈肿;穿山甲性善走窜,功专消肿排脓,痈肿未成可消,已成可溃,乃治乳之圣品。二药合用,清热解毒散结、消肿排脓止痛之力倍增。临床应用于乳痈。郁乳期患乳肿胀热痛,肿块或有或无,乳汁排泄不畅,伴见恶寒发热,舌苔薄黄,脉弦数。或成脓期肿痛加剧,压痛明显,部位浅者皮肤光亮,有波动感;深者皮肤不红,波动亦不明显。伴有口渴壮热,舌苔黄厚,脉滑数或洪数[1]。

二、临床研究

1. 卧位性心绞痛 瓜蒌延胡汤(薤白15g、瓜蒌皮15g、三七15g、延胡索15g,加水煎至300mL),患者予以常规治疗,口服药物:马来酸依那普利片5~10mg/次,1次/天,瑞舒伐他汀钙片,口服,10mg/次,1次/天,氢氯噻嗪片,25~50mg/次,1次/天。基于常规治疗的基础上加用口服瓜蒌延胡汤,150mL/次,2次/天。15天为一个疗程。共治疗100例,显效38例,有效49例,无效13例,总有效率87%[2]。

2. 脂代谢异常 口服瓜蒌薤白半夏汤(由瓜蒌12g,薤白12g,半夏9g,生山楂10g组成),给予患者饮食控制加适当体育锻炼,并给予口服瑞舒伐他汀片每日10mg顿服,同时口服瓜蒌薤白半夏汤每日1剂,分早晚饭后温服(56±3)天[3]。

3. 术后胃肠功能修复 瓜蒌宽肠胶囊(每1000粒的成分主要为延胡索450g、厚朴300g、瓜蒌450g、莱菔子300g、莪术300g、三棱300g、川芎600g、当归600g、木香300g以及大黄180g),患者术后均给予常规处理,如止血、镇痛等术后治疗,并给予心理护理以及饮食护理等,在此基础上,使用瓜蒌宽肠胶囊,1次7粒,1日2次,温开水送服。连续治疗7天。共治疗54例，显效16例，有效36例，无效2例，总有效率96.3%[4]。

4. 便秘　瓜蒌通便汤（瓜蒌20g、槟榔15g、火麻仁10g、杏仁15g、生大黄10g、红花15g、木香12g、柴胡15g、枳壳15g、炙甘草6g，加水煎至400mL）。患者在给予一般治疗（每天饮1.5~2.0L的水，饮食清淡，忌辛辣刺激，适量进食20~30g的膳食纤维，注意休息，勿熬夜，适度运动，养成良好习惯，每日定时排便，勿抑制便意，每天进行腹部按摩）基础上，加服瓜蒌通便汤，每次200mL，每日2次，早晚温服，2周为一疗程。共治疗30例，痊愈4例，显效15例，有效10例，无效1例[5]。

三、药理研究

1. 改善心血管系统　瓜蒌皮能够明显降低急性心肌缺血模型大鼠心肌梗死率、维护心脏功能、防止心肌细胞坏死和增强其清除氧自由基的能力[6]。瓜蒌提取物能舒张已被去甲肾上腺素、氯化钾、氯化钙收缩的兔主动脉条，使三者的剂量效应曲线非平行右移，最大效应降低，松弛血管平滑肌，从而扩张血管，增加血流量[7]。

2. 抗肿瘤　瓜蒌皮石油醚相极性成分对结肠癌HCT-116细胞和乳腺癌MCF-7细胞增殖具有抑制作用[8]。另外栝楼根块中提取的天花粉蛋白TCS具有抗前列腺癌作用，其机制是诱导肿瘤细胞凋亡[9]。

3. 抗溃疡　瓜蒌对HeLa细胞有直接抑制作用，并随给药浓度增加其抑制率提高；对巨噬细胞有促进和损伤双向作用[10]。

四、本草文献摘述

1.《本草衍义补遗》"洗涤胸膈中垢腻，治消渴之细药也。"

2.《本草纲目》"润肺燥，降火，治咳嗽，涤痰结，利咽喉，止消渴，利大肠，消痈肿疮毒。"

3.《本草述》"栝楼实，阴厚而脂润，故于热燥之痰为对待之剂。若用寒痰、湿痰、气虚所结之痰，饮食积聚之痰，皆无益而有害者也。"

参考文献

[1] 国家药典委员会. 中华人民共和国药典临床用药须知：中药饮片卷[M].2020版. 北京：中国医药科技出版社，2022：950-953.

[2] 于斌. 瓜蒌延胡汤治疗卧位性心绞痛临床观察[J]. 光明中医，2022，37（14）：2489-2492.

[3] 王敏，张苗，刘航，等. 瓜蒌薤白半夏汤治疗脂代谢异常临床研究[J]. 现代中医药，2022，42（3）：143-146.

[4] 彭丽艳，尹树旺，于桂兰，等. 瓜蒌宽肠胶囊促进妇科腹部手术患者术后胃肠功能恢复的临床研究[J]. 中国医院用药评价与分析，2022，22（3）：342-344，349.

[5] 苏畅. 瓜蒌通便汤治疗功能性便秘（气秘）的临床研究[D]. 郑州：河南中医药大学，2019.

[6] 赵启韬，孟冰雪，黄臻辉，等. 不同品系栝楼果皮抗心肌梗死药效学比较研究[J]. 药物评价研究，2013，36（2）：95-99.

[7] 吴波，王敏伟，陈思维，等. 瓜蒌提取物对离体家兔胸主动脉条收缩的影响[J]. 沈阳药科大学学报，1999（1）：27-30.

[8] 程倩，嵇乐乐，韩雪娇，等. 瓜蒌皮抗肿瘤活性成分的初步研究[J]. 淮阴工学院学报，2017，26（5）：36-40.

[9] 石柱，单圣道，袁涛，等. 天花粉蛋白诱导小鼠前列腺癌细胞RM-1凋亡的实验研究[J]. 中药材，2009，32（2）：239-242.

[10] 秦林，高伟良. 瓜蒌对子宫颈癌细胞和巨噬细胞的影响[J]. 山东中医学院学报，1995（6）：414-416.

瓜蒌子 Gualouzi

本品为葫芦科植物栝楼 Trichosanthes kirilowii Maxim. 或双边栝楼 Trichosanthes rosthornii Harms 的干燥成熟种子。

3-3-8 瓜蒌子彩图

一、传统应用

【性味归经】甘，寒。归肺、胃、大肠经。

【功效主治】润肺化痰，润肠通便。用于燥咳痰黏，肠燥便秘。

生瓜蒌子寒滑之性明显，长于润肺化痰、润肠通便，但对脾胃虚弱者易致呕吐。多用于痰热咳嗽、燥咳痰结、肠燥便秘等症。炒瓜蒌子寒性减弱，以理肺祛痰为主。多用于痰饮结阻于肺，气失宣降，咳嗽、胸闷等症。蜜瓜蒌子缓和寒性，滑肠作用显著减弱，可消除致人恶心、呕吐、腹泻等的副作用。用于肺热咳嗽咳痰不爽而大便不实者。瓜蒌子霜药性缓和，滑肠作用明显减弱，可消除呕吐副作用。以润肺祛痰为主。多用于肺热咳嗽、咳痰不爽而大便不实者。

【用法用量】9～15g。

【使用注意】不宜与川乌、制川乌、草乌、制草乌、附子同用。

【方剂举例】

1. 百咳静糖浆〔《中华人民共和国药典》(2020年版一部)〕

药物组成：陈皮、麦冬、前胡、炒苦杏仁、清半夏、黄芩、蜜百部、黄柏、桑白皮、甘草、蜜麻黄、炒葶苈子、炒紫苏子、炒天南星、桔梗、瓜蒌子（炒）。

功能主治：清热化痰，止咳平喘。用于外感风热所致的咳嗽、咳痰；感冒、急、慢性支气管炎，百日咳见上述证候者。

2. 清气化痰丸（《医方考》）

药物组成：陈皮、杏仁、枳实、黄芩、瓜蒌仁、茯苓、胆南星、制半夏。

功能主治：清气化痰，下气咳喘。用于治疗痰热内结，咳嗽痰黄，黏稠难咯，胸膈痞闷，甚则气急呕恶，舌质红，苔黄腻，脉滑数。

3. 瓜蒌牛蒡汤（《外科正宗》）

药物组成：牛蒡子、陈皮、山栀、金银花、甘草、瓜蒌仁、黄芩、天花粉、连翘、皂角刺、柴胡、青皮。

功能主治：清热解毒，消肿散结。用于治疗乳痈初起，红肿热痛，乳汁排泄不畅，寒热往来，舌红，苔薄黄，脉象浮数。

4. 泻肺丸（《医宗金鉴》）

药物组成：瓜蒌子、半夏、浙贝母、郁金、苦葶苈子、杏仁、黄连、黄芩、大黄。

功能主治：泻肺降逆，化痰止咳。用于肺经热盛，痰壅气逆，咳嗽痰黄，痰中带血。

【简便验方】

1. 治疗痰咳不止 瓜蒌仁一两，文蛤七分。为末，以姜汁澄浓脚，丸弹子大。噙之。(《摘玄方》)

2. 治疗酒痰，救肺 青黛、瓜蒌仁。上为末，姜（汁）、蜜丸。噙化。(《丹溪心法》)

3. 治疗热游丹肿 瓜蒌子仁末二大两，酽醋调涂。(《产乳集验方》)

4. 治疗妇人形瘦，有时夜热痰嗽，月经不调 青黛、瓜蒌仁、香附（童便浸、晒干）。上为末，姜（汁）、蜜调。噙化。(《丹溪心法》)

【类药辨析】

见"瓜蒌"项。

【配伍应用】

瓜蒌仁配火麻仁 瓜蒌仁入大肠润便，兼入肺经而润燥；火麻仁润燥滑肠，兼能补脾而布行津液。二者合用，使肠燥得以和缓，用于津液不足、胃肠燥热之大便不通[1]。

二、临床研究

1. 重症肺炎肺热腑实证 在西医常规治疗方案的基础上，给予瓜蒌大黄汤灌肠。药物组成：瓜蒌皮30g、瓜蒌子30g、生大黄10g，采用煎药机煎煮2次，混合药液至150mL，灌肠1剂/次，每天灌肠1次，连续治疗14天。中高危组：共治疗17例，显效13例，有效3例，无效1例，总有效率94.11%；极高危组：共治疗14例，显效1例，有效6例，无效7例，总有效率50%[2]。

2. 手术后咳嗽 取浙贝母、桔梗、枇杷叶、瓜蒌子、牛蒡子、甘草各10g，加水500mL，煎煮2次，每次20min，合并煎液滤过，静置12h以上，取其上清液。安装好雾化装置，雾化杯内置药液30mL，调节好雾化量，一般6~8mL/min。患者取半坐卧位或侧卧位，嘱其双唇裹住口含管，用口腔、鼻吸气，用鼻呼气，每次以雾化液消失为止，休息10min。指导患者双手按压切口处，鼓励有效咳嗽，咯出痰液，同时协助叩背5min，连用3~5天。共治疗36例，有效35例，无效1例，总有效率97.2%[3]。

3. 习惯性便秘 药用太子参10g，柴胡、枳实各5g，瓜蒌子9g，神曲、陈皮各6g，连翘、桔梗、炒苦杏仁、茯苓各8g。经服7剂后，大便已较易排出。续服6剂后大便自解。随访1月，未再出现便秘[4]。

4. 急性乳腺炎 全瓜蒌15g、牛蒡子12g、蒲公英15g、柴胡9g、赤芍12g、青皮9g、橘叶12g、丝瓜络12g、鹿角霜10g（烊化）。每日1剂，水煎早晚分服，连服5~7天后统计疗效。加减：发热、恶寒、头痛者，加金银花15g、连翘15g，以疏表邪通营卫；乳汁壅滞明显者，加漏芦12g、王不留行15g、路路通12g，以通乳络散积乳；胃热便秘者，加大黄6~10g（后下）、玄明粉10g（冲服），以通腑泄热；产后不哺乳或断乳后乳汁壅滞者，加山楂30~60g、麦芽30~60g，以消滞回乳；伴乳房结块韧硬者，加穿山甲10g（先煎）、当归9g，以和营散结；气郁甚者，加川楝子12g、枳壳12g，以理气解郁；口渴者加麦冬15g、天花粉15g，以养阴生津止渴；热甚者，加黄芩10g、生石膏30g（先煎），以清肝胃蕴热；产后恶露未尽者，加川芎9g、益母草15g，以和营祛瘀。经治疗5~7天，共治疗200例，痊愈142例，显效30例，有效20例，无效8例，总有效率96%[5]。

5. 小儿咳嗽发热 炙麻黄6g、生石膏（先煎）30g、黄芩10g、苦杏仁10g、牛蒡子10g、桔梗6g、浙贝母10g、桑白皮10g、瓜蒌仁10g、射干6g、炙百部10g、苍术6g、白术6g、陈皮6g、法半夏10g、地龙10g、焦三仙各10g、紫苏叶6g、紫苏子6g、莱菔子10g、甘草6g。前方2天服1剂，少量频服，服6剂后，已痊愈[6]。

三、药理研究

1. 抗菌作用 瓜蒌子挥发油对枯草杆菌几乎无抑制作用；对红酵母生长抑制作用很强，浓度为50μg/mL，抑制率达到48.66%，随着浓度增大，抑制作用加强，在800μg/mL时抑制率达到90.91%；对金黄色葡萄球菌、大肠埃希菌有一定的抑制作用，浓度为800μg/mL，抑制率分别为79.35%、83.23%[7]。

2. 抗肿瘤作用　瓜蒌子挥发油对胃癌细胞SGC-7901有较强的细胞毒活性，当浓度为50μg/mL时，抑制率达到86.13%，当浓度为100μg/mL时，抑制率达到100.00%[7]。

3. 降血糖作用　瓜蒌子油具有降血糖以及改善糖耐量的作用，其降血糖的作用可能与升高血清胰岛素含量、降低血清的NO和NOS水平有关[8]。

4. 抗氧化作用　瓜蒌皮多糖和瓜蒌子多糖均具有清除DPPH自由基的能力，随着样品浓度的升高，清除能力也增强。瓜蒌皮多糖在2.5～10mg/mL浓度范围内，对DPPH自由基的清除率变化明显；瓜蒌子多糖从1.25mg/mL浓度起，对DPPH自由基的清除率即开始明显升高[9]。

5. 致泻　采用小肠推进法比较了瓜蒌子与瓜蒌霜（含38%）及瓜蒌油组小鼠的致泻作用，结果表明，与生品比较，瓜蒌子制成霜剂可使致泻副作用减弱，去油可缓和瓜蒌子的泻下作用[10]。

四、本草文献摘述

1.《本草衍义补遗》"洗涤胸膈中垢腻，治消渴之细药也。"

2.《本草纲目》"润肺燥，降火，治咳嗽，涤痰结，利咽喉，止消渴，利大肠，消痈肿疮毒。"

参考文献

[1] 国家药典委员会. 中华人民共和国药典临床用药须知：中药饮片卷[M].2020版. 北京：中国医药科技出版社，2022：953.

[2] 龚巧巧，王田田，吴倩，等. 探讨瓜蒌大黄汤对重症肺炎肺热腑实证患者血SP-A、DAO、炎症因子影响及临床疗效[J]. 辽宁中医药大学学报，2023，25（10）：178-184.

[3] 李翠芬. 中药雾化吸入护理治疗手术后咳嗽[J]. 江苏中医，2000（7）：32.

[4] 张学英，谭毅. 肺与大肠相表里临床运用举隅[J]. 实用中医内科杂志，2008（9）：61-62.

[5] 康树宇. 中药治疗急性乳腺炎淤滞期200例临床观察[J]. 中国民族民间医药，2011，20（24）：143.

[6] 景文芳，史正刚. 张士卿教授治疗小儿咳嗽经验拾萃[J]. 中医儿科杂志，2017，13（3）：10-12.

[7] 徐礼英，张小平，蒋继宏. 瓜蒌子挥发油的成分分析及其生物活性的初步研究[J]. 中国实验方剂学杂志，2009，15（8）：38-43.

[8] 金情政，李钦吟. 瓜蒌子油对糖尿病小鼠降血糖作用的研究[J]. 药学实践杂志，2015，33（4）：324-327.

[9] 于丹，张颖，孟凡佳，等. 瓜蒌不同部位中多糖类成分的分析及其抗氧化作用研究[J]. 黑龙江畜牧兽医，2017（23）：191-194.

[10] 马跃平，魏秀岩，孟鹤，等. 瓜蒌仁及瓜蒌霜的药理作用比较[C]// 中华中医药学会.2010中药炮制技术、学术交流暨产业发展高峰论坛论文集.2010：4.

瓜蒌皮 Gualoupi

本品为葫芦科植物栝楼 *Trichosanthes kirilowii* Maxim. 或双边栝楼 *Trichosanthes rosthornii* Harms 的干燥成熟果皮。

3-3-9
瓜蒌皮彩图

一、传统应用

【性味归经】甘、寒。归肺、胃经。

【功效主治】清热化痰，利气宽胸。用于痰热咳嗽，胸闷胁痛。

【用法用量】6～10g。

【使用注意】不宜与川乌、制川乌、

草乌、制草乌、附子同用。

【方剂举例】

1. 丹蒌片 [《中华人民共和国药典》（2020年版一部）]

药物组成：瓜蒌皮、薤白、葛根、川芎、丹参、赤芍、泽泻、黄芪、骨碎补、郁金。

功能主治：宽胸通阳，化痰散结，活血化瘀。用于痰瘀互结所致的胸痹心痛，症见胸闷胸痛，憋气，舌质紫暗，苔白腻；冠心病心绞痛见上述证候者。

2. 儿童清肺丸 [《中华人民共和国药典》（2020年版一部）]

药物组成：麻黄、炒苦杏仁、石膏、甘草、蜜桑白皮、瓜蒌皮、黄芩、板蓝根、橘红、法半夏、炒紫苏子、葶苈子、浙贝母、紫苏叶、细辛、薄荷、蜜枇杷叶、白前、前胡、石菖蒲、天花粉、煅青礞石。

功能主治：清肺，解表，化痰，止嗽。用于小儿风寒外束、肺经痰热所致的面赤身热、咳嗽气促、痰多黏稠、咽痛声哑。

3. 宣白承气汤（《温病条辨》）

药物组成：生石膏、生大黄、杏仁粉、瓜蒌皮。

功能主治：清热泻肺，定喘。用于阳明温病，下之不通，喘促不宁，痰涎壅滞，大便闭结，脉右寸实大，证属肺气不降者。

4. 发声散（《御药院方》）

药物组成：瓜蒌皮、白僵蚕、甘草。

功能主治：宣肺利咽。用于咽喉语声不出。

【简便验方】

1. 治疗温病初起，热重咳嗽 瓜蒌皮、杏仁、前胡、蝉蜕、牛蒡子、甘草。煎汤服。（《四川中药志》）

2. 治疗牙齿疼痛 瓜蒌皮、露蜂房，烧灰擦牙；以乌白根、荆柴根、葱根煎汤漱之。（《世医得效方》）

3. 治疗胸痛、肋痛 瓜蒌皮四钱（胸痛配薤白头五钱，肋痛配丝瓜络三钱，枳壳一钱五分）。煎汤服。（《上海常用中草药》）

4. 治疗乳痈肿痛 瓜蒌皮四钱，蒲公英五钱。煎汤服。（《上海常用中草药》）

【类药辨析】

见"瓜蒌"项。

【配伍应用】

1. 瓜蒌皮配天花粉 瓜蒌皮功善利气宽胸，清化热痰；天花粉功善清热泻火，生津止渴。两药伍用，清热生津、开胸散结之效增强。用于治疗肺热燥咳，胸闷气逆等症[1]。

2. 瓜蒌皮配蛤壳 瓜蒌皮甘微苦寒，长于清热化痰；蛤壳咸寒，长于清肺化痰。两药伍用，可增强清肺热、化热痰之功，用于治疗痰热阻肺，咳嗽痰黄，质稠难咯者[1]。

3. 瓜蒌皮配海浮石 瓜蒌皮甘微苦寒，长于清肺热、润肺燥而化热痰、燥痰；海浮石咸寒，善清肺降火化痰。两药伍用，可增强清肺热、化热痰之功，用于治疗痰热壅肺，咳喘咳痰黄稠者[1]。

二、临床研究

1. 咳嗽变异性哮喘 采用三拗汤加减：炙麻黄10g，苦杏仁2g，瓜蒌皮12g，前胡12g，紫苏梗12g，款冬花10g，桔梗12g，蝉蜕12g，僵蚕12g，全蝎12g，地龙12g，紫苏子10g，甘草6g，防风10g。夜间咳甚者加百部、知母；反复发作、体虚脉弱、舌淡苔白者加太子参、茯苓、白术；舌质红、苔少者加麦冬、玉竹、玄参；舌质暗红、口干者加石斛、天花粉、芦根；咽痛不适者加浙贝母、连翘；咳嗽频作，属木火刑金者加栀子、黄芩。每日1剂，水煎服。用药期间不使用支气管扩张剂、抗过敏药和其他止咳药。2周为1疗程。共治疗40例，治愈25例，显效11例，无效4例，总有效率90%[2]。

2. 慢性喉痹　半夏15g，厚朴15g，陈皮15g，甘草10g，桔梗15g，郁金15g，瓜蒌皮15g，紫苏子30g，浙贝母15g。上方每次用冷水煎20min，取汁约200mL，口服，每天3次。每天1剂。加减：热重者加射干、金银花、山豆根；兼肺阴虚者加玄参、天花粉、沙参、麦冬；兼脾肺虚者加白术、党参、焦山楂。共治疗79例，治愈65例，好转8例，无效6例，总有效率92.41%[3]。

3. 痰热郁肺型慢性阻塞性肺疾病　对照组：西医常规抗生素、氧疗等基础上，加氨溴索静滴，100mL/次，1次/日，喘息、肺部哮鸣音明显时加用静滴氨茶碱0.25/次，1次/日。在西医常规抗生素、氧疗等治疗基础上口服热咳喘胶囊。处方组成：瓜蒌皮、桑白皮、黄芩、葶苈子、杏仁、法半夏、地龙、陈皮、麻黄、炙甘草等。每粒胶囊含药量0.5g。用法：每日3次，每次4~6粒。共治疗120例，显效61例，有效54例，无效5例，总有效率95.8%[4]。

4. 冠心病稳定型心绞痛合并2型糖尿病　对两组患者进行冠心病二级预防用药与降血糖药品等常规药物。在此基础上，对照组使用丹参注射液（规格：2mL·支）12mL稀释在200mL生理盐水中，进行静脉滴注，观察组则使用瓜蒌皮注射液（规格：2mL·支）10mL，以同样的方式稀释在200mL生理盐水中，进行静脉滴注；两组患者均接受14天的治疗。共治疗51例，显效23例，有效23例，无效5例，总有效率91.20%[5]。

5. 眩晕　给予瓜蒌皮注射液静脉注射治疗，20mL/次，1次/天，疗程为7天。共治疗39例，显效24例，有效14例，无效1例，总有效率97.4%[6]。

三、药理研究

1. 抗炎、抗氧化作用　经70%乙醇提取的瓜蒌皮提取物能显著减少HUVECs中ROS的含量，降低TNF-α和白细胞介素6（IL-6）等促炎细胞因子表达水平，从而发挥抗炎和抗氧化的作用[7]。

2. 抗菌作用　瓜蒌皮中含有的抗菌活性物质比山梨酸钾有更好的持续抑菌性能和广谱抑菌性能，1%瓜蒌皮乙醇提取物和1%瓜蒌皮乙酸乙酯提取物单独使用均可以延长冷却肉的货架期6天[8]。

3. 对血管细胞的保护作用　瓜蒌皮提取物对体外高糖诱导的HUVECs细胞损伤有保护作用，其作用机制与抑制氧化应激有关[9]。瓜蒌皮提取物能够显著保护大鼠脑缺血再灌注氧化损害，降低MDA的生成，增强超氧化物歧化酶（SOD）的活性，从而保护血管内皮功能[10]。

4. 抗脑缺血作用　瓜蒌皮注射液能够显著保护大鼠脑缺血再灌注损害，可能与提高SOD活力及降低MDA、NO有关[10]。

5. 抑制血栓形成　研究瓜蒌皮提取物对动-静脉旁路血栓模型大鼠血液中血小板活性的影响，结果发现，给药后大鼠血液中血小板聚集率降低，凝血酶原时间（PT）、凝血酶时间（TT）、活化部分凝血活酶时间（APTT）显著延长，推测瓜蒌皮提取物可能通过抑制血小板聚集，从而抑制血栓形成[11]。

6. 抑制血管平滑肌增殖　瓜蒌皮提取物能阻止血管平滑肌细胞从G0/G1期进入S期，同时c-fos mRNA基因的表达能力也显著下降，从而发挥抑制血管平滑肌细胞增殖的效应[12]。

7. 抗心律失常作用 瓜蒌皮水煎剂对乌头碱、哇巴因诱发的心律失常有一定的对抗作用[13]。

8. 增强免疫作用 瓜蒌皮能提高免疫抑制小鼠吞噬系数、血清溶血素含量，促进 T 淋巴细胞转化；能提高巨噬细胞的活性及其吞噬鸡红细胞的能力[14]。

9. 提高耐缺氧能力 瓜蒌皮提取物可能通过激活 PI3K/Akt 信号通路上调 eNOS，下调 iNOS 的表达，增加内源性 NO 的基础含量水平，发挥抗凋亡作用，从而改善缺氧 / 复氧损伤诱导的心肌细胞损伤[15]。

10. 抗肿瘤作用 在低浓度情况下发现，瓜蒌皮醚相极性成分促进 MCF-7 细胞生长，成分 E 诱导细胞停滞在 S- 期而起到抑制癌细胞增殖的作用，并且成分 C 及 E 抗癌细胞增殖作用是通过诱导细胞凋亡介导的作用机制，并以剂量依赖方式诱导其细胞凋亡。通过硅胶柱色谱制备的石油醚相不同极性成分具有抗肿瘤活性[16]。

四、本草文献摘述

1.《药性切用》 "主宽胸除热。"

2.《药笼小品》 "能和肝阳，开胸涤痰。"

3.《饮片新参》 "化热痰，生津润肺。"

参考文献

[1] 国家药典委员会 . 中华人民共和国药典临床用药须知：中药饮片卷 [M].2020 版 . 北京：中国医药科技出版社，2022：953.

[2] 刘隽 . 中医药为主治疗咳嗽变异性哮喘 40 例 [J]. 中国中医急症，2006（12）：1379.

[3] 杨秀仙 . 自拟清咽汤治疗慢性喉痹 79 例 [J]. 中国民间疗法，2006（5）：30.

[4] 周玉华 . 热咳喘胶囊治疗痰热郁肺型慢性阻塞性肺疾病 120 例 [J]. 贵阳中医学院学报，2006（4）：16-17.

[5] 徐亚军 . 瓜蒌皮注射液治疗冠心病稳定型心绞痛合并 2 型糖尿病 102 例疗效观察 [J]. 智慧健康，2021，7（21）：128-131.

[6] 曹德峰，陈文亚，吴波娜，等 . 瓜蒌皮注射液治疗眩晕的临床效果分析 [J]. 中国医药科学，2019，9（24）：72-74.

[7] 刘思好，卢新华，谭斌，等 . 瓜蒌皮提取物抑制高糖诱导人脐静脉内皮细胞衰老的机制研究 [J]. 中成药，2015，37（9）：2057-2060.

[8] 许培雅，黄海婵，洪晓敏，等 . 瓜蒌皮提取物对冷却肉保鲜效果研究 [J]. 食品科技，2009，34（11）：122-126.

[9] 刘思好，谭斌，卢新华，等 . 瓜蒌皮提取物对高糖诱导人脐静脉内皮细胞损伤的保护作用 [J]. 中药材，2015，38（3）：592-594.

[10] 张国良，曲震理，丁可 . 瓜蒌皮注射液对大鼠脑缺血再灌氧化损伤的保护作用 [J]. 中国实用医药，2011，6（32）：248-249.

[11] 杨征，郭晓华，宋淼，等 . 瓜蒌皮提取物对大鼠血栓形成的影响 [J]. 中国实用医药，2018，13（5）：197-198.

[12] 杨征，宋淼，陈强，等 . 瓜蒌皮提取物对 Ang Ⅱ诱导血管平滑肌细胞增殖的影响 [J]. 临床合理用药杂志，2018，11（1）：44-46.

[13] 聂淑琴，李桂琴，薛宝云，等 . 瓜蒌皮抗心律失常作用的实验研究（简报）[J]. 中国中药杂志，1992（2）：112.

[14] 张霄翔，王艳苹，王玉凤，等 . 瓜蒌皮对环磷酰胺致免疫功能低下小鼠免疫功能的影响 [J]. 中国药房，2009，20（9）：648-650.

[15] 楚冬海，张振秋 . 瓜蒌皮提取物基于 PI3K/Akt/NO 信号通路保护缺氧 / 复氧损伤心肌细胞的机制 [J]. 中国实验方剂学杂志，2019，25（22）：42-48.

[16] 程倩，嵇乐乐，韩雪娇，等 . 瓜蒌皮抗肿瘤活性成分的初步研究 [J]. 淮阴工学院学报，2017，26（5）：36-40.

竹茹 Zhuru

本品为禾本科植物青秆竹 Bambusa tuldoides Munro、大头典竹 Sinocalamus beecheyanus（Munro）McClure var.pubescens P.F.Li 或淡竹 Phyllostachys nigra（Lodd.）Munro var.henonis（Mitf.）Stapf ex Rendle 的茎秆的干燥中间层。

3-3-10 竹茹彩图

一、传统应用

【性味归经】甘，微寒。归肺、胃、心、胆经。

【功效主治】清热化痰，除烦，止呕。用于痰热咳嗽，胆火挟痰，惊悸不宁，心烦失眠，中风痰迷，舌强不语，胃热呕吐，妊娠恶阻，胎动不安。

姜竹茹同竹茹，止呕作用加强。

【用法用量】5～10g。

【使用注意】脾胃虚寒者慎用。

【方剂举例】

1. 清喉利咽颗粒［《中华人民共和国药典》（2020年版一部）］

药物组成：黄芩、西青果、桔梗、竹茹、胖大海、橘红、枳壳、桑叶、醋香附、紫苏子、紫苏梗、沉香、薄荷脑。

功能主治：清热利咽，宽胸润喉。用于外感风热所致的咽喉发干、声音嘶哑；急慢性咽炎、扁桃体炎见上述证候者，常用有保护声带作用。

2. 消痤丸［《中华人民共和国药典》（2020年版一部）］

药物组成：升麻、柴胡、麦冬、野菊花、黄芩、玄参、石膏、石斛、龙胆、大青叶、金银花、竹茹、蒲公英、淡竹叶、夏枯草、紫草。

功能主治：清热利湿，解毒散结。用于湿热毒邪聚结肌肤所致的粉刺，症见颜面皮肤光亮油腻、黑头粉刺、脓疱、结节，伴有口苦、口黏、大便干；痤疮见上述证候者。

3. 竹茹麦门冬汤（《古今医统》）

药物组成：淡竹茹、麦冬。

功能主治：养阴生津，清热除烦。用于大病后，表里俱虚，内无津液，烦渴心躁；及诸虚烦热，不恶寒，身不痛者。

4. 橘皮竹茹汤（《金匮要略》）

药物组成：橘皮、竹茹、大枣、生姜、甘草、人参。

功能主治：降逆止呃，益气清热。用于胃虚有热之呃逆。呃逆或干呕，虚烦少气，口干，舌红嫩，脉虚数。

【简便验方】

1. 治疗伤暑烦渴不止 竹茹一合（新竹者），甘草一分（锉），乌梅两枚（捶破）。上三味，同用水一盏半，煎取八分，去滓，时时细呷。（《圣济总录》竹茹汤）

2. 治疗百日咳 竹茹9g，蜂蜜100g。竹茹煎水，兑入蜂蜜再煮沸服。每日1剂，连服3剂。（《湖北中草药志》）

3. 治疗齿龈间津液，血出不止 生竹茹二两。醋煮含之。（《千金要方》）

4. 治疗虚烦不可攻 青竹茹二升。上一味，以水四升，煎至一升，去滓，分温五服，徐徐服之。（《外台秘要》引《张文仲方》）

5. 治疗小便出血 竹茹一大块。水煎服。（《世医得效方》）

6. 治疗妊娠烦躁口干及胎不安 淡竹茹一两。以水一大盏，煎至六分，去滓。不计时候，徐徐温服。（《太平圣惠方》）

【类药辨析】

1. 竹茹与竹沥、天竺黄的鉴别应用 竹茹药力较弱，主治痰热喘咳、烦热不眠之证，但兼清胃止呕、凉血止血，尚可用于胃热呕吐及血热出血证。竹沥、天竺黄力强而兼定惊之功，凡痰火内结之痰壅喘急、中风痰迷、惊痫癫狂，均可用之。但竹沥性滑，祛痰力强，寒痰及便溏忌用。天竺黄甘缓，清化热痰之功与竹沥相似而无寒滑之弊，又兼清心定惊之功，多用于治中风痰迷、癫狂惊风证[1]。

2. 竹茹与芦根的鉴别应用 二者均甘寒而善清胃止呕、除烦，主治胃热呕吐。但芦根为清热泻火药，又能生津止渴、利尿，可用于热病伤津口渴、热淋涩痛、小便短赤；竹茹属清化热痰药，尤善治肺热咳嗽、咳痰黄稠[1]。

3. 竹茹与半夏的鉴别应用 二者均有化痰止呕作用，可用于治痰证及呕吐等。然竹茹甘、微寒，功专清热化痰，除烦止呕，兼能凉血止血，用于痰热咳嗽、心烦不眠、胃热呕吐及血热出血证；半夏为辛温之品，长于燥湿化痰，降逆止呕，兼能消痞散结，用于寒痰、湿痰、胃寒呕吐及痈疽肿痛、瘰疬痰核等[1]。

【配伍应用】

1. 竹茹配瓜蒌 竹茹甘寒而润，功专清化热痰；瓜蒌甘微苦寒，善清肺润燥化痰。两药伍用，相得益彰，可增强清肺化痰之功，用于治疗肺热壅盛，咳嗽痰黄之证[1]。

2. 竹茹配枳实 竹茹甘寒清降，清肺化痰，清胃止呕；枳实辛散温通，降气消痰，散结除痞。两药伍用，共奏清热化痰、和胃降逆之功，用于治疗胃热痰盛，胃气上逆，恶心呕吐，胸闷痰多[1]。

3. 竹茹配半夏 竹茹甘寒清降，清肺化痰，清胃止呕，长于清热痰而止呕；半夏辛温而燥，燥湿化痰，消痞除满，善化湿痰而止呕。两药伍用，一寒一热，相互为用，有健脾燥湿、和胃止呕之功，用于治疗脾胃不和，胃气上逆之恶心、呕吐、呃逆等[1]。

4. 竹茹配橘皮 竹茹甘寒清降，清热止呕，下气消痰；橘皮辛温性缓，理气健脾，和胃降逆。两药伍用，一寒一温，温清相济，可增强和胃降逆之功，尤善除胃中寒热，用于治疗脾胃虚弱，寒热错杂之脘腹胀满、恶心呕吐、呃逆等症[1]。

二、临床研究

1. 妊娠恶阻 取制半夏15g，清水浸泡，每10min换水一次直至口尝无异味，加竹茹10g及水300mL煎煮，得煎液200mL；第二、三煎分别加水250mL，煎出200mL。将3次所得煎液混合加面粉50g，烧成稀糊，多次少量分服，每日服1剂。待恶心呕吐减轻后，减为每隔日服1剂，直至痊愈。治疗中最好不要让患者知道所用的粥内有药物。结果：治疗88例，痊愈56例，好转29例，无效3例，总有效率为97%。多数患者食糊后3～5天恶心呕吐明显减轻，7～20天痊愈[2]。

2. 胆汁反流性胃炎 治疗组36例予橘皮竹茹汤治疗（橘皮、竹茹各20g，党参、生姜各15g，甘草10g，大枣5枚。水煎，日服2次）。对照组35例予甲氧氯普胺10mg，3次/日，口服。雷尼替丁150mg，每日口服2次。结果：2周后复查胃镜，两组治愈率无明显差别，治疗组为38.8%，对照组为34.2%，好转率治疗组为47.2%，明显好于对照组的31.4%，治疗组总有效率为88%，明显高于对照组的65.6%[3]。

3. 皮肤及口腔黏膜溃疡 溃疡局部常规消毒，将竹茹粉直接撒在溃疡面上，厚2～3mm，略大于疮面，如为皮肤溃疡，药后可上盖消毒纱布，并用胶布固定。每日或隔日换药1次。结果：治疗皮肤溃疡8例，口腔黏膜溃疡8例，均治愈，疗程短，一般 2～5 天即愈，且无不良反应[4]。

三、药理研究

抗肿瘤作用：从撑篙竹竹叶中提取的 3 种黄酮类化合物即芹菜素-6-C-葡萄糖苷、木犀草素-6-C-葡萄糖苷和木犀草素-6-C-阿拉伯糖苷对肺癌（A-549）肿瘤细胞有一定的抑制作用，抑制效果最好的为木犀草素-6-C-阿拉伯糖苷，在样品浓度为 50mg/L 时，抑制率达到 61.79%，且呈浓度依赖性。抑制肺癌（A-549）肿瘤细胞的半数抑制率（IC_{50}）值为 20.74mg/L[5]。

四、本草文献摘述

1.《医学入门·本草》"治虚烦不眠，伤寒劳复，阴筋肿缩腹痛，妊娠因惊心痛，小儿痫口噤，体热。"

2.《名医别录》"治呕哕，温气寒热，吐血，崩中，溢筋。"

3.《本草汇言》"竹茹，清热化痰，下气止呕之药也。如前古治肺热热甚，咳逆上气，呕秽寒热及血溢崩中诸症。此药甘寒而降，善除阳明一切火热痰气为疾，用之立安，如诸病非因胃热者勿用。"

参考文献

[1] 国家药典委员会.中华人民共和国药典临床用药须知：中药饮片卷[M].2020 版.北京：中国医药科技出版社，2022：953-955.

[2] 赵成春，杜凤敏，赵全兰，等.半夏竹茹糊治疗妊娠恶阻 88 例[J].中国民间疗法，2002，8（7）：44.

[3] 李少华，郝英华.橘皮竹茹汤治疗碱性反流性胃炎[J].中医药学报，1990（2）：20.

[4] 中国人民解放军第三二四医院门诊部.竹茹粉治疗皮肤及口腔黏膜溃疡[J].新医学杂志，1978（6）：272.

[5] 孙暇.撑篙竹（*Bambusa pervariabilis* McClure）

竹叶化学成分及其生物活性的研究[D].北京：中国林业科学研究院，2010.

芒果叶 Mangguoye

本品为漆树科植物芒果 *Mangifera indica* L. 的干燥叶。

3-3-11 芒果叶彩图

一、传统应用

【性味归经】味甘，性凉，归肺、脾、胃经。

【功效主治】清热化痰，止咳平喘，行气化滞。主治肺热咳嗽，气滞腹痛腹胀、湿疹瘙痒、小儿疳积、消渴。

【用法用量】内服：煎汤，15～30g。外用：适量，煎水洗或捣敷。

【使用注意】

1. 新鲜芒果叶对过敏体质的人可引起皮炎，应用时应以干品为宜。

2. 脾虚气弱者慎服。

【方剂举例】

1. 金银花芒果颗粒[国家中成药标准汇编 内科肺系（二）分册]

药物组成：金银花、芒果叶、蒲公英、桔梗、百部、陈皮、甘草、蔗糖。

功能主治：疏风清热，止咳化痰。用于外感风热所致的咽痛、喉痒、咳嗽，上呼吸道感染，急性支气管炎，见有上述症状者。

2. 山药参芪丸（《国家中成药标准汇编 内科气血津液分册》）

药物组成：广山药、西洋参、黄芪、天花粉、玉竹、地黄、北沙参、知母、山茱萸、麦冬、芒果叶、红花、丹参、荔枝核、番石榴叶、鸡内金、薄荷脑。

功能主治：益气养阴，生津止渴。用于消渴病，症见口干、多饮，精神不振、乏力属气阴两虚者。

3. 参芪山药膏（《国家中成药标准汇编 内科气血津液分册》）

药物组成：广山药、人参、天花粉、黄柏、珍珠层粉、黄芪、芒果叶、番石榴叶、阿魏、乳香、没药、人工麝香、红花、肉桂、海龙、海马、冰片、麻油、红丹。

功能主治：益气养阴，生津止渴。用于消渴病气阴两虚证。

4. 银花芒果颗粒（《国药准字Z20026295》）

药物组成：芒果叶、金银花、蒲公英、桔梗、百部、陈皮、甘草。

功能主治：疏风清热，止咳化痰。用于治疗外感风热所致的咽痛，喉痒，咳嗽，及上呼吸道感染见有上述症状者。

【简便验方】

1. 治疗感冒咳嗽 芒果叶30～50g，加500mL清水，煎煮25min，代茶频饮，连续2天。（民间验方）

2. 治疗风热咳嗽 芒果叶15g，鱼腥草15g，薄荷6g，每天1剂，加清水300～450mL，煎煮25min，复煎1次，两次药液混匀，分3次温服。（民间验方）

3. 治疗糖尿病口渴 芒果叶12g，桑叶12g，甘蔗叶12g，天花粉12g，罗汉果10g，每天1剂，煎水代茶饮。

4. 治疗胃脘气滞痞胀 芒果叶15g，紫苏梗15g，厚朴12g，南沙参15g。每天1剂，煎水两次，早晚各温服1次。

5. 治疗湿疹瘙痒 芒果叶50g，杠板归50g，两面针100g，苦丁茶叶30g，苦参30g。每天1剂，加8～10倍水，煎煮30min，复煎1次，两次药液混匀，待凉至38℃左右，浸洗患处20～30min，每天1～2次。

6. 治疗枪弹伤 芒果叶煎水洗；铁屑入肉，取叶捣烂罨敷。（《岭南采药录》）

【类药辨析】

芒果叶与枇杷叶的鉴别应用 两者均属寒凉中药，归肺、胃经，有清肺热、止咳化痰的功效，可用于肺热咳嗽。然芒果叶味酸、甘，也归脾经，有行气疏滞、去痧积的功效，也用于气滞腹痛、湿疹瘙痒、气胀、小儿疳积、消渴等。

【配伍应用】

芒果叶配枇杷叶 芒果叶性凉，味酸、甘，具有清热化痰、止咳平喘、生津止渴、行气消滞之功效。枇杷叶苦，微寒，归肺、胃经，清肺止咳，降逆止呕。两者配伍，增强降肺气、清热化痰之功效[1]。

二、临床研究

1. 风热犯肺型咳嗽 芒果止咳片（由芒果叶、鱼腥草等组成），每次4片，每日3次，连用7天。共治疗300例，总有效率93.3%[2]。

2. 流感 芒果叶冲服剂，每次2包，每日三次和水冲服。连用2日。共治疗54例，有效50例，无效4例，总有效率92.59%[3]。

3. 预防流感 复方紫珠汤，生鲜裸叶紫珠叶三两、地胆头一两、芒果叶一两、大枫艾叶五钱，以上为成人一次预防剂量。每晚一次，连服三晚。服用复方紫珠汤流感的发病率较低，说明其有较好的预防作用[4]。

三、药理研究

1. 抗炎作用 复方芒果叶干膏（本方由芒果叶、五指毛桃、三七组成）对TNF-α诱导BEAS-2B细胞的炎症模型具有保护作用，可抑制NF-κB水平，有效降低细胞炎症水平[5]。芒果叶对LPS诱导的小鼠急性肺损伤具有修复作用，其机制可能与降低超敏 C 反应蛋白、白细胞介素 1β、肿瘤坏死因子 α 的水平，减轻炎症性组织损伤有关[6]。

2. 抗菌作用 芒果叶提取物对铜绿假单胞菌、大肠埃希菌、肺炎克雷伯菌、鲍氏不动杆菌、金黄色葡萄球菌、表皮葡萄球菌有较强的体外抑制作用，而且随着培养基 pH 值升高，芒果叶提取物的抗菌作用增强[7]。

3. 抗肿瘤作用 芒果叶提取物对乳腺癌细胞有细胞毒性作用，对非致癌细胞造成轻微损害，其对细胞的毒性作用可能是由于芒果叶结构中不同多酚的协同作用[8]。

4. 抗氧化作用 芒果叶总黄酮对羟基自由基和超氧阴离子自由基具有一定的清除能力，具有清除自由基及抗脂质氧化和细胞溶血的作用。芒果叶茶具有减轻肥胖大鼠肝损伤的作用，而这种作用与其抗氧化应激和脂肪变性密切相关[9]。芒果叶提取液有很好的抗氧化效用，对于 OH 及 DPPH 都有较好的清除作用，并且这种作用强于维生素 C[10]。

5. 对中枢神经系统的作用 芒果叶甲醇提取物 1,2,3,4,6- 五 -O- 没食子酰基 -D- 吡喃葡萄糖苷（β-D-Glyopyranose，PGG）对戊四氮（PTZ）和最大电休克（MES）诱发的惊厥有明显的抑制作用，且呈剂量依赖性[11]。

6. 保肝作用 芒果叶茶通过提高 PPARα 的表达和降低 NF-κB p65 的表达，降低氧化应激和脂肪变性，改善脂质代谢，对高脂肥胖大鼠具有保肝作用[12]。芒果叶中的芒果苷通过促进 Kupffer 细胞的活化，增加 HO-1 的表达，抑制 TNF-α 的产生，从而减轻脂多糖 -D- 半乳糖胺诱导的急性肝损伤[13]。

7. 减轻肺损伤 芒果叶提取物使多形核细胞向肺组织的浸润明显减轻，肺泡中所含的炎性细胞因子的数量也明显减少，一氧化氮合酶的活性受到较好抑制，减轻了其氧化应激对肺泡细胞的损伤，使肺部纤维化得到较好改善[14]。

四、本草文献摘述

1.《食性本草》"叶似茶叶，可以作汤疗渴疾。"

2.《岭南采药录》"枪弹伤，以其叶煎水洗。铁屑入肉，取叶捣烂敷罨。"

3.《全国中草药汇编》"止痒。外用治湿疹瘙痒。"

4.《福建药物志》"止血，消肿。治对口疮，多发性疖。"

参考文献

[1] 李鹏程，彭园国，刘淼龙，等 . 名老中医刘淼龙治疗慢性阻塞性肺疾病临床经验 [J]. 名医，2019（12）：58-59.

[2] 邓家刚，郑作文，周文光 . 芒果止咳片治疗风热犯肺型咳嗽的疗效观察 [J]. 辽宁中医杂志，2000（9）：411-412.

[3] 芒果叶冲服剂治疗流感效果观察 [J]. 海南卫生，1982（1）：17-19.

[4] 复方紫珠汤预防流感效果报告 [J]. 中草药通讯，1977（2）：42，49.

[5] 刘颖 . 复方芒果叶干膏抗肺纤维化作用及抗炎机制研究 [D]. 成都：成都中医药大学，2017.

[6] 刘雪萍，蒋伟哲，黄兴振，等 . 芒果叶提取物体外抗菌作用研究 [J]. 中国药业，2007（9）：12-13.

[7] 郭蕊 . 芒果叶抗炎作用研究 [D]. 南宁：广西中医药大学，2013.

[8] Fernández Ponce M T，López-Biedma A，Sánchez-Quesada C，et al.Selective antitumoural action of pressurized mango leaf extracts against minimally and highly invasive breast cancer[J].Food & Function，2017，8（10）：3610-3620.

[9] 王晓波，刘冬英，邹志辉，等 . 芒果叶总黄

酮含量及抗氧化作用测定[J].中国公共卫生,2013,29(7):1016-1018.

[10] 文良娟,王维,王斌,等.芒果叶中黄酮和多酚含量及抗氧化性研究[J].食品工业,2013,34(1):144-147.

[11] Viswanatha G L,Mohan C G,Shylaja H,et al.Anticonvulsant activity of 1,2,3,4,6-penta-*O*-galloyl-*β*-D-glucopyranose isolated from leaves of Mangifera indica[J].Naunyn-Schmiedeberg's Archives of Pharmacology,2013,386(7):599-604.

[12] Medina Ramírez N,De Queiróz J H,Sônia M R R,et al.Mango leaf tea promotes hepatoprotective effects in obese rats[J]. Journal of Functional Foods,2018,49:437-446.

[13] Saleh Gazwi H S,Mahmoud M E.Restorative activity of aqueous extract Mangifera indica leaves against CCl_4 induced hepatic damage in rats[J].J Pharm Biomed Anal,2019,164:112-118.

[14] Impellizzeri D,Talero E,Siracusa R,et al.Protective effect of polyphenols in an inflammatory process associated with experimental pulmonary fibrosis in mice[J]. Br J Nutr,2015,114(6):853-65.

牡蛎 Muli

本品又称左牡蛎、海蛎子壳、左壳,为牡蛎科动物长牡蛎 *Ostrea gigas* Thunberg、大连湾牡蛎 *Ostrea talienwhanensis* Crosse 或近江牡蛎 *Ostrea rivularis* Gould 的干燥或火煅贝壳。

3-3-12 牡蛎彩图

一、传统应用

【性味归经】咸,微寒。归肝、胆、肾经。

【功效主治】重镇安神,潜阳补阴,软坚散结。用于惊悸失眠,眩晕耳鸣,瘰疬痰核,癥瘕痞块。煅牡蛎收敛固涩,制酸止痛。用于自汗盗汗,遗精滑精,崩漏带下,胃痛吞酸。

生牡蛎长于重镇安神、潜阳补阴、软坚散结,常用于惊狂烦躁,心悸失眠,阴虚阳亢,头痛眩晕以及瘰疬、瘿瘤等证;煅牡蛎长于收敛固涩,常用于自汗、盗汗、遗精、滑精、尿频、遗尿、崩漏、带下等滑脱不固之证,并能制酸止痛,用于治胃痛泛酸。

【用法用量】9～30g,先煎。

【使用注意】本品多服久服,易引起便秘和消化不良。

【方剂举例】

1.乳康丸[《中华人民共和国药典》(2020年版一部)]

药物组成:牡蛎、乳香、瓜蒌、海藻、黄芪、没药、天冬、夏枯草、三棱、玄参、白术、浙贝母、莪术、丹参、炒鸡内金。

功能主治:疏肝活血,祛痰软坚。用于肝郁气滞、痰瘀互结所致的乳癖,症见乳房肿块或结节,或经前胀痛;乳腺增生病见上述证候者。

2.安中片[《中华人民共和国药典》(2020年版一部)]

药物组成:桂枝、醋延胡索、煅牡蛎、小茴香、高良姜、砂仁、甘草。

功能主治:温中散寒,理气止痛,和胃止呕。用于阳虚胃寒所致的胃痛,症见胃痛绵绵、畏寒喜暖、泛吐清水、神疲肢冷;慢性胃炎、胃及十二指肠溃疡见上述证候者。

3.桂枝龙骨牡蛎汤(《金匮要略》)

药物组成:桂枝、芍药、生姜、甘草、大枣、龙骨、牡蛎。

功能主治:调阴阳,和营卫,固涩精液。用于治疗男子失精,女子梦交,自汗盗汗，遗尿。心悸多梦，不耐寒热，舌淡苔薄，脉来无力者。

4. 牡蛎散（《太平惠民和剂局方》）

药物组成：黄芪、麻黄、牡蛎。

功能主治：敛阴止汗，益气固表。用于体虚自汗、盗汗证。常自汗出，夜卧更甚，心悸惊惕，短气烦倦，舌淡红，脉细弱。

【简便验方】

1. 治疗百合病，渴不瘥者 栝楼根、牡蛎（熬），等份。为细末，饮服方寸匕，日三服。（《金匮要略》栝楼牡蛎散）

2. 治风虚汗出，少气 牡蛎（烧为粉）30g，白术30g，防风（去芦头）30g。上件药，捣细罗散，每服不计时候，以温水调下6g。恶风倍防风，少气配白术，汗多出、面肿倍牡蛎。（《圣惠方》牡蛎散）

3. 治温病下后，大便溏甚，脉仍数者
生牡蛎60g。研细，水八杯，煎服三杯，分温三服。（《温病条辨》一甲煎）

4. 治大病瘥后，鼻衄 牡蛎3g，石膏1.5g。捣末，酒服方寸匕，日三四。亦可蜜丸如梧桐子大，服之。（《肘后方》）

5. 治心痛气实者 用单味牡蛎煅为粉，酒调6g服之。（《丹溪心法》）

6. 治胃酸过多 牡蛎、海螵蛸各15g，浙贝母12g。共研细粉，每服9g，每日3次。（《山东中草药手册》）

【类药辨析】

1. 牡蛎与龙骨的鉴别应用 牡蛎、龙骨均有镇惊安神、平肝潜阳、收敛固涩之功，均用于治疗心神不安，惊悸失眠，阴虚阳亢，头晕目眩，烦躁易怒及各种滑脱之证。然牡蛎以入肝经为主，平肝潜阳功效显著，虽安神、收敛固涩作用逊于龙骨，但又能软坚散结，用于瘰疬、痰核、癥瘕积聚等；龙骨以入心经为主，镇惊安神功效显著，而且收敛固涩作用也较强[1]。

2. 牡蛎与石决明的鉴别应用 牡蛎、石决明均为贝壳入药，都能平肝潜阳、益阴清热，用于治疗阴虚阳亢所致的头晕目眩等证。然牡蛎又有镇惊安神、收敛固涩之功，用于治疗心神不安，惊悸失眠，及各种滑脱之证；石决明清肝火、益肝阴而明目退翳，用于治疗目赤肿痛、翳膜遮睛、视物昏花等症，为治目疾的要药[1]。

【配伍应用】

1. 牡蛎配龙骨 牡蛎重镇安神，益阴潜阳；龙骨镇惊安神，平肝潜阳。二药伍用，增强益阴潜阳、镇惊安神之功，用于治疗惊狂烦躁，心悸失眠及阴虚阳亢，头痛眩晕等证。而煅牡蛎、煅龙骨均能收敛固涩，二药配伍，相须为用，用于治疗自汗、盗汗、遗精、滑精、尿频、遗尿、崩漏、带下等滑脱不固之证[1]。

2. 牡蛎配鳖甲 牡蛎重镇安神，软坚收敛；鳖甲滋阴潜阳，软坚散结。二药伍用，既重镇安神，又滋阴潜阳，既软痰结，又散血坚，为滋阴息风、平肝潜阳、软坚散结之常用对药。用于治疗阴虚阳亢之头晕目眩，烦躁，心悸失眠，以及热病伤阴，肝风内动之痉挛抽搐等；还用于治疗癥瘕积聚以及妇人崩中漏下等[1]。

3. 牡蛎配龟甲 牡蛎潜阳安神，重镇力强而滋阴壮骨力弱；龟甲滋阴潜阳，强筋健骨，滋阴健骨力强而重镇力弱。二药伍用，滋阴息风、强筋健骨、重镇安神之功相得益彰，用于治疗阴虚阳亢之头晕目眩、烦躁不安等症[1]。

4. 牡蛎配白芍 白芍养血敛阴，平抑肝阳；牡蛎平肝潜阳，收敛固涩。二药伍用，一养阴血，一潜肝阳，一敛阴，一固涩，互补为用，标本兼顾，共奏育阴潜阳、收敛固涩之功。用于治疗头晕目眩、烦躁不安、耳鸣目胀等症[1]。

5. 牡蛎配山茱萸 牡蛎咸寒质重，长于益阴潜阳，收敛固涩；山茱萸酸涩微温，长于补益肝肾，收敛固脱。二药合用，敛中寓补，标本兼顾，其收敛固脱力大增。故凡肝肾不足、精气失藏，或元气欲脱之证均可应用[1]。

二、临床研究

1. 少阳郁火型消渴郁症 柴胡加龙骨牡蛎汤，方药组成：柴胡20g、黄芩10g、法半夏10g、党参10g、大黄5g（后下）、茯苓10g、桂枝6g、生龙骨30g（先煎）、生牡蛎30g（先煎）、珍珠母30g（先煎）、生姜10g、大枣10g，每日1剂，常规煎取300mL，分早晚2次温服，疗程为12周。共治疗30例，0例痊愈，9例显效，18例有效、3例无效，总有效率90%[2]。

2. 室性早搏气滞痰阻证 加味桂枝甘草龙骨牡蛎汤治疗，组方：生牡蛎30g、龙骨30g、炙甘草20g、桂枝20g、桃仁15g、首乌藤15g、茯苓15g、远志10g。气滞血瘀型患者加入珍珠母15g、当归10g；心脉不利型患者加入黄芪30g、芍药15g；气阴两虚型患者加入党参10g；胸阳痹阻型患者加入丹参15g、生地黄10g、麦冬10g、瓜蒌10g，早晚各半剂。两组患者需要持续用药30天。共治疗63例，显效46例，有效15例，无效2例，总有效率96.8%[3]。

3. 遗精 桂枝加龙骨牡蛎汤组成：桂枝、白芍各9g，甘草6g，龙骨20g，牡蛎30g，大枣8枚，生姜6片，加减：头昏心悸，小便短黄者加熟地黄、黄柏、灯心。头昏耳鸣、形瘦腰酸，舌红少津加知母、黄柏、熟地黄、山药、山萸肉。滑精频作，面色苍白无力，畏寒，加菟丝子、韭菜子、补骨脂。烦躁易怒，口苦咽干，加龙胆、熟地黄、柴胡、黄芩。小便短赤，苔黄腻加黄拍、车前子、苦参。每日一剂，水煎早晚服。49例中治愈45例，显效2例，无效2例，总有效率95.9%[4]。

三、药理研究

1. 防治心律失常的作用 加味柴胡桂枝龙骨牡蛎汤可延迟心律失常大鼠快速性心律失常出现时间，缩短持续时间，表明加味柴胡桂枝龙骨牡蛎汤具有防治快速性心律失常的作用[5]。

2. 镇静作用 柴胡加龙骨牡蛎汤能明显延长小鼠由戊巴比妥钠所致自发运动量减少，还能够明显延长戊巴比妥钠睡眠时间，使易兴奋性恢复到正常状态，对于因紧张等兴奋引起的睡眠障碍有效[6]。

3. 镇痛作用 柴胡龙骨牡蛎汤辅助治疗非小细胞肺癌轻度疼痛患者能在保持化疗疗效的基础上，提高镇痛效果，减少不良反应的发生，改善患者的T细胞亚群免疫功能[7]。

4. 抗抑郁作用 柴胡加龙骨牡蛎汤可调节抑郁大鼠海马单胺类神经递质5-HT、NE水平，激活cAMP/PKA-CREB-BDNF信号通路，上调BDNF表达，保护海马神经元的结构和功能，缓解大鼠焦虑、抑郁情绪[8]。

5. 改善勃起功能障碍 牡蛎肽可使神经性勃起功能障碍（NED）模型大鼠的ICP和ICP/MAP，阴茎海绵体组织NO、SOD含量，GSH-PX、eNOS活性及Nrf2、HO-1 mRNA及蛋白表达降低，MDA含量升高（$P<0.05$），说明牡蛎肽对勃起功能有显著改善作用[9]。

四、本草文献摘述

1.《神农本草经》"主惊恚怒气，除拘缓，鼠瘘，女子带下赤白。"

2.《海药本草》"主男子遗精，虚劳乏损，补肾正气。止盗汗，去烦热，治伤热疾。能补养安神，治孩子惊痫。"

3.《本草备要》"咸以软坚化痰，消瘰疬结核，老血疝瘕。涩以收脱，治遗精崩带，止嗽敛汗，固大小肠。"

参考文献

[1] 国家药典委员会.中华人民共和国药典临床用药须知：中药饮片卷[M].2020版.北京：中国医药科技出版社，2022：1043-1046.

[2] 王桂娟，刘福晓，龚丽，等.柴胡加龙骨牡蛎汤治疗少阳郁火型消渴郁证的疗效观察[J].广州中医药大学学报，2021，38（12）：2577-2585.

[3] 夏杰玲，唐秦.加味桂枝甘草龙骨牡蛎汤治疗心悸的临床疗效研究[J].系统医学，2022，7（12）：63-66.

[4] 张苍.桂枝加龙骨牡蛎汤治疗遗精49例[J].内蒙古中医药，2010，29（9）：19.

[5] 赵御凯.加味柴胡桂枝龙骨牡蛎汤对快速心律失常模型大鼠心肌组织 $Ca^{2+}-Mg^{2+}$-ATP 酶活性及 SOD、MDA 影响的研究[D].哈尔滨：黑龙江中医药大学，2021.

[6] 瞿融，孟海彬，褚蔚，等.柴胡加龙骨牡蛎汤对抑郁模型大鼠脑内单胺递质的影响[J].中药药理与临床，2003（6）：1-3.

[7] 崔小天，殷东风.柴胡龙骨牡蛎汤辅助治疗非小细胞肺癌轻度疼痛[J].吉林中医药，2018，38（11）：1291-1294.

[8] 赵迪克，牛君，杜志欣，等.基于 cAMP/PKA-CREB-BDNF 信号通路探讨柴胡加龙骨牡蛎汤抗抑郁的作用机制[J].中国实验方剂学杂志，2023，29（3）：17-25.

[9] 李坚，王君君，鲁密.基于线粒体氧化应激通路探讨牡蛎肽减轻大鼠神经性勃起功能障碍的作用[J].中国优生与遗传杂志，2022，30（8）：1330-1336.

昆布 Kunbu

本品又称纶布、海昆布，为海带科植物海带 *Laminaria japonica* Aresch. 或翅藻科植物昆布 *Ecklonia kurome* Okam. 的干燥叶状体。

3-3-13 昆布彩图

一、传统应用

【性味归经】咸，寒。归肝、胃、肾经。

【功效主治】消痰软坚散结，利水消肿。用于瘿瘤，瘰疬，睾丸肿痛，痰饮水肿。

【用法用量】6～12g。

【使用注意】脾胃虚寒蕴湿者忌服。

【方剂举例】

1. 消瘿丸[《中华人民共和国药典》（2020年版一部）]

药物组成：昆布、海藻、蛤壳（煅）、浙贝母、桔梗、夏枯草、陈皮、槟榔。

功能主治：散结消瘿。用于痰火郁结所致的瘿瘤初起；单纯型地方性甲状腺肿见上述证候者。

2. 消瘿气瘰丸（《中华人民共和国卫生部药品标准·中药成方制剂》）

药物组成：夏枯草、海藻、昆布、海螵蛸、蛤壳（煅）、海胆、陈皮、枳壳（去瓤麸炒）、黄芩、玄参。

功能主治：消瘿化痰。用于肝郁痰结引起的瘿瘤肿胀，瘰疬结核。

3. 乳核散结片[《中华人民共和国药典》（2020年版一部）]

药物组成：柴胡、当归、黄芪、郁金、光慈菇、漏芦、昆布、海藻、淫羊藿、鹿衔草。

功能主治：疏肝活血，祛痰软坚。用

于肝郁气滞、痰瘀互结所致的乳癖，症见乳房肿块或结节、数目不等、大小不一、质软或中等硬，或乳房胀痛、经前疼痛加剧；乳腺增生病见上述证候者。

4. 二海丸（《证治准绳》）

药物组成：海藻、昆布。

功能主治：化痰软坚，散结消瘿。用于治疗气瘿。

【简便验方】

1. 治疗瘿气结核，肿硬 昆布一两（洗去咸味）。捣罗为散。每用一钱，以绵裹于好醋中浸过，含咽津觉药味尽，即再含之。（《太平圣惠方》）

2. 治疗颈下卒结囊，渐大欲成瘿 昆布、海藻等份。末之，蜜丸如杏核大，含，稍稍咽汁，日四五。（《肘后方》）

3. 治疗瘿气初结，咽喉中壅闷，不治即渐渐肿大 槟榔三两，海藻二两（洗去咸），昆布三两（洗去咸水）。上药，捣罗为末，炼蜜和丸，如小弹子大，常含一丸咽津。（《太平圣惠方》）

4. 治疗气瘿，胸膈满塞，咽喉项颈渐粗 昆布二两（洗去咸汁），通草一两，羊靥二具（炙），海蛤一两（研），马尾海藻一两（洗去咸汁）。上五味，蜜丸如弹子，细细含咽汁。忌生菜、热面、炙肉、蒜、笋。（《广济方》昆布丸）

5. 治疗膈气噎塞不下食 昆布（洗净，焙，末）一两，桩杵头细糠一合，共研。用老牛涎一合，生百合汁一合，慢煎入蜜搅成膏，与末杵丸，如芡实大。每服一丸，含化咽下。（《圣济总录》昆布方）

【类药辨析】

昆布与海藻的鉴别应用 二者皆为藻类植物，味咸性寒，均能消痰软坚，利水消肿，同治瘿瘤瘰疬、睾丸肿痛、痰饮水肿。但昆布作用较强，海藻反甘草，不宜与甘草同用，二者功用相似，临床常相须为用[1]。

【配伍应用】

1. 昆布配海藻 昆布咸寒，消痰软坚，利水消肿；海藻咸寒，消痰软坚，利水消肿。两药相伍，相须为用，其功益彰，消瘿化瘤之力增强，用于治疗瘿瘤、瘰疬之证[1]。

2. 昆布配杏仁 昆布咸寒，消痰软坚，利水消肿；杏仁味苦降泄，长于肃降肺气而止咳平喘。两药伍用，可增强降气止咳平喘之功，用于治疗外感风热或痰热壅肺之咳嗽痰黄、喘息不止[1]。

3. 昆布配桑叶 昆布咸寒，消痰软坚，利水消肿；桑叶甘苦寒，既能疏散风热，又能清肺润燥。两药相合，清热化痰之力增强，用于治疗外感风热，咳嗽痰多[1]。

二、临床研究

1. 慢性淋巴性甲状腺炎 富碘逍遥散颗粒，药物组成：柴胡、当归、白芍、茯苓、白术、半夏、陈皮、熟地黄、山萸肉、海藻、昆布。一次2袋，一日3次，100mL开水冲服。治疗36例，治愈3例，显效11例，有效19例，无效3例，总有效率为91.67%[2]。

2. 乳腺增生 逍遥散合桃红三物汤加味。组成：柴胡、当归、川芎、赤芍、桃仁、红花、丹参、三棱、莪术、郁金、夏枯草、三七、穿山甲、昆布、海藻、香附、牡蛎、路路通、橘核、淫羊藿、仙茅、鹿角霜、巴戟天。肝郁痰凝型加佛手、枳壳、川楝子、半夏、陈皮、天南星。肾虚冲任失调型加六味地黄汤和益母草、阿胶等。经前10天服用，每天1剂，水煎内服，连续10天。至下次月经前又连服10天。治疗3个月经周期为1疗程，治疗2疗程。治疗60例，治愈15例，显效27例，有效16例，无效2例，总有效率为96.67%[3]。

3. 慢性盆腔炎 丹参、昆布各20g，葛根、薏苡仁、泽兰、大血藤、续断各30g，山药、赤芍、归尾、败酱草各15g，香附、延胡索、桂枝各9g。水煎过滤浓缩为50mL，保留灌肠，每日一次，连用10天，原药渣加艾叶240g，透骨草120g，酒拌后打包隔水蒸热腹部热敷10天。共治疗三个月为一个疗程，2个月后统计疗效。单纯者一个疗程即可治愈；症重者大多需2~3个疗程。共治疗70例，治愈47例，好转12例，无效11例，总有效率79.9%[4]。

4. 血瘀痰凝型声带小结 （天江颗粒剂）海藻12g，昆布12g，姜半夏9g，浙贝母12g，青皮12g，陈皮12g，当归12g，川芎12g，独活12g，连翘12g，牡蛎24g，玄参12g，每日/剂，水冲服，2次/日，7天为1疗程，共治疗4个疗程，治疗期间声音休息。治疗30例，治愈9例占30%，有效18例占60%，无效3例占10%，总有效率为90%[5]。

5. 视网膜震荡 昆布离子导入治疗视网膜震荡48例（52只眼），治愈37只眼，显效11只眼，总有效率92.3%[6]。

三、药理研究

1. 抗病毒作用 褐藻糖胶具有抗RNA和DNA病毒的作用，它对脊髓灰质炎病毒Ⅲ型、柯萨奇B3和A16型病毒、腺病毒Ⅲ型、埃可Ⅳ型病毒均有明显的抑制作用[7]。

2. 抗肿瘤作用 以MTT法分别测定不同浓度LAMS对BxPC-3细胞增殖的抑制作用，对于LAMS处理前后的BxPC-3细胞分别用TUNEL（POD）法、免疫组化法测定其凋亡，Bcl-2、Bax基因蛋白含量，结果证实LAMS可使BxPC-3细胞增殖抑制，细胞Bcl-2基因蛋白质表达下降，Bax基因蛋白表达增加[8]。

3. 抗氧化作用 硫酸根达到29%的海带褐藻多糖硫酸酯样品具有显著的体外抗氧化活性，对超氧阴离子具有良好的清除作用，IC50为20.3μg/mL，其对羟自由基和有机自由基DPPH的清除作用较弱。褐藻多糖硫酸酯能够抑制H_2O_2诱导的红细胞氧化溶血，对$FeSO_4$抗坏血酸体系造成的脂质过氧化也具有良好的保护作用[9]。

4. 调血脂和降血黏度作用 40只健康雄性Wistar大鼠基础饲料喂养5天后，随机分为对照组及低、中、高3个纤维剂量组用高脂饲料喂养。实验期28天，分别于实验开始前及开始后第14天和第28天测定各组动物血清TC、TG和HDL-C浓度。实验开始第14天和第28天时大鼠血清TIC浓度显著降低；TG和HDL-C水平分别有一定程度的降低和升高。说明海带纤维具有较强的降血脂作用[10]。

5. 对甲状腺的作用 海藻玉壶汤加减方可增加自身免疫性甲状腺炎模型大鼠的T_3、T_4含量，增强TGAb活性，升高甲状腺脏器指数。能调节自身免疫性甲状腺炎模型大鼠的甲状腺激素及抗体的水平[11]。

四、本草文献摘述

1.《本草经疏》 "昆布，咸能软坚，具性润下，寒能除热散结，故主十二种水肿、瘿瘤聚结气、瘘疮。东垣云：瘿坚如石者，非此不除，正咸能软坚之功也。详其气味性能治疗，与海藻大略相同。"

2.《名医别录》 "主十二种水肿，瘿瘤聚结气，瘘疮。"

3.《**本草拾遗**》"主颓卵肿。"

4.《**药性论**》"利水道,去面肿,去恶疮鼠瘘。"

5.《**本草汇**》"昆布之性,雄于海藻,噎症恒用之,盖取其祛老痰也。"

参考文献

[1] 国家药典委员会.中华人民共和国药典临床用药须知:中药饮片卷[M].2020版.北京:中国医药科技出版社,2022:967-970.

[2] 阎冠奇.加味逍遥散加减治疗慢性淋巴细胞性甲状腺炎76例临床疗效观察[D].沈阳:辽宁中医药大学,2021.

[3] 王瑞芬.中药配合微波治疗乳腺增生病60例疗效观察[J].新中医,2009,41(6):48-49.

[4] 张雪梅.丹香合剂治疗慢性盆腔炎70例临床观察[J].陕西中医学院学报,2003(5):31-32.

[5] 杜娜然.海藻玉壶汤加减治疗血瘀痰凝型声带小结的临床观察[D].太原:山西中医药大学,2018.

[6] 叶秀荣,周历,杜桂华,等.昆布离子导入治疗视网膜震荡48例临床观察[J].中国中医眼科杂志,1992(4):26-27.

[7] 李凡,田同春,石艳春,等.褐藻糖胶体外抗病毒作用研究[J].白求恩医科大学学报,1995(3):255-257.

[8] 肖青,董蒲江,胡妮妮,等.昆布多糖硫酸酯抑制BxPC-3细胞增殖的实验研究[J].重庆医学,2004(3):417-418.

[9] 张全斌,于鹏展,周革非,等.海带褐藻多糖硫酸酯的抗氧化活性研究[J].中草药,2003(9):59-61.

[10] 何伟,刘金玲,谢巍,等.海带纤维降血脂作用研究[J].河南医科大学学报,1999(2):34-35.

[11] 陈然峰,田港,张小燕,等.海藻玉壶汤加减方对自身免疫性甲状腺炎模型大鼠的保护作用[J].中国药房,2014,25(3):215-217.

鱼腥草 Yuxingcao

本品为三白草科植物蕺菜 *Houttuynia cordata* Thunb. 的新鲜全草或干燥地上部分。鲜品全年均可采割;干品夏季茎叶茂盛花穗多时采割,除去杂质,晒干。

3-3-14 鱼腥草彩图

一、传统应用

【**性味归经**】辛,微寒。归肺经。

【**功效主治**】清热解毒,消痈排脓,利尿通淋。用于肺痈吐脓,痰热喘咳,热痢,热淋,痈肿疮毒。

【**用法用量**】15~25g,不宜久煎;鲜品用量加倍,水煎或捣汁服。外用适量,捣敷或煎汤熏洗患处。

【**使用注意**】虚寒证及阴性疮疡忌服。

【**方剂举例**】

1. 复方鱼腥草合剂[《中华人民共和国药典》(2020年版一部)]

药物组成:鱼腥草、黄芩、板蓝根、连翘、金银花。

功能主治:清热解毒。用于外感风热所致的急喉痹、急乳蛾,症见咽部红肿、咽痛;急性咽炎、急性扁桃体炎见上述证候者。

2. 急支糖浆[《中华人民共和国药典》(2020年版一部)]

药物组成:鱼腥草、金荞麦、四季青、麻黄、紫菀、前胡、枳壳、甘草。

功能主治:清热化痰,宣肺止咳。用于外感风热所致的咳嗽,症见发热、恶寒、胸膈满闷、咳嗽咽痛;急性支气管炎、慢性支气管炎急性发作见上述证候者。

3. 和胃止泻胶囊[《中华人民共和国

药典》(2020年版一部)]

药物组成:铁苋菜、鱼腥草、石榴皮、石菖蒲、制半夏、甘草。

功能主治:清热解毒,化湿和胃。用于因胃肠湿热所致的大便稀溏或腹泻,可伴腹痛、发热、口渴、肛门灼热、小便短赤。

4. 祛痰灵口服液 [《中华人民共和国药典》(2020年版一部)]

药物组成:鲜竹沥、鱼腥草。

功能主治:清肺化痰。用于痰热壅肺所致的咳嗽、痰多、喘促;急、慢性支气管炎见上述证候者。

【简便验方】

1. 治疗肺痈吐脓吐血 鱼腥草、天花粉、侧柏叶等份。煎汤服之。(《滇南本草》)

2. 治疗病毒性肺炎,支气管炎,感冒 鱼腥草、厚朴、连翘各三钱。研末,桑枝一两,煎水冲服药末。(《江西草药》)

3. 治疗痢疾 鱼腥草六钱,山楂炭二钱。水煎加蜜糖服。(《岭南草药志》)

4. 治疗热淋、白浊、白带 鱼腥草八钱至一两。水煎服。(《江西民间草药》)

5. 治扁桃体炎 鲜鱼腥草、鲜筋骨草各15g,柚子(种子)适量。共捣烂绞汁,调蜜服。(《福建药物志》)

6. 治疗痈疽肿毒 鱼腥草晒干,研成细末,蜂蜜调敷。未成脓者能内消,已成脓者能排脓(阴疽忌用)。(《江西民间草药》)

7. 治疗妇女外阴瘙痒,肛痈 鱼腥草适量,煎汤熏洗。(《上海常用中草药》)

【类药辨析】

1. 鱼腥草与蒲公英的鉴别应用 两药均性寒,有清热解毒、消痈、利湿通淋之功,同治痈肿疮毒、各种内痈、湿热淋证等。然蒲公英苦寒性大,归肝胃经,清热解毒力强,兼能散滞气、通乳,故最善治乳痈;且能清肝明目,以治肝火上炎之目赤肿痛。而鱼腥草辛微寒,专入肺经,善清宣肺热火毒,消痈排脓功胜,为治肺痈吐脓之要药,亦常用于治肺热咳嗽;尚能清热除湿止痢,用于治湿热泻痢、热淋[1]。

2. 鱼腥草与芦根的鉴别应用 两药均性寒,归肺经,均能清肺排脓、利尿通淋,同治肺热或风热咳嗽、肺痈吐脓、热淋涩痛等。然芦根性味甘寒,兼入胃经,善清肺胃之热、生津液而除烦、止咳、止渴、止呕,故为治热病烦渴、胃热呕哕之常品。而鱼腥草性味辛微寒,专入肺经,能清肺热,尤善清热解毒、消痈排脓,故为治肺痈吐脓之要药;又能清热除湿止痢,以治湿热泻痢[1]。

【配伍应用】

1. 鱼腥草配桑白皮 两药均属寒凉之品,入肺经,能清肺热。鱼腥草味辛,长于清宣肺热,善清热解毒、消痈排脓;桑白皮味甘寒,善泻肺中邪热、降泻肺气而平喘。两药配用,既能清解肺中邪热郁毒、排脓消痈,又可降气平喘。适用于邪热壅肺之喘咳、肺痈等[1]。

2. 鱼腥草配金银花 两药均入肺经,善清热解毒。鱼腥草善清肺经热邪,并可排脓消痈;金银花兼能疏散肺经风热,透热达表。两药配伍,重在清热解毒,且可宣肺止咳。用于治疗风热犯肺,热毒内盛所致的发热咳嗽,痰黄[1]。

3. 鱼腥草配桔梗 桔梗有祛痰排脓作用,鱼腥草入肺清热化痰排脓,可加强泄邪解毒排脓之功,用于治肺痈咳唾脓痰腥臭者[1]。

4. 鱼腥草配绞股蓝 绞股蓝长于补益肺气,清肺化痰;鱼腥草善于清热解毒,消痈排脓。两药配伍,可增强清肺化痰、止咳的作用，用于治疗肺虚有热，咳喘痰稠等[1]。

二、临床研究

1. 急性上呼吸道感染风热证　对照组：给予常规治疗，包括戒烟、注意休息、多饮水，以及口服酚麻美敏片，每次1片，每天3次，细菌感染者同时口服阿奇霉素片，第1天0.5g，第2~5天0.25g，每天1次，连续治疗6天。观察组：在对照组基础上口服复方鱼腥草合剂，每次20mL，每天3次，连续治疗6天。临床疗效：对照组痊愈40例，显效24例，好转37例，无效19例，总有效率84.2%；观察组痊愈73例，显效28例，有效14例，无效5例，总有效率95.8%[2]。

2. 过敏性结膜炎　对照组患者应用盐酸奥洛他定滴眼液，1滴/次，2次/天（间隔12h），滴入眼结膜囊内；观察组患者在对照组治疗基础上加用鱼腥草滴眼液，1滴/次，2次/天（间隔12h），两药间隔时间＞10min。两组均连续治疗14天。临床疗效：对照组显效11例，有效19例，改善35例，无效15例，总有效率37.50%；观察者显效32例，有效30例，改善12例，无效6例，总有效77.50%[3]。

3. 宫颈上皮内瘤变、HPV感染并宫颈炎　取鱼腥草药粉约3000g烘干30min，紫外线消毒30min，装瓶备用。用法：月经干净一天来院就诊，窥阴器暴露宫颈，PVP碘消毒宫颈及阴道穹窿部，取鱼腥草粉约1.5g均匀涂于宫颈表面及阴道穹窿部，隔日门诊上药1次，连续10次为一疗程，同时口服中药煎剂（组方：鱼腥草15g，黄芪10g，党参10g，白术10g，甘草6g，薏苡仁15g），日服一剂，一疗程服10剂。连续用药3个疗程，月经期停用药。HPV转阴22例，转阴率62.86%；CIN恢复正常20例，好转率57.14%；宫颈炎显效15例，好转12例，总有效率77.14%[4]。

4. 孕妇巨细胞病毒感染　对照组用金叶败毒颗粒（组成：大青叶、蒲公英、金银花、鱼腥草，每袋10g）治疗，每日3次，每次1袋；治疗组用鱼腥草草药30g，由武汉市第一医院煎药室统一煎制而成，每袋200mL。一次口服一袋，每日两次，均服用14天。停药1周后无菌抽取肘静脉血4mL，取血清于-20℃保存，复查HCMV-IgM转阴率。用药14天后，用金叶败毒颗粒的对照组血清HCMV-IgM阳性为8例，阴性为22例，对照组用药前后HCMV-IgM转阴率73.3%；鱼腥草草药治疗的治疗组血清HCMV-IgM阳性9例，阴性为21例，治疗组用药前后HCMV-IgM转阴率70.0%[5]。

5. 慢性盆腔炎　鱼腥草注射液分别于双侧归来穴穴位注射、中药保留灌肠，10天为1疗程，可用3个疗程。临床疗效：痊愈20例，显效21例，有效8例，无效1例，总有效率98%[6]。

6. 小儿急性轮状病毒肠炎　鱼腥草针剂，每天1~2mL/kg（1mL含鱼腥草生药2g），静脉滴注，每日一次。连续治疗3天后，视临床情况再处理。治愈：结束随访；改善：继续原方案治疗2天后，再作临床评定；恶化：退出治疗方案。其间不使用其他抗病毒药物，辅以思密达及微生态疗法。5天治愈率、平均治愈时间分别为85.7%、(3.06±1.41)天[7]。

7. 婴儿脂溢性皮炎　鱼腥草汤。药物组成：鱼腥草30g，金银花30g，桑白皮20g，白鲜皮20g，大风艾20g，当归10g，茵陈20g。每日1剂，水煎取汁1500mL熏洗，每日2次，7天为1个疗程,1个疗程后观察疗效。治疗组65例,治愈40例,好转25例,好转0例,总有效率100%[8]。

三、药理研究

1. 抗炎作用 鱼腥草挥发油对小鼠因二甲苯引起的耳部炎症有抑制作用[9]。鱼腥草栓剂能明显抑制大鼠前列腺指数及前列腺组织内白细胞数,对其病理组织改变具有明显的改善作用[10]。鱼腥草注射液对于因油酸引起的大鼠急性肺损伤有治疗作用,可降低平均肺动脉压,减轻肺水肿,其作用机制可能是通过降低急性肺损伤时肿瘤坏死因子(TNF-α)的表达实现的[11]。鱼腥草中黄酮类化合物,可显著抑制肺泡巨噬细胞(MH-S)和肺上皮细胞(A549)中炎性生物标志物白细胞介素(IL)-6和NO的产生[12]。鱼腥草生物碱类化合物能抑制脂多糖LPS刺激的小鼠单核巨噬细胞白血病细胞RAW 264.7细胞中NO产生,从而实现其抗炎作用[13]。鱼腥草中萜类化合物,通过在细菌体内与某些参与炎症反应和感染过程的反应酶或蛋白质发生结合而实现其抗炎活性[14]。

2. 抗菌作用 鱼腥草乙醇提取物对耐甲氧西林金黄色葡萄球菌具有明显的抗菌作用[15]。鱼腥草中药饮片提取液对铜绿假单胞菌有一定程度的抑制作用[16]。鱼腥草乙醇提取物对金黄色葡萄球菌、大肠埃希菌、枯青霉菌、草芽孢杆菌、黑曲霉菌和酿酒酵母菌有抑制作用[17]。

3. 抗肿瘤作用 鱼腥草中的黄酮提取物对人类女性子宫颈癌细胞株SiHa细胞具有显著的抑制生长作用[18]。鱼腥草地上部分甲醇提取物中得到6种生物碱化合物,对人非小细胞肺癌细胞A-549、人卵巢腺癌细胞SK-OV-3、人皮肤恶性黑色素瘤细胞SK-MEL-2、人中枢神经肿瘤细胞XF-498和人结直肠腺癌细胞系HCT-15这5种肿瘤细胞系均表现出明显的抑制活性[19]。鱼腥草素对三种肿瘤细胞,即人骨肉瘤细胞MG-63、人舌癌细胞TCA和人肝肿瘤细胞HepG-2具有明显的增殖抑制作用,对三种肿瘤细胞的凋亡有促进作用[20]。鱼腥草生物碱对人5种肺癌细胞(95D、A549、SPC-A-1、H1975、H460)的体外增殖均具有抑制作用,可以诱导其发生凋亡[21]。

4. 抗病毒作用 水蒸气蒸馏液中所含的3种主要成分(月桂醛、辛醛和甲基正壬酮)对HSV-1、HIV以及流感病毒都表现出使其失活的作用[22]。鱼腥草中生物碱成分可以较好地抑制HSV-1的复制,从而抑制其活性。鱼腥草中的挥发油成分对禽传染性支气管炎病毒(IBV)、鸡胚胎肾细胞和非洲绿猴肾细胞(Vero细胞)的感染均能表现出明显的抑制作用,抑制率达90%以上[23]。鱼腥草水提取物对严重急性呼吸综合征SARS冠状病毒3CL蛋白酶(3CLpro)的作用表现出显著抑制活性[24]。鱼腥草中的主要成分(槲皮苷、异槲皮苷和槲皮素)以及鱼腥草水提物可通过抑制核因子kappaB(NF-κB)的激活从而抑制人类免疫缺陷病毒2型(HSV-2)的感染[25]。

5. 增强机体免疫功能 鱼腥草提取物能够促进小鼠杀伤性淋巴T细胞CD8+和CD4+细胞的增殖,还能刺激小鼠脾脏淋巴细胞分泌IL-10和IL-2[26]。鲜鱼腥草全成分提取液和鱼腥草总黄酮对辐射损伤大鼠的免疫力均有提高作用,且鱼腥草总黄酮提高免疫力效果更为明显,可增强辐射损伤大鼠的骨髓造血系统功能[27]。鱼腥草的水提物可以通过调节促炎因子(如TNF-α、IL-1、IL-6等)的表达,从而提高机体的免疫功能。鱼腥草中的多糖成分在人体外非特异性免疫反应中起关键作用的物质的分泌具有促进作用[28]。鱼腥草素可改善鲍曼不动杆菌感染肺炎小鼠对细菌的抵抗清除能力，可调节小鼠激发态免疫功能[29]。

四、本草文献摘述

1.《本草纲目》"散热毒痈肿。"

2.《本草经疏》"治痰热壅肺，发为肺痈吐脓血之要药。"

3.《分类草药性》"治五淋，消水肿，去食积，补虚弱，消膨胀。"

参考文献

[1] 国家药典委员会.中华人民共和国药典临床用药须知：中药饮片卷[M].2020版.北京：中国医药科技出版社，2022：285-290.

[2] 刘勇进，张泽英，姚亚克，等.复方鱼腥草合剂联合常规治疗对急性上呼吸道感染风热证患者的临床疗效[J].中成药，2021，43（5）：1390-1392.

[3] 黄艳，陈中沛，陈为民，等.鱼腥草滴眼液联合奥洛他定滴眼液治疗过敏性结膜炎的临床观察[J].中国药房，2015，26（23）：3261-3263.

[4] 徐如意.鱼腥草联合中药汤剂治疗宫颈上皮内瘤变、HPV感染并宫颈炎的临床观察[D].武汉：湖北中医药大学，2010.

[5] 张柳红.鱼腥草治疗孕妇巨细胞病毒感染的临床及实验研究[D].武汉：湖北中医药大学，2010.

[6] 彭清慧，庞锦秀.穴位注射、中药灌肠治疗慢性盆腔炎50例[J].四川中医，2003（9）：66-67.

[7] 蓝玉清，陈丽娜.鱼腥草治疗小儿急性轮状病毒肠炎的临床观察[J].中国抗生素杂志，2003（7）：443-444.

[8] 杨柳.自拟鱼腥草汤治疗婴儿脂溢性皮炎65例临床观察[J].河北中医，2010，32（3）：355-356.

[9] 南海燕，张文娟，章建民，等.超临界CO_2萃取鱼腥草挥发油的药理作用研究[J].海峡药学，2006，18（3）：46-48.

[10] 卢立，杨楚灏，刘辉，等.鱼腥草栓抗大鼠非细菌性前列腺炎的药效学[J].中国医院药学杂志，2015，35（21）：1934-1937.

[11] 李风雷，刘晓晴，柳青，等.鱼腥草对油酸性急性肺损伤大鼠肺组织TNF-α表达的影响[J].中国病理生理杂志，2003，19（4）：547-548.

[12] Lee J H，Ahn J，Kim J W，et al.Flavonoids from the aerial parts of Houttuynia cordata attenuate lung inflammation in mice[J].Arch Pharm Res，2015，38（7）：1304-1311.

[13] Ahn J，Chae H S，Chin Y W，et al.Alkaloids from aerial parts of Houttuynia cordata and their anti-inflammatory activity[J].Bioorg Med ChemLett，2017，27（12）：2807-2811.

[14] Jin Y，Yang L P，Hu X.To Disclose the Anti-Infection/Inflammatory Mechanism of Terpenoids From Houttuynia Cordata in Virtue of Molecular Simulation[J].Chest，2016，149（4）：A179.

[15] Sekita Y，Murakami K，Yumoto H，et al.Anti-bacterial and anti-inflammatory effects of ethanol extract from Houttuynia cordata poultice[J].Biosci Biotechnol Biochem，2016，80（6）：1205-1213.

[16] 高贵阳，黄志昂，黄晓辉，等.鱼腥草等12种中药对铜绿假单胞菌的体外抗菌活性研究[J].中医临床研究，2019，11（13）：18-21.

[17] 周庆兰，熊艳，余晓东，等.鱼腥草根及地上部分乙醇提取物抑制活性和化学成分的分析[J].重庆师范大学学报（自然科学版），2019，36（2）：103-108.

[18] 薛兴阳，付腾飞，邵方元，等.鱼腥草总黄酮对人肿瘤细胞的抗肿瘤活性作用[J].现代中西医结合杂志，2013，22（23）：2509-2511.

[19] Kim S K，Ryu S Y，No J，et al.Cytotoxic alkaloids from Houttuynia cordate[J].Arch Pharm Res，2001，24（6）：518-521.

[20] 钟兆银，黄锁义.鱼腥草提取物鱼腥草素对肿瘤细胞抑制作用[J].广东化工，2019，46（16）：27-28.

[21] 付腾飞，薛兴阳，孟江.鱼腥草生物碱对

5种肺癌细胞的抑制作用[J].亚太传统医药,2020,16(7):45-48.

[22] Hayashi K,Kamiya M,Hayashi T,et al.Virucidal Effects of steam distillate from Houttuynia cordta and its componentson HSV-1,Influenza Virus,and HIV[J].Plant Med,1995,61(3):237-241.

[23] Yin J,Li G,Li J,et al.In vitro and in vivo effects of Houttuynia cordata on infectious bronchitis virus[J].Avian Pathol,2011,40(5):491-498.

[24] Lau K M,Lee K M,Koon C M,et al.Immunomodulatory and anti-SARS activities of Houttuynia cordata[J].J Ethnopharmacol,2008,118(1):79-85.

[25] Chen X Q,Wang Z X,Yang Z Y,et al.Houttuynia cordata blocks HSV infection through inhibition of NF-κB activation[J]. Antiviral Res,2011,92(2):341-345.

[26] Lau K M,Lee K M,Koon C M,et al.Immunomodulatory and anti-SARS activities of Houttuynia cordata[J].J Ethnopharmacol,2008,118(1):79-85.

[27] 李宗生,王洪生,洪佳璇,等.鱼腥草总黄酮与利血生抗辐射功效的对比研究[J].航空航天医学杂志,2016,27(6):669-673.

[28] Kim J,Park C S,Lim Y,et al.Paeonia japonica,Houttuynia cordata,and Aster scaber water extracts induce nitric oxide and cytokine production by lipopolysaccharideactivated macrophages[J].J Med Food,2009,12(2):365-373.

[29] 王耀威,何婕,夏季平.鱼腥草素对鲍曼不动杆菌感染小鼠免疫功能调节作用[J].农村经济与科技,2020,31(10):32-33.

前胡 Qianhu

本品来源于伞形科植物白花前胡 Peucedanum praeruptorum Dunn 的干燥根。冬季至次春茎叶枯萎或未抽花茎时采挖,除去

3-3-15 前胡彩图

须根,洗净,晒干或低温干燥。

一、传统应用

【性味归经】苦、辛,微寒。归肺经。

【功效主治】降气化痰,散风清热。用于痰热喘满,咳痰黄稠,风热咳嗽痰多。

蜜炙后以润肺止咳为主。用于肺燥咳嗽,咳嗽痰黄,咽喉干燥,胸闷气促,胸膈不利,呕吐不食等。

【用法用量】3～10g。

【使用注意】阴血虚、内热、心烦者慎用。

【方剂举例】

1.败毒散[《中华人民共和国药典》(2020年版一部)]

药物组成:党参、茯苓、枳壳、甘草、川芎、羌活、独活、柴胡、前胡、桔梗。

功能主治:发汗解表,散风祛湿。用于外感热病,憎寒壮热,项强头痛,四肢酸痛,噤口痢疾,无汗鼻塞,咳嗽有痰。

2.解肌宁嗽丸[《中华人民共和国药典》(2020年版一部)]

药物组成:紫苏叶、前胡、葛根、苦杏仁、桔梗、半夏(制)、陈皮、浙贝母、天花粉、枳壳、茯苓、木香、玄参、甘草。

功能主治:解表宣肺,止咳化痰。用于外感风寒、痰浊阻肺所致的小儿感冒发热、咳嗽痰多。

3.前胡汤(《圣济总录》)

药物组成:前胡、龙胆、炙甘草、人参、麦冬。

功能主治:清心除烦,用于小儿变蒸,热气乘心,烦躁,啼叫不已及骨蒸烦热。

4.前胡七物汤(《外台秘要》引《广

济方》）

药物组成：前胡、知母、石膏、大青、黄芩、栀子、葱白。

功能主治：散表解表，清热泻火。用于妊娠伤寒，头痛壮热，肢节烦疼。

【简便验方】

1. 治疗肺喘，毒壅滞心膈，昏闷　前胡（去芦头）、紫菀（洗去苗土）、诃黎勒皮、枳实（麸炒微黄）各30g。上为散。每服3g，不计时候，以温水调下。（《普济方》前胡汤）

2. 治疗骨蒸热　前胡3g，柴胡6g，胡黄连3g，猪脊髓一条，猪胆一个，水煎，入猪胆汁服之。（《国医宗旨》）

3. 治疗妊娠伤寒，头痛壮热　前胡（去芦头）、黄芩（去黑心）、石膏（碎）、阿胶（炙，焙）各30g。上粗捣筛，每服9g，水一盏，煎至七分去滓，不计时温服。（《普济方》前胡汤）

4. 治疗小儿夜啼　前胡随多少捣末，以蜜和丸如大豆，服一丸，日三，稍加至五六丸，以瘥为度。（《千金要方》前胡丸）

5. 治疗小儿肺炎　前胡、炙百部、葶苈子、生石膏、鱼腥草、重楼、炙麻黄、生大黄、川贝母等，制成肺炎合剂，口服。[《辽宁中医杂志》，1992（11）]

【类药辨析】

1. 前胡与白前的鉴别应用　二者均能降气化痰，皆可治痰涎壅肺，宣降失司之咳喘胸满、痰多质黏等证，且常相须为用。但前胡性微寒，兼能疏散风热，尤多用于外感风热或痰热咳喘。白前性微温，祛痰作用更强，多用于寒痰或湿痰阻肺之咳喘[1]。

2. 前胡与柴胡的鉴别应用　二者均来源于伞形科，并称"二胡"，皆有宣散风热之功，同治外感风热证。然前胡辛散苦降，长于降气化痰，善治痰热咳喘、痰多色黄之证。柴胡辛行苦泄，性善条达肝气，既能疏肝解郁，又能升举阳气，用于治疗肝郁气滞、气虚下陷及脏器脱垂等[1]。

【配伍应用】

1. 前胡配白前　前胡苦辛微寒，长于宣散风热，化痰止咳；白前辛苦微温，重在降气化痰平喘。两药伍用，一宣一降，共奏宣肺散邪、降气化痰之功，使肺之肃降功能恢复正常，用于治疗痰涎壅肺，宣降失司之咳喘胸满、痰多质黏等[1]。

2. 前胡配杏仁　前胡苦辛微寒，既降气化痰止咳，又能疏散风热；杏仁味苦降泄，长于肃降肺气而止咳平喘。两药伍用，可增强降气止咳平喘之功，用于治疗外感风热或痰热壅肺之咳嗽痰黄、喘息不止[1]。

3. 前胡配桑叶　前胡苦辛微寒，既降气化痰止咳，又能疏散风热；桑叶甘苦寒，既能疏散风热，又能清肺润燥。两药相合，疏散风热、清肺化痰之力增强，用于治疗外感风热，咳嗽痰多[1]。

4. 前胡配荆芥　前胡苦辛微寒，功专降气化痰，又能宣散风热；荆芥辛微温不烈，长于祛风散寒解表。两药相配，共奏祛风解表、宣肺止咳之功，用于治疗外感风寒，咳嗽气喘[1]。

二、临床研究

1. 急性支气管炎痰热郁肺证　前胡汤（前胡10g、杏仁10g、桑叶15g、生甘草6g），每剂煎两袋，每袋150mL，每次早晚餐前各1次。共治疗30例，显效22例，有效5例，无效1例，总有效率96.43%[2]。

2. 风咳证　抗敏镇咳颗粒（苦参10g，银杏叶20g，炙麻黄10g，苦杏仁 10g、蝉蜕 10g、矮地茶 10g、海风藤 10g、水红花子 10g、前胡 20g、旋覆花 10g、炙紫菀 20g、陈皮 10g、甘草 10g）。用 200mL 沸水冲化搅拌调匀，口服，一日 2 次，饭后半小时服用。共治疗 95 例，临床控制 23 例，显效 37 例，有效 29 例，无效 6 例，总有效率为 93.7%[3]。

3. 咳嗽变异性哮喘 前胡止嗽散（前胡 10g、荆芥 10g、防风 10g、化橘红 10g、紫菀 15g、百部 10g、地龙 15g、芦根 30g、枇杷叶 15g、天竺黄 15g、桔梗 12g、苦杏仁 12g、炙甘草 6g）煎汁 400mL，早晚 2 次分服，15 天/疗程，持续治疗 2 个疗程。共治疗 54 例，痊愈 30 例，显效 14 例，有效 8 例，无效 2 例，总有效率为 96.3%[4]。

4. 风热郁肺 前胡 15g、金银花、连翘、薄荷、大黄、杏仁各 10g，桔梗 9g，甘草 6g，黄芪 10g。随病情状况加减药物配方分量，若痰中有血，加胆南星 9g；舌苔青厚，干咳常饮加菊花、麦冬 10g。加水煎服 500mL 两次服用，1 剂/天，7 天 1 个疗程观察疗效。共治疗 32 例，治愈 18 例，好转 10 例，无效 4 例，总有效率为 87.50%[5]。

5. 椎动脉型颈椎病痰湿中阻证 人参前胡汤（半夏 15g、木香 15g、枳壳 15g、紫苏叶 15g、茯苓 15g、胆南星 15g、炙甘草 15g、人参 10g、前胡 15g、橘红 15g、生姜 15g），每天 1 剂，分 2 次（早上 8：30，晚上 5：00）温服。共治疗 30 例，治愈 18 例，显效 5 例，有效 4 例，无效 3 例，总有效率 90.0%[6]。

三、药理研究

1. 抗炎抗氧化作用 白花前胡总香豆素组分对酵母引起的大鼠发热有显著解热作用；对热板所致的小鼠疼痛和醋酸所致的小鼠扭体反应均有显著抑制作用；并能对抗二甲苯所致的小鼠耳肿胀和蛋清所致的大鼠足肿胀[7]。

2. 祛痰平喘作用 白花前胡丙素和紫花前胡苷能增强小鼠气管排泌酚红的作用，具有祛痰作用[8]。

3. 抗心衰及抗心律失常作用 白花前胡素 E 对 KCl 引起的离体兔主动脉条收缩有选择性的抑制作用，还可以抑制右心房自发性收缩节律和肾上腺素诱发的异位自律性，提示白花前胡素 E 可能具有抗心衰和抗心律失常的作用[9]。

4. 抗心肌缺血及保护心肌作用 白花前胡及其有效成分前胡甲素均明显降低心肌缺血再灌注时血清 LDH、AST、CK 和 CK-MB 较高的活性；与相应的对照组比较均具有显著性差异（$P<0.05$），并呈剂量依赖趋势，从而进一步证实了白花前胡及其有效成分前胡甲素对心肌细胞的保护作用[10]。

5. 降血压作用 前胡丙素（pra-C）20mg/（kg·d）ig 给药 30 天对肾性高血压大鼠降压峰值时间为 6h，从（213±10）mmHg 降至（144.0±1.5）mmHg，降低原水平 30%，持续至 20h。pra-C 分别以 100μg/kg 及 20μg/kg 与 pra-E20μg/kg 静脉注射可降低血管的阻力，减慢心率，降低阻力呈剂量相关。前胡丙素有降压作用，降低犬外周动脉阻力，增加小鼠耐缺氧时间[11]。

6. 抗凝作用 前胡能明显改善血瘀动物模型血液的浓、黏、凝、聚状态，可显著抑制家兔血小板聚集（体外法）[12]。

7. 抗癌作用 不同浓度的白花前胡乙素对卵巢癌细胞 SK-OV-3 增殖均具有抑制作用，且随着白花前胡乙素浓度升高，作用时间增长，对卵巢癌细胞 SK-OV-3 增殖的抑制作用增强；20、40、60μmol/L

白花前胡乙素给药作用后能够抑制卵巢癌细胞 SK-OV-3 迁移，降低 c-Myc、CyclinD1 mRNA 基因表达效果，同时使其蛋白表达水平在一定程度上被降低[13]。

四、本草文献摘述

1.《本草纲目》"清肺热，化痰热，散风邪。"

2.《名医别录》"主治痰满，胸胁中痞，心腹结气，风头痛，去痰实，下气。治伤寒寒热，推陈致新，明目，益精。"

3.《本经逢原》"其功长于下气，故能治痰热喘嗽，痞膈诸疾，气下则火降。痰亦降矣，为痰气之要味，治伤寒寒热及时气内外俱热。"

参考文献

[1] 国家药典委员会. 中华人民共和国药典临床用药须知: 中药饮片卷 [M]. 2020 版. 北京: 中国医药科技出版社, 2022: 958-959.

[2] 李文韬. 前胡汤对急性支气管炎痰热郁肺证患者临床疗效及机制研究 [D]. 南京: 南京中医药大学, 2020.

[3] 黄晓珊. 抗敏镇咳颗粒治疗风咳证异病同治的临床研究 [D]. 南京: 南京中医药大学, 2020.

[4] 马培慧, 孟泳. 前胡止嗽散改善 CVA 患者血清嗜酸粒细胞、呼出气一氧化氮的临床观察 [J]. 中国中医药现代远程教育, 2018, 16 (12): 64-65, 96.

[5] 岳春芝, 赵文学, 安化捷. 运用前胡降气功能治疗风热郁肺的临床效果分析 [J]. 中国医药导刊, 2014, 16 (6): 1090, 1092.

[6] 赵致缘, 胡辉煌, 谢义松. 人参前胡汤治疗椎动脉型颈椎病痰湿中阻证 30 例临床观察 [J]. 湖南中医杂志, 2020, 36 (1): 42-44.

[7] 王德才, 马健, 孔志峰, 等. 白花前胡总香豆素解热镇痛抗炎作用的实验研究 [J]. 中国中医药信息杂志, 2004, 11 (8): 688-690.

[8] 薛乃铭, 柴梦钰, 杨万山, 等. 白花前胡乙素通过 SREBP1c/FASN 信号通路抑制卵巢癌 SK-OV-3 细胞增殖的作用 [J]. 中国老年学杂志, 2021, 41 (13): 2773-2777.

[9] 刘元, 李星宇, 宋志钊, 等. 白花前胡丙素和紫花前胡苷祛痰作用研究 [J]. 时珍国医国药, 2009, 20 (5): 1049.

[10] 姜明燕, 徐亚杰, 沈君. 中药白花前胡及其有效成分前胡甲素对大鼠急性心肌缺血 / 再灌注损伤时血清酶活性的影响 [J]. 中国药学杂志, 2004, 39 (6): 75.

[11] 饶曼人, 陈丹. 前胡丙素对高血压大鼠血压及犬血管阻力的影响 [J]. 药学学报, 2001, 36 (11): 803-806.

[12] 吴欣, 饶曼人. 前胡丙素对豚鼠心房和兔主动脉条的钙拮抗作用 [J]. 中国药理学与毒理学杂志, 1990, 4 (2): 104-106.

[13] 孟宪丽, 贾敏如, 张艺, 等. 不同品种中药前胡药理作用研究 [J]. 中药药理与临床, 1997, 13 (1): 36-39.

射干 Shegan

本品又称乌扇、扁竹、绞剪草、剪刀草，为鸢尾科植物射干 *Belamcanda chinensis* (L.) DC. 的干燥根茎。春初刚发芽或秋末茎叶枯萎时采挖，除去须根和泥沙，干燥。

3-3-16 射干彩图

一、传统应用

【性味归经】苦，寒。归肺经。

【功效主治】清热解毒，消痰，利咽。用于热毒痰火郁结，咽喉肿痛，痰涎壅盛，咳嗽气喘。

【用法用量】3～10g。

【使用注意】脾虚便溏者不宜使用。孕妇忌用或慎用。

【方剂举例】

1. 清咽利膈丸[《中华人民共和国药典》(2020 年版一部)]

药物组成：射干、黄芩、荆芥穗、防风、连翘、栀子、牛蒡子（炒）、玄参、熟大黄、桔梗、甘草、薄荷、天花粉。

功能主治：清热利咽，消肿止痛。用于外感风邪、脏腑积热所致的咽部红肿、咽痛、面红腮肿、痰涎壅盛、胸膈不利、口苦舌干、大便秘结、小便黄赤。

2. 清咽润喉丸 [《中华人民共和国药典》（2020 年版一部）]

药物组成：射干、山豆根、桔梗、炒僵蚕、栀子（姜炙）、牡丹皮、青果、金果榄、麦冬、玄参、知母、地黄、白芍、浙贝母、甘草、冰片、水牛角浓缩粉。

功能主治：清热利咽，消肿止痛。用于风热外袭、肺胃热盛所致的胸膈不利、口渴心烦、咳嗽痰多、咽部红肿、咽痛、失音声哑。

3. 射干麻黄汤（《金匮要略》）

药物组成：射干、麻黄、生姜、细辛、紫菀、款冬花、大枣、半夏、五味子。

功能主治：宣肺祛痰，下气止咳。用于痰饮郁结，气逆喘咳证。咳而上气，喉中有水鸣声者。

4. 射干汤（《圣济总录》）

药物组成：射干、升麻、枳壳、大黄、羚羊角、柴胡、木通、玄参、甘草、龙胆、马牙硝。

功能主治：清热解毒，利咽散结。用于中焦热结，唇肿口生疮，咽喉壅塞，舌本强硬，烦躁昏愦。

【简便验方】

1. 治疗白喉 射干 3g，山豆根 3g，金银花 15g，甘草 6g。水煎服。（《青岛中草药手册》）

2. 治疗腮腺炎 射干鲜根三至五钱。酌加水煎，饭后服，日服两次。（《福建民间草药》）

3. 治疗咽喉肿痛 射干花根、山豆根。阴干为末。吹喉。（《袖珍方》）

4. 治疗瘰疬结核，因热气结聚者 射干、连翘、夏枯草各等份。为丸。每服二钱，饭后白汤下。（《本草汇言》）

5. 治疗乳痈初肿 扁竹根（如僵蚕者）同萱草根为末。蜜调服。极有效。（《永类钤方》）

【类药辨析】

牛蒡子与射干的鉴别应用 两药均味苦性寒，归肺经，皆能清热解毒、消肿利咽，以治风热感冒、咽喉肿痛、喉痹等。然牛蒡子味兼辛，辛散苦泄，升散清降，长于宣肺祛痰，能外散风热，内解热毒，清热解毒、消肿利咽力优，故不仅风热感冒之咽喉肿痛者常用，亦每用治痈肿疮毒、丹毒、痄腮；且善宣透疹毒而止痒，为治麻疹不透、风疹瘙痒之良药；因其性寒滑利，能滑肠通便，故上述病症兼有大便热结不通者尤为适宜。而射干苦寒降泄，善清肺泻火，长于降气消痰，既为治热毒痰火郁结所致咽喉肿痛之要药；亦常用于治痰涎壅盛，咳嗽气喘 [1]。

【配伍应用】

射干配升麻 升麻性味辛甘微寒，主入胃、肺经，能升能散，既有发表退热之功，又能清热解毒，尤善清解阳明热毒，为治胃火热毒蕴结所致的牙龈肿痛、口舌生疮、咽肿喉痛之良药。而射干苦寒降泄，专入肺经，长于清泻肺火，有解毒、祛痰、利咽之效，为治喉痹咽痛之要药。两药相配，清热解毒、利咽散结之功卓著，用于治疗痰火热毒蕴结肺胃之咽喉壅塞，唇肿口疮等。且升麻兼能宣肺解毒透疹，射干尚善降肺祛痰止咳，两药相配，有良好的解毒透疹、清肺化痰止咳之效，用于治疗麻疹咳嗽声喑，咽喉肿痛 [1]。

二、临床研究

1. 慢性阻塞性肺疾病（COPD）急性

加重期 观察组在给予吸氧,同时高热者给予退热药以退热、抗感染、营养支持等下,实施射干麻黄汤加减,基础方:射干10g,麻黄9g,细辛12g,五味子12g,款冬花15g,紫菀15g,清半夏12g,生姜10g,炙甘草6g,大枣9枚。病症严重且发热者加用黄芩;呕吐者加用旋覆花;哮喘症状严重者加用地龙;外感风热者加薄荷、桑叶以疏散风热;气逆者加紫苏子、苍术;咳痰略黄,有化热之象者,加黄芩、瓜蒌;存在痰液较多的情况,加陈皮、桔梗等药物;存在阴虚情况,加黄麦冬,起到滋阴润肺的作用;病久伤及肺肾,加山药、熟地黄以调补肺肾;眠差加首乌藤、酸枣仁以安神助眠;便结加生白术以调便。每日1剂,水煎200mL,早晚各服100mL,疗程2周。共治疗60例,显效47例,有效12例,无效1例,总有效率98.33%[2]。

2. 小儿咳嗽变异性哮喘 对照组接受孟鲁司特钠咀嚼片常规治疗,1次/天,具体剂量限制:2~4岁小儿4mg/次,5~12岁小儿5mg/次,口服。实验组在对照组基础上联合射干麻黄汤加减治疗:药方组成为射干、五味子、炙麻黄、紫菀、半夏、甘草、细辛、款冬花各10g。医生需根据患儿的实际情况,合理加减药物。例如:针对痰液较多的患儿,可以增加大枣、莱菔子各10g;表虚自汗的患儿增加黄芪、白术各10g;背部发冷的患儿增加桂枝、白芍各10g;气虚、气短、爱出汗的患儿加人参、黄芪、蛤蚧各10g;阳虚、遇冷发作的患儿加蜂房、附子各10g;脾虚、不爱吃饭的患儿加鸡内金、贝母各10g。以水煎服,分早晚各1次服用。两组患儿均治疗2周。共治疗25例,显效15例,有效8例,无效2例,总有效率92.0%[3]。

三、药理研究

1. 抗氧化作用 纯化得到的鸢尾苷有较显著的抗氧化作用[4]。

2. 抗炎、镇痛作用 射干对涂抹二甲苯(0.02mL)小鼠耳肿胀有抑制作用,说明其具有一定的抗炎作用[5];射干可通过肿瘤坏死因子α(tumor necrosis factor alpha, TNF-α)受体介导的信号转导途径、下调核转录因子-κ(nuclear transcription factor-κ, NF-κ)的表达水平,阻断沙尘损伤咽部组织,对河西走廊地区沙尘所致大鼠慢性咽炎具有保护作用[6]。

3. 抗病毒作用 射干乙醇提取物对禽传染性支气管炎病毒有体外抑制作用[7];射干中的野鸢尾黄素在培养组织中可抗流感病毒,延迟柯萨奇病毒与埃可病毒引起的细胞病变,具有抗肺炎球菌活性。其对毛细血管通透性增高有抑制作用,对肉芽组织增生有治疗作用[8]。

4. 抗菌作用 射干提取物对大肠埃希菌、金黄色葡萄球菌、铜绿假单胞菌、停乳链球菌、肺炎链球菌有抑制作用。射干提取物可明显降低金黄色葡萄球菌感染小鼠的死亡率[9];射干提取物体内体外抑菌作用的研究,采用2倍稀释法检测射干提取物的最小抑菌浓度,发现射干提取物对金黄色葡萄球菌、肺炎链球菌、大肠埃希菌、铜绿假单胞菌等体内体外所有菌株均有抑制作用[10]。

5. 雌性激素样作用 静脉注射射干提取物能抑制被切除卵巢小鼠的促性腺激素的释放及促黄体生成素(luteinizing hormone, LH)的分泌,证明了射干具有雌激素样作用[11]。

6. 抗肿瘤作用 射干乙醇提取物可以有力抑制肺癌细胞的锚定非依赖性生长能力和侵袭能力,显著下调了肺癌细胞中

microRNA-21 的表达水平[12]。

四、本草文献摘述

1.《神农本草经》 "主咳逆上气，喉痹咽痛，不得消息，散结气，腹中邪逆，食饮大热。"

2.《滇南本草》 "治咽喉肿痛，咽闭喉风，乳（蛾，痄）腮红肿，牙根肿烂，攻散疮痈一切热毒等症。"

3.《本草纲目》 "射干能降火，故古方治喉痹咽痛为要药。"

参考文献

[1] 国家药典委员会.中华人民共和国药典临床用药须知：中药饮片卷[M].2020版.北京：中国医药科技出版社，2022：297-298.

[2] 潘静焱.射干麻黄汤治疗COPD急性加重期临床观察[J].中国中医药现代远程教育，2022，20（23）：76-78.

[3] 赵红霞.射干麻黄汤加减治疗小儿咳嗽变异性哮喘的临床效果分析[J].中国实用医药，2022，17（24）：162-164.

[4] 段丽红，李仲秋，吴正治，等.鸢尾苷抗氧化活性的研究[J].天然产物研究与开发，2014，26（12）：2046-2049，2081.

[5] 卞娅，刘孟生，张丽媛，等.射干、鸢尾不同部位6种活性成分定量分析及抗炎作用初探[J].中国中药杂志，2018，43（1）：119-122.

[6] 刘雨娟，王莉，姚兰，等.TNF-α介导的NF-κB通路在沙尘导致大鼠慢性咽炎中的作用及射干对其影响[J].中国老年学杂志，2018，38（17）：4254-4256.

[7] 向谈婷，刘卫容，方守ז.射干乙醇提取物抗IBV活性及调控IFN-β表达量作用[J].中国动物传染病学报，2019，27（6）：99-102.

[8] 周小虎.射干、金银花、甘草雾化治疗慢性咽炎的药理分析[J].光明中医，2014，29（4）：855-856.

[9] 张宏，甘雨，乔敏，等.射干提取物抑菌实验研究[J].实验动物科学，2012，29（2）：5-7.

[10] 秦文艳，赵金明，齐越，等.射干提取物体内体外抑菌作用的研究[J].中国实验方剂学杂志，2011，17（4）：147-150.

[11] 冯汉林，严启新.射干提取物抗雌激素缺乏大鼠骨质疏松的研究[J].现代药物与临床，2012，27（3）：209-213.

[12] 王振飞，刘丽，陈永霞，等.射干提取物抑制肺癌细胞恶性行为的研究[J].国医论坛，2018，33（2）：57-59.

桔梗 Jiegeng

本品为桔梗科植物桔梗 *Platycodon grandiflorum* (Jacq.) A.DC. 的干燥根。春、秋二季采挖，洗净，除去须根，趁鲜剥去外皮或不去外皮，干燥。

3-3-17 桔梗彩图

一、传统应用

【性味归经】苦、辛，平。归肺经。

【功效主治】宣肺，利咽，祛痰，排脓。用于咳嗽痰多，胸闷不畅，咽痛音哑，肺痈吐脓。

【用法用量】3～10g。

【使用注意】

1. 气机上逆，呕吐、呛咳、眩晕、阴虚火旺咯血等不宜用。

2. 胃、十二指肠溃疡者慎服，用量过大易致恶心呕吐。

【方剂举例】

1. 桔梗冬花片[《中华人民共和国药典》（2020年版一部）]

药物组成：桔梗、远志（制）、款冬花、甘草。

功能主治：止咳祛痰。用于痰浊阻肺所致的咳嗽痰多；支气管炎见上述证候者。

2. 甘桔冰梅片[《中华人民共和国药典》（2020年版一部）]

药物组成：桔梗、薄荷、射干、青果、乌梅（去核）、蝉蜕、甘草、冰片。

功能主治：清热开音。用于风热犯肺引起的失音声哑；风热犯肺引起的急性咽炎出现的咽痛、咽干灼热、咽黏膜充血等。

3. 鼻炎片[《中华人民共和国药典》(2020年版一部)]

药物组成：苍耳子、辛夷、防风、连翘、野菊花、五味子、桔梗、白芷、知母、荆芥、甘草、黄柏、麻黄、细辛。

功能主治：祛风宣肺，清热解毒。用于急、慢性鼻炎风热蕴肺证，症见鼻塞、流涕、发热、头痛。

4. 桔梗八味颗粒（《中华人民共和国卫生部药品标准·蒙药分册》）

药物组成：桔梗、沙棘、紫草、拳参、绵马贯众、枇杷叶、甘草、琐琐葡萄。

功能主治：清热，止咳，化痰。用于肺热咳嗽，多痰，预防和治疗小儿麻疹及流感。

【简便验方】

1. 治疗肺痈，咳而胸满，振寒脉数，咽干不渴，时出浊唾腥臭，久久吐脓如米粥者 桔梗一两，甘草二两。上二味，以水三升，煮取一升，分温再服，则吐脓血也。（《金匮要略》桔梗汤）

2. 治疗痰嗽喘急不定 桔梗一两半。捣罗为散，用童子小便半升，煎取四合，去滓温服。（《简要济众方》）

3. 治疗喉痹及毒气 桔梗二两。水三升，煮取一升，顿服之。（《千金要方》）

4. 治疗寒实结胸，无热证者 桔梗三分，巴豆一分（去皮、心，熬黑，研如脂），贝母三分。上三味为散，以白饮和服，强人半钱匕，羸者减之。病在膈上必吐，在膈下必利，不利，进热粥一杯，利过不止，进冷粥一杯。（《伤寒论》白散）

5. 治疗伤寒痞气，胸满欲死 桔梗、枳壳（炙，去穰）各一两。上锉如米豆大，用水一升半，煎减半，去滓，分二服。（《苏沈良方》枳壳汤）

6. 治疗牙疳臭烂 桔梗、茴香等份。烧研敷之。（《卫生易简方》）

7. 治鼻衄 桔梗为末，水服方寸匕，日四五服。（《千金要方》）

【类药辨析】

1. 桔梗与前胡的鉴别应用 二者均属化痰药，皆可治咳嗽痰多之证。但前胡长于降气化痰，多用于咳喘痰多色黄，又能宣散风热，故外感风热亦用其治；桔梗有较强的祛痰作用，善治咳嗽痰多，咳痰不爽者，且可利咽开音，宣肺排脓，又治咽痛失音、肺痈咳吐脓痰及二便不通、肺气不利等[1]。

2. 桔梗与牛蒡子的鉴别应用 二者均有利咽喉、通二便之功，皆可治疗咽喉肿痛、二便不通。但牛蒡子属解表药，性寒而滑利，尤善疏散风热，透疹，兼能解毒消肿，故可用于风热感冒、麻疹不畅、痈肿疮毒等；桔梗属化痰药，长于宣肺化痰、利咽、排脓，用于治疗肺气不宣之咳嗽痰多、咳痰不爽、咽喉肿痛、失音、肺痈咳吐脓痰等[1]。

【配伍应用】

1. 桔梗配桑叶 桔梗辛散苦泄，开宣肺气，祛痰利气；桑叶甘苦寒，既能疏散风热，又能清肺润燥。两药配伍，能增强宣肺化痰止咳之功，用于治疗外感风热，咳嗽痰黄[1]。

2. 桔梗配杏仁 桔梗辛散苦泄，开宣肺气，祛痰利气；杏仁味苦降泄，长于止咳平喘。两药伍用，一宣一降，相得益彰，共奏宣降肺气、止咳平喘之功，用于治疗肺气壅滞，咳喘痰盛者，无论寒热虚实，皆可随证配伍[1]。

3. 桔梗配射干 桔梗辛散苦泄，善宣肺祛痰以利咽开音；射干苦寒泄降，清热解毒，祛痰利咽。二药配伍，有解毒祛痰利咽之效，用于治疗热毒壅盛之咽喉肿痛、痰黄黏稠[1]。

4. 桔梗配枳壳 桔梗辛散苦泄，开宣肺气，祛痰利气；枳壳辛行苦降，长于行气开胸，宽中除胀。二药配伍，共奏升降上下气机、宣胸利膈、止咳祛痰之功，用于治疗胸膈痞满、肠鸣不痛或胸闷咳痰等[1]。

5. 桔梗配半夏 桔梗辛散苦泄，善宣肺祛痰以利咽开音；半夏辛温而燥，长于燥湿化痰，降逆止呕。二药相配，有宣肺降气、止咳化痰之功效，用于治疗外感风寒或宿有湿痰之咳嗽痰多、吐痰清稀者[1]。

6. 桔梗配甘草 桔梗宣肺祛痰利咽，甘草解毒润肺利咽，合用治咽喉肿痛。风寒束肺者，加配荆芥、防风；风热袭肺者，加配蝉蜕、牛蒡子；热毒盛者，加配山豆根、马勃、白僵蚕；阴虚火旺者，加配玄参、麦冬；失音声哑者，加配诃子、木蝴蝶[1]。

7. 桔梗配鱼腥草 桔梗有祛痰排脓作用，鱼腥草入肺清热化痰排脓，合用可加强泄邪解毒排脓之功，用于治肺痈咳唾脓痰腥臭者[1]。

8. 桔梗配大黄 桔梗为舟楫之剂，能载药上行，多用于治胸膈以上疾病，而肺合大肠为表里，桔梗开肺气之功又能助腑气通行；大黄苦寒泄热，可治上焦风热头痛，口舌生疮，目赤肿痛，亦能下治热结便秘痢疾。两药合用可上清头目，下通腑气[1]。

二、临床研究

1. 咽性咳 桔梗汤中药复方（桔梗3g，甘草9g），喉中作痒者加前胡、牛蒡子以宣肺利咽；肺火较盛者加石膏、知母以清泄肺热；热重伤阴者加沙参、麦冬以养阴生津；咳痰带血者加玄参、阿胶、仙鹤草以凉血止血。每日1剂，水煎，分早、晚饭后2次服。服药期间停用其他西药，5日为1疗程。儿童酌情减量。共治疗40例，痊愈37例，好转3例，治疗组总有效率为100%[2]。

2. 慢性咽炎 复方桔梗散（桔梗20g，薄荷20g，射干10g，南沙参20g，麦冬20g，薏苡仁10g，甘草20g），处方中药材清洗后置烘箱80℃烘干，薄荷30℃烘干，粉碎机粉碎（筛网孔径在0.5cm时，浸出率较高，浸出液较澄清，为最佳工艺条件），全自动包装机用滤纸分装成4g/袋。2袋/次，2次/日，代茶泡服，2周为一疗程。结果治疗组的总有效率为87.3%，对照组为68.1%[3]。

3. 感冒后咳嗽 复方桔梗颗粒（含提取有效部位药粉5.24g，相当于生药16g），每次10g，每天3次，温开水冲服。7天为1疗程，可用2疗程。共治疗106例，治愈83例，显效14例，有效4例，无效5例，总有效率95.3%[4]。

4. 急性单纯性咽炎（肺胃实热证） 甘草桔梗射干汤加味颗粒剂（玄参、射干、清半夏及桔梗各20g，生甘草15g），加水冲至200mL，热漱，100mL口服，每日1剂，分早晚各1次温服，连续治疗7天，且在此时间段禁食烟、酒，避免食入辛辣和（或）肥甘厚味食物，维持心情舒畅。共治疗50例，痊愈22例，显效10例，好转15例，无效3例，总有效率94%[5]。

5. 睡眠呼吸暂停综合征 桔梗愈鼾汤。桔梗30g，甘草10g，穿山甲10g（研面冲服），海浮石30g，杏仁10g，皂角刺5g，生地黄30g，黄芪10g，枳壳30g，升麻9g，柴胡9g，桃仁13g。1日1剂，水煎两次兑匀，分3次温服。如偏于脾虚者加党参10g、白术10g、茯苓10g；如痰浊偏盛者加礞石30g、天竺黄15g；如瘀血偏重者加红花10g、当归30g、地龙12g。1个月为1疗程，3疗程后观察疗效。治愈12例，显效5例，有效3例，总有效率100%[6]。

三、药理研究

1. 抗炎抑菌作用 经桔梗皂苷治疗慢性支气管炎小鼠30天后，小鼠肺组织中支气管壁明显变薄，管腔逐渐增大，炎性细胞浸润明显减轻，肺组织中IL-1β和TNF-α的表达量明显降低，并可明显减轻气道重塑的病理改变[7, 8]。桔梗皂苷D有抑菌作用，随着桔梗皂苷D浓度的增加，能使白念珠菌由孢子相向菌丝相改变逐渐减少，白念珠菌的黏附数、菌活力逐渐降低，上清液中IL-8和HBD-2蛋白含量以及KB细胞中HBD-2 mRNA的表达量逐渐减少，说明桔梗皂苷D降低白念珠菌对口腔黏膜的感染可能与其参与口腔黏膜上皮细胞的免疫抑制作用有关[9]。

2. 抗肿瘤作用 桔梗皂苷D、桔梗皂苷D_3和远志皂苷D均可抑制人肝癌Bel-7402细胞株、人胃癌BGC-823细胞株及人乳腺癌MCF-7细胞株的增殖，其中桔梗皂苷D抑制作用最强[10]。

3. 抗氧化作用 桔梗总皂苷和桔梗皂苷D都具有较好的体外清除自由基的能力，具有比同等浓度的抗坏血酸还强的活性，且呈浓度依赖关系，同时，与正常内皮细胞对照相比，桔梗皂苷D能明显提高NO浓度（$P<0.01$）、降低丙二醛浓度（$P<0.01$），并减少动脉细胞黏附分子-1和细胞黏附分子-1分子的表达（$P<0.01$），抑制单核细胞和内皮细胞的黏附作用（$P<0.01$）[11-12]。

4. 降血糖作用 桔梗多糖能显著减少大鼠的进水量、进食量和尿量，并且使大鼠体重显著增加，与模型组比较差异明显（$P<0.05$或$P<0.01$）；桔梗多糖低、中、高剂量组空腹血糖较模型组明显降低（$P<0.05$或$P<0.01$），空腹胰岛素水平、胰岛素敏感指数及葡萄糖耐受能力明显增加（$P<0.05$或$P<0.01$）；桔梗多糖还能提高肝组织超氧化物歧化酶活性，降低丙二醛含量（$P<0.05$或$P<0.01$），说明桔梗具有明显的降血糖作用，机制可能是改善空腹胰岛素水平、提高抗氧化能力[13]。

5. 止咳平喘作用 高、中剂量的桔梗水提液咳嗽潜伏期明显延长，咳嗽次数明显减少（$P<0.05$或$P<0.01$），低剂量的桔梗水提液对咳嗽潜伏期、次数也有所改善；同时，给予高、中剂量桔梗水提液的小鼠气管酚红排泌量显著增加（$P<0.05$或$P<0.01$），低剂量也有增加趋势，说明桔梗水提液是通过增加呼吸道黏膜分泌量的方式，达到祛痰的目的[14]。

6. 保肝作用 桔梗多糖和不同剂量的纳米硒桔梗多糖复合物对CCl_4造成的小鼠肝损伤有不同程度的保护作用，其中保肝效果最好的是高剂量纳米硒桔梗多糖复合物组[15]。

7. 抗肺损伤作用 桔梗总皂苷可能通过调节炎性细胞因子的平衡明显减轻PM2.5致大鼠肺组织的炎症病变，并通过降低TGF-β基因和蛋白的表达抑制肺纤维化过程，从而保护和修复肺组织[16]。

四、本草文献摘述

1.《神农本草经》"主胸胁痛如刀刺，腹满肠鸣幽幽，惊恐悸气。生山谷。"

2.《珍珠囊药性赋》"其用有四：止

咽痛，兼除鼻塞；利膈气，仍治肺痈；一为诸药之舟楫；一为肺部之引经。"

3.《**本草蒙筌**》"开胸膈，除上气壅，清头目，散表寒邪，驱胁下刺痛，通鼻中窒塞，咽喉肿痛急觅，逐肺热，住咳，下痰，治肺痈排脓，养血，仍消恚怒，尤却怔忡。"

参考文献

[1] 国家药典委员会.中华人民共和国药典临床用药须知：中药饮片卷[M].2020版.北京：中国医药科技出版社，2022：960-964.

[2] 张国庆，唐月英，陈宇，等.桔梗汤中药复方合YAG激光治疗咽性咳80例临床观察[J].光明中医，2007，22（5）：53-55.

[3] 程友，李泽卿，梁卫，等.复方桔梗散治疗慢性咽炎的临床观察[J].中国中西医结合耳鼻咽喉科杂志，2007，15（3）：200-202.

[4] 刘光珍，邢建月.复方桔梗颗粒治疗感冒后咳嗽临床研究[J].新中医，2010，42（10）：26-27.

[5] 黄玉龙，郑肇良，周燕.甘草桔梗射干汤加味治疗急性单纯性咽炎（肺胃实热证）临床研究[J].中国中医急症，2021，30（2）：257-260.

[6] 关风岭，关思友.自拟桔梗愈鼾汤治疗睡眠呼吸暂停综合征20例临床研究[J].四川中医，2005，23（12）：49-50.

[7] 贺立立，陈勤，彭申明，等.桔梗皂苷对慢性支气管炎小鼠肺细胞中的IL-1β和TNF-α表达的影响[J].中国细胞生物学学报，2013，35（1）：17-23.

[8] 陈勤，朱敏，李杨，等.桔梗皂苷对慢性支气管炎小鼠气道重塑的干预作用研究[J].安徽大学学报（自然科学版），2013，37（3）：1-8.

[9] 朱立芬，王冰.桔梗皂苷D防御口腔黏膜上皮细胞感染白念珠菌的作用[J].中国病理生理杂志，2017，33（1）：161-165.

[10] 李伟，齐云，王梓，等.桔梗皂苷体外抗肿瘤活性研究[J].中药药理与临床，2009，25（2）：37-40.

[11] 吴敬涛.桔梗皂苷的抗氧化及脂质调节作用研究[D].济南：山东师范大学，2011.

[12] 王茂山，吴敬涛.桔梗皂苷D对氧化型低密度脂蛋白诱导的内皮细胞氧化损伤的作用[J].食品科学，2013，34（13）：293-296.

[13] 乔彩虹，孟祥顺.桔梗多糖降血糖作用及其机制[J].中国老年学杂志，2015，35（7）：1944-1946.

[14] 梁仲远.桔梗水提液的镇咳、祛痰作用研究[J].中国药房，2011，22（35）：3291-3292.

[15] 侯巍，侯丽然，张云杰，等.纳米硒桔梗多糖复合物对CCl_4致小鼠肝损伤的保护作用[J].食品工业科技，2018，39（1）：308-311，317.

[16] 姚琳，张俊威，庆杰，等.PM2.5致大鼠肺损伤及桔梗总皂苷干预作用的研究[J].中国中医药信息杂志，2017，24（12）：38-41.

浙贝母 Zhebeimu

本品为百合科植物浙贝母 *Fritillaria thunbergii* Miq. 的干燥鳞茎。初夏植株枯萎时采挖，洗净。大小分开，大者除去芯芽，习称"大贝"；小者不去芯芽，习称"珠贝"。分别撞擦，除去外皮，拌以煅过的贝壳粉，吸去擦出的浆汁，干燥；或取鳞茎，大小分开，洗净，除去芯芽，趁鲜切成厚片，洗净，干燥，习称"浙贝母片"。

3-3-18 浙贝母彩图

一、传统应用

【**性味归经**】苦、寒。归肺、心经。

【**功效主治**】清热化痰止咳，解毒散结消痈。用于风热咳嗽，痰火咳嗽，肺痈，乳痈，瘰疬，疮毒。

【**用法用量**】5～10g。

【**使用注意**】不宜与川乌、制川乌、草乌、制草乌、附子同用。

【方剂举例】

1. 黄氏响声丸 [《中华人民共和国药典》(2020年版一部)]

药物组成：薄荷、浙贝母、连翘、蝉蜕、胖大海、酒大黄、川芎、方儿茶、桔梗、诃子肉、甘草、薄荷脑。

功能主治：疏风清热，化痰散结，利咽开音。用于风热外束、痰热内盛所致的急、慢性喉痹，症见声音嘶哑、咽喉肿痛、咽干灼热、咽中有痰，或寒热头痛，或便秘尿赤；急慢性喉炎及声带小结、声带息肉初起见上述证候者。

2. 二母安嗽丸 [《中华人民共和国药典》(2020年版一部)]

药物组成：知母、玄参、罂粟壳、麦冬、款冬花、紫菀、苦杏仁、百合、浙贝母。

功能主治：清肺化痰，止嗽定喘。用于虚劳久嗽，咳嗽痰喘，骨蒸潮热，音哑声重，口燥舌干，痰涎壅盛。

3. 金贝痰咳清颗粒 [《中华人民共和国药典》(2020年版一部)]

药物组成：浙贝母、金银花、前胡、苦杏仁（炒）、桑白皮、桔梗、射干、麻黄、川芎、甘草。

功能主治：清肺止咳，化痰平喘。用于痰热阻肺所致的咳嗽、痰黄黏稠、喘息；慢性支气管炎急性发作见上述证候者。

4. 羊胆丸 [《中华人民共和国药典》(2020年版一部)]

药物组成：羊胆干膏、百部、白及、浙贝母、甘草。

功能主治：止咳化痰，止血。用于痰火阻肺所致的咳嗽咳痰、痰中带血；百日咳见上述证候者。

【简便验方】

1. 治疗感冒咳嗽 浙贝母、知母、桑叶、杏仁各三钱，紫苏二钱，水煎服。（《山东中草药手册》）

2. 治疗颈淋巴结核 罗汉果配浙贝母、山慈菇等水煎服，治颈淋巴结核有效。（《中药临床应用》）

3. 治疗乳痈乳疖 浙贝母、炒白芷、乳香、没药（各制净）、当归身，等份为末。每服15g，酒送。（《外科全生集》）

4. 治疗慢性浅表性胃炎 海螵蛸、浙贝母、黄连、川楝子、柿霜等制成四方胃片，口服。（《陕西中医》，2003）

5. 治疗溃疡性口腔炎 浙贝母4.5g，海螵蛸25.5g。将上药研细。每次6g，日服3次。[《山东医刊》1966（3）：象蛸散]

【配伍应用】

1. 浙贝母配郁金 浙贝母性味苦寒，清肺化痰，开郁散结；郁金辛苦而寒，可疏肝解郁，宣散郁结。二药合用，一散痰滞，一舒郁结，相辅相成，共奏宣散痰滞郁结之功。临床应用于：痰热瘀滞心胸之胸痹胸痛、结胸、乳痈、心烦不眠、咳痰黄稠等。

2. 浙贝母配连翘 浙贝母有开郁散结之功，又能解毒消痈；连翘功善清热解毒，消痈散结。配伍合用共奏清热解毒消痈之功，用于治疮痈肿毒，内服外敷均可[1]。

3. 浙贝母配白芷 浙贝母不但能清热化痰，且为开郁散结之佳品；白芷消肿排脓，用于疮疡肿痛，未溃者能消散，已溃者能排脓，为外科常用药。二药配对，共奏清热散结、排脓消肿之功。临床应用于：各种疮疡疔疖，红肿热痛[1]。

4. 浙贝母配瓜蒌 浙贝母苦寒，长于清化热痰，降泄肺气；瓜蒌甘微苦寒，善清肺热、润肺燥而化热痰、燥痰。两药伍用，相得益彰，可增强清肺化痰之功，用于治疗肺热壅盛，咳喘痰黄者[1]。

5. 浙贝母配玄参 浙贝母苦泄清热解毒，化痰开郁散结；玄参咸寒，有泻火解毒、软坚散结之功。两药伍用，清痰火，解毒热，散郁结，能增强消瘰疬之力，用于治疗痰火郁结之瘰疬、瘿瘤、痰核[1]。

6. 浙贝母配海藻 浙贝母苦寒，长于清热化痰，散结消痈；海藻咸寒，功专消痰软坚散结。两药伍用，可增强化痰软坚散结之力，用于治疗痰火郁结之瘰疬、瘿瘤、痰核[1]。

7. 浙贝母配桑叶 浙贝母善于开宣肺气，清肺化痰，桑叶善于疏散风热。两药配伍用于治风热咳嗽，咳嗽有痰者[1]。

8. 浙贝母配桑白皮 浙贝母善于清肺化痰，桑白皮善于泻肺气肺火，两药配伍合用则清肺化痰之力强，治痰热郁肺之咳嗽痰黄[1]。

二、临床研究

1. 胃病 常加海螵蛸 15~30g，浙贝母 12~15g。对有反酸、胃痛症状的消化性溃疡活动期、慢性萎缩性胃炎急性发作，胃镜下多见黏膜充血水肿，甚至出血糜烂的，其缓解率可达 90%[2]。

2. 癫痫 浙贝母疏肝止痫方，浙贝母、天麻各15g，柴胡、川芎、香附、芍药、陈皮、石菖蒲各10g，地龙、炙甘草6g。对于部分性发作、强直性发作及部分性继发全身性发作患者，给予卡马西平片，2片/次，每日早、中、晚口服；对于全身强直、阵挛性发作与失神发作患者，给予丙戊酸钠缓释片，1片/次，每日早、晚口服；对于肌阵挛发作患者，给予左乙拉西坦片，1片/次，每日早、晚口服，在以上治疗基础上加用浙贝母疏肝止痫方，1剂/天，水煎，分早晚服用。两组均治疗2个月为1个疗程，治疗2个疗程后判定疗效。共治疗50例，显效16例，有效21例，改善9例，无效4例，总有效率92%[3]。

3. 哮喘 祛风敛肺汤，五味子、苦杏仁、桔梗、乌梅、防风各10g，浙贝母、僵蚕、蝉蜕各6g，甘草4g。给予患者布地奈德治疗，200μg/次，2次/天，连续治疗1个月。在以上治疗基础上加用祛风敛肺汤，水煎，1剂/天，2次/天，连续治疗1个月。共治疗40例，显效16例，有效23例，无效1例，总有效率97.5%[4]。

三、药理研究

1. 镇痛作用 浙贝母醇提取物能抑制醋酸致小鼠扭体反应，以及热痛刺激引起的甩尾反应。有类阿托品样作用，可以镇痛[5]。

2. 镇咳祛痰作用 浙贝母中的主要生物碱贝母甲素及贝母乙素，在对小鼠氢氧化铵引咳、豚鼠机械刺激引咳、电刺激猫喉上神经引咳，均具有镇咳和中枢抑制作用[6,7]。

3. 改善肺功能 浙贝母中的贝母素乙可能通过调节 AQP-1、AQP-5mRNA 表达，提高 AQP-1、AQP-5 水平，减轻放射性肺损伤的大鼠肺泡炎和肺水肿程度[8]。

4. 抗炎作用 浙贝母提取物可以减轻慢性非细菌性前列腺炎模型小鼠前列腺炎性反应[9]。浙贝母乙素可以使卡氏肺孢子肺炎大鼠的肺组织包囊数量较治疗前明显减少，肺组织炎性反应好转[10]。

5. 抗氧化作用 浙贝母多糖还原和清除羟基自由基能力较强。说明浙贝母多糖具有抗氧化活性，其作用机制可能与直接清除自由基，以及参与调动或激活机体内源性抗氧化剂有关[11]。

6. 抗甲状腺功能亢进 浙贝母生药提取物能够显著降低甲状腺功能亢进大鼠模型的三碘甲状腺素原氨酸、四碘甲状腺素原氨酸、环磷酸腺苷浓度，提高耐缺氧能力，显示出抗甲亢作用[12]。

四、本草文献摘述

1.《本草正》"大治肺痈肺痿，咳喘，吐血，衄血，最降痰气，善开郁结，止疼痛，消胀满，清肝火，明耳目，除时气烦热，黄疸淋闭，便血溺血；解热毒，杀诸虫及疗喉痹，瘰疬，乳痈发背，一切痈疡肿毒，湿热恶疮，痔漏，金疮出血，火疮疼痛，较之川贝母，清降之功，不啻数倍。"

2.《本草从新》"去时感风痰。"

3.《本草纲目拾遗》"解毒利痰，开宣肺气，凡肺家夹风火有痰者宜此。"

4.《山东中草药手册》"清肺化痰，制酸，解毒。治感冒咳嗽，胃痛、吐酸，痈毒肿痛。"

参考文献

[1] 国家药典委员会.中华人民共和国药典临床用药须知：中药饮片卷[M].2020版.北京：中国医药科技出版社，2022：948-950.

[2] 张苗苗, 黄水才, 林穗芳.林穗芳巧用药治疗脾胃病经验介绍[J].新中医, 2018, 50 (1)：186-188.

[3] 尚学振.浙贝母疏肝止痫方配合抗癫痫药物治疗难治性癫痫 50 例[J].中医研究, 2019, 32 (11)：31-34.

[4] 章莉莉, 杨晶晶, 王建勇.祛风敛肺汤联合布地奈德治疗咳嗽变异性哮喘 40 例疗效分析[J].浙江中医杂志, 2020, 55 (10)：738.

[5] 张浩良.乌贝散的临床运用及其类方述要[J].江苏医药, 1975, 7 (2)：11-15.

[6] 朱晓丹, 安超, 李泉旺, 等.中药浙贝母用源流及发展概况[J].世界中医药, 2017, 12 (1)：211-216, 221.

[7] 钱伯初, 许衡钧.浙贝母碱和去氢浙贝母碱的镇咳镇静作用[J].药学学报, 1985, 20 (4)：306-308.

[8] 吉福志, 何栋成, 龚婕宁, 等.贝母素乙对放射性肺损伤大鼠肺组织水通道蛋白的影响[J].医学研究杂志, 2015, 44 (12)：4.

[9] 夏金鑫, 韩蕾, 周晓辉, 等.浙贝母对免疫原性慢性非细菌性前列腺炎的作用[J].中华中医药学刊, 2011, 29 (5)：1023-1025.

[10] 秦茜, 梁韶辉, 黄慧聪, 等.浙贝母素乙和黄芪抗大鼠卡氏肺孢子虫肺炎的疗效比较[J].温州医学院学报, 2009, 39 (2)：147-150.

[11] 马文华.浙贝母多糖体外抗氧化活性的研究[J].中华中医药学刊, 2014, 32 (5)：1191-1193.

[12] 林明宝, 周志愉, 万丽玲.浙贝母对甲状腺功能亢进模型鼠的保护作用研究[J].中国药房, 2010, 21 (15)：1362-1363.

海浮石 Haifushi

本品为胞孔科动物脊突苔虫 *Costazia aculeala* Canu et Bassler、瘤苔虫 *Costazia costazii* Audouim 的骨骼，俗称石花；或火山喷出的岩浆形成的多孔状石块，又称大浮海石或小浮海石。

3-3-19 海浮石彩图

一、传统应用

【性味归经】咸，寒。归肺经。

【功效主治】清肺化痰，软坚散结。多用于痰热咳嗽，痰稠黏者；瘰疬痰核。

【用法用量】10～15g。打碎先煎。

【使用注意】虚寒咳嗽忌服。

【方剂举例】

1. 荡石胶囊《中华人民共和国药典》（2020 年版一部）

药物组成：苘麻子、石韦、海浮

石、蛤壳、茯苓、小蓟、玄明粉、牛膝、甘草。

功能主治：清热利尿，通淋排石。用于肾结石、输尿管、膀胱等泌尿系统结石。

2. 芩桑金海颗粒（《国家食品药品监督管理局标准 标准编号 YBZ00192013》）

药物组成：黄芩、桑白皮、枇杷叶、金银花、薏苡仁、夏枯草、海浮石、西红花、甘草。

功能主治：清热泻火，凉血解毒，活血散结。用于轻中度痤疮，中医辨证为肺胃郁热证，症见皮肤局部粉刺、红色丘疹、脓疱、颜面潮红、皮肤灼热、舌红、苔黄。

3. 千金化痰丸（《中华人民共和国药典临床用药须知 中药卷》2005年版）

药物组成：胆南星、黄芩、法半夏、枳实、当归、白术、海浮石、陈皮、茯苓、白附子、天麻、知母、黄柏、熟大黄、天花粉、防风、甘草。

功能主治：清火化痰，除胸膈痰。用于急慢性支气管炎、咽喉炎等引起的咳嗽痰多，头晕目眩，口渴咽干，大便燥结等症。

4. 海金散（《仁斋直指方》）

药物组成：黄浮石、生甘草。

功能主治：清肺利水通淋。用于血淋，小便涩痛。

【简便验方】

1. 治疗卒咳嗽不止 浮石二两。捣罗为末，炼蜜和丸如梧桐子大。每服以粥饮下十丸，日三四服。（《太平圣惠方》）

2. 治疗消渴 浮石、青黛各等份，麝香少许。上细末。每服一钱，温汤调下。（《普济本事方》）

3. 治疗耳底有脓 海浮石一两，没药一钱，麝香一字。上为细末。每用半字，吹入耳中。（《普济方》没药散）

4. 治疗石淋 浮石，使满一手，下筛，以水三升，酢一升，煮取二升，澄清服一升，不过三服。亦治嗽，淳酒煮之。（《千金要方》）

5. 治疗闪腰岔气 以黄酒、白酒送服海浮石治疗闪腰岔气。（《山东中医杂志》，1997）。

6. 治疗诸疝 海石、香附。为末，生姜汁调下。（《丹溪心法》）

【类药辨析】

海蛤壳与海浮石的鉴别应用 二者均能清肺化痰，软坚散结，皆可治痰热咳喘、瘿瘤瘰疬等，且常相须为用。但海蛤壳善清肺热而化痰清火，兼能制酸、收湿敛疮，尤多用于肝火犯肺之咯吐痰血、胃痛泛酸及湿疮、烫伤。海浮石长于清肺降火，利尿通淋，多用于痰热咳喘、血淋、石淋[1]。

【配伍应用】

1. 海浮石配青黛 海浮石咸寒，长于清肺化痰；青黛咸寒，重在清肝泻火。两药伍用，共奏清肝泻肺、止血化痰之功，用于治疗肝火灼肺，久咳痰中带血者[1]。

2. 海浮石配瓜蒌皮 海浮石咸寒，善清肺降火化痰；瓜蒌皮甘微苦寒，善清肺热、润肺燥而化热痰、燥痰。两药伍用，可增强清肺热、化热痰之功，用于治疗痰热壅肺，咳喘咳痰黄稠者[1]。

3. 海浮石配海藻 海浮石咸寒，既能清肺降火，又能软坚散结；海藻咸寒，既能消痰软坚，又能利水消肿。两药相合，化痰软坚散结之力增强，用于治疗瘿瘤、瘰疬等[1]。

二、临床研究

1. 痤疮 内服枇杷清肺饮加减（枇

杷叶12g，桑白皮、金银花各15g，黄芩、夏枯草、连翘各9g，海浮石30g，甘草3g，有脓疱加蒲公英、紫花地丁；口渴加麦冬、玉竹、生石膏、知母；便干加大青叶或生大黄，水煎服，1天1剂，日服2次，每日针灸合谷（双）、三阴交（双）、血海（双）等穴位，患者取仰卧位，75%乙醇常规消毒后，以上穴位用0.25mm×40mm毫针垂直进针0.5~1.2寸，平补平泻法，每针每次捻转1min，患者有酸胀麻等感觉为度，留针30min，每日1次。治疗15天。共治疗60例，基本痊愈28例，显效25例，好转6例，无效1例，总有效率88.3%[2]。

2. 胸部迸伤 海浮石研细末，每次10g，日三次，温开水送服。2天一个疗程。共治疗25例，1个疗程治愈者17人，2个疗程治愈者6人，3个疗程治愈者2人[3]。

3. 咳嗽变异型哮喘 芪麻汤（黄芪30g，炙麻黄10g，半夏10g，陈皮9g，杏仁10g，五味子6g，炙甘草6g，紫菀10g，海浮石15g，鹅管石15g，细辛2.5g，茯苓10g，炒白术10g），小儿剂量酌减。每日1剂，4周为1个疗程。共治疗98例，治愈80例，好转15例，无效3例，有效率96.9%[4]。

4. 肺结核咯血 自拟护肺止血汤（太子参30g，沙参、百合、麦冬各15g，五味子6g，仙鹤草30g，花蕊石、郁金、炒藕节各15g，枇杷叶、海浮石、川贝母各10g，甘草6g）。每日1剂，水煎分2次服。云南白药0.5g，每日3次。共治疗34例，显效23例，有效10例，无效1例，总有效率达97.1%[5]。

5. 小儿顽咳 蛤贝止咳汤（海蛤壳、鱼腥草各10g，海浮石、贝母、百部、桔梗、杏仁各8g，桑白皮、款冬花、炙枇杷叶各6g，甘草3g）。处方数量随年龄大小而增减，每天1剂，分数次口服。咳嗽以干咳为主，痰少加天竺黄、前胡各5g；咳嗽伴潮热加地骨皮、知母、麦冬各6g；咳嗽喘促加炙麻黄4g，射干3g；咽痒喉痛、声嘶者加玄参、胖大海各5g；食欲差加谷芽10g，山楂8g；气虚出汗加太子参10g，麻黄根2.5g。共治疗51例，痊愈42例（其中服5剂痊愈者8例，服9剂痊愈者14例，服14剂痊愈者20例），好转6例，无效3例，总有效率为94.12%[6]。

6. 甲状腺功能亢进 生山药30g，黄药子、牡蛎各20g，海浮石、黄芪各15g，浙贝母、昆布、海藻、党参各12g。共为极细末，过筛装入胶囊之中，每次1~2粒。每日2次，温开水送下，服药期间停服其他中西药物，30天为一疗程，连续服用2个疗程。共治疗34例，治愈21例，好转13例。其中肝郁化火型17例，治愈11例，好转6例；心火亢盛型8例，治愈6例，好转2例；肝肾阴虚型5例，治愈2例，好转3例；胃热脾虚型4例，治愈2例，好转2例[7]。

7. 扁平疣 除疣方（当归、生地黄、赤芍、紫草、昆布、海浮石各15g，牡丹皮6g，鸡血藤、马齿苋、板蓝根各30g）。每日1剂，早晚煎服，另以第三次煎液趁热于患处外擦，以局部皮肤达发红发热为度，每日1次，每次20min，共用药15~20天。共治疗15例，痊愈6例，显效5例，有效3例，无效1例，总有效率为93.33%[8]。

三、药理研究

1. 有促进尿液分泌及除支气管分泌物的作用[9]。

2. 采用鼠伤寒沙门菌回复突变试验

（Ames 试验），哺乳动物培养细胞（CHL）染色体畸变试验和小鼠骨髓细胞微核试验观察了海浮石的致突变作用。海浮石生理盐水浸提液 0.5～5000μg/皿剂量下 Ames 试验结果阴性；250～1000μg/mL 剂量下对 CHL 细胞无损伤作用，10～40g/kg 剂量下对小鼠骨髓细胞染色体无致畸变作用，海浮石无致突变作用，用于临床是安全的[10]。

3. 镇咳 海浮石中的小海石能明显延长小鼠咳嗽的潜伏期，具有镇咳作用[11]。

四、本草文献摘述

1.《本草纲目》引朱震亨 "海石，治老痰积块，咸能软坚也。"

2.《本草纲目》 "消瘤瘿结核疝气，下气，消疮肿。""入肺除上焦痰热，止咳嗽而软坚，清其上源，故又治诸淋。"

3.《本草正》 "消食，消热痰，解热渴，热淋，止痰嗽喘急，软坚癥，利小湿。"

参考文献

[1] 国家药典委员会. 中华人民共和国药典临床用药须知：中药饮片卷[M].2020 版. 北京：中国医药科技出版社，2022：974-950.

[2] 李猛. 针刺配合枇杷清肺饮加减治疗痤疮 40 例[J]. 陕西中医，2013，34（7）：888-889.

[3] 赵洪岳，杨兰芳，毕德荣. 海浮石治疗胸部进伤 25 例[J]. 光明中医，1999，14（4）：45-46.

[4] 施中华. 芪麻汤治疗咳嗽变异型哮喘 98 例[J]. 世界中医药，2009，4（2）：89.

[5] 张光霞，黄朝晖. 中医治疗肺结核咯血 34 例[J]. 福建中医药，2005，36（2）：29.

[6] 林御刁. 蛤贝止咳汤治疗小儿顽咳 51 例[J]. 实用医学杂志，1999，15（3）：235-235.

[7] 李万贵. 中药治疗甲状腺功能亢进 34 例[J]. 陕西中医，1993，14（5）：6.

[8] 顾乃芳. "除疣方"治疗扁平疣 15 例规临床小结[J]. 安徽中医学院学报，1985（2）：63.

[9] 张保国. 矿物药[M]. 北京：中国医药科技出版社，2005：304-305.

[10] 孙洪然. 中药浮海石致突变的实验研究[J]. 中国医药指南，2012，10（23）：408-409.

[11] 张贞丽，武继彪，程立方，等. 中药小海石化学成分与镇咳作用的研究[J]. 中国海洋药物，1995，14（4）：17-20.

海藻 Haizao

本品为马尾藻科植物海蒿子 *Sargassum pallidum*（Turn.）C.Ag. 或羊栖菜 *Sargassum fusiforme*（Harv.）Setch. 的干燥藻体。夏、秋二季采捞，除去杂质，洗净，晒干。

3-3-20 海藻彩图

一、传统应用

【性味归经】苦、咸，寒。归肝、胃、肾经。

【功效主治】消痰软坚散结，利水消肿。用于瘿瘤，瘰疬，睾丸肿痛，痰饮水肿。

【用法用量】6～12g。

【使用注意】不宜与甘草同用。

【方剂举例】

1. 内消瘰疬片[《中华人民共和国药典》（2020 年版一部）]

药物组成：夏枯草、浙贝母、海藻、白蔹、天花粉、连翘、熟大黄、玄明粉、蛤壳（煅）、大青盐、枳壳、桔梗、薄荷脑、地黄、当归、玄参、甘草。

功能主治：化痰，软坚，散结。用于痰湿凝滞所致的瘰疬，症见皮下结块、不热不痛。

2. 乳癖消颗粒[《中华人民共和国药典》（2020 年版一部）]

药物组成：鹿角、蒲公英、昆布、天花粉、鸡血藤、三七、赤芍、海藻、漏芦、木香、玄参、牡丹皮、夏枯草、连翘、红花。

功能主治：软坚散结，活血消痈，清热解毒。用于痰热互结所致的乳癖、乳痈，症见乳房结节、数目不等、大小形态不一、质地柔软，或产后乳房结块、红热疼痛；乳腺增生、乳腺炎早期见上述证候者。

3. 海藻玉壶汤（《外科正宗》）

药物组成：海藻、浙贝母、陈皮、昆布、青皮、川芎、当归、半夏、连翘、甘草、独活、海带。

功能主治：化痰软坚，理气散结。用于治疗瘿瘤初起，或肿或硬，或赤或不赤，但未破者。

4. 四海疏郁丸（《疡医大全》）

药物组成：青木香、陈皮、海蛤粉、海带、海藻、昆布、海螵蛸。

功能主治：行气化痰，散结消瘿。用于治疗肝脾气郁，致患气瘿，结喉之间，气结如胞，随喜怒消长，甚则妨碍饮食。

【简便验方】

1. 治疗颈下卒结囊，渐大欲成瘿 海藻、昆布等份。末之，蜜丸，如杏核大。含，稍稍咽汁，日四五。（《肘后方》）

2. 治疗蛇盘瘰疬，头项交接者 海藻菜（以荞面炒过）、白僵蚕（炒）等份。为末，以白梅泡汤，和丸，梧子大。每服六十丸，米饮下，必泄出毒气。（《世医得效方》）

3. 治瘿瘤 海藻（洗去咸汁）240g，贝母60g，土瓜根0.6g，小麦面（炒）0.6g。上四味作散。酒服方寸匕，日三。（《外台秘要》崔氏海藻散）

4. 治肝经瘿瘤 海藻、昆布各60g，小麦120g（醋煮炒干），龙胆草60g。上为末。炼蜜为丸，梧桐子大。每服二三十丸，临卧白汤送下，并嚼化咽之。（《证治准绳》海藻软坚丸）

5. 治肾炎蛋白尿 海藻、蝉蜕、昆布各适量。水煎服。（《浙江药用植物志》）

6. 治疝气 海藻、昆布各15g，小茴香30g。水煎服。（《中国药用海洋生物》）

【类药辨析】

1. 海藻与黄药子的鉴别应用 二者均能化痰软坚，散结消瘿，皆可治瘿瘤、瘰疬等证，且常相须为用。但黄药子苦寒，清热解毒力强，又善治疮疡肿毒，咽喉肿痛，毒蛇咬伤等。海藻性咸寒，兼能利水消肿，多用于痰饮水肿诸证[1]。

2. 海藻与昆布的鉴别应用 二者皆为海底藻类植物，味咸性寒，均能消痰软坚，利水消肿，同治瘿瘤瘰疬、睾丸肿痛、痰饮水肿。但昆布作用较强，海藻反甘草，不宜与甘草同用，二者功用相似，临床常相须为用[1]。

【配伍应用】

1. 海藻配猪苓 海藻咸寒，消痰软坚，利水消肿；猪苓甘淡平，利水消肿，渗湿。两药相伍，利水消肿之力增强，用于治疗痰饮水肿之证[1]。

2. 海藻配橘核 海藻咸寒，消痰软坚，利水消肿；橘核苦平，功专理气散结止痛。二药伍用，可增强软坚散结止痛之功，用于治疗睾丸肿痛[1]。

3. 海藻配夏枯草 海藻咸寒，消痰软坚，利水消肿；夏枯草辛苦寒，长于清肝火，散郁结。两药伍用，共奏软坚散结消肿之功，用于治疗肝郁化火之瘰疬痰核[1]。

二、临床研究

1. 慢性喉炎 0.9%氯化钠溶液10mL+

8万U庆大霉素+5mg地塞米松+4000Uα-糜蛋白酶,将以上药物导入雾化器,进行雾化吸入治疗,每日2次,同时患者补充大量维生素A及维生素E,治疗21天;在此基础上联合海藻开音汤结合人迎穴贴敷治疗。海藻开音汤:海藻10g、木蝴蝶10g、昆布10g、赤芍10g、僵蚕10g、当归10g、浙贝母10g、射干10g、玄参10g、桔梗10g、蝉蜕6g、枳壳6g,水煎煮,每日1剂,连续服药21天。人迎穴贴敷:取海藻开音汤适当比例,研磨成粉与姜汁调和为糊状,以无菌纱布贴敷于患者人迎穴,敷贴时间4~6h,每日1剂,治疗时间为21天。共治疗41例,显效32例,有效8例,无效1例,总有效率97.56%[2]。

2. 甲状腺功能亢进 先给予甲巯咪唑治疗,每次5~10mg,每天3次,早中晚温水送服,根据患者症状的控制情况调整用药剂量,用药勿过快减量,若治疗过程中出现一系列严重不良反应,及时进行对症处理;在此治疗基础上给予海藻消瘿汤治疗,处方:天花粉、昆布、当归、玄参、海藻、独活、浙贝母各15g,柴胡、川芎各10g,连翘、栀子、甘草各9g,黄芪、夏枯草各30g,半夏、牡蛎、陈皮各12g,根据临床症状表现情况不同进行加减。眼突严重,加菊花、龙胆等;脾胃虚弱,加山药、茯苓、人参、白术等;水肿,加车前子、泽泻、猪苓等;手抖严重,加珍珠母、石决明、天麻等;火旺阴虚,加生地黄、知母等;药物浸泡0.5~1h,用400~500mL水煎2次,每天1剂,分早晚口服。共治疗40例,痊愈15例,显效13例,有效9例,无效3例,总有效率为92.5%[3]。

3. 乳腺增生 采用海藻玉壶汤加减方案,海藻30g、昆布15g、贝母15g、半夏10g、青皮6g、陈皮10g、当归15g、川芎10g、连翘10g、甘草6g,根据乳腺增生症患者的中医证候分型进行加减,1剂/天,水煎分2次口服。共治疗70例,痊愈32例,显效16例,有效14例,无效8例,总有效率为88.6%[4]。

4. 甲状腺良性肿瘤 昆布15g、川芎9g、海藻15g、当归9g、浙贝母15g、夏枯草9g、青皮6g、连翘9g、陈皮6g、制半夏6g、独活5g,针对脾气虚弱患者,添加茯苓15g、白术15g;对于肝郁气滞患者,添加柴胡15g、郁金15g;对于阴虚盗汗患者,添加龟甲30g、鳖甲30g;对于难咯、有痰患者,添加胆南星9g、厚朴9g;对于畏寒患者,添加干姜6g、制附子6g;对于气虚者,添加黄芪30g、太子参30g;1剂/日,2次/日,每个疗程8周,接受1个疗程的治疗,两组均每月复查1次甲功,并根据甲功调整。共治疗15例,显效9例,有效5例,无效1例,总有效率93.33%[5]。

5. 附件囊肿 海藻15g、昆布15g、浙贝母15g、姜半夏6g、连翘9g、青皮6g、陈皮6g、川芎9g、当归9g、独活5g、甘草5g、海带15g,每日1剂,水煎取药汁浓缩至300mL,分包装成2袋,分2次服用,早晚餐后30min温服,14天为1个疗程,连续治疗3个疗程,3个疗程后评价疗效。共治疗60例,治愈11例,有效30例,无效19例,总有效率68.33%[6]。

6. 痰瘀凝结型粉刺(重度痤疮) 治疗前患者需禁辛辣饮食、烟酒、肥甘食品,多吃蔬菜水果,温水洗脸,保持大便通畅,不使用化妆品,禁用手挤压皮损,保证作息规律,睡眠充足;海藻玉壶汤合透脓散加减及火针治疗。海藻玉壶汤合透脓散加减(待囊肿脓疱结节消退后去透脓散）：穿山甲6g，皂角刺9g，生黄芪30g，海藻12g，牡蛎30g，桔梗3g，浙贝母9g，莪术9g，白花蛇舌草30g，天葵子9g，夏枯草9g，猫爪草9g，接骨木9g，水煎煮，每日1剂，取汁400mL分两次服药，早晚饭后0.5～1h服药，4周为1疗程，观察12周。火针：面部痤疮患者取仰卧位，颈背痤疮患者取俯卧位，暴露皮损部位，选择进针点，选取0.4mm×35mm火针，消毒患者皮肤，酒精灯烧针至发白，以针垂直点刺皮损顶部，快速出针，粉刺、脓包点刺一下，挤压，清除脓血混合物，若为结节，则点刺结节中心与四周，禁挤压，囊肿则清除囊内容物。出针以后棉球按压针孔，防止出血，每周治疗1次，4周为1疗程，共观察12周。共治疗44例，痊愈3例，有效32例，有效8例，无效1例，总有效率97.73%[7]。

三、药理研究

1. 抗菌作用 石花菜和海蒿子均有不同程度的抗菌作用，海蒿子提取物的抗细菌活性强于抗真菌活性，而石花菜乙醇提取物抗黑曲霉活性大于抗大肠埃希菌、金黄色葡萄球菌以及枯草杆菌活性，其抑菌圈可达4mm[8]。

2. 抗病毒作用 羊栖菜提取物对呼吸道合胞病毒、单纯疱疹病毒、肠道病毒71型、柯萨奇病毒系列A16、B2、B3、B5等7种病毒的体外细胞水平有非常显著的体外抵抗效果[9]。采用热水提取法从海蒿子中提取粗多糖，再进一步纯化得到一种硫酸化岩藻聚糖，命名为SF0，通过逐步部分酸水解，该岩藻聚糖SF0被进一步分为3种次级多糖SF1、SF2和SF3，硫酸基团的含量和相对分子质量依次降低，这些多糖都抑制了MDCK细胞中的H1N1病毒复制，其中，低分子量级分SF3比原始岩藻聚糖具有更好的活性[10]。

3. 抗肿瘤作用 从海蒿子70%乙醇提取物中分离得到的化合物2',5-二羟基-6,6',7,8-四甲氧基黄酮、4（1H）-quinolinone分别在浓度为0.13、0.34μmol/L下对K562细胞有明显的细胞周期（G0/G1期）抑制活性；4（1H）-quinolinone、4-hydroxyphthalide分别在浓度为0.13、0.33μmol/L下对P388细胞有明显的细胞周期（G0/G1期）抑制活性[11]。羊栖菜多糖能明显增强离体小鼠NK细胞活性，促进巨噬细胞释放NO[12]。

4. 抗氧化作用 海蒿子多糖具有明显的抗氧化作用，其浓度为200μg/mL时，对羟基自由基（OH）清除率为26%，对超氧阴离子自由基（$O_2^-\cdot$）的清除率为80%，对卵黄蛋白（LPO）的抑制率为40%[13]。分别用冷水和热水处理羊栖菜藻粉，得到冷水浸提多糖（SFCP）和热水煮多糖（SFHP），两种多糖对DPPH和羟自由基均有一定的清除效果，且清除率与浓度存在剂量依赖关系，相比较而言，SFCP对自由基的清除效率较好[14]。

5. 降血糖作用 海蒿子多糖提取物具有良好的α-淀粉酶和α-葡萄糖苷酶抑制活性，可以显著增强胰岛素抵抗性HepG2细胞的葡萄糖消耗、糖原合成，以及丙酮酸激酶和己糖激酶的活性[15]。羊栖菜粗多糖中分离纯化得到酸性多糖SFP-1，对α-葡萄糖苷酶活性的抑制实验结果表明，SFP-1的半抑制浓度为0.681mg/mL，效果优于阿卡波糖（1.308mg/mL）[16]。

6. 降血脂作用 海蒿子活性多糖能明显降低高血脂小鼠血清中总胆固醇（TC）、甘油三酯（TG），4.0g/kg剂量组效果最好，并且随着剂量增加降脂作用增强[17]。

四、本草文献摘述

1.《神农本草经》"主瘿瘤气，颈下核，破散结气，痈肿癥瘕坚气，腹中上下鸣，下十二水肿。"

2.《本草蒙筌》"治项间瘰疬，消颈下瘿囊；利水道，通癃闭成淋，泻水气，除胀满作肿。"

3.《本草纲目》"海藻，咸能润下，寒能泄热引水，故能消瘿瘤、结核、阴之坚聚，而除浮肿、脚气、留饮、痰气之湿热，使邪气自小便出也。"

参考文献

[1] 国家药典委员会. 中华人民共和国药典临床用药须知：中药饮片卷[M].2020版.北京：中国医药科技出版社，2022：965-975.

[2] 陈小微，吴清柏，许桂媚，等. 海藻开音汤结合人迎穴贴敷治疗慢性喉炎临床疗效及安全性观察[J]. 四川中医，2022，40（8）：167-169.

[3] 王君俊. 海藻消瘿汤联合甲巯咪唑片治疗甲状腺功能亢进临床观察[J]. 新中医，2016，48（3）：86-88.

[4] 孔佩英，梁炳垣，梁雪梅. 海藻玉壶饮治疗140例乳腺增生疗效观察[J]. 现代诊断与治疗，2015，26（9）：1937-1938.

[5] 蔡伟斌，幸波，曾子龙. 海藻玉壶汤加减用于甲状腺良性肿瘤术后治疗的临床研究[J]. 当代临床医刊，2021，34（5）：76-77.

[6] 范树强，丁淑琴，周卫东. 海藻玉壶汤治疗附件囊肿临床研究[J]. 光明中医，2022，37（16）：2875-2877.

[7] 张嘉淳，郭苏慧，李萍，等. 海藻玉壶汤合透脓散加减结合火针治疗痰瘀凝结型粉刺（重度痤疮）临床疗效观察[J]. 四川中医，2021，39（10）：164-166.

[8] 林雄平，周逢芳，陈晓清，等. 石花菜和海蒿子提取物抗菌活性初步研究[J]. 亚热带植物科学，2011，40（1）：28-30.

[9] 岳路路，高敏，张秋红，等. 羊栖菜提取物的体外抗病毒作用[J]. 世界中医药，2018，13（1）：199-201.

[10] 薛卫，李玲翠，祁明星，等. 海蒿子岩藻聚糖结构特征及其抗流感病毒活性[J]. 上海海洋大学学报，2023，32（1）：227-233.

[11] 郭立民，邵长伦，刘新，等. 海藻海蒿子化学成分及其体外抗肿瘤活性[J]. 中草药，2009，40（12）：1879-1882.

[12] 陈慧玲，况炜，章皓，等. 羊栖菜多糖对离体小鼠NK细胞活性和巨噬细胞功能的影响[J]. 现代实用医学，2009，21（7）：691-692，695.

[13] 方飞，唐志红. 海蒿子多糖的抗氧化活性研究[J]. 安徽农业科学，2011，39（16）：9590-9591.

[14] 何丹，张旭，肖保衡，等. 羊栖菜多糖的提取和抗氧化活性研究[J]. 海洋科学，2016，40（12）：24-29.

[15] CAO C L, LI C, CHEN Q, et al. Physicochemical characterization potential antioxidant and hypoglycemic activity of polysaccharide from Sargassum pallidum [J].International Journal of Biological Macromolecules，2019，139：1009-1017.

[16] 张梦晴. 羊栖菜α-葡萄糖苷酶抑制剂的分离纯化及特性研究[D]. 无锡：江南大学，2020.

[17] 张华锋，高征，罗亚飞，等. 海蒿子活性多糖降血脂作用的研究[J]. 中成药，2009，31（12）：1925-1927.

蛤壳 Geqiao

本品为帘蛤科动物文蛤 *Meretrix meretrix* Linnaeus 或青蛤 *Cyclina sinensis* Gmelin 的贝壳。夏、秋二季捕捞，去肉，洗净，晒干。

3-3-21 蛤壳彩图

一、传统应用

【性味归经】苦、咸，寒。归肺、肾、胃经。

【功效主治】清热化痰，软坚散结，

制酸止痛；外用收湿敛疮。用于痰火咳嗽，胸胁疼痛，痰中带血，瘰疬瘿瘤，胃痛吞酸；外治湿疹、烫伤。

煅蛤壳易于粉碎，增强了化痰制酸的作用。用于痰火咳嗽，胸胁疼痛，痰中带血，胃痛吞酸等；外治湿疹、烫伤。

【用法用量】6～15g，先煎，蛤粉包煎。外用适量，研极细粉撒布或油调后敷患处。

【使用注意】脾胃虚寒者慎服。

【方剂举例】

1. 黛蛤散[《中华人民共和国药典》（2020年版一部）]

药物组成：蛤壳、青黛。

功能主治：清肝利肺，降逆除烦。用于肝火犯肺所致的头晕耳鸣、咳嗽吐衄、痰多黄稠、咽膈不利、口渴心烦。

2. 鹭鸶咯丸[《中华人民共和国药典》（2020年版一部）]

药物组成：麻黄、苦杏仁、石膏、甘草、细辛、炒紫苏子、炒芥子、炒牛蒡子、瓜蒌皮、射干、青黛、蛤壳、天花粉、栀子（姜炙）、人工牛黄。

功能主治：宣肺、化痰、止咳。用于痰浊阻肺所致的顿咳、咳嗽，症见咳嗽阵作、痰鸣气促、咽干声哑；百日咳见上述证候者。

3. 海蛤散（《中华人民共和国卫生部药品标准·中药成方制剂》）

药物组成：海浮石、蛤壳。

功能主治：化痰清肝。用于肝火毒盛所致的咳嗽痰多。

4. 六一丸（《银海精微》）

药物组成：蛤粉、黄连、木贼、香附米。

功能主治：清肝泻火，收湿止泪。用于肝火上炎，目流热泪。

【简便验方】

1. 治疗鼻衄不止 蛤粉一两（研极细，罗五七遍），槐花半两（炒令焦，碾为末）。上研令极匀细。每服一钱，新汲水调下。如小可只用半钱。兼治便血不止，不拘时候。（《杨氏家藏方》神白散）

2. 治疗淋巴结结核，甲状腺肿大 海蛤壳四钱，海藻、牡蛎各五钱，夏枯草六钱。水煎服。（《山东中草药手册》）

3. 治疗咳喘痰多 海蛤壳、半夏、桑白皮、紫苏子、贝母各三钱，瓜蒌五钱。水煎服。（《山东中草药手册》）

4. 治疗痰饮心痛 海蛤（烧为灰，研极细，过数日，火毒散，用之）、瓜蒌仁（蒂穰同研）。上以海蛤入瓜蒌内，干湿得所为丸。每服五十丸。（《本草纲目》）

5. 治疗妇人伤寒血结胸膈，揉而痛不可抚近 海蛤、滑石、甘草（炙）各一两，芒硝半两。上捣罗为散。每服二钱，鸡子清调下。（《类证活人书》海蛤散）

6. 治疗小儿疳水，肿满气息 海蛤、泽泻、防己各一分，莱菔子三十粒。上为末。三岁一钱，酒调下，连进二服，小便利，即效。（《普济方》海蛤散）

【类药辨析】

蛤壳与瓦楞子、海浮石的鉴别应用

三药功能相近，相须为用，病用一族，共有软坚散结祛痰之功，治瘰疬、瘿瘤、痰核，常与海藻、昆布为伍，出现在同一治病配方之中。瓦楞子尚能化瘀散结，与三棱、莪术为伍，治疗癥瘕积块，煅用制酸止痛；海蛤壳清肺化痰，与海浮石名如兄弟，构成对药，治疗痰热咳喘，且与瓦楞子为伍，制酸止痛；海浮石尚能利尿通淋，治疗血淋、石淋[1]。

【配伍应用】

1. 蛤壳配瓜蒌皮 海蛤壳咸寒，长于清肺化痰；瓜蒌皮甘微苦寒，长于清热化痰。两药伍用，可增强清肺热、化热痰之功，用于治疗痰热阻肺，咳嗽痰黄，质稠难咯者[1]。

2. 蛤壳配海藻 海蛤壳咸寒，功专软坚散结；海藻咸寒，功专消痰软坚。两药相合，化痰软坚散结之力增强，用于治疗瘿瘤、痰核等[1]。

二、临床研究

1. 支气管扩张症 鱼腥草（蕺菜）30g，浮海石、海蛤壳各20g，瓜蒌皮12g，桔梗10g，贝母12g，芦根15g，薏苡仁30g，桃仁10g，冬瓜仁15g，甘草6g。每日1剂，水煎2次，早晚分服。共治疗52例，显效27例，好转20例，无效5例，总有效率90.4%[2]。

2. 小儿顽咳 桑白皮、苦杏仁、桔梗各6g，川贝母5g，海蛤壳、沙参、梨皮各8g，鱼腥草12g，炙枇杷叶4g，甘草2g。以上为5～7岁小儿剂量，数量随年龄大小而增减，每天1剂，水煎，分2次服。1周为1疗程，治疗2疗程。共治疗58例，痊愈47例，好转8例，无效3例，总有效率94.82%[3]。

3. 喉源性咳嗽 加减泻白散合黛蛤散加减（桑白皮12g，地骨皮12g，知母10g，黄芩12g，桔梗10g，青黛10g，海蛤壳10g，龙胆10g，栀子10g，生地黄12g，玄参20g，甘草10g）。共治疗46例，痊愈30例，好转12例，无效4例，总有效率91.5%[4]。

4. 慢性附睾炎 子舒汤（川芎、丹参、柏子仁、海藻、黄药子、昆布各15g，海蛤壳30g，生大黄10g，黄连20g）。加水煎至300mL，候温，以38～40℃为宜，坐浴。每次15～20min，每日2次。同时配合口服阿奇霉素0.25g，每日2次。14天为1个疗程。共治疗27例，治愈15例，好转11例，无效1例，总有效率达96.3%[5]。

5. 前列腺增生 海蛤壳、鳖甲、泽兰、鸡子壳各等份。共研细末，每日3次，每次6g，开水冲服。1个月为1疗程，每个患者2个疗程。对于有感染、尿潴留者给予抗感染、导尿治疗，症状缓解后停用西药治疗。显效29例，有效25例，无效8例，总有效率87.10%[6]。

三、药理研究

1. 抗炎 由海藻、牡蛎、蛤壳组成的藻蛤冲剂经药理实验证实有抗炎作用，它能抑制鼠的耳郭、足掌肿胀和急性腹膜炎[7]。

2. 抗肿瘤作用 硬壳蛤中的一种物质蛤素有抗癌作用[8]。

四、本草文献摘述

1.《神农本草经》"主咳逆上气，喘息，烦满，胸痛寒热。"

2.《本草纲目》"清热利湿，化痰饮，消积聚，除血痢，妇人血结胸。"

3.《药性论》"治水气浮肿，下小便，治嗽逆上气，项下瘤瘿。"

参考文献

[1] 国家药典委员会.中华人民共和国药典临床用药须知：中药饮片卷[M].2020版.北京：中国医药科技出版社，2022：973-974.

[2] 于景温.自拟蕺海汤治疗支气管扩张症52例[J].辽宁中医杂志，1997，24（5）：21.

[3] 杨楚徐.桑杏加味汤治疗小儿顽咳58例疗效观察[J].新中医，2005，37（10）：38-39.

[4] 薛新庆.从肝火论治喉源性咳嗽46例[J].吉林中医药，2002，22（6）：33.

[5] 翁剑飞，苏亮珍，魏开建.自拟子舒汤坐浴治疗慢性附睾炎27例[J].福建中医药，2002，33（3）：49-50.

[6] 王素芹，赵国光.自拟蛤壳散治疗前列腺增

生62例[J].四川中医,2001,19(9):25.
[7] 黄泰康.常用中药成分及药理手册[M].北京：中国医药科技出版社,1994:1681-1682.
[8] 陈可冀.抗衰老中药学[M].北京：中医古籍出版社,1989:319.

鼠曲草 Shuqucao

本品为菊科植物鼠曲草 Gnaphalium affine D.Don 的全草。春夏采收，洗净鲜用或晒干。

3-3-22 鼠曲草彩图

一、传统应用

【性味归经】味甘，微酸，性平。归肺经。

【功效主治】止咳平喘，降血压，祛风湿。用于感冒咳嗽，支气管炎，哮喘，高血压，蚕豆病，风湿腰腿痛；外用治跌打损伤，毒蛇咬伤。

【用法用量】内服：煎汤，6~15g；或研末；或浸酒。外用：适量，煎水洗；或捣敷。

【使用注意】少用。过食损目。

【方剂举例】

1. 镇咳糖浆（《国家中成药标准汇编·内科肺系》）

药物组成：鼠曲草、枇杷叶、前胡、酢浆草、陈皮酊、薄荷素油、氯化铵。

功能主治：清热，止咳，化痰。用于感冒咳嗽。

2. 焚香透膈散（《宣明论方》）

药物组成：雄黄、佛耳草、鹅管石、款冬花。

功能主治：宽胸利膈，止咳平喘。主治劳咳，胸膈壅滞痞满。

3. 三奇散（《普济方》引《陈氏经验方》）

药物组成：款冬花、熟地黄、佛耳草。

功能主治：止咳，化痰，润肺下气。用于咳嗽，顿喘不止，昼夜无时。

4. 安神散（《普济方》）

药物组成：钟乳石、款冬花、佛耳草、白矾、生甘草。

功能主治：温肺益气，止嗽定喘。用于咳嗽气喘，痰涎甚多，延久不愈。

【简便验方】

1. 治疗风寒感冒、咳嗽痰多 鼠曲草全草，五六钱。水煎服。（《江西民间草药》）

2. 治疗蚕豆病 田艾二两，车前草、凤尾草各一两，茵陈半两。加水1200mL，煎成800mL，加白糖当茶饮。（《广东医药卫生科技资料选编》）

3. 治疗支气管炎、寒喘 鼠曲草、黄荆子各五钱，前胡、云雾草各三钱，天竺子四钱，苎尼根一两。水煎服。连服五天。一般需服一个月。（《浙江民间常用草药》）

4. 治疗脾虚浮肿 鲜鼠曲草二两。水煎服。（《福建中草药》）

5. 治疗痢疾 黄柏300g，翻白草450g，秦皮300g。将翻白草、秦皮全部及黄柏200g，共水煎两次，合并煎液，用文火浓缩成膏状，将剩余100g黄柏研细粉加入膏中，搅匀，低温烘干，研细粉。每服一两克，日三次。（辽宁《中草药新医疗法资料选编》）

6. 治疗筋骨痛、脚膝肿痛、跌打损伤 鼠曲草一至二两。水煎服。（《湖南药物志》）

【类药辨析】

1. 鼠曲草与白头翁的鉴别应用 白头翁味苦，性寒，入胃、大肠经。具有清热解毒、凉血止痢之功，治热毒血痢、温疟寒热、鼻衄、血痔。在临床上与黄连、黄柏、秦皮等清热解毒、燥湿的中药配伍能治热痢下重；它与黄丹、干姜、莨菪子、白矾等中药共捣罗为末，以醋煮面糊和丸能治休息痢，日夜不止，腹内冷痛。现代医学临床试验证明，白头翁还能治原虫性痢疾、细菌性痢疾，功效显著。鼠曲草味甘性平，入肺经，有化痰、止咳、祛寒的功效。能治疗咳嗽痰多、气喘、风寒感冒、蚕豆病、筋骨疼痛、白带、痈疡。单味的鼠曲草能治疗风寒感冒；与冰糖同煎能治咳嗽痰多。在临床上它与雄黄、佛耳草、鹅管石、款冬花等中药配伍能治疗一切虚痨咳嗽，壅滞胸膈痞满。现代临床用药实践报道，鼠曲草对治疗慢性气管炎有效[1]。

2. 鼠曲草与陈皮的鉴别应用 两者皆归肺经，能止咳。鼠曲草味甘、微酸，性平，还可降血压，祛风湿。然陈皮味苦、辛，性温，归脾经。善理气健脾，燥湿化痰。用于脘腹胀满，食少吐泻，咳嗽痰多[2]。

【配伍应用】

1. 鼠曲草配甘草 二药性味皆甘平，同可入脾胃二经，而具补养之功，甘草尚有生津止渴之功；鼠曲草兼味酸，又有酸甘化阴之效，两者相须为用，具有补脾益胃、养阴生津、缓急止痛等功效。用于治疗脘腹拘急疼痛。妇人痛经及消渴引饮等证[1]。

2. 鼠曲草配款冬花 本品味辛性温，偏于润肺止咳；鼠曲草酸甘性温，长于化痰止咳。二药相须为用，清润不燥，止咳之效倍增。对咳嗽痰多，不易咯出者，作用更加显著[1]。

3. 鼠曲草配前胡 二药同入肺经，前胡苦辛寒，长于降气祛痰；鼠曲草酸甘温，偏于化痰止咳。《药类法象》曰："大升肺气。"故二药合用，一升一降，宣通气机，调顺肺气之宣肃，达化痰止咳之良效[1]。

二、临床研究

1. 伯喹引起的急性溶血症 鼠曲草冲剂，鼠曲草，洗净晒干，加水浸过药面，加热至沸后用文火煎煮2次，每次1～2h，将2次药液过滤后静置再过滤合并，加热煎熬成稠膏，加入蕉芋粉和矫味剂，用12～16目筛制成颗粒，置60℃烘干或阳光下晒干，塑料袋分装，每包含干鼠曲草10g。每次4.5～20.0g，每日3～4次，连服2～3天。具有良好的预防以及治疗效果[2]。

2. 老年慢性支气管炎 佛耳草（鼠曲草）30g、蕺菜（鱼腥草）30g（后下）、炙地龙12g、炙百部12g、车前草12g。上药浓煎为50mL，为一天量，分两次服。十天为一疗程，连服三个疗程。共治疗402例，有效率94.1%[3]。

三、药理研究

1. 抑菌抗炎作用 鼠曲草提取物对常见致病菌有较强的抑制作用，抑菌效果为：金黄色葡萄球菌＞沙门菌＞枯草芽孢杆菌＞大肠埃希菌[4]。

2. 止咳祛痰作用 鼠曲草水提液对小鼠氨水引咳模型、豚鼠枸橼酸引咳模型均有明显抑制作用，能延长小鼠、豚鼠的咳嗽潜伏期，减少咳嗽次数，促进小鼠气管纤毛对酚红的分泌排出，显示了较好的排痰作用[5]。

3. 保肝作用 鼠曲草提取物能显著抑制四氯化碳所致小鼠血清AST和ALT含量升高，同时能提高肝组织GSH-Px的活性，降低肝组织MDA含量[6]。

四、本草文献摘述

1.《本草正义》"鼠曲草味酸，究非寒邪作嗽所宜。"

2.《证类本草》"主痹寒，寒热，止咳。"

3.《日华子本草》"调中益气，止泄，除痰，压时气，去热嗽。"

4.《本草纲目》"治寒嗽及痰，除肺中寒，大升肺气。"

参考文献

[1] 卢顺满. 鼠曲草充白头翁的原因及辨析 [J]. 时珍国医国药, 2005, 16（4）: 335-336.

[2] 廖元兴, 许龙善. 鼠曲草冲剂防治伯喹引起的急性溶血症的效果观察 [J]. 中国寄生虫病防治杂志, 1991, 4（4）: 243.

[3] 陈孝伯, 张毓慧. 佛蕨合剂治疗 587 例老慢支 [J]. 上海中医药杂志, 1979（3）: 14.

[4] 潘明. 鼠曲草提取物抑菌作用初步研究 [J]. 四川食品与发酵, 2006, 42（6）: 53-56.

[5] 俞冰, 杜瑾, 张亚珍, 等. 鼠曲草止咳祛痰作用的实验研究 [J]. 浙江中医药大学学报, 2006, 30（4）: 352-353.

[6] 姜丽君, 朴锦花, 刘宇, 等. 鼠曲草提取物对四氯化碳所致小鼠急性肝损伤保护作用 [J]. 时珍国医国药, 2008, 19（8）: 1901-1902.

僵蚕 Jiangcan

本品为蚕蛾科昆虫家蚕 *Bombyx mori* Linnaeus 4~5 龄的幼虫感染（或人工接种）白僵菌 *Beauveria bassiana*（Bals.）Vuillant 而致死的干燥体。多于春、秋季生产，将感染白僵菌病死的蚕干燥。

3-3-23 僵蚕彩图

一、传统应用

【性味归经】咸、辛，平。归肝、肺、胃经。

【功效主治】息风止痉，祛风止痛，化痰散结。用于肝风夹痰，惊痫抽搐，小儿急惊风，破伤风，中风口㖞，风热头痛，目赤咽痛，风疹瘙痒，发颐痄腮。

【用法用量】煎服，5~10g。研末吞服，每次 1~1.5g。散风热宜生用，余多制用。

【使用注意】属于血虚而有风寒客邪者忌用；血小板减少、凝血机制障碍、有出血倾向者以及肝昏迷患者慎用。

【方剂举例】

1. 七珍丸［《中华人民共和国药典》（2020 年版一部）］

药物组成：炒僵蚕、全蝎、人工麝香、朱砂、雄黄、胆南星、天竺黄、巴豆霜、寒食曲。

功能主治：定惊豁痰，消积通便。用于小儿急惊风，身热，昏睡，气粗，烦躁，痰涎壅盛，停乳停食，大便秘结。

2. 医痫丸［《中华人民共和国药典》（2020 年版一部）］

药物组成：生白附子、天南星（制）、半夏（制）、猪牙皂、僵蚕（炒）、乌梢蛇（制）、蜈蚣、全蝎、白矾、雄黄、朱砂。

功能主治：祛风化痰，定痫止搐。用于痰阻脑络所致的癫痫，症见抽搐昏迷、双目上吊、口吐涎沫。

3. 僵蚕散（《医略六书》）

药物组成：僵蚕、白附子、半夏、南星、天麻、蝉蜕。

功能主治：涤痰开窍，息风止痉。用于治疗孕妇中风痰涌，口噤脉滑者。

4. 僵蚕丸（《圣济总录》）

药物组成：白僵蚕、乌头、没药、蜈蚣。

功能主治：息风止痉通络。用于治疗中风手足不遂，言语不正。

【简便验方】

1. 治疗中风口眼歪斜 白附子、白僵蚕、全蝎（去毒）各等份，并生用。上为细末。每服一钱，热酒调下，不拘时候。(《杨氏家藏方》牵正散)

2. 治疗风壅牙痛 僵蚕、藁本、白芷各等份。上为细末。每用少许揩牙痛处，用盐水灌漱。(《普济方》僵蚕散)

3. 治疗重舌、木舌 僵蚕一钱，黄连（蜜炒）二钱。为末，掺之，涎出为妙。(《积德堂经验方》)

4. 治疗喉痹口疮，腮颊肿痛 白僵蚕（炒去丝、嘴）、牛蒡子（微炒）各等份。为细末，炼蜜为丸，每一两作一十五丸。每服一丸，含化，食后。(《杨氏家藏方》消毒丸)

5. 治瘰疬 白僵蚕，研末，水服1.5g，日三服。(《千金要方》)

6. 治一切疥癣 白僵蚕24枚（炒去丝），蝎梢5枚（去毒，微炒），地龙3条。上件研令极细。分作二服，小儿作五服。温酒调下。服药，然后澡浴。(《杨氏家藏方》三神散)

【类药辨析】

1. 生僵蚕与麸炒僵蚕的鉴别应用 生僵蚕辛散之力较强，药力较猛，用于惊痫抽搐，风热之风疹瘙痒，肝风头痛等症；麸炒僵蚕疏风解表力稍减，长于化痰散结，且能降低腥味，起到矫臭矫味作用，用于咽喉肿痛、瘰疬痰核、中风失音等症[1]。

2. 僵蚕、全蝎与蜈蚣的鉴别应用 三者均为息风止痉之常用药。僵蚕性平无毒，既息内风，又散外风，并有化痰散结之功，但息风止痉之力不及全蝎、蜈蚣；全蝎性平，息风止痉、攻毒散结之力不及蜈蚣；蜈蚣力猛性燥，善走窜通达，息风止痉作用较强，又能攻毒疗疮，通痹止痛[1]。

3. 僵蚕与地龙的鉴别应用 僵蚕、地龙均可息风止痉，用于治疗肝风内动，惊痫抽搐，中风口㖞，半身不遂。然僵蚕又有祛风止痛、化痰散结的功效，用于治疗风热头痛，目赤咽痛，风疹瘙痒，发颐痄腮；地龙清热定惊，又有通络、平喘、利尿的作用，用于治疗关节痹痛，肺热喘咳，以及水肿尿少等[1]。

【配伍应用】

1. 僵蚕配地龙 僵蚕息风止痉，祛风止痛；地龙清热息风，通络止痛。二药伍用，息风止痉、通络止痛功效更强，用于治疗肝风内动，惊痫抽搐，以及中风口㖞，半身不遂[1]。

2. 僵蚕配白芷 僵蚕除外风以止痛，且可化痰散结；白芷辛散祛风，芳香通窍，消肿止痛。二药伍用，有祛风止痛、散结消肿之功，用于治疗头痛、眉棱骨痛、牙痛、疮疡肿毒等[1]。

3. 僵蚕配蒺藜 僵蚕祛风止痉，化痰散结；蒺藜平肝解郁，祛风止痒。二药伍用，有平肝息风、祛风化痰之功，可用于治痰热壅盛之惊痫抽搐，以及头痛眩晕，风疹瘙痒等[1]。

二、临床研究

1. 咳嗽、哮喘 用白僵蚕、款冬花、小贝母、罂粟壳、桔梗、全蝎等复配成的"速效止咳汤"治疗咳嗽，共治疗198例，速效136例，缓效60例，无效2例，总有效率98.9%[2]。应用白僵蚕、天竺黄、沉香、车前子、鱼腥草等复配成的"僵黄饮"治疗小儿毛细支气管肺炎，认为白僵蚕既可清热化痰，又可平肝止痉，具有解热、消炎、抗病毒的作用，并能迅速消除支气管充血、水肿，缓解支气管平滑肌痉挛等[3]。

2. 头痛 用平肝祛痰法复方药，主要由天麻、白僵蚕、丹参、红花、川芎、赤芍、白芍、石菖蒲、胆南星等组成，治疗血管性头痛，共治疗 119 例，临床控制 24 例，显效 55 例，有效 30 例，无效 10 例，治疗总有效率 91.6%[4]。

3. 面瘫 白僵蚕、白附子、全蝎等牵正散组基本方，若风寒者再加防风、桂枝各 10g，羌活 12g；风热者再加桑叶、连翘各 12g，金银花 15g；风痰者再加胆南星 9g，皂角刺 6g，制半夏 12g；气虚者再加黄芪 20g，党参、白术各 12g；眼睑眴动者再加蜈蚣 2 条、天麻 12g。并结合指针点穴治疗周围性面瘫，共治疗 50 例，痊愈 46 例，有效 3 例，无效 1 例，总治疗有效率达 98%[5]。

4. 颈椎骨质增生 运用白僵蚕天麻饮，由白僵蚕、熟地黄、当归、川芎、大贝母、怀牛膝、夏枯草、天麻、黄芪、白芍等药复配而成，治疗颈椎骨质增生，共治疗 76 例，痊愈 31 例，好转 34 例，无效 11 例，总有效率为 85.6%[6]。

5. 癫痫 将白僵蚕与生赭石、全蝎、黄芪、丹参、胆南星等配伍成"愈痫胶囊"，临床治疗癫痫大发作，共治疗 100 例，总有效率达 95%[7]。

6. 肿瘤 用白僵蚕、夏枯草、海藻、玄参、牡蛎、浙贝母、三棱、莪术、黄药子、炮山甲、白芥子、当归、香附等组方治疗甲状腺瘤，水煎服，每日 1 剂，分 2 次服。12 剂为 1 疗程。共治疗 115 例，痊愈 98 例，显效 13 例，无效 4 例，总有效率为 95%[8]。

7. 糖尿病 白僵蚕、蝉蜕、姜黄、大黄共 4 味组成"升降散"，水煎汤入药，临床治疗糖尿病周围神经病变、糖尿病下肢病变、糖尿病肾病、糖尿病视网膜病变，均取得了较好疗效[9]。

8. 皮肤病 桔梗、白鲜皮、当归、白芍、生地黄、熟地黄、赤芍、川芎、白僵蚕、全蝎、乌梢蛇、桑白皮的复配药"四物汤加味"治疗银屑病，每日 1 剂，水煎 2 次取汁 300mL，分早晚分 2 次服。20 天为 1 个疗程，共治疗 198 例，痊愈 42 例，显效 86 例，有效 56 例，无效 14 例，总有效率 92.9%[10]。柴胡、香附、川芎、陈皮、赤芍、桃仁、红花、当归、生地黄、白僵蚕、甘草等组方，每天水煎服，治疗 2 个疗程（2 个月 1 个疗程），治疗黄褐斑，共治疗 46 例，基本痊愈 11 例，显效 20 例，有效 8 例无效 7 例，总有效率 84.7%[11]。

三、药理研究

1. 抑菌作用 僵蚕石油醚层组分中含有许多有效抑制金黄色葡萄球菌和大肠埃希菌的活性成分，僵蚕升华物为僵蚕抑制大肠埃希菌 ATCC25923 的活性物质[12]。

2. 抗肿瘤作用 僵蚕升华物对肿瘤活性具有一定的抑制作用，低剂量和高剂量时的抑瘤率分别为 43.56% 和 36.59%[12]。

3. 抗凝、抗血栓、促纤溶作用 僵蚕能明显延长大鼠血浆 PT、APTT 及 TT 凝血时间，对外源性及内源性凝血系统均有抑制作用；且具有较强的促纤溶活性[13, 14]。僵蚕可活化纤溶系统，具有抗凝血因子 Xa 的作用，且从抗凝作用的侧重环节来看，抗凝活性可能接近于低分子量肝素[15]。

4. 抗惊厥作用 僵蚕升华物为僵蚕的抗惊厥成分，与正常组相比，僵蚕高剂量水提物可明显延长小鼠的惊厥潜伏时间[12]。

5. 抗哮喘作用 僵蚕水提液可能通过调节机体 IL-4 和 IFN-γ 的水平，达到调节 Th1/Th2 平衡，有效控制哮喘发作[16]。僵蚕水提液可通过减轻哮喘豚鼠肺内局部炎性反应，减少炎症细胞因子的浸润，缓解哮喘的发作[17]。僵蚕的抗凝成分对血小板聚集的抑制作用可能是僵蚕治疗支气管哮喘的重要机制，且其对血小板黏附反应中的凝血酶途径及 ADP 途径均有良好的阻断作用[18]。

6. 抗生育作用 僵蚕能明显降低雌性小鼠子宫、卵巢重量及妊娠率，增加雄性小鼠贮精囊、睾丸的重量[19]。

7. 其他作用 僵蚕提取物可减少 β-淀粉样蛋白诱导的对体外培养的大鼠星形胶质细胞的毒性，且呈剂量依赖性。保护作用的机制可能是提高超氧化物歧化酶活力，减轻自由基对脑细胞的毒性，可用于治疗阿尔茨海默病；并能对抗氨基酸诱导的海马神经元的神经毒性[20]。

四、本草文献摘述

1.《本草纲目》 "散风痰结核，瘰疬，头风，风虫齿痛，皮肤风疮，丹毒作痒，痰疟癥结，妇人乳汁不通，崩中下血，小儿疳蚀鳞体，一切金疮，疔肿风痔。"

2.《本草求真》 "治中风失音，头风齿痛，喉痹咽肿。"

附：蚕蛾

性味咸，温；归肝、肾经。功能为补肝益肾，壮阳涩精。用于治疗阳痿早泄，遗精滑精，白浊。用量 1~6g，多入丸、散用；外用适量，研末撒或调敷患处。

参考文献

[1] 国家药典委员会.中华人民共和国国家药典临床用药须知：中药饮片卷[M].2020 版.北京：中国医药科技出版社，2022：1075-1077.

[2] 张孟林.速效止咳汤治疗咳嗽 198 例[J].陕西中医，1986，7（10）：445.

[3] 金欠，刘鑫.僵黄饮治疗小儿毛细支气管肺炎 50 例临床报告[J].湖南中医杂志，1990（5）：4.

[4] 周英豪，陈书静，李华，等.活血平肝祛痰治疗血管性头痛 119 例[J].成都中医药大学学报，1995，18（2）：22-25.

[5] 俞竹青，徐林芝.牵正散结合指针点穴治疗周围性面瘫 50 例观察[J].浙江中医杂志，2009，44（6）：450.

[6] 赵勋.僵蚕天麻饮治疗颈椎病 76 例[J].湖北中医杂志，1996，18（6）：2.

[7] 马尚谦.中药愈痫胶囊治疗癫痫大发作 100 例[J].山西中医，1994，15（1）：400-401.

[8] 刘志军.消瘿汤治疗甲状腺瘤 115 例[J].湖南中医杂志，1990（1）：48.

[9] 赵光珍.升降散治疗糖尿病慢性并发症的应用[J].中国中医药现代远程教育，2011，9（15）：101-103.

[10] 王永波，赵炳钦，杨绦平.四物汤加味治疗银屑病 198 例[J].河北中医，2009，31（9）：1287.

[11] 王琴.疏肝活血法治疗黄褐斑疗效观察[J].湖北中医杂志，2009，31（1）：40-41.

[12] 黄晓雪.僵蚕的生药学及药理活性研究[D].长春：吉林农业大学，2009.

[13] 彭延古，李路丹，邓奕辉.僵蚕抗实验性静脉血栓及作用机理的研究[J].血栓与止血学，2001，7（3）：77-79.

[14] 彭延古，雷田香，付灿云，等.僵蚕抗凝成分 ACIBB 对实验性静脉血栓形成的影响[J].中药药理与临床，2007，23（1）：27-29.

[15] 王金华.白僵蚕及白僵蛹活性物质的研究与应用[J].时珍国医国药，2003，14（8）：492-494.

[16] 黄泽青，蔡小静，曾建辛.僵蚕对哮喘豚鼠血清 IL-4 和 IFN-γ 的影响[J].中医临床研究，2012，17（15）：30-31.

[17] 曾建辛，蔡小静，黄泽青.僵蚕水提液对哮喘豚鼠引喘潜伏期及其行为学评分的影响[J].中医临床研究，2012，17（4）：34-36.

[18] 彭延古，李露丹，雷田香，等.僵蚕抗凝成分对血小板聚集的抑制效应[J].血检与止血，2007，13（2）：78-79.

[19] 毛晓健，毛小平，肖庆慈，等.僵蚕抗

生育的药理研究[J].云南中医学院学报,2002,25(3):26-28.
[20] Koo B S, An H G, Moon S K, et al. Bombycis corpus extract（BCE）protects hippocampal neurons against excitatory amino acid-induced neurotoxicity[J].Immunopharmacol Immunotoxicol,2003,25(2):191-201.

第四节 温化寒痰

山柰 Shannai

本品又称三藾、沙姜、山辣，为姜科植物山柰 *Kaempferia galanga* L. 的干燥根茎。冬季采挖，洗净，除去须根，切片，晒干。

3-4-1 山柰彩图

一、传统应用

【性味归经】辛，温。归胃经。

【功效主治】行气温中，消食，止痛。用于胸膈胀满，脘腹冷痛，饮食不消。

【用法用量】6～9g。

【使用注意】阴虚血亏及胃有郁火者禁服。

【方剂举例】

1. 六味安消散［《中华人民共和国药典》(2020年版一部)］

药物组成：藏木香、大黄、山柰、北寒水石（煅）、诃子、碱花。

功能主治：和胃健脾，消积导滞，活血止痛。用于脾胃不和、积滞内停所致的胃痛胀满、消化不良、便秘、痛经。

2. 伤痛宁片［《中华人民共和国药典》(2020年版一部)］

药物组成：制乳香、制没药、甘松、醋延胡索、细辛、醋香附、山柰、白芷。

功能主治：散瘀止痛。用于跌打损伤，闪腰挫气，症见皮肤青紫、瘀斑、肿胀、疼痛、活动受限。

3. 奇应内消膏（《中华人民共和国药典临床用药须知 中药卷》2005年版）

药物组成：生天南星、重楼、乳香、没药（制）、大黄、山柰、姜黄（片）、生半夏、樟脑。

功能主治：行气活血，消肿止痛。用于跌打扭伤所致的急性闭合性软组织损伤，症见局部肿胀、疼痛、活动受限。

4. 通络祛痛膏（《中华人民共和国药典临床用药须知 中药卷》2005年版）

药物组成：当归、川芎、红花、山柰、花椒、胡椒、丁香、肉桂、干姜、荜茇、大黄、薄荷脑、冰片、樟脑。

功能主治：活血通络，散寒除湿，消肿止痛。用于瘀血停滞、寒湿阻络所致的腰、膝部骨性关节炎，症见关节刺痛或钝痛、关节僵硬、屈伸不利、畏寒肢冷。

【简便验方】

1. 治感冒食滞，胸腹胀满，腹痛泄泻 山柰15g，山苍子根6g，南五味子根9g，乌药4.5g，陈茶叶3g。研末。每次15g，开水泡或煎数沸后取汁服。(《全国中草药汇编》)

2. 治心腹冷痛 山柰、丁香、当归、甘草等份。为末，醋糊丸，梧子大。每服三十丸，酒下。(《濒湖集简方》)

3. 治一切牙痛 山柰子二钱（用面裹煨热），麝香半钱。为细末，每用三字，口噙温水，随牙痛处一边鼻内搐之，漱水

吐去，便可。(《海上方》麝香一字散)

4. 治骨鲠喉 山柰根茎6~15g。水煎含漱。(《广西本草选编》)

5. 治头屑 山柰、甘松香、零陵香各3g，樟脑0.6g，滑石15g。为末。夜擦旦篦去。(《本草纲目》引《水云录》方)

【类药辨析】

山柰与甘松的鉴别应用 两者均辛温，可入胃经，能行气止痛，理中焦之气而健胃，用于脘腹闷胀疼痛等症。但两者功效亦有不同。山柰尚可温中消食，能治疗脘腹冷痛、饮食不消，还有祛风散寒止痛之功，可研末擦牙，治风虫牙痛，还能消肿止痛，可用于治跌打肿痛；甘松还有开郁醒脾之功，可治疗思虑伤脾，不思饮食，气机阻滞之胸闷腹胀、纳呆。且甘松还有收湿拔毒之功，可治湿脚气[1]。

【配伍应用】

1. 山柰配党参 党参性味甘平，主归肺脾二经，既能补气，又能补血；山柰辛散温通，主归胃经，能温脾胃。两药相伍，温中与补虚并用，使寒邪得去，正气得复，脾胃自和，用以治疗虚寒胃脘痛[1]。

2. 山柰配陈皮 陈皮辛香而行，善疏理气机、调畅中焦而使之升降有序。山柰辛散温通，主归胃经，芳香辟秽，能温脾胃，行滞气，止疼痛；两药合用，可散中焦寒邪，疏胃脘气滞，共治虚寒胃脘痛，寒凝气滞甚者[1]。

3. 山柰配木香 木香辛行苦泄温通，芳香气烈而味厚，善通行脾胃之滞气，既为行气止痛之要药，又为健脾消食之佳品。山柰辛散温通，能温脾胃、行滞气、止疼痛。两药配伍，使行气止痛之功更强，用以治疗中焦气滞，胀满疼痛、饮食不消者[1]。

二、临床研究

1. 胃脘痛 山柰6g，黄连6g，加减：纳少苔厚加神曲、谷芽、麦芽；吐酸泛酸加浙贝母、煅瓦楞子，腹痛加芍药、甘草；胃热、口苦、舌质红加蒲公英、芦根；嗳气加沉香曲、旋覆花，亦加佛手片、绿萼梅。每日1剂，连续观察治疗28天。共治疗肝胃郁热型33例，治愈5例，好转25例，未愈3例，总有效率为90.9%；肝气犯胃型27例，治愈4例，好转22例，未愈1例，总有效率96.3%[2]。

2. 胸部挫伤 劳氏理气片[当归、赤芍、香附(醋)、乌药、沉香、牡丹皮各18g，三七36g，乳香、没药各13g，山柰9g等]每日2次，口服，再以跌打止痛膏贴于患处。治疗7天为1个疗程，共治疗2个疗程。共治疗69例，治愈58例，未愈11例，治愈率82.61%[3]。

三、药理研究

1. 抗炎作用 山柰提取物具有明显的抗炎活性，其二芳基庚烷类化合物对脂多糖诱导巨噬细胞 RAW264.7 细胞系中 NO 的产生具有抑制作用；异戊烷二萜化合物可以抑制 iNOS (一氧化氮合酶) 和 COX-2 (环氧化酶2) mRNA 的表达[4, 5]。

2. 镇静作用 山柰丙酮提取物的石油醚、氯仿和甲醇部位对瑞士白色小鼠均具有明显的镇静作用[6]。从山柰中提取的化合物反式-对甲氧基肉桂酸乙酯和肉桂酸乙酯在0.0014mg和0.0012mg时也有镇静作用[7]。

3. 抗氧化作用 山柰的乙酸乙酯提取物和丁醇提取物均具有良好的抗氧化活性，且在碘量法测试中，0.04%山柰乙酸乙酯提取物的抗氧化作用最强[8]。山柰中含有植物甾醇，其豆甾醇和谷甾醇等具有一定清除DPPH自由基的能力[9]。

4.抗肿瘤作用 山柰挥发油提取物有可能通过多种分子机制抑制细胞增殖、诱导细胞凋亡，具有一定的抗肿瘤转移作用，与化疗药物5-Fu联合应用，可起到协同作用，增强疗效[10]。

四、本草文献摘述

1.《本草正义》"山柰，李氏《本草纲目》称其辛温，谓暖中，辟瘴疠恶气，治心腹冷气痛，寒湿霍乱，盖味辛温而气芳香，辟寒行气，因亦与砂仁、蔻仁诸物相近，故治疗亦约略似之。又谓治风虫牙痛，则亦专行阳明，可作引经药，用与甘松同，必非辛温之物，可以独治阳明风火。"

2.《品汇精要》"辟秽气；为末擦牙，祛风止痛及牙宣口臭。"

3.《本草纲目》"暖中，辟瘴疠恶气。治心腹冷气痛，寒湿霍乱，风虫牙痛。"

4.《本草汇言》"治停食不化，一切寒中诸证。"

5.《岭南采药录》"治跌打伤，又能消肿。治骨鲠，以之和赤芍、威灵仙等份，水煎服。"

参考文献

[1] 国家药典委员会.中华人民共和国药典临床用药须知：中药饮片卷[M].2020版.北京：中国医药科技出版社，2022：726-728.

[2] 张超.山柰治疗胃脘痛60例临床观察[J].浙江中医学院学报，2000，24（6）：39.

[3] 陆亚丽，蔡水奇.劳氏理气片合跌打止痛膏治疗胸部挫伤69例疗效观察[J].浙江中医杂志，2013，48（6）：434.

[4] Yao F，Huang Y，Wang Y，et al.Anti-inflammatory diarylheptanoids and phenolics from the rhizomes of kencur（*Kaempferia galanga* L.）[J].Industrial Crops and Products，2018，125：454-461.

[5] Tungcharoen P，Wattanapiromsakul C，Tansakul P，et al.Anti-inflammatory effect of isopimarane diterpenoids from *Kaempferia galanga*[J].Phytotherapy Research，2020，34（3）：612-623.

[6] Ali M S，Dash P R，Nasrin M.Study of sedative activity of different extracts of *Kaempferia galanga* in Swiss albino mice[J].BMC complementary and alternative medicine，2015，15（1）：1-5.

[7] Huang L，Yagura T，Chen S.Sedative activity of hexane extract of *Keampferia galanga* L.and its active compounds[J].J Ethnopharmacol.2008，120（1）：123-125.

[8] 王锐，何嵋，周云，等.山柰提取物抗氧化性能研究[J].广东农业科学，2011，38（6）：156-157.

[9] 刘本国，赵旭娜，许克勇，等.沙姜超临界二氧化碳提取物的鉴定及其DPPH自由基清除能力[J].粮油加工，2010，41（4）：103-105.

[10] 刘彦芳，魏品康.山柰挥发油提取物对裸鼠原位移植人胃癌细胞增殖和凋亡的影响[J].辽宁中医学院学报，2005，7（4）：339-340.

天南星 Tiannanxing

本品为天南星科植物天南星 *Arisaema erubescens*（Wall.）Schott、异叶天南星 *Arisaema heterophyllum* Bl.或东北天南星 *Arisaema amurense* Maxim.的干燥块茎。秋、冬二季茎叶枯萎时采挖，除去须根及外皮，干燥。

3-4-2 天南星彩图

一、传统应用

【性味归经】苦、辛，温；有毒。归肺、肝、脾经。

【功效主治】散结消肿。外用治痈肿，蛇虫咬伤。

【用法用量】外用生品适量，研末以醋或酒调敷患处。

【使用注意】孕妇慎用；生品内服宜慎。

【方剂举例】

1. 小儿抽风散（《中华人民共和国卫生部药品标准·中药成方制剂》）

药物组成：蜈蚣、全蝎、蝉蜕、僵蚕、半夏、天南星、厚朴、橘红、枳壳、甘草、朱砂、土鳖虫、钩藤、薄荷。

功能主治：清热祛风，镇惊安神。用于小儿惊风，四肢抽搐，口眼歪斜。

2. 骨刺丸[《中华人民共和国药典》（2020年版一部）]

药物组成：制川乌、制天南星、白芷、甘草、穿山龙、红花、制草乌、秦艽、当归、薏苡仁（炒）、绵萆薢、徐长卿。

功能主治：祛风止痛。用于骨质增生，风湿性关节炎，风湿痛。

3. 玉真散（《外科正宗》）

药物组成：天南星、防风、白芷、天麻、羌活、白附子。

功能主治：祛风解痉，止痛。用于治疗牙关紧闭，角弓反张，甚则咬牙缩舌。外治跌打损伤，金疮出血。

4. 涤痰汤（《奇效良方》）

药物组成：南星、半夏、枳实、茯苓、橘红、石菖蒲、人参、竹茹、甘草。

功能主治：涤痰开窍。用于中风痰迷心窍证。舌强不能言，喉中痰鸣，辘辘有声，舌苔白腻，脉沉滑或沉缓。

【简便验方】

1. 治疗卒中昏不知人，口眼歪斜，半身不遂，咽喉作声，痰气上壅及气虚眩晕 南星（生用）一两，木香一分，川乌（生，去皮）、附子（生，去皮）各半两。上细切，每服半两，水二大盏，姜十五片，煎至八分，去滓，温服，不拘时候。（《太平惠民和剂局方》三生饮）

2. 治疗风痰头痛不可忍 天南星（大者，去皮）、茴香（炒）。上等份，为细末，入盐少许在面内，用淡醋打糊为丸，如梧桐子大，每服三五十丸，食后姜汤下。（《魏氏家藏方》上清丹）

3. 治头痛，偏正头风，痛攻眼目额角 天南星、川乌各等份，共研极细末，同莲须葱白捣烂作饼。贴太阳穴。（《全国中药成药处方集》止痛膏）

4. 治疗喉闭 白僵蚕、天南星（并生用）等份。为末，以生姜自然汁调一字许，用笔管灌在喉中，仍咬干姜皂子大，引涎出。（《中藏经》）

5. 治痈疽疮肿 天南星60g，赤小豆90g，白及120g。上三味，各为细末，和匀，冷水调，摊上四面肿处，用绢压之。（《刘绢子鬼遗方》收脓散）

6. 治乳赤肿、欲作痈者 天南星为细末，生姜自然汁调涂，自散。才作便用之。（《百一选方》）

7. 治瘰疬 天南星、半夏等份为末，米醋或鸡子清调敷。（《潜斋简效方》）

【类药辨析】

1. 天南星与胆南星的鉴别应用 胆南星是生天南星研磨，与牛胆汁（鲜牛胆汁熬成浓汁，亦有用猪或者羊的胆汁代替）加工制成的小块或圆柱状，又称胆星。味苦，微辛，性凉，清化热痰，息风定惊。更用于治疗痰热所致的惊风抽搐、中风、眩晕、癫狂、咳喘诸症[1]。

2. 半夏与天南星的鉴别应用 二者都辛温有毒，均为燥湿化痰、温化寒痰之要药，善治湿痰、寒痰，炮制后又能治热痰、风痰。生品外用均能消肿止痛，治疗痈疽肿痛及蛇虫咬伤。然半夏主入脾、肺,重在治脏腑湿痰,且能止呕,治疗各种呕吐,消痞散结,还治心下痞,结胸,梅核气等;天南星则主归肝经,善走经络,偏于祛风痰而能解痉止厥,主治风痰、中风、癫痫、破伤风。故《本经逢原》称:"南星、半夏皆治痰药也。然南星专走经络,故中风麻痹以之为向导,半夏专走肠胃,故呕逆泄泻以之为向导。"[1]

【配伍应用】

1. 天南星配石菖蒲 天南星苦温燥烈,化痰力强,主入肝经,善祛经络风痰而解痉;石菖蒲善化痰开窍。两药配伍合用,共奏祛风化痰、开窍醒神之功,用于风痰上壅,昏仆,失语,痰阻喉间[2]。

2. 天南星配枳实 天南星苦辛温燥,有较强的燥湿化痰之功;枳实辛行苦降,尤善行气化痰。两药伍用,可增强化痰消痞作用,用于治疗湿痰阻肺,胸膈胀闷[2]。

3. 天南星配天麻 天南星辛温苦燥。归肝经,走经络,善祛风痰而止痉厥;天麻甘平入肝经,功能息风止痉。两药伍用,既可祛经络之风痰,又善息肝风而止痉,用于治疗风痰眩晕[2]。

4. 天南星配禹白附 天南星辛温苦燥。归肝经,走经络,善祛风痰而止痉厥;禹白附燥烈之性甚于天南星,亦善祛风痰而解痉止痛。两药相配,相须为用,可增强祛风解痉之功,用于治疗破伤风、角弓反张[2]。

5. 天南星配雄黄 天南星外用能攻毒消肿,散结止痛;雄黄温燥有毒,能以毒攻毒而解毒杀虫疗疮。两药伍用,能增强消肿解毒止痛之功,用于治疗毒蛇咬伤及痈肿疮疡[2]。

二、临床研究

1. 慢性萎缩性胃炎不典型增生 黄芪、白芍各30g,土茯苓、蒲公英、白花蛇舌草各20g,人参、白术、天南星、法半夏、莪术、丹参各15g,三七10g,甘草6g。每天1剂,分2次温开水冲服,3个月为1疗程。共治疗60例,显效33例,有效20例,无效7例,总有效率为88.3%[3]。

2. 风湿性关节炎 肿痛安胶囊[三七、天麻、僵蚕、白附子(制)、防风、羌活、天南星(制)、白芷]口服,2粒/次,3次/天,4周为1疗程。共治疗62例,痊愈20例,有效37例,无效5例,总有效率为91.94%[4]。

3. 震颤麻痹综合征 熟地黄平颤汤(熟地黄15g,枸杞子15g,白芍15g,桑寄生20g,天麻15g,莪术15g,白僵蚕10g,天南星15g,全蝎粉3g)早晚服用,3个月为1个疗程,持续治疗2个疗程,即6个月。共治疗46例,明显进步8例,进步25例,稍有进步8例,无效5例,总有效率为89.13%[5]。

4. 癫痫 天南星12g,石菖蒲12g,白芍25g,炙甘草3g,远志12g,生铁落30g,地龙12g。每日1剂,1个月为1个疗程,共治疗1个疗程。共治疗50例,显效20例,有效22例,无效8例,总有效率为84.0%[6]。

三、药理研究

1. 抗菌作用 天南星醇提物对革兰阳性菌和革兰阴性菌都有明显的抑制作用,抑菌谱广;其抑制活性主要成分为皂苷。天南星醇提物对大肠埃希菌的菌体结构造成破坏,菌体缢缩变形,直至其缢缩成为颗粒状残体而死亡[7]。

2. 祛痰作用 天南星煎剂能显著增加

家兔呼吸道黏液分泌，天南星中的皂苷对胃黏膜具有刺激性，因而口服时能反射性地增加气管或支气管的分泌液，天南星煎剂口服有祛痰作用[8]。

3. 抗肿瘤作用 天南星水提取物能改善胃癌大鼠胃功能，使癌组织细胞增殖率下降，凋亡率上升，M2-型丙酮酸激酶（PKM2）、mTOR、Bcl-2、PI3K、Akt 表达受到明显的调控，其能力呈浓度依赖[9]。鲜天南星水提取物可对小鼠子宫纤维瘤起到一定的抑制作用，并能对 E_2、孕激素（P）、促卵泡激素（FSH）、LH 等激素水平进行调控[10]。

四、本草文献摘述

1.《神农本草经》 "主心痛，寒热，结气，积聚，伏梁，伤筋，痿，拘缓，利水道。"

2.《本草纲目》 "乃手、足太阴脾、肺之药。味辛而麻，故能治风散血；气温而燥，故能胜湿除涎，性紧而毒，故能攻积拔肿，而治口喎舌糜。"

3.《得宜本草》 "得生姜、天麻，治吐泻慢惊；得防风，治跌扑金刃伤风；得琥珀、朱砂治痰迷心窍。"

参考文献

[1] 国家药典委员会.中华人民共和国药典临床用药须知：中药饮片卷[M].2020 版.北京：中国医药科技出版社，2022：927-929.

[2] 南京中医药大学.中药大辞典[M].2 版.上海科学技术出版社，2005：447-450.

[3] 何善明，袁海锋.健脾化瘀解毒法治疗慢性萎缩性胃炎不典型增生的临床研究[J].新中医，2008（2）：35-36，8.

[4] 陈斌，王峰，李文华.肿痛安胶囊治疗风湿性关节炎的临床研究[J].河北医药，2013，35（22）：3499-3500.

[5] 刘玉涛，许予明，高远，等.熟地黄平颤汤联合复方左旋多巴治疗震颤麻痹综合征临床研究[J].中医学报，2018，33（4）：653-658.

[6] 皇甫乐煜.中西医结合治疗癫痫临床研究[J].中医学报，2015，30（12）：1823-1825.

[7] 王关林，蒋丹，方宏筠.天南星的抑菌作用及其机理研究[J].畜牧兽医学报，2004（3）：280-285.

[8] 钟凌云，吴皓.天南星科植物中黏膜刺激性成分的研究现状与分析[J].中国中药杂志，2006（18）：1561-1563.

[9] 李凤，孔建飞.天南星水提取物对胃癌大鼠细胞中 PKM2、mTOR 基因表达的影响[J].现代食品科技，2019，35（12）：41-46.

[10] 董微，张博，邵超.鲜天南星水提取物对小鼠子宫纤维瘤的抑制作用和对小鼠雌激素的影响[J].西部医学，2019，31（5）：679-682，688.

化橘红 Huajuhong

本品又称化州橘红、橘红、毛橘红、光七爪、光五爪，为芸香科植物化州柚 *Citrus grandis* 'Tomentosa' 或柚 *Citrus grandis*（L.）Osbeck 的未成熟或近成熟的干燥外层果皮。夏季果实未成熟时采收，置沸水中略烫后，将果皮割成 5 或 7 瓣，除去果瓤和部分中果皮，压制成形，干燥。

3-4-3 化橘红彩图

一、传统应用

【性味归经】 辛、苦，温。归肺、脾经。

【功效主治】 理气宽中，燥湿化痰。用于咳嗽痰多，食积伤酒，呕恶痞闷。

【用法用量】 内服：煎服，3～6g；或入丸、散。

【使用注意】 气虚、阴虚及燥咳痰少者禁服。

【方剂举例】

1. 橘红痰咳液[《中华人民共和国药典》(2020年版一部)]

药物组成：化橘红、百部（蜜炙）、茯苓、半夏（制）、白前、甘草、苦杏仁、五味子。

功能主治：理气化痰，润肺止咳。用于痰浊阻肺所致的咳嗽、气喘、痰多；感冒、支气管炎、咽喉炎见上述证候者。

2. 橘红胶囊[《中华人民共和国药典》(2020年版一部)]

药物组成：化橘红、陈皮、法半夏、茯苓、甘草、桔梗、苦杏仁、炒紫苏子、紫菀、款冬花、瓜蒌皮、浙贝母、地黄、麦冬、石膏。

功能主治：清肺，化痰，止咳。用于痰热咳嗽，痰多，色黄黏稠，胸闷口干。

3. 橘红枇杷片（《中华人民共和国卫生部药品标准•中药成方制剂》）

药物组成：化橘红、枇杷叶、桔梗、紫苏子、陈皮、甘草。

功能主治：止咳祛痰。用于咳嗽痰多。

4. 厚元行气丸（《国家中成药标准汇编 内科脾胃分册》）

药物组成：化橘红、厚朴（制）、陈皮、延胡索（醋炙）、木香、蒲黄、降香、鸡内金、佛手、三棱（醋炙）、沉香、郁金、莪术（醋炒）、桃仁（去油）、乳香、麝香、冰片、珍珠（飞）、朱砂（飞）、琥珀。

功能主治：行气活血止痛。用于气滞血瘀证。

【简便验方】

1. 治疗痰喘 化橘红、半夏各15g，川贝母9g。共研细末。每服6g，开水送下。（《常见病验方研究参考资料》）

2. 治疗支气管炎 过江龙30g，化橘红15g，杏仁9g。煎服。（《云南中草药》）

3. 治疗痰湿内阻咳嗽 半夏（汤洗七次）、橘红各150g，白茯苓90g，甘草（炙）45g，生姜7片，乌梅1个。水煎服。（《太平惠民和剂局方》）

4. 治风痰麻木 橘红一斤，逆流水五碗，煮烂去滓，再煮至一碗。顿服取吐。不吐加瓜蒂末。（《摘玄方》）

5. 治产后脾气不利，小便不通 橘红为末，每服二钱，空心，温酒下。（《妇人良方》）

【类药辨析】

化橘红和橘红的鉴别应用 传统用药的经验认为橘红性温力缓而走上，长于理气健脾，燥湿化痰，既可用于脾胃气滞的胸腹胀满，食积伤酒，又可治疗痰湿壅肺的胸膈满闷，喘满痰多；化橘红功似橘红，但性温燥，燥湿化痰之力强于橘红，而行脾胃气滞之力不及橘红。临床多用以痰浊咳嗽，痰多色白和黏稠难咳等症。且二药性状迥异，易于鉴别，应各以其名合理应用，不可混淆或互为代用[1]。

【配伍应用】

1. 化橘红配半夏 两者都有燥湿化痰作用。化橘红并能祛滞；半夏兼能降逆。两药配伍，相辅相成，共收燥湿化痰、下气降逆之功。用于脾不化湿，湿伏酿痰，肺胃气滞，痰涎壅盛，致胸脘痞闷、咳嗽、气喘、痰多等。

2. 化橘红配神曲 化橘红能下气健胃；神曲可消食健胃。前者理脾之气滞，后者化胃之积食。两药配伍，相互为用，共奏行气祛滞、消食化积、协调脾胃之功。用于食积不化，中焦气滞，如胃脘胀满、嗳腐吞酸，或腹痛泄泻、泻而不畅等[2]。

二、临床研究

1. 慢性阻塞性肺疾病稳定期 橘红痰

咳液，口服，2 支 / 次，3 次 / 日，疗程为 7 天。共治疗患者 33 例，患者日间咳嗽、夜间咳嗽的有效率为 66.67%、77.42%，吸烟患者夜间咳嗽总有效率为 85.0%[3]。

2. 急性支气管肺炎 接受常规抗感染及对症支持治疗，同时给予橘红痰咳液，5mL / 次，3 次 / 天（3 岁以下）或 10mL，3 次 / 天（3～7 岁），疗程 3～5 天。共治疗患儿 46 例，显效 12 例，好转 28 例，总有效率达 86.96%[4]。

3. 感冒后咳嗽 橘红咳痰颗粒，口服，10g/ 次，3 次 / 日，5 天为一疗程。共治疗 60 例患者，治愈 45 例，显效 7 例，好转 6 例，总有效率 97%[5]。

三、药理研究

1. 抗炎作用 化橘红黄酮可通过抑制关键蛋白的磷酸化以抑制促炎细胞因子（TNF-α、IL-1β 和 IL-6 等）水平，促进抑炎细胞因子 IL-10 升高水平，发挥对 RAW264.7 细胞炎症的调控作用[6]。化橘红中的柚皮苷可促进豚鼠气管平滑肌细胞增殖，水合橘皮内酯可显著抑制豚鼠气管平滑肌细胞的增殖[7]；柚皮苷还能显著抑制 LPS 诱导的小鼠的 Beagle 犬急性肺部炎症及百草枯诱导的小鼠急性肺损伤[8]。

2. 抗氧化作用 化橘红粗多糖具有较好的抗氧化清除自由基的能力，在一定程度内可清除 DPPH、·OH 和 ABTS·$^+$ 自由基[9]。化橘红柚皮苷可竞争性抑制 α-葡萄糖苷酶，并有较好的 DPPH 自由基清除能力[10]。

3. 免疫调节作用 化橘红多糖可显著提高正常小鼠的脾、胸腺指数及小鼠腹腔巨噬细胞的吞噬指数，促进小鼠 T 淋巴细胞的转化率，增强小鼠的细胞免疫功能[11]。

4. 降血糖作用 化橘红活性物质可降低糖尿病小鼠的空腹血糖，改善糖耐量，调节血清中的胰岛素水平[12]。

5. 降血脂作用 化橘红总黄酮和柚皮苷可调节糖尿病小鼠的血脂水平，可降低血清中的 TC、TG 和低密度脂蛋白胆固醇（LDL-D）水平，升高高密度脂蛋白胆固醇（HDL-D）水平，改善肝脏和肾脏肿大[12]。

6. 止咳化痰作用 化州橘红多糖可明显延长浓氨水引起的小鼠咳嗽潜伏期及 2min 内的咳嗽次数，能够增加小鼠气管段酚红的排泌量[13]。柚皮苷的主要代谢产物柚皮素能显著抑制 LPS 诱导的大鼠气管组织黏蛋白分泌，促进小鼠气道酚红排泌[14]。

7. 防治糖尿病心肌功能损伤作用 化橘红提取物可通过抑制心肌 p38MAPK 信号通路，防治实验性 2 型糖尿病心肌病大鼠的心肌结构功能性损伤[15]。

8. 治疗老年痴呆作用 化橘红多糖可明显抑制阿尔茨海默病的氧化应激，降低 Aβ$_{25～35}$ 老年痴呆小鼠脑内 NOS 活性和 NO 含量，改善其病理损伤[16]。

四、本草文献摘述

1.《药品化义》"消谷气，解酒毒，止呕吐，开胸膈痞塞，能推陈致新，皆辛散苦降之力也。"

2.《本经逢原》"橘红专主肺寒咳嗽多痰，虚损方多用之，然久嗽气泄又非所宜。"

3.《医林纂要》"橘红专入于肺，兼以发表。去皮内之白，更轻虚上浮，亦去肺邪耳。"

4.《本草纲目》"下气消痰。"

参考文献

[1] 孔增科，傅正良，熊南燕，等.易混淆中药品种辨析与临床应用 [M].天津：天津科技翻译出版公司，2007：374-376.

[2] 国家药典委员会.中华人民共和国药典临床用药须知:中药饮片卷[M].2020版.北京:中国医药科技出版社,2022:680.

[3] 黄艺蓉,刘佳,张健,等.橘红痰咳液治疗慢性阻塞性肺疾病稳定期咳嗽症状疗效观察[J].亚太传统医药,2015,11(19):125-126.

[4] 刘晓雯,黄洁玲,鲍敏玲.橘红痰咳液联合山莨菪碱对急性支气管肺炎恢复期的疗效观察[J].湖南中医药大学学报,2013,33(10):18,63.

[5] 武爱军.橘红痰咳颗粒治疗感冒后咳嗽的临床观察[J].现代中西医结合杂志,2011,20(35):4515-4516.

[6] 胡梦君.化橘红黄酮对LPS诱导的RAW264.7细胞的抗炎作用及其机制探究[D].武汉:华中农业大学,2017.

[7] 董晶,肖移生,陈海芳,等.化橘红中主要活性成分对豚鼠气管平滑肌细胞增殖的影响[J].井冈山大学学报(自然科学版),2015,36(1):88-90,106.

[8] Chen Y, Wu H, Nie Y, et al.Mucoactive effects of naringin in lipopolysaccharide-induced acute lung injury mice and beagle dogs[J].Environmental Toxicology and Pharmacology,2014,38(1):279-287.

[9] 侯秀娟,沈勇根,徐明生,等.化橘红多糖的提取纯化及抗氧化活性研究[J].中国酿造,2012,31(9):135-138.

[10] 姜翠翠,董舒梅,邱松山,等.化橘红柚皮苷对α-葡萄糖苷酶活性的抑制作用[J].食品工业,2020,41(6):189-193.

[11] 董宏坡,江明树,朱伟杰.化橘红多糖对小鼠的免疫调节作用[J].中成药,2010,32(3):491-493.

[12] 苏志鹏.化橘红活性成分的综合利用及对降血糖血脂活性的研究[D].广州:广东药科大学,2020.

[13] 侯秀娟,沈勇根,徐明生,等.化州橘红多糖对小鼠消炎、止咳及化痰功效的影响研究[J].现代食品科技,2013,29(6):1227-1229,1206.

[14] 苏薇薇,王永刚,方铁铮,等.柚皮素及其盐用于制备止咳化痰药物[P].广东:CN1555763,2004-12-22.

[15] 郭润民,吴子君,黄瑞娜,等.化橘红对大鼠糖尿病心肌病的防治作用及其机制研究[J].中国医药科学,2016,6(19):40-43.

[16] 钟芳芳,严鸣光,郭建军,等.化橘红多糖对A$\beta_{25\sim35}$致小鼠老年性痴呆模型的保护作用及机制研究[J].热带医学杂志,2019,19(12):1480-1484,1601.

白前 Baiqian

本品为萝藦科植物柳叶白前 *Cynanchum stauntonii*(Decne.)Schltr. ex Lévl. 或芫花叶白前 *Cynanchum glaucescens* (Decne.) Hand.-Mazz. 的干燥根茎和根。秋季采挖,洗净,晒干。

3-4-4 白前彩图

一、传统应用

【性味归经】辛、苦,微温。归肺经。

【功效主治】降气,消痰,止咳。用于肺气壅实,咳嗽痰多,胸满喘急。

白前辛、苦,主归肺经,性微温而不燥热,既能降气,又能祛痰止咳,为治疗肺家咳喘之要药。凡肺气壅滞,痰多而咳嗽不爽,气逆喘促之证,不论寒热,皆可应用。其治疗之证虽异,然化痰降气之功则一,总以肺气壅塞,痰多咯出不爽为使用要点。

至于外感风寒咳嗽,亦能取其辛散之性,与解表药共用,可疏散风热,化痰止咳。因其功专辛散下气,对肺阴虚干咳者不宜应用。

【用法用量】煎服,3~10g;或入丸散。蜜炙白前性较缓和,长于润肺止嗽,无耗气伤阴之弊,故可用于肺阴不足,气逆干咳者。

【使用注意】祛痰作用颇强,对胃黏膜有刺激性,如有胃病或有出血倾向者应慎用；因功专辛散下气，故肺虚干咳者不宜使用。

【方剂举例】

1. 射麻口服液 [《中华人民共和国药典》（2020年版一部）]

药物组成：麻黄、胆南星、石膏、桑白皮（蜜炙）、射干、莱菔子（炒黄）、苦杏仁、白前、黄芩、五味子（醋蒸）。

功能主治：清肺化痰，止咳平喘。用于外邪犯肺、入里化热所致咳嗽、痰多稠黏，胸闷气喘，喉中痰鸣，发热或不发热，舌苔黄或黄白，或舌质红，脉弦滑或滑数。

2. 白杏片（《国家中成药标准汇编 内科肺系分册》）

药物组成：百部、白前、苦杏仁（去油）。

功能主治：止咳化痰。用于外感咳嗽，急、慢性支气管炎，咳嗽咳痰。

3. 白前汤（《圣济总录》卷二十四）

药物组成：白前、贝母、人参、紫菀、款冬花、桑根白皮、葶苈、杏仁。

功能主治：益气清肺，化痰止咳。用于伤寒后，上气咳嗽。

4. 白前散（《太平圣惠方》）

药物组成：白前、炙甘草、人参、生干地黄、大麻仁、桂心、赤茯苓、黄芪、阿胶、麦冬、桑根白皮。

功能主治：补气养阴，化痰止咳。用于骨蒸肺痿，心中烦渴，痰嗽不止。

【简便验方】

1. 治疗久患咳嗽，喉中作声，不得眠

白前，捣为末，温酒调4g，频服。（《梅师集验方》）

2. 治疗久嗽兼唾血 白前10g，桑白皮、桔梗各6g，甘草（炙）3g。上4味切，以水2大升，煮取0.5大升，空腹顿服。若重者，10数剂，忌猪肉、海藻、菘菜。（《近效方》）

3. 治疗咳逆上气，身体浮肿，短气胀满，昼夜不得平卧，喉中如水鸣声 白前、紫菀、半夏、大戟各6g。为粗末，水煎，分3次服。（《备急千金要方》）

4. 治疗胃脘痛，虚热痛 白前和重阳木根各五钱。水煎服。（《福建中草药》）

5. 治疗小儿疳积 白前、重阳木或兖州卷柏全草各三钱。水炖服。（《福建中草药》）

6. 治跌打胁痛 白前五钱，香附三钱，青皮一钱。水煎服。（《福建中草药》）

【类药辨析】

1. 白薇与白前的鉴别应用 二者不仅名称相似、来源相近，而且形态相同，易于混淆。白薇苦咸微寒，归肝、胃经，善入血分，有清热凉血、益阴除蒸之功，又能利尿通淋，解毒疗疮。白前辛苦微温，但不燥烈，长于祛痰，降肺气以平咳喘[1]。

2. 前胡与白前的鉴别应用 二者均能降气化痰，皆可治痰涎壅肺，宣降失司之咳喘胸满，痰多质黏等，且常相须为用。但前胡性微寒，兼能疏散风热，尤多用于外感风热或痰热咳喘。白前性微温，祛痰作用更强，多用于寒痰或湿痰阻肺之咳喘[1]。

3. 旋覆花与白前的鉴别应用 二者性味均辛苦微温归肺经，具有降气化痰之功，用于咳喘痰多，胸满喘急。旋覆花兼味咸归胃经，不仅降肺气，而且降胃气而止呕噫，可用于痰浊中阻，胃气上逆所致噫气呕吐，胃脘痞满。白前长于祛痰，降肺气，无论属寒属热，外感内伤均可用之[1]。

【配伍应用】

1. 白前配荆芥 白前辛苦微温而不燥烈，功专降气化痰以平咳喘；荆芥辛散气香，长于发表散风。两药伍用，一表一里，升降并举，共奏解表宣肺、化痰止咳之功，用于治疗外感风寒，咳嗽痰多[1]。

2. 白前配桔梗 白前辛开苦降，微温不燥，长于降气化痰；桔梗辛散苦泄，功专宣肺祛痰利咽。两药相配，共奏宣肺降气、化痰止咳之功，用于治疗咳嗽痰多，胸闷不畅[1]。

3. 白前配桑白皮 白前辛开苦降，微温不燥，长于祛痰，降肺气而平咳喘；桑白皮甘寒性降，主入肺经，以泻肺热、平喘咳为专长。两药伍用，可增强泻肺平喘、降气化痰之功，用于治疗肺热壅盛，咳喘痰黄者[1]。

4. 白前配紫菀 白前辛苦微温，善于降气化痰；紫菀甘润苦泄，善于润肺化痰止咳。两药相配，一燥一润，一祛一化，则痰消嗽宁，多用于风寒犯肺，咳嗽咽痒，咳痰不爽[1]。

5. 白前配百部 白前善于清肺降气祛痰，百部长于润肺化痰止咳，两药伍用，相须相辅，化痰中有润肺之力，润肺又不致留痰，温润平和，用于治感冒日久不愈，肺气肃降失常，咳喘不已，胸闷气逆；或用于治肺痨咳嗽[1]。

二、临床研究

1. 变异性哮喘 止嗽散化裁而成的中药（紫菀、白前、前胡各15g，百部、麦冬、白芍各20g，桔梗、甘草6g，荆芥、陈皮、麻黄、制杏仁、僵蚕、半夏、紫苏叶各8g，旋覆花10g）治疗52例，15天为1个疗程，连续治疗2个疗程。治疗后患者咳嗽、憋闷症状明显缓解，证候积分与治疗前相比降低，患者的症状更快消失，总有效率90.4%[2]。

2. 小儿外感咳嗽 加味止嗽散（桔梗3~6g、荆芥6~8g、紫菀8~10g、炙百部6~9g、白前8~10g、陈皮6~8g、甘草3~6g），治愈30例，好转12例，无效6例，总有效率86%[3]。

3. 慢喉痹 用止嗽散（紫菀、白前、百部、荆芥、桔梗各15g，甘草、陈皮各5g）痊愈51例，有效12例，无效3例，总有效率95.45%[4]。

三、药理研究

1. 抗炎作用 柳叶白前乙醇提取物能显著延长热痛刺激甩尾反应的潜伏期，减少由乙酸引起的扭体反应的次数，抑制二甲苯引起的耳肿、角叉菜胶引起的足跖肿胀。在小鼠腹腔巨噬细胞体外炎症模型中，stauntoside V1 和 stauntoside V3 显示出明显的抗炎活性[5]。

2. 抗氧化作用 熊果酸具有很好的抗氧化活性，数值与维生素C的IC_{50}接近[6]。

3. 神经保护作用 glaucogenin C、hirundigoside K、stauntoside U、stauntoside V 对缺氧/复氧诱导的心肌细胞损伤具有明显的保护作用[7]。

4. 免疫抑制作用 柳叶白前乙醇提取物提高感染沙门菌小鼠的免疫能力，延长感染后存活时间[8]。

5. 镇咳祛痰作用 95%的柳叶白前乙醇提物和石油醚提取物对浓氨水诱发的小鼠咳嗽有明显的镇咳作用，柳叶白前水煎液、乙醇提物及石油醚提取物具有祛痰作用[9]。芫花叶白前水、醇、醚提取物对浓氨水诱发的咳嗽小鼠有明显的镇咳作用[10]。

四、本草文献摘述

1.《名医别录》 "主治胸胁逆气，咳嗽上气。"

2.《本草纲目》"手太阴药也。长于降气,肺气壅实而有痰者宜之。"

3.《本草汇言》"白前泄肺气,定喘嗽之药也(李东垣)。疗喉间喘呼(张少怀稿),为治咳之首剂,宽膈之满闷,为降气之上品。前人又主奔豚及肾气,然则性味功力,三因并施,脏腑咸入,腠理皮毛靡不前至,盖以功力为名也。"

参考文献

[1] 国家药典委员会. 中华人民共和国药典临床用药须知: 中药饮片卷 [M].2020 版. 北京: 中国医药科技出版社, 2022: 941-942.

[2] 于国强, 石绍顺, 付东升. 止嗽散化裁辨治风寒犯肺证咳嗽变异性哮喘的临床研究 [J]. 世界中医药, 2016, 11 (1): 58-61.

[3] 杨军民. 加味止嗽散治疗小儿外感咳嗽 48 例 [J]. 黑龙江中医药, 2012, 41 (2): 29-30.

[4] 张太. 止嗽散治疗慢喉痹 66 例临床观察 [J]. 实用中医内科杂志, 2014, 28 (7): 56-58.

[5] 沈雅琴, 张明发, 朱自平. 白前的镇痛、抗炎和抗血栓形成作用 [J]. 中国药房, 2001, 12 (1): 15-16.

[6] 李婷婷. 柳叶白前化学成分及其抗氧化活性研究 [D]. 延吉: 延边大学, 2015.

[7] Lei Q S, Zuo Y H, Lai C Z.New C21 steroidal glycosides from the roots of Cynanchum stauntonii and their protective effects on hypoxia/reoxygenation induced cardiomyocyte injury[J].Chinese Chemical Letters, 2017, 28 (8): 1716-1722.

[8] 龙正海, 杨再昌, 杨小生. 三组中药对耐药菌株的联合作用研究 [J]. 中国药学杂志, 2007, 42 (2): 104-107.

[9] 梁爱华, 薛宝云, 杨庆. 柳叶白前的镇咳、祛痰及抗炎作用 [J]. 中国中药杂志 1996 (3): 173-175, 191-192.

[10] 梁爱华, 薛宝云, 杨庆. 芫花叶白前的镇咳、祛痰及平喘作用 [J]. 中国中药杂志, 1995, 20 (3): 176-178, 193.

金沸草 Jinfeicao

本品为菊科植物条叶旋覆花 Inula linariifolia Turcz. 或旋覆花 Inula japonica Thunb. 的干燥地上部分。夏、秋二季采割,晒干。

3-4-5 金沸草彩图

一、传统应用

【性味归经】苦、辛、咸,温。归肺、大肠经。

【功效主治】降气,消痰,行水。用于外感风寒,痰饮蓄结,咳喘痰多,胸膈痞满。

【用法用量】5~10g。

【使用注意】阴虚劳咳及温热燥嗽者忌用。

【方剂举例】

1. 金沸草散(《博济方》)

药物组成:荆芥穗、旋覆花、前胡、半夏、赤芍、麻黄、甘草。

功能主治:疏风散寒,宣肺止咳。用于外感风寒,发热恶寒,无汗恶风,肢体疼痛,鼻塞声重,咳嗽不已,咳痰不爽,胸膈满闷。

2. 金沸草散(《太平惠民和剂局方》)

药物组成:旋覆花、麻黄、前胡、荆芥穗、甘草、赤芍、半夏、生姜、大枣。

功能主治:解表散寒,去痰止咳。用于风寒束表,痰浊壅肺之证。恶寒发热,胸膈满闷,痰多咳嗽,痰涎不利。

3. 金沸草汤(《医略六书》卷十八)

药物组成:金沸草、嫩前胡、北细辛、荆芥穗、法半夏、白通草、生甘草、鲜生姜、细白葱。

功能主治:疏风解表,化痰止咳。用

于伤风，鼻塞声重，咳嗽痰多，发热，脉弦者。

4. 加味金沸草散（《证治准绳·幼科》卷六）

药物组成：旋覆花（去梗）、麻黄、前胡、荆芥穗、甘草（炙）、半夏、赤芍、牛蒡子（炒）、浮萍。

功能主治：宣肺化痰，止咳。用于麻疹初起，咳嗽喷嚏，鼻流清涕，眼胞肿，其泪汪汪，面浮腮赤，或呕恶，或泻利，或手掐眉、目、鼻面等较重者。

【简便验方】

1. 治感冒咳嗽 金沸草、藿香、川贝母各15g，荆芥、薄荷、天冬、枳壳、甘草各10g，前胡12.5g，桔梗3g，水煎服。（《1200种中草药彩色图鉴 白金珍藏版》）

2. 治伤风咳嗽 金沸草、鸭儿芹各20g，水煎服。（《新编中草药图谱及经典配方3》）

3. 治水肿 金沸草、毛蜡烛根各15g，水煎服。（《新编中草药图谱及经典配方3》）

4. 治黄疸、胁痛口苦 金沸草、凤尾草各30g，水煎服。（《新编中草药图谱及经典配方3》）

5. 治百日咳 金沸草、炙桑皮、南天竹、嫩射干、地骨皮、炙百部、大贝母、葶苈子各10g，炙斗铃5g，生甘草3g，黛蛤散15g，鱼腥草30g，水煎，分2~4次内服，每日1次。（《1200种中草药彩色图鉴 白金珍藏版》）

6. 治肺气肿 金沸草、知母、半夏、炙枇杷叶、贝母、海浮石、陈皮各10g，当归、熟地黄、茯苓、牡丹皮、丹参各15g，煎汤服。（《1200种中草药彩色图鉴 白金珍藏版》）

【类药辨析】

金沸草与旋覆花的鉴别应用 两者为同一科属同种植物的不同药用部位。旋覆花药用其头状花序，功能长于降气化痰，降逆止呃，且能行气，主要用于咳喘、呕吐、呃逆、噫气、胸胁胀满及疼痛等症。金沸草药用其全草，功能为解表、止咳、化痰，且能利湿消肿、舒筋活血、消肿散结，主要用于咳嗽痰喘、风湿痹痛等，临证可区别选用之[1]。

【配伍应用】

1. 金沸草配半夏 治咳嗽痰多[1]。

2. 金沸草配赭石 治咳喘，噫气，呕吐等症[1]。

3. 金沸草配麻黄、荆芥、生姜 治感冒[1]。

4. 金沸草配麻黄、前胡、桔梗、荆芥 治外感咳嗽，上呼吸道炎[2]。

二、临床研究

1. 空调病 给予加味金沸草汤治疗，药物组成：旋覆花（金沸草）15g，荆芥15g，麻黄9g，前胡9g，姜半夏6g，白芷9g，赤芍9g，炙甘草9g，佩兰12g，细辛3g。加减：鼻塞或流清涕、咳嗽咳痰、纳呆者，加败酱草、苍术、生薏苡仁；乏力者，加生姜、附片、黄芪。每日1剂，水煎，取汤汁500mL，每次250mL，早晚温服。7天为1个疗程。共治疗36例，治愈20例，显效10例，有效5例，无效1例，有效率为97.22%[3]。

2. 感冒后咳嗽 给予加减金沸草散颗粒剂，药物组成：旋覆花（金沸草）、前胡、荆芥、百部、款冬花各10g，白芍20g，黄芩、制半夏、麻黄、紫菀、桔梗各6g，细辛、甘草各3g。若兼发热、咽痛，加金银花、连翘各10g，射干6g；若兼阴虚肺燥证，加沙参15g，阿胶12g；若兼脾虚食少或便溏，加党参、白术各20g。每日1剂，分2次用开水冲服。治疗 3 周。共治疗 20 例，治愈 12 例，有效 5 例，无效 3 例，总有效率为 85.0%[4]。

3. 咳嗽变异性哮喘 口服僵蝉金沸草散，药物组成：僵蚕 10g，徐长卿 10g，金沸草 10g，前胡 10g，细辛 6g，半夏 10g，荆芥 10g，赤茯苓 10g，大枣 6 枚，生姜 6g，甘草 6g。辨证属痰热者，减荆芥加地龙 10g、瓜蒌 10g；喘甚者加紫苏子 10g、沉香 6g；痰多者合三子养亲汤，气虚者加黄芪 30g、五味子 10g。水煎 500mL，分 2 次口服，1 剂/天，疗程 3～4 周。共治疗 30 例，显效 22 例，有效 6 例，无效 2 例，总有效率 93.33%[5]。

4. 感染后咳嗽 给予口服中药汤剂（方药组成：荆芥、蝉蜕、白鲜皮各 15g，金沸草 10g，前胡、老鹳草、桔梗、炒白芍各 12g，苦杏仁 9g，全蝎、炙甘草各 6g），用法用量：头煎加水 400mL 煎 30min，取汁 300mL；二煎加水 300mL 煎 30min，取汁 200mL，二煎混合，每日 1 剂，分两次早晚饭后温服。连续治疗 7 天为 1 个疗程。共治疗 49 例，治愈 10 例，显效 19 例，有效 15 例，无效 5 例，总有效率为 89.80%[6]。

5. 气道高反应性咳嗽 采用金沸草汤加减口服＋布地奈德气雾剂雾化治疗。采用布地奈德气雾剂雾化治疗，200μg/次，2 次/天，雾化吸入。金沸草汤加减组方：金沸草 10g，前胡 15g，荆芥 10g，半夏 9g，甘草 10g，麻黄 6g，白芍 30g。以水煎煮 300mL，每日分 2 次服用。共治疗 62 例，显效 26 例，有效 34 例，无效 2 例，总有效率 96.77%[7]。

三、药理研究

1. 镇咳、祛痰作用 金沸草散能显著延长浓氨水及二氧化硫刺激致小鼠咳嗽潜伏期，减少咳嗽次数，提示金沸草散具有明显的镇咳作用；金沸草散亦具有显著的祛痰作用[8]。

2. 抗肿瘤作用 金沸草提取物分离纯化得到的化合物 mutabiloside、diptoindonesin D、7-O-feruloylorientin、moscatin 对 HaCat 细胞具有不同程度的抑制作用[9]。

四、本草文献摘述

1.《日华子本草》"止金疮血。"

2.《本草纲目》"治疗疮肿毒。"

3.《天宝本草》"清肺除热，散寒去火。治呕喘咳嗽，吐衄，开窍通淋。"

参考文献

[1] 顾润环，刘成全，周兴武. 神农本草经研究与运用 [M]. 北京：中医古籍出版社，2021：659.

[2] 冯建春，史原朋，王新昌. 用药如用兵中药配伍应用 [M]. 北京：中国中医药出版社，2018：231.

[3] 李大立. 加味金沸草汤治疗空调病的临床疗效及对舒适度、健康调查量表 36 评分的影响 [J]. 中医研究，2021，34（10）：35-38.

[4] 王丹霞. 加减金沸草散治疗感冒后咳嗽疗效观察 [J]. 山西中医，2014，30（3）：31，44.

[5] 严文有，李有成，赵斌庆，等. 僵蝉金沸草散治疗咳嗽变异性哮喘疗效观察 [J]. 西部中医药，2014，27（9）：97-99.

[6] 杨立春，吴玲. 金沸草散治疗感染后咳嗽疗效观察 [J]. 山西中医，2013，29（7）：8-9.

[7] 张新成. 金沸草汤加减联合激素雾化治疗气道高反应性咳嗽疗效观察 [J]. 实用中西医结合临床，2019，19（6）：71-72，131.

[8] 丘振文，黄晓其，唐洪梅，等. 金沸草散镇咳祛痰作用的研究 [J]. 四川中医，2013，31（7）：33-34.

[9] 董明亮，马新苹，郭金兰，等. 金沸草化学成分的研究及其对 HaCat 细胞的影响 [J]. 中成药，2022，44（11）：3526-3530.

香橼 Xiangyuan

本品又称枸橼、枸橼干、香泡树、香橼柑、香圆，为芸香科植物枸橼 Citrus medica L. 或香圆 Citrus wilsonii Tanaka 的干燥成熟果实。秋季果实成熟时采收，趁鲜切片，晒干或低温干燥。

3-4-6 香橼彩图

一、传统应用

【性味归经】辛、苦、酸，温。归肝、脾、肺经。

【功效主治】疏肝理气，宽中，化痰。用于肝郁气滞，胸胁胀痛，脘腹痞满，呕吐噫气，痰多咳嗽。

【用法用量】3～10g。

【使用注意】阴虚血燥及孕妇气虚者慎服。

【方剂举例】

1. 十香止痛丸 [《中华人民共和国药典》（2020年版一部）]

药物组成：香附（醋炙）、乌药、檀香、延胡索（醋炙）、香橼、蒲黄、沉香、厚朴（姜汁炙）、零陵香、降香、丁香、五灵脂（醋炙）、木香、砂仁、乳香（醋炙）、高良姜、熟大黄。

功能主治：疏气解郁，散寒止痛。用于气滞胃寒，两胁胀满，胃脘刺痛，腹部隐痛。

2. 慢肝解郁胶囊 [《中华人民共和国药典》（2020年版一部）]

药物组成：当归、柴胡、甘草、麦芽、延胡索、白芍、茯苓、薄荷、香橼、三棱、白术、丹参、川楝子。

功能主治：疏肝解郁，健脾养血。用于肝郁脾虚所致的肝区胀痛，胸闷不舒，食欲不振，腹胀便溏者；迁延性肝炎或慢性肝炎见上述证候者。

3. 食消饮（《中华人民共和国卫生部药品标准·中药成方制剂》）

药物组成：山楂、麦芽、六神曲、陈皮、瓜蒌、莱菔子、香橼、槟榔、紫苏叶、薄荷油。

功能主治：消食导滞，除积消胀，调理肠胃。用于脘腹胀满，积食不化，嗳腐纳差。

4. 温中平胃散（《医醇賸义》）

药物组成：苍术、陈皮、厚朴、炮姜、木香、香橼、砂仁、枳壳、青皮、谷芽、神曲。

功能主治：温中和胃，行气消积。用于治疗胃脘胀满、疼痛，嗳腐吞酸，恶食，嗳气呕逆或大便难。

【简便验方】

1. 治疗咳嗽 香橼（去核）薄切作细片，以时酒同入砂瓶内，煮令熟烂，自昏至五更为度，用蜜拌匀。当睡中唤起，用匙挑服。（《养疴漫笔》）

2. 治疗鼓胀 陈香橼一枚（连瓤），大核桃肉两枚（连皮），缩砂仁二钱（去膜）。各煅存性为散，砂糖拌调。空心顿服。（《本经逢原》）

3. 治疗气逆不进饮食或呕哕 陈极香橼两个，真川贝三两（去心），当归一两五钱（炒黑），白通草（烘燥）一两，陈西瓜皮一两，甜桔梗三钱。共研细末，用白檀香劈碎煎浓汁泛为丸，如桐子大，每服三钱，开水送下。大虚者酌用。（《梅氏验方新编》香橼丸）

4. 治疗三日疟 陈香橼一枚，去顶皮，入研细明雄黄，同内火中煅之，取出研极细。每服2.1g，干咽下，不用水。（《华佗神医秘传》）

5. 治疗头风 香橼不拘新旧（切开）一枚。鸭蛋（煮熟，切两半）一枚，塞入

香橼内。每边包在太阳穴上,得热即愈。(《串雅外编》)

【类药辨析】

香橼与佛手的鉴别应用 均为芸香科植物,皆辛香苦温,归肝脾肺经,药力平和,均能疏肝解郁,理气和中,燥湿化痰,主治肝郁气滞、脾胃气滞及咳嗽、痰多等。但佛手力较香橼强,又偏理肝胃之气而止痛效佳;香橼力较佛手力缓,又偏理肺脾之气而化痰效佳[1]。

【配伍应用】

1. 香橼配陈皮 香橼味辛、微苦、酸,性温,疏肝解郁,理气和中,燥湿化痰;陈皮辛苦温,燥湿化痰,理气和中。香橼药性平和,善理肝胃气滞;陈皮药力较强,善理脾胃气滞。两药相伍,使得理气燥湿化痰之力增强,用以治疗脾胃或肝胃气滞,痰湿咳嗽[1]。

2. 香橼配佛手 香橼、佛手均味辛香苦温,归肝、脾、胃、肺经,均具有疏肝解郁、理气和中、燥湿化痰之功。然佛手芳香辛散,苦温通降,以醒脾开胃,疏肝,理气快膈,行气止痛为主;香橼清香之力稍逊,行气之力亦差,然和胃化痰之功见长。两药相须为用,理气宽胸止痛、疏肝和胃、健胃化痰之力益彰。共治肝郁胸胁胀痛[1]。

3. 香橼配藿香 香橼气香醒脾,辛行苦泄,入脾胃以行气宽中;藿香辛微温,气味芳香,为芳香化湿浊要药。两药配伍,使化湿行气之功益彰,用以治疗脾胃气滞之脘腹胀痛[1]。

4. 香橼配茯苓 香橼苦燥降泄以化痰止咳,辛行入肺而理气宽胸;茯苓味甘而淡,甘则能补,淡则能渗,药性平和,既可祛邪,又可扶正,善渗泄水湿,使湿无所聚,痰无由生。两药合用,共成行气化痰止咳之功,用以治疗痰多、咳嗽、胸闷等[1]。

二、临床研究

1. 慢性萎缩性胃炎 在常规西医治疗基础上联合健脾通络汤辅助治疗。健脾通络汤药物组成:法半夏9g、党参5g、丹参20g、炒白术15g、生黄芪20g、茯苓20g、干姜6g、炙甘草6g、桂枝6g、砂仁6g。随症加减,若腹胀明显,加香橼15g、佛手15g;若口干,加乌梅20g、天冬15g。水煎取汁300mL,早、晚2次分服,每日1剂,连续治疗28天。共治疗61例,治愈22例,显效26例,有效9例,无效4例,总有效率93.44%[2]。

2. 胆汁反流性胃炎肝胃郁热证 治疗基础上加用四君子汤合左金丸加减方内服。方药组成:黄连片15g、吴茱萸15g,太子参15g,茯苓30g,麸炒白术15g,枳壳15g,柴胡10g,白芍30g,姜半夏9g,郁金15g,海螵蛸15g,浙贝母4g,紫苏梗10g,香橼12g,青皮9g,陈皮8g,甘草片6g。随症加减:反酸甚者,加海螵蛸12g,瓦楞子15g;气虚甚者,加炙黄芪20g;热象甚者,加黄芩片15g,茵陈12g;口干甚者,加沙参12g;呕吐者,加淡竹茹10g;情志不畅甚者,加佛手15g。每日1剂,水煎服,连续治疗4周。共治疗41例,治愈15例,显效17例,有效6例,无效3例,总有效率92.68%[3]。

3. 溃疡性消化不良 观察组服用疏肝和胃冲剂(党参、白术、砂仁、白蔻、陈皮、柴胡、香附、紫苏梗、香橼、栀子、黄连、柿蒂、甘草),3次/天,10g/次,餐前口服。两组均持续用药1个月。共治疗30例,治愈10例,显效15例,有效3例,无效2例,总有效率93.33%[4]。

4. 轻型血管性痴呆痰阻血瘀证 治

疗组给予温胆汤合血府逐瘀汤加减治疗，方药组成：半夏10g，陈皮10g，茯苓10g，郁金10g，枳壳10g，川芎10g，赤芍10g，川牛膝10g，银杏叶10g，香橼10g。伴有恶心者，加生姜10g；苔黄者，加黄芩10g；失眠者，加酸枣仁30g。一剂煎成400mL，分装两袋，早、晚饭后0.5h温服，每日1剂。共治疗34例，治愈2例，显效9例，有效16例，无效7例，总有效率79.41%[5]。

5. 桥本甲状腺炎 观察组给予逍遥散加味颗粒治疗。逍遥散加味颗粒性状：颗粒干燥，色泽一致，无吸潮、结块和潮解等现象。组成：当归10g，白芍15g，柴胡6g，茯苓10g，太子参15g，白术6g，海藻8g，昆布8g，酒萸肉10g，山药10g，熟地黄20g，陈皮8g，清半夏6g，香橼6g，佛手6g，颗粒剂3次/天，2袋/次，饭后30min开水冲服。治疗周期为30天。共治疗40例，显效23例，有效6例，无效1例，总有效率97.5%[6]。

6. 急性痛风性关节炎 观察组在对照组基础上加生地黄红藤汤口服。组成：生地黄30g，大血藤30g，秦皮30g，制川乌9g，关白附子9g，白芥子9g，虎杖30g，伸筋草30g，香橼12g，香附12g，陈皮6g，甘草3g。水煎，早晚分服。疗程为1周。共治疗30例，临床控制8例，显效12例，有效7例，无效3例，总有效率90.0%[7]。

7. 慢性胆囊炎 给予利胆健脾汤。组成：党参片、茯苓、粉葛各30g，白术、白芍、香橼、金钱草、茵陈各15g，柴胡、鸡内金、甘草片各10g；右胁疼痛者，加延胡索10g；疼痛剧烈者，加金铃子10g，延胡索30g；腹部痞闷者，加厚朴、枳壳各15g；嗜睡乏力者，加黄芪30g；纳差者，加炒稻芽15g；反酸、嗳气者，加赭石20g；腹泻者，加仙鹤草、半枝莲、白芷各10g。每日1剂，1L水煎至250mL，分早晚两次趁热服用。连续用药4周。共治疗71例，痊愈28例，显效22例，有效18例，无效3例，总有效率95.77%[8]。

三、药理研究

1. 抗氧化作用 枸橼精油有较强的DPPH·清除能力，清除率为62.84%[9]；其还原能力与质量浓度成正相关，对·OH自由基和H_2O_2均有较强的清除作用。枸橼果皮和果肉提取物均表现出一定的DPPH·清除能力，EC_{50}分别为（19.40±1.15）mg和（24.22±1.62）mg[10]。香圆中特征性黄酮-柚皮苷（132）在5～2000μmol/L下均表现为较强的抗氧化活性，可有效减少H_2O_2诱导的DNA损伤[11]。橙皮素（117）和枸橼中特征性黄酮-橙皮苷（133）可减弱H_2O_2、酒精、脂多糖和CCl_4等外界化合物诱导的组织损伤，直接清除体内自由基，降低氧化损伤[12-14]，此外，还可通过激活Keap1-Nrf1-ARE通路，增强细胞抗氧化能力[15]。

2. 抗菌作用 枸橼精油对黑曲霉、青霉、酿酒酵母、大肠埃希菌、金黄色葡萄球菌、枯草芽孢杆菌等有良好的抑制作用[16-17]。香橼精油中少量的单萜类化合物即可破坏细胞膜的渗透性，使蛋白质变性，破坏细菌的酶系统，抑制微生物生长[18]。柠檬烯有广谱抗菌作用，对面包酵母和黑曲霉的抑制作用强于化学防腐剂[19]。此外枸橼中的异松油烯和香圆中的α-蒎烯、β-蒎烯等对抑菌作用的发挥也有重要贡献[20]。香橼中特征性黄酮柚皮素、芦丁、柚皮苷和橙皮苷具有直接抑制肺炎克雷伯菌生长和影响细菌生物膜形成的作用[21]。多甲氧基黄酮-川陈皮素可破坏细菌的细胞壁，调节细胞内外钠、钾离子流动，从而发挥抗菌效应[22,23]。香圆中的蛇床子素有广谱抑菌作用，可通过阻断钠离子和钙离子的内流，阻止真菌的生长[24,25]。

3.抗炎、抗过敏作用 香圆中的柚皮苷可阻断NF-κB的信号传导，从而减轻脂多糖诱导的小鼠急性肺损伤[26,27]；柚皮素可抑制多种类型细胞（如脂肪细胞、肝细胞、巨噬细胞等）的促炎信号通路，显著抑制肿瘤坏死因子α（TNF-α）、IL-33、IL-6、IL-1β等炎症因子的产生[28,29]。香橼中代表性三萜柠檬苦素及枸橼中主要三萜成分诺米林可影响CD4$^+$T细胞功能，调节血管平滑肌细胞p38促分裂原活化蛋白激酶信号级联，发挥抗炎作用[30]。枸橼水性制剂具有抗过敏活性，被用于治疗鼻腔过敏性疾病，可使嗜碱性细胞脱粒作用减少，抑制人肥大细胞产生IL-8和TNF-α[31]。

4.抗肿瘤作用 香圆中香豆素类成分蛇床子素可减少Bcl-2表达，从而促进神经胶质瘤细胞的凋亡[32]。蛇床子素在前列腺癌、肾细胞癌和白血病的治疗中尤为适用，有着高生物活性和低毒性，能有效抵消放疗不良反应[33-35]。柠檬苦素是香橼的主要活性三萜类成分，可剂量依赖性抑制人成神经细胞瘤细胞、人结肠癌细胞、人白血病细胞、人乳腺癌细胞等增殖[36-40]。

5.其他药理作用 枸橼果皮能够降低血浆葡萄糖浓度、血浆胆固醇和甘油三酯的水平[41]。枸橼乙醇提取物可减轻异丙肾上腺素引起的心肌损伤，通过发挥抗氧化和自由基清除作用实现心脏保护[42]。香橼治疗头痛的作用可能与其中的黄酮、多糖和有机酸化合物有关[43]，香橼糖浆中含有大量的有机酸和碳水化合物，为解释其治疗偏头痛的机制提供一定的依据[44]。枸橼糖浆可有效减轻偏头痛的疼痛程度和发作时间，其有效性可与普萘洛尔的药效相媲美[45]。

四、本草文献摘述

1.《本草拾遗》"去气，除心头痰水。"
2.《饮膳正要》"下气，开胸膈。"
3.《本草通玄》"理上焦之气，止呕逆，进食，健脾。"
4.《本经逢原》"治咳嗽气壅。"
5.《医林纂要》"治胃脘痛，宽中顺气，开郁。"

参考文献

[1] 国家药典委员会.中华人民共和国药典临床用药须知：中药饮片卷[M].2020版.北京：中国医药科技出版社，2022：709-710.

[2] 段成颖.健脾通络汤辅助治疗慢性萎缩性胃炎脾胃虚弱证61例临床观察[J].甘肃中医药大学学报，2023，40（5）：55-59.

[3] 唐旺.四君子汤合左金丸加减辨治胆汁反流性胃炎肝胃郁热证的临床观察[J].中国民间疗法，2023，31（17）：43-45.

[4] 宋诵文，张坤永，邓焕庆，等.溃疡性消化不良应用疏肝和胃冲剂治疗的临床观察[J].内蒙古中医药，2023，42（7）：65-66，71.

[5] 胡玉霜，张德全.温胆汤合血府逐瘀汤加减治疗轻型血管性痴呆痰阻血瘀证临床观察[J].河南中医，2022，42（6）：905-909.

[6] 李蕊，董佳妮.逍遥散加味颗粒治疗早期桥本甲状腺炎临床观察[J].社区医学杂志，2021，19（2）：109-112.

[7] 张娜，苏晓，沈丕安.沈氏生地黄红藤汤治疗湿热蕴结型急性痛风性关节炎的临床观察[J].上海中医药杂志，2019，53（9）：60-63.

[8] 李世涛，康亚娟，侯庆伟.利胆健脾汤治疗慢性胆囊炎的临床观察[J].中国民间疗法，2019，27（6）：39-41.

[9] DONG L R，LIU X Q，LI Z R，et al.Studies on chemical constituents from fruits of Citrus medica[J].Fine Chem，2010，27（10）：982-986，1003.

[10] XU L S，WANG L Z，JIANG Z Y.

Chemical components, anti-fungus and DPPH radical scavenging activities of volatile oils irom fingered citron compare with citron, lemon and ponkan[J].J Zheiiang Norm Univ: Nat Sci, 2018, 41 (1): 84-91.

[11] LIU C J, NIU L Y, YU M, et al.Study on antioxidant and antibacterial activities of essential oils from Citrus medica[J].Sci Technol Food Ind, 2016, 37 (24): 132-137.

[12] FRATIANNI F, COZZOLINO A, DE FEO V, et al.Polyphenols, antioxidant, antibacterial, and biofilm inhibitory activities of peand pulp of Citrus medica L.Citrus bergamia, and Citrus medica cv.salocultivated in southern ltaly[J].Molecules, 2019, 24 (24): 4577.

[13] BACANLIM, BASARAN A A, BASARAN N.The antioxidant and antienotoxic properties of citrus phenolics limonene and raringin[J].Food Chem Toxicol, 2015 (81): 160-170.

[14] GAO G M, DING H M, ZHUAN C, et al.Effects of hesperidin on H2O2-treated chondrocytes and cartilage in a rat osteoalthritis mode[J].Med Sci Monit, 2018 (24): 9177-9186.

[15] SELMI S, RTIBI K, GRAMl D, et al.Protective effects of orange (Citrus sinensis L.) peel aqueous extract and hesperidin on oxidative stress and peptic ulcer induced by alcohol in rat[J].Lipids Heal Dis, 2017, 16 (1): 1-12.

[16] YE J, GUAN M, LU Y, et al.Protective effects of hesperetin on lipopolysaccharide-induced acute lung injury by targeting ND2[J].Eur J Pharmacol, 2019 (852): 151-158.

[17] MAHMOUD A M, MOHAMMED H M, KHADRAWY S M, et al.Hesperidin protects against chemically induced hepatocarcincgenesis via modulation of Nrf2/ARE/HO-1.PPARy and TGF-81/Smad3 sianaling.and amelioration of oxidative stress and infmmation[J].Chem-Biol Interactions, 2017 (277): 146-158.

[18] HAMMER K A, HEEL K A.Use of multiparameter flow cytometry to determine the effects of monoterpenoids and phenylpiopanoids on membrane polaritv and permeability in staphlococci and enterococci[J].int J Antimicrob Aaents, 2012, 40 (13): 239-245.

[19] QUIRINO A, MORELLI P, CAPUA G, et al.Synergistic and antagonistic effects of Citrus bergamia distilled extract and its major components on drug resistant clinical isolates[J].Nat Prod Res, 2020, 34 (11): 1626-1629.

[20] DECARLO A, ZENG T, DOSOKY N S, et al.the essential oil composition and antimicrobial activity of Liquidambar formosana oleoresin[J].Plants, 2020, 9 (822): 822.

[21] WANG Z, DING Z, Ll Z, et al. Antioxidant and antibacterial study of 10 flavonoids revealed rutin as a potential antibiofilm agent in Klebsiella pneumoniae strains isolated from hospitalized patients [J].Microb Pathog, 2021 (159): 105121.

[22] UCKOO R M, JAYAPRAKASHA G K, VIKRAM A, et al.Polymethoxyflavones isolated from the peel of miaray mandarin (Citius miaray) have biofilm inhibitory activity in Vibrio harveyil[J].Agric Food Chem, 2015, 63 (32): 7180-7189.

[23] TOMOTAKE H, KOGA T, YAMATO M, et al.Antibacterial activity of citrus fruit juices against Vibrio species[J].Nutr Sci Viaminol: Tokyo, 2006, 52 (2): 157-160.

[24] YANG L, DING W, XU Y Q, et al.New insights into the antibacterial activity of hydroxycoumarins against Ralstonia solanacearum[J].Molecules, 2016, 21 (4): 468.

[25] SHIZ Q, SHEN S G, XU L L, et al.lnhibition mechanism of osthol to plant fungus pathogens[J].Chin J Pestic Sci, 2004, 6 (4): 28-32.

[26] ZENG W, JIN L, ZHANG F, et al.Naringenin as a potential immuno-modulator in therapeutics[J].Pharmacol Res, 2018 (135): 122-126.

[27] LIU Y, WU H, NIE Y C, et al.Naringin attenuates acute lung injury in LPS-treated mice by inhibiting NF-KB pathway[J].Int immunopharmacol, 2011, 11 (10): 1606-1612.

[28] YOSHIDA H, WATANABE W, OOMAGARI H, et al.Citrus flavonoid naringenin inhibits TLR2 expression in adipocytes[J].utr Biochem, 2013, 24 (7): 1276-1284.

[29] CHTOUROU Y, FETOUI H, JEMA R, et al.Naringenin reduces cholesterol-induced hepatic inflammation in rats by modulating matrix metalloproteinases-2, 9 via inhibition of nuclear factorkB pathway[J].Eur J Pharmacol, 2015 (746): 96-105.

[30] KIM J, JAYAPRAKASHA G K, MUTHUCHAMY M, et al.Structure-function relationships of citrus limonoids on p38MAP kinase activity in human aortic smooth muscle cells[J].Eur J Pharmacol, 2011, 670 (1): 44-49.

[31] KUPELI AKKOL E, GENCYKARPUZ B, et al.Coumarins and coumarin-related compounds in pharmacotherapy of cancer[J].Cancers, 2020, 12 (7): 1959.

[32] SUMOREK-WIADRO J, ZAJAC A, BADZIUL D, et al.Coumarins modulate the anti-glioma properties of temozolomidel[J].Eu J Pharmacol, 2020, 881: 173207.

[33] AN G Q, ZHENG H, ZHOU Y, et al.Ant-tumor effect of osthol combined with tumor necrosis factor-related apoptosis inducing ligand on breast cancer stem cells[J].Chin J Mod Appl Pharm, 2017, 34 (2): 225-231.

[34] LIU L, MAO J, WANG Q, et al.In vitro anticancer activities of osthole against renal cell carcinoma celis[J].Biomed Pharmacother, 2017, 94: 1020-1027.

[35] WANG H, JIA X H, CHEN J R, et al.Osthole shows the potential to overcome P-glycoprotein-mediated multidrug resistance in human myelogenous leukemia K562/ADM cells by inhibiting the P13KAkt sianalind pathway[J].Oncol Ren, 2016, 35 (6): 3659-3668.

[36] 尤文挺, 王洒, 何龙, 等.柠檬苦素单体的药理活性研究进展[J].中药材, 2017, 40 (1): 242-246.

[37] POULOSE S M, HARRIS E D, PATIL B S.Antiproliferative effects of citrus limonoids against human neuroblastoma and coonic adenocarcinoma cells[J].Nutr Cancer, 2006, 56 (1): 103-112.

[38] CHIDAMBARA MURTHY K N, JAYAPRAKASHA G K, KUMAR V, et al.Citrus limonin and its glucoside inhibit colon adenocarcinoma cell proliferation through apoptosis[J].Agric Food Chem, 2011, 59 (6): 2314-2323.

[39] EL-READ M Z, HAMDAN D, FARRAG N, et al.Inhibition of P-alvcoprotein activity by limonin and other secondary metaboites from citrus species in human colon and leukaemia cel lines[J].Eur J Pharmacol, 2010, 626 (213): 139-145.

[40] KIM J, JAYAPRAKASHA G K, PATIL B S.Limonoids and their anti-proliferative and anti-aromatase properties in human bieast cancer cells[J].Food Funct, 2013, 4 (2): 258-265.

[42] MENICHIN F, TUNDIS R, LOZZO M R, et al.C.medica cv Diamante peel chemical composition and influence on glucose homeostasis and metabolic parameters[J].Food Chem, 2011, 124 (3): 1083-1089.

[42] AL-YAHYA M A, MOTHANA R A, AL-SAID M S, et al.Citrus medica"Otroi": Atenuates oxidative stress and cardiac dysrhythmia in isoproterenol-induced cardiomyopathy in rats[J].Nutrients, 2013, 5 (11): 4269-4283.

[43] ABDEL-SALAM O M, BAIUOMY A R.Citric acid strongly inhibits visceral pain response in mice[J].EXCLI J, 2008 (7):

93-103.

[44] KAKEDA T, ITO M, MATSUI T, et al.The evidence for sweet substance-induced analgesia in adult human[J].Pain Res, 2008, 23 (3): 159-166.

[45] JAFARPOUR M, YOUSEF1 G, HAMEDI A, et al.Efect of a traditional syrup from Citrus medica L.fruit juice on migraine headache: A randomized double blind placebo controlled clinical trial[J].J Ethnopharmacol, 2016, 179: 170-176.

莱菔子 Laifuzi

本品为十字花科植物萝卜 Raphanus sativus L. 的干燥成熟种子。夏季果实成熟时采割植株，晒干，搓出种子，除去杂质，再晒干。

3-4-7 莱菔子彩图

一、传统应用

【性味归经】辛、甘、平。归肺、脾、胃经。

【功效主治】消食除胀，降气化痰。用于饮食停滞，脘腹胀痛，大便秘结，积滞泻痢，痰壅喘咳。

炒莱菔子变升为降，有香气，性温，既可缓和药性，避免生品频服后恶心的副作用，又有利于粉碎和有效成分的煎出，功擅消食除胀、降气化痰，多用于食积腹胀，恶食嗳腐，脘腹痞满胀痛及痰壅气滞，咳嗽喘逆等。

【用法用量】5～12g。

【使用注意】本品辛散耗气，气虚及无食积、痰滞者慎用。非脾虚气滞者，不宜与人参同用。

【方剂举例】

1. 保和颗粒《中华人民共和国药典》（2020 年版一部）]

药物组成：焦山楂、六神曲、姜半夏、茯苓、陈皮、连翘、炒麦芽、炒莱菔子。

功能主治：消食，导滞，和胃。用于食积停滞，脘腹胀满，嗳腐吞酸，不欲饮食。

2. 利膈丸《中华人民共和国药典》（2020 年版一部）]

药物组成：炒莱菔子、槟榔、酒大黄、姜厚朴、山楂、六神曲（炒）、砂仁、桔梗、醋青皮、麸炒枳壳、麦芽、木香、陈皮、麸炒苍术、广藿香、草果仁、甘草。

功能主治：宽胸利膈，消积止痛。用于气滞不舒，胸膈胀满，脘腹疼痛，停饮。

3. 莱菔子煎（《圣济总录》）

药物组成：莱菔子、桃仁、杏仁、蜜酥、饧。

功能主治：化痰止咳平喘。用于咳嗽多痰，上喘，唾脓血。

4. 三子养亲汤（《杂病广要》）

药物组成：紫苏子、白芥子、莱菔子。

功能主治：温肺化痰，降气消食。用于痰壅气逆食滞证。咳嗽喘逆，痰多胸痞，食少难消，舌苔白腻，脉滑。

【简便验方】

1. 治疗积年上气咳嗽，多痰喘促，唾脓血 莱菔子一合，研，煎汤，食上服之。（《食医心镜》）

2. 治疗百日咳 白萝卜种子，焙燥，研细粉。白砂糖水送服少许，一日数回。[《江西中医药》1963（12）]

3. 治疗痢疾有积，后重不通 莱菔子五钱，白芍药三钱，大黄一钱，木香五分。水煎服。（《方脉正宗》）

4. 治疗风头痛及偏头痛 莱菔子半

两,生姜汁半合。上相和研极细,绞取汁,入麝香少许,滴鼻中搐入,偏头痛随左右用之。(《普济方》)

5. 治牙疼 莱菔子二七粒,去赤皮,细研。以人乳和,左边牙痛,即于右鼻中点少许,如右边牙疼,即于左鼻中点之。(《圣惠方》)

6. 治疗跌打损伤,瘀血胀痛 莱菔子二两,生研烂,热酒调敷。(《方脉正宗》)

【类药辨析】

1. 生莱菔子、炒莱菔子的鉴别应用
生莱菔子能升能散,具消食除胀、降气化痰之功,长于涌吐痰涎,多用于痰涎壅盛,中风口噤等;炒莱菔子变升为降,有香气,既可缓和药性,避免生品频服后恶心的副作用,又有利于粉碎和有效成分的煎出,功擅消食除胀、降气化痰,多用于食积腹胀,恶食嗳腐,脘腹痞满胀痛及痰壅气滞,咳嗽喘逆等[1]。

2. 莱菔子与莱菔叶、地骷髅(莱菔)的鉴别应用 三者为同一来源、不同部位,分别为十字花科莱菔的成熟种子(莱菔子)、叶(莱菔叶)、结果植株的根(地骷髅)。莱菔子性味辛甘平,功能为消食除胀、降气化痰,多用于食积胸闷,泻痢后重,气逆喘咳,食少痰多等;莱菔叶性味辛苦平,功能为消食和中、化痰止咳、生津利气,可用于胸膈痞满,食滞不消,噎嗝打呃,妇女乳肿,乳汁不通等;地骷髅(莱菔)性味辛甘凉,功能为化痰消谷、下气宽中、解毒,可用于食积腹满,痰咳失音,消渴口干等[1]。

3. 莱菔子与白芥子的鉴别应用 二者均能化痰,且可相伍为用。但白芥子性温,既善温肺豁痰,又可散结通络止痛,用于治疗寒痰咳喘气急,痰滞经络痹痛麻木,阴疽流注等。莱菔子性平,功能为降气化痰,消食除胀,用于治疗痰壅咳喘,食积气滞之胸闷腹胀,嗳气吞酸,泻痢不爽等[1]。

【配伍应用】

1. 莱菔子配木香 莱菔子辛甘性平,善消食化积,行气除胀;木香辛行苦泄温通,芳香气烈而味厚,长于通行脾、胃、大肠之滞气,既为行气止痛及治泻痢里急后重之要药,又为健脾消食之佳品。两药配用,专入脾胃大肠经,消食化积、除胀止痛力胜。用于治疗食积气滞之胃脘痞满胀痛,嗳气酸腐,腹胀肠鸣,矢气频频等[1]。

2. 莱菔子配紫苏子 莱菔子味辛行散,既能消食化积,又能降气化痰;紫苏子辛温性降,长于降肺气,化痰涎。两药伍用,可增强降气化痰之功,用于治疗痰涎壅盛,胸闷气喘,痰多质稠者[1]。

二、临床研究

1. 高血压 以炒莱菔子30g,丹参24g,玄参15g,怀牛膝15g,夏枯草30g组成复方,水煎服,每日1剂,每周服3~5剂,3周为一疗程,1个疗程后观察疗效。治疗期间停用其他药物。显效28例,有效17例,无效5例,总有效率90.00%[2]。

2. 癌性腹腔积液 益气利水汤组成:黄芪、党参、茯苓、猪苓各60g,泽泻、牛膝各30g,大腹皮、莱菔子、枳壳15g,商陆6g,甘草10g。外敷药组成:艾叶、花椒、莱菔子、槟榔各30g,红花、香附各10g。中药汤剂每日一剂,分早、晚温服;外敷药粉碎后布包缝合,微波炉加热后外敷腹部,一日两次,每次30min,每袋药可用3天。对于第二次以上出现腹水且腹水为大量者,配合西药利尿、补钾等对症支持治疗。60例中治愈11例(18.33%),好转40例(66.67%),无效9

例（15.00%），总有效率 85.00%[3]。

3. 气滞型功能性便秘 行气导滞汤（肉苁蓉 30g、厚朴 15g、莱菔子 15g、大腹皮 10g），按剂量制成盒装颗粒剂（7格/盒）。每次将 1 格药包的颗粒全部倒入杯中，300mL 沸水冲化，搅拌调匀后加盖密封 3min，早晚餐后 30min 各温服 1 次，连续治疗 14 天。临床疗效：痊愈 2 例，显效 11 例，有效 9 例，无效 6 例，总有效率 78.57%[4]。

4. 功能性消化不良 胃安胶囊（由枳实、莪术、莱菔子、青皮、威灵仙等 9 味中药组成，水煎浓缩，粉干，装入胶囊，每粒胶囊 0.5g，含生药 0.4g），每次 4 粒，每日 3 次，餐前半小时服用，服用 4 周。观察期间不再服用与该病主证相关的其他药物。临床疗效：治愈 8 例，显效 10 例，有效 8 例，无效 4 例，总有效率 86.67%[5]。

5. 退行性膝关节炎 四子散组：紫苏子、莱菔子、白芥子、吴茱萸各 60g，研成粉末，加入粗盐 250g，混合后装入布袋中，用微波炉加热，使温度达到 60～70℃，待患者能耐受温度时敷于关节痛处 30min。每天 2 次，7 天为 1 疗程，共治疗 2 疗程。用药 2 周，进行疗效评定。临床疗效：显效 4 例，有效 9 例，好转 10 例，无效 2 例，总有效率 92.00%[6]。

6. 小儿疳积 疳积贴（焦山楂、炒神曲、炒麦芽各 10g、炒鸡内金、炒莱菔子、栀子各 5g。共研细末，加水调成糊状）敷贴神阙穴，每天 1 次，每次 6～8h，5 天为 1 疗程。并注意调整饮食促进消化，增加食欲。连续治疗 30 天进行疗效评定。临床疗效：治愈 22 例，好转 16 例，未愈 2 例，总有效率 95.00%[7]。

三、药理研究

1. 抗菌作用 萝卜抗真菌蛋白（Rs-AFP1、Rs-AFP2）在种子萌发过程中种皮破裂后优先释放，以此创造一个抑制种子真菌生长的微环境，从而抑制真菌生长[8]。萝卜抗真菌蛋白耐酸碱、耐热，在 pH 为 6.0～6.5 时抑制活性最强，对镰刀菌、疫霉菌、芭蕉炭疽菌和稻瘟菌等多种真菌都有抑制作用[9]。

2. 抗癌作用 莱菔素抑制食源性杂环胺诱导的基因突变的活性是莱菔硫烷的 1.3～1.5 倍，抗突变作用的产生可能是由于莱菔素抑制了细胞色素 P450 酶的代谢活性[10]。莱菔素对人肺癌 A549 细胞的生长有抑制作用，并能改变 A549 细胞的形态学特征，其活性辅助位点可能是侧链上的磺酰基和巯基[11]。

3. 抗氧化作用 莱菔子水提取物对 1,1-二苯基-2-三硝基苯肼（DPPH）、羟自由基的清除率分别为 48.21%、10.60%，提示莱菔子有抗氧化活性[12]。莱菔子水溶性生物碱对载脂蛋白 E（Apo E）基因敲除小鼠有抗氧化和保护内皮细胞的作用，其机制在于提高了 Apo E 基因敲除小鼠血清一氧化氮含量和超氧化物歧化酶活性，并降低了丙二醛含量[13]。

4. 降血压、血脂作用 莱菔子水溶性生物碱能激活一氧化氮-心肌一氧化氮合酶系统，使血管扩张，血压下降，并可能通过抗氧化损伤来保护靶器官[14]。莱菔子中水溶性生物碱提高了高密度脂蛋白胆固醇的含量而起到降血脂作用[15]。

5. 增强胃肠道动力作用 莱菔子水煎液可明显升高实验大鼠的小肠推进比，提示莱菔子有促胃肠动力作用[16]。莱菔子水煎剂还可增强豚鼠体外胃窦环行肌条[17]、胃体胃底纵肌[18]、回肠平滑肌[19]及家兔离体胃、十二指肠平滑肌的收缩力[20]。

6. 平喘、镇咳、祛痰作用 浓氨水引咳的小鼠灌胃莱菔子后咳嗽潜伏期显著延长，表明莱菔子有较好的镇咳效果[21]。大剂量生莱菔子醇提取物和炒莱菔子醚提取物的镇咳、祛痰作用较强，小剂量炒莱菔子水提取物有一定的平喘作用[22]。以莱菔子为主要组成的方剂莱菔子散能通过祛除顽痰而达到治疗支气管哮喘的目的[23]。

7. 改善泌尿系统作用 莱菔子有对抗肾上腺素的作用，其炒品能增强膀胱逼尿肌收缩，改善排尿功能，治疗动力性尿路梗阻、前列腺增生引起的机械性尿路梗阻[24]及抗精神病药物所致排尿功能障碍[25]。另外，莱菔子敷贴神阙穴可加强膀胱收缩，促进自主排尿恢复，治疗尿潴留[26]。

四、本草文献摘述

1.《日华子本草》 "水研服吐风痰，醋研消肿毒。"

2.《本草纲目》 "下气定喘，治痰，消食，除胀，利大小便，止气痛，下痢后重，发疮疹。"

3.《医林纂要》 "生用，吐风痰，宽胸膈，托疮疹；熟用，下气消痰，攻坚积，疗后重。"

参考文献

[1] 国家药典委员会.中华人民共和国药典临床用药须知：中药饮片卷[M].2020版.北京：中国医药科技出版社，2022：739-741.

[2] 翟瑞庆，崔迎春.莱菔子善治高血压[J].中医杂志，1998，39（8）：454.

[3] 苗文红.益气利水汤配内敷中药治疗癌性腹腔积液60例[J].陕西中医，2005，26（11）：1167-1168.

[4] 李家诚，刘梦佳，秦凯健，等.行气导滞汤治疗气滞型功能性便秘临床研究[J].中国中医药信息杂志，2022，29（7）：123-126.

[5] 杨少军，侯静.胃安胶囊治疗功能性消化不良临床观察[J].中国中医药信息杂志，2012，19（1）：74-75.

[6] 龚建文，黄永明，杨海芳.四子散治疗退行性膝关节炎临床观察[J].新中医，2010，42（9）：53-54.

[7] 黄向红，潘林平.疳积贴敷贴神阙穴治疗小儿疳积的临床研究[J].新中医，2010，42（11）：98-99.

[8] Terras F R, Eggermont K, Kovaleva V, et al.Small cysteine-rich antifungal proteins from radish: their role in host defense[J].Plant cell, 1995, 7（5）: 573-588.

[9] 胡新文，郭建春，郑学勤.抗真菌蛋白Rs-AFPs生物学特性的研究[J].热带作物学报，1998，19（2）：36-42.

[10] Shi S, Indu P K.Inhibition of cooked food-induced mutagenesis by dietary constituents: comparison of two natural isothiocyanates[J]. Food Chem, 2009, 112（4）: 977-981.

[11] 王楠，沈莲清.蔬菜种子中5种异硫代氰酸酯类化合物对人肺癌细胞抑制作用的研究[J].中国食品学报，2010，10（4）：67-72.

[12] 顾玮蕾，王春丽.六种中药水提物体外抗氧化活性研究[J].食品工业科技，2010，31（3）：190-192.

[13] 张国侠，盖国忠.莱菔子水溶性生物碱对Apo E基因敲除小鼠内皮细胞的抗氧化保护作用[J].中国老年学杂志，2010，30（19）：2811-2812.

[14] 李铁云，李天国，张国侠，等.莱菔子水溶性生物碱对自发性高血压大鼠降压作用的实验研究[J].世界中西医结合杂志，2007，2（1）：25-28.

[15] 张国侠，盖国忠.莱菔子总生物碱对Apo E基因敲除小鼠血脂的影响[J].中国老年学杂志，2010，30（6）：844-845.

[16] 朱金照，冷恩仁，桂先勇，等.白术、藿香等中药对胃排空、肠推进影响的实验研究[J].中国中医基础医学杂志，2000，6（1）：21-23.

[17] 李海龙，李梅，金珊，等.莱菔子对豚鼠体外胃窦环行肌条收缩活动的影响[J].中国中西医结合消化杂志，2008，16（4）：215-217.

[18] 田琳，衣兰娟，轩原清史，等.大腹皮等七味中药对豚鼠离体胃纵行肌条的作用影

响 [J]. 江苏医药, 2006, 32 (11): 1063-1065.

[19] 王君, 孔彦, 王辉. 莱菔子对豚鼠离体回肠的动力作用 [J]. 大连大学学报, 2000, 21 (4): 80-81.

[20] 李玲, 谈斐. 莱菔子、蒲公英、白术对家兔离体胃、十二指肠肌的动力作用 [J]. 中国中西医结合脾胃杂志, 1998, 6 (2): 107-108.

[21] 谭鹏, 薛玲, 吕文海, 等. 莱菔子不同炮制品对呼吸系统作用的实验研究 [J]. 山东中医杂志, 2005, 24 (5): 300-302.

[22] 张巍峨, 梁文波, 张学梅, 等. 莱菔子提取物镇咳祛痰平喘作用研究 [J]. 大连大学学报, 2004, 23 (4): 93-95.

[23] 郑国华, 王义珍. 莱菔子散治疗支气管哮喘 [J]. 陕西中医, 2002, 23 (3): 270.

[24] 郭奕文. 莱菔子治疗排尿功能障碍 [J]. 中医杂志, 1998, 39 (8): 456.

[25] 梁银, 王俊艳, 黄家骑, 等. 莱菔子治疗抗精神病药物所致排尿功能障碍 [J]. 中国民间疗法, 2002, 10 (5): 46-47.

[26] 王丽钧, 朱其卉. 莱菔子敷贴神阙穴治疗术后尿潴留 [J]. 湖北中医杂志, 2007, 29 (5): 31.

黄芥子 Huangjiezi

本品又称芥菜子、青菜子, 为十字花科植物芥 Brassica juncea (L.) Czern. et Coss. 的干燥成熟种子。夏末秋初果实成熟时采割植株, 晒干, 打下种子, 除去杂质, 用时捣碎。

3-4-8 黄芥子彩图

一、传统应用

【性味归经】辛, 温。归肺经。

【功效主治】温肺豁痰利气, 散结通络止痛。用于寒痰喘咳, 胸胁胀痛, 痰滞经络, 关节麻木、疼痛, 痰湿流注, 阴疽肿毒。

【用法用量】3~9g。外用适量。

【使用注意】肺虚咳嗽及阴虚火旺者忌服。

【方剂举例】

1. 吊筋药(《中华人民共和国卫生部药品标准·中药成方制剂》)

药物组成: 栀子、红花、苦杏仁、桃仁、芥子。

功能主治: 舒筋活血, 消肿止痛。用于内气扭伤, 局部肿痛。

2. 消咳片(《中华人民共和国药典临床用药须知 中药卷》2005 年版)

药物组成: 郁金、丹参、玄参、牡蛎、浙贝母、半枝莲、夏枯草、漏芦、金果榄、白花蛇舌草、海藻、昆布、芥子、甘草。

功能主治: 行气活血, 化痰通络, 软坚散结。用于肝郁气滞、痰瘀互结所致的乳癖, 症见乳房肿块或结节、数目不等、大小不一、质地柔软, 或经前胀痛; 乳腺增生病见上述证候者。

3. 关节解痛膏(《中华人民共和国卫生部药品标准·中药成方制剂》)

药物组成: 伸筋草、白芷、半夏、冰片、薄荷脑、独活、人工麝香、防风、防己、骨碎补、凤仙透骨草、海风藤、红花、姜黄、芥子、辣椒、闹羊花、羌活、肉桂、桑枝、麝香草酚、伸筋草、生草乌、生川乌、水杨酸甲酯、天南星、威灵仙、五加皮、细辛、盐酸苯海拉明。

功能主治: 祛风除湿, 活血止痛。用于风寒湿痹, 关节痛、神经痛、腰痛, 肌肉酸痛, 扭伤。

【简便验方】

1. 治疗感寒无汗 水调芥子末填脐内, 以热物隔衣熨之, 取汗出妙。(《简便单方》)

2. 治疗上气呕吐 芥子二升, 末之,

蜜丸，寅时井花水服，如梧子七丸，日二服；亦可作散，空腹服之；及可酒浸服，并治脐下绞痛。(《千金要方》)

3. 治疗咽喉闭塞不通甚者 芥子三两，捣，细罗为散，以水蜜调为膏，涂于外喉下燂之，干即易之。(《太平圣惠方》)

4. 治疗关节炎 芥末一两，醋适量。将芥末先用少量开水湿润，再加醋调成糊状，摊在布上再盖一层纱布，贴敷痛处。三小时后取下，每隔三至五天贴一次。(徐州《单方验方新医疗法选编》)

5. 治疗肿及瘰疬 小芥子捣末，醋和做饼子，贴。数看，消即止，恐损肉。(《补缺肘后方》)

6. 治疗耳聋 芥子捣碎，以人乳和，绵裹内之。(《千金要方》)

【类药辨析】

黄芥子与白芥子的鉴别应用 黄芥子功效与白芥子相似，但白芥子祛痰平喘的功效要比黄芥子好，所以如果要用黄芥子代替白芥子时应加量使用[1]。

【配伍应用】

1. 黄芥子配紫苏子 两者皆能祛痰，然一偏温经散寒，一偏下气定喘，二者合用可用于寒痰叠肺之咳喘证[2]。

2. 黄芥子配肉桂 活血通络，散寒止痛功增，常用于肾虚作喘，寒痰壅肺[2]。

3. 黄芥子配没药 利气活血，通经止痛及消肿功能增强，凡寒凝血瘀，痹痛拘挛，跌打损伤及疮疡久溃不敛，均可应用[2]。

二、临床研究

1. 中老年人膝骨关节炎 岭南传统天灸3号方（以黄芥子粉、熟附子粉、威灵仙粉等按比例研粉加姜汁制成药膏），取药末15g，以姜汁20mL调和成药饼（约1cm×1cm×1cm），以天灸用胶布贴于穴位上，到达贴药程度后去除胶布、擦去药膏。每次治疗时间为1h，5天治疗1次，10次为1个疗程。共97例患者完成治疗，其中3号方组48例，有效率为72%[3]。

2. 轻中度抑郁症 岭南传统天灸3号方（黄芥子粉、吴茱萸粉、郁金粉等）。按天灸用药的制作标准制作药物，药物研细后药粉需可通过80目筛。取药末约15g，以姜汁（生姜去皮绞法过滤）20mL调和成约1cm×1cm×1cm大小药饼，以天灸用胶布（约5cm直径圆形胶布）贴于穴位上（均选择①肺俞、膈俞、胆俞、身柱、至阳、滑肉门、中脘、气海；②魄户、肝俞、魂门、三焦俞、神堂、建里、天枢作为治疗穴位，两组穴位交替使用），5周内完成10次治疗，约每周治疗两次，每次治疗时间间隔为3~4天，每次贴药时间为1h，到达贴药程度后去除胶布、洗净药膏即可。共调查了5282位接受岭南传统天灸的患者，抑郁相关病症（如失眠、抑郁、焦虑等）有165人，占总调查人数的3.12%，其有效率约为57.7%[4]。

三、药理研究

1. 抗氧化作用 有较强清除DPPH·和·OH自由基的能力[5]。

2. 抑菌作用 可抑制金黄色葡萄球菌、枯草芽孢杆菌和大肠埃希菌，且本种对甲型溶血性链球菌、志贺菌属、乙型溶血性链球菌、伤寒杆菌有不同程度的抑制作用，其最小抑菌浓度分别是20、82.5、330、330、330mg/mL[6]。

3. 肠推进作用 本种提取物能明显促进小鼠小肠推进运动，推进率与空白对照组比较有显著性差异[6]。

4. 其他 可增强机体免疫力，有降血脂、抗肿瘤等作用[7]。使心脏搏动和心率减少[5]。芥子粉作调味剂使唾液分泌及淀粉酶活性增加。小量可刺激胃黏膜，增加胃液及胰液的分泌，有时可缓解顽固性呃逆；大剂量引起呕吐，可用于药物中毒。酶解生挥发油，刺激皮肤有温暖感并发红，局部应用于神经痛、风湿痛、胸膜炎、扭伤[5]。

四、本草文献摘述

1.《本草纲目》引陶弘景言 "归鼻。去一切邪恶痊气，喉痹。"

2.《日华子本草》 "治风毒肿及麻痹，醋研敷之；扑损瘀血，腰痛肾冷，和生姜研微暖涂贴；心痛，酒醋服之。"

3.《日用本草》 "研末水调涂顶囟，止衄血。"

4.《分类草药性》 "消肿毒，止血痢。"

5.《本草纲目》 "其味辛，其气散，故能利九窍，通经络，治口噤、耳聋、鼻衄之证，消瘀血、痈肿、痛痹之邪，其性热而温中，故又能利气豁痰，治嗽止吐，主心腹诸痛。"

参考文献

[1] 南京中医药大学.中药大辞典[M].2版.上海：上海科学技术出版社，2006：1481-1482.

[2] 施仁潮.施仁潮说养生食材300种[M].北京：中国医药科学技术出版社，2021：110.

[3] 陈小梅，卢璐，郭小川，等.岭南传统天灸3号方治疗中老年人膝骨关节炎临床观察[J].辽宁中医药大学学报，2018，20（5）：101-104.

[4] 黄田毅.岭南传统天灸4号方治疗轻中度抑郁症的临床研究[D].广州：广州中医药大学，2015.

[5] 顾健.中国藏药[M].北京：民族出版社，2016：105.

[6] 朱兆云，赵毅.滇南本草[M].昆明：云南科技出版社，2010：6.

[7] 田建平，胡远艳.中国药食同源资源开发与利用[M].长春：吉林大学出版社，2021：101.

旋覆花 Xuanfuhua

本品为菊科植物旋覆花 *Inula japonica* Thunb. 或欧亚旋覆花 *Inula britannica* L. 的干燥头状花序。夏、秋二季花开放时采收，除去杂质，阴干或晒干。

3-4-9 旋覆花彩图

一、传统应用

【性味归经】苦、辛、咸，微温。归肺、胃、大肠经。

【功效主治】降气，消痰，行水，止呕。用于风寒咳嗽，痰饮蓄结，胸膈痞满，咳喘痰多，呕吐噫气，心下痞硬。

蜜炙后药性平和，苦辛降逆止呕作用弱于生品，长于润肺止咳、降气平喘，其偏重于肺，多用于治疗痰喘咳嗽、热痰咳喘。

【用法用量】煎服，3～9g，包煎。

【使用注意】阴虚劳嗽，津伤燥咳者忌用。又因有绒毛，易刺激咽喉作痒而致呛咳、呕吐，故须布包入煎。

【方剂举例】

1. 鸡鸣丸（《中华人民共和国卫生部药品标准·中药成方制剂》）

药物组成：知母、阿胶、款冬花（蜜炙）、五味子、马兜铃（蜜炙）、麻黄、旋覆花（蜜炙）、陈皮、甘草（蜜炙）、桔梗、葶苈子（炒）、苦杏仁（炒）、清半夏。

功能主治：敛肺止咳，化痰定喘。用于五更咳嗽，肺虚气喘，痰中带血。

2. 旋覆代赭汤（《伤寒论》）

药物组成：旋覆花、人参、生姜、赭

石、炙甘草、半夏、大枣。

功能主治：降气化痰，益气和胃。用于胃气虚弱，气滞痰阻，心下痞硬，噫气不除，或食入即吐，苔白滑，脉弦，重按无力。

3. 香附旋覆花汤（《温病条辨》）

药物组成：生香附、旋覆花、紫苏子霜、广皮、半夏、茯苓块、薏苡仁。

功能主治：理气和络，燥湿化痰。用于伏暑，湿温。湿阻气滞，胁痛，胸闷，气短喘促，或咳，潮热，或寒热如疟状。

4. 旋覆花汤（《圣济总录》）

药物组成：旋覆花、槟榔、柴胡、桔梗、桑根白皮、醋炙鳖甲、大黄、炙甘草。

功能主治：降气消痰，逐饮平喘。用于支饮，咳喘短气，胸膈痞实。

【简便验方】

1. 治痰饮在胸膈，呕不止，心下痞硬者 旋覆花、半夏、茯苓、青皮。水煎服。（《产科发蒙》旋覆半夏汤）

2. 治唾如胶漆稠黏，咽喉不利 旋覆花为末，每服6～9g，水煎，时时呷服。（《卫生易简方》）

3. 中风壅滞 旋覆花，洗净焙研，炼蜜丸梧子大。夜卧中风壅滞。旋覆花，洗净焙研，炼蜜丸梧子大。夜卧以茶汤下五丸至七丸、十丸。（《经验方》）

4. 治小便不行，因痰饮留闭者 旋覆花一握。捣汁。和生白酒服。（《本草汇言》引《方脉正宗》）

5. 治疗月蚀耳疮 旋覆花烧研，羊脂和涂之。（《集简方》）

6. 治疗半产漏下，虚寒相抟，其脉弦芤 旋覆花三两，葱十四茎，新绛少许，水三升，煮一升，顿服。（《金匮要略》旋覆花汤）

【类药辨析】

半夏与旋覆花的鉴别应用 二者均属化痰药，能消痰饮，降逆气，可用于治痰多胸闷、呕吐呃逆。然半夏温燥性强，为湿痰、寒痰要药，亦可治风痰眩晕；又善降逆止呕，用于治疗多种原因所致呕吐，兼能消痞散结，消肿止痛。旋覆花药性和缓，长于下气消痰，善治痰壅气逆之咳喘痰多；又能降逆止呕，可用于治脾胃气虚，痰湿内阻之呕吐[1]。

【配伍应用】

1. 旋覆花配半夏 旋覆花苦能下气行水，辛温能宣通壅滞，咸能软坚消痰；半夏功擅燥湿化痰、降逆消痞。配伍用治痰浊阻肺，肺气不降，咳嗽痰多，胸闷不舒；或痰饮在胸膈，呕不止，心下痞硬者，或中脘伏痰，吐逆眩晕者，共奏消痰利气、和胃止呕之功[1]。

2. 旋覆花配青葱、茜草 旋覆花有利气之功，又善于通血脉，和通阳化气的青葱、活血通脉的茜草，治气血郁滞，痰水内停，胸胁胀痛者，可疏泻肝络而利气止痛。肝郁甚者，可加配香附；瘀血重者，可加配当归[1]。

3. 旋覆花配紫苏子 旋覆花辛温通降，功专降气行水化痰；紫苏子辛温润降，长于降肺气，化痰涎。两药伍用，可增强降气化痰作用，气降痰消则咳喘自平，用于治疗痰壅气逆，咳嗽气喘，痰多胸痞[1]。

4. 旋覆花配桑白皮 旋覆花苦降辛开，长于降气化痰而平喘咳；桑白皮甘寒性降，功专泻肺热、平喘咳。两药相配，寒温同用，共奏清肺热而平喘咳之功，用于治疗肺热痰黄咳喘[1]。

二、临床研究

1. 恶性胸腔积液 香附旋覆花汤治疗，药方组成：香附、茯苓、生薏苡仁、葶苈子各15g，旋覆花、紫苏子、广陈皮、大枣各9g，清半夏12g，以水煎服，取300mL，分早晚2次服用（无法口服者可给予鼻饲），1天1剂，持续治疗4周。治疗1～2个月后，观察组胸腔积液复发率均低于对照组；观察组治疗总缓解率明显高于对照组，差异有统计学意义[2]。

2. 心脏神经官能症 美托洛尔+旋覆花汤加味煎汤内服[旋覆花（包）、香橼、佛手各15g，炒白芍、麸炒柴胡各12g，蒲黄、薤白、麸炒枳实、红花、桃仁、炙甘草各10g，葱白1根]治疗后，两组各项主要症状积分较治疗前均降低（$P<0.05$），且观察组胸闷、胸痛、气短、失眠积分均低于对照组（$P<0.05$）。治疗后，两组汉密尔顿焦虑量表（HAMA）、汉密尔顿抑郁量表（HAMD）评分较治疗前均降低，且观察组均低于对照组（$P<0.05$）[3]。

3. 甲状腺功能亢进 小柴胡汤合旋覆花汤（醋柴胡、旋覆花、浙贝母、夏枯草各10g，赤芍、白芍各15g，黄芩6g，法半夏9g）联合小剂量甲巯咪唑治疗，实验组总有效率较对照组高，组间差异显著（$P<0.05$）。两组甲状腺激素的差异显著（$P<0.05$）。实验组不良反应发生率与对照组比较，组间差异不显著（$P>0.05$）[4]。

4. 肺癌 观察含顺铂两药化疗方案所致恶心、呕吐的疗效，旋覆花赭石汤（旋覆花、姜半夏、党参、生姜、赭石、炙甘草、大枣等组成），观察组化疗第1～5天恶心、呕吐发生率均高于对照组，差异均有统计学意义（$P<0.05$）。观察组便秘发生率为15.4%，低于对照组的38.5%，差异有统计学意义（$P<0.05$）[5]。

5. 幽门螺杆菌相关性胃炎 中西结合，中药复方（旋覆花12g，赭石15g，党参15g，半夏10g，黄连6g，黄芩10g，白芍9g，蒲公英20g、甘草9g）结合奥美拉唑胶囊，治疗组与对照组的治疗总有效率分别为95.0%与50.0%，治疗组明显高于对照组（$P<0.05$）[6]。

三、药理研究

1. 抗炎作用 旋覆花倍半萜类化合物Ergolide通过抑制IκB的降解及直接阻断NF-κB与DNA的结合，从而调节NF-κB的信号通路，表现出明确的体外抗炎活性，且能呈浓度依赖性地抑制酶蛋白的表达，而对蛋白的催化活性并无任何影响[7]。旋覆花属植物中提到的化合物Eupatolide具有抑制炎症的作用[8]。欧亚旋覆花中的化合物1-O-Acetylbritannilatone呈浓度依赖性地抑制RAW264.7巨噬细胞，使其中的iNOS和COX-2蛋白的表达发生阻断，从而导致NF-κB与上述蛋白基因的结合受阻[9]。在大鼠血管平滑肌细胞中，1-O-Acetylbritannilatone具有类似的抗炎作用机制[10]。

2. 抗菌作用 旋覆花甲醇及乙醇提取物在体外对幽门螺杆菌菌株26695、J99、SS1具有抵抗作用，可抑制菌株与人胃AGS细胞附着，并使已附着的幽门螺杆菌细胞脱离[11]。

3. 抗氧化作用 在体研究显示，以苯乙烯薄膜片300mg/kg做阳性对照，旋覆花乙醇提取物（100、300mg/kg）灌胃给药可增加HCl/乙醇诱导的大鼠胃溃疡模型胃组织中SOD和CAT活性以及谷胱甘肽和PGE2的水平，通过增加抗氧化水平和胃黏液分泌对胃黏膜损伤具有保护作用[12]。

4. 降血糖作用 旋覆花属植物的不同极性部位的提取物及单体化合物在降血糖等方面也表现出良好的生物活性[13]。

5. 抗肿瘤作用 旋覆花属植物欧

亚旋覆花中分离得到的倍半萜类化合物1,6-*O*,*O*-diacetylbritannilactone 能抑制细胞4P-388 的生长[14]。

四、本草文献摘述

1.《神农本草经》"主结气胁下满，惊悸。除水，去五脏间寒热，补中，下气。"

2.《药性论》"主胁肋气，下寒热水肿，主治膀胱宿水，去逐大腹，开胃，止呕逆不下食。"

3.《本草汇言》"旋覆花，消痰逐水，利气下行之药也。心主肺结气，胁下虚满，胸中结痰，呕吐，痞坚噫气，或心脾伏饮，膀胱留饮，宿水等证。大抵此剂微咸以软坚散痞，性利下气行痰水，实消伐之药也。"

参考文献

[1] 国家药典委员会.中华人民共和国药典临床用药须知：中药饮片卷[M].2020 版.北京：中国医药科技出版社，2022：938-940.

[2] 杨扬.香附旋覆花汤治疗恶性胸腔积液临床观察[J].中国中医药现代远程教育，2021，19（24）：68-69.

[3] 黄家威，肖长江，黄伟强.旋覆花汤加味联合美托洛尔治疗肝心证心脏神经官能症的临床效果观察[J].中国医学创新，2021，18（34）：68-71.

[4] 邱爽.小柴胡汤合旋覆花汤联合小剂量甲巯咪唑治疗甲状腺功能亢临床探讨[J].中医临床研究，2021，13（5）：68-70.

[5] 任丽萍，卢丽莎，华杭菊.旋覆花赭石汤防治肺癌含顺铂两药化疗方案所致恶心呕吐的临床观察[J].临床合理用药杂志，2018，11（34）：56-57.

[6] 徐世恒，于建华.中西药联合干预治疗幽门螺杆菌相关性胃炎的临床研究[J].中外女性健康研究，2017（2）：161，176.

[7] Chun J K, Seo D W, Ahn S H, et al.Suppression of the NF-κB signalling pathway by ergolide, sesquiterpene lactone, in HeLa cells[J].Pharmacol，2007，59：561-562.

[8] Lee J K, Tae N R, Lee J J, et al.Eupatolide inhibits lipopolysaccharide-induced COX-2 and i NOS expression in RAW264.7 cells by inducing proteasomal degradation of TRAF6[J].Eur J Pharmacol，2005（20）：6-7.

[9] Han M, Wen J K, Zheng B, et al. Acetylbritannilatone suppresses NO and PGE 2 synthesis in RAW 264.7macrophages through the inhibition of i NOS and COX-2 gene expression[J].Life Sci，2004（6）：675-684.

[10] Liu Y P, Wen J K, Zheng B, et al. Acetylbritannilactone suppresses Lipopolysaccharide induced vascular smooth muscle cell inflammatory res ponse[J].Pharmacol，2007，5（77）：28-34.

[11] Lee Y H, Lee N K, Paik H D.Antimicrobial characterization of Inula britannica against helicobacter pylori on gastric condition[J]. J Microbiol Biotechnol，2016，26（6）：1011-1017.

[12] Kim Y S, Lee J H, Song J, et al. Gastroprotective effects of inulae flos on HCl/ethanol-induced gastric ulcers in rats[J].Molecules，2020,25（23）：5623.

[13] 张婷，杜冠华，陈若芸.旋覆花属植物中倍半萜类成分及生物活性的研究进展[J].中国药学杂志，2010，35（24）：1889-1894.

[14] Zhou B N, Bai N S, Lin L Z, et al. Sesquiterpene lactones from Inula britannica[J].Phyto-chemistry，1993（34），249-252.

款冬花 Kuandonghua

本品为菊科植物款冬 *Tussilago farfara* L. 的干燥花蕾。每年 12 月或地冻前当花尚未出土时采挖，除去花梗及泥沙后阴干。

3-4-10
款冬花彩图

一、传统应用

【性味归经】 辛、微苦,温。归肺经。

【功效主治】 润肺下气,止咳化痰。用于新久咳嗽,喘咳痰多,劳嗽咳血。

款冬花味辛、微苦,性温,归肺经,具有润肺下气、止咳化痰的功能,生品长于散寒止咳,多用于风寒久咳或痰饮燥咳;蜜款冬花药性温润,能增强润肺止咳的功效,多用于肺虚久咳或阴虚燥咳。

【用法用量】 5~10g。

【使用注意】 阴虚劳嗽禁用。

【方剂举例】

1. 桔梗冬花片 [《中华人民共和国药典》(2020年版一部)]

药物组成:桔梗、远志(制)、款冬花、甘草。

功能主治:止咳祛痰。用于痰浊阻肺所致的咳嗽痰多;支气管炎见上述证候者。

2. 润肺止嗽丸 [《中华人民共和国药典》(2020年版一部)]

药物组成:天冬、地黄、天花粉、瓜蒌子(蜜炙)、桑白皮(蜜炙)、紫苏子(炒)、苦杏仁(去皮炒)、紫菀、浙贝母、款冬花、桔梗、五味子(醋炙)、前胡、青皮(醋炙)、陈皮、黄芪(蜜炙)、酸枣仁(炒)、黄芩、知母、淡竹叶、甘草(蜜炙)。

功能主治:润肺定喘,止嗽化痰。用于肺气虚弱所致的咳嗽喘促、痰涎壅盛、久嗽声哑。

3. 款冬丸 (《圣济总录》)

药物组成:款冬花、麻黄、生甘草、杏仁。

功能主治:宣肺散寒,化痰止咳。用于寒邪壅肺,咳嗽,语声不出。

4. 款花贝母散 (《普济方》)

药物组成:款冬花、人参、姜半夏、知母、贝母、甜葶苈、罂粟壳、乌梅肉。

功能主治:补肺化痰,止咳平喘。用于肺气虚弱,喘嗽日久不止。

【简便验方】

1. 治疗久嗽熏法 每旦取款花如鸡子许,蜜拌花使润,纳一升铁铛中。又用一瓦碗钻一孔,孔内安小竹筒,或笔管亦得。其筒稍长,置碗铛相合,及插孔处,皆面涂之,勿令漏烟气。铛下著炭火少时,款冬烟自从筒中出,则口含筒吸取烟咽之,如觉心中少闷,须暂举头,即将指头捻筒头,勿使漏烟气,吸咽使尽止。凡如是三日,一度为之,待至六日则饱食羊肉馄饨一顿,则永瘥。(《外台秘要》)

2. 治疗喘嗽不已,或痰中有血 款冬花、百合(蒸,焙)。上等份为细末,炼蜜为丸,如龙眼大。每服一丸,食后临卧细嚼,姜汤咽下,噙化尤佳。(《济生方》百花膏)

3. 治疗久嗽不止 紫菀三两,款冬花三两。上药粗捣罗为散,每服三钱,以水一中盏,入生姜半分,煎至六分,去滓温服,日三四服。(《太平圣惠方》紫菀散)

4. 治口中疳疮 款冬花、黄连等份。为细末。用唾津调成饼子。先以蛇床子煎汤漱口,乃以饼子傅之。(《本草纲目》引《杨诚经验方》)

5. 治痔漏 款冬花蕾研末,水调敷。《湖南药物志》)

【类药辨析】

款冬花与紫菀的鉴别应用 二者均能润肺化痰止咳,皆可治外感、内伤引起的咳嗽气喘证,且常相须为用。但紫菀善化痰浊,兼能宣肺通便,尤多用于咳嗽有痰者。款冬花长于下气止咳,凡咳嗽气喘而无痰、少痰者尤宜[1]。

【配伍应用】

1. 款冬花配知母 款冬花辛温而润,长于润肺止咳化痰;知母苦甘性寒,清热泻火,滋阴润燥。两药伍用,有养阴清肺、止咳化痰之功,用于治疗肺热咳喘、痰黄浓稠者[1]。

2. 款冬花配麦冬 款冬花辛温而润,长于润肺止咳化痰;麦冬味甘柔润,性偏苦寒,养阴生津,润肺清心。两药伍用,有滋阴润肺、止咳化痰之功,用于治疗阴虚燥咳、痰少咽干者[1]。

3. 款冬花配紫菀 款冬花辛温而润,长于润肺止咳化痰;紫菀甘润苦泄,功专润肺化痰止咳。两药相伍,相须为用,可增强化痰止咳之力,用于治疗外感、内伤引起的各种咳嗽证[1]。

二、临床研究

1. 咳嗽 桑白皮3g,百部6g,炙紫菀3g,炙款冬花5g,陈皮2g,茯苓6g,鱼腥草10g,海浮石6g(先煎),炙枇杷叶10g(布包),川贝母3g,3剂;二诊咳次减少。去桑白皮,加北沙参6g,紫苏子4g,佐牡蛎10g(先煎),3剂,两日后来诊,咳嗽已愈[2]。

2. 支气管扩张症 款冬花15g,蜜麻黄10g,浙贝母10g,桑白皮10g,石膏30g,前胡12g,紫菀10g,旋覆花(包煎)10g,白术10g,甘草6g,统一煎煮,水煎约200mL,用真空袋包装(100mL/袋),早晚分次服,1剂/天,疗程均7天。共治疗50例,临床控制4例,显效23例,有效19例,无效4例,总有效率92.00%[3]。

3. 慢性阻塞性肺疾病急性加重期(痰热郁肺证) 给予常规西医治疗,包括控制性氧疗;经验性使用头孢哌酮他唑巴坦2g,每8h静滴,后根据痰培养及药敏结果调整;注射用盐酸氨溴索60mg,每日2次;吸入用复方异丙托溴铵溶液2.5mL,每日3次;吸入用布地奈德混悬液每日3次;根据病情使用静脉激素、无创通气,在此基础上,服用款冬花散(款冬花15g,炙麻黄10g,浙贝母10g,桑白皮10g,生石膏30g,前胡12g,紫菀10g,旋覆花10g,白术10g,甘草6g),每日1剂,水煎200mL,早晚分服,疗程为14天。共治疗33例,临床控制2例,显效10例,有效20例,无效1例,总有效率96.97%[4]。

4. 老年人下呼吸道感染 给予氨溴索静注,异丙托溴铵、氨溴索雾化吸入,给予羧甲司坦片、茶碱缓释片口服以解痉化痰平喘,气促者予持续低流量吸氧,发热者予对症退热处理。在此基础上使用加减八味款冬花散口服,不使用抗生素,加减八味款冬花散基本方:炙麻黄6g、苦杏仁10g、紫菀15g、款冬花15g、鱼腥草15~30g、毛冬青15~30g、姜半夏10~15g、丹参15g、紫苏子10g、旋覆花10~15g、厚朴10g、甘草6g。痰热重者可去毛冬青,加黄芩或白花蛇舌草15~20g、平贝母10~15g,以加强清热化痰,上方每日1剂,水煎至200mL温服。共治疗32例,治愈20例,显效9例,好转3例,无效0例,总有效率为100%,愈显率为90.63%[5]。

5. 幼儿肺炎 首选青霉素5万~10万IU/(kg·d)分2次静脉推注,利巴韦林针剂8~15mg/(kg·d)加入液体中静脉滴注;对青霉素过敏者选用红霉素15~30mg/(kg·d)及甲氧苄氨嘧啶10mg/(kg·d)加入液体中静脉滴注,经治疗3~5天无效者改用先锋霉素Ⅴ或其他抗生素;伴有痰喘者加用氨茶碱4~5mg/(kg·d)加入10%葡萄糖液体内静脉滴注，亦可加用地塞米松 5mg、生理盐水 20mL、庆大霉素 4 万 IU、α- 糜蛋白酶 5mg 雾化吸入；合并心力衰竭者使用西地兰，首次 0.02mg/kg 静脉推注，若不能纠正者于首次用药 4～6h 后再予 0.01mg/kg 静脉推注，每 6h 1 次，共 2 次，同时予速尿 1mg/kg 及 5% 碳酸氢钠 3mL/kg 静脉推注；伴有发热及腹胀者予以对症处理。在上述疗法的基础上，加用款冬花与等量的紫菀及 2 倍质量的冰糖加水煎服，款冬花及紫菀用量为 0～6 个月 3g/天，6 个月～1 岁 6g/天，1～3 岁 9g/天，加水量按患儿每日饮水量多少而酌情加减。煮沸后继续煎煮 3～5min，然后用双层纱布滤去药渣及杂质，滤出液分 2～3 次服用，每日 1 剂，疗程 3～5 天。共治疗 120 例，显效 64 例，有效 38 例，无效 18 例，总有效率 85.00%[6]。

三、药理研究

1. 抗炎作用 款冬花总倍半萜雾化吸入后，可以阻断 p65 NF-κB 过度激活，阻断促炎因子信号向胞内的传递，减少炎症细胞的过度激活，从而抑制炎症因子分泌，使哮喘炎症进一步缓解[7]。

2. 抗肿瘤作用 款冬花多糖可下调基质金属蛋白酶（MMP2、MMP9）、细胞周期蛋白（cyclin）、p- 磷脂酰肌醇 3- 激酶（p-PI3K）、p- 蛋白激酶 B（p-AKT）表达量，进而通过提高 miR-99a 表达量以调控 miR-99a/PI3K/Akt 通路达到抑制食管癌细胞 Eca109 的增殖、迁移、侵袭[8]。

3. 抗过敏作用 款冬花 80% 乙醇溶液粗提物对透明质酸酶的抑制率为 65.50%；硅胶柱色谱的流分 B-5 对透明质酸酶的抑制率为 69.96%；硅胶柱色谱再分离的流分 B-5-6 对透明质酸酶的抑制率为 70.26%；B-5-6 对豚鼠离体回肠的抑制率为 53.72%，B-5-7 对豚鼠离体回肠的抑制率为 57.84%，表明款冬花的提取物具有较强的抗过敏作用[9]。

4. 抗氧化作用 款冬花多糖具有一定的抗氧化活性，随着款冬花多糖浓度的增加，其分别对羟基自由基和超氧阴离子的清除能力也随之增加，具有一定的量效关系[10]。

5. 抗血小板活化因子作用 款冬花提取物对血小板活化因子引起的血小板聚集有抑制作用；以钙通道阻滞剂受体结合实验证明，款冬花素有阻断活性，IC_{50} 为 $1\mu g/mL$[11]。

6. 神经保护作用 4 种款冬花倍半萜可抑制 NF-κB 通路，进而使脂多糖处理的 BV-2 细胞中一氧化氮、前列腺素 E2、肿瘤坏死因子 -α 受到抑制，并通过消除活性氧 ROS 达到保护神经元细胞的目的[12]。

7. 止咳化痰平喘作用 采用光谱 - 效应关系和化学计量学研究款冬花止咳化痰的黄酮类及酚酸类活性成分，发现山奈酚、3,5- 咖啡酰奎宁酸、4,5- 咖啡酰奎宁酸为款冬花镇咳作用的主要成分，还能够缓解乙酰胆碱或组胺引起的气管痉挛，从而证明款冬花水提液具有止咳平喘的作用[13]。

四、本草文献摘述

1.《神农本草经》"主咳逆上气，善喘，喉痹。"

2.《本经逢原》"润肺消痰，止嗽定喘。"

3.《本经疏证》"《千金》《外台》凡治咳逆久嗽，并用紫菀、款冬者，十方而九。而其异在《千金》《外台》亦约略可见，盖凡唾脓血失音者，及风寒水气盛者，多不甚用款冬，但用紫菀；款冬则每同温剂、补剂用者为多。"

参考文献

[1] 国家药典委员会. 中华人民共和国药典临床用药须知：中药饮片卷 [M].2020 版. 北京：中国医药科技出版社, 2022：986-989.

[2] 任心荣, 任涛. 款冬花治咳 45 例 [J]. 吉林中医药, 1998（1）：39.

[3] 钟云青, 许光兰, 王秀峰, 等. 款冬花散治疗支气管扩张症急性加重期痰热郁肺证的临床观察 [J]. 中国实验方剂学杂志, 2018, 24（20）：169-174.

[4] 钟云青. 款冬花散治疗慢性阻塞性肺疾病急性加重期（痰热郁肺证）临床观察 [J]. 中国中医急症, 2017, 26（1）：149-151.

[5] 钟乔英. 加减八味款冬花散治疗老年人下呼吸道感染疗效观察 [J]. 内蒙古中医药, 2017, 36（Z2）：1-2.

[6] 张建亚. 款冬花、紫菀冰糖饮佐治婴幼儿肺炎 120 例 [J]. 现代中西医结合杂志, 2009, 18（14）：1630.

[7] 段亚辉, 秦雪梅, 李震宇. 款冬花总倍半萜对 OVA 致敏哮喘大鼠干预作用的代谢组学 [J]. 药学学报, 2020, 55（10）：2414-2420.

[8] 刘宜峰, 杨华, 曹磊, 等. 款冬花多糖通过调控 miR-99a/PI3K/Akt 通路影响食管癌细胞增殖、迁移和侵袭 [J]. 中成药, 2020, 42（8）：2161-2165.

[9] 陈雪园, 金祖汉, 张如松, 等. 款冬花抗过敏作用的研究 [J]. 中华中医药学刊, 2013, 31（4）：866-868.

[10] 宋迢, 段玺, 唐志书, 等. 微波辅助提取款冬花多糖的工艺及抗氧化活性研究 [J]. 中国医学创新, 2016, 13（23）：27-30.

[11] 韩桂秋, 杨燕军, 李长龄, 等. 款冬花抗血小板活化因子活性成分的研究 [J]. 北京医科大学学报, 1987（1）：33-35.

[12] LIM H J, DONG G Z, LEE H J, et al.In vitro neuroprotective activity of sesquiterpenoids from the flower buds of Tussilago farfara [J].Journal of Enzyme Inhibition and Medicinal Chemistry, 2015, 30（5）：852-856.

[13] YANG L, JIANG H, WANG S, et al.Discovering the Major Antitussive, Expectorant, and Anti-Inflammatory Bioactive Constituents in Tussilago Farfara L.Based on the Spectrum-Effect Relationship Combined with Chemometrics[J].Molecules（Basel，Switzerland），2020, 25（3）：620.

紫苏子 Zisuzi

本品为唇形科植物紫苏 *Perilla frutescens*（L.） Britt. 的干燥成熟果实。秋季果实成熟时采收，除去杂质，晒干。

3-4-11 紫苏子彩图

一、传统应用

【性味归经】辛，温。归肺经。

【功效主治】降气化痰，止咳平喘，润肠通便。用于痰壅气逆，咳嗽气喘，肠燥便秘。

【用法用量】3～10g。

【使用注意】阴虚喘咳及脾虚便溏者慎用。

【方剂举例】

1. 紫苏子降气丸［《中华人民共和国药典》（2020 年版一部）］

药物组成：炒紫苏子、厚朴、前胡、甘草、姜半夏、陈皮、沉香、当归。

功能主治：降气化痰，温肾纳气。用于上盛下虚、气逆痰壅所致的咳嗽喘息、胸膈痞塞。

2. 咳喘顺丸［《中华人民共和国药典》（2020 年版一部）］

药物组成：紫苏子、瓜蒌仁、茯苓、鱼腥草、苦杏仁、半夏（制）、款冬花、桑白皮、前胡、紫菀、陈皮、甘草。

功能主治：宣肺化痰，止咳平喘。用于痰浊壅肺、肺气失宣所致的咳嗽、气喘、痰多、胸闷；慢性支气管炎、支气管哮喘、肺气肿见上述证候者。

3. 紫苏子降气汤（《太平惠民和剂局方》）

药物组成：紫苏子、半夏、当归、前胡、厚朴、肉桂、炙甘草。

功能主治：降气化痰，纳气平喘。用于治疗痰涎上壅，肾气下亏，虚不纳气，咳嗽短气，胸膈满闷，或腰痛脚弱，肢体倦怠，或肢体浮肿，苔白滑或白腻。

4. 紫苏子汤（《外台》引古《今录治验》）

药物组成：紫苏子、五味子、麻黄、细辛、紫菀、黄芩、炙甘草、人参、桂心、当归、半夏、生姜。

功能主治：宣肺平喘，化痰止咳。用于外感风寒，内有痰饮，肺气不宣，咳嗽气喘。

【简便验方】

1. 治疗小儿久咳嗽，喉内痰声如拉锯，老人咳嗽吼喘　紫苏子一钱，八达杏仁一两（去皮、尖），年老人加白蜜二钱。共为末，大人每服三钱，小儿服一钱，白滚水送下。(《滇南本草》紫苏子散)

2. 治疗气喘咳嗽，食痞兼痰　紫苏子、白芥子、莱菔子。上三味，各洗净，微炒，击碎，看何证多，则以所主者为君，余次之，每剂不过三钱，用生绢小袋盛之，煮作汤饮，随甘旨，代茶水吸用，不宜煎熬太过。若大便素实者，临服加熟蜜少许，若冬寒，加生姜三片。(《韩氏医通》三子养亲汤)

3. 顺气、滑大便　紫苏子、麻子仁。上二味不拘多少，研烂，水滤取汁，煮粥食之。(《济生方》紫苏麻仁粥)

4. 治疗脚气及风寒湿痹，四肢挛急，脚踵不可践地　紫苏子二两，杵碎，水二升，研取汁，以紫苏子汁煮粳米二合作粥，和葱、豉、椒、姜食之。(《太平圣惠方》)

5. 治疗消渴变水，服此令水从小便出　紫苏子（炒）三两，莱菔子（炒）三两。为末，每服二钱，桑根白皮煎汤服，日二次。(《圣济总录》)

6. 治疗一切气逆，胸膈噎闷，心腹刺痛，胁肋胀满，饮食不消，呕逆欲吐，及治肺胃伤冷，咳嗽痞满，或上气奔急，不得安卧　紫苏子（拣净）、陈皮（去白）各二两，肉桂（去粗皮）、人参（去芦）、高良姜（炒）各一两，上五味为细末，炼蜜和丸，如弹子大。每服一丸，细嚼，温酒下，米饮亦得，不计时候。(《太平惠民和剂局方》紫苏子圆)

【类药辨析】

1. 紫苏子与杏仁的鉴别应用　两者均能降气止咳平喘，润肠通便，而用于肺气上逆咳喘及肠燥便秘。但杏仁兼能宣肺平喘，经过配伍可用于各种原因所致的肺气郁闭证。而紫苏子兼有化痰之功，且长于降气化痰，善治寒痰、湿痰阻肺，肺气上逆之喘证[1]。

2. 紫苏子与紫苏叶、紫苏梗的鉴别应用　三药均来源于唇形科草本植物紫苏。药用部位不同，功用有所区别。其中，紫苏叶以紫苏的叶入药，辛温行散，不但能行气宽中，且长于发表散寒，故临证既可用于脾胃气滞之胸闷、呕吐，又常用于外感风寒表证，然尤以风寒表证兼见胸闷呕恶或咳嗽者最为适宜。又可解鱼蟹之毒，可用于因食鱼蟹而致的腹痛、呕吐、泄泻；紫苏梗以紫苏的老茎入药，辛甘微温，宽胸利膈，顺气安胎，用于治疗胸腹气滞，痞闷作胀，以及胎动不安等；紫苏子以紫苏的种子入药，辛温性降，长于降气祛痰，止咳平喘，常用于痰壅气逆之咳喘。又因质润入大肠，故有润肠通便之效，还可用于肠燥便秘[1]。

3. 紫苏子与莱菔子的鉴别应用　二者

第三章　化湿药　485

均有降气化痰之功,可用于治咳喘痰多之证。但紫苏子性降滑利,富含油脂,又能润燥滑肠,善治肠燥便秘;莱菔子味辛行散,功善消食除胀,多用于食积气滞[1]。

【配伍应用】

1. 紫苏子配白芥子 紫苏子辛温性降,长于降肺气,化痰涎;白芥子辛温走散,功善温肺化痰,利气散结。两药伍用,一散一降,共奏温肺散寒、降气化痰之功,用于治疗寒痰壅肺,咳喘胸闷,痰多难咯者[1]。

2. 紫苏子配莱菔子 紫苏子辛温性降,长于降肺气,化痰涎;莱菔子味辛行散,既能消食化积,又能降气化痰。两药伍用,可增强降气化痰之功,用于治疗痰涎壅盛,胸闷气喘,痰多质稠者[1]。

3. 紫苏子配葶苈子 紫苏子辛温性降,长于降肺气,化痰涎;葶苈子苦辛大寒,专泻肺中水饮及痰火而平喘咳。两药相合,降气化痰平喘之力增强,用于治疗肺热咳嗽,痰多色黄,胸闷气喘者[1]。

4. 紫苏子配肉桂 紫苏子辛温性降,长于降肺气,化痰涎;肉桂辛甘大热,能补火助阳,散寒止痛。两药相配,一上一下,共奏温肾化痰、纳气平喘之功,用于治疗上盛下虚之久咳痰喘证[1]。

5. 紫苏子配陈皮 紫苏子与陈皮皆为除喘定嗽,消痰顺气之药,紫苏子质润,下气消痰功著,且可温中降逆;陈皮性燥,理气化痰效显,且能健脾和胃。两者合用既可降肺气、消痰湿,又可和胃降逆。用于治痰涎壅盛,咳喘,胸膈满闷者[1]。

二、临床研究

1. 特发性肺间质纤维化(IPF) 补肺肾方(补骨脂20g,山萸肉15g,五味子10g,丹参20g,紫苏子15g,黄精15g,山药20g,浙贝母20g,枇杷叶15g,炙麻黄5g)水煎服,每天1剂。共治疗21例,改善5例,稳定9例,无效7例,总有效率为66.7%[2]。

2. 小儿寒性哮喘 小青龙汤合三子养亲汤(麻黄、桂枝、细辛、干姜、半夏、五味子、白芍、白芥子、紫苏子、莱菔子等。随症加减:咳嗽甚者加紫菀、款冬花、旋覆花化痰止咳;哮甚者加射干、僵蚕、地龙祛痰解痉;喘促甚者加赭石),一般1剂/天,1~3岁者可1剂/2天,7天为1个疗程。共治疗130例,痊愈45例,显效51例,有效20例,无效14例,总有效率为89.23%[3]。

3. 慢性非萎缩性胃炎肝郁脾虚兼湿热证 调中开郁汤(柴胡、白芍、黄芪、炒白术、薏苡仁、枳实、厚朴、佛手、紫苏子、砂仁、黄连、藿香、佩兰、合欢花、首乌藤、甘草),每日2次,早晚分服,连续服用4周为1个疗程。共治疗41例,痊愈2例,显效15例,有效21例,无效3例,总有效率为92.68%[4]。

4. 老年支气管哮喘 桑白皮、葶苈子、麻黄、苦杏仁、半夏、紫菀、沙参、麦冬、款冬花、紫苏子、枇杷叶、丹参、阿胶,水煎至500mL,1剂/天,早晚各服250mL,以2周为1个疗程,共治疗4个疗程。共治疗60例,显效22例,有效35例,无效3例,总有效率为95%[5]。

三、药理研究

1. 降血脂作用 88%紫苏油和12%大豆肽制备的降脂合剂给予高脂饮食饲养的大鼠连续灌胃40天后,血清胆固醇(TC)及甘油三酯(TG)浓度明显低于高血脂模型对照组。当停止降脂合剂灌胃后,体内的亚麻酸代谢及转化过程仍可维持一段时间,故停服1周后由α-亚麻酸转化生成的二十碳五烯酸（EPA）、二十二碳六烯酸（DHA）在体内仍使血清甘油三酯（TG）处于较低水平[6]。

2. 止咳作用 紫苏子提取的脂肪油有明显的止咳和平喘作用，小鼠腹腔注射5g/kg紫苏子油后，对喷雾组胺和乙酰胆碱所致的支气管哮喘，能明显延长出现喘息性抽搐的潜伏期，其作用与0.05g/kg氨茶碱相似。小鼠灌服5g/kg和2.5g/kg紫苏子油后，咳嗽潜伏期显著延长，咳嗽次数显著减少[7]。

3. 改善记忆力作用 炒紫苏子醇提取物268mg/kg、134mg/kg、67mg/kg剂量组与老年模型组比较，显著降低跳台法错误反应率和Y型迷宫错误反应率。紫苏子的醇提物中含有大量的多元酚类成分，其具有强的抗氧化和捕捉自由基活性[8]。

四、本草文献摘述

1.《名医别录》 "主下气，除寒温中。"

2.《本经逢原》 "性能下气，故胸膈不利者宜之，与橘红同为除喘定嗽，消痰顺气之良剂。但性主疏泄，气虚久嗽，阴虚喘逆，脾虚便溏者皆不可用。"

3.《药品化义》 "紫苏子主降，味辛气香主散，降而且散，故专利郁痰。咳逆则气升，喘急则肺胀，以此下气定喘；膈热则痰壅，痰结则闷痛，以此豁痰散结。经云：膻中为上气海。如气郁不舒，乃风寒客犯肺经，久遏不散，则邪气与真气相持，致饮食不进，痰嗽发热，似弱非弱，以此清气开郁，大有神效。"

参考文献

[1] 国家药典委员会.中华人民共和国药典临床用药须知:中药饮片卷[M].2020版.北京:中国医药科技出版社,2022:980-982.

[2] 张溪,张忠德.调补肺肾法治疗特发性肺间质纤维化的临床研究[J].广州中医药大学学报,2010,27(6):559-561.

[3] 石莉,张凤仙.温肺散寒化痰定喘法治疗小儿寒性哮喘临床研究[J].中医学报,2012,27(8):1045,1070.

[4] 王媛.调中开郁汤治疗慢性非萎缩性胃炎肝郁脾虚兼湿热证的临床研究[D].哈尔滨:黑龙江中医药大学,2018.

[5] 孙民长.温肺降逆法联合盐酸氨溴索葡萄糖注射液治疗老年支气管哮喘60例[J].中医研究,2018,31(3):39-41.

[6] 陈栋梁,刘莉,黄刚,等.紫苏油及大豆肽合剂对大鼠血脂的调节作用[J].临床心血管病杂志,2003,(1):30-32.

[7] 王静珍,陶上乘,邢永春,等.紫苏与白苏药理作用的研究[J].中国中药杂志,1997,22(1):49-52,64.

[8] 张巍峨,于超,王钦富,等.炒紫苏子醇提取物对小鼠智力的影响[J].中国中医药科技,2004,11(3):162-163,128.

紫菀 Ziwan

本品为菊科植物紫菀 *Aster tataricus* L.f. 的干燥根和根茎。春、秋二季采挖，除去有节的根茎（习称"母根"）和泥沙，编成辫状晒干，或直接晒干。

3-4-12 紫菀彩图

一、传统应用

【**性味归经**】辛、苦，温。归肺经。

【**功效主治**】润肺下气，消痰止咳。用于痰多喘咳，新久咳嗽，劳嗽咯血。

紫菀味辛苦而温，质地柔润，走气入血。温散却不灼热伤阴，质润不燥又无滋腻，长于润肺下气，开肺郁，化痰浊而止咳。临证凡遇咳嗽之证，无论外感、内伤、不问病程长短、寒热虚实，皆可使用，肺虚久咳更为适宜。

此外，取其开宣肺气之功，尚可用于

肺痈、胸痹及小便不通等。

【用法用量】5～10g。

【使用注意】阴虚火旺之燥咳、咯血、实热咳嗽者慎用。

【方剂举例】

1.止咳宝片［《中华人民共和国药典》（2020年版一部）］

药物组成：紫菀、橘红、桔梗、枳壳、百部、五味子、陈皮、干姜、荆芥、罂粟壳浸膏、甘草、氯化铵、前胡、薄荷素油。

功能主治：宣肺祛痰，止咳平喘。用于外感风寒所致的咳嗽、痰多清稀、咳甚而喘；慢性支气管炎、上呼吸道感染见上述证候者。

2.紫菀饮（《圣济总录》）

药物组成：紫菀、贝母、五味子、木通、大黄、白前、淡竹茹、杏仁。

功能主治：清肺泄热，止咳平喘。用于肺热喘嗽。

3.紫菀汤（《医略六书》）

药物组成：生地黄、紫菀、阿胶、白芍、人参、麦冬、桑叶、川贝母、薏苡仁。

功能主治：益气养阴，补血止血，化痰止咳。用于产后气阴两亏，虚热内迫，血络损伤，吐血不止，脉虚微数。

4.紫菀茸汤（《济生方》）

药物组成：紫菀茸、经霜桑叶、款冬花、百合、杏仁、贝母、阿胶、蒲黄、半夏、水牛角（犀角）、炙甘草、人参。

功能主治：益气补肺，化痰泻热。用于邪热伤肺、咳嗽咽痒、痰多唾血、喘急、胸胁痛、不得安卧；肺痈已溃、喘满腥臭、浊痰俱退、唯咳嗽咽干、咯吐痰血、胸胁微痛、不能久卧。

【简便验方】

1.治疗慢性支气管炎 紫菀、桔梗、白前、荆芥、陈皮、生甘草各10g，水煎。每日1剂，分为2次服用。（《中草药鉴别与应用》）

2.宣肺，止咳平喘，解痉 鸡蛋膜12个，麻黄1.5g，紫菀10g。鸡蛋膜焙干研末，水煎麻黄、紫菀，去渣，药汁送服鸡蛋膜粉。每日1剂。用于治疗百日咳初起。（《中草药鉴别与应用》）

3.治疗泌尿系结石 紫菀、茯苓、海藻、菟丝子、金钱草、冬葵子、硝石、芍药等，为水煎服。（《湖北中医杂志》1986）

4.治疗小儿咳逆上气，心胸痰壅，不欲乳食 紫菀（去苗，洗净）、五味子（拣净）、半夏（汤泡七次）、甘草（炙）各五两，肉桂（去粗皮）、细辛（去苗）各二两半，上件为细末。三岁儿每服一钱，水一盏，入生姜一片，煎至五分，去滓，温服，不计时候，量儿大小加减服。（《太平圣惠方》半夏散）

5.治疗久咳逆上气，体肿短气胀满，昼夜倚壁不得卧，常作水鸡声者 白前二两，紫菀、半夏（洗）各三两，大戟七合（切）。四物以水一斗，渍一宿，明日煮取三升，分三服。禁食羊肉饧。（《肘后备急方》白前汤）

【类药辨析】

1.蜜炙紫菀和生紫菀的鉴别应用 生紫菀偏于降气化痰，蜜炙紫菀更善于润肺止咳，故外感或实证咳嗽宜生用，肺虚久咳宜蜜炙用[1]。

2.紫菀与款冬花的鉴别应用 二药性皆温，但温而不燥，既可化痰，又能润肺，无论寒热虚实，新久咳嗽都可使用。款冬花长于止咳，紫菀尤善于祛痰，治咳喘方中常配伍使用，则止咳化痰功效更显著[1]。

【配伍应用】

1.紫菀配百部 紫菀甘润苦泄，可润肺下气，化痰止咳；百部甘润苦降，两者性俱温润，皆有润肺止咳之力，同为止咳要药。紫菀祛痰作用明显，偏于化痰止咳。百部甘润而平，偏于润肺止咳。两药合用相得益彰，化痰中寓润肺之意，润肺中又不碍祛痰，故益增降气祛痰，润肺止咳之功，无论新久虚实之咳嗽均可应用[1]。

2. 紫菀配阿胶 紫菀润肺下气，化痰止咳；阿胶补肝血，滋肾水，润肺燥，凝固血络而止血。两者伍用，紫菀得阿胶滋阴润肺之功增强，阿胶得紫菀养肺阴而无留痰滞肺之虑，共奏养阴润燥、祛痰止咳、养血止血之功，用于治肺虚久咳，痰中带血等，或支气管扩张引起的咯血诸证[1]。

3. 紫菀配荆芥 紫菀质润苦泄，功专润肺化痰止咳；荆芥辛温透散，长于发表散风，且微温不烈，药性和缓。两药伍用，标本兼顾，既祛风解表，又化痰止咳，用于治疗风寒犯肺，咳嗽气喘者[1]。

二、临床研究

1. 慢性阻塞性肺疾病 对照组给予沙美特罗替卡松粉吸入剂（舒利迭）（50μg/500μg，葛兰素史克，H20150324）治疗，每次1吸，2次/天，疗程12周。治疗组在对照组治疗基础上，给予自拟补肺饮，方药组成：太子参20g，黄芪15g，山药15g，山萸肉15g，五味子15g，浙贝母15g，紫菀15g，款冬花15g，甘草6g。每日1剂，水煎服，每次100mL，分早晚两次分服。疗程12周。治疗组治疗总有效率（93.33%）高于对照组（83.33%），差异有统计学意义（$P<0.05$）；治疗组和对照组CAT、mMRC评分较治疗前下降（$P<0.05$），且治疗组优于对照组（$P<0.05$）[2]。

2. 咳嗽变异性哮喘 治疗组患者服用温肺止咳方颗粒剂（方案，具体处方如下：蜜麻黄6g，桂枝9g，细辛3g，干姜6g，紫菀9g，五味子6g，款冬花9g，炒苦杏仁6g，桔梗6g，荆芥6g，防风6g，白芥子3g，蝉蜕6g，甘草6g），水冲服，每日1剂，早晚温服。两组疗程均为4周。治疗组总有效率94.87%，对照组总有效率64.29%，两组相比差别有统计学意义（$P<0.05$），治疗组的疗效优于对照组[3]。

3. 支原体肺炎 对照组静脉注射阿奇霉素（东北制药集团沈阳第一制药有限公司，国药准字号：H20000426），第一天静脉滴注10mg/kg，之后每天均为5mg/kg，连续用13天；治疗组在对照组治疗措施的基础上给予紫菀百花散煎剂，处方组成：紫菀6～10g，百部5～9g，款冬花6～10g，桑白皮9～12g，地骨皮9～10g，乌梅6g，生姜2片，水煎早晚服，煎量根据患儿年龄酌情而定，连服14天。两组均14天为一疗程，疗程结束后统计观察资料，评价疗效。治疗后治疗组有效率93.02%；对照组有效率72.09%，差异有统计学意义（$P<0.05$）[4]。

三、药理研究

1. 抗菌作用 长毛三脉紫菀提取物萜类化合物中（−）-Angelicoidenol-2-O-β-D-glucopyra noside 和（−）-Angelicoidenol-2-O-β-D-Apiofuranosyl-（1→6）-β-D-glucopyranoside 具有较好的抑菌活性[5]。耳叶紫菀的氯仿部分离得到的倍半萜类化合物中（7R,10S）-selina-4,11（13）-dien-3-on-12-oic acid 和 1β, 5α-diangeloyloxy-eudesm-（15）-ene 对大肠埃希菌具有较强的抑制作用[6]。

2. 抗氧化作用 紫菀的花部提取物和茎部提取物都具有较强的抗氧化活性，且它们的抗氧化活性都与浓度和溶剂的极性相关，都随着提取物浓度、溶剂极性的增大而增大[7]。

3. 镇咳平喘作用 紫菀水煎剂中乙酸乙酯提取物、石油醚及醇提取液能够明显增加小鼠呼吸道的酚红排泄量，表示这两部分具有祛痰作用，而从这两部分中得的紫菀酮及表木栓醇单体也表现出祛痰作用[8]。紫菀水煎剂对小鼠氨水致咳呈现一定的镇咳作用。紫菀的不同极性段（石油醚组、最后母液组以及75%乙醇组）可以极明显延长小鼠咳嗽的潜伏期，减少小鼠 2min 内的咳嗽次数，正丁醇组具有显著的镇咳效果；石油醚组、正丁醇组以及 75%乙醇组能够极显著延长引喘豚鼠的潜伏期；正丁醇组、乙酸乙酯组、最后母液组以及 75%乙醇组可以极大增加大鼠痰液的分泌量。表明紫菀具有镇咳、平喘、祛痰的功效[9]。

4. 利尿作用 紫菀能够提高小鼠小肠炭末推进率、增加小鼠的排尿量、减少肠组织中去甲肾上腺素（NE）含量、增强乙胆碱酯酶（AChE）活力和提高小鼠排尿量和脑组织中 5-羟色胺（5-HT）含量，表明紫菀具有一定的通便利尿作用[10]。

四、本草文献摘述

1.《神农本草经》 "主咳逆上气，胸中寒热结气。"

2.《本草从新》 "专治血痰，为血劳圣药，又能通利小肠。"

3.《本草正义》 "紫菀柔润有余，虽曰苦辛而温，非燥烈可比。专能开泄肺郁，定咳降逆，宣通窒滞，其味微辛，则入气分；其色殷紫，则入血分，故能兼疏肺家气血。凡风寒外束，肺气壅塞。咳呛不爽，喘促哮吼，及气火燔灼，郁为肺痈，咳吐脓血，痰臭腥秽诸证，无不治之；而寒饮蟠踞，浊涎胶固，喉中如水鸡声者，尤相为宜。"

参考文献

[1] 国家药典委员会. 中华人民共和国药典临床用药须知：中药饮片卷[M].2020 版. 北京：中国医药科技出版社，2022：984-986.

[2] 李文凭，汪蔚青，于宏梅. 自拟补肺饮治疗慢性阻塞性肺疾病稳定期（肺肾气虚证）的临床研究[J]. 基层中医药，2022，1（5）：41-46.

[3] 闫晓敏. 自拟温肺止咳方治疗咳嗽变异性哮喘（风寒束肺证）的临床疗效观察[D]. 晋中：山西中医药大学，2021.

[4] 成坤，梁海云. 紫菀百花散联合阿奇霉素治疗难治性小儿支原体肺炎临床研究[J]. 陕西中医药大学学报，2019，42（2）：99-100，114.

[5] 赵晓杰，郭兰青. 长毛三脉紫菀萜类成分的提取及抑制活性[J]. 新乡医学院学报，2010，27（2）：140-143.

[6] 黄炜娟，张春，翁城武. 耳叶紫菀化学成分及生物活性研究[J]. 广州化工，2012，40（15）：89-91.

[7] 张应鹏，张海雷，杨云裳. 紫菀提取物不同极性部位体外抗氧化活性研究[J]. 时珍国医国药，2011，22（11）：2799-2800.

[8] 卢艳花，戴岳，王峥涛. 紫菀祛痰镇咳作用及其有效部位和有效成分[J]. 中草药，1999（5）：360-362.

[9] 任丽花，辛蕊华，彭文静. 紫菀不同极性段提取物的药效比较[J]. 南方农业学报，2015，46（4）：675-679.

[10] 贾志新，王世民，冯五金. 紫菀通便利尿作用研究[J]. 中药药理与临床，2012，28（1）：109-111.

第四章 祛风湿药

第一节 散寒祛风湿药

第二节 清热祛风湿药

第一节　散寒祛风湿药

丁公藤 Dinggongteng

本品又称包公藤、麻辣仔藤、斑鱼烈，为旋花科植物丁公藤 *Erycibe obtusifolia* Benth. 或光叶丁公藤 *Erycibe schmidtii* Craib 的干燥藤茎。全年均可采收，切段或片，晒干。

4-1-1 丁公藤彩图

一、传统应用

【性味归经】辛，温；有小毒。归肝、脾、胃经。

【功效主治】祛风除湿，消肿止痛。用于风湿痹痛，半身不遂，跌扑肿痛。

【用法用量】内服：煎汤，3～6g；或浸酒。外用：适量，浸酒外搽。

【使用注意】本品有强烈的发汗作用，虚弱者慎用，孕妇禁用。本品有小毒，用量过大可引起中毒反应。

【方剂举例】

1. 冯了性风湿跌打药酒〔《中华人民共和国药典》（2020年版一部）〕

药物组成：丁公藤、桂枝、麻黄、羌活、当归、川芎、白芷、补骨脂、乳香、猪牙皂、陈皮、苍术、厚朴、香附、木香、枳壳、白术、山药、黄精、菟丝子、小茴香、苦杏仁、泽泻、五灵脂、蚕沙、牡丹皮、没药。

功能主治：祛风除湿，活血止痛。用于风寒湿痹，手足麻木，腰腿酸痛；跌扑损伤，瘀滞肿痛。

2. 风湿痹痛药酒（《中华人民共和国卫生部药品标准·中药成方制剂》）

药物组成：老鹳草、丁公藤（蒸）、桑白皮、豨莶草。

功能主治：祛风除湿，通痹止痛。用于风寒湿痹，四肢麻木，腰膝酸软，骨节疼痛。

3. 经验九藤酒（《医学正传》）

药物组成：丁公藤、青藤、钩藤、红藤（即理省藤）、桑络藤、菟丝藤（即无根藤）、天仙藤（即青木香）、阴地蕨（名地茶，取根）、忍冬藤、五味子藤（俗名红内消）。

功能主治：祛风，通络，止痛。用于远年痛风，及中风左瘫右痪，筋脉拘急，日夜作痛，叫呼不已。

4. 御米汤（《鸡峰普济方》）

药物组成：御米子、丁公藤、当归、青橘皮、陈皮、羌活、独活。

功能主治：理气活血，涩肠止痢。用于久痢不止。

【简便验方】

1. 治疗风湿性关节炎、类风湿性关节炎、坐骨神经痛　丁公藤制成注射液（每安瓿2mL相当于原生药5g），肌内注射，每日1～2次，每次2mL，小儿酌减。（《图解百草良方》）

2. 治青光眼　用丁公藤总提取物和丁公藤碱Ⅱ（包公藤甲素）制成眼药水滴眼，每日2次，有缩小瞳孔、降低眼压和改善房水流畅系数等方面的作用，其缩瞳作用略强于毛果芸香碱。（《中华本草》）

3. 治疗风寒湿痹，四肢麻木，腰膝酸软，骨节疼痛　老鹳草60g，丁公藤（蒸）30g，桑白皮15g，豨莶草15g。取以上四味，加水煎煮二次，第一次2h，第二次1h，合并煎液，滤过，滤液浓缩至流动糊状。放冷。每50g的浓缩液加白酒（60°以上）80g，搅匀。静置，过滤即得。密封，置阴凉处存放。口服，一次15～30mL，一日2～3次。（民间传承的"风湿药酒"验方）

4. 治疗风寒湿痹、半身不遂 可单用酒水各半煎服；或与桂枝、羌活、乳香等制成酒剂，如丁公藤风湿药酒。（《中国药物大全》）

【类药辨析】

丁公藤与海风藤的鉴别应用 二者均为祛风湿药，均以原植物的干燥藤茎部位入药，功能为祛风除湿，活络止痛，用于风寒湿痹，肢节酸痛，关节不利，筋脉拘挛，以及跌打损伤，瘀肿疼痛等。但丁公藤辛散温通，尤长于发散，善祛风除湿，消肿止痛；海风藤辛温宣散，苦泄降逆，有宣肺散寒、止咳化痰之功，亦常用于治疗肺寒留饮，咳喘胸闷，痰多气急等。另外，丁公藤有小毒，用时当予注意[1]。

【配伍应用】

丁公藤配桂枝 丁公藤辛散温通，尤长于发散，善祛风除湿，消肿止痛；桂枝既温散血中之寒凝，又可宣导活血，以增强化瘀止痛之效。二者配伍，可祛风散寒，除湿止痛。用于治疗风寒湿痹，半身不遂，手足麻木等[1]。

二、临床研究

1. 青光眼 丁公藤的有效成分丁公藤碱Ⅱ具有明显的缩瞳、降眼压疗效，无明显副作用，可作为治疗青光眼的药物。共治疗293例442只原发性青光眼，其中100例151眼观察一滴0.05%丁公藤碱Ⅱ苯甲酸盐作用，其降眼压有效率为96.7%，缩瞳有效率为92.6%。193例291只眼进行持续4周，一天4次，每次1滴的0.05%丁公藤碱Ⅱ苯甲酸盐治疗，均有降眼压，缩瞳效果[2]。

2. 痛风 三藤饮治疗。基本方为丁公藤、当归、威灵仙、川牛膝、萆薢各15g，鸡血藤、青风藤各30g，炮山甲、炮附子（先煎）、桂枝、桃仁、苍术各10g，生黄芪、生薏苡仁各20g，生甘草6g。若关节红、肿、痛甚者去附片、桂枝，加炒黄柏、赤芍各10g，全蝎6g；关节变形，且僵硬者加地龙、土鳖虫、松节各10g；若脾胃虚弱者加党参10g，炒白术15g。上方每日一剂，煎煮2次，取汁200mL，早晚各服一次，治疗2～3月，禁酒且控制进食含嘌呤较高食物。共治疗21例，显效8例，有效10例，无效3例，总有效率85.7%[3]。

3. 类风湿关节炎 复方丁公藤胶囊治疗风寒湿痹证的慢性风湿性关节炎、慢性腰腿痛、慢性肩周炎。药物组成：丁公藤、海风藤、宽筋藤、忍冬藤、石楠藤、鸡血藤。其方有祛风除湿、舒筋活络、行血通脉、消肿止痛的功效。经治疗慢性风湿性关节炎118例，显效51例，有效59例，无效8例，总有效率93%。慢性腰腿痛155例，显效58例，有效83例，无效14例，总有效率91%。慢性肩周炎50例，显效17例，有效30例，无效3例，总有效率94%。其他风寒湿痹证21例，有效20例，无效1例，总有效率95%[4]。

4. 腹痛 2mL安瓿丁公藤针剂（内含丁公藤提取物100mL），穴位注射，注药一次过后可缓解6～12h，部分疼痛可缓解1～2天或疼痛不再复发。一天最多可穴注4次。共治疗50例，显效40例，有效9例，无效1例，总有效率98%[5]。

5. 肾绞痛 给予丁公藤注射液 200mg（每支 100mg），肌内注射，共用 2~3 天。结果：治疗 2 例，疼痛均消失[6]。

三、药理研究

1. 对心血管的作用 大白鼠静脉注射包公藤甲素 1min 后，窦性心律减慢，心室肌细胞动作电位时程（APD90）平均值显著延长。在约 40Hz/min 频率对心室肌进行电驱动条件下，给药 1min，心室肌细胞 APD 明显缩短（$P<0.02$）。包公藤甲素能使心室肌细胞时程缩短[7]。包甲素很可能通过减缓心率，增强心肌收缩能力，减少氧耗，加强酸性代谢产物的充分氧化以及钠泵等作用改善心功能[8]。

2. 对中枢神经的作用 包甲素、8310 和氧化震颤素作用相似，有明显的中枢作用，也和毒扁豆碱相似，可显著对抗东莨菪碱所致脑电变化，有可能成为复制帕金森动物模型的工具药和中药麻醉催醒剂。小脑迷宫和跳台试验示 8310 有促进学习记忆功能，呈典型倒"U"量 - 效关系[9]。

3. 对免疫功能的作用 丁公藤注射液可提高外周血酸性 α 醋酸茶酯酶（ANAE）阳性的淋巴细胞百分比，显著降低白细胞移行指数，增加特异性抗体形成细胞数和提高外周血中性粒细胞吞噬率。丁公藤对细胞免疫、体液免疫、非特异性细胞免疫均有兴奋作用[10]。

4. 抗炎镇痛作用 丁公藤能明显减少大鼠膝骨关节炎（KOA）炎性细胞的浸润，抑制滑膜炎症，缓解大鼠冷刺激痛和机械刺激痛[11]。丁公藤（复方丁公藤胶囊）对二甲苯引起的小鼠炎症反应和对蛋清引起的大鼠急性关节肿有明显的抑制作用[12]。

5. 缩瞳和降眼压作用 丁公藤提取物能使在体的和离体的动物眼缩瞳，不抑制人血清的胆碱酯酶，应属于直接作用于受体的拟胆碱能药[13]。

6. 毒性 丁公藤注射液的有效成分东莨菪内酯在家兔体内的吸收、分布、代谢过程个体差异较大。丁公藤总成分的毒性效应在小鼠体内的消除很慢，消除半衰期长，与血浆蛋白结合率低，丁公藤总成分酶饱和动力学在体内容易蓄积，易蓄积中毒，使用应当注意[14]。

四、本草文献摘述

1.《名医别录》"主金疮痛，延年。"

2.《本草拾遗》"磨服之，变白不老。"

3.《本草纲目》"煮汁服，治上气咳嗽。"

4.《开宝本草》"主风血，补衰老，起阳，强腰脚，除痹，变白，逐冷气，排风邪。"

参考文献

[1] 国家药典委员会. 中华人民共和国药典临床用药须知：中药饮片卷 [M].2020 版. 北京：中国医药科技出版社，2022：486-487.

[2] 黄少慧. 丁公藤碱Ⅱ治疗原发性青光眼 293 例 442 眼临床总结 [J]. 中草药，1982，13（4）：22-23.

[3] 吴富成. 三藤饮治疗痛风 21 例 [J]. 实用中医药杂志，2000，16（3）：11.

[4] 陈谦. 复方丁公藤胶囊治疗风寒湿痹症 344 例临床疗效观察 [J]. 中成药研究，1988，（1）：18-19.

[5] 周小样，金永言. 丁公藤治疗腹痛 50 例疗效观察 [J]. 辽宁中级医刊，1979（9）：34.

[6] 郭福丽. 丁公藤注射液治疗肾绞痛 [J]. 四川中医，1986（4）：32.

[7] 张景夏，王秀宜，张勇，等. 包公藤甲素对在位大鼠心肌细胞电活动的作用 [J]. 上海第二医科大学学报，1982，（4）：38-39，47.

[8] 成柏华，唐海铭，李丽，等. 包甲素对大鼠心缩功能及 K^+、H^+、pO_2 的影响 [J]. 上海

第二医科大学学报, 1986 (2): 130-132, 170-189.

[9] 王立平. 包公藤甲素及其类似物的缩瞳活性 [J]. 中草药, 1992, 23 (4): 205-208.

[10] 宋志军, 王潮临, 程建祥, 等. 鱼腥草、田基黄和丁公藤注射液对大鼠免疫功能的影响 [J]. 中草药, 1993, 24 (12): 643-644, 648.

[11] 吴鹏, 单进军, 黄正泉, 等. 丁公藤对大鼠膝骨关节炎滑膜炎症及痛阈的影响 [J]. 南京中医药大学学报, 2020, 36 (6): 837-841.

[12] 周名璐, 许少伟, 程新敏. 复方丁公藤胶囊的消炎镇痛作用 [J]. 中成药, 1993, 15 (7): 29-30.

[13] 王心田, 黄明月, 梁舜薇. 丁公藤缩瞳的药理研究 [J]. 新医学, 1978, 9 (6): 279-280.

[14] 周燕文, 李梅, 赵素荣. 丁公藤注射液在家兔体内的药代动力学研究 [J]. 中国中药杂志, 1997, 22 (3): 179-182.

千年健 Qiannianjian

本品又称一包针、千年见、千颗针、丝棱线，为天南星科植物千年健 Homalomena occulta (Lour.) Schott 的干燥根茎。春、秋二季采挖，洗净，除去外皮，晒干。

4-1-2 千年健彩图

一、传统应用

【性味归经】苦、辛，温。归肝、肾经。

【功效主治】祛风湿，壮筋骨。用于风寒湿痹，腰膝冷痛，拘挛麻木，筋骨痿软。

【用法用量】5~10g。

【使用注意】
1. 阴虚内热者慎服。用药期间忌莱菔。
2. 本品有小毒，中毒后可见眩晕，恶心，呕吐，全身抽搐，口吐白沫。角弓反张，昏迷等。

【方剂举例】

1. 风寒双离拐片［《中华人民共和国药典》(2020年版一部)］

药物组成：地枫皮、川乌（制）、草乌（制）、马钱子（制）、千年健、防风、红花、乳香（炒）、没药（炒）、木耳。

功能主治：祛风散寒，活血通络。用于风寒闭阻、瘀血阻络所致的痹病，症见关节疼痛、腰腿疼痛、冷痛或刺痛、局部畏寒恶风、四肢麻木、屈伸不利。

2. 舒筋丸［《中华人民共和国药典》(2020年版一部)］

药物组成：马钱子粉、麻黄、独活、羌活、桂枝、甘草、千年健、牛膝、乳香（醋制）、木瓜、没药（醋制）、防风、杜仲（盐制）、地枫皮、续断。

功能主治：祛风除湿，舒筋活血。用于风寒湿痹，四肢麻木，筋骨疼痛，行步艰难。

3. 疏风定痛丸［《中华人民共和国药典》(2020年版一部)］

药物组成：马钱子粉、麻黄、乳香（醋制）、没药（醋制）、千年健、自然铜（煅）、地枫皮、桂枝、牛膝、木瓜、甘草、杜仲（盐炙）、防风、羌活、独活。

功能主治：祛风散寒，活血止痛。用于风寒湿闭阻、瘀血阻络所致的痹病，症见关节疼痛、冷痛、刺痛或疼痛致甚、屈伸不利、局部恶寒、腰腿疼痛、四肢麻木及跌打损伤所致的局部肿痛。

4. 活血舒筋酊（《中华人民共和国卫生部药品标准·中药成方制剂》）

药物组成：千年健、川芎、当归、桂枝、红花、红曲、老鹳草、木瓜、牛膝、茜草、秦艽、生草乌、生川乌、威灵仙、香加皮、续断。

功能主治：舒筋活络，祛寒散瘀。用于腰腿疼痛，手足麻木，风湿性关节炎。

【简便验方】

1. 痈疽疮肿　千年健研细粉，醋调外敷患处，每日2次。《图解百草良方》

2. 胃气寒痛，饮食无味　千年健、干姜、丁香各10g，水煎服。《青草药识别应用图谱》

3. 风湿痹痛　千年健9g，牛膝、桑寄生各12g，水煎服。《1200种中草药彩色图鉴 白金珍藏版》

4. 风寒筋骨疼痛，拘挛麻木　千年健、地风各50g，老鹳草150g，共研细粉，每服5g。《图解百草良方》

5. 跌打损伤，瘀滞肿痛　千年健、川芎各10g，红花8g，水煎服；或千年健生品60g，捣烂调酒外敷。《国家药典中药识别图鉴》

【类药辨析】

千年健与五加皮的鉴别应用　同属祛风湿强筋骨药，都能祛风除湿，强筋健骨，用于治肝肾不足，风湿痹痛，筋骨无力等。但五加皮温补肝肾阳气作用较好，还能利水消肿，用于腰膝酸软，小儿行迟以及水肿脚气等。千年健祛风通络止痛作用较好，尤适宜老年人，肝肾不足，风湿痹痛以及年老筋骨无力者[1]。

【配伍应用】

千年健配钻地风　千年健辛散苦燥温通，既能祛风湿，又能入肝肾强筋骨；钻地风可祛风除湿，活血止痛。二者配伍，可增强祛除筋骨间风湿邪气的作用。用于治疗风寒湿痹之腰膝冷痛、下肢拘挛麻木等症[1]。

二、临床研究

1. 慢性盆腔炎　丹红汤处方：千年健5g，乳香5g，没药5g，赤芍15g，丹参15g，红花5g，当归15g，羌活5g，独活5g，防风15g。按常规盆腔炎治疗护理，使用中药熏蒸器进行熏蒸，将配好的汤药放入药锅里加水通电进行煎煮，煎煮20min后，药水会发生煮沸形成中药蒸汽，蒸汽随管道自熏蒸机的蒸汽孔喷出，协助患者俯卧位于熏蒸床上，暴露下腹部关元穴并对准蒸汽孔。共治疗46例，治愈28例，显效9例，好转6例，无效3例，总有效率为93.5%[2]。

2. 腰椎间盘突出症　威灵仙30g，千年健15g，透骨草15g，徐长卿12g，伸筋草15g，鸡血藤15g，青风藤15g，制川乌15g，制草乌15g，肉桂9g，白芷15g，细辛6g，川芎15g，醋莪术15g，三棱15g，血竭9g，丁香9g，枳壳9g，虎杖30g，醋乳香9g，醋没药9g，醋延胡索15g，以上药物共研细末，加入凡士林及L-薄荷醇调匀成膏，均匀涂布于保护膜上，贴敷于腰部疼痛部位阿是穴，然后用微波治疗仪调至20W照射敷药部位，每次治疗15min，1天2次，1周为1疗程。共治疗112例，显效84例，有效22例，无效6例，总有效率为94.64%[3]。

3. 腰腿痛　马卜散组方：制马钱子125g，五加皮125g，千年健125g、白节莲125g，卷柏125g，杜仲（盐炙）125g，补骨脂（盐炙）125g，安息香125g，将以上八味药粉碎成细粉，过筛、混匀即得，然后用小纸袋分装，每袋2g。10天为1个疗程。共治疗34例，治愈22例，有效11例，无效1例，总有效率为97.06%[4]。

4. 颈椎病　天柱康煊方，药用伸筋草、透骨草、秦艽、千年健、延胡索、白芷、羌活、独活、苏木、红花等，统一粉碎成中粗规格，并混合均匀，用25cm×18cm无纺布袋装袋，统一包装，规格一致，将药包完全置入清水浸泡10min后，放入蒸锅，凉水起蒸，开锅后文火再蒸15min，已取出的药包放置到40℃左右，以保证不烫皮肤，有温热感为宜。患者取俯卧位或者坐位，将药包敷贴于颈部，保持颈肩部肌肉放松，自觉温度下降可将药包放入蒸锅稍微加热即可，热敷20min，2次/天，疗程为15天。共治疗34例，临床控制16例，显效4例，有效13例，无效1例，总有效率为97.06%[5]。

5. 强直性脊柱炎 蠲痹通络汤处方：狗脊、炒白芍、炒白术各30g，山茱萸、千年健、僵蚕、鸡血藤各12g，黄芪、益母草各20g，虎杖15g，肉桂10g，全蝎3g，蜈蚣1条。早晚皆为饭后温服。联合双氯芬酸钠肠溶缓释胶囊，一般服用4~6天疼痛减轻后停服，治疗2个月后对各项指标值进行观察。共治疗100例，缓解31例，显效30例，有效26例，无效13例，总有效率为87%[6]。

6. 糖尿病周围神经病变 内服药方：黄芪20g，艾叶15g，生地黄20g，茯苓15g，天花粉12g，千年健30g，麦冬15g，伸筋草15g，五味子10g，木瓜20g，秦艽12g，桂枝20g，川芎20g，桃仁15g，牛膝15g，红花15g。熏洗方法：取上述药液加热至60℃左右，倒至盆内，将熏药支架置于盆上，指导患者将熏洗部位置于支架上并覆盖治疗巾，维持水温38~40℃，双足置于药液中浸泡20min，熏洗结束后擦干熏洗部位皮肤，2次/天。两组均治疗8周。共治疗49例，显效30例，有效17例，无效2例，总有效率为95.92%[7]。

7. 膝骨关节炎 当归12g，白芥子（炒）12g，猪牙皂1.5g，丹参10.5g，鹿角霜（烊化冲服）7.5g，黄芪9g，鳖甲7.5g，乳香（醋制）7.5g，没药（醋制）7.5g，陆英9g，独活3g，千年健9g。每天1剂，分早晚餐后30min温服。每周治疗5天，休息2天，共治疗4周。共治疗45例，痊愈17例，显效16例，有效8例，无效4例，总有效率为91.11%[8]。

三、药理研究

1. 抗炎镇痛作用 千年健甲醇提取物能抑制角叉菜胶引起的大鼠炎症水肿，其抑制率达60%以上，也能抑制醋酸扭体法引起的小鼠扭体反应，其镇痛率达30%~60%[9]。

2. 抗菌抗病毒作用 千年健挥发油能完全抑制布氏杆菌（牛544型、羊16型、猪1330型）在平板上生长[10]，并能抑制苍白弯孢菌生长，控制黑曲霉和禾谷镰刀菌的菌丝生长[11]。千年健水提取物对I型单纯疱疹病毒也具有一定的抑制作用[12]。

3. 抗类风湿性关节炎 千年健挥发油可使大鼠原发性和继发性关节肿胀度降低、血清中IL-1β含量减少、大鼠胸腺指数升高、大鼠血清中TNF-α含量减少、大鼠关节周围组织炎性细胞浸润减轻、关节滑膜细胞增生不明显，形态得到改善，即千年健挥发油对佐剂性关节炎大鼠有一定的药效作用[13]。

4. 抗阿尔茨海默病（AD） BACE1（β分泌酶）抑制剂可降低AD蛋白的水平，改善与AD类似的发病症状；千年健中的部分酚酸类化合物、芳香族化合物具有BACE1抑制活性[14, 15]。

5. 抗骨质疏松 千年健可以增加成骨细胞和骨髓基质细胞蛋白及其mRNA表达，抑制RANKL蛋白及其mRNA的表达，对卵巢切除所致的大鼠骨质疏松症均具有一定的治疗作用[16]。

6. 抗氧化活性 千年健提取物具有较强的清除羟自由基的能力，其对羟自由基的清除能力与其浓度存在明显的剂量-效应关系[17]。

7. 抗肿瘤活性 千年健中化合物 Oplodiol and （－）1β，4β，6α-trihydroxy-eudesmane 对人肺腺癌细胞 A549 显示出中等强度的细胞毒活性[18]。千年健水提物对参与胃癌侵袭和转移的基质金属蛋白酶（MMP-16）活性表现出较强的抑制作用，且存在量效关系[19]。

8. 抗组胺作用 采用豚鼠离体气管法，在浴槽内加入 1×10^{-5}g 组胺致痉剂，5min 后再加入 1×10^{-4}g 的千年健醇提取液，观察 5、10、15min，其对抗组胺致豚鼠气管平滑肌收缩的百分率分别为 8.6%，18.8% 及 23.0%[20]。

9. 抗凝作用 千年健水提原液 0.2g/mL，稀释 5 倍（0.04g/mL）或 20 倍（0.01g/mL）后，用人血纤维蛋白原试管法测定，其抗凝时间仍明显长于对照组，表明其具有较强的抗凝血作用[21]。

10. 其他 千年健能抑制钙通道阻滞剂受体达 50%～75%，也能抑制血管紧张素Ⅱ受体[22]。应用反相被动血凝抑制试验，千年健水提取液，其含生药 2.5mg/50μL 与 8 个血凝单位的乙型肝炎病毒表面抗原（HBsAg）接触 4h，对 HBsAg 无抑制作用[23]。

四、本草文献摘述

1.《简易草药》 "治筋骨疼痛，追风，健腰膝，壮阳事。"

2.《草药新纂》 "作收敛药。治妇人月经过多及痛经，疗血痢，肠痛。"

3.《本草再新》 "治痈痿疮疽，杀虫败毒，消肿排脓。"

4.《草木便方》 "大血藤温入血分，疗扑损伤积血病，破瘀生新，止痰血，膨胀鼻衄金疮疬。"

5.《中药材手册》 "治风气痛，筋骨痿软，半身不遂。"

参考文献

[1] 国家药典委员会.中华人民共和国药典临床用药须知：中药饮片卷[M].2020版.北京：中国医药科技出版社，2022：527-528.

[2] 江颖，周霞.丹红汤熏蒸关元穴治疗慢性盆腔炎 46 例[J].福建中医药，2015，46（3）：28-29.

[3] 姜静.穴位贴敷结合微波照射对腰椎间盘突出症下腰痛干预的疗效观察及护理体会[J].中医外治法，2017，26（2）：41-42.

[4] 王会菊，王琴.马卜散治疗腰腿痛 64 例[J].光明中医，2008，23（12）：1945.

[5] 石鑫超，刘剑，叶啸，等.天柱康熥方治疗风寒痹阻型神经根型颈椎病的临床研究[J].实用中医内科杂志，2023，37（11）：108-110.

[6] 王新刚，黄立，林强，等.蠲痹通络汤联合双氯芬酸钠肠溶缓释胶囊治疗强直性脊柱炎疗效观察[J].陕西中医，2017，38（10）：1435-1436.

[7] 王文娟，李世云，韩松林.黄芪汤合身痛逐瘀汤内服联合中药熏洗治疗气阴两虚兼血脉瘀滞糖尿病周围神经病变患者的疗效评价[J].黑龙江医药科学，2021，44（5）：153-155.

[8] 罗开印，汤英，陈懿聪，等.止痛健骨方治疗痰瘀痹阻型膝骨关节炎 45 例[J].湖南中医杂志，2023，39（6）：68-71.

[9] 小管卓夫.日本药学会第 105 次年会讲演论文集[M].日本药学会，1985：461.

[10] 中国医学科学院药物研究所.中药志（第二册）[M].2版.北京：人民卫生出版社，1982：253.

[11] SINGH G, KAPOOR I P S, SINGH O P, et al.Studies on essential oils, part 28: Chemical composition, antifungal and

insecticidal activities of rhizome volatile oil of *Homalomena aromatica* Schott [J].Flavour and fragrance journal,2000,15（4）：278.

[12] 马武开，朴春梅，周训蓉，等.一种治疗类风湿性关节炎的中药胶囊及其制备方法：103479963A[P].2014-01-01.

[13] 胡远，李晋奇，张舒涵，等.千年健挥发油对佐剂性关节炎模型大鼠的药效作用及其机制研究[J].中国药房，2016，27（10）：1353-1356.

[14] TIAN X Y，ZHAO Y，YU S，et al.BACE1（Beta-Secretase）inhibatory phenolic acid and a novel sesquiterpenoid from *Homalomena occulta*[J]. Chemistry&biodiversity，2010，7（4）：984.

[15] YE J，YIN P，XIAO M T.New aromatic compounds from the rhizomes of *Homalomena occulta*[J].Phytochemistry letters，2017，21：57.

[16] 张颖，Gary Guishan Xiao，荣培晶，等.杜仲、千年健对去卵巢大鼠骨质疏松症的治疗作用及其机理探讨[J].中国中医基础医学杂志，2011，17（9）：960-962.

[17] 林向成，汤泉，罗杨合.千年健中总黄酮的提取及其抗氧化活性研究[J].广东农业科学，2012，39（5）：96-98.

[18] ZHAO J，WU J，YAN F L.A new sesquiterpenoid from the rhizomes of *Homalomenae occulta*[J].Natural product research，2014，28（20）：1669.

[19] 郭环宇.千年健调节胃癌基质金属蛋白酶系统失衡的机理研究[D].长春：吉林大学，2008.

[20] 向仁德，姚志成，傅晓红，等.100种中草药对豚鼠离体气管抗组胺的研究[J].中草药，1985，16（2）：22-24.

[21] 欧兴长，丁家欣，张玲.126种中药抗凝血酶作用的实验观察[J].中草药，1987，18（4）：21.

[22] 王序，韩桂秋，李荣芷，等.现代生物分析法对常用中药的筛选研究[J].北京医科大学学报，1986（1）：31-36.

[23] 郑民实，李桦，韩漪萍.100种中草药对乙型肝炎病毒表面抗原抑制作用的观察[J].中草药，1987，18（10）：27-29.

五加皮 Wujiapi

本品又称南五加皮、刺五加、刺五甲，为五加科植物细柱五加 *Acanthopanax gracilistylus* W.W.Smith 的干燥根皮。夏、秋季采挖根部，洗净，剥取根皮，晒干。

4-1-3 五加皮彩图

一、传统应用

【性味归经】辛、苦，温。归肝、肾经。

【功效主治】祛风除湿，补益肝肾，强筋壮骨，利水消肿。用于风湿痹病，筋骨痿软，小儿行迟，体虚乏力，水肿，脚气。

【用法用量】5～10g。

【使用注意】阴虚火旺者忌用；入煎剂或酒浸剂最好用南五加，尽可能不用北五加。

【方剂举例】

1. 消肿止痛酊［《中华人民共和国药典》（2020年版一部）］

药物组成：木香、防风、荆芥、细辛、五加皮、桂枝、牛膝、川芎、徐长卿、白芷、莪术、红杜仲、大罗伞、小罗伞、两面针、黄藤、栀子、三棱、沉香、樟脑、薄荷脑。

功能主治：舒筋活络，消肿止痛。用于跌打扭伤，风湿骨痛，无名肿毒及腮腺炎肿痛。用于治疗手、足、耳部位的Ⅰ度冻疮（急性期），症见局部皮肤肿胀、瘙痒、疼痛。

2. 五加皮散（《太平圣惠方》）

药物组成：五加皮、赤芍、川大黄。

功能主治：疏风，利筋脉。主治腰痛强直，不能俯仰。

3. 五加皮饮（《景岳全书》）

药物组成：五加皮、当归、木瓜、生地黄、熟地黄、羌活、薏苡仁、防风、荆芥、赤芍、苦参、大风藤、甘草、僵蚕。

功能主治：清血解毒，祛风除湿。主治杨梅棉花疮（梅毒），亦可煮酒以治结毒。若治疯毒，口服此药外，以此药煎膏或丹收，或粉收贴之。

4. 五加皮汤（《医宗金鉴》）

药物组成：当归（酒洗）、没药、五加皮、皮硝、青皮、川椒、香附子、丁香、麝香、老葱、地骨皮、牡丹皮。

功能主治：舒筋和血，定痛消瘀。用于两额骨跌打损伤破皮，二日及面浮虚肿。

【简便验方】

1. 治疗跌打损伤，青肿疼痛 五加皮、泽兰叶、芋儿七。共捣绒，用酒炒热，包敷患处。（《四川中药志》）

2. 治疗腰痛 五加皮、杜仲（炒）。上药等份为末，酒糊丸如梧桐子大，每服三十丸，温酒下。（《卫生家宝》五加皮丸）

3. 治疗肾虚腰痛，小儿麻痹后遗症，脚冷，阳痿 五加根皮9～15g。水煎服，或炖猪骨服。（《广西本草选编》）

4. 治疗贫血，神经衰弱 五加皮、五味子各6g。加白糖，开水冲泡代茶饮，每日1剂。（《食物中药与便方》）

5. 治疗阴囊水肿 五加皮9g，地骷髅30g。水煎服。（南药《中草药学》）

【类药辨析】

1. 南五加与北五加的鉴别应用 南五加皮无毒，其补肝肾、强筋骨、祛风湿作用较好，亦可利水消肿，用于治风湿痹痛、腰膝酸软、筋骨无力、小儿行迟、水肿脚气等。北五加亦有祛风湿止痹痛之功，因其强心利尿、消肿止痛作用较强，并有镇静作用，可用于风湿性心脏病并发心衰水肿者。北五加有一定毒性，副作用表现为恶心、呕吐等胃肠道反应，用量不宜过大[1]。

2. 五加皮与桑寄生的鉴别应用 两者同属祛风湿强筋骨药，都能祛风除湿，强筋健骨，用于治风湿痹痛、四肢拘挛、屈伸不利、腰膝酸软，小儿行迟等。但五加皮味辛苦、性温，归肝、肾经，还能利水消肿，用于皮肤水肿、脚气等；又可祛风除湿止痒，用于湿热下注所致男子阴囊湿痒、女子阴痒带下等。桑寄生味苦甘，性平，归肝、肾经，补益肝肾之力较强，能强壮筋骨，主治肝肾不足，营血亏虚，风湿痹痛，或筋骨痿弱无力、腰膝酸软等；还有固冲任、安胎之效，用于肝肾不足，冲任不固所致胎动不安、胎漏下血以及妊娠腰痛等[1]。

【配伍应用】

1. 五加皮配威灵仙 两药均有祛风胜湿之功。五加皮长于强筋骨；威灵仙善于通筋脉。两药相配，则祛风湿，强筋骨，止痹痛的功效较好。二者常与独活相配，以增强祛风止痛效力。用于治疗风湿痹痛，腰膝冷痛等[1]。

2. 五加皮配桑寄生 两药都能祛风湿，疗痹痛。五加皮兼强筋骨；桑寄生补肝肾、养血通络；两药相配，则补肝肾，强筋骨，止痹病之功更著。用于治疗痹证日久肝肾不足所致的腰膝酸软疼痛等[1]。

3. 五加皮配杜仲 五加皮祛湿除痹，益气补肾；杜仲补肾壮骨，除湿止痛。两药相配，则补肾壮腰除痹的功效显著。用于治疗肾虚或兼寒湿所致的腰痛及关节酸软肿痛等[1]。

4. 五加皮配茯苓皮 五加皮运脾除湿，利水消肿，调补脾肾；茯苓皮渗湿利水，健脾补中。两药相配，既能补脾肾以治本，又能利水湿以治标，标本兼顾，化湿利水的作用显著。用于治疗脾虚湿盛所致的下肢水肿或一身悉肿，小便不利等[1]。

5. 五加皮配远志 五加皮外散风寒湿邪，内补肝肾而壮筋骨；远志善除痰湿。二者合用，用于治疗湿盛之脚气水肿，关节疼痛甚者[1]。

二、临床研究

闭合性完全骨折：五加皮62g，加公鸡的五脏及血、舌、外生殖器一起捣碎成棕红色泥状，均匀糊于第二层新鲜桐树皮上，然后敷于患处周围，再用夹板做外固定。24h后取下外敷药，7日后拆除夹板，肢体可自行活动。结果：采用此方法治疗2例闭合性完全骨折，患者治疗后痛感很快消失。24h后可见患侧较健侧皮肤明显红润、血流丰富、肢体增粗，断肢有自行跳动感，尤其是儿童最为明显。7日后拆除夹板，骨折处愈合良好，无畸形，双侧肢体等大[2]。

三、药理研究

1. 抗炎、镇痛作用 醇提物能抑制由巴豆油引起的耳郭肿胀[3]。水煎醇沉液或根皮正丁醇提取物腹腔注射能抑制角叉菜胶所致大鼠足肿胀[4,5]，对大鼠棉球肉芽肿也有抑制作用[3]，其抗炎作用与刺激大鼠肾上腺皮质功能，降低肾上腺维生素C含量有关[5]。小鼠腹腔注射正丁醇提取物能抑制热板致痛作用[4]。对环氧化酶（COX-1、COX-2）都有抑制作用，对COX-2的抑制率大于COX-1；灌胃给药对健康大鼠胃黏膜无损害，但能加重乙醇诱导的胃损伤[6]。南五萜酸对消炎痛型大鼠溃疡有保护作用，使溃疡数目减少、溃疡程度减轻[7]。

2. 抗衰老、抗应激作用 水提液（GCRL）、乙醇浸膏、总苷灌胃给药能延长小鼠游泳时间及在常压缺氧和寒冷条件下的存活时间，抑制中老龄大鼠体内过氧化脂质生成[8,9]。乙醇浸膏灌胃能明显延长45℃热应激小鼠存活时间[9]。每日灌服五加皮总糖苷能延长经醋酸泼尼松龙或利血平处理小鼠的游泳存活时间，提高小鼠常压耐缺氧能力[10]，延长高温（45～47℃）或低温（1～2℃）下小鼠生存时间[5,11]。

3. 免疫调节作用 多糖部分是增强非特异性免疫功能的主要活性成分[11]，连续灌胃7天，可提高小鼠血浆碳粒清除率和吞噬指数，总皂苷灌胃可提高小鼠血清抗体浓度[5]。醇提物能恢复环磷酰胺所致的小鼠白细胞减少[3]。

4. 性激素样作用 连续灌胃五加皮提取液7天能促进未成年大鼠副性腺发育，使幼年雄性大鼠的睾丸、前列腺及精囊湿重增加[11]。

5. 对核酸代谢的影响 连续灌胃总糖苷7天，可促进幼年小鼠肝、脾RNA合成。连续灌胃多糖部分7天，可促进四氯化碳急性肝损伤小鼠肝脏DNA合成[11]。南五加提取物上清液能增高幼年小鼠3H-UR掺入肝脏、脾脏RNA放射性强度，但对肝、脾RNA含量无影响，这可能是由于其提高肝、脾RNA的更新率所致，但对DNA合成几无影响[12]。

6. 对脑梗死的保护作用 羽扇豆烷型三萜化合物（五加苷）可降低局灶性脑梗死大鼠脑含水量及脑缺血模型大鼠脑梗死灶体积，改善脑组织形态[13]。

7. 减肥 根皮水提液灌胃可降低高脂

饲料致肥胖的大鼠体重和李氏指数[14]。

8. 抗肿瘤作用 五加皮抗肿瘤有效成分 Age 对单核细胞有刺激作用，通过促进细胞因子分泌和增强吞噬功能发挥杀伤肿瘤或抵抗肿瘤发生作用，所分泌的细胞因子还可通过调节免疫功能达到治疗肿瘤作用[15]。五加皮提取物对多种组织来源肿瘤细胞增殖有抑制作用。五加皮提取物使荷瘤小鼠肿瘤生长较慢，延长生存时间[16]。

9. 其他 五加皮可增强戊巴比妥钠对小鼠的中枢抑制作用[1]。五加皮注射液腹腔注射，对小鼠心脏移植具有抗排异作用[17]。五加皮乙醇浸膏可抑制四氧嘧啶所致大鼠高血糖，减少水负荷小鼠尿量[5]。南五加萜酸可预防幽门结扎所致大鼠溃疡形成，使溃疡数目减少，溃疡发生率降低，对胃液分泌、胃酸含量和胃蛋白酶活性均无明显影响，但可增加胃液中氨基己糖含量，后者与甘珀酸（生胃酮）作用相似，明显抑制大鼠无水乙醇型溃疡长度，对正常及钠负荷大鼠尿 Na^+ 及 K^+ 的排泄均无明显影响[7]。

10. 毒性反应 小鼠灌胃五加皮总皂苷 20g/kg，1h 后活动减少，2h 后小鼠活动恢复正常，48h 后无异常[5]。五加皮注射液对小鼠腹腔注射的半数致死量（LD_{50}）为（81.85±10.4）g/kg。随剂量的逐渐增加，动物表现镇静、睡眠等中枢抑制症状及肢体肌无力和共济失调，最后昏迷死亡。腹腔注射五加皮 125g/kg 可出现心率减慢，Ⅰ度房室传导阻滞，T 波抬高，窦房结抑制，心室自主节律逐渐减慢以至停搏。28g/kg 腹腔注射，煎剂 90g/kg 灌胃对小鼠心脏具有可逆性毒性作用[18]。小鼠静脉注射南五加萜酸 LD_{50} 为（200±18）mg/kg[7]。

四、本草文献摘述

1.《神农本草经》 "益气疗躄，小儿不能行。"

2.《名医别录》 "疗男子阴痿，囊下湿，小便余沥，女人阴痒及腰脊痛，两脚疼痹风弱，五缓虚羸，补中益精，坚筋骨，强志意。"

3.《本草思辨录》 "五加皮宜下焦风湿之缓症。若风湿搏于肌表，则非其所施。古方多浸酒酿酒，及酒调末服之，以行药势。"

4.《日华子本草》 "明目，下气，治中风骨节挛急，补五劳七伤。"

5.《本草再新》 "化痰除湿，养肾益精，去风消水，理脚气腰痛，治疮疥诸毒。"

参考文献

[1] 国家药典委员会.中华人民共和国药典临床用药须知：中药饮片卷 [M].2020 版.北京：中国医药科技出版社，2022：522-523.

[2] 宋凤彩.中药五加皮治疗闭合性完全骨折 2 例 [J].中国社区医师，1990（8）：26.

[3] 孙绍美，刘俭，宋玉梅，等.五加皮及其混乱品种的药理作用研究 [J].中国实验动物学报，1996，4（1）：16-20.

[4] 王家冲，水新薇，王冠福.南五加根皮正丁醇提取物的抗炎镇痛作用 [J].中国药理学通报，1986，2（2）：21-23.

[5] 刘爱静，崔景明，王本祥.南五加总皂苷药理作用的研究 [J].中成药研究，1985（4）：192.

[6] 邱建波，龙启才，姚美村.五加皮对环氧化酶的影响 [J].中国中药杂志，2006，31（4）：316-319.

[7] 张守仁，韩超，於毓文.南五加萜酸对大鼠实验性溃疡的作用 [J].中国医学科学院学报，1990，12（3）：198-202.

[8] 谢世荣，黄彩云，黄胜英.五加皮水提液的抗衰老作用研究 [J].中药药理与临床，2004，20（2）：26.

[9] 阴健.中药现代研究与临床应用 [M].北京：中医古籍出版社，1995：53.

[10] 袁文学，伍湘瑾，韩玉洁，等.细柱五

加的药理作用研究 [J]. 沈阳药学院学报, 1988, 5（3）：192-195, 207.
[11] 刘礼意, 姚素华, 郭曦蓉. 南五加"扶正固本"作用的实验研究 [J]. 中草药, 1987, 18（3）：27-29.
[12] 张实华, 刘仁幼, 郭友林, 等. 南五加对 DNA、RNA 合成的影响 [J]. 湖南中医学院学报, 1985（3）：52-54.
[13] 刘向前, 邹亲朋, 冯胜, 等. 五加苷对大鼠脑梗死的保护作用 [J]. 药物评价研究, 2010, 33（2）：95-97.
[14] 朱彩凤, 朱铉, 李凤龙, 等. 细柱五加皮根皮水提液减肥作用的实验研究 [J]. 延边大学医学学报, 1997, 20（3）：28-30.
[15] 单保恩, 段建萍, 张丽华, 等. 五加皮抗肿瘤活性物质 Age 对单核细胞产生 TNF-α 和 IL-12 的影响 [J]. 中国免疫学杂志, 2003, 19（7）：490-493.
[16] 单保恩, 李巧霞, 梁文杰, 等. 中药五加皮抗肿瘤作用体内外实验研究 [J]. 中国中西医结合杂志, 2004, 24（1）：55-58.
[17] 水新薇, 王家冲, 张开其, 等. 南五加扶正固本作用的研究-抗排异作用及抗炎作用 [J]. 中成药研究, 1984（10）：22.
[18] 于维杰, 屈贤琴, 林谦, 等. 北五加皮治疗心衰、房颤临床观察 [J]. 中药药理与临床, 1987, 3（1）：44-45.

乌梢蛇 Wushaoshe

本品又称乌蛇、黑风蛇、乌花蛇、黄风蛇、剑脊蛇、乌梢、三棱子，为游蛇科动物乌梢蛇 *Zaocys dhumnades*（Cantor）的干燥体。4～11月间捕捉。捕得后，将蛇摔死，剖腹除去内脏；盘成圆形，用柴火熏干，熏时频频翻动，至表面略呈黑色为度，再晒干或烘干。

4-1-4
乌梢蛇彩图

一、传统应用

【性味归经】甘，平。归肝经。

【功效主治】祛风，通络，止痉。用于风湿顽痹，麻木拘挛，中风口眼㖞斜，半身不遂，抽搐痉挛，破伤风，麻风，疥癣。

附：蛇蜕

性味咸、甘，平。归肝经。功能祛风，定惊，退翳，解毒。用于抽搐痉挛，翳障，喉痹，疔肿，皮肤瘙痒，小儿惊风。用量 2～3g；研末吞服，0.3～0.6g。

【用法用量】6～12g。

【使用注意】血虚生风者慎服。

【方剂举例】

1. 乌蛇止痒丸[《中华人民共和国药典》（2020年版一部）]

药物组成：乌梢蛇（白酒炙）、防风、蛇床子、苦参、关黄柏、苍术（泡）、红参须、牡丹皮、蛇胆汁、人工牛黄、当归。

功能主治：养血祛风，燥湿止痒。用于风湿热邪蕴于肌肤所致的瘾疹、风瘙痒，症见皮肤风团色红、时隐时现、瘙痒难忍，或皮肤瘙痒不止、皮肤干燥、无原发皮疹；慢性荨麻疹、皮肤瘙痒症见上述证候者。

2. 金乌骨通胶囊（《国家中成药标准汇编 脑系经络肢体分册》）

药物组成：金毛狗脊、淫羊藿、威灵仙、乌梢蛇、土牛膝、木瓜、葛根、姜黄、补骨脂、土党参。

功能主治：滋补肝肾，祛风除湿，活血通络。用于肝肾不足，风寒湿痹，骨质疏松，骨质增生引起的腰腿酸痛、肢体麻木等症。

3. 三味乌蛇散（《圣济总录》）

药物组成：乌蛇、干荷叶、枳壳。

功能主治：祛风除湿，清热散瘀，理气通络。用于一切干湿癣。

4. 乌蛇搜风汤（《朱仁康临床经验集》）

药物组成：乌蛇、羌活、独活、防风、炙僵蚕、生地黄、牡丹皮、丹参、赤芍、黄芩、金银花。

功能主治：搜风祛邪，凉血清热。用于慢性荨麻疹。

【简便验方】

1. 治婴儿撮口，不能乳者 乌梢蛇（酒浸，去皮骨，炙）半两，麝香一分。为末，每用半分，荆芥煎汤调灌之。（《太平圣惠方》）

2. 治面上疮及酐 乌蛇二两，烧灰，细研如粉，以腊月猪脂调涂之。（《太平圣惠方》）

3. 治破伤风，项颈紧硬，身体强直 乌蛇（项后取）、白花蛇各二寸（项后取，先酒浸，去骨，并酒炙），蜈蚣一条（全者）。上三味，为细散。每服一钱至三钱匕，煎酒小沸调服。（《圣济总录》定命散）

4. 治骨、关节结核 乌梢蛇，去头、皮、内脏，焙干研粉，过120目筛，装入00号胶囊备用。第一周早晚各服两个胶囊；第二周早中晚各服两个；第三周早晚各服三个，中午两个；第四周早中晚各服三个；第五周早中晚各服四个。（《全展选编·外科》）

5. 治一切干湿癣 乌蛇（酒浸，去皮骨，炙）一两，干荷叶半两，枳壳（去瓤，麸炒）三分。上三味，捣罗为散。每服一钱匕，空心蜜酒调下，日、晚再服。（《圣济总录》三味乌蛇散）

【类药辨析】

乌梢蛇与蕲蛇、金钱白花蛇的鉴别应用 皆走窜，均能祛风、通络、止痉，外风毒壅滞之证皆宜，尤以善治病久邪深者为其特点。其作用以金钱白花蛇最强，蕲蛇次之，乌梢蛇最弱；且金钱白花蛇与蕲蛇均有毒性，偏温燥，而乌梢蛇性平无毒力较缓[1]。

【配伍应用】

1. 乌梢蛇配蕲蛇 乌梢蛇与蕲蛇均为动物祛风湿药，其性善行，能内走脏腑，外达皮毛，以除筋骨、经脉、肌肉、关节、脏腑的风湿之邪，具有透骨搜风、息风止痉、祛风通络作用，两药配须为用，祛风通络之力更雄，息风止痉之功更强，常用于配伍治疗破伤风、小儿急慢惊风、痉挛抽搐等[2]。

2. 乌梢蛇配全蝎 乌梢蛇甘平，功善搜经络之风邪而止惊搐；全蝎主入肝经，既平息肝风，又能搜风通络，兼具息风止痉及搜风止痉之效。两药配伍应用，可增强搜风息风、定搐止痉之功效，常用于治疗小儿惊痫、风痰所致的筋脉痉挛及破伤风抽搐等[2]。

3. 乌梢蛇配蝉蜕 乌梢蛇甘平，能搜除壅于血分之风毒，外达肌肤皮腠；蝉蜕性凉，能散风止痒。两药相配，可散毒结，祛风止痒，可配伍应用于治疗瘾疹、皮肤瘙痒、疥癣等[2]。

二、临床研究

1. 坐骨神经痛 三乌坐痛饮（川乌、草乌、甘草各6g，全蝎、蜈蚣各3g，乌梢蛇、威灵仙、独活、乳香各10g，川牛膝、杜仲、桑寄生各12g）。寒盛者加桂枝10g；湿盛者加苍术、薏苡仁15g；气血虚加黄芪15g、当归10g；有热象者去草乌、独活，加防己、络石藤各10g、黄柏8g；纳差者乳香减量，加生姜5g、神曲10g。1剂/天，开水煎煮（川乌、草乌先煎40min），取汁300mL，分3次饭后服用，10天为1个疗程，一般服用1~3个疗程。共治疗80例，临床治愈57例，好转21例，无效2例，总有效率97.5%[3]。

2. 银屑病 雷公藤乌蛇丸（雷公藤

150g，乌梢蛇、六月雪、山慈菇、三七、白花蛇舌草、蜂房、黄芪各100g，川贝母、大青叶各50g，白花蛇30g、牛黄20g）除牛黄外，烘干，粉碎成细粉过筛，加入牛黄混匀。取蜂蜜炼至中蜜，备用，每100g细粉加炼蜜80～100g制成小蜜丸。口服，每次6g，共治疗162例，治疗平均时长60天，临床治愈91例，有效52例，无效19例，总有效率88.3%[4]。

3. 湿疹 乌蛇止痒丸（乌梢蛇、苍术、蛇床子、牡丹皮、防风、苦参、黄柏、当归、人参须、人工牛黄）口服，每次2.5g，每日3次，2周为1个疗程，2个疗程后评定疗效。共治疗38例，临床痊愈19例，显效10例，有效7例，无效2例，总有效率94.7%[5]。

4. 白癜风 祛风丸（当归、熟地黄、阿胶、川芎、乌梢蛇、防风、白蒺藜、何首乌、丹参、川芎、土鳖虫、赤芍、桃仁、红花）每瓶50g，每日1瓶，分3～5次口服，3个月为1疗程，需连续服用1年。共治疗475例，痊愈97例，显效205例，有效122例，无效51例，总有效率为89.3%[6]。

5. 荨麻疹 止敏片（乌蛇细面1000g、淀粉糊10%或15%、硬脂酸镁0.5%、糖浆适量，制片）口服，慢性荨麻疹每次服5～8片，其他类型荨麻疹每次服5片，均日服3次。慢性荨麻疹基本治愈8例中，服药1月以内4例，1～2月2例，3～4月2例；人工荨麻疹及寒冷性荨麻疹基本治愈各3例，服药时间均在20～30天。治疗各型荨麻疹41例，基本治愈18例，显著进步8例，进步7例，无效8例，有效率80.5%[7]。

三、药理研究

1. 抗炎作用 大鼠在致炎前预防性口服乌梢蛇水解液，浓度在5mg/kg和15mg/kg（总蛋白含量）时，可明显降低大鼠胶原性关节炎的发病率，并可使关节炎症状明显减轻[8]。此外，乌梢蛇水提液能明显减轻佐剂性关节炎大鼠的关节肿胀度，明显降低关节炎指数评分，降低佐剂性关节炎大鼠血清中炎性因子TNF-α、IL-1、IL-6水平，对佐剂性关节炎大鼠有一定的治疗作用[9]。

2. 镇痛作用 乌梢蛇提取物水溶性部位能明显延长小鼠热板痛阈时间，减少醋酸致小鼠扭体次数，提示乌梢蛇提取物水溶性部位有一定的镇痛作用[10]。

3. 镇静作用 乌梢蛇水煎液20g/kg或醇提取液5～10g/kg能明显抑制小鼠电惊厥的发生，醇提取液10g/kg能对抗小鼠戊四氮惊厥的发生，其抗惊厥作用强度相当于25mg/kg的苯巴比妥钠[11]。

4. 抗蛇毒作用 乌梢蛇血清对孟加拉眼镜蛇、白眉蝮蛇、莽山烙铁头蛇的毒液均具有解毒作用[12]。此外，乌梢蛇血清0.05mL/10g，腹腔或静脉注射，对小鼠次全致死量的五步蛇毒，不论直接注入体内或在体外先与蛇毒混合再注入体内均有显著保护作用，保护率约为90%[13]。

四、本草文献摘述

1.《本草纲目》"性善无毒。其肉治诸风顽痹，皮肤不仁，风瘙瘾疹，疥癣。其膏以绵裹豆许塞耳，治耳聋神效。其胆治大风疠疾，木舌胀塞。其皮治风毒气，眼生翳，唇紫唇疮。其卵治大风癫疾。"

2.《本草备要》"祛风湿。性善无毒。性善不噬物，眼光至死不枯，以尾细能穿百钱者佳。大者力减。"

3.《本经逢原》"甘平无毒。剑脊细尾者佳。忌犯铁器。"

4.《得配本草》"得酿酒。治皮肤不仁，疗风淫热毒，配麝香、荆芥，治小儿撮口。功用与白花蛇同。但白花蛇主肺风，为白癜风之要药，乌梢蛇主肾风，为紫癜风之专药。"

5.《本草分经》"内走脏腑，外彻皮肤，透骨搜风，截惊定搐，治风湿痛瘙疥癞。无毒而力浅，大者力更减。"

参考文献

[1] 宋恩峰. 药食同源健康指导 [M]. 武汉：湖北科学技术出版社，2021：55.

[2] 国家药典委员会. 中华人民共和国药典临床用药须知：中药饮片卷 [M].2020 版. 北京：中国医药科技出版社，2022：476-478.

[3] 柳哲. 三乌坐痛饮治疗坐骨神经痛 80 例 [J]. 陕西中医，2008（9）：1190-1191.

[4] 任连堂，王子梅，李梅，等. 雷公藤乌蛇丸的制备及临床应用 [J]. 中国医院药学杂志，2007（10）：1448.

[5] 刘兴华. 乌蛇止痒丸治疗慢性湿疹 38 例临床观察 [J]. 湖南中医药导报，2004（7）：41-42.

[6] 何裕亨，孙心郁. 中药"祛风丸"治疗白癜风 475 例临床观察 [J]. 新医学，2004（3）：152.

[7] "止敏片"治疗荨麻疹等皮肤病的观察 [J]. 中医杂志，1980（3）：36，20.

[8] 沈杰，鲍建芳，张之澧，等. 乌梢蛇水解液对大鼠胶原性关节炎的防治作用 [J]. 上海免疫学杂志，2002，22（4）：257-259，229.

[9] 蒋福升，马哲龙，陈金印，等. 乌梢蛇水提物对大鼠佐剂性关节炎作用的实验研究 [J]. 中国中医药科技，2013，20（4）：367-368.

[10] 马哲龙，梁家红，陈金印，等. 乌梢蛇的抗炎镇痛作用 [J]. 中药药理与临床，2011，27（6）：58-60.

[11] 顾剑萍，林乾良. 乌梢蛇的药理研究初报 [J]. 浙江药学，1986，3（4）：4-8.

[12] 胡恺，万新华，刘岱岳. 乌梢蛇血清对白眉蝮等 3 种蛇毒解毒作用初探 [J]. 蛇志，2006，18（3）：178-182.

[13] 蛇血清抗五步蛇毒的实验研究 [J]. 中草药通讯，1979，10（3）：35-36，49.

巴戟天 Bajitian

4-1-5
巴戟天彩图

本品又称大巴戟、巴戟、巴吉、鸡肠风，为茜草科植物巴戟天 Morinda Officinalis How 的根。巴戟天全年均可进行收获，但以秋冬季采收者为佳，挖取肉质根时避免断根和伤根皮，起挖后随即抖去泥土。

一、传统应用

【性味归经】甘、辛，微温。归肾、肝经。

【功效主治】补肾阳，强筋骨，祛风湿。主要用于阳痿遗精，宫冷不孕，月经不调，少腹冷痛，风湿痹痛，筋骨痿软。

盐巴戟天功专入肾，温而不燥，补肾助阳作用缓和，久服无伤阴之弊，常用于肾中元阳不足，阳痿早泄，腰膝酸软无力，宫冷不孕，小便频数。

制巴戟天（甘草制后）味甘，加强了补益作用，且多配入补肾助阳、益气养血方中，用于治疗脾肾亏损，胸中气短，腰脚疼痛，身重无力等。

【用法用量】内服：煎服，3～9g。

【使用注意】阴虚火旺者不宜用。

【方剂举例】

1. 锁阳固精丸 [《中华人民共和国药典》（2020 年版一部）]

药物组成：锁阳、肉苁蓉（蒸）、巴戟天（制）、补骨脂（盐炒）、菟丝子、杜仲（炭）、八角茴香、韭菜子、芡实（炒）、莲子、莲须、牡蛎（煅）、龙骨（煅）、鹿角霜、熟地黄、山茱萸（制）、牡丹皮、山药、茯苓、泽泻、知母、黄柏、牛膝、大青盐。

功能主治：温肾固精。用于肾阳不足

所致的腰膝酸软、头晕耳鸣、遗精早泄。

2. 添精补肾膏 [《中华人民共和国药典》(2020年版一部)]

药物组成：党参、制远志、淫羊藿、炙黄芪、茯苓、狗脊、酒肉苁蓉、熟地黄、当归、巴戟天（酒制）、盐杜仲、枸杞子、锁阳（酒蒸）、川牛膝、龟甲胶、鹿角胶。

功能主治：温肾助阳，补益精血。用于肾阳亏虚、精血不足所致的腰膝酸软、精神萎靡、畏寒怕冷、阳痿遗精。

3. 巴戟天散（《医方类聚》卷十引《简要济众方》）

药物组成：巴戟天、茴香、核桃仁。

功能主治：温阳散寒，止痛。用于治疗腹痛，症见膀胱气块入腹或下坠，满闷疼痛。

4. 巴戟天丸（《圣济总录》）

药物组成：巴戟天、熟地黄、枸杞子、附子、菊花、花椒。

功能主治：益真气，长肌肉，悦颜色，美食明目。用于治疗虚劳，症见腰膝酸软，面色晦暗，眩晕耳鸣，视物昏花。

【简便验方】

1. 治疗阳痿虚劳　巴戟天、生牛膝各三斤。以酒五斗浸之，去滓温服，常令酒气相及，勿至醉吐。（《千金要方》）

2. 治疗小便不禁　益智仁、巴戟天（去心，二味以青盐、酒煮）、桑螵蛸、菟丝子（酒蒸）各等份。为细末，酒煮糊为丸，如梧桐子大。每服二十丸，食前用盐酒或盐汤送下。（《奇效良方》）

3. 治疗白浊　菟丝子（酒煮一日，焙干）、巴戟（去心，酒浸煮）、补骨脂（炒）、鹿茸、山药、赤石脂、五味子各一两。上为末，酒糊丸。空心盐汤下。（《普济方》）

4. 治疗妇女宫冷，月经不调，赤白带下　巴戟天三两，高良姜六两，紫金藤十六两，青盐二两，肉桂、吴茱萸各四两。上为末，酒糊为丸。每服二十丸，暖盐酒送下，盐汤亦得。日午、夜卧各一服。（《太平惠民和剂局方》）

5. 治阳衰气弱，精髓空虚，形神憔悴，腰膝痿痹，或女人血海干虚，经脉断续，子嗣难成　巴戟天240g，当归、枸杞子各120g，广陈皮、川黄柏各30g。俱用酒拌炒，共为末，炼蜜丸，梧桐子大，每早晚各服9g。白汤下，男妇皆可用。（《本草汇言》）

【类药辨析】

1. 巴戟天与淫羊藿的鉴别应用　两者均味辛、甘，性温，归肝、肾经，皆能补肾阳，强筋骨，祛风湿，同治肾阳虚所致的阳痿、宫冷不孕、尿频，风湿痹痛，腰膝痿软无力，拘挛麻木。然巴戟天微温不燥，补肾除湿之力稍逊，主治肾阳虚弱、肝肾不足证；淫羊藿辛温燥烈，长于温肾壮阳，且祛风湿力胜，善治肾阳虚所致的阳痿、宫冷不孕，肢体麻木拘挛[1]。

2. 巴戟天与鹿茸的鉴别应用　两者均为甘温之品，入肾、肝经，皆具补肾阳、强筋骨之效，用于治肾阳不足，肝肾虚衰，筋骨痿软。然巴戟天味辛，补益之力不如鹿茸，兼能祛风湿，故多用于风湿日久兼肾虚之证，如风湿痹痛，腰膝冷痛等；鹿茸味咸大补，既能壮元阳，益精血，又可调冲任，托疮毒，用于治疗肾阳不足，精血亏虚，肝肾精血不足，妇女崩漏带下，疮疡久溃不敛或阴疽内陷[1]。

3. 巴戟天与桑寄生的鉴别应用　两者均具有强筋壮骨，祛风除湿之功，用于风湿痹痛，骨痿瘫痪。然巴戟天甘温，主入肾经，有补肾助阳益精之功，其性温润不燥，故可用于治阳痿，宫冷不孕，腰膝酸软等；桑寄生又具有补益肝肾、固冲任、安胎的功效，故多用于肝肾不足之腰膝酸痛，以及冲任不固所致胎漏、胎动不安[1]。

【配伍应用】

1. 巴戟天配杜仲　巴戟天长于补肾阳且祛风湿；杜仲善于补肝肾，强筋骨。两药伍用，增强了补肝肾、散风湿、强筋骨之功。用于治疗肝肾亏虚所致的筋骨痿软、风湿痹痛等[1]。

2. 巴戟天配续断　巴戟天长于补肾壮阳，强筋健骨，祛风除湿；续断善于补益肝肾，续筋接骨，通利血脉。两药伍用，可增强强筋健骨、祛风除湿之功。用于治疗腰酸背痛、下肢无力等[1]。

3. 巴戟天配牛膝　巴戟天长于补肾壮阳，强筋健骨，祛风除湿；牛膝善于补益肝肾，活血化瘀，强筋壮骨。两药伍用，可增强补肾助阳、强筋壮骨之功。用于治疗腰膝风湿痛，脚气水肿或肌肉萎缩无力，病程迁延日久而有的肾虚表现等[1]。

4. 巴戟天配党参　巴戟天长于温肾补阳；党参善于补气健脾。两药伍用，可增强温肾助阳、补气健脾之功。用于治疗男子肾虚阳痿，女子阳虚不孕[1]。

二、临床研究

1. 肾虚血瘀型骨质疏松症　骨痿一号方（女贞子10g，墨旱莲10g，杜仲15g，巴戟天15g，淫羊藿6g，覆盆子15g，熟地黄10g，山萸肉15g，制何首乌15g，枸杞子15g，龙血竭3g，炙龟甲6g，人中白6g）。每日给药2次，每次250mL，用药6周。结果：24例中显效16例，有效6例，无效2例，总有效率为91.67%[2]。

2. 抑郁症　巴戟天寡糖胶囊600～1200mg/d，进行为期8周的治疗观察。60例中，显著有效13例，有效37例，无效10例，总有效率83.33%[3]。

3. 急性缺血性卒中　杜蛭丸（制杜仲、巴戟天、淫羊藿、黄芪、当归、水蛭、赤芍、益母草、地黄、白薇、石菖蒲、伸筋草）5g，每日2次，连续服用12周。对患者的血液流变学指标，NIHSS评分及中医证候评分等多项指标有显著改善[4]。

4. 老年性骨质疏松　巴戟天丸（巴戟天15g，补骨脂15g，小茴香6g，丁香3g，肉桂3g，炮附片3g）。每日1剂，水煎，200～300mL早晚温服，4周为1个疗程，共服用3个疗程。32例中痊愈1例，显效14例，有效13例，无效4例，总有效率为87.50%[5]。

5. 脾肾亏虚型多囊卵巢综合征　益肾健脾方加减（淮山药10g，白术10g，太子参12g，茯苓10g，续断10g，杜仲10g，熟地黄10g，巴戟天10g，女贞子10g，枸杞子10g），月经前期加淫羊藿10g，紫石英10g（先煎），狗脊10g；月经期加钩藤12g（后下），当归6g，泽兰叶10g，枳壳10g，去太子参、熟地黄、女贞子和枸杞子；经间期加紫河车10g，紫石英10g（先煎），鹿角霜10g，香附10g，去女贞子和枸杞子；经后期加当归6g，白芍10g，龟甲10g（先煎），制黄精10g，去巴戟天、女贞子和枸杞子；煎煮2次，共取汁350mL，一天服用2次，治疗3个月经周期。30例中痊愈8例，显效11例，有效6例，无效5例，总有效率83.33%[6]。

6. 遗忘型轻度认知损害　巴戟天颗粒（巴戟天1g，石菖蒲1g，远志1g，地骨皮1g，白茯苓1g，茯神1g，党参1g）治疗，一日两次，一袋（7g/袋）1次，连续服药3个月。20例中痊愈10例，显效14例，有效5例，无效1例，总有效率为 96.67%[7]。

7. 特发性水肿 药用消胀祛瘀汤（巴戟天 15g，郁金 10g，三棱 10g，莪术 10g，丹参 30g，大黄 6g，炒麦芽 30g，淫羊藿 15g）加减（胁肋胀满、烦躁易怒者加柴胡、枳壳之类；便秘腹胀者加大黄或大黄炭；脾胃虚寒、大便溏泄者去大黄加白术、茯苓；瘀肿较重者加泽泻、茯苓；心悸怔忡者加炒枣仁、炙远志；舌有瘀斑、行经腹痛、经下瘀血者加桃仁、红花、香附、牛膝；关节疼痛者加威灵仙；心烦者加淡竹叶）。水煎分 2 次温服，每日 1 剂，每周 6 剂，4 周为 1 个疗程。结果 45 例中治愈 28 例（62.2%），显效 12 例（26.7%），好转 3 例（6.7%），无效 2 例（4.4%），总有效率 95.56%[8]。

三、药理研究

1. 抗炎镇痛 巴戟天中的烯醚萜苷类水晶兰苷成分是抗炎、镇痛的有效成分，水晶兰苷可抑制脂多糖诱导的 RAW264.7 巨噬细胞 TNF-α、白细胞介素-1β（IL-1β）的 mRNA 表达，降低核因子 NF-κB 活性，证明水晶兰苷具有确切的抗炎镇痛作用，水晶兰苷还可通过下调 NF-κB 通路的表达，抑制一氧化氮合酶（NOS）、环氧合酶（COX）和 TNF-α 的表达而发挥抗炎镇痛作用[9, 10]。

2. 抗氧化、抗衰老作用 巴戟天多糖成分是一种天然有效的抗氧化剂，能够清除羟基、DPPH、ABTS 自由基及 H_2O_2，还具有铁离子螯合能力、FRAP 还原能力和脂质过氧化物抑制能力，具有抗氧化的作用[11]。巴戟天低聚糖类化合物能够抑制 A$\beta_{25\sim35}$ 致痴呆模型大鼠脑组织中海马 CA1 区脑区、皮质和前脑基底核神经元细胞的减少，防止自由基损伤，同时增强能量代谢和单胺类神经递质水平，抑制神经元凋亡等，推测巴戟天低聚糖类具有抗衰老作用[12]。

3. 补肾壮阳 巴戟天水提液、巴戟天 80% 乙醇提取物、巴戟天寡糖结晶均能促进精子生成，其中巴戟天寡糖结晶作用最强，推断巴戟天寡糖是发挥生精作用的主要物质[13]。巴戟天低聚糖可以抑制 H_2O_2 破坏人类精子的 DNA，且在一定浓度范围内，作用强度与浓度成正相关，表明巴戟天低聚糖对男性不育的生殖系统有一定保护和促进作用[14]。给予巴戟天水提取液组大鼠尿液代谢表现逐渐偏离肾阳虚状态，说明巴戟天可以治疗肾阳虚证，同时巴戟天还能够有效干预标志物涉及能量代谢、甲基转移、氨转运和肾损伤[15]。

4. 促进骨生长 巴戟天多糖含药血清可显著促进成骨细胞的增殖和分化，增强成骨细胞碱性磷酸酶（ALP）活性，通过下调成骨细胞 DKK-1 蛋白的表达影响骨代谢[16]。多糖成分还可以提高骨质疏松模型大鼠体内 5-羟色胺（5-HT）、血管内皮生长因子（VEGF）的含量和血清磷水平，从而减缓大鼠骨质疏松症状[17]。

5. 调节免疫作用 巴戟天多糖可以提高环磷酰胺诱导的免疫功能低下小鼠的免疫器官指数、巨噬细胞吞噬率及外周血淋巴细胞转化率，推测巴戟天多糖有增强免疫活性[18]；巴戟天多糖还能促进 Beagle 犬肝星状细胞片细胞中的单核细胞趋化蛋白-1（MCP-1）、白介素-8（IL-8）的蛋白表达，起免疫调节作用[19]。

6. 抗抑郁作用 巴戟天寡糖可通过调节大鼠内侧前额叶皮层的 BDNF-GSK-3β-β-catenin 通路中多种蛋白的表达而发挥抗抑郁作用[20]。巴戟天寡糖制剂治疗临床抑郁症患者，6 周后发现患者的总有效率和汉密尔顿焦虑评分等均得到改善，患者血清 5-HT 和 BDNF 水平提高，神经生长因子和皮质醇水平降低，提示巴戟天寡糖可能通过改善血清生化水平和增强神经递质传递而发挥抗抑郁作用[21]。

7. 增强记忆作用 巴戟天菊粉型寡糖能够减缓受刺激大鼠的行为学改变，逆转由于刺激导致的大鼠前额叶皮层、海马和杏仁核四氢孕酮水平的降低，进而发挥治疗创伤后应激障碍（PTSD）作用[22]。生巴戟天与盐巴戟天水提物均能提高单胺类神经递质含量，说明巴戟天可以改善老年痴呆小鼠学习记忆能力[23]。

8. 抗肿瘤作用 巴戟天水提液通过促进促凋亡蛋白 Bax 的表达，减少抑制凋亡蛋白 Bcl-2 的表达，从而促进肿瘤细胞的凋亡，而表现抗肿瘤作用。对小鼠 S180、肝癌的抑瘤有效率达 33% 左右[24]。

9. 抗疲劳作用 巴戟天提取物能降低小鼠血乳酸和血尿素氮含量，增加肝糖原含量，延长小鼠负重游泳时间，推断巴戟天具有抗疲劳作用[25]。

10. 对造血功能的影响 巴戟天水提液能明显增加血虚小鼠红细胞总数（RBC）、白细胞总数（WBC）和血红蛋白（Hb）含量；并可使胸腺皮质显著增厚，脾小结显著增大，胸腺皮质淋巴细胞和脾淋巴细胞数量显著增加。提示巴戟天水提液能提高血虚型小鼠的造血功能并提高其免疫力[26]。

四、本草文献摘述

1.《神农本草经》"主大风邪气，阴痿不起，强筋骨，安五脏，补中增志益气。"

2.《名医别录》"疗头面游风，小腹及阴中相引痛，下气，补五劳，益精，利男子。"

3.《本草纲目》"治脚气，去风疾，补血海。"

4.《本草备要》"强阴益精，治五劳七伤；辛温散风湿，治风气、脚气、水肿。"

参考文献

[1] 国家药典委员会.中华人民共和国药典临床用药须知：中药饮片卷 [M].2020 版.北京：中国医药科技出版社，2022：1169-1173.

[2] 丁惠宇.骨痿Ⅰ号方对肾虚血瘀型骨质疏松症的临床疗效观察及作用机制研究 [D].南京：南京中医药大学，2020.

[3] 王朔，董晓杰，江涛，等.巴戟天寡糖胶囊治疗抑郁症60例疗效观察及安全性评价[J].安徽医药，2021，25（6）：1232-1235.

[4] 黄静，陈敏芬，张媛媛，等.杜蛭丸对急性缺血性卒中的临床疗效观察 [J].中国现代医药杂志，2020，22（10）：32-35.

[5] 林华芳，何剑全.巴戟天丸治疗老年性骨质疏松脾肾阳虚证临床观察 [J].光明中医，2019，34（1）：45-47.

[6] 成佩.益肾健脾方加减治疗脾肾亏虚型 PCOS 所致排卵障碍性不孕患者的疗效观察[D].南京：南京中医药大学，2020.

[7] 徐淼华，毕庆国，徐成兴，等.巴戟天颗粒治疗脾肾亏虚型遗忘型轻度认知损害的疗效分析 [J].中南医学科学杂志，2019，47（3）：270-273.

[8] 何明清.消胀祛瘀汤治疗特发性水肿 45 例 [J].中国民间疗法，2008（1）：27.

[9] Kim I T, Park H J, Nam J H, et al.In-vitro and in-vivo anti-inflammatory and antinociceptive effects of the methanol extract of the roots of Morinda officinalis[J].J Pharm Pharmacol，2005，57（5）：607-615.

[10] Zhang Z G, Zhang Q Y, Yang H, et al.Monotropein isolated from the roots of Morinda officinalis increases osteoblastic bone formation and prevents bone loss in ovariectomized mice[J].Fitoterapia，2016，110：166-172.

[11] 许美玉，黄阳，黄群，等.巴戟天粗多糖体外抗氧化活性研究 [J].粮食科技与经济，2016，41（2）：66-69.

[12] Chen D L, Zhang P, Lin L, et

al.Protective effects of bajijiasu in a rat model of Aβ$_{25\sim35}$ induced neurotoxicity[J]. Journal of Ethnopharmacology, 2014, 154 (1): 206-217.

[13] 丁平, 梁英娇, 刘瑾, 等. 巴戟天寡糖对小鼠精子生成作用的研究[J]. 中国药学杂志, 2008, 43 (19): 1467-1470.

[14] Chen D L, Li N, Lin L, et al.Confocal mirco-Raman spectroscopic analysis of the antioxidant protection mechanism of the oligosaccharides extracted from Morinda officinalis on human sperm DNA[J].J Ethnopharmacol, 2014, 153: 119-124.

[15] 邹忠杰, 谢媛媛, 龚梦鹃, 等. 巴戟天补肾阳作用的尿液代谢组学研究[J]. 药学学报, 2013, 48 (11): 1733-1737.

[16] 崔可颠, 刘亦恒, 张寿, 等. 巴戟天多糖含药血清对体外成骨细胞DKK-1表达的影响[J]. 时珍国医国药, 2012, 23 (4): 871-872.

[17] 刘汝银, 岳宗进, 包德明. 巴戟天多糖对骨质疏松模型大鼠5-HT、VEGF与体内矿物质含量影响研究[J]. 中国生化药物杂志, 2015, 35 (4): 59-62.

[18] 何传波, 李琳, 汤凤霞, 等. 不同巴戟天多糖对免疫活性的影响[J]. 中国食品学报, 2010, 10 (5): 68-73.

[19] 刘琛, 赫长胜. 巴戟天多糖对肝星状细胞片细胞中MCP-1、IL-8蛋白表达的影响[J]. 中国老年学杂志, 2011, 31 (14): 2713-2714.

[20] Xu L Z, Xu D F, Han Y, et al.BDNF-GSK-3β-β-Catenin Pathway in the mPFC Is Involved in Antidepressant-Like Effects of Morinda officinalis Oligosaccharides in Rats[J].The International journal of neuropsychopharmacology, 2017, 20 (1): 83-93.

[21] 李小钧, 许珂, 石莹莹, 等. 巴戟天寡糖胶囊治疗抑郁症的临床研究[J]. 中国临床药理学杂志, 2017, 33 (3): 216-218, 221.

[22] Qiu Z K, Liu C H, Gao Z W, et al.The inulin-type oligosaccharides extract from morinda officinalis, a traditional Chinese herb, ameliorated behavioral deficits in an animal model of post-traumatic stress disorder[J].Metabolic Brain Disease, 2016, 31 (5): 1143-1149.

[23] 阚海峰, 肖凤霞, 李宇邦, 等. 生巴戟天与盐巴戟天改善三氯化铝诱导的老年痴呆小鼠学习记忆能力的研究[J]. 河南师范大学学报（自然科学版）, 2019, 47 (1): 93-98.

[24] 张学新, 肖柳英, 潘竞锵. 巴戟天对小鼠肿瘤细胞增殖及Bax、Bcl-2蛋白表达的影响[J]. 中药材, 2011, 34 (4): 598-601.

[25] 龙碧波, 徐海衡, 张新定. 巴戟天抗疲劳药理活性的实验研究[J]. 时珍国医国药, 2013, 24 (2): 298-300.

[26] 周建辉, 阮耀, 李克卉, 等. 巴戟天水提液对血虚型小鼠造血功能的影响[J]. 国医论坛, 2012, 27 (6): 47-48.

白花蛇 Baihuashe

本品为蝰科动物五步蛇 *Agkistrodon acutus* (Günther)（又名蕲蛇）、眼镜蛇科动物银环蛇 *Bungarus multicinctus* Blyth （又名金钱白花蛇）的幼蛇

4-1-6 白花蛇彩图

干燥尸体。于夏、秋两季捕捉，捕得后，剖腹除去内脏，盘成圆形，用竹片撑开后焙干，或不用竹片撑开，直接焙干。商品统称为"大白花蛇"。撑开焙干者又称为蕲蛇鲞；直接焙干者称为蕲蛇棍。

一、传统应用

【性味归经】甘、咸，温；有毒。归肝经。

【功效主治】祛风，通络，止痉。用于风湿顽痹，麻木拘挛，中风口眼㖞斜，半身不遂，抽搐痉挛，破伤风，麻风，疥癣。

【用法用量】3~9g；研末吞服，一次1~1.5g，一日2~3次。

【使用注意】阴虚内热者忌用。

【方剂举例】

1. 白花蛇膏（《中华人民共和国卫生部药品标准·中药成方制剂》）

药物组成：麻黄、生马钱子、细辛、生川乌、当归、黄芪、甘草、艾叶、鳖甲、白花蛇、地龙、血余、威灵仙、穿山甲、蓖麻子、生草乌、干蟾、生姜、大葱、巴豆、乌梢蛇、冰片、硇砂、生白附子、生天南星、人参、羌活、肉桂、乳香、没药、防风、天麻、母丁香、桂枝、附子。

功能主治：祛风寒，活血止痛。用于筋骨麻木，腰腿臂痛，跌打损伤，闪腰岔气，腹内积聚，受寒腹痛。

2. 白花蛇煎（《奇效良方》）

药物组成：白花蛇、乌梢蛇、蜂蜜、生姜汁、薄荷汁、白僵蚕、全蝎、苦参、白附子。

功能主治：祛风杀虫，通络止痛。用于蛊风，身痛如刀划。

3. 愈风丹（《医学正传》）

药物组成：白花蛇、乌梢蛇、土桃蛇、苦参、皂角。

功能主治：祛风杀虫。用于遍身疮疹，皮肤瘙痒，以及一切疥癣风疾。

4. 白花蛇酒（《濒湖集简方》）

药物组成：白花蛇、全蝎、当归、防风、羌活、独活、白芷、天麻、赤芍、升麻、甘草。

功能主治：祛风湿，和血脉用于诸风顽痹，筋脉挛急。

【简便验方】

1. 治疗风瘫疬风，遍身疥癣 用白花蛇肉四两，酒炙，天麻七钱半，薄荷、荆芥各二钱半，为末。好酒二升，蜜四两，石器熬成膏，每服一盏，温汤服，日三服。急于暖处出汗，十日效。（《本草纲目》）

2. 治疗杨梅疮，先服发散药后服此 花蛇肉（酒炙）、龟甲（酥炙）、穿山甲（炙）、蜂房（炙）、轻粉、朱砂各一钱。为末，红枣肉捣丸梧子大。每服七丸，冷茶下，日三。忌鱼肉。服尽即愈。后服土茯苓药调之。（《本草纲目》）

3. 类风湿性关节炎 白花蛇、地龙各30g（酌加土鳖虫、蜈蚣、僵蚕，疗效更显），研末分作四包。每日一包，分两次服；重症每服一包，一日两次。龙蛇散沿用已久，李时珍谓其能治手足缓弱，口眼㖞斜，语言謇涩，筋脉挛急，肌肉顽痹，骨节难过，恶疮疥癞等疾。（《本草纲目》）

4. 治破伤风，项颈紧硬，身体强直 蜈蚣一条（全者），乌蛇（项后取）、白花蛇（项后取）各二寸（先酒浸，去骨并酒炙）。上三味为细散。每服二钱至三钱匕，煎酒小沸调服。（《圣济总录》定命散）

5. 治脑风头痛时作及偏头疼 地骨皮一分，白花蛇（酒浸，炙，去皮、骨）、天南星（浆水煮软，切，焙）各一两，荆芥穗二两，石膏（研，飞过）二两。上五味捣研为散。每服一钱匕，入腊茶一钱，汤点服，食后临卧。（《圣济总录》地骨皮散）

【类药辨析】

白花蛇与乌梢蛇的鉴别应用 二者均为动物类药，均入肝经，其性善行，无处不到，能内走脏腑，外彻皮毛，可引多种风药到达病所，以除筋骨、经脉、肌肉、关节、脏腑的风邪，皆有透骨搜风、息风止痉、祛风通络的作用，临床上多用于风湿痹痛、筋脉拘挛、肌肤麻木不仁、肢体关节剧痛等症。但白花蛇有毒，作用猛烈，祛风定惊作用较强。乌梢蛇性平无毒，作用缓和，祛风定惊之力较差，常作为白花蛇的辅助用药[1]。

【配伍应用】

白花蛇配蜈蚣 二者皆入肝经，均有较强的祛风定惊作用。二药相配，相互促进，作用加强。用于治疗小儿惊风、破伤风、筋脉拘挛等症[1]。

二、临床研究

1. 类风湿性关节炎 类风湿散（白花蛇、蜈蚣、全蝎、僵蚕、地龙等，研粉，装胶囊，每粒0.5g），5粒/次，3次/日，30日为1疗程。治疗58例，治愈26例，显效16例，有效14例，总有效率96.65%[2]。

2. 骨质增生 白花蛇4条，制马钱子36g，当归、土鳖虫、血竭、防风各36g，威灵仙各72g，共研细末。每服3g，2次/日，白开水送服。1个月为1疗程，轻者1~2个疗程，重者3~5个疗程。治疗50例，痊愈26例，显效18例，好转6例[3]。

3. 中风后遗症 白花蛇1条，全蝎、地龙、水蛭各30g，共研细末。另外每日用黄芪30g煎汤300mL，每次用100mL送服五虫散2g，每日3次，连服20天为1疗程，间隔10天，进行下一疗程，一般服药3~4疗程。治疗58例，基本痊愈10例，显效16例，有效28例[4]。

4. 癫痫 白花蛇30g，珍珠粉、羚羊角、全蝎、藏红花、菖蒲、人参、黄芪、白芍各15g，胆南星、天竺黄、沉香、柴胡各10g，金线莲6g。加减：痰火盛者加黄芩、天花粉；风痰盛者加白附子、僵蚕；脾虚痰盛者加白术、茯苓；肝火痰热者加龙胆、钩藤；肝肾阴虚者加杜仲、山药；心肝血虚者加当归、何首乌；痰瘀互结者加桃仁、川芎。上述药及加减药研成细粉，每剂10g。1次/日，10g/次，用瘦肉汤或猪心汤每晚睡前冲服（小儿酌减），12天为1个疗程。共治疗889例，显效580例，好转270例，总有效率95.6%[5]。

5. 癌症痛 全蝎、蜈蚣、白花蛇、水蛭各30g，硇砂5g，蟾酥1g，炒薏苡仁50g，鲜泽泻600g。研末装胶囊。每服2~3粒，3次/日。40例癌痛患者经抗癌灵治疗后，Ⅰ级18例，疼痛消失。Ⅱ级14例，12例疼痛消失；2例因出血病情恶化加用麻醉药。Ⅲ级8例，疼痛消失2例，余6例效果欠佳，加用哌替啶（杜冷丁），短期内病情恶化而死亡。止痛总有效率80%[6]。

三、药理研究

1. 抗炎作用 白花蛇提取液可显著抑制二甲苯所致小鼠耳郭炎症以及大、小鼠蛋清性足肿胀[7]。

2. 神经肌肉阻断作用 一般认为银环蛇毒液有外周箭毒样作用。所含α-环蛇毒素或乙酰α-环蛇毒素$1×10^{-5}$g，在体外对大鼠离体膈神经膈肌有完全阻断作用。A-环蛇毒素也能有效地阻断蛙腹直肌对乙酰胆碱（Ach）的反应。A-环蛇毒素对大鼠隔神经膈肌、鸡颈二腹肌及蛙坐骨神经缝匠肌的神经肌肉阻断作用均为不可逆性的[8]。

3. 神经节阻断作用 银环蛇毒液中两种α-毒素（Bgt3.1和3.3）能降低细胞培养中的睫状神经节神经细胞对Ach的感受性。当神经元与这两种毒素之一在10^{-7}mol/L浓度37℃下共孵1h后，神经细胞对Ach反应性被抑制90%以上。当洗去毒素1~2h后，感受性可部分恢复[8]。

4. 呼吸酶抑制作用 银环蛇毒液尚有呼吸中枢抑制作用，并可引起胃肠麻痹和心肌损害。银环蛇毒液中所含心脏毒样蛋白质，在10μg/mL浓度，可引起鸡和小鼠骨骼肌收缩，使小鼠膈肌去极化，抑制大鼠心房自发性收缩和心室肌条的电传导，并可使豚鼠红细胞直接溶血，这些作用与眼镜蛇毒液的心脏毒性作用相似[8]。

5. 毒性作用 银环蛇毒为剧烈的神经毒，当被银环蛇咬伤时，局部仅有麻木感，一旦神经症状发生，严重者引起呼吸麻痹，若抢救不当往往引起死亡[8]。

四、本草文献摘述

1.《药性论》"主治肺风鼻塞，身生白癜风，疠疡，斑点及浮风瘾疹。"

2.《开宝本草》"主中风湿痹不仁，筋脉拘急，口眼㖞斜，半身不遂，骨节疼痛，大风疥癞及暴风瘙痒，脚弱不能久立。"

3.《本草纲目》"白花蛇能透骨搜风，截惊定搐，为风痹、惊搐、癞癣恶疮要药。取其内走脏腑，外彻皮肤，无处不到也。凡服蛇药酒，切忌见风。"

参考文献

[1] 曾昭龙.实用临床中药学[M].郑州：河南科学技术出版社，2020：364.

[2] 赵育才，张秀敏，贺福田，等.类风湿散治疗类风湿性关节炎111例疗效观察[J].新中医，1993（11）：40-41.

[3] 郭常亮.马白消骨散治疗骨质增生[J].实用中医内科杂志，1993，7（4）：33.

[4] 胡善家，金德生.五虫散治疗中风后遗症疗效观察[J].实用中医内科杂志，1993（2）：20-21.

[5] 林荣书，林永春.抑痫散治疗癫痫889例[J].陕西中医，1997，7（2）：53-54.

[6] 李志湘."抗癌灵"治疗癌痛40例[J].江苏中医，1991（10）：13-14.

[7] 鄢顺琴，凤良元，丁荣光.金钱白花蛇抗炎作用的实验研究[J].中药材，1994（12）：29-30，53.

[8] 国家中医药管理局《中华本草》编委会.中华本草[M].上海：上海科学技术出版社，1999：430-434.

仙茅 Xianmao

本品又称川独茅根、茅爪子、婆罗门参、独脚仙茅、蟋龙草、风苔草，为石蒜科植物仙茅 *Curculigo orchioides* Gaertn. 的干燥根茎。仙茅种植两年后，到10~11月植株枯萎后，至次年早春仙茅未萌发前均可采收。采收时，将全株挖起（尽量勿伤其根状茎），剥除茎叶及部分须根。

4-1-7 仙茅彩图

一、传统应用

【性味归经】 辛，热；有毒。归肾、肝、脾经。

【功效主治】 补肾阳，强筋骨，祛寒湿。主要用于阳痿精冷，筋骨痿软，腰膝冷痛，阳虚冷泻。

【用法用量】 3~9g。

【使用注意】

1. 阴虚火旺者忌服。
2. 本品燥烈有毒，不宜久服。
3. 孕妇慎用。

【方剂举例】

1. 更年安丸 [《中华人民共和国药典》（2020年版一部）]

药物组成：地黄、麦冬、玄参、仙茅、牡丹皮、五味子、泽泻、熟地黄、茯苓、磁石、珍珠母、首乌藤、制何首乌、钩藤、浮小麦。

功能主治：滋阴清热，除烦安神。用于肾阴虚所致的绝经前后诸证，症见烦热出汗、眩晕耳鸣、手足心热、烦躁不安；围绝经期综合征见上述证候者。

2. 骨仙片 [《中华人民共和国药典》（2020年版一部）]

药物组成：枸杞子、骨碎补、广防己、黑豆、牛膝、女贞子、熟地黄、菟丝子、仙茅。

功能主治：补益肝肾，强壮筋骨，通络止痛。用于肝肾不足所致的痹病，症见腰膝骨节疼痛、屈伸不利、手足麻木；骨质增生见上述证候者。

3. 仙茅丸（《本草纲目》）

药物组成：仙茅、苍术、枸杞子、车前子、茯苓、柏子仁、生地黄、熟地黄。

功能主治：壮筋骨，益精神，明目，黑髭须。用于治疗肝肾精血不足之早衰，症见腰膝酸软，视物昏花，须发早白，耳鸣耳聋等。

4. 草还丹（《博济方》）

药物组成：仙茅、川羌活、防风、狗脊、紫花白术、茯苓、干姜、九节石菖蒲、牵牛子、威灵仙、何首乌、苍术。

功能主治：补肾壮阳，强筋健骨，保生延寿。用于肾阳虚证，症见腰膝冷痛，筋骨痿软，眩晕，耳鸣。

【简便验方】

1. 阳痿，耳鸣 仙茅、金樱子根及果实各五钱。炖肉吃。（《贵州草药》）

2. 定喘，补心肾，下气 白仙茅半两（米泔浸三宿，晒干，炒），团参一分，阿胶一两三分（炒），鸡膍胵两半。上为末，每服二钱，糯米饮调，空腹服。（《三因极一病证方论》神秘散）

3. 老年遗尿 仙茅一两。泡酒服。（《贵州草药》）

4. 妇人红崩下血，已成漏症 仙茅三钱（为末），全秦归、蛇果草各等份，以二味煎汤，点水酒将仙茅末送下。（《滇南本草》）

5. 治疗痈疽火毒，漫肿无头，色青黑者 仙茅不拘多少，连根须煎，点水酒服；或以新鲜者捣烂敷之。有脓者溃，无脓者消。（《滇南本草》）

【类药辨析】

1. 仙茅与淫羊藿的鉴别应用 两者均具有补肾壮阳、强筋健骨、祛风除湿的功效，用于肾阳不足，阳痿遗精，遗尿尿频，风湿痹痛，骨痿瘫痪。然仙茅辛热，善补命门之火衰以温煦脾土，故又有温阳止泻的功效，可用于治脾肾阳虚，脘腹冷痛，少食腹泻等；淫羊藿辛、甘、温，温肾壮阳，强阳起痿之力更强，为治疗肾虚阳痿的良药[1]。

2. 仙茅与鹿茸的鉴别应用 两者均具有补肾壮阳、强筋健骨的功效，用于肾阳不足，阳痿遗精，遗尿尿频，筋骨痿软。然仙茅辛热，善补命门之火衰以温煦脾土，故又有温阳止泻的功效，可用于治脾肾阳虚，脘腹冷痛，少食腹泻等；又能祛寒除湿，用于风寒湿痹痛。鹿茸甘温，长于补肾阳，益精血，强督脉，为壮阳起痿、补精填髓的要药；又有补益肝肾、调理冲任、固崩止带之功，可用于治肝肾不足，冲任不固，四肢厥冷，崩漏[1]。

3. 仙茅与桑寄生的鉴别应用 两者均具有强筋壮骨、祛风除湿的功效，用于风湿痹痛，骨痿瘫痪。然仙茅辛热，以温补肾阳为主，多用于肾阳不足，阳痿遗精，遗尿尿频；又善补命门之火以温煦脾土，故又有温阳止泻的功效，可用于治脾肾阳虚，脘腹冷痛，少食腹泻等。桑寄生又具有补益肝肾、固冲任、安胎的功效，故多用于肝肾不足之腰膝酸痛；又可用于肝肾不足，冲任不固所致的胎漏、胎动不安[1]。

【配伍应用】

1. 仙茅配细辛 仙茅长于温肾逐寒湿；细辛善于散风寒止痛。两药伍用，增强温肾逐寒、散风寒止痛之功。用于治疗寒湿腰膝冷痛[1]。

2. 仙茅配淫羊藿 仙茅辛而热,且燥烈之性较强,淫羊藿辛、甘而温,二者皆能补肾助阳,强筋健骨,祛风除湿。两药伍用,增强补肾壮阳,强筋健骨,祛风除湿之功。既可用于治疗肾阳不足、命门火衰所致的阳痿精冷,小便频数,又可用于腰膝冷痛、筋骨痿软等[1]。

二、临床研究

1. 慢性肾盂肾炎脾肾亏损兼湿浊缠绵 两组均给予常规干预,如合理饮食规划、适当休息、控制血压、纠正酸碱平衡等支持治疗。给予盐酸左氧氟沙星片,1日3次,早中晚饭后口服。观察组加用二仙汤合参苓白术散加减治疗。药用党参20g,茯苓20g,山药20g,薏苡仁20g,白术15g,知母15g,仙茅15g,黄柏15g,淫羊藿15g,当归10g,巴戟天10g,陈皮10g,甘草6g。脾肾亏损严重者加蒸黄精30g,天冬16g,蝉蜕15g,枸杞子15g;湿浊缠绵严重者加大腹皮30g,泽泻30g,泽兰10g,桂枝10g。每日1剂,水煎,早晚温服。两组均治疗1个月为一疗程,连续治疗3个疗程。共治疗44例,治愈12例,显效17例,有效13例,无效2例,总有效率95.45%[2]。

2. 慢性阻塞性肺疾病 对照组布地奈德福莫特罗粉吸入剂,1~2吸/次,1天2次。观察组在对照组的基础上给予自拟调补肺肾汤进行治疗,方药组成为:党参25g、茯苓12g、白术9g、五味子6g、黄精6g、仙茅6g、淫羊藿9g、冬虫夏草3g、丹参6g、红花3g、地龙9g、蛤蚧1对、姜半夏12g、橘红9g、甘草6g,水煎温服,1日1剂,1日3次。两组均以1个月为1个疗程,连续治疗3个疗程,结果显示自拟调补肺肾汤辅助治疗肺肾气虚型慢性阻塞性肺疾病稳定期患者,可有效提高临床疗效,改善患者的肺通气功能,有效缓解患者肺肾气虚证症状,增加患者运动耐力、减轻呼吸和健康受损情况,进而有助于提高生活质量,以上指标均具有统计学意义[3]。

3. 骨、关节结核 方药组成:熟地黄、麻黄、黄精、鹿胶、骨碎补、续断、白芥子、当归、鸡血藤胶、补骨脂、附片、仙茅、肉桂、菟丝子、黄芪、人参等,病灶在上者加牛膝,诸药共研细末,炼蜜为丸,每日3次,每次15g,温水送服。共治疗215例,痊愈205例,有效9例,无效1例,总有效率95.35%[4]。

4. 骨折延迟愈合及骨折不愈合 2组均进行手法复位小夹板或石膏外固定治疗。西医组:采用常规治疗,将20mL骨瓜提取物注射液(开封康诺药业有限公司,国药准字H20064104)加入250mL生理盐水混合进行静脉滴注,治疗4周;予以高压氧治疗,空气加压15min后,进行吸氧治疗,时间为20min,间隔时间为5min,重复进行3次,常压吸氧1h,每日1次,治疗10天;加以体外冲击波骨科治疗机冲击波治疗,最大能量流密度为0.55mJ/mm,治疗压力确定为0.2~0.4MPa,每周3次,1个疗程为1个月,治疗2个疗程。中医组:在西医组基础上采用赤参壮骨汤治疗,药方组成:熟地黄15g,丹参15g,淫羊藿12g,怀牛膝12g,仙茅12g,山萸肉12g,怀山药12g,枸杞子12g,补骨脂12g,杜仲12g。水煎服,每日1剂,煎取药液400mL,分早晚2次温服,治疗2个月。共治疗39例,显效19例,有效16例,无效4例,总有效率89.74%[5]。

5. 子宫内膜异位症 两组均用常规

西医治疗,于月经第5天开始口服去氧孕烯炔雌醇片(妈富隆),1次1片,日1次,连续21天为1个周期,待下次月经来潮开始下1周期,共治疗6个周期。观察组加用益肾活血汤加减治疗。药用菟丝子20g,熟地黄15g,黄精15g,淫羊藿12g,炒杜仲10g,仙茅12g,当归12g,鸡血藤15g,丹参15g,益母草15g,刘寄奴10g,鬼针草10g。卵泡期加三棱10g,山萸肉15g;排卵期加路路通20g,黄芪15g;黄体期加女贞子15g,巴戟天10g,肉桂5g。每日1剂,加水300mL煎煮2次,每次服用150mL。共治疗41例,痊愈7例,显效21例,有效10例,无效3例,总有效率92.68%[6]。

6. 肝肾亏虚型月经过少 两组均于月经结束后第5天口服戊酸雌二醇片1mg,每日1次,连续用药21天。月经结束后第16天口服孕酮软胶囊100mg,每日1次,连续用药10天。月经结束后第5天进行热敏灸治疗,取涌泉、关元、中极、神阙、足三里、肾俞、三阴交,每个穴位均灸1根艾条,每日1次,连续治疗21天。观察组月经结束后第5天开始加用滋血复膜汤。药用女贞子20g,当归、赤芍、仙茅、淫羊藿各15g,茯苓、桑寄生各12g,生地黄、熟地黄、牡丹皮、丹参、香附各10g,丁香3g(后下)。加水1L煎煮至300mL,每日1剂,早晚分服,连续治疗21天。共治疗36例,治愈11例(30.56%),显效11例(30.56%),有效12例(33.33%),无效2例(5.56%),总有效率94.44%[7]。

三、药理研究

1. 抗氧化作用 仙茅可以通过降低细胞内活性氧的产生,达到抗氧化的作用[8]。仙茅提取物对自由基有较强清除作用,对Fe^{3+}有较强还原能力,提示仙茅具有抗氧化活性[9]。

2. 免疫调节作用 仙茅的水提醇沉部分仙茅多糖呈剂量依赖性增强小鼠巨噬细胞的吞噬功能,且其表面Dectin-1受体可能参与了仙茅多糖结合并激活巨噬细胞的过程[10, 11]。仙茅多糖可以通过增加活性因子肿瘤坏死因子α(tumor necrosis factor-α,TNF-α)和一氧化氮的分泌、提高免疫低下小鼠的免疫器官指数、增强脾淋巴细胞的转化能力、调整脾T淋巴细胞亚群和提高自然杀伤细胞(natural killer cell,NK细胞)的杀伤活性,从而提高机体的免疫力,提示了其作为免疫增强剂开发应用的可能性[12, 13]。

3. 抗炎作用 仙茅可以以剂量依赖性的方式降低炎症因子(如TNF-α、IL-1β和IL-6等)水平[8]。

4. 抗骨质疏松作用 仙茅可保护成骨细胞免受地塞米松诱导的细胞损伤,提高地塞米松抑制的成骨细胞的分化[8]。仙茅通过增加Osterix、骨钙蛋白、整合素B_1和骨桥蛋白的表达,促进成骨分化,从而可以抗骨质疏松[14]。

5. 抗高血糖作用 仙茅苷和仙茅80%甲醇提取的乙酸乙酯萃取物可能通过mTOR/AKT激活促进小鼠3T3-L1脂肪细胞的GLUT4移位和葡萄糖摄取[15]。

6. 调节生殖系统 仙茅正己烷脱脂后,70%乙醇提取物200mg/kg灌胃溴氰菊酯(DLM)损伤的雄性大鼠60天,增加了睾丸和副性器官的重量;同时也能逆转DLM引起的精子计数和活力的损失。精子畸形也明显减少[16]。

7. 其他作用 仙茅70%甲醇提取物对环磷酰胺诱导的雄性小鼠膀胱和肾脏毒性有明显的抑制作用[17]。仙茅多糖可通过上调caspase-3、caspase-9和P53蛋白表达而诱导宫颈癌heLa细胞凋亡[18]。苔黑酚葡萄糖苷是从仙茅中分离出的一个活性单体化合物，其可通过下调HPA轴的活性，增加海马中BDNF的表达和ERK1/2的磷酸化来改善慢性应激大鼠抑郁行为（CUMS）[19]。

四、本草文献摘述

1.《海药本草》 "主风，补暖腰脚，清安五脏，强筋骨，消食。""益筋力，填骨髓，益阳。"

2.《开宝本草》 "主心腹冷气不能食，腰脚风冷挛痹不能行，丈夫虚劳，老人失溺，无子，益阳道……强记，助筋骨，益肌肤，长精神，明目。"

3.《本草纲目》 "仙茅盖亦性热，补三焦命门之药也，惟阳弱精寒，禀赋素怯者宜之。若体壮阳火炽盛者服之，反能动火。"

参考文献

[1] 国家药典委员会. 中华人民共和国药典临床用药须知：中药饮片卷[M].2020版. 北京：中国医药科技出版社, 2022: 1173-1176.

[2] 张汛. 二仙汤合参苓白术散加减辅治慢性肾盂肾炎脾肾亏损兼湿浊缠绵型临床观察[J]. 实用中医药杂志, 2022, 38（6）：963-965.

[3] 欧剑云，汪霖. 调补肺肾汤治疗肺肾气虚型慢性阻塞性肺疾病稳定期的临床观察[J]. 中国中医药科技, 2023, 30（3）：623-625.

[4] 周书望. 骨痨丸治疗骨、关节结核——附215例临床观察[J]. 湖南中医杂志, 1987（6）：20-22.

[5] 陈日含. 赤参壮骨汤治疗骨折延迟愈合及骨折不愈合临床观察[J]. 中国中医药现代远程教育, 2023, 21（5）：94-96.

[6] 赵子昳，栗亚芳，位路其. 益肾活血汤加减辅治子宫内膜异位症合并不孕症临床观察[J]. 实用中医药杂志, 2023, 39（3）：541-543.

[7] 田群，孟萍，洪建勋，等. 中西医结合治疗肝肾亏虚型月经过少临床观察[J]. 实用中医药杂志, 2022, 38（12）：2131-2133.

[8] 朱芳兵，章英良，侯桥，等. 仙茅苷对成骨细胞增殖分化和炎症因子表达的影响及机制分析[J]. 中国骨质疏松杂志, 2019, 25（5）：642-648.

[9] 张振东，吴兰芳，景永帅，等. 仙茅提取物体外抗氧化活性研究[J]. 中国老年学杂志, 2009, 29（24）：3201-3203.

[10] 杨翠萍，蔡琨，宣锦，等. 仙茅多糖对小鼠巨噬细胞吞噬活性的影响[J]. 中国民族民间医药, 2019, 28（8）：20-23.

[11] 蔡琨，杨娟，杨翠萍，等. 仙茅多糖对RAW264.7细胞的促活化作用及对细胞表面Dectin-1受体表达的影响[J]. 时珍国医国药, 2018, 29（5）：1031-1034.

[12] 蔡琨，王晓敏，张波，等. 仙茅多糖对环磷酰胺所致免疫低下小鼠免疫功能的影响[J]. 中华中医药杂志, 2016, 31（12）：5030-5034.

[13] 余晓红. 仙茅多糖对小鼠免疫功能影响的实验研究[J]. 海峡药学, 2011, 23（3）：33-35.

[14] 韩茹钰，李雨桐，李洋洋，等. 仙茅苷调控成骨细胞分化对骨质疏松治疗作用的动物实验[J]. 中华口腔医学杂志, 2019, 54（9）：632-638.

[15] Ooi D J, Azmi N H, Lmam M U, et al.Curculigoside and polyphenolrich ethyl acetate fraction of Molineria latifolia rhizome improved glucose uptake via potential mTOR/AKT activated GLUT4translocation[J].Journal of Food and Drug Analysis, 2018, 26（4）：1253-1264.

[16] Sharma P, Khan I, Singh R.Efficacy of Curculigo orchioides in deltamethrin induced reproductive system impairment in male Wistar rats[J].Asian J Pharmaceutics, 2016, 10（1）：S100-S109.

[17] Murali V P, Kuttan G.Curculigo orchioides Gaertn effectively ameliorates the uroand nephrotoxicites induced by cyclophosphamide administration in experimental animals[J].Integr Cancer Ther,

[18] Ling F X, Shan H L, Hao W, et al.Anti-tumor effect of polysaccharides from rhizome of Curculigo orchioides Gaertn on cervical cancer[J].Trop J Pharm Res, 2016, 15（8）: 1731.

[19] Ge J F, Gao W C, Cheng W M, et al.Orcinol glucoside produces antidepressant effects by blocking the behavioural and neuronal deficits caused by chronic stress[J]. Eur Neuropsychopharmacol, 2014, 24（1）: 172-180.

防风 Fangfeng

本品又称铜芸、茴芸、茴草，为伞形科植物防风 *Saposhnikovia divaricata*（Turcz.）Schischk. 的干燥根。防风采收期一般在第二年的冬季10月下旬至11月中旬或春季萌芽前。

4-1-8 防风彩图

一、传统应用

【性味归经】辛、甘，微温。归膀胱、肝、脾经。

【功效主治】祛风解表，胜湿止痛，止痉。用于感冒头痛，风湿痹痛，风疹瘙痒，破伤风。

炒防风辛散力减弱，偏于止泻作用，多用于泄泻或久泻不止。

防风炭辛散之力微，长于止血，用于崩漏、便血、月经过多等出血证。

【用法用量】5～10g。

【使用注意】本品药性偏温，阴血亏虚、热病动风者不宜使用。

【方剂举例】

1.防风通圣颗粒[《中华人民共和国药典》（2020年版一部）]

药物组成：防风、荆芥穗、薄荷、麻黄、大黄、芒硝、栀子、滑石、桔梗、石膏、川芎、当归、白芍、黄芩、连翘、甘草、白术（炒）。

功能主治：解表通里，清热解毒。用于外寒内热，表里俱实，恶寒壮热，头痛咽干，小便短赤，大便秘结，瘰疬初起，风疹湿疮。

2.玉屏风胶囊[《中华人民共和国药典》（2020年版一部）]

药物组成：黄芪、防风、炒白术。

功能主治：益气，固表，止汗。用于表虚不固，自汗恶风，面色㿠白，或体虚易感风邪者。

3.治伤胶囊[《中华人民共和国药典》（2020年版一部）]

药物组成：生关白附、防风、羌活、虎掌南星（姜矾制）、白芷。

功能主治：祛风散结，消肿止痛。用于跌打损伤所致之外伤红肿，内伤胁痛。

4.荆防败毒丸（《中华人民共和国卫生部药品标准·中药成方制剂》）

药物组成：荆芥、防风、党参、甘草、桔梗、川芎、薄荷、前胡、柴胡、枳壳、独活、羌活、土茯苓。

功能主治：清热散风，解毒消肿。用于时行性感冒，恶寒发热，头痛咳嗽。

【简便验方】

1.治疗偏正头风，痛不可忍者 防风、白芷各四两。上为细末，炼蜜和丸，如弹子大。如牙风毒，只用茶清为丸，每服一丸，茶汤下。如偏正头风，空心服。如身上麻风，食后服。未愈连进三服。（《普济方》）

2.治疗风邪伤卫，有汗恶风 防风、荆芥、葛根。（《症因脉治》防风汤）

3.治疗白虎风，走转疼痛，两膝热肿 防风一（二）两（去芦头，微炒），地龙二两（微炒），漏芦二两，上件药，捣

细罗为散,每服,不计时候,以温酒调下二钱。(《太平圣惠方》防风散)

4. 治疗自汗 防风、黄芪各一两,白术二两。每服三钱,水一钟半,姜三片煎服。(《丹溪心法》玉屏风散)

5. 治疗盗汗 防风五钱,川芎二钱半,人参一钱二分半。为细末,每服二钱,临卧米饮调下。(《世医得效方》防风散)

【类药辨析】

荆芥与防风的鉴别应用 二者均味辛性微温,微温而不燥热,长于祛风解表,对于外感表证,无论是风寒感冒,恶寒发热、头痛无汗,还是风热感冒,发热、微恶风寒、头痛、咽痛,均可使用。同时,二者也都可用于风疹瘙痒。不同之处在于,荆芥质轻透散,发汗之力较防风为强,风寒感冒、风热感冒均常选用。同时,荆芥又能透疹、消疮、止血,也可用于麻疹初起,透发不畅;疮疡初起兼有表证;吐血、衄血、便血、崩漏等多种出血证。防风质松而润,祛风之力较强,为"风药之润剂""治风之通用药"。又能胜湿止痛、止痉,也可用于外感风湿,头痛如裹、身重肢痛;风寒湿痹,肢节疼痛、筋脉挛急;破伤风证,肌肉痉挛、四肢抽搐,项背强急、角弓反张等;此外,以其升清燥湿之性,亦可用于脾虚湿盛,清阳不升所致的泄泻,以及土虚木乘,肝郁侮脾,肝脾不和,腹泻而痛者[1]。

【配伍应用】

1. 防风配秦艽 防风辛温,善于祛风胜湿,通痹止痛;秦艽辛凉,善于祛风除湿清热,舒筋活络,通痹止痛。二者伍用,祛风湿、止痹痛的力量更强。既用于治疗热痹,也用于风寒湿痹。又因二者伍用能祛风活络,故也用于治疗外感风邪所致的口眼歪斜、半身不遂[1]。

2. 防风配天南星 防风为"治风通用药",善于祛风止痉;天南星善祛经络中的风痰,也具有祛风止痉之功。二者伍用,具有祛风痰、通经络、止痉搐之功。用于治疗风毒内侵经脉,引动肝风所致的破伤风、牙关紧闭、角弓反张、四肢抽搐,以及风痰阻滞经络所致的头痛、身痛[1]。

3. 防风配防己 防风辛甘微温,善于祛风散寒,胜湿止痛;防己辛苦寒,善于祛风清热,除湿止痛。两者相伍,相得益彰,祛风除湿止痛之力更强。用于治疗风湿痹证,全身肢体关节疼痛者[1]。

4. 防风配苍术 防风辛甘微温,善于祛风解表,胜湿止痛;苍术辛苦温,具有祛风湿、发汗解表之功。二者伍用,用于治疗风寒挟湿的表证,以及风寒湿痹[1]。

5. 防风配白术 防风具有升清燥湿之性,取其除湿之功以祛脾胃之湿,辛温上行之性以升脾阳;白术以补气健脾,燥湿止泻。二者伍用,能益气健脾、除湿升清以止泻,适用于脾虚湿盛,清阳不升所致的泄泻。若土虚木乘,肝郁侮脾,肝脾不和,腹泻而痛者,再配白芍、陈皮[1]。

6. 防风配石膏、栀子 防风辛散郁火;石膏、栀子清热泻火,除烦止渴。三者伍用,亦清亦散,上下分消,因势利导,有清泄郁热之功。用于治疗脾胃积热之口疮口臭,口燥唇干及烦渴易饥者[1]。

二、临床研究

1. 咳嗽变异性哮喘 防风参百散,处方:防风10g,南沙参10g,百部10g,麦冬15g,蝉蜕6g,射干10g,紫菀10g,桑叶10g,杏仁10g,桔梗10g,桑白皮10g,浙贝母10g,化橘红6g,甘草3g。每天1剂,水煎,早晚温服。2周为一个疗程。共治疗30例,显效12例,好转

16例，无效2例，总有效率93.33%[2]。

2. 膝骨关节炎伴关节积液 大防风汤加减内外兼用，药物组成：熟地黄20g，防风30g，杜仲20g，当归20g，黄芪15g，白术15g，川芎20g，薏苡仁20g，黄柏15g，羌活15g，牛膝15g，木瓜20g，附子15g，生甘草15g。上药物水煎服后早晚两次温服。将上述药物用纱布做成药包包好，待药包温度降至人体能耐受温度后放于膝关节患处做热敷，每次15min，早晚服药后各1次。3周为一个疗程。共治疗30例，痊愈19例，好转8例，未愈3例，总有效率90.0%[3]。

3. 湿阻便秘 升阳除湿防风汤加味（中药配方颗粒）：苍术、白术各12g，防风、白芍、茯苓、槟榔各10g，厚朴9g。加味：纳差加焦神曲10g，炒谷芽30g；口苦、苔黄腻加黄连3g。冲服，每日1剂，分2次口服[4]。

4. 面部激素依赖性皮炎风热证 清上防风汤，处方：防风20g，连翘20g，荆芥15g，薄荷15g，黄芩10g，黄连5g，山栀子15g，白芷15g，川芎10g，桔梗10g，枳壳10g，甘草10g。将以上药物煎2遍，滤液混合平均分为2份，每份150mL，每日1剂，早晚饭后半小时服用。共治疗35例，痊愈17例，显效15例，好转2例，无效1例，总有效率93.33%[5]。

三、药理研究

1. 解热、镇痛、抗炎作用 防风CO_2超临界提取物有镇痛、抗炎、解热作用[6]。防风中升麻素苷和5-O-甲基维斯阿米醇苷的解热、镇痛、抗炎及抗血小板聚集作用，证明2个色原酮苷类化合物均可降低大鼠体温[7]。玉屏风散中的防风可能通过调节NF-κB-胸腺间质淋巴细胞生成素/白细胞介素-33（NF-κB-TSLP/IL-33）通路减轻特应性皮炎初期的过敏性炎症[8]。

2. 抗过敏作用 防风醇提物可能通过抑制蛋白酶激活受体-2（PAR-2）表达、阻断肥大细胞脱颗粒、选择性减少相关细胞因子分泌，继而抑制肥大细胞"瀑布效应"，发挥抗过敏作用[9]。防风多糖可通过下调过敏性鼻炎大鼠血清中IL-4、IL-5水平，上调可溶性二聚体细胞因子γ-干扰素（IFN-γ）、IL-12水平，调节辅助性T细胞1/2（Th1/Th2）淋巴细胞亚群平衡和机体免疫应答，减轻鼻黏膜充血炎症，起到抗过敏性鼻炎的作用，作用机制可能是抑制免疫因子的生成和释放[10]。

3. 抗氧化作用 超声120min得到的防风80%乙醇提取物表现出很强的抗氧化活性，但其抗氧化活性与总酚含量没有必然关系[11]。在巨噬细胞系小鼠腹腔巨噬细胞中评价升麻素苷（CN）和5-O-甲基维斯阿米醇（MVL）对脂多糖诱导的一氧化氮生成的抑制作用，并在无细胞生物活性测试系统中评价它们对1,1-二苯基-2-苦基肼自由基的清除活性，说明升麻素苷和5-O-甲基维斯阿米醇具有显著的抗氧化活性[12]。

4. 对血液系统的影响 防风CO_2超临界流体提取物可缩短小鼠出血时间，缩短大鼠凝血酶原时间（PT）及活化部分凝血活酶时间（APTT），体现出促凝血作用。根据其延长大鼠优球蛋白溶解时间（ELT）的趋势，提示其可能有降低纤溶活性的作用[13]。此外，研究表明防风正丁醇萃取物有一定抗血小板黏附及血栓形成的作用[14]。

5. 调节免疫作用 动物实验结果显示，防风不仅能提高小鼠的非特异性免疫力，还对细胞免疫和体液免疫功能具有明显的增强作用[15]。

6. 其他作用　防风多糖能够提高切除卵巢后骨质疏松大鼠的骨密度，其可能通过调节肿瘤坏死因子-α、IL-6 水平而发挥作用[16]。防风水提物和醇提物高剂量能显著降低小鼠血清丙氨酸氨基转移酶、天冬氨酸氨基转移酶活性，降低肝匀浆中丙二醛含量，提高超氧化物歧化酶活性，证明防风提取物具有一定的保肝作用，其作用机制可能与抗脂质过氧化有关[17]。

四、本草文献摘述

1.《神农本草经》"主大风头眩痛，恶风，风邪，目盲无所见，风行周身，骨节疼痹，烦满。"

2.《名医别录》"胁痛胁风，头面去来，四肢挛急，字乳金疮内痉。"

3.《药类法象》"治风通用。泻肺实如神，散头目中滞气，除上焦风邪。"

参考文献

[1] 国家药典委员会.中华人民共和国药典临床用药须知：中药饮片卷[M].2020 版.北京：中国医药科技出版社，2022：96-99.

[2] 杨小梅，陈小丽，金朝晖.防风参百散治疗咳嗽变异性哮喘 30 例临床观察[J].湖南中医杂志，2019，35（4）：49-50.

[3] 闫文瀚，王宏志.大防风汤加减治疗膝骨关节炎伴关节积液的临床观察[J].黑龙江中医药，2016，45（6）：16-17.

[4] 张苗，赵永萍.升阳除湿防风汤加味治疗湿阻便秘 52 例临床观察[J].浙江中医杂志，2017，52（9）：651.

[5] 周永嘉，王学军，李怀军.清上防风汤治疗面部激素依赖性皮炎风热证临床观察[J].黑龙江中医药，2016，45（5）：41-42.

[6] 赵娟，刘春芳，林娜，等.防风色原酮提取物对大鼠胶原诱导性关节炎的影响[J].中国实验方剂学杂志，2009，15（12）：52-56.

[7] 薛宝云，李文，李丽，等.防风色原酮苷类成分的药理活性研究[J].中国中药杂志，2000，25（5）：41-43.

[8] Wang X T，Liu H L，Yu X，et al.Chinese medicine Yu-Ping-Feng-San attenuates allergic inflammation by regulating epithelial derived pro-allergic cytokines[J].Chinese Journal of Natural Medicines，2019，17（7）：525-534.

[9] 吴贤波，金沈锐，李世明，等.防风醇提物对肥大细胞 PAR-2 及相关细胞因子的影响[J].中国实验方剂学杂志，2016，22（5）：123-126.

[10] 耿玉梅，张振巍，石磊.防风多糖对过敏性鼻炎大鼠免疫因子的影响[J].中国药师，2017，20（7）：1188-1191.

[11] 李丽，桂语歌，时东方，等.防风中色原酮类化合物的抗氧化活性研究[J].时珍国医国药，2010，21（9）：2135-2137.

[12] Zhao B，Yang X B，Yang X W，et al.Biotransformation of prim-O-glucosylcimifugin by human intestinal flora and its inhibition on NO production and DPPH free radical[J].J Asian Nat Prod Res，2012，14（9）：886-896.

[13] 高英，李卫民，荣向路，等.防风超临界提取物的止血作用[J].中草药，2005，36（2）：254-256.

[14] 朱惠京，张红英，姜美子，等.防风正丁醇萃取物对家兔血小板黏附功能及实验性血栓形成的影响[J].中国中医药科技，2004，11（1）：37-38.

[15] 刘华，田嘉铭，孙黎，等.正常小鼠巨噬细胞及外周血淋巴细胞亚群对防风多糖干预的反应[J].中国组织工程研究与临床康复，2008，326（18）：3475-3478.

[16] 李高峰，郑卫东，张季铠，等.防风多糖对骨质疏松大鼠的作用及机制研究[J].中成药，2014，36（11）：2399-2401.

[17] 姜超，李伟，郑毅男.防风提取物对肝脏的保护作用[J].吉林农业大学学报，2014，36（3）：306-309.

羌活 Qianghuo

本品又称蚕羌、竹节羌、大头羌、狗引子花、曲药，为伞形科植物羌活 Notopterygium incisum Ting ex H.T.Chang 或宽叶羌活 Notopterygium franchetii H.de Boiss. 的干燥根茎和根。春、秋二季采挖，除去须根及泥沙，晒干。

4-1-9 羌活彩图

一、传统应用

【性味归经】辛、苦，温。归膀胱、肾经。

【功效主治】解表散寒，祛风除湿，止痛。用于风寒感冒，头痛项强，风湿痹痛，肩背酸痛。

【用法用量】3～10g。

【使用注意】血虚痹痛忌服。

【方剂举例】

1. 九味羌活颗粒［《中华人民共和国药典》（2020年版一部）］

药物组成：羌活、防风、苍术、细辛、川芎、白芷、黄芩、甘草、地黄。

功能主治：疏风解表，散寒除湿。用于外感风寒挟湿所致的感冒，症见恶寒、发热、无汗、头重而痛、肢体酸痛。

2. 通天口服液［《中华人民共和国药典》（2020年版一部）］

药物组成：川芎、赤芍、天麻、羌活、白芷、细辛、菊花、薄荷、防风、茶叶、甘草。

功能主治：活血化瘀，祛风止痛。用于瘀血阻滞、风邪上扰所致的偏头痛，症见头部胀痛或刺痛、痛有定处、反复发作、头晕目眩，或恶心呕吐、恶风。

3. 颈复康颗粒［《中华人民共和国药典》（2020年版一部）］

药物组成：羌活、川芎、葛根、秦艽、威灵仙、苍术、丹参、白芍、地龙（酒炙）、红花、乳香（制）、黄芪、党参、地黄、石决明、花蕊石（煅）、黄柏、王不留行（炒）、桃仁（焯）、没药（制）、土鳖虫（酒炙）。

功能主治：活血通络，散风止痛。用于风湿瘀阻所致的颈椎病，症见头晕、颈项僵硬、肩背酸痛、手臂麻木。

4. 羌活胜湿汤（《脾胃论》）

药物组成：羌活、独活、藁本、防风、川芎、蔓荆子、炙甘草。

功能主治：祛风，胜湿，止痛。用于治疗风湿在表之痹证，症见肩背痛不可回顾，头痛身重，或腰脊疼痛，难以转侧，苔白，脉浮。

【简便验方】

1. 治疗感冒发热，扁桃体炎 羌活四至五钱，板蓝根、蒲公英各一两。水煎，每日一剂，分两次服。（上海中医药大学附属龙华医院）

2. 治疗太阳经头痛 防风二分，羌活三分，红豆二个。为末，鼻内搐之。（《玉机微义》）

3. 治疗客寒犯脑，脑痛连齿，手足厥冷，口鼻气冷之证 羌活一钱，附子、干姜各五分，炙甘草八分。水煎服。（《医学心悟》羌活附子汤）

4. 治疗风湿相搏，身体疼烦，掣痛不可屈伸，或身微肿不仁 羌活（去芦）、附子（炮，去皮脐）、白术、甘草（炙）等份。每服四钱，水一盏半、生姜五片，煎至七分，去滓，温服不拘时候。（《济生方》羌附汤）

5. 治疗太阳伤寒无汗 羌活、独活、荆芥、防风、陈皮、甘草。煎服。（《医

级》羌活汤）

【类药辨析】

独活与羌活的鉴别应用 均能祛风湿，止痹痛，解表，以治风寒湿痹，风寒挟湿表证，头痛等。但羌活性较燥烈，发散力强，主散肌表游风及寒湿而通利关节止痛，主治上半身风寒湿痹、太阳经（后脑）头痛及项背痛；独活性较缓和，发散力较羌活弱，主散在里之伏风及寒湿而通利关节止痛，主治腰以下风寒湿痹及少阴伏风头痛。若风寒湿痹，一身尽痛，两者常配伍应用[1]。

【配伍应用】

1. 羌活配防风 二者皆能祛风解表散寒、胜湿止痛，合用则药力更强。用于治疗风寒感冒或风寒挟湿的感冒、头身疼痛明显者，以及风寒湿痹、肢节疼痛[1]。

2. 羌活配川芎 羌活辛苦温燥，长于发散风寒湿邪以止痛；川芎辛散温通，长于活血行气祛风以止痛。二药伍用，既能发散卫气之郁结，又能疏通经络营阴之壅滞，使营卫调和、邪去痛止。用于治疗外感风寒挟湿的感冒、头身疼痛明显者，以及风寒湿痹、肢节疼痛[1]。

3. 羌活配桂枝 羌活善于发散肌表之风寒湿邪、止痛；桂枝善于温通卫阳而发汗解肌。二者伍用，相得益彰，祛风解表、散寒止痛之力更强。用于治疗风寒侵袭太阳所致的恶寒发热、头痛身重等症[1]。

4. 羌活配五加皮 羌活善于祛风散寒、除湿止痛；五加皮既能祛风湿，又能补肝肾、强筋骨。二药伍用，相得益彰，共奏祛风湿、强筋骨之功。用于治疗风湿痹证日久不愈及产后受风、关节疼痛[1]。

二、临床研究

1. 偏头痛 治疗组给予川芎茶调散合羌活胜湿汤，对照组给予普瑞巴林+布洛芬治疗。两组服药时间均为1个月，试验结束后随访1月，观察点分别为治疗前、服药2周、服药4周、服药结束后1个月。填写病例报告。临床疗效方面，治疗组总有效率为85%，对照组为60%，中医证候疗效方面，治疗组总有效率为86%，对照组为54%[2]。

2. 肩周炎 患者给予关节松动术治疗的基础上，给予羌活胜湿汤加味内服。处方：羌活15g，独活、藁本、蔓荆子、川芎、当归、川牛膝各12g，防风10g，桂枝、细辛、白芍、甘草各9g，制附子（先煎）6g。每天1剂，清水煎煮2次，混合药液约400mL，分早晚温服。连续治疗4周，共治疗41例，治愈29例，好转10例，未愈2例，总有效率95.12%[3]。

3. 治疗风湿性膝骨关节炎 试验组受试者口服加减羌活胜湿汤（羌活12g，独活12g，防风9g，藁本9g，当归15g，川芎12g，威灵仙12g，怀牛膝15g，茯苓15g，薏苡仁15g，炙甘草6g），嘱患者饭后1h温服，每次服用1袋（200mL），早晚各1次，严格按照要求连续服用6周。试验组3例痊愈，11例显效，13例有效，3例无效，总有效率90%[4]。

4. 局限性神经性皮炎（风湿蕴肤证） 羌月乳膏10g/支，见草油、羌活提取物、维生素E、硬脂酸、凡士林、羊毛脂、甘油和三乙醇胺，每日早晚各涂药一次，按皮损的面积大小取量，连续用药4周，共治疗34例，显效18例，好转12例，无效4例，总有效率88.24%[5]。

三、药理研究

1. 抗炎、镇痛作用 羌活挥发油的高、中、低剂量均可显著抑制二甲苯所致小鼠耳肿胀，具有良好的抗炎作用；羌活挥发油高剂量组可显著减少醋酸所致的小鼠扭体次数,镇痛率可达 47.15%,具有良好的外周神经镇痛作用[6]。

2. 抗病原菌作用 羌活提取物能明显延长流感病毒鼠肺适应株 A/FM/1/47（HINI）感染的小鼠的平均存活时间；高剂量组能直接杀灭小鼠肺内的流感病毒、降低血凝滴度。实验结果说明,羌活具有一定的抗流感病毒作用[7]。

3. 对消化系统的作用 羌活水提物和醇提物能减少小鼠番泻叶、蓖麻油、硫酸镁所致腹泻次数,羌活水提物和醇提物对小肠和大肠不同部位引起的腹泻均能发挥作用[8]。

4. 抗心律失常作用 口服 4000mg/kg 羌活提取物（即中药羌活的水溶部分）能延迟乌头碱致大鼠心律失常的出现时间,提高哇巴因致豚鼠室颤和心搏停止的用量,降低大鼠缺血-再灌注诱发的室早、室速和室颤的发生率,结果表明其对豚鼠心律失常有保护作用[9]。

5. 对急性心肌缺血和心肌营养性血流量的影响 羌活挥发油口服给予大鼠,然后以尾静脉注射给予垂体后叶激素 0.75U/kg 引起急性心肌缺血。结果表明羌活挥发油有对抗心肌缺血作用,可显著增加心肌对 86Rb 的摄取率[10]。

四、本草文献摘述

1.《唐本草》"疗风宜用独活,兼水宜用羌活。"

2.《医学启源》"羌活,治肢节疼痛,手足太阳本经风药也。加川芎治足太阳、少阴头痛、透关利节,又治风湿。《主治秘诀》云：其用有五：手足太阳引经,一也；风湿相兼,二也；去肢节痛,三也；除痈疽败血,四也；治风湿头痛,五也。"

3.《本草汇言》"羌活功能条达肢体,通畅血脉,攻彻邪气,发散风寒风湿。故疮证以之能排脓托毒,发溃生肌；目证以之治羞明隐涩,肿痛难开；风证以主治痿、痉、癫痫,麻痹厥逆。盖其体轻而不重,气清而不浊,味辛而能散,性行而不止,故上行于头,下行于足,遍达肢体,以清气分之邪也。"

4.《本经逢原》"羌活乃却乱反正之主帅……风能胜湿,故羌活能治水湿,与芎藭同用,治太阳、厥阴头痛,发汗散表,透关利节,非时感冒之仙药也。昔人治劳力感寒,于补中益气汤中用之,深得补中寓泻之意。"

5.《本草正义》"羌、独二活,古皆不分,《本经》且谓独活一名羌活,所以《本经》《别录》,只有独活而无羌活。李氏《本草纲目》尚沿其旧。然二者形色既异,气味亦有浓淡之殊,虽皆以气胜,以疏导血气为用。通利机关,宣行脉络,其功若一。而羌活之气尤胜,则能直上顶巅,横行支臂,以尽其搜风通痹之职,而独活止能通行胸腹腰膝耳。颐之师门,恒以羌活专主上部之风寒湿邪,显与独活之专主身半以下者截然分用,其功尤捷,而外疡之一切风湿寒邪,着于肌肉筋骨者亦分别身半以上、身半以下,而以羌、独各为主治。若在腰脊背膂之部,或肢节牵掣,手足上下交痛,合而用之,宣通络脉,更能神应,固不仅内科着痹,应手辄效,而外科之风寒湿邪,亦莫不投剂立验。又按羌活本含辛温之质,其治疗宜于风寒风湿,而独不宜于湿热,以湿邪化热,即为温病,似无再用辛温之理,然此惟内科证治为然,若外疡之属于湿热者,苟肿势延蔓,引及骨节筋肉伸缩不利,非以羌、独之善走宣通为治,则效力必缓,故虽热病,亦不避用,但仅以为向导而任佐使之职，则分量甚轻，其主任之君药，固犹是理湿清热之正剂，此亦发表不远热之大旨，非抱薪救火者所得以为借口也。"

参考文献

[1] 国家药典委员会.中华人民共和国药典临床用药须知：中药饮片卷[M].2020版.北京：中国医药科技出版社，2022：99-101.

[2] 何宛芸.川芎茶调散合羌活胜湿汤治疗偏头痛的临床研究[D].成都：成都中医药大学，2017.

[3] 劳佳宁，朱荣耀，金建淼.羌活胜湿汤加味联合关节松动术治疗肩周炎临床研究[J].新中医，2022，54（20）：18-21.

[4] 霍乐乐.加减羌活胜湿汤治疗风湿性膝骨关节炎的临床疗效观察[D].福州：福建中医药大学，2017.

[5] 林心然.羌月乳膏治疗局限性神经性皮炎（风湿蕴肤证）及修复皮肤屏障临床观察[D].北京：北京中医药大学，2021.

[6] 陈智煌，廖华军，刘晨，等.羌活挥发油的GC-MS分析及其抗炎镇痛的药理作用初探[J].海峡药学，2015，27（8）：20-23.

[7] 郭晏华，沙明，孟宪生，等.中药羌活的抗病毒研究[J].时珍国医国药，2005，16（3）：198-199.

[8] 李涛，谢慧春，于伟，等.羌活提取物的抗腹泻作用[J].陕西师范大学学报（自然科学版），2014，42（5）：60-64.

[9] 路新强，胡燕，肖文彬.羌活提取物对实验性心律失常的保护作用[J].军事医学科学院院刊，1992，18（4）：272-274.

[10] 秦彩玲，李文，张小彭.中药羌活的药理研究（一）[J].中药通报，1982（1）：31-32.

伸筋草 Shenjincao

本品为石松科植物石松 *Lycopodium japonicum* Thunb. 的干燥全草。夏、秋两季茎叶茂盛时采收，除去杂质，晒干。

4-1-10 伸筋草彩图

一、传统应用

【性味归经】微苦、辛，温。归肝、脾、肾经。

【功效主治】祛风除湿，舒筋活络。用于关节酸痛，屈伸不利。

【用法用量】3～12g。

【使用注意】

1. 孕妇及出血过多者忌用。

2. 本品与青霉素、链霉素、氯霉素、新霉素、磺胺类、苯唑卡因、奎尼丁、硫柳汞、对苯二胺甲醛及碘造影剂合用时可出现过敏性皮炎，应注意避免配伍。

【方剂举例】

1. 疏痛安涂膜剂（《中华人民共和国药典临床用药须知 中药卷》2005年版）

药物组成：伸筋草、透骨草、红花、薄荷脑。

功能主治：舒筋活血，消肿止痛。用于风中经络、脉络瘀滞所致的头面疼痛、口眼歪斜，或跌打损伤所致的局部肿痛；头面部神经痛、面神经麻痹、急慢性软组织损伤见上述证候者。

2. 关节解痛膏（《中华人民共和国卫生部药品标准·中药成方制剂》）

药物组成：伸筋草、白芷、半夏、冰片、薄荷脑、独活、人工麝香、防风、防己、骨碎补、凤仙透骨草、海风藤、红花、姜黄、芥子、辣椒、闹羊花、羌活、肉桂、桑枝、麝香草酚、伸筋草、生草乌、生川乌、水杨酸甲酯、天南星、威灵仙、五加皮、细辛、盐酸苯海拉明。

功能主治：祛风除湿，活血止痛。用于风寒湿痹，关节痛，神经痛、腰痛，肌肉酸痛，扭伤。

3. 消肿痛醋膏（《中华人民共和国卫生部药品标准·中药成方制剂》）

药物组成：黄柏、生半夏、伸筋草、

五倍子。

功能主治：清热解毒，活血祛瘀，消肿止痛。用于闭合性软组织损伤，带状疱疹，流行性腮腺炎，血栓静脉炎。

4. 关节风痛丸（《中华人民共和国卫生部药品标准·中药成方制剂》）

药物组成：豨莶草、秦艽、伸筋草、防己、狗脊、桑枝、老鹳草、鸡血藤、独活、五加皮。

功能主治：祛风，除湿，止痛。用于风湿性筋骨酸痛，关节痛，四肢麻木。

【简便验方】

1. 治疗风痹筋骨不舒 伸筋草，每用三钱至一两，煎服。（《岭南采药录》）

2. 治疗带状疱疹 伸筋草（焙）研粉，青油或麻油调成糊状，涂患处，一日数次。（《浙江民间常用草药》）

3. 治疗关节酸痛 伸筋草三钱，虎杖根五钱，大血藤三钱。水煎服。（《浙江民间常用草药》）

4. 消水肿 伸筋草五分（研细末），糠瓢一钱五分（火煅存性），槟榔一钱。槟榔、糠瓢煨汤吃伸筋草末，以泻为度。气实者用，虚者忌。（《滇南本草》）

5. 治疗关节酸痛，手足麻痹 伸筋草一两，丝瓜络五钱，爬山虎五钱，大活血三钱。水、酒各半煎服。（江西《中草药学》）

6. 治疗小儿麻痹后遗症 伸筋草、南蛇藤根、松节、寻骨风各五钱，威灵仙三钱，茜草二钱，杜蘅五分。煎服。（江西《中草药学》）

【类药辨析】

伸筋草与寻骨风的鉴别应用 两药皆能祛风湿，止痛。均可用于风湿痹痛，筋脉拘急疼痛，跌打损伤等。而伸筋草苦辛气温，其性善行，走而不守，具有祛风除湿、活血通络之功，尤长于舒筋缓挛，为久风顽痹、筋脉拘急之要药。寻骨风辛开苦降，芳香善行，外达四肢，内行脏腑。功善祛风湿，利筋骨，通经脉，止疼痛，故风湿痹痛，肢体顽麻重着，疼痛较著者尤为适宜。又能行滞气，止疼痛，治疗肝胃不调或脾胃不和所致胃脘疼痛，肝脉瘀阻所致疝气以及牙痛等[1]。

【配伍应用】

1. 伸筋草配木瓜 伸筋草能祛风湿，舒筋络，尤长于舒筋缓挛；木瓜能除湿和中，舒筋活络以缓挛急，止吐泻。两药合用，有良好的舒筋活络、除湿和胃之功。用于治疗腿足转筋，呕吐泄泻[1]。

2. 伸筋草配桑枝 伸筋草苦辛气温，其性善行，走而不守，具有祛风除湿、活血通络之功；桑枝能祛风湿，通经络，利关节，性质平和，寒热痹证均可使用。两药配伍，用于治疗风湿痹痛，筋脉拘急，跌打损伤[1]。

3. 伸筋草配鸡血藤 伸筋草舒筋活络，祛风除痹；鸡血藤养血活血，舒筋活络，两药相配，既能养血活血，又能祛风除湿，有"治风先治血，血行风自灭"之妙。用于治疗年老或血虚感受风湿所致的肢体麻木不仁或关节疼痛等[1]。

二、临床研究

1. 糖尿病性周围神经病变 化瘀通络足浴方（伸筋草、透骨草、牛膝、川芎、羌活、鸡血藤各30g），上药水煎取汁2000mL，待水温在38～40℃时，浸泡患肢30min，每日1次，14次为1疗程。共治疗42例，显效20例，有效18例，无效4例，总有效率90.48%[2]。

2. 急性踝关节扭伤 消肿止痛颗粒（伸筋草30g，薄荷18g，大黄6g，海风藤45g，赤芍30g，透骨消45g），开水泡洗，2剂/天。共治疗180例，治愈

136例，显效32例，有效12例，治愈率75.6%[3]。

3. 痛风性关节炎 羌活、独活、藁本、防风、桂枝、川芎、干姜、白芍、苍术、土茯苓、虎杖、伸筋草、甘草。共治疗58例，临床治愈18例占36.21%，好转31例占53.44%，无效9例占15.529%，总有效率为84.48%[4]。

4. 神经根型颈椎病 葛根舒颈方（葛根20g，白芍20g，鸡内金20g，桑寄生15g，延胡索15g，鸡血藤15g，淫羊藿15g，安痛藤15g，伸筋草15g，杜仲15g，萆薢15g，土鳖虫10g，川芎10g，乳香10g，没药10g，全蝎4g，甘草6g）。每天1剂，水煎，早晚温服。共治疗38例，治愈15例，好转20例，无效3例，总有效率92.1%[5]。

5. 原发性膝骨性关节炎 筋骨止痛膏（花椒100g，木瓜150g，威灵仙200g，雷公藤100g，全蝎30g，桑枝150g，桂枝、当归尾各100g，川芎200g，怀牛膝100g，独活、赤芍、白芍、黄芪各100g，醋玄胡200g，丹参、路路通、麻黄、皂角刺、乳香、没药、红花、伸筋草、狗脊、杜仲各100g）。每周6天做治疗，1天休息，治疗周期为3周。共治疗30例，痊愈19例，显效7例，好转2例，无效2例，总有效率93.33%[6]。

三、药理研究

1. 抗炎作用 伸筋草总生物碱的抗炎作用呈现出剂量依赖的特征，并以中、高剂量组的模型大鼠对佐剂型关节炎的改善程度较为显著，说明伸筋草具有较好的抗炎作用[7]。伸筋草的生物碱成分能够显著减轻CFA诱导关节炎大鼠关节的肿胀，并可改善其滑膜病变[8]。

2. 抗氧化作用 伸筋草总黄酮类化合物-OH和DPPH-均有较强的清除作用，在伸筋草总黄酮质量浓度为0.0028～0.0140mg/mL范围内，随着总黄酮质量浓度的增大，对-OH和DPPH-的清除率增大，即抗氧化能力增强[9]。

3. 镇痛作用 伸筋草多糖是起镇痛作用的主要成分，有良好的外周镇痛作用和中枢镇痛作用，主要是通过热板法和扭体法观察外周镇痛作用和中枢镇痛作用[10]。

四、本草文献摘述

1.《本草拾遗》"主人久患风痹，脚膝疼冷，皮肤不仁，气力衰弱。"

2.《滇南本草》"其性走而不守，其用沉而不浮，得槟榔良。故消胸中痞满横格之气，推胃中隔宿之食，去年久腹中之坚积，消水肿。"

3.《生草药性备要》"消肿，除风湿。浸酒饮，舒筋活络。其根治气结疼痛，损伤，金疮内伤，祛痰止咳。"

4.《用药心得十讲》"舒筋活络，兼能祛风湿。对风湿痹痛而出现关节屈伸不利、筋脉拘急不易伸开等均有帮助。"

参考文献

[1] 国家药典委员会.中华人民共和国药典临床用药须知：中药饮片卷[M].2020版.北京：中国医药科技出版社，2022：480-481.

[2] 任辉.化瘀通络足浴方治疗糖尿病性周围神经病变的临床观察[C].上海：中华中医学会糖尿病分会2019全国中青年中医糖尿病论坛论文集，2019：2.

[3] 张小海.消肿止痛颗粒治疗急性踝关节扭伤180例临床观察[J].中国当代医药，2011，18（35）：104-105.

[4] 唐才东，吴琼英，曹严卓丹.中医辨证论治痛风性关节炎58例临床观察[J].四川中医，2016，34（11）：162-163.

[5] 吴贤孙，肖四旺.葛根舒颈方治疗神经根型颈椎病38例临床观察[J].湖南中医杂志，2018，34（4）：78-80.

[6] 季佳佳，李飞.自拟筋骨止痛膏治疗原发性膝骨性关节炎临床观察[J].湖北中医杂志，2021，43（3）：47-49.
[7] 张妍妍，毕悦，尹丽颖，等.伸筋草总生物碱的提取纯化与急性毒性及抗炎活性研究[J].中医药学报，2020，48（6）：14-18.
[8] 蔡卓亚，周自桂，李萍，等.伸筋草化学成分及药理作用研究进展[J].中草药，2015，46（2）：297-304.
[9] 杨申明，范树国，王振吉，等.乙醇回流法提取伸筋草总黄酮工艺及其体外抗氧化活性[J].北方园艺，2016，357（6）：116-120.
[10] 田家宝，徐德平.伸筋草多糖镇痛功效成分的分离鉴定[J].食品与机械，2021，37（3）：157-161.

制川乌 Zhichuanwu

本品为川乌的炮制加工品。

一、传统应用

【性味归经】辛、苦，热；有毒。归心、肝、肾、脾经。

4-1-11 制川乌彩图

【功效主治】祛风除湿，温经止痛。用于风寒湿痹，关节疼痛，心腹冷痛，寒疝作痛及麻醉止痛。

制川乌为生川乌经蒸或煮法炮制后而成，毒性大为降低，但药效并未明显降低。临床应用仍以祛寒止痛为主，内服仍需先煎，常用于治风寒湿痹，肢节挛痛不利；中风后口眼歪斜，语言謇涩，手足不遂；寒邪壅滞，寒疝腹痛，手足厥冷等。

【用法用量】1.5~3g，先煎，久煎。

【使用注意】孕妇慎用；不宜与半夏、瓜蒌、瓜蒌子、瓜蒌皮、天花粉、川贝母、浙贝母、平贝母、伊贝母、湖北贝母、白蔹、白及同用。

【方剂举例】

1. 风湿骨痛胶囊 [《中华人民共和国药典》（2020年版一部）]

药物组成：制川乌、制草乌、红花、木瓜、乌梅、麻黄、甘草。

功能主治：温经散寒，通络止痛。用于寒湿闭阻经络所致的痹病，症见腰脊疼痛、四肢关节冷痛；风湿性关节炎见上述证候者。

2. 活血壮筋丸 [《中华人民共和国药典》（2020年版一部）]

药物组成：制川乌、红花、血竭、乳香（去油）、没药（去油）、土鳖虫、地龙、全蝎、川牛膝、桂枝、人参。

功能主治：祛风活血，强腰壮筋。用于筋骨疼痛，周身麻木，半身不遂，口歪眼斜。

3. 骨刺消痛片 [《中华人民共和国药典》（2020年版一部）]

药物组成：制川乌、秦艽、甘草、穿山龙、制天南星、当归、制草乌、白芷、粉萆薢、薏苡仁、红花、徐长卿。

功能主治：祛风止痛。用于风湿痹阻、瘀血阻络所致的痹病，症见关节疼痛、腰腿疼痛、屈伸不利；骨性关节炎、风湿性关节炎、风湿痛见上述证候者。

4. 小活络丹（《太平圣惠方》）

药物组成：川乌、草乌、地龙、天南星、乳香、没药。

功能主治：祛风除湿，化痰通络，活血止痛。用于风寒湿痹。肢体筋脉疼痛，麻木拘挛，关节屈伸不利，疼痛游走不定，舌淡紫，苔白，脉沉弦或涩。亦治中风手足不仁，日久不愈，经络中有湿痰瘀血而见腰腿沉重，或腿臂间作痛。

【简便验方】

1. 治疗心痛彻背，背痛彻心 乌头一分（炮），赤石脂一两（一法二分），干姜一两（一法一分），附子半两（炮，一法一分），蜀椒一两（一法一分）。上五味

末之，蜜丸如梧子大。先食服一丸，日三服，不知，稍加服。(《金匮要略》乌头赤石脂丸)

2. 治疗脾寒疟疾 川乌头大者一个（炮良久，移一处，再炮，凡七处，炮满，去皮脐），为细末，作一服。用大枣七个，生姜十片，葱白七寸，水一碗，同煎至一盏。疟发前，先食枣，次温服。(《苏沈良方》七枣散)

3. 治疗久积癥癖及痃气急痛 川乌头二两（炮裂，去皮、脐），川椒一两（去目、不闭口者，微炒去汗）。上件药，捣罗为末，用鸡子白和丸，如麻子大。每服不计时候，以温酒下十丸。(《太平圣惠方》)

4. 治疗风寒湿痹，挛痛不能步握 五灵脂、川乌（炮，去皮、脐）、苍术（薄切，酒浸，干）各二两，自然铜（烧熟）一两。上为细末，水糊为丸，如梧桐子大。每服七丸，温酒下，渐加丸数，服之病除。(《普济方》乌术丸)

5. 治疗一切恶疮脓水不快者 五灵脂、川乌头（炮）、白干姜（炮）各两，全蝎五钱。上为细末，用少许掺疮口中。(《外科集验方》追毒散)

【类药辨析】

制川乌与威灵仙的鉴别应用 两药均能祛风除湿，通络止痛，为治疗风寒湿痹的常用药。但制川乌味辛苦，性热，有大毒，温里散寒作用较强，长于祛在里之寒湿，也可散在表之风邪，最善除寒湿，引经，散风邪，故常用于治疗寒湿痹证日久，关节疼痛不可屈伸、中风手足不仁、痹证筋脉挛痛；威灵仙性猛善行，能通行十二经脉，既可除在表之风，又能化在里之湿，故为治疗风湿痹痛之要药。凡风湿痹证，肢体关节麻木疼痛，不分上下，均可用之。此外，因制川乌辛热之性甚强，其性善破诸积冷毒，温里散寒止痛之功远胜他药。凡心腹冷痛、寒疝腹痛、胸痹心痛等均可用之。威灵仙通络止痛之性，治疗跌打损伤，外伤肿痛。此外，其味咸，既能软坚散结，又可消癥瘕，消除骨鲠[1]。

【配伍应用】

1. 制川乌配麻黄 制川乌味辛、苦而性热，善疏通阴寒，祛风寒湿，止痹痛；麻黄发散风寒，通调血脉。两药配伍使用，辛散宣通，表里透彻，相得益彰，用于治疗寒湿痹痛，疼痛剧烈，遇寒更甚，局部不温[1]。

2. 制川乌配羌活 制川乌辛热，善除肢节寒湿；羌活气味雄烈，善散肌腠风寒湿邪，与制川乌同用可增加疏利阴寒，开通经络，祛除表里寒湿而竟蠲痹止痛之功。用于治疗热痹，症见关节疼烦，发热，口渴，但舌苔白润，未转黄燥，脉浮未去者[1]。

3. 制川乌配当归 制川乌药性燥烈，当归药性柔润，两药配伍，逐风寒湿邪与养血活血并用，温而不燥，养而能通，刚柔相济，相辅相成，用于治疗风寒湿痹疼痛，心腹冷痛、胸痹心痛者[1]。

4. 制川乌配白附子 白附子祛风涤痰，温通经络；制川乌散寒除湿，温经止痛，合用可增加温散寒湿，通络止痛的功效。用于治疗顽痹迁延不愈，关节肿胀不仁，疼痛，屈伸不利[1]。

5. 制川乌配生石膏 制川乌辛散，疏利开通，温经止痛，解外郁之寒；生石膏辛寒，清解宣透，祛里结之热。寒热之品同用，疏通清透并施，可治表里寒热互结之痹痛，症见关节红肿热痛，舌红苔黄便干，脉有力等实热内郁之象；外寒郁遏，里热上扰，或胃火上冲所致的剧烈头痛[1]。

二、临床研究

1. 落枕 温通止痛贴（制川乌、制草乌、细辛、威灵仙、干姜、重楼、莪术、徐长卿等药研末及蓖麻油等辅料）外敷颈项部，1次/天，3天为一疗程，连续治疗2个疗程。共治疗30例，治愈19例，好转8例，总有效率90%[2]。

2. 肩关节周围炎 乌头汤（基本药物组成：制川乌9g，麻黄9g，黄芪12g，桂枝12g，葛根15g，威灵仙15g，白芍15g，当归12g，羌活9g，甘草9g）加减治疗肩关节周围炎，每日1剂，先煎制川乌30~60min，后下其余药，煎煮2次，分2次饭后温服。7天为1个疗程。3个疗程判定疗效。共治疗72例，痊愈51例，好转16例，总有效率93.06%[3]。

3. 腰椎间盘突出症 制川乌10g，淡附片15g，干姜20g，炙甘草15g，麻黄10g，蜈蚣2g，全蝎2g，酒乌梢蛇3g，细辛5g，肉桂5g。冲剂口服，早晚分服，10天为1疗程，共治疗3个疗程。共治疗50例，显效38例，有效10例，总有效率96%[4]。

4. 软组织挫伤 立舒酊（威灵仙30g，延胡索30g，制川乌30g，制草乌30g，透骨草10g，赤芍50g，桂枝30g，葛根50g，淫羊藿50g，芥子20g，川芎50g，鸡血藤30g，丹参30g，木香30g，红花20g，细辛10g，全蝎10g，海风藤20g，乳香20g，没药20g）敷贴治疗，每天用立舒酊药液10mL浸湿纱布贴敷患处，每次敷1h，每天敷2次。共治疗32例，显效19例，有效10例，总有效率90.6%[5]。

5. 类风湿关节炎 雷公藤药酒辨证治疗（由雷公藤、制川乌、制草乌、羌活、独活、当归、红花、全蝎、蜈蚣、川芎、杜仲等组成），每次服用15~50mL，日服三次，一个月为1个疗程，期间停药5~7天，可连服3个疗程。共治疗70例，完全缓解53例，显效10例，好转7例，总有效率100%[6]。

6. 偏头痛 制川乌30g，防风30g，羌活30g，川芎30g，全蝎10g，地龙10g，制南星10g，天麻10g，荆芥15g，炒僵蚕10g，煅石膏15g，炙甘草15g，随证加减。诸药研粉装入胶囊，每粒0.5g，每次服4粒，每日2次口服。以6周为1疗程，1个疗程后评价疗效。治疗组48例，痊愈12例，显效16例，有效14例，总有效率87.5%[7]。

7. 原发性痛经 肉桂、制川乌、制草乌各3g，炒小茴香、姜半夏、甘草、炒延胡索、淫羊藿各10g，吴茱萸6g，炒白芍30g。每日1剂，水煎2次，取汁400mL，混合后分2次温服。于月经前5天开始服用，以10天为1个疗程，连用3个月经周期后观察疗效。共治疗54例，痊愈16例，显效25例，有效9例，总有效率92.59%[8]。

三、药理研究

1. 抗炎作用 制川乌能明显抑制二甲苯所致小鼠耳郭肿胀，其发挥抗炎功效的最佳煎煮时间为6h，最佳给药剂量为2.4g/kg[9]。药典法蒸制川乌可通过增强肝脏Ca^{2+}-Mg^{2+}-ATP酶的活性来加快ATP的分解，从而促进机体能量代谢达到抗痛风性关节炎的效果[10]。制川乌总碱与白芍总苷、白芍多糖配伍后对风寒湿证类风湿关节炎大鼠有明显的治疗作用，可明显减轻关节的肿胀和疼痛，作用机制可能是增加中枢阿片肽的含量，抑制P物质合成和释放入血浆，调节血清细胞因子的紊乱，抑制血清免疫球蛋白的合成和分泌，减轻滑膜细胞异常亢进的分泌功能[11]。

2. 镇痛作用 制川乌对甲醛和完全弗氏佐剂（CFA）致慢性炎症性疼痛小鼠具有镇痛作用，且无耐受性；制川乌的镇痛机制主要与活化中枢强啡肽/κ阿片受体系统和抑制外周TRPV1通道活性、降低外周炎性介质释放相关，同时，有效剂量的制川乌没有产生中枢类药物普遍存在的运动活性异常和TRPV1拮抗剂易引起的体温异常升高等副作用[12]。

3. 抗心力衰竭作用 适当剂量的制川乌配伍瓜蒌的共煎液对慢性心力衰竭大鼠心肌具有保护作用，可改善慢性心衰大鼠血流动力学指标，高剂量组上调Bcl-2抑制凋亡基因的表达，提高Bcl-$2/Bax$比值[13]。

4. 抗肿瘤作用 乌头碱对人卵巢癌A2780细胞具有抑制作用，其作用机制为抑制血管内皮生长因子和低氧诱导因子1α的表达，从而激活雌激素受体β（ERβ）信号传导，另外乌头碱还显著下调了基质金属蛋白酶2（MMP2）和基质金属蛋白酶9（MMP9）的表达，在肿瘤侵袭转移中起关键性作用[14]。

5. 免疫调节作用 乌头碱可抑制系统性红斑狼疮病症的发展和改善疾病的病理性损害，能显著改善BALB/c小鼠的健康状况，降低升高的白细胞数，降低血清抗双链DNA抗体水平，明显改善肾组织病理损害，减少肾小球内免疫球蛋白（IgG）沉积[15]。

6. 毒性 大鼠灌胃给药28天后，生川乌和药典法蒸/煮制川乌显著增强大鼠CK、LDH活性，显著上升BNP水平（$P<0.01$），表明生川乌和药典法蒸/煮制川乌具有一定的心脏毒性[2]。乌头碱、苯甲酰乌头原碱、乌头原碱均有神经毒性，能引起与运动阻滞相关的弛缓性麻痹

和死亡，其中乌头碱TD_{50}、LD_{50}分别为0.3、0.4μg，苯甲酰乌头原碱分别为117、142μg，乌头原碱分别为757、862μg[16]。

四、本草文献摘述

1.《神农本草经》 "主中风，恶风洗洗出汗，除寒湿痹，咳逆上气，破积聚寒热。"

2.《名医别录》 "乌头，消胸上痰冷，食不下，心腹冷疾，脐间痛，肩胛痛不可俯仰，目中痛不可久视，又堕胎。""乌喙，主风湿，丈夫肾湿阴囊痒，寒热历节掣引腰痛，不能行步，痈肿脓结，又堕胎。"

3.《药性论》 "乌头，能治恶风憎寒，湿痹，逆气，冷痰包心，肠腹疠痛，痃癖气块，益阳事，治齿痛，主强志。""乌喙，能治男子肾气衰弱，阴汗，主疗风温（应作'寒'）湿邪痛，治寒热痈肿，岁月不消者。"

4.《珍珠囊》 "祛寒湿风痹、血痹。"

5.《医学启源》 "疗风痹半身不遂，引经药也。《主治秘要》云：其用有六：除寒疾一也；去心下坚痞二也；温养脏腑三也；治诸风四也；破积聚滞气五也；治感寒腹痛六也。"

6.《本草纲目》 "助阳退阴，功同附子而稍缓。"

7.《本经逢原》 "阴疽久不溃者，溃久疮寒，歹肉不敛者，并宜少加以通血脉。"

参考文献

[1] 国家药典委员会.中华人民共和国药典临床用药须知：中药饮片卷[M].2020版.北京：中国医药科技出版社，2022：468-471.

[2] 刘翔，陈浩，吴蜀瑶，等.温通止痛贴治疗落枕30例疗效观察[J].江西中医药，2020，51（11）：44-45.

[3] 唐小儒.乌头汤加减治疗肩关节周围炎72例[J].中医临床研究,2020,12(18):59,64.
[4] 王星宇,张建华.腰痛舒治疗腰椎间盘突出症100例临床疗效观察[J].中医药临床杂志,2018,30(2):345-347.
[5] 潘远伟,罗宗富.立舒酊治疗软组织挫伤32例疗效观察[J].湖南中医杂志,2016,32(9):80-81.
[6] 张幼玲.雷公藤药酒治疗类风湿关节炎70例[J].中国中医药现代远程教育,2015,13(2):137-138.
[7] 王树林.大追风散治疗偏头痛48例临床体会[J].中国中医急症,2009,18(8):1332-1333.
[8] 宓伟毅.二乌蠲痛饮治疗原发性痛经54例临床观察[J].浙江中医杂志,2012,47(10):729-730.
[9] 张宏,余成浩,彭成.制川乌煎煮时间和给药剂量与抗炎镇痛功效的相关性研究[J].时珍国医国药,2007(5):1025-1027.
[10] 叶协滔,钟凌云,杨明,等.不同炮制方法对川乌抗痛风性关节炎及心脏毒性作用的影响[J].中国实验方剂学杂志,2021,27(18):121-127.
[11] 李晋奇,彭成,姬洁莹.制川乌总碱与白芍总苷、白芍多糖配伍治疗类风湿性关节炎大鼠的作用机制研究[J].中国中药杂志,2009,34(22):2937-2942.
[12] 孙丹妮.制川乌对慢性炎症性疼痛小鼠的镇痛作用及机制研究[D].广州:广州中医药大学,2016.
[13] 王楚盈,张超,张琦,等.制川乌与瓜蒌相反配伍对慢性心衰大鼠血流动力学及其机制研究[J].中药新药与临床药理,2013,24(1):59-62.
[14] Wang X, Lin Y, Zheng Y.Antitumor effects of aconitine in A2780 cells via estrogen receptor β-mediated apoptosis, DNA damage and migration[J].Molecular Medicine Reports, 2020, 22(3): 2318-2328.
[15] Li X, Gu L, Yang L, et al.Aconitine: A potential novel treatment for systemic lupus erythematosus[J].Journal of Pharmacological ences, 2017, 133(3): 115-121.
[16] Li T F, Gong N, Wang Y X.Ester hydrolysis diferentially reduces aconitine-induced anti-hypersensitivity and acute neurotoxicity: involvement of spinal microglial dynorphin expression and implications for Aconitum processing[J].Front Pharmacol, 2016, 7: 367.

松节 Songjie

本品又称黄松木节、油松节、松郎头,为松科植物油松 *Pinus tabuli formis* Carr.、马尾松 *P.massoniana* Lamb.、赤松 *P.densiflora* Sieb.et Zucc.、云南松 *P.yunanensis* Lamb. 等枝干的结节。全年均可采收。

4-1-12 松节彩图

一、传统应用

【性味归经】苦、辛,温。归肝、肾经。

【功效主治】祛风燥湿,舒经通络,活血止痛。主治风寒湿痹,历节风痛,脚痹痿软,跌打伤痛。

油松节苦燥温通,长于疏通经络,行气血,利关节,祛风除湿,尤善于祛筋骨间风寒湿邪,筋骨间风湿诸病尤宜之。用于风寒湿痹,筋骨关节疼痛较剧者,或风湿搏结,气血瘀阻而致历节疼痛,骨节肿大、跌打损伤,瘀肿疼痛亦可用之。此外,牙根虫蛀或齿风而疼痛不止者,可用其祛风止痛。

【用法用量】内服:煎汤,10～15g;或浸酒、醋等。外用:适量、浸酒涂擦;或炒研末调敷。

【使用注意】阴虚血燥者慎服。

【方剂举例】

1. 强腰壮骨膏(《国家中成药标准汇

编 骨伤科分册》）

药物组成：杜仲、续断、木瓜、胡芦巴、牛膝、三七、桂枝、松节。

功能主治：补肾强腰，温经通络。用于肾虚腰痛，腰肌劳损以及陈旧性软组织损伤。

2. 川郁风寒熨剂（《国家中成药标准汇编 脑系经络肢体分册》）

药物组成：独活、苍术、郁金、细辛、川芎、川乌、白芥子、乳香、红花、薄荷、樟脑、艾叶、松节、香加皮。

功能主治：祛风散寒，活血止痛。用于风寒湿引起的腰腿痛，慢性软组织损伤。

3. 松节浸酒（《普济方》）

药物组成：松节、当归、熟地黄、列节、牛膝。

功能主治：养阴，温阳，解毒，舒筋。主治风毒脚气痹证、痿证等。

4. 松节汤（《圣济总录》）

药物组成：松节、桑根白皮、紫苏叶、甘草、槟榔。

功能主治：祛风清热利湿。主治脚气，也可治牙齿痛。

【简便验方】

1. 治疗齿风，疼痛不止 槐白皮、地骨皮各一两，松节一两（锉）上药，捣筛为散，每用五钱，以浆一（二）中盏，煎五七沸，热寒冷吐。（《太平圣惠方》槐白皮散）

2. 治疗从高坠损，恶血攻心，胸膈烦闷 黄松木节五两，细锉。用童子小便五合，醋五合，于砂盆内用慢火炒，旋滴小便并醋，以进为度，炒令干，捣细罗为散。每服以童子热小便调下二钱，日三四服。（《太平圣惠方》松节散）

3. 治疗大骨节病 松节 7.5kg，蘑菇 0.75kg，红花 0.5kg，加水 50kg，煮沸至 25kg，滤过加白酒 5kg。每次服 20mL，每日两次。（《陕甘宁青中草药选》）

4. 治疗百节风虚，脚痹疼痛松 松节十斤（锤碎，以水一石煮取五斗，去滓），糯米五斗（炊熟），细取五斤（捣碎）。上三味拌合，入瓮密封，三七日开，取酒。可温饮一盏，日三。（《太平圣惠方》松节酒）

5. 治疗脚转筋疼痛挛急 松节一两（细锉如米粒），乳香一钱。上件药用银石器内，慢火炒令焦，只留一二分性，出火毒，研细。每服一钱至二钱，热木瓜酒调下。（《孙上药方》）

【类药辨析】

松节与海风藤的鉴别应用 松节与海风藤均具有祛风湿、通经络、止痹痛的功效，但松节为多种松树的枝干结节，海风藤为胡椒科植物风藤的干燥藤茎；二者不仅来源不同，性味归经也不同，松节味苦、辛，性温。归肝、肾经。祛风燥湿，舒经通络，活血止痛。主治风寒湿痹，历节风痛，脚痹痿软，跌打伤痛。海风藤味辛、苦，性微温。归肝经。松节较之海风藤，药性更偏温热，故多用于寒湿痹偏胜之痹证，而海风藤则偏于祛风除湿，多用于风湿偏胜之痹证[1]。

【配伍应用】

1. 油松节配牛膝 油松节苦燥温通，祛风湿，通经止痛，尤善祛筋骨间风寒湿邪；牛膝补肝肾，强腰膝。两药配伍，攻补兼施。用于治疗膝关节寒湿疼痛者[1]。

2. 油松节配天仙藤 油松节能祛风燥湿，善治关节风湿肿痛；天仙藤活血通络，化湿消肿。两药合用，可增强行气活血、消肿止痛之功。用于治疗关节僵硬，屈伸不利[1]。

二、临床研究

1. 肩关节炎　药物组成：羌活10g、桑枝20g、松节15g、伸筋草15g、桂枝10g、秦艽10g、姜黄10g、威灵仙15g、海桐皮10g、当归10g、川芎10g、鸡血藤15g、赤芍15g、白芍15g、甘草5g。加减法：热甚者，去黄芪、桂枝、川芎，加石膏、知母；寒甚者，加川乌、草乌、北细辛；痰湿盛者，去白芍，加苍术、薏苡仁、白芥、法半夏；痛甚者，加五灵脂、乳香、没药；阴血亏损者，加熟地黄、黄精、枸杞子、鹿筋，去赤芍、川芎、姜黄、桂枝、海桐皮；有外伤者，加红花、三七。煎服法：每剂加水1000mL，浸泡30min，文火煎至500mL，滤液，再加水500mL，文火煎至250mL，将两次滤液混匀，每次口服250mL，每日1剂，分3次服。剩下药渣，入锅微炒，加适当白酒，用布包好，热敷肩部。15天为1个疗程，一般1~2个疗程。经治疗106例，痊愈81例，显效20例，好转5例，总有效率100%[2]。

2. 妇女风湿性关节炎　四物汤加味：当归、生地黄、白芍、伸筋草、寻骨风、葛根、透骨草、萆薢各15g，独活、灵仙、川牛膝各12g，川芎、桂枝、松节、红花、秦艽、党参各10g，地龙、没药、制川草乌各9g，乳香、甘草各6g。开水煎服（制川草乌剂量先从小剂量逐渐加大并开水文火先煎2h，然后下其他药），每日1剂，早、晚分服。15天为1疗程。经治疗42例，痊愈38例，显效2例，无效2例，总有效率95.3%[3]。

三、药理研究

抗炎作用：松节方醇提物（SJF）能显著降低RA大鼠关节液Lck、Fyn、ZAP70、CD45水平，同时明显下调滑膜组织Lck、Fyn、ZAP70、CD45的表达。提示SJF抑制RA大鼠的机制可能是通过抑制异常激活的TCR信号通路酪氨酸激酶及磷酸酶相关分子的表达来调控其下游的各级信号通路转导功能，达到抗炎作用[4]。

四、本草文献摘述

1.《名医别录》"主百节久风，风虚，脚痹疼痛。"

2.《日华子本草》"治脚软，骨节风。"

3.《滇南本草》"行经络，治痰火，筋骨疼痛，湿痹痿软，强筋舒骨。"

4.《本草再新》"清火燥湿，利关节，通血脉。"

5.《分类草药性》"治鹤膝风，通气和血。"

参考文献

[1] 国家药典委员会. 中华人民共和国药典临床用药须知：中药饮片卷[M].2020版. 北京：中国医药科技出版社，2022：238.

[2] 郭绪常，杨铁山. 肩痹汤治疗肩关节周围炎106例[J]. 湖南中医杂志，2002，18（1）：17-18.

[3] 高育民. 四物汤加味治疗妇女风湿性关节炎42例[J]. 陕西中医，2004，25（12）：1095-1096.

[4] 莫宗成，李恒华，黄文涛，等. 松节方醇提物对类风湿关节炎模型大鼠T细胞抗原受体信号通路相关分子表达的影响[J]. 中草药，2020，51（2）：406-411.

松针 Songzhen

本品又称猪鬃松叶、松毛等，为松科油松 *Pinus tabuliformis* Carr.、马尾松 *Pinus massoniana* Lamb.、云南松 *Pinus yunnanensis*

4-1-13 松针彩图

Franch. 等的叶。

一、传统应用

【性味归经】苦，温。归心、脾经。

【功效主治】祛风燥湿，杀虫，止痒。治风湿痿痹，跌打损伤，失眠，浮肿，湿疮，疥癣。并能防治流脑，流感，钩虫病。

【用法用量】9～15g，鲜品50～100g；外用适量，水煎洗患处。

【使用注意】阴血虚而内燥者慎用。孕妇、儿童慎用。

【方剂举例】

1. 脑宁糖浆（《国家中成药标准汇编内科心系分册》）

药物组成：鲜松针、灵芝、大枣、蔗糖。

功能主治：补益气血，养心安神。用于心神不宁所致的失眠，心烦，焦虑。

2. 涂顶膏（《太平圣惠方》）

药物组成：松叶、柏叶、泽兰、白术、防风、乌喙、莽草、石楠、细辛、皂荚、续断、辛夷、猪脂。

功能主治：祛风，解毒，润肤。用于头发脱落、头风痒、白屑。

3. 千金生发膏（《备急千金要方》）

药物组成：松叶、石楠、松膏、马髻膏、猪脂、蔓荆子、附子、细辛、续断、皂荚、泽兰、零陵香、防风、杏仁、藿香、白芷、莽草、熊脂。

功能主治：祛风胜湿，芳香辟秽，活血通经。用于头风痒白屑及脱发，并能泽发。

4. 愈风药酒（《农家食疗方》）

药物组成：陈海蜇、黑豆、嫩桑枝、松针、低度白酒。

功能主治：宣通气血，祛风活络。食疗用于风湿性关节炎，血瘀疼痛，血热头痛。

【简便验方】

1. 治疗头风头痛 生鲜松毛四两，捣烂，焙燥，浸酒，时时饮之；其渣取出，贴顶门，用布裹头三日。（《方脉正宗》）

2. 治疗中风面目相引口偏僻，牙车急，舌不可转 青松叶一斤，捣令汁出，清酒一斗渍二宿，近火一宿，初服半升，渐至一升，头面汗出即止。（《千金要方》）

3. 治疗历节风 松叶三十斤，酒二石五斗，渍三七日，服一合，日服五六度。（《千金要方》）

4. 治疗跌打损伤，扭伤，皮肤瘙痒症，漆疮，湿疹 鲜松叶煎汤熏洗，连洗数次。（《浙江民间常用草药》）

5. 治疗风湿顽癣 松毛（炒黑）一两，轻粉、樟脑各三钱。湿则干掺，燥则用油调搽，如痒极者，以米醋调敷。并治冻疮。（《外科正宗》）

6. 治疗大风癞疮，并历节风痛，脚弱痿痹 松毛取生新者捣烂焙燥，每用松毛二两，枸杞子二两，浸酒饮，时时服，不得大醉，久服效。（《外科正宗》）

【类药辨析】

松针与松节的鉴别应用 松针与松节均祛风。前者宜治风湿所致的风湿痹证较轻者；后者宜治风湿所致的风湿痹证较重者[1]。

【配伍应用】

1. 松针配桑枝 两药升多降少，都有祛风活络之功。但松针善行经络，搜风邪；桑枝偏走肢节，并利湿。两药配伍，则能祛风利湿，活络止痛。用于风湿痹之关节痛，以及颈肩疼痛等症[1]。

2. 松针配土茯苓 两药都有祛湿作用。松针苦、温，偏燥湿，且祛风邪，止痒；土茯苓甘、淡、平，偏于利湿，并解毒疗疮。两药相配，共奏祛风解毒、除湿泄浊、疗疮止痒之功。用于湿热或湿毒夹风邪，郁滞肌肤，营卫不和，气血不畅所致的皮肤湿疹、湿毒疮、奶癣等[1]。

二、临床研究

1. 糖尿病肾病 对照组给予少糖、少动物蛋白、控制血糖在7.0mmol/L、应用卡托普利片、美托洛尔、辛伐他汀片、复方α-酮酸片，口服，观察组在对照组基础上加松叶消渴方合真武汤处方组成：松叶15g，黄芪20g，茯苓15g，白术10g，山药20g，生地黄15g，天花粉20g，玄参15g，莲子须30g，枸杞子15g，菟丝子15g，葛根15g，炮附子6g，生姜15g，白芍10g，红花6g，丹参15g，加减治疗，1个月为1个疗程。共治疗63例，显效45例，有效15例，无效3例，总有效率95.1%[2]。

2. 软组织损伤 松叶搽剂组成：樟子松叶、三七、血竭、红花、五加皮、千年健、冰片等，一次用5～8mL，局部搽用，共治疗235例，显效189例，有效40例，无效6例，总有效率97.9%[3]。

3. 急性关节扭伤 新鲜马尾松叶300g、榕树须300g，以清水洗净后放入5000～8000mL水中，煮沸15min后，用以熏蒸患处，用略湿的毛巾覆盖患处上方，罩住蒸汽。待药液温度降至适宜后再用以洗敷患处。每次熏洗30～40min，每日2次。共治疗11例，痊愈11例，总有效率100%[4]。

4. 风寒痹症 采摘新鲜松叶适量，用清水洗净控干水分，拌入米醋（醋的用量以不滴水为宜）用纱布包好放入瓷盆或盘中上锅蒸热，取出趁热熏蒸患处，上覆盖一小棉絮保持温度，微出汗。按上述方法每日施术1～2次，7天为1个疗程。共治疗36例，痊愈23例，好转13例，总有效率100%[5]。

三、药理研究

1. 抗氧化作用 马尾松松针挥发油具有较强的抗氧化活性，DPPH自由基、ABTS［2,2-联氮-二（3-乙基-苯并噻唑-6-磺酸）二铵盐］自由基、超氧阴离子自由基的清除能力以及总还原力随挥发油质量浓度的增加而增强，DPPH自由基、ABTS自由基、超氧阴离子自由基的半数清除率IC50值分别为5.16、5.47、4.34mg/mL[6]；马尾松针提取物可能通过激活Nrf2-ARE信号通路，改善氧化应激水平，从而促进AGA（雄激素性脱发）小鼠毛发的生长[7]；松针粗多糖对羟基自由基（·OH）和1,1-二苯基-2-三硝基苯肼自由基（DPPH·）的清除能力远高于纯化多糖，呈现出良好的量效关系[8]。

2. 抗菌作用 松针水、乙醇、醋酸乙酯提取物对金黄色葡萄球菌、藤黄微球菌、肠球菌、耐药大肠埃希菌、志贺菌属、沙门菌、须癣毛样菌、石膏样小孢子菌、犬小孢子菌均有很好的抑制效果，尤其对革兰阳性菌及3种皮肤癣致病真菌有较强的抵抗活性[9]；华山松和华南五针松松针正己烷提取物对革兰阴性菌黏质沙雷菌的生长有显著抑制作用，MIC为0.1mg/mL[10]。

3. 抗病毒作用 松针可抑制呼吸道合胞病毒感染小鼠肺组织中TLR3及TLR4蛋白的表达，可能为其发挥免疫调节作用的机制之一[11]；松针中的二氯甲烷提取物可以在体外和小鼠模型中降低人乳头状瘤病毒（human papilloma virus，HPV）活性，推测松针二氯甲烷提取物可开发为预防HPV感染的药物[12]。

4. 调节血糖作用 给小鼠连续灌胃松针提取物，发现对正常小鼠的血糖水平无明显影响，但可降低由肾上腺素和四氧嘧啶引起的高血糖小鼠的血糖，且呈现良好的剂量依赖性[13]；松针原花青素是一种可逆的非竞争型 α- 葡萄糖苷酶抑制剂，其能够抑制 α- 葡萄糖苷酶对底物的催化，使其催化活性降低，从而达到降血糖的目的[14]。

5. 调节血脂作用 松针提取物 10.0、5.0、2.5g/kg 均能显著降低高尿酸血症大鼠血清中血清 SUA、SCR、BUN、ALT、TC、LDL-c 水平，降低血清和肝组织 XOD、ADA 活性，升高肝组织 HGPRT 活性，并且升高 UUA、UCR、UV、24hUUA、FEUA、CUr、CCr，说明松针提取物能有效降低 HUA（高尿酸血症）大鼠尿酸的生成并促进其排泄，且具有保肝、调血脂的功能[15]；马尾松松针多糖能显著提高高脂饮食诱导小鼠的血清脂质水平，包括总胆固醇、三酰甘油、低密度脂蛋白胆固醇和高密度脂蛋白胆固醇，并且提高总抗氧化能力及抗氧化酶水平，说明马尾松松针多糖可用于提高抗氧化能力和改善高脂血症[16]。

6. 抗肿瘤作用 不同雪松松针总黄酮剂量组对人宫颈癌 HeLa 细胞株、人胃癌 MKN45 细胞株、人肺癌 A549 细胞株、人肝癌 Hep G2 细胞株及人胶质瘤 SHG44 细胞株 5 种肿瘤细胞均有一定抑制作用，其中对 Hep G2 细胞抑制作用最为显著[17]；雪松松针总皂苷对人肺癌 A549 细胞、Hep G2 细胞和人胃癌 MKN45 细胞的增殖均有较强的抑制作用，其中对 A549 细胞抑制作用最显[18]。

四、本草文献摘述

1.《**名医别录**》"主风湿疮，生毛发，安五脏。"
2.《**日华子本草**》"冻疮、风湿疮。"
3.《**本草纲目**》"去风痛脚痹，杀米虫。"
4.《**本草汇言**》"松毛，祛风湿，疗癣癞恶疮之药也。性燥质利，炒黑善去风湿，顽癣湿烂，浸渍不干，并敷冬月冻疮。生取捣烂作丸，能治大风癫疾，或历节风痛，或脚气痿痹，或头风头痛等证。以上数病，凡关风湿致患者相宜，倘因血虚风燥致病者禁用之。"
5.《**生草药性备要**》"杀兹，干水，止痒，埋口（合疮口），洗痔疮，治兹疥。"

参考文献

[1] 徐南树. 中药临床应用大全 [M]. 石家庄：河北科学技术出版社，1999：210-211.

[2] 郑镇雄，郑元裕，林春光，等. 松叶消渴方合真武汤治疗糖尿病肾病临床观察 [J]. 中国医药科学，2015，5（15）：61-63，73.

[3] 王学军，赵秀英，刘环清，等. 松叶搽剂治疗软组织损伤 235 例 [J]. 中医药学报，1996（5）：27.

[4] 朱节云. 松叶榕须煎液熏洗治疗急性关节扭伤 11 例 [J]. 中国民间疗法，2001（10）：34.

[5] 田由兰. 松叶蒸熨治疗风寒痹证 [J]. 中医药学报，1999（5）：24.

[6] 胡文杰，李阁，李冠喜，等. 马尾松松针挥发油化学成分及抗氧化活性研究 [J]. 中国粮油学报，2018，33（12）：42-48.

[7] 朱红柳，魏跃钢，闵仲生，等. 马尾松针提取物调控 Nrf2-ARE 通路治疗雄激素性脱发的研究 [J]. 南京中医药大学学报，2022，38（2）：129-135.

[8] 周思杰，张智红，段久芳，等. 雪松松针多糖超声波酶法提取及其抗氧化性 [J]. 天然产物研究与开发，2019，31（2）：284-291.

[9] 王经洋，李姝，杨小帆，等. 松针提取物抑

制病原菌作用研究及成分分析 [J]. 时珍国医国药，2015，26（2）：275-277.

[10] Shpatov A V, Frolova T S, Popov S A, et al.Lipophilic Metabolites from Five-Needle Pines, Pinus armandii and Pinus kwangtungensis, Exhibiting Antibacterial Activity[J].Chem Biodivers，2020，17（8）：e2000201.

[11] 王杰，张文斌，牟界，等．松针对呼吸道合胞病毒感染小鼠肺组织TLR3、TLR4表达的影响 [J]. 世界中医药，2015，10（1）：86-88.

[12] Lee H J, Park M, Choi H, et al.Pine Needle Extract Applicable to Topical Treatment for the Prevention of Human Papillomavirus Infection[J].J Microbiol Biotechnol，2021，31（1）：137-143.

[13] 王春梅，王海莉，李贺，等．松针提取物降糖作用的实验研究 [J]. 北华大学学报（自然科学版），2007（2）：121-123.

[14] 周俊华，胡景初，滕红，等．松针原花青素的提取及其降血糖作用研究 [J]. 中国处方药，2014，12（9）：122-123.

[15] 方颖莹，金凯祎，庞敏霞，等．松叶提取物对"过食膏粱厚味"型高尿酸血症大鼠尿酸生成排泄、肝功能及血脂水平的影响 [J]. 中国现代应用药学，2018，35（10）：1482-1488.

[16] Chu L, Yang L, Lin L, et al.Chemical composition, antioxidant activities of polysaccharide from Pine needle（Pinus massoniana）and hypolipidemic effect in high-fat diet-induced mice[J].Int J Biol Macromol，2019，125：445-452.

[17] 郝凯华，胡鹏斌，韩宇，等．雪松松针总黄酮的体外抗肿瘤作用 [J]. 中国老年学杂志，2018，38（5）：1223-1225.

[18] 李师，雷艳萍，石晓峰，等．雪松松针总皂苷的超声提取工艺优选及体外抗肿瘤活性研究 [J]. 中国药房，2016，27（31）：4406-4410.

威灵仙 Weilingxian

本品又称为铁脚威灵仙、黑脚威灵仙、老虎须、黑须公，为毛茛科植物威灵仙 Clematis chinensis Osbeck、棉团铁线莲 Clematis hexapetala Pall. 或东北铁线莲 Clematis manshurica Rupr. 的干燥根及根茎。

4-1-14 威灵仙彩图

一、传统应用

【性味归经】辛、咸，温。归膀胱经。

【功效主治】祛风湿，通经络。用于风湿痹痛，肢体麻木，筋脉拘挛，屈伸不利。

【用法用量】内服：煎汤，6～10g；浸酒或入丸、散。外用：捣敷。

【使用注意】威灵仙辛散走窜，气血虚弱者慎服。偶有过敏反应，原白头翁素易聚合成白头翁素，为威灵仙的有毒成分，服用过量可引起中毒。

【方剂举例】

1. 祛风止痛片[《中华人民共和国药典》（2020年版一部）]

药物组成：老鹳草、槲寄生、续断、威灵仙、独活、制草乌、红花。

功能主治：祛风寒，补肝肾，壮筋骨。用于风寒湿邪闭阻、肝肾亏虚所致的痹病，症见关节肿胀、腰膝疼痛、四肢麻木。

2. 威灵仙散（《太平圣惠方》）

药物组成：威灵仙、独活、羚羊角屑、麦冬、桂心、赤茯苓、防风、细辛、麻黄、五加皮、薏苡仁。

功能主治：祛风除湿，清热息风。主治中风。身如角弓反张，言语謇涩，心神烦乱。

3. 威灵丸（《普济方》）

药物组成：威灵仙、枳壳、槟榔、木香。

功能主治：行气通络，消肿止痛。用于干湿脚气，浮肿过膝，行步艰难。

4. 威灵仙方（《太平圣惠方》）

药物组成：威灵仙、牵牛子、陈皮、吴茱萸、槟榔、木香。

功能主治：祛风除湿，通络止痛。用于腰脚疼痛，经年不愈。

【简便验方】

1. 治疗诸骨鲠咽 威灵仙、砂仁、砂糖，煎服。（《本草纲目》）

2. 治疗大肠久冷 威灵仙蜜丸桐子大，于一更内，生姜汤下十丸至二十丸。（《经验方》）

3. 治疗腰脚痛 威灵仙为末，空心温酒调下钱匕，逐日以微利为度。（《千金要方》）

4. 治疗破伤风病 威灵仙半两，独头蒜一个，香油一钱。同捣烂，热酒冲服。汗出即愈。（《集简方》）

5. 治疗食管癌 取威灵仙、鲜荷叶各30g，加食醋30mL，煎汤饮用，对消除吞咽困难、痰涎壅盛等症状有一定疗效。需说明的是，威灵仙有较强的走散力，气血亏虚者忌用。（《中国中医药报》）

【类药辨析】

威灵仙与独活的鉴别应用 二者都能祛风除湿，通络止痛，治疗风湿痹证，关节不利，肢体麻木等，均为治疗风湿痹痛的要药。但威灵仙性猛善行，能通行十二经，凡风湿痹证，无问上下新久，皆可应用；独活性善下行，尤宜用于风寒湿痹下半身酸重疼痛者，另外独活味辛苦，能解表散寒，又有燥湿作用，用于治风寒湿邪外感，恶寒发热，无汗身重痛等；其入肾经而散少阴伏风，用于头痛见风加重之伏风头痛等。[1]

【配伍应用】

1. 威灵仙配羌活 二药都有祛风除湿止痛之功，但威灵仙性急善走，通达经络力较强；羌活表散风湿力强。二者配伍应用，可增强除风湿、通经络、止痹痛之疗效，对于痹病关节疼痛，尤以上半身痹痛者多相伍为用。[1]

2. 威灵仙配桑寄生 威灵仙能通十二经络，为祛风湿药中善走而不守者，能祛风湿，通经络；桑寄生补肝肾，强筋骨，养血润筋。两药合用，宣导与补益并举，祛风湿，养气血，走中有守，守中有行，补养而不致留滞，宣导而不致走窜太过，故对于素体气血不足而罹患风湿痹痛者可择而用之[1]。

3. 威灵仙配防己 威灵仙辛温，专入足太阳膀胱经，善通经络而止痹痛；防己苦、寒，归膀胱与肺二经，有祛风止痛、利水消肿之功，其苦能燥湿，寒可清热，二者相须为用，可增除湿通络之力，风湿去而络痹通，于风湿痹痛、关节不利，以及下肢水肿疼痛等尤为适用[1]。

4. 威灵仙配苍术 二者均有祛风湿、止痹痛之功，威灵仙长于通经活络止痹痛，苍术长于发散寒湿，健脾燥湿。两药相配，既能发散在表之寒湿，又能通经络，止痹痛，用于治疗风湿或寒湿郁滞所致的关节疼痛、腰痛[1]。

二、临床研究

1. 反流性咽喉炎 威灵仙30g、金银花15g、冬凌草15g、浙贝母15g、玄参20g、桔梗8g、茯苓15g、木蝴蝶5g、蝉蜕5g、甘草5g、香附12g、紫苏梗10g、山豆根6g、金果榄10g、白僵蚕10g等，加冷水浸泡30min，水量超过药物2～5cm，武火煮沸后，用文火煎

15～20min，共煎两次，混合约为400mL，浓度为75mg/mL（以威灵仙药材计）。分2次温服，每日1剂，疗程4周。联合给予多潘立酮10mg，口服，1日3次；奥美拉唑20mg，口服，1日2次，均为饭后服用。共治疗66例，显效51例，有效7例，总有效率87.9%[2]。

2. 膝骨性关节炎 威灵仙浸膏（威灵仙500g，当归250g，川乌100g，透骨草250g，红花100g，海桐皮250g，伸筋草、艾叶、川牛膝、草乌各100g，木瓜250g，防风100g，桂枝250g）碾成粉末，加凡士林及少许香油调成糊状。均匀涂抹在无菌纱布上，覆盖于膝部并用弹性绷带包扎，TDP（特定电磁波烤灯）照射20min。联合温针灸疗，共治疗61例，临床痊愈27例，显效22例，有效10例，显效率80.33%[3]。

3. 坐骨神经痛 复方灵仙药酒（威灵仙10g，麻黄10g，桂枝10g，荆芥10g，防风10g，当归10g，续断10g，秦艽10g，桃仁10g，红花10g，川芎10g，木瓜10g，怀牛膝10g，鸡血藤10g，乌梢蛇10g，僵蚕10g，全蝎10g，蜈蚣10g）。药材饮片加酒1000mL，装瓶中密封，每天搅拌2次，1周后每天搅拌1次，共浸渍30天，取上清液，压榨药渣，榨出液与上清液合并滤清，灌装即得。每日3次，每次20～30mL。共治疗80例，治愈19例，显效39例，好转19例，总有效率96.25%[4]。

三、药理研究

1. 抗炎镇痛作用 威灵仙提取物一定程度上减少冰乙酸所致小鼠扭体的扭体频率，明显延长小鼠热板舔足时间，有效抑制组胺引起的回肠收缩现象，明显缓解二甲苯所致小鼠耳肿胀及蛋清诱导所致的大鼠足趾肿胀[5]。威灵仙中的三萜皂苷clematochinenosides A、C～G对环氧合酶-1（COX-1）和COX-2表现出抑制作用，IC_{50}为5.9～9.0μM[6]。威灵仙水煎液通过降低大鼠血清中炎症因子IL-1β、TNF-α水平来改善关节肿胀及屈伸不利的症状[7]。

2. 抗菌作用 威灵仙具有广谱抗菌的作用，其白头翁素对葡萄球菌、链球菌、白喉杆菌的抑菌浓度为1:12500，对结核分枝杆菌为1:50000，对大肠埃希菌也有类似抑制作用，对革兰阴性菌有效，与链霉素有协调作用，且有显著杀真菌作用[8]。

3. 抗肿瘤作用 威灵仙总皂苷可显著抑制小鼠移植性肉瘤S180、肝癌腹水型HepA和白血病腹水型P388肿瘤，可以使G_0～G_1期细胞增多，G_2～M期细胞减少，癌细胞凋亡率与用药剂量呈正相关趋势[9]。从东北铁线莲根和根茎中分离得到的mandshunosides C～E对2种人类结肠癌细胞HT-29（IC_{50}分别为2.8、0.6、2.7μM）和HCT-116（IC_{50}分别为3、0.9、4.2μM）有明显抑制作用[10]。

4. 利胆作用 威灵仙醇提物和水煎液均能促进大鼠胆汁分泌，威灵仙醇提物可使犬体内胆红素和胆总管灌流量增加，并可以使胆总括约肌松弛，利胆作用发生快速[11]。还可通过降低血清胆固醇浓度预防胆结石的形成[12]。

5. 保护软骨作用 威灵仙注射液能够降低骨关节炎动物关节液与体外培养软骨细胞分泌IL-1β的水平，表明威灵仙注射液可以通过抑制IL-1β的水平对骨关节炎起防治作用[13]。威灵仙皂苷成分可减少由碘乙酸钠引起的软骨损伤和蛋白聚糖降解，同时可以阻止硝普酸钠和碘乙酸钠诱导的兔软骨损伤[14]。

6. 解痉作用 威灵仙注射液能直接松弛豚鼠离体回肠平滑肌，并对抗组胺和乙酰胆碱引起的回肠收缩反应[15]。

7. 对泌尿系统的作用 威灵仙95%乙醇提取物能明显降低糖尿病模型大鼠血清尿素氮、尿白蛋白、尿白蛋白排泄率、肾肥大指数和空腹血糖的水平（$P<0.05$），降低肾脏MDA的含量（$P<0.05$），同时显著减轻了糖尿病大鼠肾小球基膜和肾小管增厚和膨胀的程度，结果表明威灵仙95%乙醇提取物对糖尿病、肾病引起的肾损伤有显著的抑制作用[16]。

四、本草文献摘述

1.《本草经疏》 "威灵仙，主诸风，而为风药之宣导善走者也。"

2.《本草纲目》 "威灵仙，气温，味微辛咸。辛泄气，咸泄水，故风湿痰饮病，气壮者服之有捷效，其性大抵疏利，久服恐损真气，气弱者亦不可服之。"

3.《本草正义》 "威灵仙，以走串消克为能事，积湿停痰，血凝气滞，诸实宜之。"

4.《药品化义》 "灵仙，性猛急，盖走而不守，宣通十二经络。"

5.《海上集验方》 "威灵仙，祛众风，通十二经脉，疏宣五脏冷脓宿水变病，微利不渴。人服此，四肢轻健，手足温暖，并得清凉。"

参考文献

[1] 国家药典委员会. 中华人民共和国药典临床用药须知：中药饮片卷 [M].2020版. 北京：中国医药科技出版社，2022：463-465.

[2] 金杨君，金朝阳，金银芝. 中西结合治疗反流性咽喉炎126例的临床疗效 [J]. 中国临床药理学杂志，2015, 31（7）：498-500.

[3] 敖金波，郭俐宏，吴松. 温针灸疗配合外敷自制威灵仙浸膏治疗膝骨性关节炎临床研究 [J]. 针灸临床杂志，2017, 33（6）：25-29.

[4] 罗福田，张南方. 复方灵仙药酒治疗坐骨神经痛80例临床观察 [J]. 吉林中医药，2013, 33（6）：600-601.

[5] 甘露，任振堃，叶彤，等. 威灵仙不同提取物的抗炎、镇痛、平痉作用 [J]. 华西药学杂志，2020, 35（2）：179-182.

[6] Fu Q, Zan K, Zhao M, et al.Triterpene saponins from Clematis chinensis and their potential anti-inflammatory activity[J].Journal of Natural Products, 2010, 73（7）：1234.

[7] 于舒雁，魏荣锐，苗明三. 不同品种威灵仙水煎液外用对大鼠痔疮、佐剂性关节炎模型的影响 [J]. 中国现代应用药学，2014, 31（4）：391-397.

[8] 邹承淑，邵济钧，苏冬梅，等. 青岛崂山地区72种中药抗菌作用的研究 [J]. 青岛医学院学报，1990（1）：45-49.

[9] 赵英，余春粉，张桂英，等. 威灵仙总皂苷抗肿瘤作用及其对癌细胞增殖周期的影响 [J]. 时珍国医国药，2010, 21（8）：1908-1909.

[10] Li L, Gou M L, He Y X.Mandshunosides C–E from the roots and rhizomes of Clematis mandshurica[J].Phytochemistry Letters, 2013, 6（4）：570-574.

[11] 耿宝琴，雍定国，顾刚果，等. 威灵仙对胆道系统作用的实验研究 [J]. 中药通报，1985（9）：39-41.

[12] 徐继红，耿宝琴，雍定国. 威灵仙预防胆结石的实验研究 [J]. 浙江医科大学学报，1996（4）：160-161.

[13] 陈飞雁，顾湘杰，钟明康，等. 威灵仙注射液对骨关节炎关节液与软骨白介素-1水平的影响 [J]. 中国矫形外科杂志，2004（7）：43-45.

[14] Wu W J, Xu X X, Dai Y.et al.Therapeutic effect of the saponin fraction from Clematis chinensis Osbeck roots on osteoarthritis induced by monosodium iodoacetate through protecting articular cartilage[J].Phytotherapy research：PTR, 2010, 24（4）：538-546.

[15] 章蕴毅，张宏伟，李佩芬，等. 威灵仙

的解痉抗炎镇痛作用[J].中成药,2001(11):30-33.

[16] 邹新蓉,王长江,王小琴.威灵仙提取物对糖尿病肾病大鼠的作用[J].中国实验方剂学杂志,2015,21(16):152-156.

独活 Duhuo

本品又称为香独活、肉独活、川独活、资丘独活,为伞形科植物重齿毛当归 Angelica pubescens Maxim.f.biserrata Shan et Yuan 的干燥根。

4-1-15 独活彩图

一、传统应用

【性味归经】辛、苦,微温。归肾、膀胱经。

【功效主治】祛风除湿,通痹止痛。用于风寒湿痹,腰膝酸痛,少阴伏风头痛,风寒挟湿头痛。

【用法用量】内服:煎汤,3~10g;浸酒或入丸、散。外用:煎水洗。

【使用注意】阴虚血燥者慎服。内服量不宜过大,过量时对胃肠道有刺激作用。

【方剂举例】

1.独活寄生合剂[《中华人民共和国药典》(2020年版一部)]

药物组成:独活、桑寄生、秦艽、防风、细辛、当归、白芍、川芎、熟地黄、杜仲(盐炙)、川牛膝、党参、茯苓、甘草、桂枝。

功能主治:养血舒筋,祛风除湿,补益肝肾。用于风寒湿闭阻、肝肾两亏、气血不足所致的痹病,症见腰膝冷痛、屈伸不利。

2.祛风止痛胶囊[《中华人民共和国药典》(2020年版一部)]

药物组成:老鹳草、槲寄生、续断、威灵仙、独活、制草乌、红花。

功能主治:祛风寒,补肝肾,壮筋骨。用于风寒湿邪闭阻、肝肾亏虚所致的痹病,症见关节肿胀、腰膝疼痛、四肢麻木。

3.独活寄生汤(《备急千金要方》)

药物组成:独活、桑寄生、杜仲、牛膝、细辛、秦艽、茯苓、桂心、防风、川芎、人参、甘草、当归、芍药、干地黄。

功能主治:祛风湿,止痹痛,益肝肾,补气血。用于治疗痹症日久,肝肾两虚,气血不足证。腰膝疼痛,肢节屈伸不利,或麻木不仁,畏寒喜温,心悸气短,舌淡苔白,脉细弱。

4.独活细辛汤(《症因脉治》)

药物组成:独活、细辛、川芎、秦艽、生地黄、羌活、防风、甘草。

功能主治:祛风散寒,温经止痛。用于外感头痛,邪在少阴,头痛痛连颊部。

【简便验方】

1.治疗风齿疼,颊肿 独活酒煮热含之。《千金要方》

2.治疗历节风痛 独活、羌活、松节等份,用酒煮过,每日空心饮一杯。(《外台秘要》)

3.治疗中风不语 独活一两,锉,酒二升,煎一升,大豆五合,炒有声,将药酒热投,盖良久,温服三合,未差再服。(《经验后方》)

4.治疗产后中风,脉弦涩者 独活三钱,当归三钱,水、酒各半煎,去渣温服。(《徐大椿医书全集》)

【类药辨析】

独活与羌活的鉴别应用 均能祛风湿,止痹痛,解表,以治风寒湿痹,风寒挟湿表证,头痛等。但羌活性较燥烈,发散力强,主散肌表游风及寒湿而通利关节止痛，主治上半身风寒湿痹、太阳经（后脑）头痛及项背痛；独活性较缓和，发散力较羌活弱，主散在里之伏风及寒湿而通利关节止痛，主治腰以下风寒湿痹及少阴伏风头痛。若风寒湿痹，一身尽痛，两者常配伍应用[1]。

【配伍应用】

1. 独活配桑寄生 独活搜风祛湿而通痹，尤善除肾经伏风；桑寄生补益肝肾，祛风通络，养血润筋。二药合用，有祛风除湿、通痹止痛之功，并入足少阴肾经，益肾而壮筋骨。用于治疗肝肾不足或风湿侵袭经络之腰膝酸痛，关节屈伸不利，足软麻木，步履维艰等[1]。

2. 独活配细辛 独活祛肾经伏风而除湿，通络止痛走气分；细辛散肾经风寒而使之外达。两药相配有散寒、祛湿邪、通痹止痛的功效。用于治疗风寒外邪伏于少阴之头痛，痛连齿颊，遇风更甚，顽固不愈；风寒湿痹腰痛，脊强而冷，下肢痹痛[1]。

3. 独活配羌活 羌活行上焦而理上，长于祛风寒，能直上巅顶，横行肢臂；独活行下焦而理下，长于祛风湿，能通行气血，疏导腰膝，下行腿足。二药配伍，一上一下，直通足太阳膀胱经，共奏疏风散寒、活络止痛之功。用于治疗风湿痹痛，外感风寒，历节病等[1]。

4. 独活配防风 独活辛香走窜，能胜湿气，通经络，止痹痛；防风升发疏散，善开腠理，通血脉，祛风湿。独活长于胜湿，防风长于祛风。两药相须为用，功效显著。用于治疗风寒挟湿所致的头痛、腰痛、关节痛等[1]。

5. 独活配苍术 两药皆有祛风胜湿除痹之功，独活长于胜湿气，通经络，止痹痛；苍术长于开腠理，祛湿浊，燥脾湿。两药合用，有发汗祛风、除湿止痛之功，用于治疗风寒湿邪所致之头疼、身痛及痹证关节肿胀疼痛等[1]。

二、临床研究

1. 腰椎间盘突出症 独活寄生汤（羌活、独活、秦艽、防风各12g，川芎、牛膝、杜仲各15g，桑寄生、熟地黄各30g，党参、茯苓、赤芍各15g，细辛3g，甘草10g），加水500mL，煎至300mL，每日1剂，分2次服用，连续服用2周，并联合针刺治疗。共治疗49例，治愈32例，显效12例，有效3例，总有效率95.92%[2]。

2. 背肌筋膜炎 独活风辛汤（独活、防风、木瓜、小茴香各10g，海风藤、荔枝核、桑寄生、延胡索、杜仲、怀牛膝各15g，制川乌5g，全蝎及细辛各3g），水煎煮，每日1剂，服药30天，并联合微针通经法治疗。共治疗128例，治愈35例，显效56例，有效27例，总有效率92.19%[3]。

3. 风湿性关节炎 独活祛湿止痛汤（独活、姜黄、威灵仙各15g，苍术12g，土鳖虫、乌梢蛇、桂枝、红花、黄柏各10g，全蝎、生甘草各6g。），加入清水煎制400mL，200mL/次，分早晚2次服用。并联合洛索洛芬钠片治疗。共治疗43例，显效22例，有效19例，总有效率95.35%[4]。

三、药理研究

1. 镇痛、抗炎作用 独活挥发油可显著抑制蛋清所致大鼠足肿胀，减少醋酸所致的小鼠扭体次数[5]。独活的两个新倍半萜类化合物 Angesesquid A（1）和 Angesesquid B（2）均能明显抑制原代大鼠椎间盘软骨细胞体外炎症模型细胞中 NO 的释放，一定程度上可抑制炎症反应的发生[6]。

2. 抗氧化作用 独活分离出的菌株 DHL-10 发酵液乙酸乙酯提取物有较强的抗氧化活性，对过氧化氢的 IC_{50} 为 0.26mg/mL，总酚和总黄酮含量分别达到了（0.81±0.05）mg/g 和（0.84±0.05）mg/g[7]。独活香豆素能降低帕金森病大鼠血清、脑组织中 MDA、兴奋性氨基酸谷氨酸的含量，提高血清中总超氧化物歧化酶（T-SOD）的活性[8]。

3. 抗老年痴呆作用 独活可通过抑制痴呆大鼠脑中 p38 MAPK 的表达，上调 Bcl-2 的表达，提高 Bcl-2/Bax 的比值，以抑制痴呆大鼠神经细胞的凋亡[9, 10]。独活香豆素类浸膏可增强分子量神经丝蛋白表达，并减少细胞凋亡，从而减少 APP/PS1 双转基因所致阿尔茨海默病小鼠的脑内神经性损伤[11]。

四、本草文献摘述

1.《别录》"治诸风，百节痛风无问久新者。"

2.《药性论》"主中诸风湿冷，奔喘逆气，皮肌苦痒，手足痛，劳损，主风毒齿痛。"

3.《汤液本草》"两足寒湿，浑不能动止，非此不能治。"

4.《本草汇言》"独活，善行血分，祛风行湿散寒之药也。凡病风之证，如头项不能俯仰，腰膝不能屈伸，或痹痛难行，麻木不用，皆风与寒之所致，暑与湿之所伤也；必用独活之苦辛而温，活动气血，祛散寒邪，故《本草》言能散脚气，化奔豚，疗疝瘕，消痈肿，治贼风百节攻痛，定少阴寒郁头疼，意在此矣。"

5.《药品化义》"独活，能宣通气道，自顶至膝，以散肾经伏风，凡颈项难舒，臀腿疼痛，两足痿痹，不能动移，非此莫能效也。能治风，风则胜湿，专疏湿气，若腰背酸重，四肢挛痿，肌黄作块，称为良剂。又佐血药，活血舒筋，殊为神妙。"

参考文献

[1] 国家药典委员会. 中华人民共和国药典临床用药须知：中药饮片卷 [M].2020 版. 北京：中国医药科技出版社，2022：461-462.

[2] 张俊锴，肖斌，许啸. 独活寄生汤联合针刺治疗腰椎间盘突出症的临床效果 [J]. 世界中医药，2020，15（7）：1067-1070.

[3] 张书钦，付立新，刘志超，等. 独活风辛汤结合微针通经法对背肌筋膜炎患者腰背功能、疼痛及腰部静动态肌耐力影响研究 [J]. 四川中医，2022，40（5）：145-148.

[4] 刘燊亿. 独活祛湿止痛汤对类风湿性关节炎患者关节肿痛及血清 CRP、RF、ESR 水平的影响 [J]. 光明中医，2021，36（11）：1759-1761.

[5] 范莉，李林，何慧凤. 独活挥发油抗炎、镇痛药理作用的研究 [J]. 安徽医药，2009，13（2）：133-134.

[6] 李明，温建辉，倪付勇，等. 独活中的两个新倍半萜化合物及其抗炎活性研究 [J]. 药学学报，2019，54（2）：343-347.

[7] 张新国，唐鹏，刘英娟，等.6 种药用植物内生菌提取物的抗氧化活性研究 [J]. 现代食品科技，2016，32（4）：66-74.

[8] 裴媛，马贤德，易杰，等. 独活香豆素对帕金森病模型大鼠抗氧化功能及谷氨酸含量的影响 [J]. 中国老年学杂志，2014，34（5）：1272-1274.

[9] 张杰，杜文彬. 独活对痴呆大鼠脑中 p38MAPK 信号转导通路的影响 [J]. 中国老年学杂志，2010，30（11）：1514-1515.

[10] 谢映红，张杰. 祛风除湿中药独活对痴呆大鼠脑内凋亡蛋白 Bcl-2/Bax 的影响 [J]. 中华保健医学杂志，2011，13（6）：459-460.

[11] 教亚男，胡昱，张晓丹，等. 独活香豆素对 APP/PS1 双转基因小鼠的神经保护作用 [J]. 中药药理与临床，2014，30（5）：67-70.

姜黄 Jianghuang

本品又称黄姜、毛姜黄、宝鼎香、黄丝郁金，为姜科植物姜黄 Curcuma longa L. 的干燥根茎。冬季茎叶枯萎时采挖，洗净，煮或蒸至透心，晒干，除去须根。

4-1-16 姜黄彩图

一、传统应用

【性味归经】辛、苦，温。归脾、肝经。

【功效主治】破血行气，通经止痛，消瘀下气。用于胸胁刺痛，闭经，癥瘕，风湿肩臂疼痛，跌扑肿痛。

【用法用量】3～10g；外用适量。

【使用注意】血虚而无气滞血瘀者忌服。

【方剂举例】

1. 五黄养阴颗粒［《中华人民共和国药典》(2020年版一部)］

药物组成：黄连、黄芪、地黄、姜黄、黄芩。

功能主治：燥湿化痰，益气养阴。用于消渴病属痰湿内滞、气阴两虚证，症见口渴喜饮，多食善饥，尿频尿多，头身困重，呕恶痰涎，倦怠乏力，气短懒言，自汗盗汗，心悸失眠，形体肥胖，咽燥口干，心烦畏热，溲赤便秘。

2. 七味姜黄搽剂［《中华人民共和国药典》(2020年版一部)］

药物组成：姜黄、重楼、杠板归、一枝黄花、土荆芥、绞股蓝、珊瑚姜。

功能主治：清热祛湿，散风止痒，活血消痤。用于湿热郁肤所致的粉刺（痤疮），油面风（脂溢性皮炎）。

3. 五痹汤（《太平惠民和剂局方》）

药物组成：姜黄、羌活、白术、甘草、防己。

功能主治：祛风活血，除湿止痛。用于治疗风寒湿邪客留肌体，手足缓弱，麻痹不仁，或气血失顺，痹滞不仁。

4. 姜黄散（《圣济总录》）

药物组成：姜黄、丁香、当归、芍药。

功能主治：活血调经。用于室女月水滞涩。

【简便验方】

1. 治心痛不可忍 姜黄（微炒）、当归（切，焙）各一两，木香、乌药（微炒）各半两。上四味，捣罗为散，每服二钱匕，煎茱萸醋汤调下。（《圣济总录》姜黄散）

2. 治臂背痛，非风非痰 姜黄、甘草、羌活各一两，白术二两。每服一两，水煎。腰以下痛，加海桐皮、当归、芍药。（《赤水玄珠》姜黄散）

3. 治室女月水滞涩，调顺营气 姜黄、丁香、当归（切，焙）、芍药各半两。上四味，捣细罗为散，每服二钱匕，温酒调下。经脉欲来，先服此药，不拘时候。（《圣济总录》姜黄散）

4. 治产后腹痛 姜黄二分，没药一分。上为末，以水及童子小便各一盏，入药煎至一盏半，分作三服，通口服，约人行五七里，再进一服。（《普济方》姜黄散）

5. 治牙痛不可忍 姜黄、细辛、白芷等份。上为细末，并擦二三次，盐汤漱。（《百一选方》姜黄散）

【类药辨析】

姜黄与郁金的鉴别应用 二者来源于同一植物，均既入气分，又入血分；均有活血祛瘀、行气止痛之功。然姜黄药用根茎，辛散温通，活血行气止痛，善治肩臂痹痛等症。郁金药用块根，苦泄性寒，活血凉血清心，为肝郁气滞血瘀、肝胆湿热、痰蒙心窍等证常用[1]。

【配伍应用】

1. 姜黄配桂枝 姜黄入气走血，破血行气，通经止痛；桂枝辛散温通，温经通脉，散寒止痛。两药配伍合用，可增强温通经脉、散寒止痛之力，用于治疗气滞血瘀或寒凝经脉所致的痛经、经闭，以及风寒湿痹等证[1]。

2. 姜黄配羌活 姜黄辛散温通，苦泄除湿，善行肢臂，除痹痛；羌活辛散苦燥，气味雄烈，善祛风湿、散寒邪。两药配伍合用，可增祛风散寒、胜湿止痛之功，用于治疗风寒湿所致的肩臂疼痛，或寒湿客于筋骨、肌肤所致的关节不利，肌肤麻木等证[1]。

3. 姜黄配枳壳 姜黄破血行气止痛；枳壳破气消积除痞。两药合用，活血行气、止痛除胀之功得增，用于治疗气滞血瘀所致的脘腹疼痛或胀痛[1]。

二、临床研究

1. 寒凝血瘀型原发性痛经 姜黄温经颗粒：药用姜黄10g，阿胶6g，当归10g，川芎6g，麦冬10g，半夏6g，吴茱萸6g，肉桂6g，党参10g，甘草6g，桂枝6g。日1剂，免煎颗粒，开水200mL冲，分早晚2次饭后0.5h温服，于经前7天始服用，10天为一疗程。共治疗40例，临床治愈28例，好转8例，无效4例，总有效率90%[2]。

2. 血管性痴呆 由姜黄益智胶囊（组成：姜黄、黄柏、石菖蒲、砂仁、生甘草，配比5∶2∶2∶1∶1）联合丁苯酞软胶囊进行治疗，4周为1个疗程，连续治疗3个疗程。共治疗67例，基本控制12例，显效23例，有效27例，无效5例，总有效率92.54%[3]。

3. 颈源性眩晕 葛根姜黄汤联合复方天麻蜜环糖肽片治疗，葛根姜黄汤组成：葛根30g，姜黄10g，威灵仙10g，天麻30g，法半夏15g，白术15g，泽泻30g，炒蔓荆子10g，甘草片5g。每天1剂，常规煎取400mL，分2次温服。连续治疗4周后统计疗效。共治疗43例，显效24例，有效17例，无效2例，总有效率95.35%[4]。

4. 肾病 由藏药四味姜黄汤散（由小檗皮、姜黄、余甘子、蒺藜等组成）联合他克莫司治疗，用量为4~5g/次，2次/天，经水煎服。共治疗40例，治愈20例，显效12例，有效7例，无效1例，总有效率97.5%[5]。

5. 神经根型颈椎病 葛根姜黄虫藤饮加减基本药材：葛根30g，黄芪30g，姜黄15g，全蝎5g，地龙10g，僵蚕10g，土鳖虫10g，蜈蚣1条（去头足），海风藤15g，鸡血藤20g，络石藤15g，钩藤30g，威灵仙15g，甘草6g，用煎药机水煎，2袋/剂，每袋约200mL，1剂/天，分早晚各1次服用，连续治疗2周。共治疗57例，临床痊愈6例，有效44例，无效7例，总有效率87.72%[6]。

6. 原发性痛经 隔姜黄灸疗法：选用主穴位为关元、肾俞。将姜黄切成直径2~3cm，厚0.3~0.5cm的薄片，中间用针灸针穿刺数孔备用。患者仰卧位，选取穴位，艾绒搓成直径约2cm、高约2cm的圆锥体艾炷点燃放在姜黄片中心施灸，当患者感到灼热不能耐受时，用镊子将姜片稍稍提起，反复多次，直至燃尽。每穴艾灸2~3壮（壮形状及数量按病情随机应变），使皮肤出现微微发红为度。经前1周左右开始，1次/天，持续至月经第一天停灸；1个月经周期为1个疗程。治疗

第四章 祛风湿药

82例，痊愈49例，显效20例，有效11例，无效2例，总有效率97.56%[7]。

7. 慢性前列腺炎 蒙药配合隔姜黄灸进行治疗。操作步骤：先仰卧位取关元行隔姜灸，治疗完毕后再俯卧位取秩边治疗。主要穴位选取关元、秩边。姜黄切成直径2~3cm，厚0.3~0.5cm的薄片，中间用针灸针穿刺数孔，将艾绒搓成直径约2cm、高约2cm的圆锥体艾炷，放置于姜黄片上，点燃施灸。当患者感到灼热不能耐受时，将姜片稍稍提起，反复多次，直至燃尽，更换艾炷再灸，每穴艾灸2~3壮（根据病情），使皮肤出现微微发红为度。每日1次，7天为1个疗程。治疗40例，痊愈24例，显效9例，有效6例，无效1例，总有效率97.5%[8]。

三、药理研究

1. 抗炎、镇痛作用 姜黄素可以选择性地抑制脂氧合酶、磷脂酶A2和环氧化酶-2的活性，且不抑制环氧化酶-1的活性，因此，既具有抗炎镇痛作用，且没有与非选择性镇痛相关的不良反应[9]，并可能通过显著降低白细胞介素-6、高敏C反应蛋白和丙二醛水平来发挥抗炎和抗氧化特性[10]。

2. 抗肿瘤作用 姜黄素可通过激活胱天蛋白酶，促使细胞色素C释放，进而导致细胞存活因子被抑制；通过下调激活蛋白-1和核因子-κB来抑制基质金属蛋白酶表达，从而抑制肿瘤细胞转移[11-13]。

3. 抗慢性肝病作用 姜黄素能减轻大鼠汇管区炎性浸润，使纤维结缔组织增生减轻，其机制可能与抑制肝组织IV型胶原和转化生长因子β1mRNA的表达有关，从而达到缓解肝纤维化的目的[14]。

4. 抗肾病作用 姜黄素可改善对乙酰氨基酚造成的大鼠肾损伤，起到保护肾脏的作用[15]。

5. 抗糖尿病作用 姜黄素可通过抑制胰腺、肝脏和主动脉的氧化来改善血脂水平，刺激抗氧化防御机制，改善线粒体功能障碍，从而改善糖尿病大鼠的脑并发症[16]；可通过提高血液中尿素氮水平和肌酐清除率，降低蛋白尿和相关酶活性（乙酰氨基葡萄糖苷酶、乳酸脱氢酶、天门冬氨酸氨基转移酶等）来减轻糖尿病引发的肾损伤[17]。

6. 消痤 姜黄治疗皮炎的机制可能与抑制肥大细胞脱颗粒以及本身所具有的抗炎作用相关[18]。

四、本草文献摘述

1.《唐本草》"主心腹结积，疰忤，下气，破血，除风热，消痈肿。功力烈于郁金。"

2.《日华子本草》"治症瘕血块，痈肿，通月经，治跌扑瘀血，消肿毒；止暴风痛冷气，下食。"

3.《本草图经》"治气胀及产后败血攻心。"

4.《本草纲目》"治风痹臂痛。"

5.《本草正》"除心腹气结气胀，冷气食积疼痛。"

6.《本草述》"治气证痞证，胀满喘噎，胃脘痛，腹胁肩背及臂痛，痹，疝。"

7.《医林纂要》"治四肢之风寒湿痹。"

8.《现代实用中药》"为芳香健胃药，有利胆道及肝脏之消毒作用。用于黄疸，胸满痞闷疼痛。又为止血剂，治吐血、衄血、尿血，并治痔疾。外用于脓肿创伤。"

参考文献

[1] 国家药典委员会. 中华人民共和国药典临床用药须知：中药饮片卷[M].2020版. 北京：中国医药科技出版社，2022：832-835.

[2] 陈冬梅，郭胜.姜黄温经颗粒治疗原发性痛经寒凝血瘀型临床观察[J].实用中医药杂志，2017，33（9）：1029-1030.

[3] 潘峰，郭夏青，沈江宜.姜黄益智胶囊联合丁苯酞对血管性痴呆患者氧化应激指标及p38MAPK通路变化的影响[J].广东医学，2020，41（20）：2117-2121.

[4] 邢福娅，张维维，宋银枝，等.葛根姜黄汤联合复方天麻蜜环糖肽片治疗颈源性眩晕的临床观察[J].广州中医药大学学报，2020，37（7）：1218-1223.

[5] 聂保川.他克莫司联合藏药四味姜黄汤散治疗肾病的临床效果[J].中国民族医药杂志，2020，26（11）：16-18.

[6] 张东东.葛根姜黄虫藤饮治疗神经根型颈椎病临床观察[J].中外医学研究，2022，20（35）：138-142.

[7] 高青春.内服蒙药结合隔姜黄灸疗法治原发性痛经82例临床观察[J].中国民族医药杂志，2018，24（3）：6-7.

[8] 敖特根巴雅尔.蒙药配合隔姜黄灸治疗慢性前列腺炎临床观察[J].中国民族医药杂志，2017，23（5）：8-9.

[9] EKE-OKORO U J，RAFFA R B，PERGOLIZZI J V，et al.Curcumin in turmeric：basic and clinical evidence for a potential role in analgesia[J].J Clin Pharm Ther，2018，43（4）：460-466.

[10] TABRIZI R，VAKILI S，AKBARI M，et al.The effects of curcumin-containing supplements on biomarkers of in flammation and oxidative stress：a systematic review and meta-analysis of randomized controlled trials[J].Phytother Res，2019，33（2）：253-262.

[11] MOMTAZI A A，SAHEBKAR A.Difluorinated curcumin：a promising curcumin analogue with improved anti-tumor activity and pharmacokinetic profile[J].Curr Pharm Des，2016，22（28）：4386-4397.

[12] TEYMOURI M，PIRRO M，JOHNSTON T P，et al.Curcumin as a multifa-ceted compound against human papilloma virus infection and cervical cancers：a review of chemistry，cellular，molecular，and preclinical features[J].Biofactors，2017，43（3）：331-346.

[13] MOMTAZI A A，SHAHABIPOUR F，KHATIBI S，et al.Curcumin as a microRNA regulator in cancer：a review[J].Rev Physiol Biochem Pharmacol，2016，171：1-38.

[14] 郑旭锐，张选国，宋健，等.姜黄素对肝纤维化模型肝组织Ⅳ型胶原和转化生长因子β1mRNA表达的影响[J].陕西中医，2009，30（6）：749-750.

[15] KHORSANDI L，ORAZIZADEH M.Protective effect of Curcuma longa extract on acetaminophen induced nephrotoxicity in mice[J].Daru，2008，16（3）：155-159.

[16] KARLOWICZ-BODALSKA K，HAN S，FREIER J，et al.Curcuma longa as medicinal herb in the treatment of diabetic complication[J].Acta Pol Pharm，2017，74（2）：605-610.

[17] ZHANG D W，FU M，GAO S H，et al.Curcumin and diabetes：a systematic review[J].Evid Based Complement Alternat Med，2013，2013：636053.

[18] SUN L M，ZHENG H Y，ZHENG H Z，et al. An Enterovirus 71 Epidemic in Guangdong Province of China，2008：Epidemiological，Clinical，and Virogenic Manifestations[J].Japanese Journal of Infectious Diseases，2011，64（1）：13-18.

徐长卿 Xuchangqing

本品又称鬼督邮、石下长卿、别仙踪、料刁竹、瑶山竹、蛇利草等，为萝藦科植物徐长卿 *Cynanchum paniculatum*（Bge.）Kitag. 的干燥根和根茎。

4-1-17 徐长卿彩图

一、传统应用

【性味归经】辛，温。归肝、胃经。

【功效主治】祛风，化湿，止痛，止

痒。用于风湿痹痛，胃痛胀满，牙痛，腰痛，跌扑伤痛，风疹、湿疹。

【用法用量】3～12g，后下。

【使用注意】体弱者慎服；本品芳香，入煎剂不宜久煎。

【方剂举例】

1. 风湿定片［《中华人民共和国药典》（2020年版一部）］

药物组成：八角枫、白芷、徐长卿、甘草。

功能主治：散风除湿，通络止痛。用于风湿阻络所致的痹病，症见关节疼痛；风湿性关节炎，类风湿关节炎，肋神经痛，坐骨神经痛见上述证候者。

2. 伤痛酊（《中华人民共和国卫生部药品标准·中药成方制剂》）

药物组成：芙蓉叶、徐长卿、两面针、朱砂根、雪上一枝蒿、薄荷脑、樟脑、肉桂油。

功能主治：祛瘀活血，消肿止痛。用于扭伤、挫伤、挤压伤、腱鞘炎等急性软组织损伤。

3. 徐长卿汤（《圣济总录》）

药物组成：徐长卿、茅根、木通、冬葵子、滑石、槟榔、瞿麦穗。

功能主治：清热利水通淋。用于气壅，关格不通，小便淋结，脐下妨闷。

4. 徐长卿散（《圣济总录》）

药物组成：徐长卿、苦参、附子、吴茱萸、旱莲子、细辛、石硫黄、菖蒲、半夏。

功能主治：祛风，燥湿，止痒。用于诸疥癣，久不愈者。

【简便验方】

1. 治精神分裂症（啼哭、悲伤、恍惚） 徐长卿五钱。泡水当茶饮。（《吉林中草药》）

2. 治牙痛 徐长卿根（干）五钱。洗净，加水1500mL，煎至500mL；也可将其根制成粉剂。痛时服水剂90mL，服时先用药液漱口1～2min再咽下；如服粉剂，每次五分至一钱，均每天两次。（《全晨选编·口腔疾病》）

3. 治腰痛，胃寒气痛，肝硬化腹水 徐长卿二至四钱。水煎服。（《中草药土方土法战备专辑》）

4. 治痢疾，肠炎 徐长卿一至二钱。水煎服，每天一剂。（《全展选编·传染病》）

5. 治风湿痛 徐长卿根八钱至一两，猪精肉四两，老酒二两。酌加水煎成半碗，饭前服，日二次。（《福建民间草药》）

6. 治带状疱疹，接触性皮炎，顽固性荨麻疹，牛皮癣 徐长卿二至四钱。水煎内服，并外洗患处。（《中草药土方土法战备专辑》）

【类药辨析】

徐长卿与威灵仙的鉴别应用 二者均为祛风湿药，既可祛除在表之风，又能化在里之湿，为治疗风寒湿邪留滞经络，关节不利之风湿痹痛的要药。但徐长卿功擅止痛，故对于风湿痹痛、胃痛胀满、牙痛、腰痛、跌打伤痛等多种痛症有较好的疗效，另外，徐长卿又可祛除肌肤中风邪而止痒，治疗皮肤痒疹；威灵仙温通走窜，可通行十二经络，凡痹病不问新久上下，均可择用[1]。

【配伍应用】

1. 徐长卿配威灵仙 徐长卿辛散温通，能祛风湿而行气血，故有较明显的止痛作用。威灵仙温通宣导，可通络止痛，两药配伍，可增强蠲痹舒筋止痛之功，用于风湿痹痛，脘腹疼痛，痛经，跌打伤痛及牙痛等症[1]。

2. 徐长卿配当归 徐长卿性辛，可祛风湿，止痹痛；当归补血活血，舒筋活络。两药相配，祛风与活血并施，止痛与养血兼顾，共奏温中止痛、调经活血之效，用于治疗风湿寒凝脘腹疼痛，经来腹痛等[1]。

二、临床研究

1. 治疗神经衰弱 用徐长卿全草分别制成散剂、丸剂（蜜丸）和胶囊。散剂每次10~15g，每日2次；丸剂（每丸含生药5g），每次2丸，每日2次；胶囊，每个0.5g，每服10个，每日2次，约20天为1疗程。头痛、失眠、健忘、易疲乏、焦虑，上述五项具备任何三项者诊为神经衰弱。共治疗300例，经2~3个疗程治疗后，头痛（274例）有效率为94.1%，失眠（290例）有效率为95.5%，焦虑（251例）有效率为95.21%、健忘（243例）有效率为93%，心悸（232例）有效率95.2%[2]。

2. 治疗腱鞘囊肿 徐长卿全草（干品）200g，浸入50%乙醇500mL，10天后即可使用。局部常规消毒，用不锈钢针穿刺囊肿如梅花样，力求把囊肿刺透，接着将徐长卿酊剂棉球湿敷，加盖敷料并用胶布固定，干燥后再加入药液，经常使棉球保持湿度，隔日针刺囊肿1次，依上法湿敷药棉，7天之内囊肿即可完全消失，皮肤不留任何痕迹。共治疗35例，均全部治愈，7个月后追访仅发现1例复发[3]。

3. 治疗慢性胃窦炎 用徐长卿注射液（每2mL含相当生药4g）穴位注射，每次4mL，每穴2mL，选取与疾病所在部位相对应的经络穴位，按①左足三里、右胆囊穴，②右足三里、左胆囊穴，两组交替使用，每星期注射3次，10次为1疗程，1疗程后休息1星期，观察3个疗程。共治40例，单纯型慢性胃窦炎21例，其中显效6例，好转12例，无效3例；伴有型慢性胃窦炎19例，显效13例，好转6例。两型总有效率为92.5%[4]。

4. 治疗银屑病 徐长卿根制成注射液（每1mL含生药结晶40mg），每次4mL肌内注射，每日2次，皮损轻者20天为1疗程，重者10天为1疗程，一般不超过2个疗程。共治150例，治愈73例，显效27例，好转28例，无效22例。治愈率为48.7%，总有效率为85.3%[5]。

5. 治疗慢性化脓性中耳炎 成人每次用徐长卿注射液2支，每支2mL含生药4g，儿童酌减，每星期注射3次，10次为1疗程。一侧患者，注射同侧肩髃穴；双侧患者注射两侧肩髃穴。治疗期间，除部分病例同时用3%过氧化氢溶液滴洗耳腔外，停用其他药物。2个月后复查1次，68例经1疗程治疗后，耳腔内干燥无脓者29例（占42.7%），基本干燥或有不同程度好转者33例（48.5%），无效者6例（占8.8%），除1例患者注射穴位局部出现脱皮外，无其他不良反应[6]。

三、药理研究

1. 对中枢神经系统的作用 徐长卿提取物可广泛用于治疗各种疼痛，疗效良好。徐长卿水煎液，可有效减少小鼠扭体次数，增强疼痛阈值[7]。模型徐长卿剂能显著降低盆腔炎小鼠血清白细胞介素（interleukin, L）-1B、肿坏死因子-α[8]。

2. 对心血管系统的作用 徐长卿可以有效增加冠脉血流量，缓解心肌细胞功能损伤，改善心肌舒张能力，增强心肌收缩，防治心肌功能障碍。徐长卿中挥发油成分丰富，尤以牡丹皮酚为甚，其对电压依赖性和受体操纵型钙通道以及细胞内钙释放均有抑制作用，并通过调节细胞内钙离子浓度，产生血管舒张作用[9]。于内关穴注射徐长卿注射液，能对心脏疾病引起的系列损伤,如心功能受损、血压、血流量降低起到明显的治疗作用,该法相较于肌内注射和静脉注射,作用更迅速,效果更优[10]。徐长卿还可参与体内血脂调节,对动脉粥样硬化具有一定的防治作用。徐长卿可调节高脂血症兔模型血液中血脂水平、胆固醇及脂蛋白,抑制平滑肌细胞异常增殖,对动脉粥样硬化具有治疗作用[11]。

3. 抗炎和抗病毒作用 徐长卿提取物在体内外均表现出明显的抗炎、抗病毒的活性,其抗病毒活性与提取溶剂及提取工艺相关。徐长卿中白薇苷A和白薇苷C能通过调节核因子κB(nuclear factor κB,NF-κB)和丝裂原活化蛋白激酶信号通路,抑制流感病毒A/FM/1/47感小鼠肺微血管内皮细胞,降低体内TNF-α、IL-6和IL-1B水平,降低小鼠肺微血管内皮细胞表达的IL-1mRNA,弱化p38蛋白、细胞外调节蛋白激酶和CJun氨基末端激酶的磷酸化,表现出较强的抗炎和抗病毒作用[12]。徐长卿乙醇提取物通过降低脑组织中TNF-α和一氧化氮(NO)水平,可提高单纯疱疹病毒感染小鼠的存活率,预防单纯疱疹病毒感染后神经细胞损伤,降低脑细胞死亡率,对单纯疱疹病毒性脑炎细胞损伤有保护作用[13]。

4. 抗肿瘤作用 丹皮酚作为徐长卿中含量最高的挥发油成分,可在体内外抑制肿瘤细胞增殖。丹皮酚的肿瘤抑制作用机制,是通过上调钙黏附蛋白E、下调钙黏附蛋白N和波形蛋白水平,抑制上皮-间充质转化,同时下调转化生长因子-B1(transforming growth factor,TGF-B1)p-Smad2/Smad2和pSmad3/Smad3水平,抑制TGF-B1/Smad1信号通路[14]。安托芬为徐长卿中天然存在的菲并吲哚里西啶生物碱成分,其可诱导肿瘤细胞阻滞于G_0/G_1期,抑制细胞周期蛋白(cyclin)D1、cyclin E和周期素依赖激酶4的表达,下调糖蛋白mRNA和蛋白表达水平,抑制肿瘤细胞增殖,同时兼具延缓肿瘤细胞耐药性的优良特性[15,16]。此外,徐长卿中多糖类成分对小鼠肿瘤细胞的增殖也有一定的抑制作用[17]。

5. 神经保护作用 徐长卿根部用80%甲醇提取,分离得到2,3-二羟基-4-甲氧基苯乙酮和4,5-二甲氧基邻苯酚。通过评价其对谷氨酸诱导的海马HT_{22}细胞毒性,发现其可通过氧化应激作用降低HT_{22}细胞内活性氧含量和离子浓度,起到神经保护的作用[18,19]。

6. 调脂作用 安托芬可通过抑制过氧化物酶体增殖物激活受体V蛋白的表达,抑制AP2启动子活性,下调成脂基因的表达,抑制脂肪细胞分化以及脂滴形成,具有较强的调脂作用,该作用在一定范围内呈剂量相关性[20]。

7. 治疗软组织损伤 八角茴香-徐长卿止痛喷雾剂可抑制大鼠后肢肌肉软组织损伤引起的NF-κB p65及其下游基因表达增加,抑制肌肉肿胀,降低机体前列腺素E2、IL-1B、NO等炎症介质的水平,抑制炎症反应,缓解细胞损伤[21]。

8. 抗血小板聚集作用 血小板可参与体内凝血过程,其数量、功能异常时,会造成止血困难及各类变态炎性反应,进而发展成为动脉粥样硬化及血栓等疾病[22]。研究发现徐长卿能减轻血小板的聚集,同时不影响红细胞的变形能力。对比丹皮酚和阿司匹林发现,丹皮酚具有降低血小板和红细胞聚集的特性,可全面降低血液流变学指标,优于阿司匹林的作用[23]。

9. 免疫调节作用 徐长卿中多糖CPBB能显著降低放化疗对骨髓的毒性作用,预防白细胞减少。徐长卿的多糖成分具有增殖脾细胞和淋巴细胞的作用，增强T细胞及B细胞等免疫细胞的功能，提高机体免疫功能[24]。

10. 其他 徐长卿还有抗过敏[25]、抗精子抗体阳性不育不孕[26]及抗寄生虫作用[27]。

四、本草文献摘述

1.《神农本草经》"蛊毒，疫疾，邪恶气，温疟。"

2.《岭南采药录》"治小儿患腹胀，青筋出现，又治癫狗咬伤。"

3.《生草药性备要》"浸酒，除风湿。"

4.《福建民间草药》"益气，逐风，强腰膝，解蛇毒。"

5.《中国药植志》"治一切痧症和肚痛，胃气痛，食积，霍乱。"

参考文献

[1] 国家药典委员会.中华人民共和国药典临床用药须知：中药饮片卷[M].2020版.北京：中国医药科技出版社，2022：466-467.

[2] 毕谦，杨振文，徐绍盛，等.徐长卿治疗神经衰弱300例疗效观察[J].中医杂志，1985（10）：38.

[3] 黄辉然.徐长卿酊剂外敷治疗腱鞘囊肿35例[J].广西中医药，1987（6）：15.

[4] 徐明光，刘锦荣，朱福庆，等.徐长卿穴位注射治疗慢性胃窦炎40例[J].中医杂志，1980（5）：50-51.

[5] 周立新.徐长卿注射液治疗银屑病150例疗效观察[J].江苏中医杂志，1985（5）：7.

[6] 马瑞寅，吴蓓华，刘福官.肩髎穴注徐长卿注射液治疗慢性化脓性中耳炎[J].上海医学，1978（9）：80.

[7] 许青松，张红英，李迎军，等.徐长卿水煎剂抗炎及镇痛作用的研究[J].时珍国医国药，2007（6）：1407-1408.

[8] Tang B X, Wu k L,Meng Q Y, et al.Comparison of the analgesic and anti-inflammatory effects of xiaoyuningkun decoction with Cynanchum paniculatum and fukegianjin in a mouse model of pelvic inflammatory disease[J].Med Sci Monit，2019，25：9094-9102.

[9] Li Y J, Bao J X, Xu J W, et al.Vascular dilation by paeonol: A mechanism study[J].Vascul Pharmacol，2010，53（3/4）：169-176.

[10] 孙平龙，朱晓梅，卫洪昌.徐长卿内关穴位注射对大鼠心肌缺血再灌注损伤的影响[J].药学实践杂志，2000（4）：212-215.

[11] 周晓霞，杨鹤梅，周晓慧，等.丹皮酚对人胎儿平滑肌细胞增殖的抑制作用[J].承德医学院学报，2000（4）：96-98.

[12] Wei P, Zhang T, Dong H.et al.Anti-inflammatory and antiviral activities of cynanversicoside A and cynanversicoside C isolated from Cynanchun paniculatum in influenza Avirus-infected mice pulmonary microvascular endothelial cells[J].Phvtomredicine，2017，36：18-25.

[13] Li X F, Guo Y J, Zhang D M, et al.Protective activity of the ethanol extract of Cynanchum paniculatum（BUNGE）Kitagawa on treating herpes simplex encephalitis[J].lnt Jlmmunopathol Pharmacol，2012，25（1）：259-266.

[14] Cheng C S, Chen J, Tang J.et al.Paeonol inhibits pancreatic cancer cel migration and invasion through the inhibitionof TGF-B1/smad signaling and epithelialmesenchymal-transitionl[J].Cancer Manag Res，2020，12：641-651.

[15] Min H Y, Chung H J, Kim E H, et al.lnhibition of cell growth and potentiation of tumor necrosis factor-a（TNF-a-inducecapoptosis bv a phenanthroindolizidine alkaloid antofine in human colon cancer cells[J].Biochem Pharmacol，2010，809：136-1364.

[16] Kim E H, Min H Y, Chung H, et al.Antiproliferative activity and suppression of P-glycoprotein by（－）antofine, a naturaphenanthroindolizidine akaloid in

paclitaxe resistant human lund cancer cells[J].Food Chem Toxicols[J].2012, 50 (3-4): 1060-1065.

[17] 林丽珊, 蔡文秀, 许云禄. 徐长卿多糖抗肿瘤活性研究[J]. 中药药理与临床, 2008, 24 (5): 40-42.

[18] Weon J B, Kim C Y, Yang H J, et al.Neuroprotective compounds isolated from Cynanchum paniculatum[J].Arch Pharm Res, 2012, 35 (4): 617-621.

[19] Weon J B, Lee B, Yun B R, et al. Neuroprotective effects of 4, 5-dimethoxypyrocatechol isolated from Cynanchum panicula tum on HT22 cells[J].Pharmacogn Mag, 2014, 10 (38): 161-164.

[20] Jang E J, Kim H K, Jeong H, et al.Ant-adipogenic activity of the naturally occurring phenanthroindolizidine alkaloid antofine via direct suppression of PPARvexpression[J]. Chem Biodivers, 2014, 11 (6): 962-969.

[21] Wang S D, Qu W, Li T, et al.Xiangging anodyne spray (XQAS): A combination of ethanol extracts of Cynanchum paniculatum and llicium henryi for treating soft-tissue injury[J].lnt J Clin Exp Med, 2015, 8 (8): 12716-12725.

[22] Ulfman L H, Joosten D P, van Aalst C W, et al.Platelets promote eosinophil adhesion of patients with asthma to endothelium under flow conditions[J].Am J Respir Cell Mol Biol, 2003, 28 (4): 512-519.

[23] 李薇, 王远亮, 蔡绍皙, 等. 丹皮酚和阿司匹林对大鼠血液流变性影响的比较[J]. 中草药, 2000, 31 (1): 29-31.

[24] 朱世权, 蔡文秀, 薛玲, 等. 徐长卿多糖的分离纯化及其抗辐射和升高白细胞的作用[J]. 中草药, 2010, 41 (1): 103-106.

[25] 巫冠中, 杭秉茜, 杭静霞, 等. 丹皮酚的抗变态反应作用[J]. 中国药科大学学报, 1990, 21 (2): 103-106.

[26] 杨大坚. 重用徐长卿治疗抗精子抗体阳性[J]. 中医杂志, 2001, 42 (8): 458.

[27] Lin D J, Hua Y N, Zhang Q Z, et al. Evaluation of medicated feeds with antiparasitical and immune-enhanced Chinese herbal medicines against lchthyophthirius multifilis in grass carp (Ctenopharyngodon idellus) [J].Parasitol Res, 2016, 115 (6): 2473-2483.

海风藤 Haifengteng

本品又称满坑香、爬岩香、风藤、岩胡椒,为胡椒科植物风藤 *Piper kadsura*（Choisy）Ohwi 的干燥藤茎。

4-1-18 海风藤彩图

一、传统应用

【性味归经】辛、苦,微温。归肝经。

【功效主治】祛风湿,通经络,止痹痛。用于风寒湿痹,肢节疼痛,筋脉拘挛,屈伸不利。

【用法用量】6～12g。

【使用注意】孕妇慎服。

【方剂举例】

1. 正骨水 [《中华人民共和国药典》（2020 年版一部）]

药物组成：九龙川、木香、海风藤、土鳖虫、豆豉姜、猪牙皂、香加皮、莪术、买麻藤、过江龙、香樟、徐长卿、降香、两面针、碎骨木、羊耳菊、虎杖、五味藤、千斤拔、朱砂根、横经席、穿壁风、鹰不扑、草乌、薄荷脑、樟脑。

功能主治：活血祛瘀,舒筋活络,消肿止痛。用于跌打扭伤,骨折脱位以及体育运动前后消除疲劳。

2. 祛风舒筋丸 [《中华人民共和国药典》（2020 年版一部）]

药物组成：防风、桂枝、麻黄、威灵仙、制川乌、制草乌、麸炒苍术、茯苓、木瓜、秦艽、烫骨碎补、牛膝、甘草、海风藤、青风藤、穿山龙、老鹳草、茄根。

功能主治：祛风散寒,除湿活络。用

于风寒湿闭阻所致的痹病，症见关节疼痛、局部畏恶风寒、屈伸不利、四肢麻木、腰腿疼痛。

3. 搜风除湿汤（《赵炳南临床经验集》）

药物组成：海风藤、全蝎、蜈蚣、川槿皮、炒黄柏、炒白术、威灵仙、炒薏苡仁、炒枳壳、白鲜皮。

功能主治：祛风除湿。用于慢性湿疹，慢性顽固性神经性皮炎，年久色素沉着，皮肤瘙痒症；皮肤淀粉样变；皮肤结节性痒疹。

4. 三风除湿汤（《壮医方剂学》）

药物组成：九节风、海风藤、枫荷桂、樟树茎叶、桑寄生。

功能主治：祛风毒，除湿毒，通龙路火路。用于发旺（痹病），风毒湿毒较盛者。

【简便验方】

1. 治疗风湿痹痛 海风藤、威灵仙、秦艽、桂枝、川芎等各9g，水煎服。（《浙江药用植物志》）

2. 治疗胃脘疼痛（胃和十二指肠溃疡）、腹痛泄泻（胃肠炎） 海风藤15g，救必应9g。水煎服。（《中药临床应用》）

3. 治疗暑湿腹痛 鲜海风藤茎叶30g，水煎服。（《浙江药用植物志》）

4. 治疗涨皮风（肾炎水肿） 海风藤15g，红蓼（大红蓼）12g，白鸡肫12g，大青根（山皇后）15g，淡竹叶15g，煎汤服。每日1剂。（《中国民族药志》）

5. 支气管哮喘，支气管炎 海风藤、追地风各二两。用白酒一斤，浸泡一周。日服二次，每次10mL，早晚空腹服。服时不可加温，否则失效。心脏病患者及孕妇忌服，感冒及月经期暂停服。（《全展选编·内科》）

【类药辨析】

海风藤与络石藤、青风藤的鉴别应用 三者均属于藤本植物，皆有祛风湿、通经络、舒筋利痹的作用，皆可用于治疗风寒湿邪所致的关节疼痛、筋脉拘挛、屈伸不利等症。由于三者的药性、来源不同，其功效及临床应用又有所不同。

海风藤味辛、苦，性微温，长于祛风通络、活血通脉，善治风湿痹痛、阴雨天加重者。络石藤味苦、微寒，能祛风湿而舒筋活络，善治风湿痹痛而挟有热象者。青风藤味辛苦、性平，长于搜风胜湿、舒筋利痹，善治风湿流注的历节病[1]。

海风藤能活血脉，消肿止痛，可用于跌仆损伤，瘀血作痛等。络石藤能凉血消肿，可用于咽喉肿痛、疮疡肿毒。青风藤有通经下乳、利尿消肿的作用，可用于产后乳少、小便不利、水肿等[1]。

【配伍应用】

1. 海风藤配桂枝 海风藤祛风除湿，通络止痛；桂枝温阳通脉止痛。二药配伍，则祛风湿止痛功效较佳。用于治疗风湿痹痛，关节不利，筋脉拘挛等[1]。

2. 海风藤配威灵仙 海风藤祛风通络，缓解拘挛；威灵仙除湿止痛。二者合用，则祛风湿止痛的功效较佳，用于治疗风湿痹痛，关节不利，筋脉拘挛等[1]。

3. 海风藤配鸡血藤 两药都有祛风通络作用。鸡血藤偏于养血活血舒筋；海风藤偏于祛风通络止痛。二者配伍，用于治疗风寒湿痹、肢节酸痛等[1]。

4. 海风藤配细辛 海风藤能宣肺散寒；细辛能散寒邪由皮毛出，并有温肺化饮之功。二者合用，用于治疗肺寒支饮之咳嗽多痰[1]。

二、临床研究

1. 神经根型颈椎病 蠲痹汤：甘草

6g,秦艽10g,桑枝10g,乳香10g,木香10g,海风藤10g,炒鸡内金10g,神曲10g,木瓜10g,羌活15g,独活15g,忍冬藤20g,千年健20g,当归20g,川芎15g,葛根20g,白芍20g,薏苡仁30g,橘红30g。加减:风盛加防风12g;湿盛加防己12g,萆薢15g;寒盛加细辛3g,附片12g;热盛加黄柏9g。每日1剂,用1000mL水煎至400mL后,分2次温服,连服2周。共治疗33例,显效22例,有效10例,无效1例,总有效率96.97%[2]。

2. 重症骨创伤患者 黄芪桂枝五物汤加减方:黄芪30g,桂枝15g,白芍30g,鹿衔草15g,续断15g,苍术15g,羌活6g,全蝎5g,海风藤15g,络石藤10g,鸡血藤20g,川木瓜8g,泽兰9g,陈皮8g,甘草6g。随症加减,四肢麻木甚者,加入川牛膝15g;食少纳呆甚者,加入山楂30g;倦怠甚者加入炒党参15g;肾阳虚甚者,加入肉苁蓉20g,巴戟天15g;1剂/天,加入鲜姜12g(切碎)、红枣5个(去核),水煎后去渣取汁,水煎分早、晚2~3次服用或鼻饲,连续治疗2周。针刺:取穴百会、气海、关元、脾俞、三阴交(双)、足三里(双)、手三里(双)、合谷(双)、曲池(双)、梁丘(双)、丰隆(双)。患者仰卧位,选取华佗牌0.25mm×40mm毫针,百会刺入后捻转得气,其余穴位进针得气后,行提插捻转补法;上述穴位均留针30min,1次/天,每周针刺5天后,休息2天,连续治疗2周为疗程。共治疗33例,痊愈7例,显效12例,有效11例,无效3例,总有效率90.91%[3]。

3. 类风湿关节炎 蠲痹汤组成:羌活15g,独活15g,秦艽6g,黄芪6g,川芎6g,桂枝3g,海风藤9g,当归12g,桑枝12g,赤芍12g,乳香3g,炙甘草9g,木香3g。以上药物共水煎服,2次/天。联合针刺连续治疗8周。共治疗54例,显效22例,有效28例,无效4例,总有效率92.59%[4]。

4. 强直性脊柱炎湿热痹阻证 五藤治尪汤组成:青风藤15g,忍冬藤15g,海风藤15g,络石藤15g,鸡血藤15g,全蝎3g,制川乌3g,乌豆24g,黄芩9g,延胡索9g,生地黄12g,甘草3g。辨证加味:湿象大于热象者,加服薏苡仁18g;热象大于湿象者,加服滑石10g,石膏10g,连翘10g。煎服法:每天1剂,常规煎取200mL,分2次于上下午餐后温服。联合塞来昔布治疗,4周为1个疗程,共治疗2个疗程。共治疗30例,显效11例,有效17例,无效2例,总有效率93.33%[5]。

5. 腰椎间盘突出症 舒筋祛痹汤:独活10g,红花10g,桃仁10g,当归18g,白术18g,鸡血藤15g,丹参15g,制川乌3g,川芎8g,海风藤8g,青风藤8g,甘草10g,每日1剂,水煎取汁400mL,分2次服用,联合四步松解手法,连续用药2个月。共治疗90例,治愈48例,显效22例,有效16例,无效4例,总有效率95.56%[6]。

三、药理研究

1. 对心血管系统的作用 大鼠预先给予海风藤提取物可减轻内毒素造成的低血压和通透性增强性肺水肿。海风藤的这种效应可能与其对血小板激活因子(PAF)的拮抗作用有关[7]。

2. 防止心肌坏死 能海风藤可以防止去甲肾上腺素引起的心肌坏死[8]。

四、本草文献摘述

1.《本草再新》"行经络，和血脉，宽中理气，下湿出风，理腰脚气，治疝，安胎。"

2.《浙江中药手册》"宣痹，化湿，通络舒筋。治腰膝痿痹，关节疼痛。"

3.《中药临床应用》"温中散寒，行气止痛。"

4.《中国民族药志》"利水消肿。"

参考文献

[1] 国家药典委员会.中华人民共和国药典临床用药须知：中药饮片卷[M].2020版.北京：中国医药科技出版社，2022：482-483.

[2] 高叙军，曾欢高，占欢腾，等.蠲痹汤加减结合神经根封闭治疗神经根型颈椎病临床观察[J].中国中医药现代远程教育，2023，21（17）：142-144.

[3] 李鹤，李洪伟，王凤英.黄芪桂枝五物汤加减联合针刺治疗重症骨创伤者ICU获得性衰弱的效果[J].辽宁中医杂志，2024，51（1）：179-183.

[4] 王红娟，温泽发，张英小.蠲痹汤联合针刺治疗类风湿关节炎活动期的疗效观察[J].中华中医药学刊，2022，40（9）：132-134.

[5] 鄢博纳，张应生，何升华.五藤治尪汤加味联合塞来昔布治疗强直性脊柱炎临床疗效观察[J].广州中医药大学学报，2022，39（10）：2268-2272.

[6] 张其彬，王丹，余桂敏，等.舒筋祛痹汤联合四步松解手法治疗腰椎间盘突出症的临床疗效观察[J].现代诊断与治疗，2021，32（11）：1692-1694.

[7] 李少华，费侠，吴中立，等.海风藤提取物对大鼠内毒素性低血压和肺损伤的拮抗作用[J].中国中药杂志，1989（11）：43-45，64.

[8] 黄钺华，吴廷璜，邬黎青，等.海风藤的药理初步研究（四）——防止去甲肾上腺素引起的心肌坏死[J].第三军医大学学报，1979（2）：30-32.

蚕沙 Cansha

本品又称为蚕屎、晚蚕砂、原蚕砂、为蚕蛾科昆虫家蚕 Bombyx mori Linnaeus 的干燥粪便。搜集家蚕粪便，晒干，筛净杂质即得。

4-1-19 蚕沙彩图

一、传统应用

【性味归经】甘、辛，温。归肝、脾、胃经。

【功效主治】祛风除湿，和胃化浊，活血通经。用于风湿痹痛，肢体不遂，风疹瘙痒，吐泻转筋，闭经。

【用法用量】10～15g，包煎。

【使用注意】脾胃虚寒慎用。

【方剂举例】

1. 风湿灵仙液（《中华人民共和国卫生部药品标准·中药成方制剂》）

药物组成：土茯苓、蚕沙、地龙、当归、桃仁（炒）、红花、威灵仙、广防己、青风藤、独活、人参、黄柏（盐制）、玉竹、防风、羌活、桂枝、五味子。

功能主治：祛风除湿，通经活络，止痛。用于类风湿性关节炎，风湿性关节炎，坐骨神经痛，骨质增生。

2. 碧云砂乙肝颗粒（《中华人民共和国卫生部药品标准·中药成方制剂》）

药物组成：白花蛇舌草、茜草、板蓝根、虎杖、青黛、绿茶、紫草、土茯苓、佛手、山楂、鸡内金、蚕沙、丹参、重楼、灵芝、麦冬、五味子、白芍、白矾。

功能主治：清肝解毒，理气活血。用于治疗乙型病毒性肝炎属肝胆湿热证。

3. 胃福颗粒（《中华人民共和国卫生部药品标准·中药成方制剂》）

药物组成：白及、黄芪、蚕沙、延

胡索（制）、沉香、威灵仙、地榆、没药、陈皮、马兜铃、木香、马齿苋。

功能主治：理气和胃，利膈开郁。用于慢性胃炎，胃及十二指肠溃疡等症。

4. 宣清导浊汤《温病条辨》

药物组成：猪苓、茯苓、寒水石、晚蚕沙、皂荚子。

功能主治：宣泄湿浊，通利二便。用于下焦湿温、少腹硬满、大便不下。

【简便验方】

1. 治疗头风白屑 蚕沙，煎汤洗。（《太平圣惠方》）

2. 治疗风瘙瘾疹、作痒成疮 蚕沙，煎汤洗浴。（《太平圣惠方》）

3. 治疗半身不遂 蚕沙，袋盛，蒸熟，外熨。（《千金要方》）

4. 治疗闭经 蚕沙3两（先炒过）浸酒1斤。7天后，每天服适量。（《北海民间常用中草药手册》）

5. 治迎风流泪、烂弦风眼 蚕沙（炒）四两，巴戟（去皮，用练肉）一两、马蔺花（去梗）五钱。以真麻油浸上药二三宿，涂患处。（《陈氏经验方》一抹膏）

【类药辨析】

蚕沙与木瓜的鉴别应用 二者均能祛风湿，和胃化湿，以治湿痹拘挛及湿阻中焦之吐泻转筋。但蚕沙性味辛甘温，长于祛风散邪，故凡风湿痹痛，不论风重、湿重均可应用；木瓜酸温，长于舒筋活络，尤善治筋脉拘挛，不论湿阻中焦吐泻转筋或是血虚肝旺筋脉挛痛，均可应用[1]。

【配伍应用】

1. 蚕沙配皂角子 治湿热内蕴，腹痛，少腹硬满，大便硬结或初硬后溏[1]。

2. 生蚕沙配生黄柏 治遗精白浊，有湿热者[1]。

3. 蚕沙配独活、牛膝 治腰膝痹痛，手足活动不便，属风湿痛[1]。

4. 蚕沙配吴茱萸、木瓜 治湿邪所致的腹痛、呕吐、腹泻、小腿腓肠肌痉挛[1]。

5. 蚕沙配黄芩、木瓜、吴茱萸 治湿浊内阻所致的霍乱吐泻、转筋腹痛[1]。

6. 蚕沙配防风、独活、木瓜、薏苡仁 治风湿痹痛[1]。

二、临床研究

1. 早期糖尿病肾病 蚕沙600g加水800mL浸泡6h，取上清液600mL加热煮沸装暖水瓶备用，每餐前温服100mL。治疗期间除降糖药物，未用其他药物。疗程为3个月。共治疗21例，治疗组患者临床症状、血压、血脂、血糖、UAER、血、尿β_2-微球蛋白（β_2-MG）等指标明显改善，且无明显副作用发生[2]。

2. 痛风 蚕沙10g、黄柏10g、苍术10g、薏苡仁30g、川牛膝15g、地龙15g、知母10g、萆薢15g、威灵仙15g、泽泻10g、丝瓜络15g，随证加减药物，每天3次，2天1剂，2周为1个疗程。共治疗36例，治愈24例，好转12例，总有效率100%[3]。

3. 妊娠期龈炎 蚕沙5g研细末，纸袋分装，临用时取蚕沙1袋5g，开水冲泡10min后含漱。每天含漱3~4次，2周为1个疗程。共治疗30例，治疗前、后的牙龈指数有显著性差异（$P<0.01$）[4]。

4. 妊娠期缺铁性贫血 生血宁片（蚕沙提取物）口服，每次0.5g，2次/天，连续治疗1个月。共治疗67例，显效43例，有效22例，总有效率97.01%[5]。

5. 小儿发热 蚕沙竹茹陈皮水（蚕沙、竹茹和陈皮各10g），药材中加入1000mL水，水开后煮3min，晾温后可饮用。一剂分成2次服用，中间相隔3h，服完一剂药物后，重复此操作，一般服用3次起到退热效果，最多服用5次，若仍未退热，需停止给药，换药治疗。共治疗100例，治愈31例，显效40例，有效24例，无效5例，总有效率95%[6]。

6. 肿瘤相关性贫血 生血宁片（蚕沙提取物）口服，轻度患者0.5g，2次/天；中重度患者0.7g，2次/天。连续服用30天为1疗程，共用2个疗程。共治疗22例，治疗后Hb、RBC、HCT值有所提高，Karnofsky评分明显升高[7]。

三、药理研究

1. 抗炎镇痛作用 蚕沙能抑制二甲苯所致的小鼠耳郭肿胀和角叉菜胶所致的足跖肿胀，还显著减轻由醋酸引起的疼痛，提高热板实验中小鼠的痛阈值[8]。蚕沙联合光动力可降低类风湿因子及炎症相关的白细胞、血沉、C反应蛋白，能够有效降低类风湿关节大鼠的关节炎症，减轻症状[9]。

2. 抗菌作用 蚕沙中分离和纯化出的红色荧光蛋白具有广谱的抗菌（包括细菌和真菌）效果，且起效浓度很低，具有较高的应用价值[10]。

3. 抗肿瘤作用 蚕沙中提取的叶绿素铜钠盐可诱导人乳腺癌MCF-7细胞的凋亡，使其D_1期和E期降低，B_1期水平增高[11]。红光照射20min后的蚕沙光敏剂可对小鼠移植瘤有杀伤作用，停止照射5min后可观察到肿瘤区域血管破裂，肿瘤细胞死亡或固缩[12]。

4. 抗病毒作用 蚕沙所提取的成分对仙台病毒HVJ、单纯性疱疹病毒HSV和人类免疫缺陷病毒HIV有抑制作用[13]。蚕沙中分离的成分L4-1所产生的活性破坏了病毒蛋白，所以在HVJ（Sendai virus）-LLC-MK2细胞体系中体现了抗病毒活性[14]。

5. 保肝作用 蚕沙中纯化蛋白（相对分子质量35000）对四氯化碳所致的小鼠肝中毒损伤有保护作用，喂食纯化蛋白可显著降低天冬氨酸氨基转移酶、丙氨酸氨基转移酶、碱性磷酸酶和总胆红素含量[15]。

6. 补血作用 蚕沙可提高免疫介导的再障模型小鼠外周血白细胞、血红蛋白、血小板，有效调节其外周血$CD3^+$、$CD4^+$、$CD8^+$、TNF-α、IFN-γ、IL-6水平[16]。

四、本草文献摘述

1.《名医别录》 "主肠鸣，热中，消渴，风痹，瘾疹。"

2.《本草拾遗》 "炒黄，袋盛浸酒，去风缓诸节不随，皮肤顽痹，腹内宿冷，冷血，瘀血，腰脚疼冷；炒令热，袋盛热熨之，主偏风筋骨瘫缓，手足不随，及腰脚软，皮肤顽痹。"

3.《本草纲目》 "蚕属火其性燥，燥能胜风去湿，故蚕沙主治风湿之病，有人病风痹用此熨法得效。按《陈氏经验方》一抹膏治烂弦风眼……其功亦在去风收湿也。又同桑柴灰淋汁，煮鳖肉作丸，治腹中症结。"

4.《本草再新》 "治风湿遏伏于脾家，筋骨疼痛，皮肤发肿，腰腿疼痛，血瘀血少，痘科浆靥不起，亦宜用之。"

参考文献

[1] 杨思澍，冯建春，赵文. 中药配伍应用[M]. 北京：中国医药科技出版社，2002：630-631.

[2] 刘兴忠. 中药蚕沙对早期糖尿病肾病的治疗作用[J]. 中国医药导报，2008（12）：56-58.

[3] 杜明. 自拟蚕沙四妙汤治疗痛风36例临床观察[J]. 云南中医中药杂志，2011，32（12）：47.

[4] 张志闻.蚕沙漱口对妊娠期龈炎的治疗[J].医学理论与实践,2011,24(19):2337-2338.

[5] 李志艳,肖少燕.琥珀酸亚铁与蚕沙提取物治疗缺铁性贫血孕妇的效果及不良反应对比[J].临床医学工程,2022,29(8):1097-1098.

[6] 张嘉乐,黄瑞芳,邱卓婵,等.蚕沙竹茹陈皮水治疗小儿发热的研究[J].中国处方药,2021,19(1):138-139.

[7] 陈红,曾恩泉.生血宁治疗肿瘤相关性贫血的临床分析[J].川北医学院学报,2014,29(1):76-78.

[8] 施文君,杨云帆,朱思然,等.蚕沙抗炎镇痛作用实验研究[J].亚太传统医药,2013,9(9):44-46.

[9] 李强,石文军,苗东滨,等.蚕沙联合光动力治疗大鼠类风湿性关节炎的作用及机制[J].中医临床研究,2019,11(13):21-23.

[10] MATTI K M, SAVANURMATH C J, HINCHIGERI S B.A promising broad spectrum antimicrobial red fluorescent protein present in silkworm excreta[J]. Biological & Pharmaceutical Bulletin, 2010, 33(7): 1143.

[11] CHIUL C, KONG C K, OO1V E, et al.Antiproliferative effect of chlorophylin derived from a traditional Chinese medicine Bombyx mori excreta on human breast cancer MCF-7 cells[J].Int J Oncol, 2003, 23(3): 729-735.

[12] 徐敏源,陈彤,钟济秀,等.蚕沙光敏剂对肿瘤杀伤作用的超微结构研究[J].中华物理医学杂志,1997(1):36-37,66.

[13] HIRAKI A, IKUNO Y, KIM J, et al.Suppression of enveloped virus production with a substance from silkworm faeces[J]. Cell Struct Funct, 1996, 21(6): 501-514.

[14] HIRAKI A, HIRAYAMA E, KIM J, et al.Antiviral substance from silkworm faeces. characterization of its antiviral activity[J]. Microbiol Immunol, 2000, 44(8): 669-676.

[15] Ramappa R, SHIVAYOGEESWAR N, GOUTHAMCHANDRA K, et al.Protective effect of partially purified 35 kDa protein from silk worm(Bombyx mori)fecal matter against carbon tetrachloride induced hepatotoxicity and in vitro anti-viral properties[J].Pharmaceutical biology, 2010, 48(12): 1426-31.

[16] 巨君芳,魏克民.蚕沙提取物联合环孢菌素A治疗再生障碍性贫血的实验研究[J].中国中医药科技,2010,17(6):513-514.

淫羊藿 Yinyanghuo

本品为小檗科植物淫羊藿 *Epimedium brevicornu* Maxim.、箭叶淫羊藿 *Epimedium sagittatum*(Sieb. et Zucc.)Maxim.、柔毛淫羊藿 *Epimedium pubescens* Maxim.或朝鲜淫羊藿 *Epimedium koreanum* Nakai 的干燥叶。夏、秋季茎叶茂盛时采收,晒干或阴干。

4-1-20 淫羊藿彩图

一、传统应用

【性味归经】辛、甘,温。归肝、肾经。

【功效主治】补肾阳,强筋骨,祛风湿。主要用于肾阳虚衰,阳痿遗精,筋骨痿软,风湿痹痛,麻木拘挛。

生淫羊藿长于祛风湿,多用于风寒湿痹,中风偏瘫,小儿麻痹。羊脂油甘热,能温散寒邪,益肾补阳,故经羊脂油炮制后,炙淫羊藿能增强温肾壮阳之功,常用于治肾阳不足,阳痿,宫冷不孕。

【用法用量】6~10g。

【使用注意】阴虚火旺者慎用。

【方剂举例】

1.妇宁康片[《中华人民共和国药典》(2020年版一部)]

药物组成：人参、枸杞子、当归、熟地黄、赤芍、山茱萸、知母、黄柏、牡丹皮、石菖蒲、远志、茯苓、菟丝子、淫羊藿、巴戟天、蛇床子、狗脊、五味子。

功能主治：补肾助阳，调补冲任，益气养血，安神解郁。用于肝肾不足、冲任失调所致月经不调，阴道干燥，情志抑郁，心神不安；妇女更年期综合征见上述证候者。

2.古汉养生精颗粒［《中华人民共和国药典》（2020年版一部）］

药物组成：人参、炙黄芪、枸杞子、女贞子（制）、菟丝子、金樱子肉、淫羊藿、白芍、炒麦芽、黄精（制）、炙甘草。

功能主治：补气，滋肾，益精。用于气阴亏虚、肾精不足所致的头晕、心悸、目眩、耳鸣、健忘、失眠、阳痿遗精、疲乏无力；脑动脉硬化、冠心病、前列腺增生、更年期综合征、病后体虚见上述证候者。

3.骨疏康颗粒［《中华人民共和国药典》（2020年版一部）］

药物组成：淫羊藿、熟地黄、骨碎补、黄芪、丹参、木耳、黄瓜子。

功能主治：补肾益气，活血壮骨。用于肾虚气血不足所致的中老年人骨质疏松症，症见腰脊酸痛、胫膝酸软、神疲乏力。

4.淫羊藿散（《太平圣惠方》）

药物组成：淫羊藿、附子、当归、萆薢、杜仲、木香。

功能主治：补肾阳，祛风湿，止痹痛。用于治疗腰脚疼痛冷痹，及四肢缓弱。

【简便验方】

1.治疗偏风，手足不遂，皮肤不仁 淫羊藿一斤，细锉，以生绢袋盛，于不津器中，用无灰酒二斗浸之，以厚纸重重密封，不得通气，春夏三日，秋冬五日。每日随性暖饮之，常令醺醺，不得大醉。（《太平圣惠方》）

2.治疗风走注疼痛，来往不定 仙灵脾（淫羊藿）一两，威灵仙一两，芎䓖一两，桂心一两，苍耳子一两。上药，捣细罗为散。每服，不计时候，以温酒调下一钱。（《太平圣惠方》淫羊藿散）

3.治疗目昏生翳 淫羊藿、生王瓜（即小瓜蒌红色者）等份。为末，每服一钱，茶下，日二服。（《圣济总录》）

4.治疗牙疼 淫羊藿，不拘多少，为粗末，煎汤漱牙齿。（《奇效良方》固牙散）

5.益丈夫，兴阳，理腿冷 淫羊藿一斤，酒一斗，浸泡二日，饮之佳。（《食医心镜》）

【类药辨析】

1.淫羊藿与狗脊的鉴别应用 两者均甘温而入肝肾，皆能祛风湿，补肝肾，强腰膝，主治风湿痹痛，腰膝痿软，肾虚阳痿，遗尿尿频，白带过多。然淫羊藿味辛，温肾壮阳之力更强，多用于肾阳虚阳痿、宫冷不孕、尿频；狗脊味苦，长于祛风湿，强腰膝，善治风湿痹痛，腰痛脊强，不能俯仰，足膝软弱[1]。

2.淫羊藿与桑寄生的鉴别应用 两者均具有强筋壮骨、祛风除湿之功，用于风湿痹痛，骨痿瘫痪。然淫羊藿辛甘性温燥烈，长于补肾壮阳，强阳起痿，是治疗阳痿的良药；桑寄生又具有补益肝肾，固冲任，安胎的功效，故多用于肝肾不足之腰膝酸痛。又可用于肝肾不足，冲任不固所致胎漏、胎动不安[1]。

【配伍应用】

1.淫羊藿配威灵仙 淫羊藿味辛、甘而性温，主入肝、肾经，长于补肾壮阳，强筋健骨，祛风除湿；威灵仙辛散温通，性猛善走，通行十二经，善于祛风湿，通络止痛。两药伍用，增强祛风除湿止痛之功。多用于风湿痹痛，肢体麻木，筋脉拘挛，屈伸不利，无论上下皆可应用，尤宜于肾虚者[1]。

2. 淫羊藿配杜仲 淫羊藿长于补肾壮阳，强筋健骨，祛风除湿；杜仲善于补益肝肾，强筋壮骨。两药伍用，增强补火助阳、强筋壮骨、祛风除湿之功。用于治疗风湿痹痛兼见筋骨痿软、不能行走等[1]。

3. 淫羊藿配巴戟天 淫羊藿辛燥，助阳散寒力较强；巴戟天微温不燥，暖胞宫效力较好。两药伍用，增强补火助阳之功。用于治疗肾阳不足所致的阳痿不育，遗精、遗尿、尿频，宫冷不孕[1]。

二、临床研究

1. 早期糖尿病肾病 对所有患者展开降血糖、饮食及运动指导等常规指导，应用益气养阴活血中药进行治疗，其中方剂组成包括黄芪45g，丹参、淫羊藿各30g，党参、山药、泽兰各20g，茯苓、桃仁、山茱萸各15g，白术10g，麦冬9g，红花5g。对于伴发湿热者，加用车前草15g，蒲公英20g；伴发水气者，加用猪苓20g与泽泻30g；伴发湿浊证者，加用陈皮、佩兰、砂仁（后下）各10g。每日1剂，加水煎至400mL，分早晚2次温服。患者接受为期3个月的药物治疗。共治疗30例，显效20例，有效9例，无效1例，总有效率97%[2]。

2. 弱精病 在针挑疗法基础上，联合复方硒当归淫羊藿合剂治疗：当归30g、淫羊藿20g、丹参30g、黄芪15g、菟丝子20g、小茴香15g，一共6味，以水500mL，煎取至300mL，温服，每次服用100mL，连续3个月。共治疗25例，治愈3例，显效15例，有效3例，无效4例，总有效率84%[3]。

3. 神经根型颈椎病 在进行功能性锻炼基础上，豨莶狗脊淫羊藿汤组成：豨莶草15g，狗脊12g，淫羊藿12g，葛根15g，桂枝6g，炒白芍15g，桃仁8g，红花5g，当归9g，地龙15g，全蝎4g，生黄芪30g，续断12g，生甘草5g。服用方法：1剂/天，分早晚2次空腹温服。服用疗程：2周为1个疗程，共进行2个疗程。共治疗87例，治愈35例，显效38例，有效12例，无效2例，治疗有效率为97.7%[4]。

4. 肿瘤恶病质肌肉减少症 在基础治疗：营养支持、运动治疗等基础上，每天冲服2次仙灵牌颗粒（主要成分：淫羊藿），每次剂量为30g。患者连续接受2个月治疗，共治疗20例。瘦体组织：增加11例，不变6例，减少3例；CSA：增加2例，不变4例，减少14例[5]。

5. 骨质疏松症 患者口服淫羊藿提取物，50mL/次，2次/天。制备方法为：取淫羊藿饮片100g，8倍量水煎煮2次，1h/次，滤过合并提取液，浓缩至100mL制得淫羊藿提取物。持续治疗12周，观察临床疗效。患者腰椎、股骨颈、髋部关节的骨密度均有所提高，对骨质疏松症患者均有效[6]。

6. 早期股骨头缺血性坏死 中药补肾活血复骨汤，主要药物：赤芍10g，当归10g，苍术15g，茯苓20g，山萸肉20g，淫羊藿20g，鹿角霜20g，牡丹皮15g，山楂15g，骨碎补20g，三七粉3g（冲），白及粉3g（冲）。随证加减：瘀血较重加炮甲珠、桃仁、红花、牛膝等；疼痛较重加乳香、没药、延胡索等；伴有关节积液加猪苓、泽泻、薏苡仁；用法：浸泡20min后，煎药液250mL，2次/天早晚口服。共治疗150例，优66例，良51例，可 16 例，差 17 例；总有效率 88.67%[7]。

7. 膝关节骨性关节炎 养血活血汤，淫羊藿、生地黄、丹参各 30g，杜仲、延胡索、秦艽、知母、牛膝各 20g，甘草 10g，1 剂 / 天，水煎 200mL，早晚口服。疗效判定：治疗 1 疗程（90 天），判定疗效。共治疗 37 例，痊愈 12 例，显效 18 例，有效 6 例，无效 1 例，总有效率 97.3%[8]。

8. 多发性硬化 均口服参芪养髓方，药物组成：淫羊藿 30g，巴戟天 30g，党参 20g，黄芪 30g，菟丝子 20g，大青叶 20g，六月雪 20g，重楼 30g，女贞子 25g，石菖蒲 30g，葛根 15g，水蛭 8g，僵蚕 20g，熟地黄 25g。1 天 1 剂，水煎，分早晚温服，连续服用 3 个月。其中 6 例患者入院后给予甲基泼尼松龙注射液，500~1000mg/d 冲击治疗 3~5 天，然后口服醋酸泼尼松片，逐渐减量至停药；28 例患者入院即口服醋酸泼尼松片，60mg/d，连服 20 天，然后递减至停药。共治疗 39 例，完全缓解 6 例，显效 11 例，有效 18 例，无效 4 例，有效率 89.7%[9]。

三、药理研究

1. 抗炎作用 淫羊藿次苷 Ⅱ 可以显著降低 TNF-α、COX-2 表达及海马组织内 Aβ1-42、RAGE 蛋白水平，增加 IL-10 表达[10]。淫羊藿苷和淫羊藿素可以抑制脑内小胶质细胞和星形胶质细胞的活化从而产生抗炎作用[11, 12]。淫羊藿苷可以抑制 GFAP、Iba-1 表达和 IL-1β 生成[13]。淫羊藿苷还能够降低 TLR4 活化量、NF-κB p65 水平及 IL-1α 含量[14]。淫羊藿素能够下调 iNOS、COX-2、TNF-α 和 IL-1β 的 mRNA 表达；降低 Iba1 和 GFAP 表达，升高 TH 表达[15, 16]。

2. 抗氧化作用 观察淫羊藿素对 Aβ42 转基因果蝇神经的保护作用时发现，淫羊藿素具有抗氧化作用，能够升高 SOD 含量，降低 MDA 含量；改善线粒体功能，促进脑组织线粒体释放 ATP[17]。淫羊藿苷可以增加 TH、SIRT3 表达，同时增加线粒体 C Ⅱ 活性，升高 C Ⅱ 最大耗氧率；减少 LDH 释放，降低细胞内 ROS；提高 GSH、GSSG 水平[18]。淫羊藿次苷 Ⅱ 能够上调 NQO-1、HO-1、胞核中 Nrf2 表达，下调 LC3B、胞质中 Nrf2 和 Keap1 表达[19]。淫羊藿苷能够降低 APP、BACE1 水平及 GRP78、ATF4、CHOP 表达，增加 ADAM10 表达，减少 Caspase-12、Caspase-9、Caspase-3 含量，抑制海马组织内质网应激[20]。

3. 抗凋亡作用 淫羊藿苷可以上调 Bcl-2、Bcl-xL、Ngfr mRNA 表达，下调 Caspase-3、Bax、CAT 和 HO-1 mRNA 表达[21]。淫羊藿次苷 Ⅱ 明显降低 MMP2、MMP9 表达，增加 TIMP1、claudin 5、occludin、ZO 1 表达[22]。淫羊藿次苷 Ⅱ /淫羊藿苷明显降低神经功能评分、脑组织含水量、脑梗死体积及 IL-1β、TNF-α 表达；下调大脑皮质 Bax、cleaved-caspase9、LC3 Ⅱ /LC3I、Beclin1 表达；升高 Bcl-2、p62 表达[23, 24]。在皮质酮诱导 PC12 细胞损伤实验中，淫羊藿苷能够拮抗皮质酮损伤，显著提高 PC12 细胞的活性，降低 PC12 细胞的凋亡发生率，从而发挥神经保护作用[25]。淫羊藿苷能够明显提高 PC12 细胞存活率，上调磷酸化 GSK-3β 表达[26]。

4. 抗抑郁作用 淫羊藿苷可以显著降低 Glu、Gln 和 GABA 含量，升高 Asp、NE、5-HT、DA 及其代谢产物 DOPAC、HVA 含量[27]。淫羊藿苷可以升高因慢性不可预知温和刺激所致抑郁大鼠的糖水偏爱度，调节皮层、海马、纹状体内神经递质含量[28]。通过慢性束缚应激对孕后期母鼠建立抑郁模型研究发现，淫羊藿苷能够明显降低海马和皮质 mGluR1、mGluR5 水平及其 mRNA 表达，升高 EAAT2 水平及其 mRNA 表达[28-30]。淫羊藿苷可以增加抑郁大鼠旷场站立时间、运动距离及 CA1 亚区锥体细胞数，减少游泳静止时间及完成探索时间[31]。

5. 降血糖作用 淫羊藿苷可以改善脑糖代谢功能障碍，通过实验发现，淫羊藿苷可以增加脑组织 18F-FDG 摄取率，降低海马和皮质中的葡萄糖浓度；上调 GLUT1、GLUT2、GLUT3 表达；升高 HK、PFK 和 PK 亚型以及 PDHA1 活性[32]。在淫羊藿苷能通过改善脑胰岛素信号通路障碍延缓 AD 研究中，发现淫羊藿苷可以升高 NeuN、PSD95、pIR Tyr1361、pAKT Ser473 表达水平；降低 pIRS1Ser307、pIRS1 Ser616 表达，从而证明淫羊藿苷能够通过此机制发挥抗 AD 作用[33]。

6. 神经保护作用 淫羊藿苷和淫羊藿素能够抑制自由基损伤和神经毒性损伤，提高 GSH-Px、SOD 活性，降低 MDA、NO 含量及 NOS、MPO 活性[34, 35]。淫羊藿苷对鱼藤酮诱导的细胞毒性具有保护作用，可以提高细胞活力、SOD 活性和线粒体呼吸功能，降低细胞内 ROS 含量；增加 SIRT3 和 PGC-1α 表达。但是 3-（1 氢 -1,2,3- 三唑 -4- 基）吡啶会削弱淫羊藿苷的药理活性，产生逆转作用[36]。淫羊藿苷还能拮抗 6- 羟基多巴胺导致的神经损伤，其发挥作用的机制可能与 Nrf2 信号通路有关[37]。

7. 抗骨质疏松作用 不同浓度淫羊藿苷均可促进成骨细胞的增殖和分化，抑制细胞凋亡，当淫羊藿苷的浓度为 10^{-5} mmol/L 时作用最强；淫羊藿苷还能够增加自噬体的数量，上调成骨分化标志物和自噬相关蛋白的表达；改善骨微结构相关参数[38]。淫羊藿苷可以增加骨质疏松小鼠的胫骨和股骨总湿质量和骨体积分数，促进骨小梁形成，升高骨髓间充质干细胞成骨相关基因的表达，降低成脂相关基因的表达，改善骨髓微环境，缓解骨质疏松[39]。在切除兔双侧卵巢建立骨质疏松模型实验中，发现淫羊藿苷能上调股骨和椎骨 MEG3、LncRNA H19、DANCR 和 Runx2 mRNA 水平[40]。

8. 抗肿瘤作用 淫羊藿素能够通过调控糖酵解抑制胆管癌 HuCCT1 细胞的活力和集落形成，显著降低 HuCCT1 细胞葡萄糖摄取量、乳酸及 ATP 生成量，抑制糖酵解相关酶的活性以及蛋白表达水平[41]。淫羊藿苷和淫羊藿素还可以抑制肝癌细胞的增殖，淫羊藿素能够降低 HepG2 细胞增殖率，降低 AFP mRNA 的相对表达量[42]。淫羊藿苷可以抑制 CLC5 肝癌细胞增殖，阻滞细胞周期，减少 Edu-488 阳性率及克隆形成菌落数量[43]。

四、本草文献摘述

1.《神农本草经》"主阴痿绝伤，茎中痛，利小便，益气力，强志。"

2.《日华子本草》"治一切冷风劳气，补腰膝，强心力，丈夫绝阳不起，女子绝阴无子，筋骨挛急，四肢不任，老人昏耄，中年健忘。"

3.《本草纲目》"生精补髓，养血益阳，强筋健骨，治一切虚损，耳聋目暗，眩晕虚痢。"

4.《本草正义》"淫羊藿，禀性辛温，专壮肾阳，故主阴痿，曰绝伤者，即阳事之绝伤也。茎中痛，亦肾脏之虚寒。利小便者，指老人及虚寒人之阳事不振，小便滴沥者言之，得其补助肾阳而小便自利，非湿热蕴结，水道赤涩者可比，读书慎勿误会。益气力、强志、坚筋骨，皆元阳振作之功，然虚寒者固其所宜，而阴精不充，真阳不固者，万不可为揠苗之助长也。消瘰疬、赤痈，盖亦因其温通气血，故能消化凝结。然痈疽之病，由于阴血不充，肝阳燔灼，而煎熬津液，凝结痰浊者为多，幸勿误读古书，反以助其烈焰。洗下部之疮，则辛燥能除湿热，亦犹蛇床子洗疮杀虫耳。《日华》主丈夫绝阳，女子绝阴，一切冷风劳气，筋骨挛急，四肢不仁，补腰膝，则辛温之品，固不独益肾壮阳，并能通行经络，祛除寒湿痹。但《日华》又谓治老人昏耄，中年健忘，则未免誉之太过。而景岳且谓男子阳衰，女子阴衰之艰于子嗣者，皆宜服之，则偏信温补，其弊滋多，更非中正之道矣。石顽谓一味仙灵脾，为偏风不遂要药，按不遂之病有二因：一为气血俱虚，不能荣养经络，或风寒湿热痹着之病，古人之所谓痹症是也，其来也缓；一为气血上冲，扰乱脑神经而忽失其运动之病，今之所谓类中风，西医之所谓血冲脑是也，其病也暴。仙灵脾酒，止可治寒湿痹之不遂，并不能治气血两虚之不遂，而血冲脑经之不遂，更万万不可误用。"

参考文献

[1] 国家药典委员会. 中华人民共和国药典临床用药须知：中药饮片卷 [M].2020 版. 北京：中国医药科技出版社，2022：1163-1169.

[2] 韩东. 益气养阴活血中药治疗早期糖尿病肾病 60 例临床观察 [J]. 中国药物与临床，2021，21（6）：1000-1001.

[3] 杨超，崔应东，廖兆琳，等. 针挑联合复方富硒当归淫羊藿合剂对精液质量和精子顶体酶活性的影响 [J]. 中国医药导报，2019，16（6）：54-57.

[4] 唐萌芽，夏晓斌，张沂，等. 豨莶狗脊淫羊藿汤治疗神经根型颈椎病 87 例临床观察 [J]. 中国中医骨伤科杂志，2020，28（11）：30-32，37.

[5] 陈丹. 淫羊藿治疗肿瘤恶病质肌肉减少症临床观察 [J]. 中国中医药现代远程教育，2022，20（7）：100-102.

[6] 刘海燕. 中药淫羊藿治疗骨质疏松症的临床观察 [J]. 内蒙古中医药，2019，38（1）：16-17.

[7] 那顺白乙拉，通拉嘎. 补肾活血复骨汤治疗早期股骨头缺血性坏死 150 例临床观察 [J]. 临床医药文献电子杂志，2016，3（46）：9231-9232.

[8] 陆承颖. 养血活血汤治疗膝关节骨性关节炎随机平行对照研究 [J]. 实用中医内科杂志，2015，29（8）：27-29.

[9] 张志军，王宝亮，冯来会. 参芪养髓方治疗多发性硬化 39 例 [J]. 中医研究，2014，27（4）：30-32.

[10] 曾令荣，尹彩霞，刘远贵，等. 淫羊藿次苷Ⅱ下调 APP/PS1 转基因小鼠海马 APP、Aβ1-42、RAGE 蛋白水平并抑制炎症反应 [J]. 遵义医学院学报，2017，40（1）：22-26.

[11] ZHENG Y，ZHU G，HE J，et al.Icariin targets Nrf2 signaling to inhibit microglia-mediated neuroinflammation [J].International Immunopharmacology，2019，73：304-311.

[12] ENGLER-CHIURAZZI E B，BROWN C M，POVROZNIK J M，et al.Estrogens as neuroprotectants：Estrogenic actions in the context of cognitive aging and brain injury[J].Prog Neurobiol，2017，157：188-211.

[13] 王冉冉，朱天瑞，张凤，等. 长期淫羊藿苷治疗对 APP/PS1 小鼠神经炎症的影响 [J]. 山东大学学报（医学版），2020，58（4）：71-77.

[14] 唐冰雪，张源文，吴雅晨，等. 淫羊藿苷对脑缺血再灌注大鼠的神经保护及小胶质细胞 TLR4/NF-κB 通路的影响 [J]. 中国实验方剂学杂志，2020，26（22）：47-52.

[15] 杨叶.GPER 介导淫羊藿素和淫羊藿苷抗帕金森病炎症反应的机制研究 [D]. 青岛：青岛大学，2021.

[16] 姜明春. 淫羊藿苷及淫羊藿素通过 GPER 和 IGF-1R 抑制小胶质细胞炎症反应保护

多巴胺能神经元的实验研究[D].青岛:青岛大学,2017.

[17] 杜敏.淫羊藿素（ICT）对Aβ42转基因果蝇的神经保护作用及机制研究[D].桂林:桂林医学院,2014.

[18] 王雪婷.淫羊藿苷通过激活SIRT3上调线粒体复合体Ⅱ活性减轻鱼藤酮诱导的多巴胺能神经元损伤[D].遵义:遵义医科大学,2020.

[19] 龙隆,徐应淑,雷鸣,等.淫羊藿次苷Ⅱ对大鼠脑缺血再灌注损伤的作用[J].中国新药与临床杂志,2017,36（10）:598-602.

[20] 张洋洋.淫羊藿苷通过减轻内质网应激改善APP/PS1小鼠的学习记忆功能[D].遵义:遵义医科大学,2019.

[21] 王艳秋.淫羊藿苷的控释温敏凝胶经鼻给药对帕金森病小鼠模型的治疗作用研究[D].天津:天津中医药大学,2020.

[22] 刘木波.淫羊藿次苷Ⅱ抗大鼠脑缺血再灌注诱导的血脑屏障损伤研究[D].遵义:遵义医科大学,2020.

[23] 刘禹岐,郗欧,刘怡彤.淫羊藿次苷Ⅱ对脑缺血/再灌注损伤大鼠脑细胞凋亡和自噬的影响[J].湖北中医药大学学报,2022,24（1）:53-57.

[24] 杨奕樱,刘杨,刘明,等.淫羊藿苷对脑缺血再灌注大鼠恢复早期的神经保护作用研究[J].中药新药与临床药理,2020,31（6）:662-667.

[25] 石翠格,李慧,王丽丽,等.淫羊藿苷抗抑郁及对皮质酮致PC12细胞损伤的保护作用研究[J].中国药物应用与监测,2013,10（5）:268-270.

[26] 郑桃林.淫羊藿苷对AD细胞模型GSK-3β表达影响及机制研究[D].长沙:中南大学,2013.

[27] 高琳娜,贺晓丽,唐千淇,等.淫羊藿苷对快速老化小鼠SAMP10脑组织单胺类及氨基酸类神经递质的影响[J].中国临床药理学与治疗学,2012,17（10）:1081-1086.

[28] 张聪,卢慧勤,胡楚璇,等.淫羊藿苷对慢性不可预知温和刺激诱导的大鼠抑郁行为和神经递质水平的影响[J].中国药学杂志,2018,53（15）:1280-1284.

[29] 张笑笑.淫羊藿苷对产前应激子鼠抑郁样行为及脑内ⅠmGluRs、EAAT2表达的影响[D].西安:西北大学,2017.

[30] 张笑笑,林天炜,张君利,等.淫羊藿苷对产前应激子代大鼠抗抑郁作用研究[J].中国药理学通报,2017,33（7）:987-991.

[31] 薛亚兰,许晶廷,邱继红.淫羊藿苷对抑郁症大鼠抑郁样行为和神经元损伤的影响[J].临床和实验医学杂志,2021,20（20）:2152-2156.

[32] 张莹.淫羊藿苷通过改善脑糖代谢功能紊乱对APP/PS1/Tau三转基因AD模式小鼠的神经保护作用[D].遵义:遵义医科大学,2019.

[33] 燕飞.淫羊藿苷通过改善脑胰岛素信号通路障碍对APP/PS1/Tau三转基因AD模式小鼠的神经保护作用[D].遵义:遵义医科大学,2020.

[34] 闫磊,梁军,董建将,等.淫羊藿苷对大鼠脑缺血-再灌注损伤的保护作用及机制研究[J].中国中医急症,2019,28（2）:229-231,252.

[35] 赖丽娟,刘松,谢佳丽,等.三氟淫羊藿素通过抑制氧化应激对脑缺血再灌注损伤的保护作用[J].赣南医学院学报,2017,37（3）:343-346.

[36] 曾茹.基于SIRT3研究淫羊藿苷对鱼藤酮诱导的多巴胺能神经元损伤的作用机制[D].遵义:遵义医科大学,2019.

[37] 张蓓.淫羊藿苷对6-OHDA诱导的帕金森病小鼠模型的保护作用及机制研究[D].遵义:遵义医科大学,2019.

[38] 姜涛,凌翠敏,陈庆真,等.淫羊藿苷通过提高自噬促进成骨细胞分化防治骨质疏松[J].中国组织工程研究,2021,25（17）:2643-2649.

[39] 张锦明,田滢舟,赵玲,等.淫羊藿苷促进骨髓间充质干细胞成骨分化缓解小鼠骨质疏松的机制[J].中国组织工程研究,2022,26（19）:2991-2996.

[40] 张峰,徐瑞.淫羊藿苷对兔骨质疏松的疗效及骨组织MEG3、H19和DANCR表达的影响[J].山西医科大学学报,2019,50

(7): 971-975.

[41] 邓冬杰, 李励, 谈相云, 等. 淫羊藿素通过 Akt/mTOR 调控糖酵解抑制肝内胆管癌细胞增殖的作用机制研究 [J]. 中草药, 2022, 53（10）: 3061-3069.

[42] 张超, 赵海建, 周伟燕, 等. 淫羊藿素调控 miRNA-329 和 miRNA-1236 抑制肝癌细胞增殖的机制研究 [J]. 肿瘤研究与临床, 2021, 33（11）: 805-810.

[43] 毕瑜婷, 花东明, 林佳成, 等. 淫羊藿苷通过 Akt/GSK3β/CDK 通路抑制 CLC5 肝癌细胞增殖 [J]. 中国实验方剂学杂志, 2022, 28（12）: 96-102.

鹿衔草 Luxiancao

本品为鹿蹄草科植物鹿蹄草 *Pyrola calliantha* H. Andres 或普通鹿蹄草 *Pyrola decorate* H. Andres 的干燥全草。全年均可采挖，除去杂质，晒至叶片较软时，堆置至叶片变紫褐色，晒干。

4-1-21 鹿衔草彩图

一、传统应用

【性味归经】甘、苦，温。归肝、肾经。

【功效主治】祛风湿，强筋骨，止血，止咳。用于风湿痹痛，肾虚腰痛，腰膝无力，月经过多，久咳劳嗽。

【用法用量】9～15g。

【使用注意】阴虚火旺者忌用。

【方剂举例】

1. 岩鹿乳康胶囊（《国家中成药标准汇编 外科妇科分册》）

药物组成：岩陀、鹿衔草、鹿角霜。

功能主治：益肾，活血，软坚散结。用于肾阳不足、气滞血瘀所致的乳腺增生。

2. 芪鹿益肾片（《新编国家中成药》第2版）

药物组成：黄芪、鹿衔草、白术、茯苓、党参、附子（黑顺片）、山茱萸、桑寄生、丹参、益母草、石韦、白花蛇舌草、牛膝。

功能主治：温补脾肾，祛湿化浊。用于脾肾阳虚，症见面色苍白，畏寒肢冷，腰膝酸痛，纳呆，便溏。

3. 鹿丹芪胶囊（《国家食品药品监督管理局国家药品标准》）

药物组成：鹿衔草、何首乌、丹参、泽泻、葛根、决明子、黄芪、赤芍、苦参、甘草、延胡索、山楂。

功能主治：益气化瘀，降浊通络。用于气虚瘀浊型高脂血症。

4. 男康片[《中华人民共和国药典》（2020年版一部）]

药物组成：白花蛇舌草、赤芍、熟地黄、肉苁蓉、炙甘草、蒲公英、鹿衔草、败酱草、黄柏、红花、鱼腥草、淫羊藿、覆盆子、白术、黄芪、菟丝子、紫花地丁、野菊花、当归。

功能主治：益肾活血，清热解毒。用于肾虚血瘀、湿热蕴结所致的淋证，症见尿频、尿急、小腹胀满；慢性前列腺炎见上述证候者。

【简便验方】

1. 治疗虚劳 鹿衔草一两，猪蹄一对。炖食。（《陕西中草药》）

2. 治疗肺结核咯血 鹿衔草、白及各四钱。水煎服。（《山西中草药》）

3. 治疗慢性风湿性关节炎，类风湿性关节炎 鹿衔草、白术各四钱，泽泻三钱。水煎服。（《陕甘宁青中草药选》）

4. 治疗慢性肠炎，痢疾 鹿衔草五钱。水煎服。（《陕甘宁青中草药选》）

5. 治疗崩漏 鹿衔草五钱，地榆炭一两。水煎，日服二次。（《吉林中草药》）

6. 治疗肾虚五淋白浊 鹿衔草二两，水煎服。（《云南中医验方》）

7. 治疗过敏性皮炎，疮痈肿毒，虫蛇咬伤 鹿衔草干品或鲜品适量，煎汤洗患处，或捣烂，或研末外敷。一日二次。（《内蒙古中草药》）

【类药辨析】

鹿衔草与老鹳草的鉴别应用 二者均为祛风湿药，能祛风湿，止痹痛，用于治疗风寒湿痹疼痛。鹿衔草味苦能燥，味甘能补，既能祛风湿，又能入肝肾而强筋骨，常用于风湿日久，关节痹痛而腰膝无力者；鹿衔草有收敛止血作用，又能补益肺肾而定喘嗽，治肺虚久咳或肾不纳气之虚喘。老鹳草能除湿通络，消肿止痛，用于治关节疼痛，痛处红肿，骨节渐大等；可疏经活血，健筋骨，通经脉，用于治跌打损伤；可燥湿清热，善祛诸风用于治痈疽疮疡，皮肤湿疹；有利小便、泻膀胱积热、止久痢、厚肠胃、润中健脾之功[1]。

【配伍应用】

1. 鹿衔草配骨碎补 鹿衔草祛风湿，补肾强筋骨；骨碎补益肾活血，止痹痛，能促进机体代谢，抑制退行性病变。两药合用，有补肾强筋骨、祛风湿之功，善治骨痹。用于治疗增生性关节炎[1]。

2. 鹿衔草配马鞭草 鹿衔草补肝肾兼止血；马鞭草活血散瘀，清湿热，凉血解毒。两药合用，消中兼补，相辅相成，共奏清热化瘀止血之功。用于治疗月经量多，崩漏，经断复来，人工流产或产后恶露不绝属湿热或有瘀者[1]。

3. 鹿衔草配石韦 鹿衔草补肾止血兼祛风湿；石韦利湿热，且有消蛋白作用。两药合用补而不壅滞，清利而不伤正，共奏补肾清湿热、消蛋白之功。用于治疗慢性肾炎、血尿属湿热未尽者[1]。

4. 鹿衔草配豨莶草 鹿衔草可补虚益肾，祛风湿，活血通经；豨莶草功善祛风湿、利筋骨，能搜风通络，平冲降逆。两药配伍，共奏益肝肾、祛经脉风湿、通经除痹之功。用于治疗高血压、高脂血症属肝肾不足，肝阳化风者，以及痰浊水湿流注经络肢节，导致肢体游走性疼痛者[1]。

二、临床研究

1. 血崩症 鹿衔草汤（鹿衔草60g，党参60g，益母草30g，生地榆30g，炮附子10g），经期治疗，煎药时加50g食醋，与水同煎，煮沸后再用小火炖半小时，约得1饭碗药汁。每剂药煎2次，出血量多时，每天可服2剂，即4碗，每4~5h服药一碗，翌日如血量减少，可改为1剂。如大出血已止，尚有少量漏下不净，可接服地锦草汤化瘀止漏，视出血量大小，加减药材。经后治疗，血止后，接服乌鸡白凤丸，每日3次，每次1丸。至下次经行，再次接服鹿衔草汤。100例患者，服药后血量明显减少的起效时间：小于8小时81例，8~12小时15例，大于24小时4例；服药后月经天数变化情况：小于7天97例，8~10天3例[2]。

2. 高血压 药物及用法，由陕西中医学院药厂提供，鹿蹄草Ⅰ号（甲）含鹿蹄草、短柄五加、柿叶等；鹿蹄草Ⅱ号（乙）为鹿蹄草，制成茶剂。每次1g/袋，每日三次。每袋用开水200mL浸泡约5~10min，代茶饮用，连续冲泡两遍。两种制剂的外观、气味均相同。治疗期停用一切药物，保持原有饮食及生活习惯不变。一疗程为45天。疗效：甲组略优于乙组，甲组51例，其中显效31例，有效9例，无效11例；乙组50例，其中显效21例，有效13例，无效16例[3]。

3. 椎动脉型颈椎病 药物由陕西中医药研究院提供，鹿蹄草注射液每安瓿2mL

（含1g），每日肌内注射4mL，分1~2次，一疗程10日。合并神经根刺激症者用头带牵引，2周后用鹿蹄草注射液。治疗效果：本组用药在4个疗程以内，显效55例，占84.6%，好转8例，占12.3%，无效2例，占3%，总有效率96.9%[4]。

三、药理研究

1. 抗炎作用 圆叶鹿蹄草的甲醇部位（150mg/kg）对角叉菜致足肿胀模型有达49%的抑制率，对醋酸扭体抑制率达68%，接近阳性药吲哚美辛；而单体化合物熊果酸的抗炎活性可与吲哚美辛持平[5]。鹿蹄草对炎症因子TNF-α有突出抑制活性[6]。鹿蹄草与络石藤混合后醇提物对Ⅱ型胶原（CII）诱导的大鼠关节炎（CIA）具有保护作用，可显著降低大鼠细胞因子IL-6以及大鼠抗Ⅱ型胶原抗体（Anti-CIIAb）的表达，提升淋巴细胞（CD4 T细胞，CD8 T细胞以及B细胞）在血液中的计数至正常水平[7]。

2. 抗菌作用 鹿蹄草素对金黄色葡萄球菌具有生长抑制活性，其MIC为0.16g/L，鹿蹄草素可以破坏菌体细胞膜及细胞壁结构，抑制细菌细胞的不定向分裂[8]。从鹿蹄草提取的化合物对新生隐球菌、白念珠菌、红色毛癣菌等真菌生长有不同的抑制作用，其中梅笠草素的抗真菌活性较强[9]。从圆叶鹿蹄草中分离得到pyrolaside B对2种革兰阳性菌均有较明显的抑制作用[10]。

3. 抗肿瘤作用 鹿蹄草中的梅笠草素可有效阻断胰岛素因子受体（IGF-IR）的信号通路；且可剂量依赖性地抑制成骨肉瘤细胞株的生长活性，同时降低该细胞对阿霉素的耐药性[11]。梅笠草素可依赖性地抑制人乳腺癌细胞MCF-7的生长，采用流式细胞术能影响ROS含量并诱导肿瘤细胞线粒体膜破裂，且能调节凋亡因子caspase-9与caspase-3的表达，进而激活核糖聚合酶PARP，引发线粒体介导的细胞凋亡[12]。鹿蹄草总挥发油（PHVO）能够下调D1、CDK4以及CDK6的表达，同时下调p21表达，因而PHVO能够在G1到S期阻滞肿瘤细胞增殖[13]。

4. 抗氧化作用 鹿衔草乙酸乙酯部位对DPPH、ABTS自由基以及β-胡萝卜素-亚油酸法测定中表现出较强抗氧化活性，还原能力与维生素C及BHT接近，可能与鹿衔草的酚酸和黄酮类物质有关[14]。

5. 抗心肌缺血作用 鹿蹄草总黄酮（TFHP）能够剂量依赖性地降低心肌缺血模型大鼠（用异丙肾上腺素造模）血清CK、LDH活性与FFA含量，升高血清NO含量与SOD活性，减轻心肌缺血状况下的脂质过氧化损伤，对心肌缺血具有保护作用[15]。在垂体后叶激素造成的心肌缺血模型下，鹿蹄草总黄酮同样能够起到保护作用[16]。

6. 抗病毒作用 鹿蹄草的乙酸乙酯部位对NA有较强的抑制活性，百分抑制率达79.10%，IC_{50} 40mg/L[17]。

四、本草文献摘述

1.《滇南本草》 "治筋骨疼痛、痰火之症，煎点水酒服。"

2.《四川常用中草药》 "祛风除湿，止惊悸，盗汗。治痨伤吐血，筋骨酸软，风湿关节痛，惊痫吐舌，鼠瘘痈肿。"

3.《陕西中草药》 "补肾壮阳，调经活血，收敛止血。治虚劳咳嗽，肾虚盗汗，腰膝无力，风湿及类风湿性关节炎，半身不遂，崩漏，白带，结膜炎，各种出血。"

参考文献

[1] 国家药典委员会. 中华人民共和国药典临床

用药须知：中药饮片卷[M].2020版.北京：中国医药科技出版社，2022：529-530.

[2] 汪明德.鹿乌序贯疗法治疗重症血崩100例的临床观察[J].上海中医药杂志，1993（6）：17-19.

[3] 王朝宏，吴垂光，薛光华，等.鹿蹄草制剂治疗高血压病101例临床观察[J].中西医结合杂志，1986（10）：604-605，581.

[4] 张涛，王伽荣，李增莉，等.鹿蹄草制剂治疗椎动脉型颈椎病65例临床观察[J].中国中医骨伤科杂志，1989，5（4）：30-31.

[5] KOSUGE T, YOKOTA M, SUGIYAMA K, et al.Studies on bioactive substances in crude drugs used for arthritic diseases in traditional Chinese medicine. Ⅲ.Isolation and identification of anti-inflammatory and analgesic principles from the whole herb of Pyrola rotundifolia L[J].Chemical & pharmaceutical bulletin，1985，33（12）：5355-5357.

[6] 刘文斌，周宁，杨秀敏，等.肿瘤坏死因子-α抑制剂高通量药物筛选模型的建立及筛选药物的体外实验[J].中国急救复苏与灾害医学杂志，2012，7（9）：826.

[7] PARK J H, LEE J M, KIM S N, et al.Treatment with SI000413，a new herbal formula，ameliorates murine collagen-induced arthritis[J].Biological & Pharmaceutical Bulletin，2008，31（7）：1337-1342.

[8] 艾启俊，于庆华，张红星，等.鹿蹄草素对金黄色葡萄球菌的抑制作用及其机理研究[J].中国食品学报，2007（2）：33.

[9] 刘蕾，陈玉平，万喆，等.鹿蹄草化学成分研究[J].中国中药杂志，2007（17）：1762.

[10] 王军宪，陈新民，李宏，等.鹿衔草化学成分的研究：羟基肾叶鹿蹄草苷的结构鉴定[J].植物学报，1994（11）：895.

[11] WAN D Q, WANG C D, QU X H, et al.Chimaphilin inhibits proliferation and induces apoptosis in multidrug resistant osteosarcoma cell lines through insulin-like growth factor-I receptor（IGF-IR）signaling[J].Chemico-Biological Interactions，2015，237：25-30.

[12] MA W, ZOU Y, WANG P, et al.Chimaphilin induces apoptosis in human breast cancer MCF-7 cells through a ROS-mediated mitochondrial pathway[J].Food Chem Toxicol，2014，70：1-8.

[13] CAI L L, YE H Z, LI X H, et al.Chemical constituents of volatile oil from Pyrolae herba and antiproliferative activity against SW1353 human chondrosarcoma cells [J].International Journal of Oncology，2013，42（4）：1452-1458.

[14] YAO X, ZHANG D, ZU Y, et al.Free radical scavenging capability, antioxidant activity and chemical constituents of Pyrola incarnata Fisch leaves[J].Ind Crop Prod，2013，49：247-255.

[15] 路培培，刘俊田，刘娜，等.鹿衔草总黄酮对异丙肾上腺素诱导的大鼠急性心肌缺血的保护作用[J].中药材，2010（1）：73.

[16] 丁存晶，刘俊田，王军宪，等.鹿衔草总黄酮对大鼠急性心肌缺血的保护作用[J].中药材，2007（9）：1105.

[17] YANG X Y, LIU A L, LIU S J, et al.Screening for neuraminidase inhibitory activity in traditional Chinese medicines used to treat influenza[J].Molecules，2016，21（9）：1138.

蝮蛇 Fushe

本品又称虺、土球子、土谷蛇、反鼻蛇、土狗子蛇、草上飞、土公蛇、土虺蛇，为蝰科蝮蛇 *Agkistrodon halys*（Pallas），以全体入药。

4-1-22 蝮蛇彩图

一、传统应用

【性味归经】甘，温，有毒。

【功效主治】祛风，攻毒。治麻风，癫疾，皮肤顽癣，瘰疬，痔疾。

【用法用量】内服：酒浸或烧存性

研末。外用：浸油、酒渍或烧存性研末调敷。

【使用注意】阴虚血亏者慎服，孕妇禁服。

【方剂举例】

1. 芪归蝮蛇胶囊（《国家食品药品监督管理局国家药品标准 WS-5902（B-0902）-2002》）

药物组成：黄芪、当归、蝮蛇。

功能主治：益气养血，祛风通络。用于气血不足，筋脉失养所致的体虚乏力，眩晕，心悸，失眠，关节肌肉酸痛，麻木无力。

2. 蝮蛇地丁酒（《中药制剂汇编》）

药物组成：蝮蛇、紫花地丁。

功能主治：清热消炎。主治软组织化脓性感染。

3. 蝮蛇头丸（《圣济总录》卷十八）

药物组成：蝮蛇头（炙焦）、猬皮（炙焦）、魁蛤（炙）、蛴螬（生用）、水蛭（生用）、虻虫（去翅足，生用）、葛上亭长（去翅足，生用）、蜈蚣（炙）、大蜘蛛（炒）、（蟅虫）虫（炙）、雷丸（炮）、附子（炮裂，去皮脐）、水银、丹砂、消石（与水银、丹砂同研水银星尽，滴醋炒）、大黄（锉，炒）、桂（去粗皮）、滑石（研如粉）、甘遂（与芝麻同炒，不用芝麻）、射罔、石膏（研如粉）、蜀椒（去目及闭口者，炒出汗）、芒硝（研如粉）、巴豆（去皮心，炒）、龙骨（研）、矾石（枯，研如粉）、黄连（去须）、鲮鲤甲（炙用）。

功能主治：祛风通络。治白癞。

4. 鳖甲丸（《外台秘要》卷十三引《广济方》）

处方组成：鳖甲（炙）、芍药、蝮蛇脯（炙）、大黄、人参、诃黎勒皮（熬）、枳实（炙）、防风。

功能主治：软坚化瘀，解毒。用于痃气，心忪，骨蒸热，暗风。

【简便验方】

1. 治大风及诸恶风，恶疮瘰疬，皮肤顽痹，半身枯死，皮肤手足脏腑间重疾并主之 蝮蛇一枚。活着器中，以醇酒一斗投之，埋于马溺处，周年以后开取，酒味犹存，蛇已消化。不过服一升已来，当觉举身习习，服讫，服他药不复得力。亦有小毒，不可顿服。（《本草拾遗》）

2. 治白癞 大蝮蛇一枚。切勿令伤，以酒渍之，大者一斗，小者五升，以糠火温，令下，寻取蛇一寸许，以腊月猪膏和，敷疮。（《肘后方》）

3. 治破伤风牙关紧急，口噤不开，口面歪斜，肢体弛缓 蝮蛇一条（去头、尾、肠、皮、骨，醋炙），地龙五条（醋炙），天南星一枚（重三分者，炮）。上为末，醋煮面和丸，如绿豆大。每服三至五丸，生姜酒下，稀葱粥投，汗出瘥。（《普济方》天南星丸）

4. 治一般肿毒，创伤溃烂久远等症 蝮蛇，去其首尾，剖腹除肠，锉，浸油中，五十日后，微蒸取用，外涂。（《外科调宝记》蝮蛇油）

5. 治胃痉挛 蝮蛇，酒浸一年以上，每食前饮一杯，一日三次，连续二十日有效。（《动植物民间药》）

【类药辨析】

蝮蛇与乌蛇的鉴别应用 蝮蛇和乌蛇均具有搜风通络、祛毒定惊的作用，两者共用可辅助调节免疫。蝮蛇可健胃强身，用作强壮和体质改善药。而乌蛇毒性较小，主要用于风湿痹痛、肢体麻木、半身不遂、顽癣、皮肤瘙痒、急惊风等。

【配伍应用】

1. 蝮蛇配人参 蝮蛇性味甘、温，有毒，有祛风攻毒之功，用于麻风、癫疾、顽痹、瘰疬、痔疮等，人参大补元气、补脾益肺、生津安神。以上两药配伍有祛风解毒、健脾之功。主治牛皮癣。

2. 蝮蛇配伍石见穿、预知子、石打穿等 用于气滞血瘀、瘀毒内阻的中晚期食管癌、贲门癌、胃癌等，症见心下痞块坚硬，胀满疼痛，吞咽困难，甚则反食，呕吐痰涎等，或制成酒剂及粉剂服用[1]。

3. 蝮蛇配伍干蟾皮、延胡索、土鳖虫等 用于瘀血阻络的中晚期骨肿瘤，或肿瘤骨转移，出现癌性疼痛，骨节酸楚等[1]。

4. 蝮蛇配伍制南星、制白附子、钩藤等 本品入肝，能祛风通络，用于中风口㖞、破伤风等。

二、临床研究

1. 软组织化脓性感染 蝮蛇地丁酒（活蝮蛇1～2条，加入75%乙醇或白酒，1000mL，加紫花地丁1两，封口，放置于阴凉处，约3个月后，即可应用），用脱脂棉蘸取药液敷患处，再以塑料布盖于药棉之上，指趾可用废橡皮手套手指部套上。一日可更换数次，保持药棉湿润。共治疗79例，其中，痈15例，治愈13例，显效2例；疖26例，治愈10例，显效12例，无效4例；毛囊炎29例，治愈29例；瘭疽6例，治愈3例，显效2例，无效1例；蜂窝织炎1例，治愈1例；压疮2例，治愈1例，显效1例[2]。

2. 老年慢性脑供血不足 芪归蝮蛇胶囊（当归、黄芪、蝮蛇），在常规、降压及对症处理的基础上加服芪归蝮蛇胶囊0.6g，3次/天；30天为1疗程，连用2个疗程。共治疗60例，治愈35例，显效20例，治愈率为58.3%，总有效率为91.7%[3]。

3. 类风湿关节炎 蝮蛇木瓜胶囊（主要成分：蝮蛇、木瓜、制川乌、制马钱子、僵蚕、全蝎、虎骨草、藏红花、麻黄、苍术等）治疗，第1周前5天每天1mg口服，停药2天，以后每周前5天，每天1.5mg口服，停药2天，疗程12周。共治疗33例，显效18例，进步10例，有效4例，无效1例，总有效率97%[4]。

4. 寻常性痤疮和黄褐斑 健龙胶囊（蝮蛇200mg，黄芪、当归提取物100mg）口服，每人3次/天，每次3粒，共服20天。寻常性痤疮共治疗137例，显效42例，有效60例，无效35例，总有效率74.5%；黄褐斑共治疗79例，显效23例，有效31例，无效25例，总有效68.4%[5]。

5. 治疗系统性红斑狼疮 在应用激素和免疫抑制剂治疗基础上，同时应用蝮蛇抗栓酶治疗活动期系统性红斑狼疮42例，显效83.3%，有效9.52%，总有效率92.8%，明显高于基础用药对照组（57%）[6]。

三、药理研究

1. 抗炎作用 蝮蛇抗栓酶具有一定的抗炎作用。蝮蛇抗栓酶不仅能使佐剂性关节炎足肿反应减轻，而且血中炎性介质血栓素 B_2（TXB_2）和6-酮-前列腺素 $F_{1\alpha}$ 均明显降低[7]。

2. 降糖调脂和降压作用 煜鹤堂蝮蛇酒各剂量均可显著降低高糖高脂模型大鼠 GLU 和 TC 水平（$P<0.01$），高、中剂量可显著降低模型大鼠 TG 及 LDL-C 水平（$P<0.01$ 或 $P<0.05$）；煜鹤堂蝮蛇酒高剂量可明显降低 SHR 大鼠收缩压（$P<0.05$），对实验动物体重无明显影响。煜鹤堂蝮蛇酒具有明显的降糖调脂和降压作用[8]。

3. 抗氧化抗衰老作用 用蝮蛇和中药人参、枸杞子等加酒浸泡而成的"蛇制品"进行灌胃，对小鼠肝、肾、脾的过氧化脂质（LPO）有明显抑制作用；并能明显减少小鼠脑中的脂褐素含量，认为该"蛇制品"对脂质具有抗氧化作用，对延缓衰老进程起一定作用[9]。

4. 降血脂作用 蝮蛇水提物能降低正常小鼠、老龄小鼠血脂的含量；对蛋黄、酒精引起的小鼠血脂升高有明显的降低作用；提示蝮蛇水提物有降低血脂的作用[10]。

5. 活血化瘀和免疫调节作用 蝮蛇抗栓酶可降低血浆中纤维蛋白原、血脂浓度，降低血液黏度、血小板聚集及黏附率，可溶解血栓，扩张血管，改善微循环。精制蝮蛇抗栓酶以精氨酸酯酶为主要成分，含有透明质酸酶、磷脂酶A2和舒缓激肽增强肽等17种酶和神经生长因子。已经证实，精氨酸具有类血浆素作用，能直接溶解纤维蛋白，使血浆纤维蛋白原变成不稳定的易从血液循环中去除的纤维蛋白单体，从而降低血黏度，并可减少血栓素，增加前列环素，抑制血小板的功能[11]。

四、本草文献摘述

1.《名医别录》 "酿作酒疗癞疾，诸瘘，心腹痛，下结气。"

2.《药性论》 "治五痔，肠风泻血。"

3.《本草纲目拾遗》 "治风痹。"

参考文献

[1] 徐宏喜，冯奕斌，朱国福. 抗肿瘤中药现代研究与临床应用[M]. 上海：上海科学技术出版社，2018：781-782.

[2] 于毅. 蝮蛇地丁酒治疗软组织化脓性感染[J]. 新医学，1974（5）：249.

[3] 魏文化. 芪归蝮蛇胶囊治疗老年慢性脑供血不足60例疗效观察[J]. 中国医学创新，2011，8（36）：113-114.

[4] 侯鲁斌. 蝮蛇木瓜胶囊治疗类风湿关节炎的疗效观察[J]. 临床合理用药杂志，2011，4（21）：35-36.

[5] 潘建华，马立海，陈彩芬. 健龙胶囊治疗寻常性痤疮和黄褐斑的疗效评价[J]. 中国现代应用药学，1998，15（4）：66-67.

[6] 刘燕芳. 蝮蛇抗栓酶治疗系统性红斑狼疮84例[J]. 华夏医学，2001（6）：930-931.

[7] 孟济明. 蝮蛇抗栓酶与地塞米松对大鼠佐剂性关节炎的抗炎作用[C]// 中华医学会. 中华医学会第4届全国风湿病学术会议论文汇编.1992：188.

[8] 邵国强，廖国群，徐琳本，等. 煜鹤堂蝮蛇酒的降糖降脂和降压作用研究[J]. 湖南中医杂志，2019，35（11）：127-129.

[9] 林津，徐克明，宁春霞. 蛇制品（蝮蛇加中药酒浸剂）对小鼠脂质抗氧化抗衰老作用初步观察[J]. 蛇志，1996（4）：16-18.

[10] 李延忠，丁秀峰，赵士彦，等. 蝮蛇水提物对血脂影响的初步研究[J]. 中药材，1991，14（1）：17-18.

[11] 陈新华，高向玲，杨贵海. 蝮蛇抗栓酶的临床应用[J]. 滨州医学院学报，1996，6（3）：265-267.

藁本 Gaoben

本品又称川香藁本、藁茇、鬼卿、地新、山茝、蔚香、微茎、藁板，为伞形科植物藁本 *Ligusticum sinense* Oliv. 和辽藁本 *Ligusticum jeholense* Nakai et Kitag. 的根茎和根。秋季茎叶枯萎或次春出苗时采挖，除去泥沙，晒干或烘干。

4-1-23 藁本彩图

一、传统应用

【性味归经】 辛，温。归膀胱经。

【功效主治】 祛风，散寒，除湿，止痛。用于风寒感冒，巅顶疼痛，风湿痹痛。

【用法用量】 3～10g。

【使用注意】 本品辛温香燥，凡阴血亏虚、肝阳上亢、火热内盛之头痛者忌服。

【方剂举例】

1. 鼻渊通窍颗粒 [《中华人民共和国药典》（2020年版一部）]

药物组成：辛夷、苍耳子（炒）、麻黄、白芷、薄荷、藁本、黄芩、连翘、野菊花、天花粉、地黄、丹参、茯苓、甘草。

功能主治：疏风清热，宣肺通窍。用于急鼻渊（急性鼻窦炎）属外邪犯肺证，症见前额或额骨部压痛，鼻塞时作，流涕黏白或黏黄，或头痛，或发热，苔薄黄或白，脉浮。

2. 镇脑宁胶囊 [《中华人民共和国药典》（2020年版一部）]

药物组成：猪脑粉、细辛、丹参、水牛角浓缩粉、川芎、天麻、葛根、藁本、白芷。

功能主治：息风通络。用于风邪上扰所致的头痛头昏、恶心呕吐、视物不清、肢体麻木、耳鸣；血管神经性头痛、高血压、动脉硬化见上述证候者。

3. 羌活芎藁汤（《中华人民共和国药典临床用药须知 中药卷》2005年版）

药物组成：半夏、杏仁（去皮尖）、羌活、藁本、川芎、防风、茯苓、甘草、白芷、麻黄、陈皮、桂枝。

功能主治：散风止痛。用于治疗太阳经头风头痛，夜热恶寒。

4. 神术散（《太平惠民和剂局方》卷二）

药物组成：苍术（米泔浸）、藁本、白芷、细辛（去叶）、羌活、川芎、炙甘草、生姜、葱白。

功能主治：祛风解表。用于治疗四时温疫，头痛项强，发热憎寒，身体疼痛，及伤风鼻塞声重，咳嗽头昏。

【简便验方】

1. 治疗大人小儿干白头屑 用藁本、白芷等份为末，夜擦旦梳，垢自去也。（《便民本草汇言小集》）

2. 治疗鼻上、面上赤 藁本研细末。先以皂角水擦动赤处，拭干，以冷水或蜜水调涂，干再用。（《鸡峰普济方》藁本散）

3. 治疗牙疳及宣露 藁本、升麻、皂角（不蛀者，烧灰存性）各半两，石膏一两半。上四味，杵罗为末。临卧时以手指蘸揩擦齿上，微漱存药气。（《博济方》黑散子）

4. 治疗大实心痛，大便已利 藁本半两，苍术一两。上为粗末，每服一两，水二盏，煎至一盏，温酒服。（《保命集》藁本汤）

5. 治疗风湿关节痛 藁本9g，苍术9g，防风9g，牛膝12g。水煎服。（《青岛中草药手册》）

【类药辨析】

羌活、白芷、细辛与藁本的鉴别应用 羌活、白芷、细辛、藁本四者皆为辛温香燥之品，均能解表散寒，祛风止痛，且止痛作用较好。其中羌活、白芷、藁本还能胜湿。四者都常用于治风寒感冒或风寒挟湿的感冒，头身疼痛较甚者，风寒湿痹，肢节疼痛。因白芷、细辛气味芳香，既能散风寒，又能通鼻窍，故风寒感冒而见鼻塞流涕者，白芷、细辛尤为适宜。同时白芷、细辛也常用于鼻渊等鼻科疾病之鼻塞、流涕、头痛者，为治鼻渊之良药。羌活气味雄烈，解表散寒，祛风胜湿，止痛作用较强。其治痹痛，因其善入足太阳膀胱经，以除头项肩背之痛见长，故上半身风寒湿痹、肩背肢节疼痛者尤为多用。白芷善入足阳明胃经，故阳明经头额痛以及牙龈肿痛尤为多用，并能燥湿止带，消肿排脓。又可用于寒湿带下，疮疡肿毒。此外，白芷能祛风止痒，可用于治皮肤风湿瘙痒。细辛辛香走窜，达表入里，散寒之力较强，表寒、里寒证均可使用。细辛又能温肺化饮，也可用于阳虚外感，恶寒发热、无汗、脉反沉者；少阴头痛，偏正头痛，牙痛；肺寒咳喘。藁本则性味俱升，上达巅顶，善治外感风寒、巅顶头痛甚者[1]。

【配伍应用】

1. 藁本配羌活　二者均能解表散寒，祛风除湿，止痛。二药相合，则药力更著，常用于治风寒感冒、风寒挟湿感冒，以及风寒湿痹、肢节疼痛[1]。

2. 藁本配川芎　藁本能解表散寒，祛风除湿，止痛；川芎上行头目，善于祛风止痛。二者相合，上达巅顶以祛风散寒止痛，常用于治外感风寒，巅顶头痛，以及头风头痛。[1]

3. 藁本配苍术　藁本能胜湿祛寒，升阳止泻；苍术能燥湿健脾止泻。二者相合，常用于治寒湿中阻，脾失健运，清阳不升，泄泻不止者[1]。

二、临床研究

1. 偏头痛急性发作　通窍定痛方治疗（川芎12g，地龙6g，桃仁10g，白芷10g，细辛3g，藁本10g，当归15g），结合针刺治疗。煎煮，每剂约200mL，每日1剂，每天早晚2次，持续治疗4周。44例中治愈11例，显效13例，有效18例，无效2例，总有效率95.45%[2]。

2. 慢性鼻炎　苍耳子散加减（苍耳子10g，白芷6g，辛夷6g，黄芩10g，藁本6g，薄荷2g）治疗，疗程为7天。40例中治愈22例，显效9例，好转6例，总有效率为92.5%[3]。

3. 感冒　羌活胜湿汤（羌活、独活、藁本、防风、甘草、川芎）；寒重（恶寒发热，鼻塞流清涕、咳痰色白）加白芷、辛夷花、苍耳子、桔梗、白芥子；热重（发热恶风，鼻塞流黄涕、咽痛恶寒发热）加薄荷、连翘、芦根、桔梗、浙贝母、白芷、射干；暑湿甚（头昏重胀疼痛，肢体酸痛，脘痞纳少）加藿香、苍术、佩兰、陈皮、金银花、连翘、黄连煎服。每剂450mL，分三次服用，每日一剂。45例中治愈44例，好转1例（该病例好转的同时，患者自动配合其他方法治疗），治愈率为97.8%，总有效率为100%[4]。

4. 儿童鼾眠　藁本细辛汤（藁本5～10g，细辛1～3g，白芷5～10g，白芍5～10g，炙麻黄绒5～10g，黄芩5～10g，川芎3～5g，栀子5～10g，辛夷5～10g，甘草2～3g）。药物用量：1～3岁，细辛1g，川芎3g，甘草2g，其余中药均使用5g；3岁及以上，细辛3g，川芎5g，甘草3g，其余中药均使用10g。水煎服，根据年龄进行服用剂量调整。1～2岁每次10～30mL，一天三次，日一剂；2～3岁每次30～50mL，一天三次，日一剂；3～6岁，每次60～80mL，一天三次，日一剂；6～10岁，每次80～100mL，一日三次，日一剂；10～14岁每次100～120mL，一日三次，日一剂。连续治疗1月。60例中临床痊愈10例，显效42例，有效4例，无效4例，总有效率93.3%[5]。

5. 原发性痛经　藁本细辛四物汤（当归、白芍、生地黄各12g，川芎、干姜、苍术、茯苓、艾叶、甘草各10g，肉桂、藁本各8g，小茴香5g，细辛2g），手足不温，大汗淋漓加附子8g。每个月经周期行经前3天开始服药，每日1剂分3次温服，连服6天为1个疗程。连续服用3个月经周期，忌辛辣及生冷。62例中，临床痊愈 54 例，好转 7 例，无效 1 例，总有效率为 98.39%[6]。

6. 尿路综合征 藁防汤（藁本 12～15g，防风 10g，浮萍 10g，茯苓 12～15g），每日 1 剂，水煎取汁 400mL，分两次服用，10 天为 1 疗程。78 例中治愈者 42 例，有效者 32 例，无效者 4 例，有效率 94.9%[7]。

三、药理研究

1. 抗炎作用 藁本 75% 醇提物 5g/kg 和 15g/kg 可抑制二甲苯致小鼠耳肿、角叉菜胶致足跖肿胀和乙酸致小鼠腹腔毛细血管通透性提高[8]。藁本中性油能抑制醋酸提高小鼠腹腔毛细血管渗透性及组胺提高大鼠皮肤毛细血管渗透性，抑制二甲苯致小鼠耳郭肿胀，抑制角叉菜胶所致大鼠足跖肿胀及摘除肾上腺大鼠注射角叉菜胶所致的足跖肿胀。但不能抑制大鼠塑料环肉芽肿增生，也不能延长摘除肾上腺大鼠的生存时间。提示其抗炎症作用与垂体-肾上腺系统无明显关系，推测其可能是通过抑制前列腺素产生抗炎作用[9]。

2. 利胆作用 藁本醇提物 3g/kg 和 10g/kg 能明显促进麻醉大鼠的胆汁分泌，作用持续 1.5h[10]。

3. 抗溃疡作用 藁本醇提物 5g/kg 和 15g/kg 能抑制水浸应激性溃疡、盐酸性溃疡和吲哚美辛-乙醇性溃疡形成，其中，15g/kg 藁本醇提物对盐酸性溃疡小鼠模型的抑制率达 85.9%，对吲哚美辛-乙醇性溃疡小鼠模型的抑制率达 78.6%[10]。

4. 抗血栓作用 藁本能延长电刺激颈动脉血栓形成时间，但不延长凝血酶原时间、凝血时间和白陶土部分凝血活酶时间，提示藁本具有抗血栓形成作用[10]。

5. 对平滑肌的作用 藁本能抗蓖麻油引起的小肠性腹泻和番泻叶引起的大肠性腹泻，且抗小肠性腹泻作用强于抗大肠性腹泻作用[8]。藁本中性油在 1.4×10^{-3}g/mL、2.8×10^{-3}g/mL 或 5.6×10^{-3}g/mL 浓度时，能显著降低离体兔小肠的收缩振幅和张力及离体豚鼠回肠的张力，并能对抗组胺、烟碱、毒扁豆碱、酚妥拉明和氯化钡所致肠活动增强，在 7×10^{-3}g/mL 或 14×10^{-3}g/mL 浓度时，能明显降低离体兔子宫张力，并能对抗催产素对子宫的兴奋作用[11]。

6. 中枢抑制作用 藁本中性油能明显减少小鼠自发活动，加强硫喷妥钠引起的睡眠，显著抑制苯丙胺所致小鼠运动性兴奋及腹腔注射酒石酸锑钾所致小鼠扭体反应，明显延长热板法痛阈时间，对伤寒-副伤寒混合菌苗引起发热的家兔有明显的解热作用，并能降低小鼠正常体温，有明显的镇静、镇痛、解热和降温等中枢抑制作用[12]。

7. 对心血管的作用 藁本水提取物或醇提取物 2g/kg 静脉注射，对麻醉兔有明显降血压作用，但持续时间较短；兔耳和蛙下肢血管灌流表明有直接血管扩张作用；此外对离体蛙心有抑制作用，使收缩力减弱[13]。

8. 提高耐缺氧能力 藁本中性油 2.5g/kg 和 5.0g/kg 灌胃，能明显减慢小鼠的耗氧速度，延长其存活时间，明显提高小鼠常压耐缺氧的能力；减轻亚硝酸钠（$NaNO_2$）和氰化钾（KCN）所致小鼠组织细胞缺氧的程度，延长小鼠的生存时间；在脑缺血性缺氧情况下也能延长小鼠的存活时间，还能对抗由垂体后叶激素所致大鼠心肌缺血时心电图的 S 点压低。这些实验表明藁本中性油能提高动物耐缺氧的能力[14]。

9. 毒性 藁本中性油小鼠灌胃的 LD_{50} 为 70.17g（生药）/kg[9]。藁本醇提物小鼠

腹腔注射的 LD_{50} 为 42.5g（生药）/kg[13]。

四、本草文献摘述

1.《神农本草经》"主妇人疝瘕，阴中寒，肿痛，腹中急，除风头痛。"

2.《医学启源》"治头痛，胸痛，齿痛。"

3.《本草正义》"藁本味辛气温，上行升散，专主太阳太阴之寒风寒湿，而能疏达厥阴郁滞，功用与细辛、川芎、羌活近似。"

参考文献

[1] 国家药典委员会.中华人民共和国药典临床用药须知：中药饮片卷 [M].2020 版.北京：中国医药科技出版社，2022：110-111.

[2] 牛肖利，赵鹏娟，韩林娟.通窍定痛方结合针刺治疗偏头痛急性发作临床观察 [J].实用中医药杂志，2021，37（11）：1814-1816.

[3] 杨培培，黄卓燕.苍耳子散加减治疗慢性鼻炎（外感风寒兼内蕴湿热型）的疗效观察 [C]//中华中医药学会耳鼻喉科分会第二十三次学术年会.世界中联耳鼻喉口腔科专业委员会第九次学术年会论文集.2017：178-179.

[4] 付春玲，王慧玲.羌活胜湿汤治疗感冒 45 例疗效观察 [J].按摩与康复医学，2015，6（18）：84-85.

[5] 刘寒梅.藁本细辛汤治疗儿童鼾眠（陈寒闭窍证）的临床疗效观察 [D].成都：成都中医药大学，2014.

[6] 韩亚芳，陈佐云.藁本细辛四物汤治疗寒湿凝滞型原发性痛经 62 例 [J].陕西中医，2011，32（4）：447-448.

[7] 丁克兰."藁防汤"加味辨证治疗尿路综合征疗效观察 [J].社区医学杂志，2010，8（5）：74.

[8] 张明发，沈雅琴，朱自平，等.藁本抗炎和抗腹泻作用的实验研究 [J].基层中药杂志，1999（3）：3-5.

[9] 沈雅琴，陈光娟，马树德，等.藁本中性油的药理研究Ⅲ.抗炎症作用 [J].中草药，1989，20（6）：22-24.

[10] 张明发，沈雅琴，朱自平，等.藁本的抗血栓形成、利胆和抗溃疡作用 [J].中国药房，2001（6）：9-10.

[11] 陈光娟，沈雅琴，马树德.藁本中性油的药理研究Ⅱ对肠和子宫平滑肌的抑制作用 [J].中药通报，1987（4）：50-53.

[12] 沈雅琴，陈光娟，马树德.藁本中性油的镇静、镇痛、解热和抗炎作用 [J].中西医结合杂志，1987（12）：738-740，710.

[13] 孟庆祥，杜宝华，董其庆，等.藁本药理作用的初步研究 [J].中草药，1981，12（3）：17.

[14] 汤臣康，许青媛.藁本中性油对耐缺氧的影响 [J].中国中药杂志，1992（12）：745-746，764.

第二节　清热祛风湿药

防己 Fangji

为防己科植物粉防己 *Stephaniatetrandra S*.Moore 的干燥根。秋季采挖，洗净，除去粗皮，晒至半干，切段，个大者再纵切，干燥。

4-2-1 防己彩图

一、传统应用

【性味归经】苦，寒。归膀胱、肺经。

【功效主治】祛风止痛，利水消肿。用于风湿痹痛，水肿脚气，小便不利，湿疹疮毒。

【用法用量】内服：煎汤，5~10g。

【使用注意】大苦大寒易伤胃气，胃

纳不佳及阴虚体弱者慎服。

【方剂举例】

1. 风痛安胶囊 [《中华人民共和国药典》（2020年版一部）]

药物组成：防己、通草、桂枝、姜黄、石膏、薏苡仁、木瓜、海桐皮、忍冬藤、黄柏、滑石粉、连翘。

功能主治：清热利湿，活血通络。用于湿热阻络所致的痹病，症见关节红肿热痛、肌肉酸楚；风湿性关节炎见上述证候者。

2. 清肝利胆胶囊 [《中华人民共和国药典》（2020年版一部）]

药物组成：茵陈、山银花、栀子、厚朴、防己。

功能主治：清利肝胆湿热。用于湿热蕴结肝胆所致的纳呆、胁痛、疲倦、乏力、尿黄、苔腻、脉弦。

3. 防己汤 （《妇人良方》）

药物组成：防己、桑白皮、赤茯苓、紫苏、木香。

功能主治：利中气，祛湿邪。妊娠脾虚，通身浮肿，心腹胀满，喘促，小便不利。

4. 防己黄芪汤 （《金匮要略》）

药物组成：防己、黄芪、甘草、炒白术、生姜、大枣。

功能主治：益气祛风，健脾利水。用于表虚不固之风水或风湿证。汗出恶风，身重微肿，或肢节疼痛，小便不利，舌淡苔白，脉浮。

【简便验方】

1. 治疗鼻衄 防己（生用）四两，捣罗为细散。每服二钱匕，新汲水调下；老人、小儿酒调一钱匕服。更用热汤调少许，鼻中喷气，佳。（《圣济总录》）

2. 治疗肺痿咯血多痰 （防己）合葶苈子等份，为末。糯米饮调服。（《本草品汇精要》）

3. 治疗膀胱水蓄胀满，几成水肿 汉防己8g，车前、韭菜子、泽泻各12g。水煎服。（《本草切要》）

4. 治疗遗尿，小便涩 防己、葵子、防风各一两。上三味，以水五升，煮取二升半，分三服，散服亦佳。（《备急千金要方》）

5. 治疗雄黄毒 防己一两。为细末。每服二钱，以温水调下，连进三服。一方，取汁解之并瘥。（《普济方》）

【类药辨析】

1. 防己与防风的鉴别应用 两药名称相近，均能祛风湿、止痹痛，皆可用于治风湿痹证，肢节疼痛。防己辛散苦泄性寒，善走下行，外散风邪，内清湿热，以除湿为长，重在祛湿止痛，并能祛风清热，风湿热痹用之为佳；又苦寒降泄，善去下焦湿肿，能利水消肿，用于治水肿胀满，脚气浮肿；还有清泄湿热之功，用于下焦湿热疮毒。防风辛散甘缓，性微温，重在辛散，以祛风为主，并能散寒胜湿，风寒湿痹用之为好；且其为治风之通用药，又能发表散寒，祛风止痒，息风止痉，用于治风寒表证、风寒挟湿的表证、风疹瘙痒以及破伤风等[1]。

2. 防己与秦艽的鉴别应用 二者皆属祛风湿清热药，味辛苦性寒凉，均能祛风湿、止痹病，主治风湿热痹。肢体关节红肿热痛。防己祛风除湿止痛的同时，又具有较强的利水消肿作用，也常用于治风邪外袭，水湿内阻，发为头面身肿、小便不利的风水证；一身肌肤悉肿，小便短少的皮水证；湿热壅滞，腹胀水肿；脚气浮肿等证。防己苦寒性善下行，能除下焦湿热，故下焦湿热疮毒用之亦效。秦艽祛风湿、止痹痛、舒筋络作用甚强，凡风湿痹痛，肢体麻木，筋脉拘挛，关节屈伸不利,无论新久上下,偏寒偏热,均可配伍应用;其质润,为"风药中之润剂",祛风而不燥烈。又能退虚热,清湿热,也常用于中风手足不遂,阴虚发热,骨蒸潮热,湿热黄疸等[1]。

3. 防己与木通的鉴别应用 两者均为大苦大寒之品,善走下行,清热利水通窍作用均很强,故湿热蕴结之浮肿、小便不利及风湿痹病等均可应用。但防己既善于利水,又善于祛风,故水肿胀满、痰饮喘息以及风湿痹痛用之更好,木通善清心及肠之火,又能通利血脉,故心与小肠火盛之口舌生疮,尿涩尿痛及血滞经闭等较为常用[1]。

【配伍应用】

1. 防己配木瓜 防己善祛风通利,以泄经络湿邪为其特长;木瓜以治筋病见长,筋急则能缓之,筋缓则能利之。二药相须为用,用于治疗风湿侵袭经络之筋骨酸痛,足膝无力,肌肉挛缩疼痛,关节肿胀不利,或兼发热,或兼小便不利及脚气水肿等[1]。

2. 防己配桂枝 防己苦寒降泄,除湿利水,能泻下焦之湿热,兼能祛风止痛;桂枝通阳化气,能温通经络,利水除湿。两者相须为用,祛湿除痹之力增强,用于治疗湿痹、水肿、脚气等[1]。

3. 防己配黄芪 防己苦寒,能利水消肿,除湿止痛;黄芪甘温,益气固表而利水消肿。黄芪可扶正,防己以祛邪,一升一降,补利相兼,升降调和则益气利水效强。用于治疗风水、风湿,症见脉浮身重,汗出恶风,小便不利,湿痹,肢体沉重、麻木等[1]。

4. 防己配茯苓 防己善下行,通腠理,利九窍,清热除湿,利水消肿;茯苓淡渗利湿,健脾补中,扶正祛邪,两药参合,相须为用,泻中有补,共奏健脾利湿、消肿除饮之功。用于治疗水湿或湿热内盛所致的水肿、小便不利及痰饮肿满等[1]。

5. 防己配白术 防己辛散苦降,外能祛风除湿、通痹止痛,内能清利湿热、利水消肿;白术苦甘温燥,补脾益气、燥湿利水,兼能除痹。两药相配,补泻同用,标本兼顾,渗湿、行水、除痹等功效显著。用于治疗风湿闭阻所致的关节疼痛及水湿内盛所致的水肿、痰饮等[1]。

二、临床研究

1. 下肢深静脉血栓后遗症 予防己茯苓汤,药物组成:防己20g,茯苓15g,黄芪30g,桂枝10g,甘草6g。每日1剂,水煎2次共取汁300mL,分早、晚2次温服。30天1个疗程,1个疗程后统计疗效。注意抬高患肢休息,有溃疡者配合外科处理。本组60例,临床治愈3例(5.00%),显效47例(78.33%),进步6例(10.00%),无效4例(6.67%)。总有效率93.33%[2]。

2. 踝部骨折后肿胀 高新祥用防己黄芪汤(防己10g,甘草6g,白术10g,黄芪30g,生姜3g,大枣5枚)。治疗踝部骨折后肿胀100例,其中显效65例,有效27例,无效8例,总有效率92%[3]。

3. 痹证 树参麻黄防己汤药用树参50g,麻黄10g,红孩儿30g,木防己、紫金皮各15g,川牛膝15g,制草乌8g,丁香5g,木瓜、甘草各10g。58例以树参麻黄防己汤治疗。结果:治愈40例,好转13例,未愈5例,总有效率91.4%[4]。

4. 特发性水肿 防己黄芪汤:防己、白术、泽泻、陈皮、桑白皮各10g,黄芪、茯苓皮、薏苡仁、冬瓜皮各30g,桂枝10g(后下),生姜皮3g。每日1剂,水煎3服,一周为一疗程。60例,经治半月水肿均完全消失[5]。

三、药理研究

1. 抗炎作用 双苄基异喹啉生物碱可抑制小胶质细胞活化，粉防己中的防己诺林碱、粉防己碱、轮环藤碱、千金藤素等通过降低小胶质细胞 NO 释放，抑制 IL-6、IL-1β、TNF-α 释放而发挥抗神经炎症作用。防己水煎液总生物碱对 II 型胶原诱导的大鼠关节炎模型，从关节炎指数、足跖肿胀度、血清炎症因子水平、滑膜组织病理损伤等方面，表明其对类风湿关节炎具有治疗作用[6]。

2. 抗菌作用 粉防己碱具有增强喹诺酮类药物乳酸环丙沙星、恩诺沙星对耐喹诺酮类大肠埃希菌的杀灭作用，逆转耐喹诺酮类药大肠埃希菌耐药性的机制与降低耐喹诺酮类药基因 aac（6'）-Ib-crm RNA 的表达量有关[7]。

3. 解热镇痛作用 粉防己碱和粉防己水提物对小鼠热板法均有镇痛作用[8]，短期镇痛效果粉防己碱为佳，长期镇痛效果粉防己水提物为佳。

4. 抗肿瘤作用 粉防己碱对甲状腺癌 TP-1 细胞的作用研究发现，粉防己碱不仅抑制细胞生长、促进细胞凋亡，还能阻滞细胞周期（G_0/G_1 期细胞比例明显升高，S 期细胞比例降低），通过抑制 Yes 联合蛋白（YAP）、Survivin、MMP 蛋白表达，上调 Caspase-3 蛋白表达，从而抗肿瘤。粉防己碱对胰腺癌、神经母细胞瘤、人绒毛膜癌细胞凋亡、口腔癌、黑色素瘤、人多发性骨髓瘤均有抑制作用[9-13]。

5. 心肌保护作用 粉防己碱能明显减轻大鼠心肌缺血/再灌注损伤（I/R），粉防己碱有保护心肌细胞、减轻心肌酶的释放、减少心肌梗死面积作用，可能与蛋白激酶 B/糖原合成酶激酶-3β（Akt/GSK-3β）通路活化有关。并且其可显著抑制心肌成纤维细胞增殖，阻断由 TGF-β 诱导的心肌成纤维细胞活化，阻断心肌重塑[6]。

6. 降血压作用 粉防己碱对大鼠门静脉、肺动脉高压模型均有明确疗效[14]，其降压机制可能与直接扩张心血管、改善微循环、抑制血管胶原合成、降低钙调素活性等相关。

7. 抗心律失常作用 粉防己碱能抑制心室细胞 T 和 L 型钙通道，通过记录兔右室心内膜单相动作电位（MAP），观察到粉防己碱抗氯化铯诱发的 MAP 早期后除极（EAD）和心律失常作用[15]。

8. 抗纤维化及胶原增生作用 成纤维细胞是主要产生胶原的细胞，增生性瘢痕是由于成纤维细胞过度增殖和胶原沉积而形成，防己诺林碱可抑制 Cyclin D1 和 Bcl-2 在瘢痕组织成纤维细胞中的表达[6]。

9. 肌松作用 粉防己碱能阻滞电压依赖性钙通道、受体依赖性钙通道和抑制细胞内钙库释放，从而舒张由氯化钾和去氧肾上腺素诱导收缩的离体新西兰白兔阴茎海绵体平滑肌[16]。

四、本草文献摘述

1.《本草拾遗》 "汉防己主水气，木防己主风气，宣通。"

2.《本草图经》 "防己生汉中川谷，今黔中亦有之，但汉中出者，破之文作车辐解，黄实而香……它处者青白、虚软，又有腥气，皮皱，上有丁足子，名木防己，二月、八月采，阴干用，木防己虽今不入药，而古方亦通用之。"

3.《本草求真》 "防己，辛苦大寒，性险而健，善走下行，长于除湿、通窍、利道，能泻下焦血分湿热，及疗风水。"

4.《神农本草经》 "主风寒湿证，热气诸痫，除邪，利大小便。"

参考文献

[1] 国家药典委员会.中华人民共和国药典临床用药须知：中药饮片卷[M].2020版.北京：中国医药科技出版社，2022：411-413.

[2] 李浩杰，石玫，胡满香，等.防己茯苓汤治疗下肢深静脉血栓后遗症60例临床分析[J].河北中医，2012，34（4）：537-538.

[3] 高新祥.防己黄芪汤治疗踝部骨折后肿胀100例[J].浙江中西医结合杂志，2006（1）：9.

[4] 郭元敏，徐有水，刘日才.树参麻黄防己汤治疗痹证58例[J].实用中医杂志，2007（3）：152.

[5] 沈秋生.防己黄芪汤为主治疗特发性水肿60例[J].四川中医，2003（1）：41.

[6] 杜佳蓉，吴威，史晨旭.防己本草考证与化学成分、药理作用研究进展[J].辽宁中医药大学学报，2022，24（5）：70-82.

[7] 梁琦，闫润红，王永辉，等.粉防己与其主要组分粉防己碱效、毒作用及关系初探[J].中国实验方剂学杂志，2015，21（7）：163-166.

[8] 王君璞.粉防己碱通过Smad2/3及MAPK通路对人胰腺癌细胞增殖、迁移、侵袭及EMT的影响[D].兰州：兰州大学，2019.

[9] 邓香.粉防己碱对神经母细胞瘤细胞增殖和迁移、侵袭能力的影响及其机制研究[J].中国药房，2019，30（2）：211-216.

[10] 方静，薛艳，安瑞芳.粉防己碱对绒癌BeWo细胞增殖和凋亡的作用[J].中国妇幼健康研究，2016，27（12）：1472-1474.

[11] 程燕飞，钟永荣.汉防己甲素抑制口腔癌细胞增殖与β-catenin表达的研究[J].口腔疾病防治，2016，24（8）：464-468.

[12] 郭冰玉，张宇，回蕾，等.防己诺林碱抑制黑色素瘤的增殖转移[J].实用药物与临床，2016，19（10）：1219-1223.

[13] 李浩亮，王西彬，左瑞婷，等.汉防己甲素对人多发性骨髓瘤干细胞增殖、凋亡的影响及机制[J].中国实验方剂学杂志，2017，23（10）：111-115.

[14] ITURRIAGA-V P，MIQUEL R，IVORRA M D，et al.Simplified tetrandrine congeners as possible antihypertensive agents with a dual mechanism of action[J].J Nat Prod，2003，66（7）：954-957.

[15] 蒋桔泉，曾秋棠，曹林生，等.粉防己碱抗氯化铯诱发家兔在体心脏早后除极及心律失常的作用[J].心肺血管病杂志，2002，21（4）：239-241.

[16] 杨俊，刘继红，陈俊，等.粉防己碱舒张离体新西兰白兔茎海绵体平滑肌的机制研究[J].中国男科学杂志，2006，20（4）：7-10.

寻骨风 Xungufeng

本品又称清骨风、猫耳朵、穿地节、毛香、白毛藤、地丁香、黄木香、白面风、兔子耳、毛风草、猴耳草，为马兜铃科植物绵毛马兜铃 *Aristolochia mollissima* Hance 的地上部分，洗净，晒干，切碎用。

一、传统应用

【性味归经】辛、苦，平。归肝、胃经。

【功效主治】祛风除湿，活血通络；止痛。主风湿痹痛，肢体麻木，筋骨拘挛，脘腹疼痛，跌打伤痛，外伤出血，乳痈及多种化脓性感染。

【用法用量】内服：煎汤，10～20g；或浸酒。

【使用注意】阴虚内热者忌用。

【方剂举例】

1. 神农药酒（《中华人民共和国卫生部药品标准·中药成方制剂》）

药物组成：寻骨风、防风、杜仲、五加皮、老鹳草、络石藤、制草乌、独活、苍术、爬岩香、威灵仙、徐长卿、伸筋草、八棱麻、金荞麦、山姜、搜山虎、八角枫、川芎、丹参、当归、大血藤、木香、红花、柴胡、鸡血藤、三百棒、三七、八角莲、香茶菜、虎杖、蜘蛛抱蛋、雄黄连、算盘子根、牛藤、路路通、钩藤、莲蓬草、菊叶三七、射干、拳参、老虎蔸、木梳。

功能主治：祛风散寒，活血化瘀，舒筋通络。用于风寒湿瘀阻所致的痹病，症见关节肌肉疼痛、酸楚、麻木、肿胀。

2. 祛风除湿药酒（《中华人民共和国卫生部药品标准·中药成方制剂》）

药物组成：老鹳草、鸡血藤、寻骨风、骨碎补（炒）、狗脊（制）、秦艽、五加皮、栀子、陈皮。

功能主治：祛风活血，舒筋健骨。用于风湿性筋骨疼痛，四肢麻木。

3. 复方拳参片（《中华人民共和国卫生部药品标准·中药成方制剂》）

药物组成：白及、海螵蛸、拳参、寻骨风、陈皮。

功能主治：收敛止血，制酸止痛。用于胃热所致的胃痛，症见胃脘疼痛、嘈杂吞酸，或见吐血便血。

4. 风湿宁药酒（《中华人民共和国卫生部药品标准·中药成方制剂》）

药物组成：鸡血藤、何首乌、豨莶草、苍术、红藤、菝葜、老鹳草、红花、乌梢蛇、五加皮、桂枝、蚕沙、白鲜皮、石菖蒲、苦参、细辛、寻骨风、高良姜、桑枝、白芷、地黄、苍耳子、川芎。

功能主治：祛风活血，利湿通络。用于风湿性四肢麻木酸痛。

【简便验方】

1. 治疗疟疾 寻骨风根长约四市寸，剪细，放碗内，加少量水，放饭上蒸出汁，分三次连渣服。每隔四小时服一次。最后一次在疟发前两小时服下。（《江西民间草药》）

2. 治疗风湿关节痛 寻骨风全草五钱，五加根一两，地榆五钱。酒水各半，煎浓汁服。（《江西民间草药》）

3. 治疗痈肿 寻骨风一两，车前草一两，苍耳草二钱。水煎服，一日一剂，分两次服。（徐州《单方验方新医疗法选编》）

4. 治疗胃痛 寻骨风 6g，南五味子、海螵蛸各 15g，上药晒干共研细粉，每日服 3 次，每次 6g。（《江西民间草药》）

5. 治疗牙痛 寻骨风 15g，水煎服或将药嚼烂吞服或煎汤漱口，每日一剂。（《江西民间草药》）

【类药辨析】

寻骨风与伸筋草的鉴别应用 两药皆能祛风湿，止痛。均可用于风湿痹痛，筋脉拘急疼痛，跌打损伤等。寻骨风辛开苦降，芳香善行，外达四肢，内行脏腑。功善祛风湿，利筋骨，通经脉，止疼痛，故风湿痹痛，肢体顽麻重着，疼痛较著者尤为适宜。又能行滞气，止疼痛，治疗肝胃不调或脾胃不和所致胃脘疼痛，肝脉瘀阻所致疝气以及牙痛等。而伸筋草苦辛气温，其性善行，走而不守，具有祛风除湿、活血通络之功，尤长于舒筋缓挛，为久风顽痹、筋脉拘急之要药。

【配伍应用】

寻骨风配透骨草 寻骨风祛风除湿，活血通络，主治风湿关节痛、血瘀脘腹疼痛、跌打损伤、痈肿等症。透骨草辛散温通，有祛风除湿、舒筋活络、活血止痛、解毒化疹的功效。两药伍用，可治跌打伤痛。

二、临床研究

1. 腰腿疼痛 寻骨风、茜草、威灵仙、穿山龙、制川乌、三七。复方寻骨风胶囊剂的配制：先将寻骨风、茜草、威灵仙、穿山龙、制川乌净选，切碎，按照制剂规程加水煎3次，过滤，去渣。滤液浓缩至稠膏状备用。将三七等粉碎过120目筛，药粉与药膏拌匀，干燥，粉碎过筛，按要求分装胶囊即可。复方寻骨风酒剂的配制：将上述药物净选，粉碎成粗粉，放入合适容器，加适量40°～50°白酒浸泡7天。滤过去渣，滤液静置沉淀，过滤，加白酒至规定量，装瓶封口即可。胶囊剂口服，每次4～5粒，每日3次。如果同时服用适量白酒或黄酒，以增强药物的活血作用，则疗效更佳。酒剂每次服用15～20mL，每日3次。对于患有胃炎、胃及十二指肠溃疡、肝功能不正常以及不适宜饮酒者，则选用胶囊剂。共治疗68例，治愈43例，有效22例，无效3例，总有效率为95%[1]。

2. 风湿性、类风湿性关节炎 寻骨风、川芎、生大黄各等份，烘干，研极细末，用鲜鸡蛋清将药末调成糊状，均匀平摊于关节面上（骨关节处用清水洗净，揩干），用塑料布包裹，24h后取下，清水清洗关节面，每天外敷一次，10天为一个疗程。使用本法时，停用其他一切治疗方法。共治疗131例，临床治愈71例，有效53例，无效7例。总有效率94.66%。见效时间1～10天，平均4天，一般使用2个疗程[2]。

3. 坐骨神经痛 寻骨风（干根）二两，白酒一斤，将寻骨风浸泡在白酒内，七天后即成药酒。每日服三次，每次约30mL。共治疗26例患者，其中，23例痊愈，3例有明显好转[3]。

三、药理研究

1. 抗炎、镇痛作用 寻骨风浸膏剂对大鼠佐剂性关节炎炎症早期及继发性病变均有明显抑制作用；明显抑制冰醋酸诱发的小鼠扭体次数，对小鼠痛阈值有明显提高作用[4]。

2. 解热作用 寻骨风注射液可明显降低鲜酵母致热大鼠的体温[5]。

四、本草文献摘述

1.《饮片新参》"散风痹，通络，治骨节痛。"

2.《南京民间药草》"全草浸酒服，治筋骨痛及肚痛。"

3.《江西民间草药》"治疟疾，风湿关节痛。"

参考文献

[1] 杨治.复方寻骨风胶囊和酒的配制及其治疗腰腿疼痛68例疗效观察[J].中成药，1998（9）：49.

[2] 郭春慧，王东巧，杨震.寻骨风散外敷治疗骨痹131例[J].中医外治杂志，2001（1）：16-17.

[3] 张世友.寻骨风药酒治疗坐骨神经痛[J].河南赤脚医生，1976（1）：48.

[4] 陈铎葆，徐冰，李兵，等.寻骨风对抗炎、镇痛作用的研究[J].基层中药杂志，2001（1）：9-10.

[5] 刘菊福，李德风，张毅，等.寻骨风注射液的药理作用研究[J].中成药，1993（1）：33-34.

老鹳草 Laoguancao

本品为牻牛儿苗科植物牻牛儿苗 Erodium stephanianum Willd.、老鹳草 Geranium wilfordii Maxim. 或野老鹳草 Geranium carolinianum L. 的干燥地上部分，前者习称"长嘴老鹳草"，后两者习称"短嘴老鹳草"，夏、秋二季果实近成熟时采割，捆成把，晒干。

4-2-3
老鹳草彩图

一、传统应用

【性味归经】辛、苦,平。归肝、肾、脾经。

【功效主治】祛风湿,通经络,止泻痢。用于风湿痹痛,麻木拘挛,筋骨酸痛,泄泻痢疾。

【用法用量】9~15g。

【使用注意】

1. 孕妇慎用。

2. 本品所含的没食子酸可与多种生物碱起沉淀反应,故忌与铁盐、氯盐、高锰酸钾、氨、醋酸铅、氢氧化物、碳酸盐、银盐、氧化剂等并用。

【方剂举例】

1. 复方风湿药酒(《国家中成药标准汇编 脑系经络肢体分册》)

药物组成:老鹳草、鸡血藤、寻骨风、骨碎补(炒)、狗脊(烫)、秦艽、栀子、五加皮、陈皮。

功能主治:祛风活血,舒筋健骨。用于风湿性筋骨疼痛,四肢麻木。

2. 祛风止痛片[《中华人民共和国药典》(2020年版一部)]

药物组成:老鹳草、槲寄生、续断、威灵仙、独活、制草乌、红花。

功能主治:祛风寒,补肝肾,壮筋骨。用于风寒湿邪闭阻、肝肾亏虚所致的痹病,症见关节肿胀、腰膝疼痛、四肢麻木。

3. 伤湿止痛膏[《中华人民共和国药典》(2020年版一部)]

药物组成:伤湿止痛流浸膏(由生草乌、生川乌、乳香、没药、生马钱子、丁香、肉桂、荆芥、防风、老鹳草、香加皮、积雪草、骨碎补、白芷、山柰、干姜组成)、樟脑、薄荷脑、冰片、水杨酸甲酯、芸香浸膏、颠茄流浸膏。

功能主治:祛风湿,活血止痛。用于风湿性关节炎,肌肉疼痛,关节肿痛。

4. 经带宁胶囊(《国家中成药标准汇编 外科妇科分册》)

药物组成:虎耳草、老鹳草、连钱草、徐长卿。

功能主治:清热解毒,除湿止带,调经止痛。用于热毒瘀滞所致的经期腹痛,经血色暗,血块,赤白带下,量多气臭,阴部瘙痒灼热。

【简便验方】

1. 治疗筋骨瘫痪 老鹳草、筋骨草、舒筋草,炖肉服。(《四川中药志》)

2. 治疗筋骨疼痛,通行经络,去诸风

新鲜老鹳草洗净,置一百斤于铜锅内,加水煎煮二次,过滤,再将滤液浓缩至约三十斤,加饮用酒五两,煮十分钟,最后加入熟蜂蜜六斤,混合拌匀,煮二十分钟,待冷装罐。(《中药形性经验鉴别法》老鹳草膏)

3. 治疗腰扭伤 老鹳草根一两,苏木五钱,煎汤,血余炭三钱冲服,每日一剂,日服二次。(内蒙古《中草药新医疗法资料选编》)

4. 治疗肠炎,痢疾 老鹳草一两,凤尾草一两,煎成90mL,一日三次分服,连服一至二剂。(《浙江省中草药抗菌消炎经验交流会资料选编》)

5. 治疗妇人经行受寒,月经不调,经行发热,腹胀腰痛,不能受胎 五叶草五钱,川芎二钱,大蓟二钱,白芷二钱。水酒各一钟,合煎,临卧服,服后避风。(《滇南本草》)

【类药辨析】

1. 老鹳草与独活的鉴别应用 同属祛风湿药,均为辛苦之品,均能祛风除湿、止痛，主治风湿痹痛、筋脉拘挛、关节不利。但独活性善下行，用于治腰以下风湿痹痛更为适宜，且独活性温，以属于寒湿者为宜；老鹳草对全身之风湿痹痛有效。此外，独活又能解表散寒，入肾经搜伏风而止痛，用于治风寒挟湿表证、伏风头痛、风火牙痛等；老鹳草又能活血通经，用于跌打伤痛，还可清热解毒，治疗疮疡湿疹，也可止泻而用于泄泻痢疾等。

2. 老鹳草与豨莶草的鉴别应用 两药同为祛风湿药，均能祛风湿，利筋骨，故风湿痹痛，筋骨不利，肌肤麻木均可应用。也有清热除湿止痒之功，用于皮肤疮疡、湿疹瘙痒等。但老鹳草又能除湿止泻，湿热泻痢用之效果良好；豨莶草生则能清热解毒、除湿热，熟则益肝肾、强筋骨，故痈肿疮毒，以及肝肾不足头晕耳鸣，心烦不眠等，用之也佳[1]。

【配伍应用】

1. 老鹳草配防风 老鹳草祛风活血，清热解毒，兼能益肺健脾。防风祛风胜湿，升发脾气以御风。两药合用，轻补以御风，轻疏以活血祛风，轻清解毒以助祛风，用于治疗病理性过敏反应性疾病。

2. 老鹳草配威灵仙 老鹳草辛散苦燥，性善走窜，能疏利筋骨，通络止痛；威灵仙善走不守，为风药之宣导善走者，可驱除在表之风，又能化在里之湿，为治疗风湿痹痛的要药；二者配伍，用于治疗风湿痹痛，肢体关节麻木疼痛。

3. 老鹳草配黄芩 老鹳草可止久痢，厚肠胃；黄芩能清热燥湿止痢。二者配伍，用于治疗湿热下痢，里急后重等[1]。

二、临床研究

1. 急性咽喉炎 口服老鹳草合剂（每毫升含老鹳草生药1g），3岁以下5mL，3～8岁10mL，8～14岁15mL，1日3次，同时静脉滴注葡萄糖生理维持液适量作为安慰剂。若有体温＞39℃者给予冰袋物理降温，伴高热惊厥者给镇静剂止痉，不用退热药及其他药物。45例患者中伴有发热者有44例，经上述处理后48h体温降至正常者35例；96h所有病例体温均恢复正常，5日内全部治愈[2]。

2. 急性扁桃体炎 药物组成：白桦叶30g，柴胡20g，黄芩15g，黄连15g，板蓝根20g，老鹳草30g，山豆根20g，野菊花15g，蒲公英15g，甘草10g，每天1剂，水煎取汁500mL，分4次服。痊愈27例占90%；无效3例，改用其他药物治疗后痊愈。痊愈者最少服药2剂，最多服用7剂[3]。

3. 乳腺增生病 患者均用单味干或鲜老鹳草治疗，每日30～160g，当茶冲服或煎服，一日2～3次，30～60日为一疗程，月经期照常服药。患者用药最少15天，最多180天，大多数患者服药在30～60天，服药时间长短与乳腺增生程度有关。58例中，临床治愈（疼痛与肿块消失）30例，占51.7%；显效（疼痛消失，肿块缩小仅留残根）24例，占41.3%；无效4例，占6.8%；总有效率为93.2%[4]。

4. 低位直肠癌 采用外照射，近距离后装治疗，老鹳草提取物口服并腔内外微波加温综合治疗低位直肠癌30例。外照射治疗结束后，所有病例休息一周后给予老鹳草提取物（湖南中医药大学附属衡阳医院制剂室提供，主要从老鹳草中提取），10mg/kg，口服，同时体外后位微波加温43℃，每次40min，并甲氨蝶呤（MTX）20mg，加5%葡萄糖500mL静脉滴注，每日1次，5次为1个周期。30例患者4年观察随访期间，4例局部复发死亡患者，2例死于肝转移，1例死于盆腹腔转移，1

例死于肺转移。4 年生存率和无瘤生存分别为 87%（26/30 例）和 83%（25/30 例）。根治术后化疗组 4 年生存率和无瘤生存为 55%（22/40 例）和 35%（14/40 例）[5]。

5. 溃疡性结肠炎　将长嘴老鹳草制成含 1g/mL 生药的膏剂。在中药汤剂辨证施治的基础上，治疗组服用长嘴老鹳草膏，10mL，3 次 / 天；疗程为 3 个月。治疗组 67 例，临床治愈 18 例，显效 21 例，好转 19 例，无效 9 例，临床治愈率为 26.9%，总有效率为 86.6%[6]。

6. 类风湿性关节炎　老鹳草除痹汤：老鹳草 15g、秦艽 12g、独活 12g、延胡索 10g、当归 10g、接骨木 10g、薏苡仁 20g、甘草 6g。试验组：老鹳草除痹汤联合枸橼酸托法替布片；对照组：枸橼酸托法替布片。老鹳草除痹汤均由新疆医科大学附属中医医院统一煎煮而成。枸橼酸托法替布片用药方法：1 粒 / 次，2 次 / 日早晚餐后口服。治疗疗程：本次研究疗程为 4 周。治疗后，试验组有效率为 97.5%；对照组有效率为 85%。经统计学分析，两组差异有统计学意义（P＜0.05）[7]。

7. 手足皮肤反应　所有入组患者均予以益气解毒凉血方内服加 LG09 老鹳草方外洗联合对症治疗。益气解毒凉血方：黄芪 40g，炒白术 10g，茯苓 10g，北沙参 12g，当归 10g，牡丹皮 20g，紫草 12g，黄芩 10g，炒鸡内金 20g，山慈菇 10g，浙贝母 10g，白鲜皮 20g，炒白芍 20g，补骨脂 15g，甘草 5g。加减：疼痛甚者加细辛 3g，延胡索 10g；肿胀甚者加土茯苓 10g，泽泻 10g。LG09 老鹳草方：老鹳草 30g、苦参 30g、紫草 30g、白鲜皮 30g。中药由安徽医科大学第一附属医院中药房提供，内服药一日一剂，早晚分服。外洗药使用时将药液加热至适宜水温，将手足部受损皮肤充分浸泡于药液中，经过 30min 浸泡，一日两次。治疗 1 周期共 21 天，此处仅取评估患者治疗 7 天、治疗 14 天、治疗 21 天时的中医证候疗效，治疗 7 天后显效 1 例，有效 12 例，无效 17 例，有效率 43.3%；14 天后显效 10 例，有效 14 例，无效 6 例，有效率 80.0%；21 天后显效 19 例，有效 9 例，无效 2 例，有效率 93.3%[8]。

三、药理研究

1. 抗炎作用　老鹳草提取物乙酸乙酯部分可明显延长小鼠第一次舔足时间且具有抑制扭体的作用；乙酸乙酯部分和水部分可明显抑制由二甲苯所致的小鼠耳肿胀[9]。老鹳草对小鼠耳肿胀、棉球肉芽组织增生、腹腔毛细血管通透性增高及大鼠佐剂型关节炎均有明显抑制作用[10]。

2. 抗菌、抗病毒作用　老鹳草属药用植物对 8 种化脓性细菌及肠道病原菌均有不同程度的抑制（杀灭）作用[11]。野老鹳草总黄酮在体外能抑制乙肝病毒，并显示量效关系；同时体内实验结果显示，野老鹳草总黄酮提取物对感染乙型肝炎病毒的鸭血清中病毒 DNA 有明显的抑制作用[12]。老鹳草中分离得到的没食子酸乙酯（ethyl gallate）和短叶苏木酚酸乙酯（methyl brevifolincarboxylate）对金黄色葡萄球菌、乳链球菌及铜绿假单胞菌和大肠埃希菌有一定的抑制作用[13]。

3. 抗脂质过氧化及肝损伤作用　老鹳草中的主要化学成分老鹳草素具有抑制肝脏线粒体和微粒体的脂质过氧化作用，与其结构中的六羟基二苯酰基（HHDP）及脱氢六羟基二苯酰基（DHHDP）有关[14]。老鹳草素对 D- 氨基半乳糖（D-GalN）诱导的急性肝损伤小鼠具有显著的保护作用，其保肝作用机制可能与抑制氧化应激、炎症反应及 TLR-4/NF-κB 信号通路有关[15]。

4. 抗腹泻作用 老鹳草总鞣质（HGT）有较好的治疗腹泻作用，可减少番泻叶或蓖麻油所引起的小鼠腹泻的次数；并可显著抑制正常及推进功能亢进小鼠的墨水胃肠推进率[16]。

5. 抗癌作用 老鹳草热水提取物对肉瘤-180抑制率为45%；鞣花酸对小鼠肿瘤发生呈60%抑制。老鹳草中槲皮素具有细胞毒作用和抗肿瘤活性，在体外研究发现槲皮素能显著抑制人卵巢癌细胞、人结肠癌细胞、人骨髓癌细胞、人白血病细胞、人乳腺癌细胞、人淋巴瘤细胞的生长[17,18]。

6. 镇咳作用 老鹳草醇沉煎剂和复方制剂灌胃对氨雾引咳法所致小鼠咳嗽有明显镇咳作用，其镇咳效果与腹腔注射可待因效果相似[19]。

7. 降糖作用 老鹳草槲皮素具有抑制糖尿病模型鼠醛糖还原酶和蛋白非酶糖化作用[20]。

四、本草文献摘述

1.《药性考》"去风，疏经活血。筋健络通。损伤痹症，麻木皮风，浸酒常饮。"

2.《现代实用中药》"止久痢，厚肠胃，调中健脾。"

3.《滇南本草》"祛诸风皮肤发痒。治筋骨疼痛，痰火痿软，手足筋挛，麻木，利小便，泻膀胱积热，攻散诸疮肿毒，退痨热发热，治风火虫牙，痘疹疥癞等症。"

4.《本草纲目拾遗》"去风，疏经活血，健筋骨，通络脉。治损伤，痹症，麻木，皮风，浸酒常饮。"

5.《贵州民间方药集》"治久咳不止，风湿，痢疾，心悸失眠，头晕，久不收口烂疮，刀伤等。"

参考文献

[1] 国家药典委员会.中华人民共和国药典临床用药须知：中药饮片卷[M].2020版.北京：中国医药科技出版社，2022：428-429.

[2] 魏群德，纳冬荃，纳志云，等.老鹳草合剂治疗急性咽炎的疗效观察[J].中国中西医结合杂志，1998（2）：120.

[3] 车桂彦，姜明煤.中药治疗急性扁桃体炎30例临床观察[J].中国中医基础医学杂志，2003（5）：65.

[4] 柳崇典.老鹳草治疗乳腺增生病58例的临床观察[J].中医杂志，1983（9）：30.

[5] 黄媛华，黄国栋，黄敏，等.老鹳草提取物治疗低位直肠癌的临床观察及机理探讨[J].中成药，2009，31（8）：1161-1164.

[6] 刘荣汉.长嘴老鹳草治疗溃疡性结肠炎67例临床观察[J].甘肃中医学院学报，2005（2）：25-26.

[7] 宋泽冲.老鹳草除痹汤联合枸橼酸托法替布片治疗类风湿关节炎（湿邪痹阻证）的随机对照临床试验[D].乌鲁木齐：新疆医科大学，2022.

[8] 佘园园.益气解毒凉血方联合LG09老鹳草方治疗30例VEGFR-TKI所致Ⅱ～Ⅲ级手足皮肤反应的临床观察[D].合肥：安徽中医药大学，2021.

[9] 胡迎庆，刘岱琳，周运，等.老鹳草的抗炎、镇痛活性研究[J].西北药学杂志，2003，18（3）：113-115.

[10] 冯平安，贾德云，刘超，等.老鹳草抗炎作用的研究[J].安徽中医临床杂志，2003，15（6）：511-512.

[11] 任茜，陈国联，李万波.秦岭九种老鹳草抗菌作用的实验研究[J].陕西中医，2012，33（8）：1075-1076.

[12] 李继扬.野老鹳草（Geranium carolinianum L.）抗乙肝病毒作用及化学组分研究[D].上海：复旦大学，2008.

[13] 程小伟.老鹳草化学成分及其生物活性研究[D].西安：陕西科技大学，2014.

[14] 杜晓鸣，郭永沺.老鹳草素（geraniin）及其抗氧化作用[J].国外医药（植物药分

[15] 李家妮，李梓萌，高雅，等．老鹳草素对D-氨基半乳糖诱导的肝损伤小鼠的保护作用及机制[J]．中国实验方剂学杂志，2019，25（15）：116-121．

[16] 王丽敏，卢春凤，路雅真，等．老鹳草鞣质类化合物的抗腹泻作用研究[J]．黑龙江医药科学，2003，26（5）：28-29．

[17] 袁静，肖东．槲皮素抗肿瘤作用研究进展[J]．国外医学·中医药分册，1996，8（5）：3-6．

[18] 邹建华．鞣花酸在小鼠肺致癌二阶段试验中的抑制效果[J]．国外医学·中医药分册，1993，15（3）：56-57．

[19] 西安医学院慢性气管炎药理研究组．绵绵牛的药理研究[J]．陕西新医药，1978（6）：44-47．

[20] 罗永江，胡振英，程富胜，等．老鹳草的药理研究概况[J]．中国动物保健，2003（9）：24-25．

忍冬藤 Rendongteng

本品又称忍冬、银花藤、金银藤，为忍冬科植物忍冬 Lonicera japonica Thunb. 的干燥茎枝。秋、冬二季采割，晒干。

4-2-4 忍冬藤彩图

一、传统应用

【性味归经】甘，寒。归肺、胃经。

【功效主治】清热解毒，疏风通络。用于温病发热，热毒血痢，痈肿疮疡，风湿热痹，关节红肿热痛。

【用法用量】9～30g。

【使用注意】脾胃虚寒，泄泻不止者禁用。

【方剂举例】

1. 妇乐颗粒［《中华人民共和国药典》（2020年版一部）］

药物组成：忍冬藤、大血藤、大青叶、蒲公英、牡丹皮、赤芍、川楝子、醋延胡索、熟大黄、甘草。

功能主治：清热凉血，化瘀止痛。用于瘀热蕴结所致的带下病，症见带下量多、色黄，少腹疼痛；慢性盆腔炎见上述证候者。

2. 神农茶颗粒（冲剂）（《中华人民共和国卫生部药品标准·中药成方制剂》）

药物组成：忍冬藤、地胆草、金沙藤、岗梅、布渣叶、水翁花、桑枝、滇竹叶、广金钱草、扭肚藤、狗肝菜、鸭脚木皮。

功能主治：消暑清热，生津止渴。用于伤风感冒。

3. 抗病毒颗粒（《中华人民共和国卫生部药品标准·中药成方制剂》）

药物组成：板蓝根、忍冬藤、山豆根、鱼腥草、重楼、贯众、白芷、青蒿、川射干。

功能主治：清热解毒。用于病毒性上呼吸道感染（病毒性感冒）。

4. 疏风散热胶囊（《中华人民共和国卫生部药品标准·中药成方制剂》）

药物组成：金银花、连翘、忍冬藤、薄荷、牛蒡子、荆芥、淡豆豉、栀子、淡竹叶、地黄、桔梗、甘草。

功能主治：清热解毒，疏风散热。用于风热感冒，发热头痛，咳嗽口干，咽喉疼痛。

【简便验方】

1. 治四时外感、发热口渴，或兼肢体酸痛者 忍冬藤（带叶或花，干者）一两（鲜者三两）。煎汤代茶频饮。（《泉州本草》）

2. 治热毒血痢 忍冬藤浓煎饮。（《太平圣惠方》）

3. 治痈疽发背、肠痈、奶痈、无名肿痛，憎寒壮热，类若伤寒 忍冬草（去梗）、黄芪（去芦）各五两，当归一两二钱，甘草（炙）八两。上为细末，每服二钱，酒一盏半，煎至一盏，若病在上食后服，病在下食前服，少顷再进第二服；留渣外敷。未成脓者内消，已成脓者即溃。(《太平惠民和剂局方》神效托里散)

4. 治一切痈疽　忍冬藤（生取）五两，大甘草节一两。上用水二碗，煎一碗，入无灰好酒一碗，再煎数沸，去滓，分三服，一昼夜用尽，病重昼夜二剂，至大小便通利为度；另用忍冬藤一把烂研，酒少许敷四周。(《外科精要》忍冬酒)

5. 治风湿性关节炎　忍冬藤一两，豨莶草四钱，鸡血藤五钱，老鹳草五钱，白薇四钱，水煎服。(《山东中药》)

6. 治毒草中毒　鲜金银花嫩茎叶适量，用冷开水洗净，嚼细服下。(《上海常用中草药》)

【类药辨析】

忍冬藤与千金藤的鉴别应用　两者皆性寒，然千金藤味苦、辛，善于祛风消肿、利水止痛、解毒清热，而忍冬藤味甘，善于疏风清热，解毒通络[1]。

【配伍应用】

1. 忍冬藤配伍锁阳　锁阳长于补肾益精，强筋壮骨；忍冬藤善于清热解毒，通经活络。两药伍用，具有强筋壮骨、通经活络的作用，用于治疗肾虚挟热所致的关节疼痛、腰膝酸痛等[1]。

2. 忍冬藤配伍大青根　两药都有清热解毒作用。忍冬藤兼舒筋活络；大青根并祛风除湿。两药配伍，相辅相成，既可清热解毒、祛风除湿以祛邪，又能舒筋活络止痛。用于风热痹证，如关节对称性或游走性疼痛。或伴咽痛口干、发热畏风、头昏头痛等症[1]。

3. 忍冬藤配伍桑枝　忍冬藤能舒筋活络，除热；桑枝能祛风通络、利关节。两药配伍，则能祛风清热，舒筋活络，通利关节。用于风湿痹之关节痛等症。可加用三丫苦根、大青根、八角枫，以增疗效[1]。

二、临床研究

1. 类风湿关节炎伴贫血　清毒伸筋方组成：忍冬藤20g，肿节风20g，救必应20g，青风藤12g，伸筋草12g，两面针8g，炒僵蚕5g，炒蜂房5g，鸡血藤15g，黄花倒水莲10g，牛蒡子15g，免煎颗粒，每日1剂，每日3次，分早中晚饭后开水冲服。疗程共8周。治疗31例，显效19例，有效8例，无效4例，有效率达87.10%[2]。

2. 促进子宫瘢痕憩室患者术后瘢痕修复　三黄忍冬藤汤基本方药：黄芪20g，黄芩6g，黄柏6g，忍冬藤12g，生地榆10g，牡丹皮9g，茜草9g，当归6g，木贼草9g，贯众炭10g，马齿苋10g。如若合并腰膝酸软和乏力倦怠等肾虚症状，加熟地黄10g，山萸肉10g；若合并神疲肢倦和少气懒言等脾虚症状，加党参20g，茯苓10g；若合并经行腹痛、经量较多、色暗及血块多等血瘀症状，加桃仁10g，川牛膝10g；若合并胸胁胀痛、心烦易怒及头晕头痛等肝气郁结症状，加香附10g，柴胡10g等。用法：水煎2次，每次取汁100mL，二煎相合分2次饭后温服，早晚各1次，连服3个月，经期暂停，每日1剂。治疗25例，治愈19例，有效5例，无效1例，总有效率为96.00%[3]。

3. 尿酸性肾病湿热内蕴证　加味忍冬藤汤：忍冬藤30g，炒黄柏15g，牛膝15g，秦艽15g，虎杖15g，威灵仙15g，川芎15g，赤芍15g，桂枝10g，伸筋草15g，土茯苓30g，炒薏苡仁30g，海桐皮15g，萆薢15g，灯盏细辛15g，甘草

5g。服药方法：每付药水煎450mL均装于3个密闭袋中，患者每次1袋，每日3次饭后半小时温服。以上治疗8周为1疗程。治疗30例，临床治愈9例，显效12例，有效6例，无效3例，总有效率为90.00%[4]。

4. 湿热蕴结型痛风性关节炎 忍冬藤痛风颗粒：忍冬藤30g，黄柏15g，牛蒡子15g，蒲公英15g，川芎12g，木瓜12g，地龙15g，泽兰10g，僵蚕10g，早晚各用200mL温水冲服，两组均治疗1月。治疗38例，痊愈13例，显效15例，有效8例，无效2例，总有效率为94.74%[5]。

5. 带状疱疹气滞血瘀证 活血通络汤：蒲公英30g，紫花地丁30g，板蓝根30g，忍冬藤20g，牡丹皮20g，黄芩20g，白鲜皮20g，白芍15g，郁金20g，延胡索20g，桃仁15g，川楝子10g。常规用法：每次一包，早晚饭后30min以温开水冲服，一天2次。均以10天为一个疗程，总疗程为30天。治疗32例，痊愈6例，显效12例，有效8例，无效6例，总有效率达81.25%[6]。

6. 痛风性关节炎 忍冬藤痛风颗粒（忍冬藤30g，牛蒡子、黄柏、蒲公英、地龙各15g，木瓜、川芎各12g，僵蚕、泽兰各10g），每日1剂，温水冲服，早晚2次，口服。连续治疗24周。治疗72例，治愈29例，显效23例，有效14例，无效6例，总有效率为91.67%[7]。

三、药理研究

1. 抗氧化作用 忍冬藤多糖可体外清除DPPH自由基，抗氧化活性均随多糖浓度的增加而上升且忍冬藤多糖可显著提高肝损伤小鼠血清和肝脏中超氧化物歧化酶（SOD）、谷胱甘肽过氧化物酶（GSH-Px）活力，降低丙二醛（MDA）的含量，表明忍冬藤多糖具有较强的体内体外抗氧化能力[8]。

2. 抗肿瘤作用 在忍冬藤小鼠体内抑瘤实验及体外杀瘤细胞实验中，其抑瘤率＞30%，IC_{50}为7.31mg/L，95%的可信限为4.56～11.71mg/L[9]；忍冬藤2个提取物对艾氏腹水癌（EAC）细胞都有明显的光动力灭活作用；忍冬藤提取物85221A95-PDT对S180实体瘤昆明小鼠的瘤重抑制率达63.6%[10]。

四、本草文献摘述

1.《本草纲目》 "忍冬茎叶及花功用皆同。昔人称其治风、除胀、解痢为要药，而后世不复知用；后世称其消肿、散毒、治疮为要药，而昔人并未言及，乃知古今之理，万变不同，未可一辙论也。按陈自明《外科精要》云，忍冬酒治痈疽发背，初发便当服此，其效甚奇，胜于红内消。洪迈、沈括诸方所载甚详。"

2.《医学真传》 "余每用金银花，人多异之，谓非痈毒疮疡，用之何益？夫银花之藤，乃宣通经脉之药也。通经脉而调气血，何病不宜，岂必痈毒而后用之哉。"

3.《本草正义》 "忍冬，《别录》称其甘温，实则功能主治，皆以清热解毒见长，必不可以言温。故陈藏器谓为小寒，且明言其非温；甄权则称其味辛，盖惟辛能散，乃以解除热毒，权说是也。今人多用其花，实则花性轻扬，力量甚薄，不如枝蔓之气味俱厚。古人只称忍冬，不言为花，则并不用花入药，自可于言外得之。观《本草纲目》所附诸方，尚是藤叶为多，更是明证。《别录》谓主治寒热身肿，盖亦指寒热痈肿之疮疡而言，与陈自明《外科精要》之忍冬酒、忍冬圆同意，非能泛治一切肿胀。甄权谓治腹胀满，恐有误会；虽味辛能散，而性本寒凉，必非通治胀满之药。甄权又谓能止气下僻，则热毒蕴于肠腑之僻积滞下，此能清之，亦犹陈藏器谓治热毒血痢耳。藏器又谓治水痢，则谓大便自利之水泄，惟热痢或可用之，而脾肾虚惫之自利，非其所宜。濒湖谓治诸肿毒，痈疽疥癣，杨梅诸恶疮，散热解毒。则今人多用其花，寿颐已谓不如藤叶之力厚，且不仅煎剂之必须，即外用煎汤洗涤亦大良。随处都有，取之不竭，真所谓简、便、贱三字毕备之良药也。"

4.《名医别录》"主寒热身肿。"

参考文献

[1] 国家药典委员会. 中华人民共和国药典临床用药须知：中药饮片卷 [M].2020 版. 北京：中国医药科技出版社，2022：1094.

[2] 黄丽玲. 清毒伸筋方治疗类风湿关节炎伴贫血的临床观察 [D]. 南宁：广西中医药大学，2023.

[3] 陈文俊，鲁东红. 三黄忍冬藤汤促进子宫瘢痕憩室患者术后瘢痕修复的临床疗效 [J]. 中国妇幼保健，2021，36（15）：3422-3425.

[4] 李娜，王坤，李琦. 加味忍冬藤汤对尿酸性肾病湿热内蕴证患者血尿酸、血 β2 微球蛋白的影响 [J]. 四川中医，2020，38（9）：125-128.

[5] 李建国，谢兴文，李宁，等. 忍冬藤痛风颗粒治疗湿热蕴结型痛风性关节炎的临床研究 [J]. 时珍国医国药，2019，30（10）：2416-2418.

[6] 刘晏辰. 活血通络法治疗带状疱疹气滞血瘀证的临床研究 [D]. 长春：长春中医药大学，2023.

[7] 艾力亚斯·阿不拉，赖敬波. 忍冬藤痛风颗粒联合非布司他片治疗痛风性关节炎临床研究 [J]. 中国中医药信息杂志，2019，26（5）：32-36.

[8] 刘蕾，刘富岗，杨云，等. 忍冬藤多糖抗氧化活性研究 [J]. 中华中医药杂志，2014，29（6）：1826-1829.

[9] 李丽萍，王海江，童竞亚. 牡丹皮、忍冬藤及泽兰抗肿瘤作用的实验研究 [J]. 中药新药与临床药理，2000（5）：274-276，319.

[10] 姚存姗，伍期专. 忍冬藤提取物光敏化作用的初步研究 [J]. 中国激光医学杂志，2006（6）：361-364.

青风藤 Qingfengteng

本品为防己科植物青藤 *Sinomenium acutum* (Thunb.) Rehd.et Wils. 和毛青藤 *Sinomenium acutum* (Thunb.) Rehd.et Wils.var. cinereum Rehd.et Wils. 的干燥藤茎。秋末冬初采割，扎把或切长段，晒干。

4-2-5 青风藤彩图

一、传统应用

【性味归经】苦、辛，平。归肝、脾经。

【功效主治】祛风湿，通经络，利小便。用于风湿痹痛，关节肿胀，麻痹瘙痒。

【用法用量】6～12g。

【使用注意】脾虚泄泻，胃弱食少者忌服。

【方剂举例】

1. 狗皮膏[《中华人民共和国药典》（2020 年版一部）]

药物组成：生川乌、生草乌、羌活、独活、青风藤、香加皮、防风、铁丝威灵仙、苍术、蛇床子、麻黄、高良姜、小茴香、官桂、当归、赤芍、木瓜、苏木、大黄、油松节、续断、川芎、白芷、乳香、没药、冰片、樟脑、丁香、肉桂。

功能主治：祛风散寒，舒筋活血，止痛。用于风寒湿邪、气血瘀滞所致的痹病，症见四肢麻木、腰腿疼痛、筋脉拘挛，或跌打损伤、闪腰岔气、局部肿痛；或寒湿瘀滞所致的脘腹冷痛、行经腹痛、寒湿带下、积聚痞块。

2. 金藤清痹颗粒（《国家食品药品监督管理局国家药品标准 YBZ00332008》）

药物组成：金银花、青风藤、白花蛇舌草、玄参、白芍、生地黄、山慈菇、鹿衔草、当归、甘草、蜈蚣。

功能主治：清热解毒，活血消肿，通痹止痛。用于类风湿性关节炎活动期，属于毒热内蕴，湿瘀阻络，症见关节肿痛发热，痛处拒按，晨僵，口渴，便干溲黄。

3. 虎骨熊油膏（《全国中药成药处方集》）（沈阳方）（《中医方剂大辞典·第六册》）

药物组成：青风藤、乳香、没药、冰片、当归、荆芥、全蝎、杜仲、莪术、藏红花、母丁香、肉桂、虎骨、麝香、熊油、蜈蚣、白花蛇、细辛、白芍、天麻、芫花、羌活、牛膝、三棱。

功能主治：祛风散寒，通窍止痛。筋骨疼痛，麻痹不仁，癥瘕腹痛，四肢拘挛，肩背风湿，腰腿寒痛。

【简便验方】

1. 治疗诸风 青藤二三月采之，不拘多少，入釜内，微火熬七日夜，成膏，收入瓷瓶内。用时先备梳三五把，量人虚实，以酒服一茶匙毕，将患人身上拍一掌，其后遍身发痒不可当，急以梳梳之。要痒止，即饮冷水一口便解。避风数日。（《濒湖集简方》青藤膏）

2. 治疗骨节风气痛 大青木香根或茎叶适量，煎水常洗痛处。（《贵州民间药物》）

3. 治风湿痹痛 青藤根三两，防己一两。咬咀，入酒一瓶，煮饮。（《普济方》）

4. 治风湿痹痛 青风藤、红藤各15g，水煎，加酒适量冲服；或青风藤30~60g，上肢痛加桂枝3g，下肢痛加牛膝6g，全身痛三味同用，水煎，加黄酒适量，晚饭后服。（《浙江药用植物志》）

5. 水肿，脚气，小便不利 本品通经络又能利小便，泻下焦血分湿热，治上证均可单用。用于水肿，亦可与白术等同用；治脚气湿肿，宜随证配伍吴茱萸、木瓜等。（《浙江天目山药植志》）

【类药辨析】

1. 青风藤与海风藤的鉴别应用 二者均为祛风湿药，长于祛风湿，行经络，为祛风通络止痛的要药，常用于治疗风湿痹痛，关节肿胀，筋脉拘挛等，或风湿麻木。青风藤味辛、苦，入肝、脾二经，长于搜风胜湿，舒筋利痹，善治风湿流注肢节腰膝，关节肿痛，游走不定，痛势剧烈，屈伸不利，昼轻夜重等症；既通经络又能利小便，可用于水肿、脚气湿肿等。海风藤味辛、苦，性微温，入肝经，长于祛风通络，活血通脉，善治风寒湿痹，肌肉、关节、腰膝疼痛，四肢拘挛或麻木不仁，阴天下雨则加重等症；又因其能活血通络，舒筋止痛，也可用于跌打损伤，局部肿痛等；且其辛温宣散，苦泄降逆，具有宣肺散寒，止咳化痰之功，常用于治疗咳喘胸闷、痰多气急等肺寒留饮之证。

2. 青风藤与络石藤的鉴别应用 二者均可祛风除湿通络，为治疗风湿痹病的常用之品，青风藤味辛、苦，性平，入肝、脾二经，长于搜风胜湿，舒筋利痹，善治风湿流注肢节腰膝，关节肿痛，游走不定，痛势剧烈，屈伸不利，昼轻夜重等症；既通经络又能利小便，可用于水肿、脚气湿肿等。络石藤味微寒，入心、肝、肾三经，能祛风湿而舒筋活络，善治风寒湿痹挟有热象者，如肢体关节疼痛、口渴、舌红、脉数或风湿热痹、关节红肿痛、身热等症[1]。

【配伍应用】

青风藤配海风藤 青风藤苦、辛，入肝、脾经，长于搜风胜湿，舒筋利痹；海风藤味辛、苦，性微温，入肝经，长于祛风通络，活血通脉。两药同为祛风通络止痛的要药，配伍应用，可增强祛湿通络止痛之功，提高治疗风寒湿痹，肢体酸痛，关节不利，筋脉拘挛等病症的疗效[1]。

二、临床研究

1. 糖尿病 黄芪30g，川芎15g，当归12g，赤芍15g，桃仁15g，红花15g，鸡内金12g，天花粉15g，葛根15g，青风藤20g，大血藤20g，五味子15g，煎取100mL分早晚2次口服。疗程2个月。治疗60例，其中，显效36例，占60%；有效18例，占30%；无效6例，占10%。总有效率90%[2]。

2. 类风湿性关节炎 观察组48例在对照组（给予西药常规治疗，包括口服MIT10mg/次，每周1次；塞来昔布胶囊0.2g/次，每天2次）基础上增加青风藤汤（青风藤30g，鸡血藤15g，络石藤15g，知母12g，桂枝10g，防己10g，防风10g，乌梢蛇10g，蜈蚣2g，全蝎3g，炙甘草6g，杜仲12g，续断12g，狗脊12g，秦艽10g，白芍12g）口服治疗，每天一剂，水煎300mL，分早、晚两次口服，连续用药12周。两组各48例，观察组无效3例，对照组无效14例，观察组总有效率（93.75%）高于对照组（70.83%）[3]。

3. 强直性脊柱炎 用五虎强督通痹汤：黑蚂蚁15g，地龙15g，全蝎6~10g，白花蛇15g，蜈蚣1条，青风藤12g，穿山龙12g，虎杖12g，白芍20g，续断15g，狗脊20g，何首乌15g，熟地黄20g，白芥子6g，制附子（先煎）10~30g，甘草6g。每日1剂，常法煎服。30天为1个疗程。共治疗63例，显效25例，有效33例，无效5例。总有效率为92.1%[4]。

4. 坐骨神经痛 以"五藤二虫汤"（自拟方）为基本方：青风藤、海风藤、天仙藤、络石藤、川牛膝各15g，蛰虫、麻黄各10g，鸡血藤、白芍各30g，蜈蚣二条，甘草9g。加减：气血不足者加黄芪50g，当归10g；老年人（肝肾亏损者）加追地风10g、千年健15g、熟地黄20g。煎服法：水煎后，兑白酒1~2盅服，每日1剂，15剂为一疗程。每次服药后用被覆盖患肢，使患肢出微汗为宜。西药：呋喃硫胺20mg、维生素B_{12} 0.5mg，肌注，每日1次。本组40例中，痊愈（症状及体征消失，停药半年无复发）29例，占72.5%；好转（症状及体征减轻）9例，占22.5%；无效（症状及体征无明显减轻）2例，占5%，总有效率为95%[5]。

三、药理研究

1. 抗炎作用 青藤碱能明显抑制LPS所致的RAW264.7细胞TNF-α及IL-6mRNA表达及蛋白释放，同时青藤碱（100μmol/L）即可促进RAW264.7细胞自噬水平上升；而在LPS刺激RAW264.7细胞后，青藤碱处理能进一步增加LPS导致的细胞自噬增强，减轻LPS诱导的RAW264.7巨噬细胞炎症[6]。

2. 镇痛作用 青藤碱对于SSNI模型大鼠具有明显的疼痛行为学改善作用，且高剂量组（40mg/kg）镇痛强度大于加巴喷丁（100mg/kg），高低剂量之间呈现量效依赖关系。给药后相同时间点纹状体细胞外液Glu水平被抑制的动态变化与行为学干预作用相一致[7]。

3. 抗肿瘤作用 青风藤正丁醇萃取物（BESA）对HepG2、SMMC-7721肝癌细胞均有抑制作用,其半数抑制浓度（IC_{50}）分别为 18.23μg/mL、23.45μg/mL,且呈剂量效应关系;经 BESA 处理后,HepG2 细胞形态变化很大,细胞出现核皱缩、贴壁性差、细胞裂解等现象,以 20μg/mL 的 BESA 处理 HepG2 细胞 48h 后,流式细胞术检测到 BESA 对 HepG2 细胞周期的干预能力不强;但在诱发 HepG2 细胞发生凋亡方面效果明显,说明 BESA 有诱导 HepG2 细胞的凋亡达到抑制肿瘤细胞增殖的作用[8]。

4. 免疫抑制作用 青藤碱对免疫细胞（T 细胞、单核/巨噬细胞、树突状细胞、肥大细胞）和免疫应答相关因子（细胞因子、活性氧、核因子-κB、细胞黏附分子）均具有免疫调节作用[9]。

5. 消除吗啡产生的位置偏爱效应 青风藤或青藤碱可显著抑制吗啡引起的小鼠位置偏爱的形成,降低脑内的 HA 含量,消除吗啡诱导的小鼠条件性位置偏爱的形成,对脑内组胺水平的改变具有调节作用[10]。

6. 器官保护作用 青风藤（CS）提取物能够降低肾组织中 ANGPTL-4 表达水平,对 DN 大鼠肾脏具有保护作用[11]。

四、本草文献摘述

1.《本草纲目》"风疾。治风湿流注,历节鹤膝,麻痹瘙痒,损伤疮肿。入酒药中用。"

2.《本经逢原》"辛温小毒。"

参考文献

[1] 国家药典委员会.中华人民共和国药典临床用药须知:中药饮片卷[M] 2020 版.北京:中国医药科技出版社,2022:378-379.

[2] 张艳枫,霍东增,张伟宏.中西医结合治疗早期糖尿病肾病 60 例分析[J].医药世界,2009,11（7）:353-354.

[3] 王国芬.青风藤汤对类风湿关节炎患者 Tfh、IL-21 及抗 CCP 抗体的影响[J].现代实用医学,2019,31（8）:1005-1007.

[4] 唐业建."五虎强督通痹汤"治疗强直性脊柱炎 63 例[J].江苏中医药,2007（9）:38-39.

[5] 哈锦明,郎密林.中西医结合治疗坐骨神经痛 40 例[J].四川中医,1996（8）:35.

[6] 彭玥,欧好,杨明施,等.青藤碱通过调节血红素氧合酶-1 表达和自噬抑制脂多糖诱导的 RAW264.7 巨噬细胞炎症[J].中南大学学报（医学版）,2018,43（9）:964-970.

[7] 李鹏,张美玉,王丹巧,等.青藤碱对 SSNI 模型大鼠镇痛效应及脑内兴奋性氨基酸递质的影响[J].中国药理学通报,2012,28（10）:1365-1369.

[8] 雷欣睿,朱欣婷,刘云,等.青风藤正丁醇萃取物对肝癌细胞增殖影响的研究[J].贵州大学学报（自然科学版）,2018,35（2）:54-58.

[9] 黄红,胡明月,徐丽,等.青藤碱免疫抑制作用机制的研究进展[J].中草药,2022,53（1）:261-269.

[10] 莫志贤,安胜利,周吉银.青风藤及青藤碱对吗啡依赖小鼠位置偏爱效应和脑内组胺水平的影响[J].南方医科大学学报,2006（12）:1709-1713.

[11] 项红秀,石明.青风藤提取物对糖尿病肾病大鼠的保护作用及对 ANGPTL-4 表达的影响[J].四川中医,2019,37（1）:37-41.

络石藤 Luoshiteng

本品又称为略石、领石、石龙藤、白花藤,为夹竹桃科植物络石 *Trachelospermum jasminoides*（Lindl.）Lem. 的干燥带叶藤茎。

4-2-6 络石藤彩图

一、传统应用

【性味归经】苦,微寒。归心、肝、肾经。

【功效主治】祛风通络，凉血消肿。用于风湿热痹，筋脉拘挛，腰膝酸痛，喉痹，痈肿，跌扑损伤。

【用法用量】6～12g。外用鲜品适量，捣敷患处。

【使用注意】阴脏人畏寒易泄者勿服。

【方剂举例】

1. 中风回春片 [《中华人民共和国药典》（2020年版一部）]

药物组成：酒当归、川芎（酒制）、红花、桃仁、丹参、鸡血藤、忍冬藤、络石藤、地龙（炒）、土鳖虫（炒）、伸筋草、川牛膝、蜈蚣、炒苍蔚子、全蝎、威灵仙（酒制）、炒僵蚕、木瓜、金钱白花蛇。

功能主治：活血化瘀，舒筋通络。用于痰瘀阻络所致的中风，症见半身不遂、肢体麻木、言语蹇涩、口舌歪斜。

2. 骨痛药酒（《中华人民共和国卫生部药品标准·中药成方制剂》）

药物组成：制草乌、桑寄生、七叶莲、威灵仙、虎杖、络石藤、菝葜、苍术（麸炒）、油松节、制何首乌、红藤、丹参、接骨木、伸筋草、木瓜、川芎、牛膝、麻黄、香加皮、红花、续断、干姜。

功能主治：祛风定痛，舒筋活络。用于筋骨酸痛，关节不利，四肢酸麻。

3. 清热除痹汤（《刘奉五妇科经验》）（《中医方剂大辞典·第九册》）

药物组成：络石藤、追地风、金银藤、威灵仙、青风藤、海风藤、防己、桑枝。

功能主治：清热散湿，疏风活血。用于产后身痛，关节红肿灼痛。

4. 舒筋风湿酒（《国家中成药标准汇编脑系经络肢体分册》）

药物组成：络石藤、春根藤、鸡血藤、血风藤、乌多年、虎杖、水高丽、黑老虎根。

功能主治：祛风除湿，舒筋活络。用于风湿关节痛，跌打损伤，筋骨疼痛，腰肢酸痛。

【简便验方】

1. 筋骨痛 络石藤50～100g，浸酒服。（《湖南药物志》）

2. 风湿热痹、关节热痛 络石藤、海风藤各12g，生石膏30g，苍术15g，牛膝10g，水煎服。（《江西草药》）

3. 治肺结核 络石藤一两，地苍一两，猪肺四两。同炖，服汤食肺，每日一剂。（《江西草药》）

4. 治外伤出血 络石藤适量，晒干研末，撒敷患处，外加包扎。（《江西草药》）

5. 治喉痹咽塞，喘息不通，须臾欲绝 络石藤二两。切，以水一大升半，煮取一大盏，去滓，细细吃。（《近效方》）

【类药辨析】

1. 络石藤与桑枝的鉴别应用 同为祛风湿清热药，均具有祛风通络的功效，常用于治风湿痹痛，肢体麻木，筋脉拘挛，关节屈伸不利者；但络石藤味苦性微寒，又能凉血消肿，痹痛偏热者较为适宜；取其凉血消肿之功，也可用于治喉痹、痈疡。桑枝则性质平和，对于风湿痹证，无论偏寒偏热，均可使用，而尤宜于上肢痹痛；并能行水消肿，也可用于治水肿、小便不利。

2. 络石藤与海风藤的鉴别应用 同属祛风湿药，两者均善于祛风通络，故风湿所致关节屈伸不利，筋脉拘挛等，均为常用。但海风藤偏性温，用于治疗风寒湿较重而无热象者。络石藤性寒凉，治疗风湿痹痛，偏用于兼有热象者；此外，络石藤凉血消肿，故热毒疮肿及跌打伤肿瘀滞者，也可用之[1]。

【配伍应用】

1. 络石藤配蒲公英　络石藤善疏通经络，凉血消肿；蒲公英苦寒清热解毒，散结消痈。两药配合，用于治疗乳痈及其他疮疡肿毒。

2. 络石藤配海风藤　海风藤辛散微温，祛风湿，通经络；络石藤苦寒能清热，凉血消痈，宣风通络。两药配用，祛风通络止痛力强。用于治疗风湿化热，关节肿痛，筋脉拘挛，不易屈伸者[1]。

二、临床研究

1. 小儿急性扁桃体炎　收集 80 例确诊为急性扁桃体炎的病例，随机分为治疗组和对照组各 40 例。对照组予中成药注射液（双黄连、痰热清等）静脉滴注，局部药物（利巴韦林、地塞米松、庆大霉素等）雾化吸入，高热时（体温＞38.5℃）予退热处理（泰诺林、美林）。在对照组的基础上加用复方络石藤方治疗，方药组成：络石藤、岗梅根各 15g，怀牛膝、柴胡、连翘、野菊花、苦杏仁各 10g，黄芩、薄荷（后下）、甘草、木蝴蝶各 6g，生石膏 30g。舌苔厚腻加神曲 12g，滑石（先煎）20g；大便干结加厚朴、枳实各 6g。以上为 5 岁患儿的药量，＞5 岁者酌增，＜5 岁者酌减。每天 1 剂，水煎，取药汁 100～200mL，分早晚 2 次口服。2 组疗程均为 5 天，治疗 5 天后统计疗效。2 组退热时间、渗出物消失时间、扁桃体缩小时间、充血缓解时间比较，差异均有显著性意义（$P<0.05$），治疗组疗效优于对照组。治疗前 2 组白细胞计数（WBC）及 C 反应蛋白（CRP）升高比较，差异均无显著性意义（$P>0.05$）；治疗后 2 组 WBC 及 CRP 升高比较，差异均有显著性意义（$P<0.05$），治疗组疗效优于对照组[2]。

2. 慢性肾炎蛋白尿　将 124 例患者以消蛋白汤（由黄芪、丹参、络石藤、覆盆子、土茯苓、蝉蜕、白僵蚕、金荞麦、木蝴蝶等组成）治疗，观察在对慢性肾炎治疗过程中尿蛋白的变化。结果：总有效率为 79.8%，差异有统计学意义（$P<0.01$）[3]。

三、药理研究

1. 抗炎镇痛作用　按传统水煎剂给药，2 种络石藤药材（夹竹桃科植物络石和桑科植物薜荔）对二甲苯所致耳肿胀有一定抑制作用，抑制率处于筛选标准（＞30%）的临界水平，两种络石藤药材均可提高小鼠热板致痛的痛阈；对酒石酸锑钾所致小鼠扭体反应均有一定抑制作用，抑制率均大于筛选标准（＞50%），两种络石藤药材均有不同程度的抗炎、镇痛作用[4]。

2. 抗氧化作用　研究黄酮类成分在机体内的抗氧化活性，考察了 12 种黄酮类化合物对放射性诱发的小鼠髓细胞染色体异常以及骨髓和脾脏中脂质过氧化的抑制作用，发现其中木犀草素显示出最强的抗氧化活性和抑制染色体异常作用[5]。

3. 抗癌作用　经口服给予牛蒡子苷对 PHIP（2-氨基-1-甲基-6-苯并咪唑-吡啶）诱发乳腺癌的促进阶段的抑制率（0.2% 时 0.7±0.7，$P<0.05$ 和 0.2% 时 1.0±1.1，$P<0.05$）明显高于对照组。而且其抑制率与给药量呈现出量效关系[6]。

4. 抗疲劳作用　络石藤三萜总皂苷能延长小鼠负重力竭游泳时间，降低定量负荷游泳后全血 LD 及血浆 MDA、BUN 含量。实验说明络石藤三萜总皂苷各剂量组对力竭游泳所致疲劳模型小鼠均有不同程度的抗疲劳作用[7]。

四、本草文献摘述

1.《本草纲目》"络石,气味平和,其功主筋骨关节风热痈肿。"

2.《神农本草经》"主风热,死肌痈伤,口干舌焦,痈肿不消,喉舌肿不通,水浆不下。"

3.《要药分剂》"络石之功,专于舒筋活络,凡病人筋脉拘挛,不易屈伸者,服之无不效,不可忽之。"

参考文献

[1] 国家药典委员会.中华人民共和国药典临床用药须知:中药饮片卷[M].2020版.北京:中国医药科技出版社,2022:423-424.

[2] 王丽清,刘艳霞,刘明霞.复方络石藤方治疗小儿急性扁桃体炎临床观察[J].新中医,2010,42(12):40-41.

[3] 吴九如.消蛋白汤治疗慢性肾炎蛋白尿的临床研究[J].长春中医药大学学报,2011,27(1):32-33.

[4] 来平凡,范春雷,李爱平.夹竹桃科络石与桑科薜荔抗炎镇痛作用比较[J].中医药学刊,2003(1):154-155.

[5] SHIMOI K, MASUDA S, FURUGORI M, et al.Radioprotective effect of antioxidative flavonoids in gamma-ray irradiated mice[J]. Carcinogenesis, 1994, 15(11): 2669-2672.

[6] HIROSE M.Effects of arctiin on PhIP-induced mammary, colon and pancreatic carcinogenesis in female Sprague–Dawley rats and MeIQx-induced hepatocarcinogenesis in male F344 rats[J].Cancer Lett, 2000, 155(1): 79.

[7] 谭兴起,郭良君,孔飞飞,等.络石藤三萜总皂苷抗疲劳作用的实验研究[J].解放军药学学报,2011,27(2):128-131.

秦艽 Qinjiao

本品又称秦胶、秦纠、左秦艽,为龙胆科植物秦艽 *Gentiana macrophylla* Pall.、麻花秦艽 *Gentiana straminea* Maxim.、粗茎秦艽 *Gentiana crassicaulis* Duthie ex Burk. 或小秦艽 *Gentiana dahurica* Fisch. 的干燥根。

4-2-7 秦艽彩图

一、传统应用

【性味归经】辛、苦,平。归胃、肝、胆经。

【功效主治】祛风湿,清湿热,止痹痛,退虚热。用于风湿痹痛,中风半身不遂,筋脉拘挛,骨节酸痛,湿热黄疸,骨蒸潮热,小儿疳积发热。

童便性寒,制之增其苦寒之气;炒焙取其芳香之性,缓和苦味及寒性,适于脾胃虚弱者及小儿服用;酒制升提,浸之除其燥烈之性,洗者取其中正之性,缓其寒性,并增祛风、除湿、通筋络之功效。

【用法用量】3~9g。

【使用注意】脾虚泄泻,胃弱食少者忌服。

【方剂举例】

1. 痛风定片 [《中华人民共和国药典》(2020年版一部)]

药物组成:秦艽、黄柏、延胡索、赤芍、川牛膝、泽泻、车前子、土茯苓。

功能主治:清热祛湿,活血通络定痛。用于湿热瘀阻所致的痹病,症见关节红肿热痛,伴有发热、汗出不解、口渴心烦、小便黄、舌红苔黄腻、脉滑数;痛风见上述证候者。

2. 大秦艽汤(《素问·病机气宜保命集》)

药物组成：秦艽、羌活、独活、白芷、防风、细辛、当归、白芍、熟地黄、川芎、白术、茯苓、黄芩、石膏、生地黄、甘草。

功能主治：祛风清热，养血活血。主治血弱不能养筋，风邪初中经络，手足不能运动，舌强不能言语；或半身不遂，口眼㖞斜。

3. 秦艽地黄汤（《疬疡机要》）（《中医方剂大辞典·第八册》）

药物组成：秦艽、生地黄、当归、川芎、羌活、防风、荆芥、甘草、白芷、升麻、白芍药、牛蒡子、蔓荆子。

功能主治：疏风祛湿，活血通络。用于风热血燥，筋骨作痛。

4. 秦艽散（《小儿药证直诀》）

药物组成：秦艽、甘草、薄荷。

功能主治：清热除蒸。小儿潮热，形体消瘦，食欲减退。

【简便验方】

1. 治疗酒毒血痢，肠痈 小青草、秦艽各三钱，陈皮、甘草各一钱。水煎服。（《本草汇言》）

2. 治疗皮肤痛痒 华中艾麻根、地肤子各9g，苍术、秦艽、茯苓各6g。水煎服。（《浙江药用植物志》）

3. 治疗风湿痹痛 山蒟、威灵仙、秦艽、桂枝、川芎各9g。水煎服，每日1剂。（《浙江民间常用草药》）

4. 小便艰难 秦艽50g。水煎服。（《验方集锦》）

5. 暴泻引饮 秦艽100g，炙甘草25g。水煎服。（《验方集锦》）

【类药辨析】

1. 秦艽与独活的鉴别应用 两者均能祛风除湿，通络止痛，为治疗风湿痹痛的常用药。但秦艽虽为风药，质地滋润，无苦燥伤阴之弊，故能养血通络；性微寒，能祛风清热，尤适宜于热痹，关节红肿热痛者。且秦艽还能清疳热，退虚热，除湿热，用于骨蒸潮热、小儿疳积发热、湿热黄疸等。而独活辛而温，为祛风除湿散寒要药，以入肝肾为主，且性温而燥，其祛风燥湿作用优于秦艽，尤用于治疗风寒湿痹寒湿较重者。独活又能祛风散寒止痛，也可用于风寒挟湿表证、伏风头痛、风火牙病等。

2. 秦艽与防风的鉴别应用 两者均为风药中之润药，均能祛风胜湿止痛，用于风湿痹痛，肢节疼痛，筋脉挛急等。但秦艽味辛苦，性微寒，能养血通经舒筋，清热除蒸退黄，可用于治疗风中经络，手足不遂，骨蒸潮热，湿热黄疸，小儿疳积发热等。防风为辛温解表药，辛甘温，以辛散解表为主，主治外感表证、风疹瘙痒；又能通治诸风，既祛外风，又息内风，用于治破伤风、小儿高热急惊等；炒炭后又能止血止泻，用于肠风下血、腹痛泄泻。

3. 秦艽与龙胆的鉴别应用 两者来源接近，均为龙胆科多年生草本植物的根，都能清湿热，湿热黄疸都可应用。但秦艽祛风除湿，性微寒而不燥，素有"风药中之润剂"之称，虽祛风除湿，但不损阴液，多用于风湿痹痛；因其能清退虚热，故骨蒸潮热、妇人胎热、小儿积热也可用之。龙胆大苦大寒，清热燥湿作用甚强，主泻肝经实火与下焦湿热，肝火目赤、头晕耳聋、胁痛口苦、肝热动风抽搐以及湿热下注阴肿阴痒、带下尿赤等，均可应用[1]。

【配伍应用】

1. 秦艽配络石藤 二者均有祛风胜湿、通络止痛和清热之功。二药合用，用于治疗风湿化热之痹痛，四肢拘急，麻木等。

2. 秦艽配地骨皮 二药皆能清热除

蒸，但秦艽偏于清热邪伏郁；骨皮偏于凉血滋阴，清阴分之热。二者相配，则清热除蒸之效较佳：用于治疗热病余邪不尽，邪伏阴分，或骨蒸潮热。

3. 秦艽配鳖甲 二药均有退蒸除热作用。秦艽为风药中之润剂，退虚热、除骨蒸在于辛散宣清，鳖甲退虚热在于补益阴血，二者配合，补清共用，共奏养阴透肌退热之功。为治疗骨蒸虚热之常用药对。用于治疗虚劳潮热、骨蒸盗汗。

4. 秦艽配天麻 秦艽可祛风胜湿，疏经通络，和血止痛；天麻能祛外风，通经活络。两药相须为用，有祛风除痹、通络止痛之功。用于治疗风寒湿痹、关节疼痛及中风手足不遂或麻木等。

5. 秦艽配茵陈 秦艽清热利湿退黄，外通经隧，内导二便；茵陈利湿化浊退黄，善治黄疸。两药相配，利湿退黄的作用更著。用于治疗湿热黄疸，小便不利[1]。

二、临床研究

1. I 型自身免疫性肝炎 秦艽 10g，鳖甲 15g，地骨皮 15g，柴胡 10g，青蒿 15g，当归 15g，知母 15g，丹参 15g，赤芍 15g。身目发黄加金钱草 30g，茵陈 20g，虎杖 15g；纳差加焦神曲、焦山楂各 20g，佩兰 10g，石斛 15g；乏力加党参 10g，黄芪 20g，水煎液 300mL，每日 1 剂，分早晚两次口服。所有患者均治疗 6 个月，在治疗疗程内不再应用保肝降酶、退黄、激素以及免疫调节药物。嘱患者治疗期间饮食清淡、保持心情舒畅。23 例患者中，治疗 I 型自身免疫性肝炎的临床疗效。临床基本治愈 6 例，显效 9 例，有效 6 例，无效 2 例，有效率为 91.3%[2]。

2. 特发性面神经麻痹 秦艽 15g，川芎 9g，独活 9g，当归 9g，白芍 9g，石膏 15g，甘草 6g，羌活 9g，防风 9g，白芷 9g，黄芩 9g，白术 6g，茯苓 6g，生地黄 9g，熟地黄 9g，细辛 3g，金银花 12g，连翘 12g。每日 1 剂，水煎，早晚温服。15 剂为 1 个疗程，共治疗 3 个疗程。选取特发性面神经麻痹患者 60 例，治疗 3 个疗程后，痊愈 52 例，显效 5 例，无效 3 例，总有效率为 95%[3]。

3. 痔疮 秦艽苍术汤，组方：秦艽（去苗）、桃仁（汤浸，去皮，另研）、皂角（烧存性，研）各 3g、苍术（制）、防风各 2.1g、黄柏（去粗皮、酒洗）1.5g、当归梢（酒洗）、泽泻各 0.9g、槟榔 0.3g（另研），大黄少许。对 180 例门诊患者，其中血栓性外痔 86 例，炎性外痔 15 例，混合痔伴内痔脱出并嵌顿者 19 例，炎性外痔并肛裂 24 例使用秦艽苍术汤口服加外洗，连用 3 个疗程后治疗痔疮总有效率达到 94.4%，痊愈和显效率为 66.1%[4]。

三、药理研究

1. 抗炎、镇痛作用 1.0g/kg 秦艽乙醇提取物可以通过下调血清 TNF-α、IL-1β、IL-6、PGE2 和 MMP-3 水平来改善大鼠关节肿胀症状[5]。ig（胃肠道内给药）给予 0.9g/kg 大叶秦艽 60% 或 70% 醇提物后可改善以胶原诱导大鼠关节炎模型的滑膜炎症状，保护关节，其作用机制可能与降低血清中 Th1 型细胞因子γ干扰素（INF-γ）、抗环瓜氨酸肽抗体与 TNF-α 水平及升高血清 IL-4 水平有关[6, 7]。采用热板法及醋酸扭体法观察了口服獐牙菜苦苷的镇痛作用，结果显示其镇痛作用略强于扑热息痛[8]。

2. 保肝作用 大叶秦艽和麻花秦艽水煎液均可显著降低血清 TNF-α 水平，升高 IL-10 的水平，表明秦艽可增强 CCl_4 损伤肝组织中 IL-10 的表达，而 IL-10 是介导秦艽保肝效应的重要细胞因子[9]。

3. 降压作用 家兔耳缘 iv（静脉注射）2g/kg 秦艽水煎醇沉液可以显著降低 0.01% 肾上腺素（0.1mL/kg）引起家兔高血压，且对家兔心率无影响[10]。

4. 免疫抑制作用 秦艽醇提物可抑制正常小鼠脾脏淋巴细胞和胸腺淋巴细胞增殖，其抑制脾脏淋巴细胞增殖作用存在一定的量效关系，秦艽醇提物还可抑制小公牛主动脉内皮细胞模型中 COX-1 和巨噬细胞 COX-2 模型中 COX-2 的活性，也呈量效关系[11]。

5. 抗病毒作用 秦艽水提物和醇提物均可显著延长 50μL 病毒尿囊液滴鼻感染的甲型流感病毒小鼠的存活率、存活天数，还可显著抑制甲型流感病毒感染小鼠肺指数的升高[12]。

6. 抗肿瘤作用 采用 MTT 法检测秦艽总苷对人肝癌 SMMC-7721 细胞生长的影响，流式细胞仪分析细胞凋亡率，瑞-姬氏染色观察细胞形态变化，结果显示 125、250、500、1000μg/mL 秦艽总苷可不同程度抑制 SMMC-7721 细胞生长，且有浓度和时间依赖性，250、500、1000μg/mL 秦艽总苷可以诱导细胞凋亡，凋亡细胞发生形态学改变[13]。

四、本草文献摘述

1.《神农本草经》"主寒热邪气，寒湿风痹，肢节痛，下水，利小便。"

2.《名医别录》"疗风，无问久新，通身挛急。"

3.《药性论》"利大小便，瘥五种黄病，解酒毒，去头风。"

4.《本草纲目》"手足不遂，黄疸，烦渴之病须之，取其去阳明之湿热也。阳明有湿，则身体酸痛烦热，有热则日晡潮热骨蒸。"

参考文献

[1] 国家药典委员会. 中华人民共和国药典临床用药须知：中药饮片卷 [M].2020 版. 北京：中国医药科技出版社，2022：407-409.

[2] 杨涛莲，王绪霖. 秦艽鳖甲散治疗 I 型自身免疫性肝炎 23 例 [J]. 河南中医，2017，37（4）：633-635.

[3] 梁红霞，刘培智. 大秦艽汤加味治疗特发性面神经麻痹 60 例 [J]. 河南中医，2014，34（9）：1843-1844.

[4] 白淑梅，马晓峰，丁继勇. 秦艽苍术汤口服外洗治疗痔疮 180 例 [J]. 中国临床医生，2004（3）：55.

[5] 高祥祥，王海峰，张红. 秦艽对尿酸钠痛风模型大鼠的保护作用 [J]. 中药药理与临床，2015，31（4）：141-144.

[6] 王佳，王钢，王丽琴，等. 秦艽醇提物治疗类风湿关节炎的实验研究 [J]. 西部中医药，2015，28（7）：11-14.

[7] 王钢，王丽琴，王佳，等. 秦艽醇提物对胶原诱导性关节炎大鼠血清抗-CCP 及 TNF-α 的影响 [J]. 中国实验方剂学杂志，2013，19（19）：302-305.

[8] Jaishree V，Badami S，Kumar M R，et al.Antinociceptive activity of swertiamarin isolated from Enicostemma axillare [J]. Phytomedicine，2009，16（3）：227-232.

[9] 苏晓聆，李福安，魏全嘉，等. 秦艽水煎液对小鼠急性肝损伤肿瘤坏死因子-α 和白细胞介素-10 表达的影响 [J]. 时珍国医国药，2010，21（4）：827-828.

[10] 高亦珑，赵淑红，徐力生，等. 宁夏栽培秦艽的降温和对心血管作用的实验研究 [J]. 宁夏医科大学学报，2011，33（5）：401-402.

[11] 龙启才，邱建波. 威灵仙、秦艽、桑寄生醇提物体外对淋巴细胞和环氧酶的影响 [J]. 中药药理与临床，2004（4）：26-27.

[12] 聂安政，林志健，王雨，等. 秦艽化学成分及药理作用研究进展 [J]. 中草药，2017，48（3）：597-608.

[13] 汪海英，童丽，李福安. 秦艽总苷对人肝癌细胞 SMMC-7721 体外作用的研究 [J]. 时珍国医国药，2010，21（1）：53-55.

桑枝 Sangzhi

本品为桑科植物桑 Morus alba L. 的干燥嫩枝。春末夏初采收，去叶，晒干，或趁鲜切片，晒干。

4-2-8 桑枝彩图

一、传统应用

【性味归经】微苦，平。归肝经。

【功效主治】祛风湿，利关节。用于风湿痹病，肩臂、关节酸痛麻木。

【用法用量】9～15g。

【使用注意】气虚者慎用；嫩桑枝所含的有效成分较粗大的老枝含量高，因此宜剔除老枝，专用嫩枝。

【方剂举例】

1. 脑心通胶囊〔《中华人民共和国药典》（2020年版一部）〕

药物组成：黄芪、赤芍、丹参、当归、川芎、桃仁、红花、乳香（制）、没药（制）、鸡血藤、牛膝、桂枝、桑枝、地龙、全蝎、水蛭。

功能主治：益气活血，化瘀通络。用于气虚血滞、脉络瘀阻所致中风中经络，半身不遂、肢体麻木、口眼歪斜、舌强语謇及胸痹心痛、胸闷、心悸、气短；脑梗死、冠心病心绞痛属上述证候者。

2. 儿康宁糖浆〔《中华人民共和国药典》（2020年版一部）〕

药物组成：党参、黄芪、白术、茯苓、山药、薏苡仁、麦冬、制何首乌、大枣、焦山楂、麦芽（炒）、桑枝。

功能主治：益气健脾，消食开胃。用于脾胃气虚所致的厌食，症见食欲不振、消化不良、面黄身瘦、大便稀溏。

3. 桑枝煎丸（《太平圣惠方》）

药物组成：桑枝、槐枝、柳枝、黑豆、天蓼木、天麻、海桐皮、萆薢、川芎、防风、五加皮、酸枣仁、薏苡仁、肉桂、生地黄。

功能主治：清热平肝，息风通络。用于妊娠中风，手足缓弱，口眼歪斜，言语謇涩，肢节疼痛。

4. 酸枣仁煎（《太平圣惠方》）

药物组成：生酸枣仁、炒酸枣仁、炙龟甲、琥珀、海桐皮、石斛、川芎、麻黄、附子、桃、柳、桑嫩枝。

功能主治：养肝活血，祛风除湿。用于肝风筋脉拘挛，骨节疼痛，腑脏久虚乏弱等。

【简便验方】

1. 治疗臂痛 桑枝一小升。细切，炒香，以水三大升，煎取二升，一日服尽，无时。（《普济本事方》）

2. 治疗水气脚气 桑条二两。炒香，以水一升，煎二合，每日空心服之。（《圣济总录》）

3. 治疗高血压 桑枝、桑叶、茺蔚子各五钱。加水1000mL，煎成600mL。睡前洗脚30～40min，洗完睡觉。（《辽宁中草药新医疗法展览会资料选编》双桑降压汤）

4. 治疗紫癜风 桑枝十斤（挫），益母草三斤（挫）。上药，以水五斗，慢火煎至五升，滤去渣，入小铛内，熬为膏。每夜卧时，用温酒调服半合。（《名太平圣惠方》桑枝煎）

5. 治疗肩周炎 鲜桑枝90g，鲜槐枝60g，鲜松枝30g，鲜艾叶30g，桂枝15g，白酒15g（后下），水煎，过滤留汁，熏洗局部，每次20～30min，热敷后进行功能锻炼，每日1剂，分为2次使用。（《中草药识别与应用》）

【类药辨析】

1. 桑枝与秦艽的鉴别应用 两者均为祛风湿清热药,功能为祛风通络,用于风湿痹痛、四肢拘挛、中风手足不遂等,但秦艽味辛苦,性微寒,故发热,关节红肿热痛者尤为适用;且祛风除湿而不燥,有"风药中之润剂,散药中之补剂"之称;故能养血舒筋,清退虚热,还可用于治骨蒸潮热、湿热黄疸、小儿疳积发热等;秦艽可引湿热下行,故湿热黄疸亦能用之。桑枝味苦、性平,归肝经,善行于上肢,尤宜于肩臂关节疼痛拘挛;还可祛风和血止痒、利水退肿,用于治外感风邪引起的肢体酸痛、皮肤瘙痒、紫白癜风、水肿脚气等。

2. 桑枝与松节的鉴别应用 两者均为祛风湿药,均能祛风除湿,活络止痛。皆可用于治风湿痹痛,但桑枝味苦气平偏凉,功专祛风湿拘挛,作用偏于上肢,尤宜于上肢风湿热痹,肩臂关节疼痛拘挛。取桑枝祛风通络、除湿化痰之功,亦用于痰火壅滞所致口眼㖞斜、半身不遂等;桑枝能祛风和血,主遍体风痒干燥,用于皮肤瘙痒、紫白癜风等;也能利水退肿,用于水肿脚气等。松节气温性燥,归肝、肾经,更长于疏通经络,行气血,利骨节;尤善于祛筋骨间风寒湿邪,主治风湿痹痛、跌打损伤、牙痛等。

3. 桑枝与桂枝的鉴别应用 两者均能祛风通络,皆可用于治风湿痹痛。但桑枝以祛风除湿通络为长,桂枝则以温经散寒通络为优,均偏行上肢肩臂,古人认为桑枝得桂枝治肩臂痛,故对于上肢风湿痹痛常相须为用。不同之处在于,桑枝性偏凉,宜用于风湿热痹,且善散风除湿,故也常用于风湿瘙痒,又能利水退肿,治疗水肿脚气;桂枝辛温偏治寒痹,且温经通阳之功还可用于治疗胸痹、痛经、脘腹疼痛、痰饮等[1]。

【配伍应用】

1. 桑枝配桂枝 桑枝祛风通络,善治风湿拘挛,肩臂疼痛;桂枝温通经脉,善治血痹麻木、上肢痹痛;两药相配,走窜上行,治疗肩、臂、手指诸关节疼痛的效果显著。对肌肤麻木不仁、拘急疼痛亦有良效。

2. 桑枝配桑寄生 桑枝横行四肢,除湿消肿,通络止痛。桑寄生补肝肾,强筋骨,祛风逐湿,补血通脉。桑枝以通为主,桑寄生以补为要。两药参合,一补一通,相互为用,补肝肾,壮筋骨,祛风湿,通经络,止疼痛的功效显著。用于治疗风湿痹证所致腰腿酸痛、关节屈伸不利、筋骨疼痛以及肝肾不足、阴虚阳亢所致头痛、头晕、肢体麻木等。

3. 桑枝配防己 桑枝味苦性平,祛风通络,舒筋缓脉;防己宣散降泄,祛风除湿,通络止痛。两药相配,有祛风除湿、舒筋活络、缓急止痛之功。用于治疗外感风湿所致的四肢拘挛、麻木疼痛等。

4. 桑枝配鸡血藤 桑枝性善走窜,可祛风通络。鸡血藤舒筋活络,更能补血活血。二者合用,有活血通络之功。用于治疗风湿兼有血瘀之四肢筋骨疼痛。

5. 桑枝配松节 两药均为祛风湿药,松节长于疏通经络;桑枝行气血,利骨节,尤善于祛筋骨间风寒湿邪,二药合用,可增强祛风湿、通经络、利关节的功效。用于治疗风湿痹证所致肢体关节屈伸不利、疼痛麻木等[1]。

二、临床研究

1. 恶性肿瘤骨转移癌重度疼痛 复方桑枝合剂组成:桑枝30g、青风藤30g、海风藤30g、当归15g、羌活10g、独活

10g、秦艽 10g、防己 10g、威灵仙 10g 等，水煎服，每日 1 剂。加减：血瘀重加用桃仁 10g、红花 10g、地龙 15g、延胡索 20g、三七粉 3g，或采用复元活血汤等；寒邪偏重加川乌、草乌各 15g、细辛 20g，雷公藤 10g（去皮，先煎 1h），马钱子 1 枚（油炸）；肾虚加骨碎补、补骨脂、透骨草等；虚损明显加黄芪、穿山甲、党参等。口服硫酸吗啡缓释片，起始剂量 30mg，每日 2 次，以后根据疼痛程度而增加；唑来膦酸钠 4mg 静滴，不少于 15min，每 21 天 1 次，同时给予营养支持治疗。在上述治疗基础上加用复方桑枝合剂，每日 1 剂，水煎，早晚分服。共治疗 30 天。治疗组共治疗 38 例，完全缓解 15 例，部分缓解 16 例，轻度缓解 4 例，无效 3 例，总有效 31 例，总有效率 81.6%[2]。

2. 运动神经元病 四君子汤加减治疗，药物组成：人参 20g、白术 15g、茯苓 10g、黄芪 90g、当归 15g、桑枝 15g、怀牛膝 15g、杜仲 10g、甘草 10g。加减：形寒肢冷、小便清长、大便稀薄、神疲乏力气短的阳虚患者，加鹿角霜、菟丝子温补肾阳；口燥咽干、五心烦热、潮热盗汗等阴虚患者，加龟甲、鳖甲滋阴清热；筋惊肉颤者，加天麻、羚羊息风止惊；面色灰暗、舌质暗且有瘀点者，加桃仁、水蛭、莪术活血化瘀。每日 1 剂，水煎，分早晚温服。15 天为 1 个疗程，治疗 5 个疗程。共治疗 10 例，显效 4 例，有效 3 例，无效 3 例，有效率占 70.0%[3]。

3. 椎-基底动脉供血不足性眩晕 两组均予消旋山莨菪碱 20mg 兑入 5% 葡萄糖注射液（伴有糖尿病患者用 0.9% 氯化钠注射液）250mL 静滴，每日 1 次；尼莫地平片 30mg，每日 3 次。治疗组加服补阳还五汤（黄芪 120g、当归 10g、川芎 10g、赤芍 10g、红花 6g、桃仁 6g、地龙 6g），每日 1 剂，水煎分 2 次温服；并每晚用桑枝垫枕（取粗细均匀的干燥桑枝，长约 30cm，高度与患者的拳头相当，外面用薄布包裹垫于颈部）。两组均以 2 周为 1 疗程。治疗组共治疗 58 例，痊愈 34 例，有效 21 例，无效 3 例，总有效 55 例，总有效率达 94.83%[4]。

4. 眩晕 当归 15g、桂枝 10g、黄芪 20g、补骨脂 10g、枸杞子 10g、陈皮 10g、茯苓 15g、菖蒲 10g、枣仁 10g、柏子仁 10g、天麻 10g、甘草 6g、桑枝 8g。每日 1 剂水煎服，分 2 次口服。共治疗 30 例，治愈 19 例，显效 5 例，好转 3 例，无效 3 例，总有效率 90.00%[5]。

5. 糖尿病并周围神经病变 通过口服降糖药物治疗、胰岛素治疗、控制饮食、适当运动等方法，将空腹血糖控制在 5.0~7.0mmol/L，餐后 2h 血糖控制在 6.0~8.0mmol/L 范围内。治疗组在以上基础上予酒桑枝颗粒（广东一方制药有限公司，批号：410494L）30g 口服，每日一次，15 天 1 疗程，治疗 2 疗程，共治疗 15 例，痊愈 8 例，显效 4 例，有效 1 例，无效 2 例，总有效 86.67%[6]。

6. 尿路结石 桑枝四金饮方：桑枝 30g、金钱草 30g、海金沙 20g、石韦 18g、郁金 18g、白芍 24g、太子参 24g、寄生 24g、续断 24g、鸡内金 15g。由医院制剂室用中药煎药机、液体包装机制成 100mL 中药口服液 5 包。口服桑枝四金饮 100mL，根据子午流程的规律，在辰时（9 时）、未时（13 时）、申时（17 时）服药。15 天为一疗程，治疗 2 疗程。共治疗 40 例，痊愈 16 例，有效 18 例，无效 6 例，总有效率 85%[7]。

7. 2 型糖尿病 五桑降糖丸：药用桑叶、桑白皮、桑枝、桑椹、桑螵蛸、苍术、茯苓、黄连、三七、地骨皮各10g，葛根、生地黄各12g，天花粉、黄芪各15g，石膏25g。共泛为丸，梧桐子大。每次6g，3次/天。给药期间停用其他降糖药，1个月为1疗程，治疗2疗程。共治疗150例，显效74例，有效68例，无效8例，总有效率94%[8]。

8.腰椎间盘突出症 外敷通络止痛汤：秦艽、桂枝、桑枝、延胡索、独活、桑寄生、川牛膝、威灵仙各15g，红花、薏苡仁、鸡血藤、苍术各30g，细辛3g，当归12g，地龙10g，防风、川芎、甘草各6g；上药装入专制袋，水煎20min至200mL，30min/次，1~2次/天，敷于患处腰部（以不烫伤皮肤为度），辅助电针疗法，1天1次，连续10天为1疗程，连续治疗2疗程。共治疗68例，痊愈36例，显效16例，有效12例，无效4例，总有效率94.12%[9]。

三、药理研究

1.抗炎、镇痛作用 桑枝提取部位Ⅰ（总黄酮）和Ⅱ（总皂苷）是其抗炎的活性部位，通过下调致炎系统中诱生型一氧化氮合酶、环氧合酶-2、炎性介质白细胞介素-1β和白细胞介素-6的表达进而上调抗炎系统中血红素加氧酶和过氧化物酶增殖体受体的表达，使细胞内环境趋向致炎和抗炎体系的平衡。部位Ⅰ和Ⅱ等比配比组合对炎症中多个靶点均有较好的协同调控作用，进而发挥更佳抗炎作用[10, 11]。桑枝多糖对小鼠进行灌胃治疗后，肾组织中白细胞介素-6、干扰素-γ和肿瘤坏死因子-α水平下降，病理切片显示小鼠肾损伤有效减轻，白细胞介素-1的蛋白质水平和白介素-1受体表达在肾组织中出现了明显下降，NF-κB通路被抑制，认为桑枝多糖的肾脏保护功能与阻断IL-1/NF-κB通路从而减轻肾内炎症反应有关[12]。桑枝中的桑皮苷A可抑制细胞炎症模型中一氧化氮的产生和诱生型一氧化氮合酶的表达，同时对角叉菜胶所致小鼠足浮肿具有显著的抗炎活性，还能有效地缓解由福尔马林引起的小鼠疼痛反应，说明桑枝具有很好的抗炎、止痛作用[13]。

2.抗病毒、抗肿瘤作用 在培养丙型肝炎病毒（Hepatitis c virus，HCV）感染细胞的培养基中加入桑枝提取物DNJ后，HCV被迅速杀灭，表明DNJ及其衍生物是潜在的用于治疗病毒性丙型肝炎的药物[14]。以小鼠B-16肺黑色细胞肿瘤为模型，研究DNJ及其衍生物的抗肿瘤转移活性，结果表明DNJ能显著抑制肿瘤细胞的入侵、迁移和黏附，其机制可能与抑制基质金属蛋白酶-2和基质金属蛋白酶-9的活性以及增强金属蛋白酶组织抑制剂-2的核糖核酸表达有关[15]。

3.抗氧化作用 桑枝总黄酮对2种细胞炎症模型于体外直接测定其干预细胞后显示出抗氧化活性[16]。桑枝总黄酮含量越高，抗氧化能力越强[17]。桑枝多糖可显著提高糖尿病模型小鼠的血清超氧化物歧化酶活性，降低丙二醛含量，具有清除自由基和抗脂质过氧化的能力[18]。桑枝的水提醇沉液对糖尿病小鼠脑缺血再灌注损伤具有减缓作用，即为其抗氧化作用的结果[19]。

4.降血糖作用 桑枝总黄酮化合物对链脲佐素糖尿病小鼠有明显降血糖作用[20, 21]。桑枝多糖能显著降低链脲霉素+高脂高糖复制的糖尿病模型小鼠血糖浓度，其机制可能是与其增强机体清除自由基和抗脂质过氧化能力、调节脂类物质代谢、增加肝糖原存储量、改善机体的胰岛素分泌及对胰岛素的增敏性等有关[22, 23]。桑枝中提取的DNJ在小肠内能与α-葡萄糖苷酶结合，且亲和性明显比麦芽糖、蔗糖等双糖高，因而可抑制双糖的分解，使糖分在肠道内的吸收量明显降低，可抑制餐后血糖升高，达到预防和治疗糖尿病的目的，其降糖机制是减缓小肠对多糖的消化及对葡萄糖的吸收[24, 25]。

5. 降血脂作用 用桑枝皮水醇提取物灌胃治疗急性高脂血症模型小鼠，18h后小鼠血清中的三酰甘油（TG）含量水平得到显著抑制，其中高剂量组（600mg/kg）小鼠血清中的TG含量下降36.6%，胆固醇（TC）、低密度脂蛋白（LDL-C）含量分别下降8.3%、18.3%，高密度脂蛋白（HDL-C）含量升高9.3%，同时小鼠血清的动脉粥样硬化指数、LDL-C与HDL-C的比值也明显下降[26]。桑枝醇提取物可降低脂肪乳复制的高脂血大鼠的TC、TG、LDL-C含量，提高HDL-C含量[27]。

6. 免疫调节作用 通过二硝基氟苯诱导的迟发性超敏反应，研究桑枝多糖对小鼠细胞免疫功能的影响，同时通过溶血素生成试验研究桑枝多糖对小鼠体液免疫功能的影响。实验结果显示，桑枝多糖能显著抑制迟发性超敏反应小鼠的耳肿胀程度[28]。桑枝多糖可显著提高免疫损伤小鼠胸腺、脾脏等脏器指数以及巨噬细胞的吞噬指数，显著促进淋巴细胞的转化以及血清溶血素和溶血空斑的形成[29]。

四、本草文献摘述

1.《神农本草经》"桑枝性不冷不热。""主遍体风痒干燥，火气脚气风气，四肢拘挛，上气眼晕，肺气咳嗽，消食，利小便。"

2.《本草撮要》"桑枝，功专去风湿拘挛，得桂枝治肩臂瘰痛，得槐枝、柳枝、桃枝洗遍身痒。"

参考文献

[1] 国家药典委员会. 中华人民共和国药典临床用药须知：中药饮片卷[M].2020版. 北京：中国医药科技出版社，2022：415-416.

[2] 万强，李蕙，张丑丑，等. 复方桑枝合剂配合唑来膦酸钠治疗恶性肿瘤骨转移癌重度疼痛72例临床观察[J]. 中国中医药科技，2014，21（4）：432，434.

[3] 张朝霞. 健脾补气法治疗运动神经元病10例[J]. 中医研究，2013，26（9）：27-28.

[4] 郑国钦，王军霞，李建刚. 中西医结合治疗椎-基底动脉供血不足性眩晕临床观察[J]. 中国中医急症，2010，19（1）：26，52.

[5] 江运超. 温经通络治疗眩晕的临床观察[J]. 湖北中医杂志，2015，37（6）：47.

[6] 赵胜，曹艳. 酒桑枝治疗糖尿病并周围神经病变30例的临床观察[J]. 贵阳中医学院学报，2015，37（5）：57-60.

[7] 林华，施小敏，邱明权，等. 桑枝四金饮子午流注给药治疗尿路结石临床研究[J]. 医学信息（中旬刊），2010，5（10）：2803-2804.

[8] 吴佳武. 五桑降糖丸治疗2型糖尿病150例临床观察[J]. 湖北中医杂志，1999（11）：495.

[9] 史廷瑞，樊利生. 通络止痛汤外敷配合电针治疗腰椎间盘突出症68例临床观察[J]. 实用中医内科杂志，2013，27（13）：66-67.

[10] 章丹丹，凌霜，张洪平，等. 桑枝总黄酮体外抗炎活性及机制研究[J]. 时珍国医国药，2010，21（11）：2787-2790.

[11] 章丹丹，唐宁，华晓东，等. 桑枝提取部位及其组合对巨噬细胞炎症介质的影响[J]. 中草药，2013，44（2）：186-192.

[12] Guo C，Liang T，He Q，et al. Reno-protective effect of ramulus mori polysaccharides on renal injury in STZ-diabetic mice [J].Int J Biol Macromol，2013，62（11）：720-725.

[13] Zhang Z，Shi L.Anti-inflammatory and analgesic properties of cis-mulberroside A from Ramulus mori [J].Fitoterapia，2010，

81（3）：214-218.

[14] Timokhova A V, Bakinovskiĭ L V, Zinin A I, et al.Affect of deoxynojirimycin derivatives on hepatitis C virus morphogenesis [J].Mol Biol（Mosk），2012，46（4）：644-653.

[15] Wang R J, Yang C H, Hu M L.1-Deoxynojirimycin Inhibits Metastasis of B16F10 Melanoma Cells by Attenuating the Activity and Expression of Matrix Metalloproteinases-2 and -9 and Altering Cell Surface Glycosylation [J].J Agric Food Chem，2010，58（16）：8988-8993.

[16] 章丹丹，高月红，Jessica Tao Li，等.桑枝总黄酮的抗氧化活性研究 [J].中成药，2011，33（6）：943-946.

[17] 廖森泰，何雪梅，邹宇晓，等.广东桑枝条黄酮含量测定及抗氧化活性研究 [J].北方蚕业，2005（3）：37-38，41.

[18] 洪德志，时连根.桑枝多糖对糖尿病模型小鼠的降血糖作用 [J].中国药理学与毒理学杂志，2012，26（6）：806-809.

[19] 韩蕾，黄卫，于滢，等.桑枝对小鼠脑缺血再灌注损伤的保护作用 [J].中华中医药学刊，2012，30（9）：1945-1947.

[20] 吴志平，周巧霞，顾振纶，等.桑树不同药用部位的降血糖效果比较 [J].蚕业科学，2005，31（2）215-217.

[21] 吴志平，顾振纶，谈建中.桑枝总黄酮的降血糖作用 [C].第五届中药新药研究与开发信息交流会，2005.

[22] 洪德志，时连根.桑枝多糖对糖尿病模型小鼠的降血糖作用 [J].中国药理学与毒理学杂志，2012，26（6）：806-809.

[23] Guo C, Li R, Zheng N, et al.Anti-diabetic effect of ramulus mori polysaccharides, isolated from Morus alba L., on STZ-diabetic mice through blocking inflammatory response and attenuating oxidative stress [J].Int Immunopharmacol，2013，16（1）：93-99.

[24] Li Y G, Ji D F, Zhong S, et al.1-deoxynojirimycin inhibits glucose absorption and accelerates glucose metabolism in streptozotocin-induced diabetic mice [J].Sci Rep，2013，20（3）：1377.

[25] 王晓梅，郑涛，魏莉方.桑枝提取物对 α-葡萄糖苷酶的作用 [J].世界科学技术—中医药现代化，2012，14（2）：1464-1467.

[26] 刘先明，李琳，王元净，等.桑枝皮提取物对急性高脂血症小鼠血脂水平的影响 [J].蚕业科学，2011，37（4）：771-774.

[27] 何雪梅，廖森泰，邹宇晓，等.桑枝提取物对高脂血症大鼠的降血脂及抗氧化作用研究 [J].天然产物研究与开发，2007，19（2）：462-464.

[28] 游元元，万德光，杨文宇，等.四种桑类药材对小鼠免疫功能的影响 [J].中药药理与临床，2008，24（3）：83-84.

[29] 洪德志，陈亚洁，蒋学，等.桑枝水提物对正常小鼠免疫功能的影响 [J].蚕桑通报，2012，43（3）：22-25.

海桐皮 Haitongpi

本品又称钉桐皮、鼓桐皮、刺桐皮、刺通、接骨药，为豆科植物刺桐 *Erythrina Variegata* L. 或乔木刺桐 *Erythrina arborescens* Roxb. 的干燥树皮。全年可采收，而以春季较易剥取，将树砍伐剥取干皮，刮去棘刺及灰垢，晒干。

4-2-9 海桐皮彩图

一、传统应用

【性味归经】苦、辛，平；归肝经。

【功效主治】祛风除湿，舒筋通络。主风湿痹痛，肢节拘挛，跌打损伤，疥癣，湿疹。

【用法用量】内服：煎汤，6～12g；或浸酒。外用：适量，煎水熏洗；或浸酒搽；或研末调敷。

【使用注意】血虚者不宜服。

1.《本草经疏》"腰痛非风湿者不宜用。"

2.《本草汇言》"痢疾、赤口良、痹盟谐证非关风湿者不宜用。"

3.《得配本草》"血少火炽者禁用。"

【方剂举例】

1. 关通舒胶囊（《国家中成药标准汇编 脑系经络肢体分册》）

药物组成：功劳木、飞龙掌血、血满草、豨莶草、海桐皮、倒扣草、火把花根。

功能主治：祛风除湿，散寒通络。用于风寒湿邪，痹阻经络所致关节疼痛，屈伸不利以及腰肌劳损，外伤性腰腿痛见以上证候者。

2. 关节克痹丸（《中华人民共和国卫生部药品标准·中药成方制剂》）

药物组成：川乌（制）、虎杖、草乌（制）、黄芩、独活、秦艽、片姜黄、苍术（炒）、麻黄、薏苡仁、牛膝、海桐皮、桑枝、桂枝、生姜。

功能主治：祛风散寒，活络止痛。用于关节炎、四肢酸痛、伸展不利。

3. 海桐皮汤（《医宗金鉴》卷八十八）

药物组成：海桐皮、铁线透骨草、明净乳香、没药、当归、川椒、川芎、红花、威灵仙、白芷、甘草、防风。

功能主治：活血止痛，行气散结。用于治跌打损伤，筋翻骨错疼痛不止。

【简便验方】

1. 治疗时行赤毒眼疾 海桐皮一两，切碎，盐水洗，微妙，用滚汤泡，待温洗眼。（《本草汇言》）

2. 治疗中恶霍乱 海桐皮煮汁服之。（《圣济总录》）

3. 治风虫牙痛 海桐皮煎水漱之。（《太平圣惠方》）

4. 治疗风癣有虫 海桐皮、蛇床子等份，为末，以腊猪脂调搽之。（《如宜方》）

5. 治疗乳痈初起 海桐皮五钱，红糖一两，煎水服。（《贵州草药》）

【类药辨析】

海桐皮与伸筋草的鉴别应用 两药皆能祛风湿，止痛。均可用于风湿痹痛，筋脉拘急疼痛，跌打损伤等。海桐皮辛苦而温，入肝经血分，能祛风湿，通经络，主要用于治疗下肢关节痹痛以及腰膝疼痛等症，又能清热化湿，用治湿热下注、脚膝疼痛的病症，还可外用治疥癣。而伸筋草苦辛气温，其性善行，走而不守，具有祛风除湿、活血通络之功，尤长于舒筋缓挛，为久风顽痹、筋脉拘急之要药[1]。

【配伍应用】

1. 海桐皮配牛膝 海桐皮辛苦而温，入肝经血分，能祛风湿，通经络，牛膝能补肝肾，强腰膝。两药配伍，攻补兼施，用于治疗下肢关节痹痛以及腰膝疼痛等症[1]。

2. 海桐皮配蛇床子 海桐皮祛风除湿，杀虫止痒；蛇床子燥湿杀虫止痒。二者伍用，可增强燥湿杀虫止痒之力，用于治疗风癣有虫者[1]。

3. 海桐皮配木通 海桐皮除湿利痹，清热化湿；木通寒能清热，苦能泄降，能利水通淋，为治湿热下注、淋沥涩痛要药。二者伍用，用于治湿热下注、脚膝疼痛的病症[1]。

二、临床研究

1. 颈性失眠 中药熏洗方药用海桐皮15g，透骨草9g，乳香6g，没药6g，花椒9g，当归9g，川芎9g，红花9g，威灵仙9g，白芷6g，防风9g，甘草6g，首乌藤30g。加水2000mL，煎15min后倒入熏蒸治疗仪。使蒸汽口对准颈椎部位，温度40～45℃，时间为30min。联合针刺，刺入百会、风池、天柱、颈夹脊穴、神门、内关、安眠穴等穴位，其间行针2次，采用平补平泻手法。每天治疗1次，

10天为一疗程，治疗2个疗程。共治疗50例，治愈25例，有效23例，无效2例，总有效率96%[2]。

2. 辅助治疗寒湿痹阻型肩周炎 观察组50例在对照组用药基础上联合海桐皮汤熏蒸治疗，海桐皮汤：海桐皮30g，透骨草、伸筋草、当归、川椒各15g，羌活、桂枝、乳香、没药、川芎、红花、威灵仙各10g，白芷、甘草、防风各6g。煎煮成400mL药液，按1：1的比例加入水后置入智能熏蒸仪内预热1min，将熏蒸仪喷头对准肩关节痛点开始熏蒸，喷头与压痛点保持约20cm距离，防止烫伤皮肤；每日1次，每次30min。连续治疗14天。治疗后观察组总有效率（96.0%）高于对照组（80.0%）。联合海桐皮汤熏蒸治疗寒湿痹阻型肩周炎，疗效优于单用西乐葆（塞来昔布），能有效减轻肩部疼痛，改善肩关节功能[3]。

3. 骨质增生症 用海桐皮汤（药用海桐皮18g，透骨草18g，乳香12g，没药12g，当归15g，川椒15g，川芎10g，红花10g，威灵仙10g，防风10g，甘草6g，白芷6g煎水）内服，用药渣敷熨患处，每日1剂，每日2~3次，每次约20min。连用7天为1个疗程，一般用药1~6个疗程。结果：共治疗448例，痊愈238例，占53.12%，显效120例，占26.79%，好转81例，占18.08%，无效9例，占2.01%，总有效率为98%[4]。

4. 腰椎间盘突出症 观察组46例患者实施海桐皮汤加减熏蒸+腰背肌功能训练治疗，海桐皮汤加减由狗脊15g、海桐皮30g、桑寄生10g、乳香10g、独活10g、防风10g、没药10g、牛膝10g、五加皮10g、杜仲10g、当归10g、续断10g、红花10g组成，将上述药物加水至600~1000mL浸泡30min，缓慢加热至沸腾，后改为慢火保持有蒸汽腾出即可。将患者腰部置于蒸汽上方30~40cm处，以腰部有温热感开始计时，每次60~90min，1次/天。4周后，观察组患者的临床治疗总有效率为89.13%，比对照组的69.57%高，差异具有统计学意义（$P<0.05$）[5]。

5. 桡骨远端骨折后期腕关节功能康复 治疗组51例患者在对照组基础上给予中药海桐皮汤熏洗治疗，药方组成如下：透骨草、威灵仙、海桐皮、酒当归、苏木各15g，川芎、白芷、红花、桂枝、防风、没药各10g，甘草5g。将上述药材放置在3000~4000mL水中进行1h左右的浸泡，再予以煎煮，对药液进行过滤，先在药液上方熏蒸患腕，待温度降低至肌肤可耐受的程度后，于药液中完全浸入腕部，30min/次，1剂/天，分早晚2次使用。一个疗程为1周，连续治疗4个疗程，各疗程之间间隔1周。治疗组患者的腕关节功能优良率为94.1%，其显著高于对照组腕关节功能优良率78.4%（$P<0.05$）。治疗组的并发症发生率相比于对照组明显降低（$P<0.05$）[6]。

6. 膝骨性关节炎 治疗组45例在对照组治疗的基础上加用海桐皮汤煎剂熏洗。处方：海桐皮、铁线透骨草、乳香、没药各10g，红花、川芎各5g，防风、白芷、威灵仙、甘草各4g，当归7.5g，川椒15g。采用电脑中药熏蒸仪进行熏蒸治疗，将上药加入2L水浸泡30min后煮沸，有蒸气溢出后暴露患者膝关节，使蒸气口对准患处进行熏蒸。每天1次，每次30min，连续治疗5周。总有效率治疗组为88.89%，对照组为68.89%，治疗组优于对照组（$P<0.05$）[7]。

7. 前交叉韧带损伤术后关节活动障碍 按治疗方案不同分成对照组30例和

试验组 30 例，对照组常规关节松动康复训练，试验组在常规关节松动康复训练基础上加用海桐皮汤熏洗，药物组成：海桐皮、透骨草、乳香、没药各 6g，当归 5g，川椒 10g，川芎、红花、威灵仙、白芷、甘草、防风各 3g，药物统一放在中药热罨包内，敷在膝关节及以上大腿部位，药液至体表温度 45℃左右，再调整至以患者可以耐受为度，熏洗时间在关节松动训练前，热敷 2 次/天。60 例患者经治疗 8 周后，治疗组 VAS 评分低于对照组（$P<0.05$）；膝关节最大屈曲度治疗组优于对照组（$P<0.05$）；健患侧腿周径差治疗组更小（$P<0.05$）。海桐皮汤熏洗联合关节松动训练能够有效提升前交叉韧带术后膝关节活动度，减轻膝关节的疼痛与肿胀，改善步行功能[8]。

8. 跟痛症 给予海桐皮汤熏洗治疗，药物组成：海桐皮 12g，花椒 12g，乳香 12g，没药 12g，透骨草 12g，当归 10g，川芎 6g，红花 6g，威灵仙 6g，白芷 6g，防风 6g，甘草 6g。上述中药加水 3000mL，浸泡 30min；武火煮沸，后用文火煎煮 30min；滤出药液，将患足放置药液上方熏蒸 5~10min；待药液温度降至可以接受的程度时，将足放入药液中，并轻轻搓洗。每日熏洗 1 次，每次 30min，连续 4 周。共治疗 124 例，治愈 98 例，显效 16 例，有效 8 例，无效 2 例，治愈率、总有效率分别为 79.03%、91.93%[9]。

三、药理研究

1. 抗炎、镇痛作用 海桐皮汤提取膏可起到延长小鼠扭体潜伏期，减少小鼠扭体次数的作用，具有外周镇痛效应。海桐皮汤提取膏可明显抑制角叉菜胶诱导的两个阶段的渗出性水肿，减少小鼠足部肿胀度及肿胀率，降低角叉菜胶诱导的足肿胀模型小鼠血清中 TNF-α、IL-1β 含量[10]。

2. 抗菌作用 海桐皮药材在体外无抑制志贺菌属的生长的作用。对皮肤真菌，刺桐、乔木刺桐作用较弱[11]。

3. 抗肿瘤作用 海桐皮提取物对肿瘤细胞株 HepG-2、BEL-7402、HCT-8、A-549 均有一定程度抑制作用，抑制率分别为 46%、43.15%、29.14% 和 43.28%[12]。

4. 抗氧化作用 刺桐总提取物中，乙酸乙酯提取物为刺桐的主要抗氧化活性部位。乙酸乙酯提取物（EVE）清除 DPPH 自由基的能力（$IC_{50}=9.03μg/L$）强于抗坏血酸（VC）（$IC_{50}=9.51μg/L$）。乙酸乙酯部位提取物的 10 个不同部位中 EVE-B 的抗氧化性高达维生素 C 的 6 倍，EVE-J 接近于维生素 C 的 4 倍[13]。

四、本草文献摘述

1.《开宝本草》 "主霍乱中恶，赤白久痢，除首围、疥癣。牙齿虫痛，并煮服及含之，水浸洗目，除肤赤。"

2.《本草纲目》 "能行经络，达病所，又入血分及去风杀虫。"

3.《岭南采药录》 "生肌，止痛，散血，凉皮肤，敷跌打。"

4.《南宁市药物志》 "消肿，散瘀，止痛。疗咳嗽，止产后瘀血作痛。"

5.《贵州草药》 "解热祛瘀，解毒生肌。治乳痈，骨折。"

参考文献

[1] 高学敏，钟赣生. 临床中药学 [M]. 北京：中国医药科学技术出版社，2006：402-406.

[2] 南敏敏，赵文龙. 针刺联合海桐皮汤熏蒸治疗颈性失眠临床研究 [J]. 实用中医药杂志，2022，38（6）：926-928.

[3] 赵英杰，张海峰. 海桐皮汤熏蒸辅助治疗寒湿痹阻型肩周炎效果观察 [J]. 中国乡村医

药，2022，29（10）：33-34.
[4] 杨继源.海桐皮汤熏洗敷熨治疗骨质增生症448例[J].中医药学刊，2001（4）：357.
[5] 李会超.海桐皮汤熏蒸治疗腰椎间盘突出症的研究[J].深圳中西医结合杂志，2019，29（10）：45-47.
[6] 韦宁.海桐皮汤熏洗对桡骨远端骨折后期腕关节功能康复的影响[J].光明中医，2019，34（1）：10-12.
[7] 蓝子江，毛琦，吴元元，等.海桐皮汤治疗膝骨性关节炎临床研究[J].新中医，2020，52（17）：38-40.
[8] 王爱英，宋龙飞，孟志朋，等.海桐皮汤熏洗配合关节松动训练对前交叉韧带重建术后膝关节功能疗效观察[J].潍坊医学院学报，2022，44（3）：225-227.
[9] 李照辉，熊圣仁，郑竑，等.海桐皮汤熏洗治疗跟痛症130例临床观察[J].风湿病与关节炎，2021，10（11）：10-12，38.
[10] 李法杰，谷金玉，张悦，等.海桐皮汤提取膏经皮给药对小鼠抗炎镇痛作用及机制研究[J].海南医学院学报，2022，28（16）：1214-1221.
[11] 李吉珍，黄良月，张白嘉，等.六种海桐皮药理作用比较研究[J].中药材，1992（6）：29-32.
[12] 张虹，向俊锋，谭莉，等.海桐皮提取物的抗肿瘤活性及其机制研究[J].药学学报，2009，44（12）：1359-1363.
[13] 孙孟琪，齐瑶，宋凤瑞，等.中药刺桐抗氧化成分的分离与活性评价研究[J].中华中医药学刊，2010，28（8）：1762-1765.

桑寄生 Sangjisheng

本品为桑寄生科植物桑寄生 Taxillus chinensis (DC.) Danser 的干燥带叶茎枝。冬季至次春采割，除去粗茎，切段，干燥，或蒸后干燥。

4-2-10 桑寄生彩图

一、传统应用

【性味归经】苦、甘，平。归肝、肾经。

【功效主治】祛风湿，补肝肾，强筋骨，安胎元。用于风湿痹痛，腰膝酸软，筋骨无力，崩漏经多，妊娠漏血，胎动不安，头晕目眩。

酒炒桑寄生后，舒筋通络作用增强。苦、甘、平。祛风湿，补肝肾，强筋骨，安胎。用于风湿痹痛，腰膝酸痛以及胎漏下血、胎动不安等。酒炒寄生舒筋通络。

【用法用量】9～15g。

【使用注意】

1. 非肝肾不足者慎用。

2. 本品无一定寄主，若寄主有毒，寄生也往往有一定毒性。

【方剂举例】

1. 桑葛降脂丸 [《中华人民共和国药典》（2020年版一部）]

药物组成：桑寄生、葛根、山药、大黄、山楂、丹参、红花、泽泻、茵陈、蒲公英。

功能主治：补肾健脾，通下化瘀，清热利湿。用于脾肾两虚、痰浊血瘀型高脂血症。

2. 养血荣筋丸 [《中华人民共和国药典》（2020年版一部）]

药物组成：当归、鸡血藤、何首乌（黑豆酒炙）、赤芍、续断、桑寄生、铁丝威灵仙（酒炙）、伸筋草、透骨草、油松节、盐补骨脂、党参、炒白术、陈皮、木香、赤小豆。

功能主治：养血荣筋，祛风通络。用于陈旧性跌打损伤，症见筋骨疼痛、肢体麻木、肌肉萎缩、关节不利。

3. 寿胎丸（《医学衷中参西录》）

药物组成：桑寄生、菟丝子、续断、

阿胶。

功能主治：补肾健脾，止血安胎。用于妊娠期肾虚阴道出血者。

4. 桑寄生饮（《圣济总录》）

药物组成：桑寄生、阿胶、柴胡、麦冬、人参、大蓟、郁李仁。

功能主治：补益肝肾，强健筋骨。用于妊娠恶阻，头旋呕吐，腰腹酸痛，胎动不安。

【简便验方】

1. 治疗膈食反胃　重阳木60g，桑寄生、苦杏仁、石菖蒲、丁葵各15g。水煎冲白糖少许，每日1剂，4次分服。（《福建药物志》）

2. 治疗风湿痹痛　秋海棠10g，骨碎补15g，桑寄生30g，大血藤30g，虎耳草12g。水煎服。（《四川中药志》）

3. 风湿性关节炎　干松筋藤五钱，钩藤根一两，三叉苦根一两，桑寄生一两，水煎服。（《北海民间常用中草药》）

4. 腰背酸痛　秦艽二钱，桑寄生三钱，淫羊藿一钱半。水煎两次，每六小时服一次。（《桂林市中医秘方验方集锦》）

5. 调经，种子　桑寄生五钱，生扁柏五钱，龙眼肉去壳七个。清水煎两次滚后十分钟取服，服时兑酒两小盏，每隔六小时服一次。（《桂林市中医秘方验方集锦》）

【类药辨析】

桑寄生与桑枝的鉴别应用　两药同为祛风湿药，都能祛风除湿，通经络，用于风湿痹痛、四肢拘挛等。但桑枝味苦，性平，归肝经，通行善走，功专祛风湿拘挛，尤宜于上肢风湿热痹；亦用于痰火壅滞所致口眼歪斜、半身不遂等；桑枝又能祛风和血，用于皮肤瘙痒、紫白癜风等；也能利水肿，用于水湿所致水肿脚气等。桑寄生味苦甘，性平，归肝、肾经，为祛风养血之要药，既能祛风除湿，又可补益肝肾，强壮筋骨，养血安胎，故对肝肾不足、营血亏虚、风湿痹病之筋骨痿弱无力、腰膝酸软等尤为适宜；有固冲任、安胎之效，用于肝肾不足、冲任不固所致胎动不安、胎漏下血以及妊娠腰痛等[1]。

【配伍应用】

1. 桑寄生配秦艽　桑寄生养血润筋疗痹；秦艽祛风通络止痛。二者相配，有补益肝肾、疗痹止痛之功。用于治疗肝肾不足或风寒湿痹所致的腰膝筋骨疼痛等[1]。

2. 桑寄生配钩藤　桑寄生功善养肝肾，舒筋调血脉；钩藤可平肝息风。两药合用，益肝肾养血，平肝风活络，可标本兼治。适用中风先兆头痛；肝肾不足，肝风上旋诸证，如高血压、脑动脉硬化之头晕头痛，血管神经性头痛如掣，关节痹病，肢体麻木，筋脉瘛疭[1]。

3. 桑寄生配天麻　桑寄生调补肝肾，滋养阴血；天麻平肝息风。两药相配，能滋养肝肾阴血，平肝息风。用于治疗肝肾阴虚，风阳上扰所致的头晕头痛等[1]。

4. 桑寄生配牛膝　二药均有补益肝肾的作用。桑寄生养血而除湿疗痹；牛膝活血行瘀，壮筋骨而起痿废。二者合用，用于治疗肝肾亏虚、血虚血滞之腰膝痿软，两足无力，肌肤麻木不仁等[1]。

5. 桑寄生配当归　桑寄生补肝肾，养血安胎而除风湿；当归补血和血，血足可以养胎。二者合用，为养血安胎之常用配伍，用于血虚之胎动不安，使用时宜久煎。此外，亦用于治疗妇女肝肾不足之经闭、月经稀发，老年妇女血虚腰痛、关节疼痛等[1]。

6. 桑寄生配阿胶　桑寄生调补肝肾，养血安胎；阿胶滋阴止血，养血安胎。两药相配，养血安胎止血功效尤佳。用于治疗血虚胎动不安，漏血不止，腰痛腹痛等[1]。

二、临床研究

1. 心脑血管疾病 在常规治疗基础上加用自拟降压方（药物组成：罗布麻、夏枯草、牛膝、桑寄生）治疗61例，总有效率77.1%[2]。

2. 骨关节疾病 桑寄生通过促进骨保护蛋白表达，降低I-1含量来对卵巢切除所致的大鼠骨质疏松症产生治疗作用[3]。

3. 妇科疾病 用补肾活血促卵方（药物组成：桑寄生、菟丝子、续断、枸杞子、女贞子、鸡血藤、泽兰、蒲黄等）治疗多囊卵巢综合征导致排卵障碍性不孕60例，对照组22例采用克罗米芬治疗。结果：治疗组妊娠率56.67%，排卵率61.00%；对照组分别为30.00%、72.84%。2组妊娠率与排卵率比较差异有统计学意义（$P<0.05$），且补肾活血促卵方具促熟卵泡发育和子宫内膜生长的作用，提高排卵率及妊娠率[4]。

三、药理研究

1. 降脂、降压、降血糖作用 桑寄生剂量在200g/L时能显著降低模型大鼠血浆P-内啡肽浓度，起到降血压作用[5]，复方桑钩颗粒（药物组成：桑寄生、钩藤、丹参、红花等）高、中剂量组均能抑制高血脂模型大鼠收缩压值、总胆固醇及甘油三酯水平，显著升高高密度脂蛋白胆固醇水平[6]。

2. 抗肿瘤作用 桑寄生的多种溶剂萃取物在体外对白血病细胞株K562有抑制增殖的作用[3]，寄生在木麻黄树上的桑寄生的乙醚萃取部位、乙酸乙酯萃取部位、正丁醇萃取部位（主要为黄酮类化合物）可明显抑制白血病细胞增殖，是桑寄生体外抗白血病细胞的活性部位[7-8]。

3. 增强记忆、保护神经作用 对小鼠进行莫里斯水迷宫实验和被动回避实验研究发现，10、50mg/kg的桑寄生可以逆转东莨菪碱所致的记忆障碍。桑寄生增强记忆与神经保护作用可能与其抑制乙酰胆碱酯酶活性、活性氧水平、Ca^{2+}内流有关。并通过四甲基偶氮唑盐（MTT）比色法测得桑寄生在HT22细胞里对谷氨酸诱导的细胞死亡具有神经保护作用[9]。

4. 抗变态反应作用 桑寄生水取物的抗过敏作用可能与抑制β-氨基己糖苷酶的释放、减小5-脂氧合酶磷酸化作用及环氧合酶-2的表达有关[10, 11]。

四、本草文献摘述

1.《神家本草经》 "主腰痛、小儿背强，痈肿、安胎、充肌肤、坚发齿，长须眉。"

2.《别录》 "主金疮，去痹，女子崩中。内伤不足，产后余疾，下乳汁。"

3.《药性论》 "能令胎牢固，主怀妊漏血不止。"

4.《本草蒙筌》 "凡风湿作痛之症，古方每用独活寄生汤煎调。川续断与桑寄生气味略异，主治颇同，不得寄生，即加续断。"

5.《本草求真》 "桑寄生（专入肝肾）。感桑精气而生。味苦而甘。性平而和。不寒不热。号为补肾补血要剂。缘肾主骨发。主血。苦入肾。肾得补则筋骨有力。不致痿痹而酸痛矣。甘补血。血得补则发受其灌荫。而不枯脱落矣。故凡内而腰痛筋骨笃疾胎堕。外而金疮肌肤风湿。何一不借此以为主治乎？第出桑树生者真。（须自采。或连桑叶者乃可用。）和茎叶细锉阴干。忌火。服则其效如神。若杂树所出。性气不同。恐反有害。"

参考文献

[1] 国家药典委员会. 中华人民共和国药典临床用药须知: 中药饮片卷[M].2020版.北京: 中国医药科技出版社, 2022: 523-525.

[2] 郑炜, 姚春丽. 自拟降压方治疗原发性高血压病61例[J]. 陕西中医, 2015, 36（2）: 133-135.

[3] 董佳梓, 鞠大宏, 贾朝娟, 等. 桑寄生、枸杞子、桑椹对去卵巢大鼠骨质疏松症的治疗作用及其机理探讨[J]. 中国中医基础医学杂志, 2010, 16（6）: 483-486.

[4] 金炫廷, 马堃, 单婧. 补肾活血中药治疗多囊卵巢综合征导致排卵障碍性不孕的临床研究[J]. 中国中药杂志, 2014, 39（1）: 140-143.

[5] 叶立新, 王继红, 黄华利. 桑寄生对肾性高血压大鼠血浆P-内啡肽浓度影响的量效作用[J]. 中国临床康复, 2005, 9（27）84-85.

[6] 刘丽娟, 周诚. 复方桑寄生钩藤颗粒对高血脂大鼠血压、血脂的影响[J]. 中国药业, 2011, 20（19）5-6.

[7] 苏娣, 梁毅, 周欣欣, 等. 桑寄生有效部位对白血病细胞株K562抑制作用的研究[J]. 湖北中医药大学学报, 2011, 13（2）12-15.

[8] 张瑾, 周欣欣, 梁毅, 等. 桑寄生不同萃取部位的体外抗白血病作用研究[J]. 时珍国医国药, 2011, 22（10）: 2452-2454.

[9] 张瑾. 桑寄生的成分分析及其抗白血病细胞活性部位的筛选研究[D]. 广州: 广州中医药大学, 2011.

[10] Jin B W, Lee J, Min R E, et al.The Effects of Loranthus parasiticus on Scopolamine-Induced Memory Impairment in Mice[J].Evid Based Complement Alternat Med, 2014, 2014: 860180.

[11] YOO J M, YANG J H, KIM Y S, et al.Inhibitory Effect of Loranthus parasiticus on IgE-Mediated Allergic Responses in RBL-2H3 Cells [J].Mediators of Inflammation, 2016（1）: 8742562.

臭梧桐 Chouwutong

本品又称海州常山、臭桐、海桐、地梧桐、泡花桐, 为马鞭草科植物海州常山 *Clerodendrum trichotomum* Thunb. 的根、茎、叶。春秋采根及茎, 开花前采叶, 晒干。

4-2-11 臭梧桐彩图

一、传统应用

【性味归经】苦、微辛, 平。归肝经。

【功效主治】祛风除湿, 平肝降压, 解毒杀虫。主治风湿痹痛, 半身不遂, 高血压病, 偏头痛, 疟疾, 痢疾, 痈疽疮毒, 湿疹疥癣。

【用法用量】10～15g。

【使用注意】

1. 虚者慎用。

2. 因臭梧桐经高热煎煮后, 降压作用会减弱。

【方剂举例】

1. 豨桐胶囊[《中华人民共和国药典》（2020年版一部）]

药物组成: 豨莶草、臭梧桐叶。

功能主治: 清热祛湿, 散风止痛。用于风湿热痹, 症见关节红肿热痛; 风湿性关节炎见上述证候者。

2. 降压片（《中华人民共和国卫生部药品标准·中药成方制剂》）

药物组成: 黄芩、决明子、山楂、槲寄生、臭梧桐叶、桑白皮、地龙。

功能主治: 降血压。用于高血压。

3. 臭梧桐洗剂（《中医皮肤病学简编》）

药物组成: 臭梧桐、野菊花、地肤子、明矾。

功能主治: 清热解毒, 除湿止痒。用

于慢性湿疹。

【简便验方】

1. 治风湿痛，骨节酸痛及高血压病 臭梧桐 9～30g，煎服；研粉，每次服 3g，每日 3 次。也可与豨莶草配合应用。(《上海常见中草药》)

2. 治高血压病 臭梧桐、野菊花等量。研细，蜜为丸。每次服 9g。(《湖南药物志》)

3. 治半边头痛 川椒 15g，臭梧桐 100g。先将桐叶炒黄，次入椒再炒，以火酒洒在锅内，拌和取起，卷在绸内，扎在痛处；吃热酒 1 碗，取被盖颈而睡，出汗即愈。(《本草纲目拾遗》)

4. 治一切内外痔 臭梧桐 7 片，瓦松 7 枝，皮硝 9g。煎汤熏洗。(《本草纲目拾遗》)

5. 治湿疹或痱子发痒 臭梧桐适量。煎汤洗浴。(《上海常见中草药》)

【类药辨析】

臭梧桐与豨莶草的鉴别应用 二者均能祛风除湿、通络止痛、降压、止痒。可用于治疗风湿痹痛、肢体麻木、半身不遂、湿疹瘙痒及高血压病等。但豨莶草善祛筋骨间风湿而通痹止痛，生用性寒，善清湿热，可治湿热痹痛，常配伍臭梧桐，即豨桐丸；酒蒸制用寒性大减，多用于治疗风寒湿痹或中风半身不遂；生用还能清热解毒、祛风湿而止痒，可用于治疗疮疡肿毒及湿疹瘙痒，内服外用均可。而臭梧桐上述各项用途均宜生用。且治疗周身瘙痒、湿疹瘙痒，只限外用[1]。

【配伍应用】

臭梧桐叶配钩藤 臭梧桐叶性凉入肝，能凉肝平肝；钩藤性凉，主入肝经，既能清肝热，又能平肝阳。两者配伍，增强降低血压的作用，治疗肝阳上亢之头眩头痛、高血压病等[2]。

二、临床研究

膝骨性关节炎 将 120 例膝骨性关节炎患者随机分成治疗组和对照组，治疗组采用豨桐丸口服治疗，口服豨桐丸（主要成分是豨莶草、臭梧桐）治疗，每次 10 丸，每天 3 次。7 天为 1 个疗程，共服用 6 个疗程。对照组采用硫酸氨基葡萄糖治疗。结果为总有效率治疗组为 91.7%，对照组为 85.0%，两组比较差异有统计学意义（$P<0.05$）。豨桐丸治疗膝骨性关节炎的疗效显著[3]。

三、药理研究

1. 抗氧化作用 臭梧桐糖苷、异洋丁香酚苷和焦地黄苯乙醇苷均具有 DPPH 自由基清除活性，可抑制脂质过氧化，同时对暴露于 H_2O_2 和 γ-射线中的中国仓鼠肺成纤维细胞（V79-4）活力具有较好保护作用，减少 H_2O_2 导致的细胞凋亡[4]。

2. 镇静、镇痛作用 利用改良后的镇痛装置试验，发现臭梧桐素有良好的镇痛作用，按 4～8mg/10g 剂量小鼠腹腔注射，效果比吗啡 10～20mg/kg 剂量的镇痛作用强而且持久。镇静指数和显著性测验证明梧桐素的作用远比利血平作用强，而且小剂量的梧桐素即能显著延长戊烷巴比妥钠的麻醉作用[5]。

3. 降压作用 臭梧桐含有的丁香酚苷、米团花苷、地黄苷、异洋丁香酚苷和异地黄苷等苯丙素类成分能够显著抑制血管紧张素转换酶（ACE）活性[6]。将海州常山提取物向大鼠和犬静脉给药，可以使其肾血管扩张并增加尿量和钠排出，短期灌胃给药即可降低自发性高血压大鼠血压，对照组正常血压大鼠无影响，灌胃 6 周后可抑制自发性高血压大鼠血压上升[7]。

四、本草文献摘述

《本草纲目拾遗》："洗鹅掌风、一切疮疥，煎汤洗汗斑……并能治一切风湿，止痔肿，煎酒服。治臁疮，捣烂作饼，加桐油贴。"

参考文献

[1] 张冰.临床中药学[M].北京：人民卫生出版社，2012：221.

[2] 国家药典委员会.中华人民共和国药典临床用药须知：中药饮片卷[M].2020版.北京：中国医药科技出版社，2022：421-422.

[3] 李万，唐本夫.豨桐丸治疗膝骨性关节炎120例临床观察[J].湖南中医杂志，2013，29（2）：65-66.

[4] 吴威，宋芷琪，田琨宇，等.豨桐丸的本草考证及组方药物化学成分和药理作用研究进展[J].中草药，2020，51（17）：4586-4597.

[5] PARK M A, KIM H J.Anti-inflammatory constituents isolated from Clerodendron trichotomum tunberg leaves（CTL）inhibits pro-inflammatory gene expression in LPS-stimulated RAW 264.7 macrophages by suppressing NF-kappa B activation[J]. Archives of Pharmacal Research，2007，30（6）：755-760.

[6] Kang D G, Lee Y S, Kim H J, et al. Angiotensin converting enzyme inhibitory phenylpropanoid glycosides from Clerodendron trichotomum[J].J Ethnopharmacol，2003，89（1）：151.

[7] Lu G W, Miura K, Yukimura T.Effects of extract from Clerodendron trichotomum on blood pressure and renal function in rats and dogs[J].J Ethnopharmacol，1994，42（2）：77.

豨莶草 Xixiancao

本品为菊科植物豨莶 *Siegesbeckia orientalis* L.、腺梗豨莶 *Siegesbeckia pubescens* Makino 或毛梗豨莶 *Siegesbeckia glabrescens* Makino 的干燥地上部分。夏、秋二季花开前和花期均可采割，除去杂质，晒干。

4-2-12 豨莶草彩图

一、传统应用

【性味归经】辛、苦，寒。归肝、肾经。

【功效主治】祛风湿，利关节，解毒。用于风湿痹痛，筋骨无力，腰膝酸软，四肢麻痹，半身不遂，风疹湿疮。

酒蒸制九次矫臭矫味，气味香美，转寒为温，活血祛风之性未改，而温养之力更加，在益元气、祛风逐湿之中，有补益肝肾之功，可以长服久服。但以炮制品之辛散温通力稍强，风湿痹证，骨节疼痛，或麻木拘挛者多用。治疮痈肿毒，取其清热解毒之功；治湿疹痒疮，取其除湿止痒之功，宜生用。

【用法用量】9～12g。

【使用注意】

1.阴血不足者忌用。

2.孕妇和儿童应慎用。

【方剂举例】

1.豨红通络口服液 [《中华人民共和国药典》（2020年版一部）]

药物组成：豨莶草、红花、川牛膝。

功能主治：祛风活血，通络止痛。用于瘀血阻络所致的中风病，症见偏瘫，肢体麻木，语言不利。

2.豨莶通栓胶囊 [《中华人民共和国药典》（2020年版一部）]

药物组成：豨莶草（蜜酒炙）、胆南星、半夏（制）、天麻、秦艽、三七、当归（酒制）、川芎、人工麝香、水蛭、红花、冰片、桃仁。

功能主治：活血化瘀，祛风化痰，舒筋活络，醒脑开窍。用于缺血性中风风痰瘀阻脉络证引起的半身不遂、偏身麻木、口舌歪斜、语言謇涩。

3. 痔康片 [《中华人民共和国药典》（2020年版一部）]

药物组成：豨莶草、金银花、槐花、地榆（炭）、黄芩、大黄。

功能主治：清热凉血，泻热通便。用于热毒风盛或湿热下注所致的便血、肛门肿痛、有下坠感；一、二期内痔见上述证候者。

4. 滑膜炎颗粒 [《中华人民共和国药典》（2020年版一部）]

药物组成：夏枯草、女贞子、功劳叶、黄芪、防己、薏苡仁、土茯苓、丝瓜络、泽兰、丹参、当归、川牛膝、豨莶草。

功能主治：清热祛湿，活血通络。用于湿热闭阻、瘀血阻络所致的痹病，症见关节肿胀疼痛、痛有定处、屈伸不利；急、慢性滑膜炎及膝关节术后见上述证候者。

【简便验方】

1. 治疗偏瘫 青风藤、豨莶草各9g，煎服。（《安徽中草药》）

2. 治疗神经衰弱失眠 夜香牛18g，豨莶草15g，白千层9g。水煎服。（《福建药物志》）

3. 治疗风湿腰膝痛 巴岩香、铁筷子、臭牡丹根、豨莶草各15g。水煎服，以酒为引，每日3次。（《草木便方今释》）

4. 治疗风湿痹痛 蜘蛛香12g、豨莶草12g，五加皮12g，香樟根12g。水煎服。（《四川中药志》）

5. 治疗风湿性关节炎 忍冬藤30g，豨莶草、白薇各12g，鸡血藤、老鹳草各15g。水煎服。（《山东中药》）

【类药辨析】

豨莶草与伸筋草的鉴别应用 两者均为祛风除湿药，均能祛风除湿，舒筋活络。对于风寒湿邪所致的肢体疼痛麻痹均可应用。但伸筋草其性走而不守，擅长舒筋活血而通络，故肢体拘挛、伸展不利等用之较佳。豨莶草祛风湿中又寓有补肝肾、益气血之意，故风湿或肝肾不足、气血亏虚所致的腰腿疼痛麻木及头晕耳鸣等，均为适用。且生用能治湿热除风痒，故疮疡及痒疹均可用之[1]。

【配伍应用】

1. 豨莶草配威灵仙 两药皆有祛风湿止痹痛作用。豨莶草善走窜开泄，长于通经活络；威灵仙辛散而通，长于祛风除湿。二者相须为用，功效更著。用于治疗风寒湿痹所致筋骨疼痛、四肢麻木等[1]。

2. 豨莶草配臭梧桐 豨莶草祛风除湿，臭梧桐舒筋活血，二者相配，祛风除湿、活血通络的功效显著。用于治疗风湿寒痹，日久不愈，肢体麻木，腰膝软痛，骨节疼痛，屈伸不利者[1]。

3. 豨莶草配当归 豨莶草祛风湿，强筋骨，化湿热，解毒；当归补血活血，舒筋活络，两药相配，祛风与活血并施，解毒与养血兼顾，共奏养血活血、祛风除痹、清热解毒之功，用于治疗风寒湿痹，郁久化热，关节肿痛发热、屈伸不利等[1]。

二、临床研究

1. 冠心病 豨莶草20g，葛根20g，山楂20g，煎汤代茶，每日1剂，治疗8例，5例症状消失，2例症状减轻，生活可自理，1例年高者去世[2]。

2. 风湿性关节炎 豨桐丸（豨莶草与臭梧桐按1:2比例配伍），每次6~8g，以后酌情增至12~15g，每天2次，治疗15例，其中临床症状消失9例，显著好转5例，无效1例[3]。

3. 血瘀型腰椎间盘突出症 甲片豨莶草汤，药用：穿山甲9g（先煎）、豨莶草15g、地龙15g、延胡索10g、红花5g、土鳖虫6g、丹参15g、杜仲15g、桑寄生15g、川牛膝9g、金毛狗脊15g、淫羊藿15g、当归9g。每天1剂，水煎，早晚分2次服。连续服用中药2个月。对用该药的32例血瘀型腰椎间盘突出症患者进行随访观察。结果：经2个月治疗32例患者中优19例，良12例，差1例，优良率达96.9%[4]。

4. 椎体成形术后残留腰背痛 豨莶狗脊延胡汤，组方：豨莶草15g、金毛狗脊15g、炒延胡索15g、炒杜仲12g、肉苁蓉12g、全当归6g、炒白芍12g、淫羊藿10g、广地龙10g、怀牛膝12g、炙甘草3g。痛甚者，加制川乌3g，细辛3g；体虚眩晕者，加生黄芪15g，明天麻8g；双下肢无力者，加五加皮6g，千年健12g；骨质疏松明显者，加怀山药15g、海螵蛸12g；腰背僵硬明显者，加伸筋草12g，木瓜6g；消化道溃疡病史者，加川石斛12g，广木香6g；失眠者，加首乌藤12g，炒枣仁9g，水煎服，每天1剂，早晚分服，7天为1个疗程，疗程5~8个，治疗13例，治愈5例，显效6例，有效1例，无效1例，总有效率92.3%[5]。

三、药理研究

1. 抗炎作用 豨莶草可抑制TNF-α诱导的滑膜细胞中NF-κB信号转导通路的活化，导致NF-κB、IL-1β表达水平下降，有效抑制痛风性关节炎发展[6]。

2. 抗菌作用 从豨莶草乙酸乙酯馏分中分离纯化得到的对映-16β-羟基贝壳杉烷-17,19-二羧酸等二萜类化合物具有强大的抗菌活性，尤其是抗甲氧西林金黄色葡萄球菌[7]。豨莶草醇提物对鱼类致病性海豚链球菌、苹果炭疽病菌具有强的抑制作用，且在一定条件下可完全抑制该病菌。

3. 抗肿瘤作用 豨莶草中倍半萜内酯可抑制GLI（脑胶质瘤相关基因的转录因子）介导的胰腺癌PANC-1和AsPC-1细胞转录，下调GLI靶基因表达，起到抗肿瘤作用[8]。

4. 抗肥胖作用 奇任醇经激活Wnt/β-catenin信号通路，上调低密度脂蛋白受体相关蛋白6、散乱蛋白2、β-catenin、CCND1，下调C/EBPα（增强子结合蛋白α）、PPARγ、固醇调节元件结合蛋白-1c、脂肪酸合成酶、乙酰辅酶A羧化酶，加强糖原合成酶激酶磷酸化，从而抑制3T3-L1脂细胞分化和脂肪形成，起到抗肥胖的作用[9]。

5. 抗多发性硬化症（MS） 奇任醇对实验性变态反应性脑脊髓炎小鼠具有一定的治疗作用，它能够明显降低小鼠血清中干扰素-γ（IFN-γ）和IL-17A（白细胞介素-17A）的分泌及引流淋巴结中Th1/Th17细胞，上调Bax与下调Bcl-2蛋白表达，诱导MOG-特异性CD4+T细胞的细胞凋亡，达到抗MS的作用[10]。

6. 舒张血管作用 豨莶草提取物可以将主动脉环收缩状态进行抑制，具有舒张血管的作用。当用NO合酶抑制剂 Nω-硝基L-精氨酸（L-NNA）预处理血管，在豨莶草提取物低浓度时（1.99mg/mL）其舒张血管作用明显削弱（$P<0.01$），而在高浓度时则未见到明显影响。结论为豨

莶草提取物的舒张血管作用与促血管内皮细胞 VECs 合成 NO 作用有关[11]。

四、本草文献摘述

1.《本草图经》"治肝肾风气，四肢麻痹，骨间痛，腰膝无力者。""兼主风湿疮，肌肉顽痹。"

2.《履巉岩本草》"医软瘫风疾，筋脉缓弱。"

3.《本草纲目》"豨，生捣汁服则令人吐，故云有小毒；久蒸久暴则补人，去痹，故云无毒。生则性寒，熟则性温，云热者非也。"

参考文献

[1] 国家药典委员会.中华人民共和国药典临床用药须知：中药饮片卷 [M].2020 版.北京：中国医药科技出版社，2022：509-511.

[2] 徐首航.大剂量豨莶草为主治疗冠心病体会 [J].中国中医急症，2009，18（6）：999-1000.

[3] 钱瑞琴，张春英.豨莶草活性部位抗风湿作用机理研究 [J].中国中西医结合杂志，2000，20（3）：192-195.

[4] 张魁，张培祥.自拟中药甲片豨莶草汤治疗血瘀型腰椎间盘突出症 32 例 [J].中医正骨，2012，24（5）：46-47.

[5] 孟春，胡柏松，倪晓亮.豨莶狗脊延胡汤为主治疗椎体成形术后残留腰背痛 [J].中医正骨，2010，22（4）：53-54.

[6] 朱伶俐，徐丽，刘春玲，等.近 5 年豨莶草药理作用研究进展 [J].江西中医药，2018，49（10）：73-76.

[7] Yang Y, Chen H, Lei J, et al.Biological activity of extracts and active compounds isolated from Siegesbeckia orientalis L.[J]. Industrial Crops & Products，2016，94：288-293.

[8] Lee H J, Qian W, Hua L, et al. A sesquiterpene lactone from Siegesbeckia glabrescens suppresses Hedgehog/Gli-mediated transcription in pancreatic cancer cells [J].Oncology Letters，2016，12（4）：2912-2917.

[9] Kim M B, Song Y, Kim C, et al.Kirenol inhibits adipogenesis through activation of the Wnt/β-catenin signaling pathway in 3T3-L1 adipocytes[J].Biochemical and biophysical research communications，2014，445（2）：433-438.

[10] Xiao J, Yang R, Yang L, et al.Kirenol attenuates experimental autoimmune encephalomyelitis by inhibiting differentiation of Th1 and th17 cells and inducing apoptosis of effector T cells[J]. Scientific reports，2015（5）：9022.

[11] 杨雅兰，陆建林.豨莶草提取物对血管内皮 NO 依赖作用的研究 [J].中国药房，2010，21（27）：2508-2510.

路路通 Lulutong

本品为金缕梅科植物枫香树 Liquidambar formosana Hance 的干燥成熟果序。冬季采摘，除去杂质，洗净，晒干。

4-2-13 路路通彩图

一、传统应用

【性味归经】 苦，平。归肝、肾经。

【功效主治】 祛风活络，利水，通经。用于关节痹痛，麻木拘挛，水肿胀满，乳少，经闭。

【用法用量】 内服：煎服，5～10g。

【使用注意】

1. 孕妇慎用。阴虚内热者不宜。

2. 虚寒血崩者勿服；月经过多者忌用。

【方剂举例】

1. 活血舒筋汤（《中医伤科学讲义》）

药物组成：路路通、当归尾、赤芍、片姜黄、伸筋草、松节、海桐皮、落得打、羌（独）活、防风、续断、甘草。

功能主治：活血祛瘀，舒筋通络。用于伤筋与筋错、筋挛，关节行动不舒，肿痛。

2. 温经通络汤（《赵炳南临床经验集》）

药物组成：路路通、鸡血藤、海风藤、全丝瓜、鬼见愁、鬼箭羽、桂枝、蕲艾、全当归、赤白芍。

功能主治：温经通络，活血止痛。用于血栓闭塞性脉管炎初期，雷诺病初期，静脉曲张，橡皮腿，关节痛。

3. 通乳颗粒［《中华人民共和国药典》（2020年版一部）］

药物组成：黄芪、熟地黄、通草、瞿麦、天花粉、路路通、漏芦、党参、当归、川芎、白芍（酒炒）、王不留行、柴胡、穿山甲（烫）、鹿角霜。

功能主治：益气养血，通络下乳。用于治疗产后气血亏损，乳少、无乳、乳汁不通。

4. 路路通汤（《四川中药志》）

药物组成：路路通、桑枝、秦艽、海风藤、橘络、薏苡仁。

功能主治：祛风清热，除湿通络。用于治疗风湿热痹阻经络，肢节痛红肿热痛等。

【简便验方】

1. 治疗耳内流黄水　路路通五钱。煎服。《浙江民间草药》）

2. 治疗过敏性鼻炎所致鼻塞不通　路路通、苍耳子、辛夷、防风。（《中药临床应用》）

3. 治疗荨麻疹　枫球（路路通）一斤。煎浓汁，每天三次，每次六钱，空心服。（《湖南药物志》）

4. 治疗脏毒　路路通一个。煅存性，研末酒煎服。（《古今良方》）

5. 治疗湿热带下　地桃花20g，龙船花15g，车前草15g，白花蛇舌草15g，土牛膝10g 路路通5g。水煎服。（《壮医方剂学》地桃花除带汤）

【类药辨析】

路路通与穿山甲的鉴别应用　两药均能行气血，通经络，散瘀滞，下乳汁，为通经下乳之要药，常用于经闭，痛经，产后乳汁不下，癥瘕积聚等。但路路通能通行十二经，善祛除留于肌肉、筋骨、关节、经络的风寒湿诸邪，故风寒湿痹，筋脉拘挛，周身骨节疼痛宜之；路路通又善调理一身气机而行气宽中，利水消肿，祛风止痒。穿山甲既能活血祛瘀，又能通络搜风，力至全身，与祛风湿药配伍，常用于治风湿痹痛，关节强直，手足拘挛者。其味咸性寒，气腥走窜，功专行散，而有消肿排脓之功，可使痈肿未成脓者消散，已成脓者速溃，为疡科要药[1]。

【配伍应用】

1. 路路通配益母草　路路通主归肝经，具有疏肝理气、祛瘀通经之功；益母草苦泄辛散，主入血分，善于活血祛瘀调经，为妇科经产要药。两药配伍，能活血调经，祛瘀通滞。用于治疗痛经，经行不畅，经闭，产后瘀滞腹痛[1]。

2. 路路通配穿山甲　路路通能通经下乳，疏肝解郁；穿山甲性善走窜，内达脏腑经络，能疏通气血而下乳。两药配伍，祛瘀通经下乳之功更佳。用于治疗气血壅滞，乳汁不通，乳房胀痛等。且路路通行气宽中，活血通络，利水消肿；穿山甲活血通经，直达病所，两药颇具通利之性，合用可增强疏通水瘀阻滞，宣畅脏腑冲任之功。用于治疗冲任不调，输卵管水瘀交阻不畅导致的不孕症；癥瘕积聚，膨胀腹水，肝脾肿大属瘀血阻滞，水湿停滞者[1]。

3. 路路通配茯苓　路路通辛开苦降，

通行十二经脉，调理一身气机；茯苓甘补淡渗，功能利水渗湿，性平作用和缓，无论寒热虚实各种水肿均可使用。两药配伍，能利水消肿。用于治疗水肿，小便不利[1]。

4. 路路通配伸筋草 路路通辛散苦燥，长于祛风湿而通络；伸筋草苦辛气温，其性善行，走而不守，具有祛风除湿、活血通络之功，尤长于舒筋缓挛。两药配伍，能祛风除湿，通络止痛。用于治疗风湿痹痛、麻木、肢体拘挛。

二、临床研究

1. 糖尿病周围神经病变 30mL 路路通加入 250mL 生理盐水静脉滴注，1 次/天，15 天一个疗程。共治疗 47 例，治愈 14 例，好转 28 例，无效 5 例，总有效率 89.36%[2]。

2. 原发性痛经 路路通散，路路通、干姜、姜黄、石菖蒲、荆芥、老鹳草、艾叶、小茴香等。路路通散 20g 放入木桶，加入约 3000mL 沸水，熏蒸双下肢，待水温降至 40℃后双下肢放入药液中泡洗，熏洗时间不少于 30min，每日 2 次，总疗程 10 天。共治疗 40 例，治愈 17 例，显效 18 例，有效 3 例，无效 2 例，总有效率 95%[3]。

3. 脑出血 路路通注射液 20mL 加入生理盐水 250mL 中静脉滴注，每日 1 次，连用 14 天。共治疗 34 例，基本痊愈 16 例，显著进步 9 例，进步 6 例，无变化 3 例，总有效率 91.18%[4]。

4. 不稳定型心绞痛 路路通注射液 500mg 置于 5% 葡萄糖溶液 250mL 内静脉滴注，每日 1 次，连用 14 天。共治疗 48 例，显效 34 例，有效 8 例，无效 6 例，加重 0 例，总有效率 87.5%[5]。

三、药理研究

1. 抗炎作用 抗炎消肿镇痛作用：路路通中的桦木酮酸能降低醋酸所致小鼠腹腔毛细血管通透性亢进，减少扭体次数[6]，减轻角叉菜胶诱导的水肿小鼠模型水肿程度[7, 8]，路路通中的没食子酸能减轻炎性细胞的浸润，改善气道高反应性，下调 MyD88/NF-KB 信号通路，抑制 IL-33 介导的 ILC2 激活和刺激 Th2 细胞因子释放，从而减轻卵白蛋白诱所致小鼠的哮喘症状[9]。另外，没食子酸衍生物不仅能抑制肺成纤维细胞的增殖，还可转化生长因子 β1/Smad2 信号通路和平衡 NOX4/Nrf2，一定程度抑制炎症因子的激活[10]，由此可见没食子酸可从多途径减轻肺部炎症。

2. 抑制病原微生物作用 路路通的桦木酮酸成分及其 3-肟的甜桦酸酰胺能有效抑制甲型流感病毒生长，桦木酮酸 3-肟与 L-蛋氨酸的结合物对 HIV-1 也有一定活性，桦酸十八烷基酰胺还可干预 1 型单纯疱疹病毒的生长[11]。其挥发油对青霉、枯草杆菌、黄曲霉、大肠埃希菌、金黄色葡萄球菌均有一定抑制作用。其中对枯草杆菌的抑制作用最强，对大肠埃希菌的抑制作用最弱[12]。路路通的没食子酸对金黄色葡萄球菌、大肠埃希菌、肠炎沙门菌、鼠伤寒沙门菌均有较好的抑制作用，而对蜡样芽孢杆菌、白念珠菌影响较小[13]。

3. 神经保护作用 路路通中没食子酸能减轻脑外伤、脑出血及其他因素引起的神经兴奋性毒性[14]，也可提高 9 月龄小鼠在空间学习、参考记忆和短期识别方面的能力[15]。路路通注射液能明显抑制脑水肿发生[16]，减轻脑出血后继发性脑损害[17]。

4. 抗氧化作用 路路通中没食子酸能减少组织细胞反应性氧原的堆积，减轻氧化失衡对机体造成的危害[18]，叶能显著清除 DPPH 羟自由基、一氧化氮以及羟自由基，且自由基清除能力及脂质过氧化抑制效应均高于维生素 C[19]。

5. 抗肿瘤作用 路路通中的桦木酮酸能通过生长周期阻滞抑制肝癌细胞生长，抑制 PI3K 和 AKT 蛋白，从而抑制肝癌细胞的存活通道。桦木酮酸通过提高 Caspase-3，9 的活性，促进肝癌细胞凋亡。[20-23] 通过细胞毒实验确定对前列腺癌有抑制作用[24]。不同浓度的桦木酮酸对乳腺癌 MCF-7 细胞、宫颈癌 C-33 A 细胞的增殖均表现出一定的抑制作用，且呈浓度时间依赖性。流式结果显示，桦木酮酸将乳腺癌 MCF-7 细胞阻滞在 S 期，并诱导其凋亡。桦木酮酸将宫颈癌 C-33 A 细胞阻滞在 G1-S 期，其机制与细胞周期阻滞和诱导细胞凋亡有关[25]。

6. 其他药理作用 路路通可以通过调节 AKT/ERK 信号通路，下调基质金属蛋白酶 -1 和金属蛋白酶 -3 及上调组织金属蛋白酶抑制剂 -1，从而抑制胶原沉积和血管生成标志物表达，达到抑制皮肤纤维细胞过度增殖、迁移和侵袭的目的[26]。

四、本草文献摘述

1.《本草纲目拾遗》"枫果，树似白杨，内圆如蜂窝，即路路通。其性大能通行十二经穴，故《救生苦海》治水肿胀用之，以其能搜逐伏水也。""辟瘴却瘟，明目，除湿，舒筋络拘挛，周身痹痛，手脚及腰痛，焚之嗅其烟气皆愈。"

2.《岭南采药录》"治风湿流注疼痛及痈疽肿毒。"

3.《现代实用中药》"烧灰外用于皮肤湿癣、痔漏等，有收敛、消炎、消毒作用。"

4.《中药志》"通经利水，除湿热痹痛。治月经不调，周身痹痛、小便不利，水肿胀满等证。"

参考文献

[1] 国家药典委员会.中华人民共和国药典临床用药须知 中药饮片卷 [M].2020 版.北京：中国医药科学技术出版社，2022：489-490.

[2] 黄爱梅.路路通治疗糖尿病周围神经病变的临床观察 [J].糖尿病新世界，2014，34（23）：18.

[3] 吴碧辉，黄再军，曾晓清.中药路路通散外用熏洗治疗原发性痛经的临床观察 [J].当代医学，2017，23（4）：63-64.

[4] 赵君秋.路路通治疗脑出血的临床研究 [J].实用心脑肺血管病杂志，2008（1）：39-42.

[5] 苏晓，范骞.路路通注射液治疗不稳定型心绞痛临床观察 [J].社区医学杂志，2008（12）：19-21.

[6] 刘婷，孙玉茹，秦彩玲，等.路路通酸的抗炎镇痛作用 [J].中国实验方剂学杂志，2006，12（12）：45-47.

[7] VASILEVSKY S F, GOVDI A I, SHULTS E E, et al.Efficient synthesis of the first betulonic acid-acetylene hybris and their hepatoprotective and anti-inflammatory activity[J].Bioorg Med Chem，2009，17（14）：5164-5169.

[8] 秦彩玲，孙玉茹，武桂兰，等.路路通有效成分筛选实验研究 [C]// 中国中西医结合学会全国中药标准研究学术研讨会论文集.北京：中国中西医结合学会，2005.

[9] WANG X, ZHAO H, MA C, et al.Gallic acid attenuates allergic airway inflammation via suppressed interleukin-33 and group 2 innate lymphoid cells in ovalbumin-induced asthma in mice[J].Int Forum Allergy Rhinol，2018，8（11）：1284-1290.

[10] RONG Y, CAO B, LIU B, et al.A novel Gallic acid derivative attenuates BLM-induced pulmonary fibrosis in mice[J].International immunopharmacology，2018，64（11）：183-191.

[11] FIERHER O B, BOREKO E I, TRETAKOVAE V, et al.Synthesis and antiviral activity of amides and conjugates of betulonic acid with amino acids[J], Bioorg Khim, 2004, 30 (1): 89-98.

[12] 刘玉民, 刘亚敏, 李昌晓, 等.路路通挥发油化学成分与抑制活性研究[J].食品科学, 2010, 31 (7): 90-93.

[13] 许维国, 刘洋, 刘多见, 等.没食子酸抑制活性分析[J].中国公共卫生, 2012, 28 (10): 1329-1331.

[14] MAY S, PRAKASH T, MADHU K.Assessment of neuroprotective effects of Gallic acid against glutamate-induced neurotoxicity in primary rat cortex neuronal culture[J].Neurochem Int, 2018, 121 (12): 50-58.

[15] YU M, CHEN X, LIU J, et al.Gallic acid disruption of Abeta1-42 aggregation rescues cognitive decline of APP/PS1 double transgenic mouse[J].Neurobiol dis, 2018, 12 (4): 567.

[16] 刘群, 朱辉, 包雪鹦, 等.路路通对脑出血治疗的动物实验及临床观察[J].中风与神经疾病杂志, 2001, 18 (4): 48-50.

[17] 裘学辉.路路通注射液对大鼠实验性脑出血的保护作用[J].吉林医学, 2007, 24 (12): 1421-1422.

[18] 李沐涵, 殷美琦, 冯靖涵, 等.没食子酸抗肿瘤作用研究进展[J].中医药信息, 2011, 28 (1): 109-111.

[19] 谢晓艳, 刘洪涛, 张吉, 等.没食子酸体外抗氧化作用研究[J].重庆医科大学学报, 2011, 36 (3): 319-322.

[20] 张秀娟, 李国媛, 季宇彬, 等.桦木酮酸对人肝癌细胞及对动物移植性肿瘤H(22)细胞的影响[J].林产化学与工业, 2009, 29 (1): 46-50.

[21] 张秀娟, 韩磊, 季宇彬, 等.桦木酮酸对H22荷瘤小鼠肿瘤细胞周期及相关蛋白表达的影响[J].中国中药杂志, 2008, 33 (14): 1739-1743.

[22] 张秀娟, 韩磊, 凌莉莉, 等.桦木酮酸抑制PI3KIAKT通路体内抗肿瘤作用研究[J].哈尔滨商业大学学报（自然科学版）2008, 24 (3): 261-264.

[23] 张秀娟, 李宏伟, 季宇彬, 等.桦木酮酸对肿瘤细胞SGC-7901、HepC-2及S_{180}荷瘤小鼠肿瘤细胞的影响[J].天然产物研究与开发, 2009, 21 (5): 766-770.

[24] SAXENA B B, ZHU L, HAO M, et al.Boc-lysinated-betulonic acid: a potent, anti-prostate cancer agent[J].Bioorg Med Chem, 2006, 14 (18): 6349-6358.

[25] 穆晓婷, 钱平, 蒋璐璐, 等.路路通酸对乳腺癌MCF-7细胞和宫颈癌C-33A细胞增殖的影响[J].实用药物与临床, 2017, 20 (3): 254-257.

[26] WANG X, LIU K, RUAN M, et al.Gallic acid inhibits fibroblast growth and migration in keloids through the AKT/ERK signaling pathway[J].Acta biochimica et biophysic a Sinica, 2018, 50 (11): 1114-1120.

第五章 敛湿药

第一节 矿物敛湿药

第二节 动植物敛湿药

第一节　矿物敛湿药

煅石膏 Duanshigao

本品为硫酸盐类矿物石膏族石膏的煅制品。

一、传统应用

【性味归经】甘、辛、涩，寒。归肺、胃经。

5-1-1 煅石膏彩图

【功效主治】收湿，生肌，敛疮，止血。外治溃疡不敛，湿疹瘙痒，水火烫伤，外伤出血。

【用法用量】外用适量，研末撒敷患处。

【使用注意】脾胃虚寒及阴虚内热者忌用。

【方剂举例】

1. 九一散［《中华人民共和国药典》（2020年版一部）］

药物组成：煅石膏、红粉。

功能主治：提脓拔毒，去腐生肌。用于热毒壅盛所致的溃疡，症见疮面鲜活，脓腐将尽。

2. 复方珍珠散［《中华人民共和国药典》（2020年版一部）］

药物组成：煅石决明、龙骨（煅）、煅白石脂、煅石膏、珍珠、人工麝香、冰片。

功能主治：收湿敛疮，生肌长肉。用于热毒蕴结所致的溃疡，症见疮面鲜活，脓腐将尽。

3. 五五丹（《中华人民共和国药典临床用药须知 中药卷》2005年版）

药物组成：升药、煅石膏。（升药、煅石膏的用量比为5∶5。）

功能主治：拔毒去腐排脓生肌。外治用于痈疽溃后，脓出不畅，腐肉不去，新肉难生。

4. 拔毒生肌散（《国家中成药标准汇编 骨伤科分册》）

药物组成：冰片、炉甘石（煅）、龙骨（煅）、红粉、黄丹、轻粉、虫白蜡、石膏（煅）。

功能主治：拔毒生肌。用于疮疡阳证已溃，脓腐未清，久不生肌。

【简便验方】

1. 治疗皮肤湿疹，疮疡多脓，久不收口　煅石膏50g，轻粉5g，冰片0.5g，共研细末，外敷患处。（《宁夏中药志》）

2. 治疗痱子　煅石膏研末，和绿豆粉扑之。（《奇方类编》）

3. 治疗痔瘘　煅石膏500g，冰片5g，共研细末，外敷患处。（《宁夏中药志》）

4. 治疗黄水湿热等疮　蛤粉（煅）、石膏（煅）各一两，轻粉、黄柏（生）各五钱，青黛三钱。上为末。先用香油调成块，次加凉水调稀，将疮洗净，薄涂患处。（《外科大成》青蛤散）

5. 治疗鼻窍肿痛生疮　胡连二钱，熟石膏一钱，辰砂（朱砂）三分，冰片二厘。共研极细，纸捻蘸点患处。（鲍相璈《验方新编》辰砂定痛散）

【类药辨析】

生石膏与煅石膏的鉴别应用　两者属同一药物的不同炮制品。生石膏为含结晶水硫酸钙，煅石膏为失去结晶水的硫酸钙。生石膏辛、甘，大寒，归肺、胃经，长于清热泻火，除烦止渴，常内服治疗外感热病，高热烦渴，肺热咳喘，胃火亢盛之头痛牙痛；煅石膏寒凉之性大减，兼具涩味，有收湿、生肌、敛疮、止血之功。常外用治疗溃疡不敛，湿疹瘙痒，水火烫伤，外伤出血[1]。

【配伍应用】

煅石膏配红粉 煅石膏功善敛疮生肌，收湿止血；红粉功善拔毒除脓，去腐生肌。两药伍用，提脓拔毒、去腐生肌之力增强。用于治疗疮疡溃后，脓出不畅，腐肉不去，新肉难生者[1]。

二、临床研究

1. 干槽症 养阴生津散由青黛75g、牛黄40g、黄柏粉40g、明矾75g、龙胆40g、冰片75g、煅石膏40g、薄荷脑40g组成。阻滞麻醉下刮除牙槽窝内腐败坏死组织，用3%双氧水及生理盐水反复冲洗，直至拔牙创内清洁，用丁香油调拌养阴生肌散填入牙槽窝内，如经第一次处理后疼痛消失或基本不痛，则一周后复诊，若疼痛仍较重，可3日换药一次。共治疗45例，有效30例，好转14例，无效1例，总有效率97.8%[2]。

2. 烧伤 石黄膏（散）：煅石膏1000g、大黄500g、川芎500g、海螵蛸250g、炉甘石500g、冰片30g、麻油适量。用时先用新洁尔灭、生理盐水反复冲洗干净创面，剪开较大水疱，无菌干棉球蘸干创面。将石黄散粉剂直接撒于Ⅰ°、Ⅱ°烧伤创面上，上盖1~2层无菌纱布，胶布或绷带固定。1~2天换药1次（渗液多者可每日换药1~2次）。Ⅱ°烧伤创面渗液基本停止后改用石黄膏外涂。Ⅲ°烧伤创面于清创后直接涂敷石黄膏，每日换药1次。共治疗166例，痊愈151例，显效11例，有效3例，无效1例，总有效率为99.4%[3]。

3. 湿热型湿疹 治疗组外用甘石青黛膏。青黛50g、炉甘石50g、石膏50g、滑石粉50g、黄柏50g、苦参50g、冰片2.5g研成细粉，过筛，然后将药物细粉混合搅匀（冰片另置）。访视时点0天，给药7±2天，给药14±2天，随访：给药后28±2天，记录4次访视皮损。共治疗36例，痊愈6例，显效18例，有效9例，无效3例，总有效率为91.67%[4]。

三、药理研究

1. 抗炎作用 石膏煅制后可能通过调节急性软组织损伤模型骨骼肌中AQP1/AQP3的表达从而发挥消肿的作用[5]。

2. 急性软组织损伤 煅石膏具有较好的活血化瘀、抗炎消肿等功效，能够显著改善急性软组织损伤的肿胀、瘀斑，促进软组织的修复与再生，其作用机制可能与抑制IL-1、IL-6等炎性因子及抑制PGE2的生成有关[6]。

3. 生肌 煅石膏能促进大鼠伤口成纤维细胞和毛细血管的形成，加快肉芽组织增生，从而促进皮肤创口的愈合[7]。石膏经高温煅制之后，生肌功效明显增强[8]。

四、本草文献摘述

《本草纲目》："杨士瀛云：石膏煅过，最能收疮晕，不至烂肌。"

参考文献

[1] 国家药典委员会. 中华人民共和国药典临床用药须知：中药饮片卷 [M]. 2020版. 北京：中国医药科技出版社，2022：154-156.

[2] 麦伟持. 养阴生肌散治疗干槽症临床观察 [J]. 广东牙病防治，2000，8（S1）：376.

[3] 彭巍. 石黄膏治疗烧伤166例临床观察 [J]. 湖南中医杂志，1998（1）：23.

[4] 宋雪. 甘石青黛膏治疗湿疹（湿热型）的临床疗效观察 [D]. 北京：北京中医药大学，2014.

[5] 李心亮，李柯，刘月平，等．基于水通道蛋白 AQP1/AQP3 的表达探讨石膏对急性软组织损伤大鼠模型的影响 [J]．湖南中医药大学学报，2020，40（1）：9-13．

[6] 李心亮，李珂，刘月平，等．煅石膏外用对急性软组织损伤的治疗作用及其机制研究 [J]．中国中医急症，2015，24（7）：1176-1178．

[7] 李祥，刘元芬，项晓人，等．石膏炮制前后的生肌药效比较研究 [J]．中西医结合学报，2006，4（6）：624-627．

[8] 徐韬，徐雅君，徐先祥，等．生、煅石膏与赛霉安散促进创伤愈合作用研究 [J]．中国医药指南，2011，9（36）：251-252．

赤石脂 Chishizhi

本品又称赤石土、红土，为硅酸盐类矿物多水高岭石族多水高岭石，主含四水硅酸铝 $[Al_4(Si_4O_{10})(OH)_8·4H_2O]$。采挖后，除去杂石。

5-1-2 赤石脂彩图

一、传统应用

【性味归经】甘、酸、涩，温。归大肠、胃经。

【功效主治】涩肠，止血，生肌敛疮。用于久泻久痢，大便出血，崩漏带下；外治疮疡久溃不敛，湿疮脓水浸淫。

【用法用量】9～12g，先煎。外用适量，研末敷患处。

【使用注意】不宜与肉桂同用；有湿热积滞者忌服；孕妇慎服。

【方剂举例】

1. 气痛丸 [《中华人民共和国药典》（2020 年版一部）]

药物组成：木香、甘草、煅赤石脂、枳壳（炒）、朱砂粉。

功能主治：行气止痛，健胃消滞。用于气机阻滞，脘腹胀痛。

2. 脂芪口服液 [《国家食品药品监督管理局国家药品标准（试行）WS-5508 (B-0508)-2002》]

药物组成：赤石脂、黄芪、茯苓、当归、白术（炒）、枸杞子、西洋参、菊花、大枣。

功能主治：健脾和胃，益气养血。用于脾胃虚弱，气血不足证，症见气短懒言，体倦乏力，食欲不振，面色无华，健忘失眠，头晕目眩。

3. 肠胃宁片 [《中华人民共和国药典》（2020 年版一部）]

药物组成：党参、白术、黄芪、赤石脂、姜炭、木香、砂仁、补骨脂、葛根、防风、白芍、延胡索、当归、儿茶、罂粟壳、炙甘草。

功能主治：健脾益肾，温中止痛，涩肠止泻。用于脾肾阳虚所致的泄泻，症见大便不调、五更泄泻、时带黏液，伴腹胀腹痛、胃脘不舒、小腹坠胀；慢性结肠炎、溃疡性结肠炎、肠功能紊乱见上述证候者。

4. 赤石脂禹余粮汤（《伤寒论》）

药物组成：赤石脂、禹余粮。

功能主治：收敛，涩肠，止泻。用于泻痢日久，滑泄不禁。

【简便验方】

1. 治反胃病，吐后令永瘥 赤石脂一升，上捣为罗研，以蜜和丸，如梧桐大，每于空服，以生姜汤下十丸，加至二十丸。（《太平圣惠方》赤石脂丸）

2. 治小便不禁 牡蛎三两，赤石脂三两（捣碎）。上同研匀，酒煮面和丸如梧桐子大。每服十五丸，空心盐汤送下。（《普济方》牡蛎丸）

3. 治妇人经水过多 赤石脂、补骨脂各一两。上为细末。每服二钱，粥饮调

下。(《普济方》调经散)

4. 治卒发痈疮 赤石脂,以寒水石和,涂痈上。(《武威汉代医简》)

5. 治烫火所伤,热毒疮疖 赤石脂研为散,生油调涂之。(《圣济总录》神王真散)

【类药辨析】

1. 赤石脂和五倍子的鉴别应用 二药均具有涩肠止泻、收敛止血的作用,用于久泻、久痢及崩漏下血或便血痔血。但五倍子酸涩收敛,入肺经,性寒能清肺中浮热,既能敛肺止咳,又有清热降火之功,用于肺虚久咳或肺热痰嗽;赤石脂尚能收涩固精止遗,用于遗精滑精。外用赤石脂有收湿敛疮生肌的功效,用于疮疡久溃不敛[1]。

2. 赤石脂和炮姜的鉴别应用 二药均具有止血的作用,用于崩漏、便血。但炮姜主入脾经,能温经止血,对脾阳虚、脾不统血者,此为首选要药,用于虚寒性吐血、便血、崩漏等。炮姜还能温中止痛、止泻,用于虚寒腹痛、腹泻等;而赤石脂甘、涩,性温,质重而入下焦,能固崩止带、收敛止血。其性甘温而涩,能温里涩肠固脱,用于治疗虚寒性久泻久痢,滑脱不禁,脱肛等证。外用有收湿敛疮生肌的功效,用于疮疡久溃[1]。

3. 赤石脂和白石脂的鉴别应用 赤、白石脂同为矿石类之石脂。色白者为"白石脂",色赤者为"赤石脂"。两者功效大体一致而稍有差别,赤石脂偏走血分而白石脂偏入气分。赤石脂能涩肠止泻、止血固下、生肌收口;白石脂能收涩固脱,厚肠止泻、止血止带[1]。

【配伍应用】

1. 赤石脂配禹余粮 二药质重而性涩,功效相似,均以涩肠止泻、止血作用见长。但赤石脂偏入血分,禹余粮偏入气分。二药相须为用,气血兼顾,涩肠止泻、收敛止血作用明显加强。用于治疗下元不固之久泻久痢,甚至脱肛、便血,妇女月经过多,崩漏带下等病症[2]。

2. 赤石脂配干姜、粳米 赤石脂甘温而涩,能涩肠固脱;干姜辛温而能温中散寒;粳米善益脾胃。三药合用,具有温补中焦、涩肠固脱的作用,用以治疗少阴病,脾肾阳衰,肠失固摄所致的便下脓血,日久不愈,腹痛绵绵,喜温喜按等症[1]。

3. 赤石脂配侧柏叶、海螵蛸 赤石脂、海螵蛸均具有良好的收敛止血作用;侧柏叶凉血止血且兼收敛。三药相配,收敛止血作用增强,用以治疗妇女漏下出血,日久不止者[1]。

4. 赤石脂配龙骨、炉甘石、血竭、乳香 赤石脂、煅龙骨均能吸湿敛疮;炉甘石收湿生肌;血竭生肌敛疮,散瘀止痛;乳香活血止痛,消肿生肌。诸药相配,具有生肌敛疮、止痛消肿的作用,研细外用,掺于疮口,可治疗疮疡久溃不愈,肌肉不长者[1]。

二、临床研究

1. 脾肾阳虚型肝硬化腹水 赤石脂禹余粮汤加味(赤石脂30g,禹余粮30g,黄芪20g,党参20g,山药10g,茯苓20g,炮附片20g,肉桂20g,茯苓20g,葶苈子20g,淫羊藿10g,甘草20g)水煎服,100mL,每日2次,口服。7天为1个疗程,共治疗4个疗程。共治疗25例,显效23例,有效1例,无效1例,总有效率96%[3]。

2. 肠易激综合征 痛泻要方(炒白术20g,白芍15g,陈皮12g,防风10g,党参、薏苡仁各15g,柴胡10g,补骨脂15g,赤石脂20g,甘草10g)1剂/天,水煎 500mL，早晚分服。连续治疗 30 天为 1 疗程，共治疗 2 个疗程。共治疗 35 例，临床痊愈 8 例，显效 14 例，有效 9 例，无效 4 例，总有效率 88.5%。[4]

3. 小儿鼻出血 补骨脂、赤石脂研末各 5g，三七粉 2g，口服，2 次/天，连续治疗 3 天为 1 个疗程，共治疗 1 个疗程。共治疗 50 例，治愈 41 例，有效 8 例，无效 1 例，总有效率 98%。[5]

4. 缺血性心肌病伴心力衰竭 在常规西药治疗的基础上，辅以参附汤合乌头赤石脂汤（党参 10g，附子 10g，制川乌 3g，赤石脂 10g，干姜 6g，花椒 6g。制川乌、附子先煎）每日 1 剂，每剂煎至 250mL，每日 2 次，分早晚饭后服用，根据病情调整药量。共治疗 6 个月，治疗 46 例，显效 29 例，有效 13 例，无效 4 例，总有效率 91.3%。[6]

5. 病态窦房结综合征 乌头赤石脂丸，制川乌、川椒、干姜各 10g，附子 12g，赤石脂 20g。心悸易发者加淮小麦、琥珀、龙骨、牡蛎；口干渴喜饮，多汗，舌红，脉细数加生地黄、麦冬、柏子仁、阿胶；畏寒肢冷，脉沉缓加桂枝、巴戟天；气短，面色少华，舌淡，脉弱加党参、黄芪、当归；胸闷痛加全瓜蒌、郁金、香附；胸部剧痛如刺，舌边有瘀斑或舌质紫暗加桃仁、红花、川芎、丹参；胸脘闷胀，咽梗泛恶，舌苔黄腻，脉滑加竹沥、半夏、石菖蒲。每日 1 剂，水煎服，15 天为 1 疗程，共治疗 3 个疗程。共治疗 20 例，显效 12 例，有效 6 例，无效 2 例，总有效率 90%。[7]

三、药理研究

1. 保护胃肠道作用 赤石脂内服能吸附消化道内有毒物质及食物异常发酵的产物。对发炎的胃肠黏膜有局部保护作用，并对肠出血有止血作用[8]。

2. 心肌保护作用 赤石脂配伍乌头可用于急救心痛急症，乌头赤石脂丸能保护心肌缺血再灌注大鼠心肌损伤，其具体机制可能是通过调节血管内皮细胞稳态，调节氧化应激水平及激活 Keap1/Nrf2 信号通路实现对心肌缺血再灌注损伤的保护作用[9]。此外，乌头赤石脂丸还对心肌梗死大鼠模型心肌炎症有一定的改善作用，其机制可能与降低血清炎性因子 CRP、IL-6 等含量有密切关系[10]。

四、本草文献摘述

1.《日华子本草》"治泻痢，血崩带下，吐血衄血，并涩精淋沥，安心，镇五脏，除烦，疗惊悸，排脓，治疮疖痔瘘，养脾气，壮筋骨，补虚损。"

2.《本草图经》"赤石脂，今出潞州，以色理鲜腻者为胜，采无时。"

3.《神农本草经》"味甘，平。主黄疸，泄利，肠澼脓血，阴蚀，下血，赤白，邪气，痈肿；疽痔，恶疮，头疡、疥瘙。久服补髓益气，肥健，不饥，轻身延年。"

4.《药性赋》"赤石脂治精浊而止泄，兼补崩中。"

5.《本经逢原》"赤石脂功专止血固下。仲景桃花汤治下痢便脓血者，取石脂之重涩，入下焦血分固脱……火热暴注，初痢有积热者勿用。"

6.《名医别录》"主养心气，明目，益精，治腹痛，泄澼，下痢赤白，小便利，及痈疽疮痔，女子崩中漏下，产难，胞衣不出。久服补髓，好颜色，益智，不饥，轻身，延年。"

参考文献

[1] 国家药典委员会. 中华人民共和国药典临床

用药须知：中药饮片卷 [M].2020 版 . 北京：中国医药科技出版社，2022：1313-1317.
[2] 曾昭龙 . 实用临床中药学 [M]. 北京：学苑出版社，2001：509.
[3] 陶峥辉 . 赤石脂禹余粮汤加味治疗脾肾阳虚型肝硬化腹水临床观察 [J]. 光明中医，2021，36（11）：1820-1822.
[4] 丁立峰 . 痛泻要方治疗肠易激综合征 35 例临床观察 [J]. 实用中医内科杂志，2015，29（7）：40-41.
[5] 王纯伟 . 补骨脂赤石脂配合三七治疗小儿鼻出血 50 例临床观察 [J]. 中国医药指南，2014，12（24）：40-41.
[6] 焦利东 . 参附汤合乌头赤石脂汤辅治缺血性心肌病伴心力衰竭临床观察 [J]. 实用中医药杂志，2020，36（7）：894-895.
[7] 傅强，吕长青，李华 . 乌头赤石脂丸治疗病态窦房结综合征 20 例 [J]. 浙江中医杂志，2006，41（8）：452-452.
[8] 徐建华 . 肝病慎用赤石脂 [J]. 内蒙古中医药，2012，31（23）：82-83.
[9] 王梦妮，谢璐璐，张兆鹏，等 . 乌头赤石脂丸对心肌缺血再灌注大鼠血管内皮细胞及氧化应激的保护作用 [J]. 中国实验方剂学杂志，2020，26（21）：40-47.
[10] 谢璐璐，郭军鹏，张兆鹏，等 . 乌头赤石脂丸方对急性心肌梗死大鼠血清炎症因子及心肌 CX43 蛋白表达的影响 [J]. 中国老年学杂志，2021，41（8）：1691-1695.

白矾 Baifan

本品为硫酸盐类矿物明矾石族明矾石经加工提炼制成。主含含水硫酸铝钾 [$KAl(SO_4)_2 \cdot 12H_2O$]。

5-1-3 白矾彩图

一、传统应用

【性味归经】酸、涩，寒。归肺、脾、肝、大肠经。

【功效主治】外用解毒杀虫，燥湿止痒；内服止血止泻，祛除风痰。外治用于湿疹，疥癣，脱肛，痔疮，聤耳流脓；内服用于久泻不止，便血，崩漏，癫痫发狂。枯矾收湿敛疮，止血化腐。用于湿疹湿疮，脱肛，痔疮，聤耳流脓，阴痒带下，鼻衄齿衄，鼻息肉。

【用法用量】0.6～1.5g。外用适量，研末敷或化水洗患处。

【使用注意】体虚胃弱及无湿热痰火者忌服。

【方剂举例】

1. 妇必舒阴道泡腾片 [《中华人民共和国药典》（2020 年版一部）]

药物组成：苦参、蛇床子、大黄、百部、乌梅、硼砂、冰片、白矾、甘草。

功能主治：清热燥湿，杀虫止痒。主要用于妇女湿热下注证所致的白带增多、阴部瘙痒。

2. 平消胶囊 [《中华人民共和国药典》（2020 年版一部）]

药物组成：郁金、仙鹤草、五灵脂、白矾、硝石、干漆（制）、麸炒枳壳、马钱子粉。

功能主治：活血化瘀，散结消肿，解毒止痛。对毒瘀内结所致的肿瘤患者具有缓解症状，缩小瘤体，提高机体免疫力，延长患者生存时间的作用。

3. 二味拔毒散（《太平圣惠方》）

药物组成：白矾、雄黄。

功能主治：解毒杀虫疗疮。外治用于痈肿疮毒，疥癣。

4. 白金丸（《普济本事方》）

药物组成：白矾、川郁金。

功能主治：清热祛痰。用于治疗痰气壅阻，闭塞心窍所致之惊痫，癫狂。

【简便验方】

1. 治喉痹、乳蛾、喉风 明矾二两，胆矾五钱。上研为极细，吹患处。（《普济方》吹喉散）

2. 治风痰痫病 生白矾一两，细茶五

钱，为末，炼蜜丸如梧子大。一岁十九，茶汤下。大人五十九，久服痰自大便中出。（《卫生杂兴》化痰丸）

3. 治中风痰厥，四肢不收，气闭膈塞者 白矾一两，牙皂角五钱。为末，每服一钱，温水调下，吐痰为度。（《本草纲目》）

4. 治慢性胃炎、胃及十二指肠溃疡 明矾九份，淀粉一份。用冷水做丸，如黄豆粒大小。每日服三次，每次二至三钱。（内蒙古《中草药新医疗法资料选编》）

【类药辨析】

1. 生白矾与枯矾的鉴别应用 生白矾长于解毒杀虫，燥湿止痒，清热消痰，用于湿疹，疥癣，癫痫，中风，喉痹；外用可解毒、敛疮，用于胬肉，痔疮，脱肛。枯矾酸寒之性降低，涌吐作用减弱，增强了收湿敛疮、生肌、止血化腐作用，用于湿疹湿疮、聤耳流脓、阴痒带下、久泻、便血、崩漏、鼻衄、鼻息肉[1]。

2. 白矾与硫黄的鉴别应用 白矾、硫黄二药均味酸，可外用解毒杀虫止痒，用于疥癣、湿疹、皮肤瘙痒。白矾性寒，内服可止血止泻，用于吐衄下血、外伤出血，以及久泻久痢，还可清热消痰，用于风痰痫病及痰壅心窍所致之癫狂；硫黄性温，有毒，为治疗疥疮之要药，内服又可补火壮阳通便，可用于治肾火衰微，下元虚冷之阳痿足冷、虚喘冷哮、虚寒便秘[1]。

【配伍应用】

1. 白矾配雄黄 白矾解毒杀虫，燥湿敛疮；雄黄解毒杀虫。二药伍用，可增强解毒杀虫、燥湿敛疮的功效，外治用于治疗湿疮疥癣、疮面湿烂、瘙痒[1]。

2. 白矾配硫黄 白矾外用解毒杀虫，燥湿止痒；硫黄外用解毒杀虫疗疮。二药伍用，解毒杀虫、燥湿止痒功效增强，用于治疗疥癣，湿疹湿疮，皮肤瘙痒等证[1]。

3. 白矾配青黛 白矾清热燥湿；青黛清热凉血解毒。二药合用，能清热燥湿、凉血解毒。内服可用于湿热黄疸[1]。

4. 白矾配儿茶 白矾清热敛疮，收涩止血；儿茶收湿敛疮，止血生肌。二药伍用，可增强收涩止血、敛疮生肌的功效，内服用于治疗吐血、便血，外用可治口舌生疮、创伤出血[1]。

5. 白矾配延胡索 白矾收涩敛疮止血；延胡索活血行气止痛，二药配用，能增强收涩敛疮、止血止痛之功，内服用于治疗胃痛反酸[1]。

二、临床研究

1. 非酒精性脂肪肝 治疗组45例予白金丸加味汤药（白矾10g，郁金20g，炒白术15g，云茯苓15g，猪苓15g，泽泻15g，春柴胡10g，酒黄芩10g，姜半夏10g，浙贝母10g，紫丹参15g，生山楂15g，生葛根10g，怀牛膝10g）口服，1剂/天，水煎至300mL，分早晚2次温服，两组疗程均为12周。共治疗45例，治愈14例，显效20例，有效7例，无效4例，总有效率91.11%[2]。

2. 下肢静脉曲张性溃疡 观察组在对照组的基础上术后联合疮疡外洗方（白矾、石榴皮、黄柏、椿根皮、艾叶）熏洗治疗，1次/天。7天为1个疗程，治疗14天。共治疗34例，治愈5例，显效20例，有效9例，无效0例，总有效率100%[3]。

3. 慢性湿疹 予止痒方泡洗。药物组成：苦参30g，土茯苓30g，白鲜皮30g，冰片3g，炉甘石10g，白矾12g。加清水3000mL，将药物浸泡20min后，文火煎煮30min，待水温适宜（38～55℃）时浸泡患处30min。如皮损位于肘窝、乳房等其他身体部位时可行药浴治疗，每日1次。7天为1个疗程，共治疗2个疗程。本组90例，临床痊愈68例，显效11例，有效9例，无效2例，总有效率97.8%[4]。

4. 慢性结肠炎 结肠散组成：白及、白头翁各30g，黄柏、苦参、白矾、地榆各20g。加水煎药汁约400mL备用，每日早晚各保留灌肠一次，每次200mL，10天为1个疗程。本组轻度者70例，1~2个疗程治愈54例，3个疗程治愈16例；中度40例，经2个疗程治愈30例，3~4个疗程治愈7例，好转2例，未坚持治疗1例；重度者40例，经3~4个疗程治愈25例，好转9例，无效4例，未坚持治疗2例，总有效率95.33%[5]。

5. 腋臭 凤仙草150g，山柰90g，姜黄90g，葛根80g，白矾60g，滑石60g，氧化锌60g。按处方将上药精选，称量配齐，按《中药制剂手册》规范采用超微粉碎技术制成粉剂，50g分装于盒内，加盖密封，备用。每天用复方硫酸铜锌液局部湿敷5~10min，稍干，蘸取药粉适量涂于患处，每天1次，1月为1疗程。共治疗36例，痊愈30例，显效3例，有效3例，治愈率83%[6]。

6. 甲癣 凤矾糊组成：鲜红凤仙花30g（去掉花瓣根部较硬部分），白矾1块，7~10g重。用白矾块捣凤仙花瓣至糊状，然后将药糊敷于患甲上，敷满为止，药糊厚度约1~2mm，待药糊晾干后除去即可。每天敷药1次，连敷3天后，停敷2周，续敷3天后停敷，共敷药6次为1个疗程。4个月后观察疗效。共治疗30例，痊愈9例，有效18例，无效3例，治愈率90%[7]。

7. 小儿癫痫 痰火偏盛型：青礞石360g，全蝎60g，地龙400g，胆南星、白矾各240g，牵牛子600g，天麻、沉香各100g，红花180g，钩藤、法半夏、桃仁、生大黄各120g，石菖蒲2500g，水煎5次去渣，合并煎液，再将其余药物共粉碎为细面，掺入此药液中，制颗粒压片，每片重0.3g；肝风偏盛型：天南星、僵蚕、白矾、白附子、红花各120g，法半夏、全蝎、桃仁、天竺黄各60g，天麻50g，黄连30g，蜈蚣50g。以上药物共粉碎为细面，加黏合剂压片，每片重0.3g。以上各方的服用方法均为1~3岁，4片/次；4~7岁，6片/次；8~14岁，8片/次；14岁以上，10片/次。每日3次，白开水送服。20例中显效9例（45%），好转8例（40%），无效3例（15%），总有效率为85%[8]。

8. 宫颈糜烂 给予消炎生肌散（雄黄200g、白矾200g、杏仁200g、乳香50g、没药50g、冰片10g，以上药物配成粉剂）。月经干净第三天开始上药，妇科常规消毒，暴露宫颈，取消毒干棉球，将阴道宫颈擦净后，用95%乙醇涂宫颈糜烂面上，2min左右，将中药粉剂敷上。每日一次，5天为一疗程。轻者一疗程，重者2~3个疗程。共治疗60例，治愈40例，显效15例，好转3例，无效2例，治愈显效率95%，总有效率98%[9]。

9. 口腔咽喉肿痛、炎症、溃疡等 清喉散，组成为青黛、甘草、桔梗、冰片、牛黄、麝香、白矾、薄荷脑、珍珠层粉，药粉直接喷入口腔、咽喉或局部病灶表面，每日2~3次，急性者3~5次，每次喷入0.05~0.1g，观察1~4天。共治疗401例，显效231例，有效149例，无效21例，总有效率94.8%[10]。

三、药理研究

1. 抑菌作用 白矾及其煅制品枯矾

1%溶液对大肠埃希菌、变形杆菌、志贺菌属、白色葡萄球菌、金黄色葡萄球菌、炭疽杆菌、假副伤寒沙门氏菌等具有明显的抑制作用[11]。

2. 抗阴道滴虫作用　10%明矾液在试管内（终浓度为5%）有明显抗阴道毛滴虫的作用[12]。

3. 止血作用　将明矾制剂直接施用于出血点有止血作用，可用于治疗上消化道出血，泌尿系手术出血及鼻衄等[12]。

4. 利胆作用　对大鼠十二指肠直接给药（0.6g/kg），表明明矾有明显的利胆作用[12]。

四、本草文献摘述

1.《神农本草经》"主寒热泻痢，白沃，阴蚀恶疮，目痛，坚骨齿。"

2.《本草蒙筌》"禁便泻，塞齿疼，洗脱肛涩肠，敷脓疮收水。"

3.《本草纲目》"矾石之用有四：吐痢风热之痰涎，取其酸苦涌泄也；治诸血痛、脱肛、阴挺、疮疡，取其酸涩而收也；治痰饮、泻痢、崩带、风眼，取其收而燥湿也；治喉痹、痈疽、中蛊、蛇虫伤螫，取其解毒也。"

参考文献

[1] 国家药典委员会. 中华人民共和国药典临床用药须知: 中药饮片卷 [M]. 2020版. 北京: 中国医药科技出版社, 2022: 1345-1346.

[2] 孙建强, 顾佳琳, 夏正, 等. 白金丸加味治疗非酒精性脂肪肝45例临床观察 [J]. 实用中医内科杂志, 2021, 35（9）: 107-110.

[3] 李亚飞, 马书平, 马立人. 中药熏洗联合手术治疗下肢静脉曲张性溃疡的临床观察 [J]. 中医临床研究, 2018, 10（6）: 27-29.

[4] 施斌, 熊慧萍, 穆迎涛. 止痒方治疗慢性湿疹90例临床观察 [J]. 河北中医, 2012, 34（3）: 361-362.

[5] 古娟珍, 阎炜, 刘超. 结肠散保留灌肠治疗慢性结肠炎临床观察 [J]. 实用医技杂志, 2004, 11（14）: 1855-1856.

[6] 刘亚东, 汪溪. 凤仙粉治疗腋臭临床观察 [J]. 中医外治杂志, 2001, 10（6）: 19.

[7] 吴崇典. 凤矾糊治疗甲癣30例临床观察 [J]. 湖北中医杂志, 2000（10）: 36.

[8] 刘振国, 许增喜. 自拟抗癫灵治疗小儿癫痫临床观察 [J]. 内蒙古中医药, 1999, 18（S1）: 1-2.

[9] 赵丽波, 代密珍, 孙明霞. 消炎生肌散治疗宫颈糜烂临床观察 [J]. 佳木斯医学院学报, 1995, 18（3）: 51.

[10] 吴英琦. 清喉散401例临床观察 [J]. 中药药理与临床, 1986: 19.

[11] 乌恩, 杨丽敏, 白文明. 白矾及其炮制品枯矾体外抑菌作用研究 [J]. 内蒙古医学院学报, 2007, 29（4）: 259-260.

[12] 韩进庭. 白矾的药理作用及临床应用研究进展 [J]. 现代医药卫生, 2006, 22（24）: 3763-3764.

炉甘石 Luganshi

本品又称甘石、浮水甘石，为碳酸盐类矿物方解石族菱锌矿，主含碳酸锌（$ZnCO_3$）。采挖后，洗净，晒干，除去杂石。

5-1-4 炉甘石彩图

一、传统应用

【性味归经】甘，平。归肝、脾经。

【功效主治】解毒明目退翳，收湿止痒敛疮。用于目赤肿痛，睑弦赤烂，翳膜遮睛，胬肉攀睛，溃疡不敛，脓水淋漓，湿疮瘙痒。

【用法用量】外用适量。

【使用注意】专作外用，一般不作内服；误服过量易中毒。

【方剂举例】

1. 马应龙八宝眼膏 [《中华人民共和国药典》（2020年版一部）]

药物组成：炉甘石、琥珀、人工麝香、人工牛黄、珍珠、冰片、硼砂、硇砂。

功能主治：清热退赤，止痒去翳。用于风火上扰所致的眼睛红肿痛痒、流泪、眼睑红烂；沙眼见上述证候者。

2. 障翳散 [《中华人民共和国药典》(2020年版一部)]

药物组成：丹参、红花、芫蔚子、青葙子、决明子、蝉蜕、没药、黄芪、昆布、海藻、木通、炉甘石（水飞）、牛胆干膏、羊胆干膏、珍珠、琥珀、天然冰片、人工麝香、硼砂、海螵蛸、盐酸小檗碱、山药、无水硫酸钙、荸荠粉、维生素B_2。

功能主治：行滞祛瘀，退障消翳。用于老年性白内障及角膜翳属气滞血瘀证。

3. 马应龙麝香痔疮膏 [《中华人民共和国药典》(2020年版一部)]

药物组成：人工麝香、人工牛黄、珍珠、煅炉甘石粉、硼砂、冰片、琥珀。

功能主治：清热燥湿，活血消肿，去腐生肌。用于湿热瘀阻所致的各类痔疮、肛裂，症见大便出血，或疼痛、有下坠感；亦用于肛周湿疹。

4. 热痱搽剂 (《中华人民共和国卫生部药品标准·中药成方制剂》)

药物组成：炉甘石、氧化锌、薄荷脑、乙醇、甘油。

功能主治：护肤止痒。用于急性湿疹、痱子。

【简便验方】

1. 治疗口唇干裂破成疮 炉甘石二钱（火煅），文蛤一两，黄柏一两，苍术五钱。除甘石外，三味同炒赤色，共研细末，入片脑三分再研，用蜡油调敷唇上。（《古今医鉴》）

2. 治疗齿疏陷物 炉甘石（煅）、寒水石等份。为末。每用少许擦牙，忌用刷牙，久久自密。（《集玄方》）

3. 治疗漏疮不合 童尿制炉甘石、牡蛎粉。外塞之。内服滋补药。（《杂病治例》）

4. 治疗阴汗湿痒 炉甘石绿者一分，真蚌粉、黄连、五倍子各半分。上细末掺，先以蜂房、大腹皮煎汤温洗。（《仁斋直指方论》阴汗湿痒方）

【类药辨析】

1. 炉甘石和明矾的鉴别应用 二者均有收湿敛疮之效，皆可用于疮疡疥癣、湿疮湿疹、皮肤瘙痒，都为皮肤科疾病的常用药。但二者有所不同，炉甘石尚有明目退翳的作用，可用于治疗目赤翳障、烂弦风眼之疾；明矾则兼解毒杀虫消痰之效，可用于治虫蛇咬伤及癫狂等症。此外，炉甘石基本为外用，而明矾外用、内服均可[1]。

2. 煅淬品与黄连及三黄汤煅淬或拌制品的鉴别应用 炉甘石应炮制后使用，专供外用，一般多为外敷剂，不作内服。经煅淬后，质地纯洁细腻，减轻了对黏膜创面的刺激性，用于眼科及皮肤科的外治。采用黄连及三黄汤煅淬或拌制，可增强清热明目、敛疮收湿的功效，外治用于目赤肿痛，眼缘赤烂，翳膜胬肉，溃疡不敛，脓水淋漓，湿疮，皮肤瘙痒[2]。

【配伍应用】

1. 炉甘石配玄明粉 炉甘石明目退翳；玄明粉清热泻火，散结消肿。二者伍用，有泻火明目、消肿止痛之功效，化水点眼，用于治疗肝经有热之目赤肿痛[3]。

2. 炉甘石配冰片 炉甘石解毒明目，收湿敛疮；冰片清热明目，止痛生肌。二药配用，清热解毒、明目退翳之力更为显著，外治用于目赤翳障，疮疡溃后日久不敛等[4]。

3. 炉甘石配黄连 炉甘石解毒明目，收湿敛疮；黄连清热泻火解毒。二药伍用，可增强清热明目、收湿敛疮之功，外治用于目赤肿痛，睑弦赤烂，翳膜遮睛，胬肉攀睛等[4]。

4. 炉甘石配煅石膏 炉甘石收湿止痒，敛疮生肌；煅石膏收湿敛疮。二药伍用，可增强收湿止痒敛疮之功，外治用于溃疡不敛，湿疹湿疮及皮肤瘙痒等[4]。

二、临床研究

1. 小儿湿疹 直接使用炉甘石洗剂外洗患处，每日1～2次，15天为1个疗程，治疗1个疗程。共治疗133例，痊愈37例，显效26例，有效28例，无效42例，总有效率68.42%[5]。

2. 湿疹 在炉甘石洗剂基础上配合中药湿敷，中药：苦参、黄连、黄柏、白鲜皮、茯苓、金银花、生地黄各10g，加水浓煎药汁100mL，湿敷，以8层纱布铺于患处，与皮肤紧密接触，一般20～30min/次，其间可更换纱布，3～4次/天，在外敷中药煎剂半小时后配合炉甘石洗剂外用，治疗10天。共治疗30例，治愈26例，好转4例，无效0例，总有效率100%[6]。

3. 带状疱疹 炉甘石洗剂100mL，加入牛黄散10g（科室自制制剂：人工牛黄粉和生大黄粉按1∶9的比例预先调配好，放于密封罐中），摇匀备用。调配好的复方炉甘石洗剂，在每次使用前将其内的水与药粉摇匀，涂于皮肤红肿及有丘疱疹处，3～4次/天；配制好的洗剂应放于背光阴凉通风处。若患者对炉甘石洗剂过敏，可将10～20g牛黄散用适量的绿茶水调成薄薄的糊状涂于患处，2次/天。同时给予疱疹1号方口服治疗，外用炉甘石洗剂。共治疗100例，痊愈88例，有效12例，无效0例，总有效率100%[7]。

4. 丝状疣 二氧化碳激光治疗后即涂抹复方炉甘石外用散，每日2次，连用3天；3天后用夫西地酸乳膏涂抹，每日2次，连续7天。共治疗86例，痊愈76例，显效7例，有效3例，无效0例，总有效率100%[8]。

5. 暑热湿阻型夏季皮炎 清暑汤每日1剂，早晚饭后0.5h温服；同时，给予炉甘石洗剂外涂于患处，每日3～5次。以7天为1个疗程，治疗周期为2个疗程。共治疗54例，痊愈9例，显效15例，有效24例，无效6例，总有效率88.89%[9]。

6. 中风后压疮 一效散：煅炉甘石、滑石、片栗粉、朱砂、冰片等，将冰片、朱砂等研成极细面，然后将炉甘石粉徐徐兑入研磨均匀。用套色混合法，将滑石粉、片栗粉兑入，使其色泽一致，含量均匀，即得一效散，香油调成膏状即成一效膏。常规碘伏棉球消毒疮面周围；清洁疮面，清除腐烂坏死组织，腐肉较多时双氧水清洁创面，0.9%氯化钠冲洗，一效膏适量均匀涂抹于凡士林纱布上，面积较疮面稍大，厚度约2mm，贴敷疮面，无菌纱布覆盖包扎，每日换药1次。连续治疗7天为1疗程，治疗4个疗程。共治疗28例，显效15例，有效11例，无效2例，总有效率92.86%[10]。

7. 深脓疱病 损深层贴方：雄黄30g、枯矾20g、炉甘石20g、蛇床子30g和百部30g等，随症加减；皮损表层贴方：鱼腥草破壁饮片、白芷破壁饮片。两方配合应用，1次/天，7天为1个疗程，连续治疗8周。共治疗25例，痊愈12例，显效8例，有效3例，无效2例，临床治疗总有效率为92.0%[11]。

8. 新生儿中重度红臀 应用制霉菌素、炉甘石联合暴露疗法治疗，制霉菌素片去除糖衣后将其研磨成粉末，加入炉甘石洗剂混合成糊状，涂抹于患处，将臀部暴露于空气中，每次20min，每日3次，治疗7天。共治疗46例，显效39例，有效7例，无效0例，总有效率100%[12]。

三、药理研究

1. 抗炎 炉甘石洗剂可减轻中波紫外线致日光性皮炎小鼠局部皮肤组织表观病理症状，降低小鼠皮肤组织中的NO、NOS、TNF-α水平，表现出一定抗皮炎作用[13]。

2. 抑菌 以$Zn_5(CO_3)_2(OH)_6$为主成分的炉甘石对标准大肠埃希菌、沙门菌、表皮葡萄球菌等具有一定抑制作用[14]。且不同粒径炉甘石均有抑菌效果，1000目粒径炉甘石抑菌效果相对较好；粒径越小、越均匀、分布范围越窄，抑制活性越强[15]。

3. 敛口生肌 炉甘石、煅炉甘石均能够改善创面的血液循环，加速创面的新陈代谢，促进伤口成纤维细胞和毛细血管的形成，加快肉芽组织增生，从而加速皮肤创口的愈合[16]。

4. 抗病毒 炉甘石对带状疱疹病毒（VZV）、单纯疱疹病毒（HSV）等具有一定抑制作用，能够缓解疱疹引起的瘙痒、红肿等症状[17,18]。

四、本草文献摘述

1.《本草纲目》"炉甘石，阳明经药也，受金银之气，故治目病为要药。时珍常用炉甘石（煅、淬）、海螵蛸、硼砂各一两，为细末，以点诸目病甚妙。入朱砂五钱，则性不粘也。"

2.《玉楸药解》"炉甘石生金银矿，秉寒肃燥敛之气，最能收湿合疮，退翳除烂。但病重根深，不能点洗收效，必须服药饵，用拔本塞源之法。"

3.《品汇精要》"主风热赤眼，或痒或痛，渐生翳膜，及治下部湿疮，津唾调敷。"

4.《本经逢原》"点眼皮湿烂及阴囊湿肿。"

参考文献

[1] 曾昭龙.实用临床中药学[M].2版.郑州：河南科学技术出版社，2020：525-526.

[2] 高学敏，钟赣生.临床中药学[M].石家庄：河北科学技术出版社，2006：1045-1046.

[3] 马清钧，王淑玲.临床实用中药学[M].南昌：江西科学技术出版社，2002：915-916.

[4] 国家药典委员会.中华人民共和国药典临床用药须知：中药饮片卷[M].2020版.北京：中国医药科技出版社，2022：1367-1368.

[5] 沈桂芳.艾苓湿疹洗剂治疗小儿湿疹的临床效果观察[J].实用中西医结合临床，2015，15（12）：72-73.

[6] 张鹏.中药湿敷治疗湿疹60例临床观察[J].中国社区医师，2017，33（13）：80，82.

[7] 盛平卫，诸婧，陈丽芬.疱疹1号方合复方炉甘石洗剂治疗早期带状疱疹临床观察[J].中国社区医师，2018，34（34）：97-99，101.

[8] 黄晓芸，张起律.二氧化碳激光联合夫西地酸乳膏治疗丝状疣临床疗效观察[J].海峡药学，2022，34（11）：131-134.

[9] 杨轶淳，郭修田.清暑汤治疗暑热湿阻型夏季皮炎的临床疗效观察[J].上海中医药大学学报，2022，36（6）：34-38.

[10] 盖明辉，李国信.一效膏外敷治疗中风后压疮28例临床观察[J].实用中医内科杂志，2016，30（8）：42-43.

[11] 赵瑜飞，高婷，杨超，等.鱼腥草和白芷破壁饮片配合传统饮片治疗深脓疱病临床观察[J].中国实用医药，2019，14（22）：119-121.

[12] 闫敏.制霉菌素、炉甘石联合暴露疗法治疗新生儿中重度红臀的临床观察[J].中国民间疗法，2018，26（11）：86-87.

[13] 王新锟，李本杰，杨季春，等.苦参汤对

日光性皮炎小鼠模型的疗效探究[J].中医临床研究,2022,14(23):16-19.

[14] 张杰红,刘友平,施学骄,等.市售炉甘石的化学成分及抑制活性研究[J].中药与临床,2011,2(6):16-18.

[15] 张杰红,银玲,王晓宇,等.不同粒径炉甘石体外抑菌作用的研究[J].中药与临床,2011,2(6):19-21.

[16] 周灵君,张丽,丁安伟.炉甘石敛口生肌的药效学研究[J].中药新药与临床药理,2013,24(4):333-337.

[17] 盛平卫,张喜军,朱红英,等.早期带状疱疹从风毒蕴表论治体会[J].实用中医药杂志,2019,35(8):1032-1033.

[18] 吕彤观,舒巍.美宝湿润烧伤膏治疗唇疱疹35例疗效观察[J].中医药导报,2009,15(7):50-51.

滑石 Huashi

本品为硅酸盐类矿物滑石族滑石,主含含水硅酸镁[$Mg_3(Si_4O_{10})(OH)_2$]。采挖后,除去泥沙和杂石。

5-1-5 滑石彩图

一、传统应用

【性味归经】甘、淡,寒。归膀胱、肺、胃经。

【功效主治】利尿通淋,清热解暑;外用祛湿敛疮。用于热淋,石淋,尿热涩痛,暑湿烦渴,湿热水泻;外治湿疹,湿疮,痱子。

【用法用量】10～20g,先煎。外用适量。

【使用注意】脾虚气弱,精滑及热病津伤者忌服。孕妇慎服。

【方剂举例】

1. 六一散[《中华人民共和国药典》(2020年版一部)]

药物组成:滑石粉、甘草。

功能主治:清暑利湿。用于感受暑湿所致的发热、身倦、口渴、泄泻、小便黄少;外用治痱子。

2. 八正合剂[《中华人民共和国药典》(2020年版一部)]

药物组成:瞿麦、车前子(炒)、萹蓄、大黄、滑石、川木通、栀子、灯心草、甘草。

功能主治:清热,利尿,通淋。用于湿热下注,小便短赤,淋沥涩痛,口燥咽干。

3. 导赤丸[《中华人民共和国药典》(2020年版一部)]

药物组成:连翘、黄连、栀子(姜炒)、木通、玄参、天花粉、赤芍、大黄、黄芩、滑石。

功能主治:清热泻火,利尿通便。用于火热内盛所致的口舌生疮、咽喉疼痛、心胸烦热、小便短赤、大便秘结。

4. 甘露消毒丸[《中华人民共和国药典》(2020年版一部)]

药物组成:滑石、茵陈、石菖蒲、木通、射干、豆蔻、连翘、黄芩、川贝母、藿香、薄荷。

功能主治:芳香化湿,清热解毒。用于暑湿蕴结,身热肢痠,胸闷腹胀,尿赤黄疸。

【简便验方】

1. 治疗感冒久在太阳,致热蓄膀胱。小便赤涩,或因小便秘而大便滑泻。兼治湿温初得,憎寒壮热,舌苔灰色滑腻者

滑石一两,甘草二钱,连翘三钱,蝉蜕三钱(去足、土),生杭芍四钱。若滑泻者,甘草须加倍。(《医学衷中参西录》宣解汤)

2. 治疗黄疸,日晡所发热恶寒,少腹急,身体黄,额黑,大便溏黑,足下热,此为女劳,腹满者难治 滑石、石膏各等份。上二味,治下筛。以大麦粥汁饮方寸

匕，日三，小便极利则瘥。（《千金要方》）

3. 治疗小便不利，茎中疼痛，少腹急痛 滑石、蒲黄等份。上二味，治下筛。酒服方寸匕，日三服。（《千金要方》）

4. 治疗产后淋 滑石五两，通草、车前子、葵子各四两。上四味，治下筛。酢浆水服方寸匕，稍加至二匕。（《千金要方》滑石散）

5. 治疗热淋，小便赤涩热痛 滑石四两。捣罗为散。每服二钱匕，煎木通汤调下，不拘时候。（《圣济总录》滑石散）

【类药辨析】

1. 滑石与滑石粉的鉴别应用 二者同为一物，均能利尿通淋，清热解暑，外用祛湿敛疮。用于热淋，石淋，尿热涩痛，暑湿烦渴，湿热水泻；外治湿疹，湿疮，痱子。唯滑石为块石状，入药煎服须先煎。而滑石粉为粉状，外治多用，亦入煎剂，入药煎服须包煎[1]。

2. 滑石与车前子的鉴别应用 二者皆味甘性寒，均能利水通淋，渗湿止泻，同可用于治淋证水肿、小便不利。因其性寒清热，故尤宜于热淋涩痛、小便短赤；暑湿泄泻或湿热泄泻，二者主要是利水湿、分清浊而止泻（利湿止泻），即利小便以实大便，故以湿盛之小便不利、大便水泻者为宜。两者临床常相须为用，且入汤剂皆宜包煎。不同之处在于：车前子又能清肝明目，清肺化痰，益肾强阴，又可用于治肝火上炎之目赤肿痛，肝肾阴虚之目暗昏花，以及肺热咳嗽痰多、肾虚无子等。滑石则又能清解暑热，外用祛湿敛疮，用于治暑热烦渴，小便短赤；湿温、暑湿初起，胸闷不畅；以及湿疹、湿疮、痱子等[1]。

3. 滑石与石膏的鉴别应用 两药均归胃经，能清热止渴，但滑石止渴在于利窍渗湿使脾胃中和而渴自止，故用于治疗暑热有湿而小便短赤不畅烦渴者，燥热烦渴不宜使用。石膏止烦渴，在于清阳明大热，使热去而津液存留，故阳明热盛烦渴用之合宜。两者外用均能祛湿收敛，但滑石清热收湿敛疮，偏用于湿疹、痱毒流水而奇痒者；煅石膏清热收湿，敛疮生肌，偏用于疮疡久不收口者。此外，滑石善于利水通淋，解暑，用于淋证、湿温烦闷、暑湿泄泻等，是一味夏季治疗暑湿疾患常用的药物。石膏清热泻火力强，能清泻肺胃二经之热，用于治肺热咳喘、胃火牙痛等[1]。

【配伍应用】

1. 滑石配黄柏 黄柏苦寒沉降，长于泻肾家有余之火，清下焦湿热；滑石甘寒体滑，长于清热利湿，除烦止渴，祛暑止泻。二药配用，一利一燥而均清热，其清热祛湿作用增强。用于治疗湿热下注膀胱之淋证，也可外用于湿疹、湿疮等皮肤病[1]。

2. 滑石配海浮石 滑石甘寒质重而滑，能通利三焦，功善利水通淋，清热解暑；海浮石体轻上浮，主入肺经，功善清肃肺气，通利水道，软坚散结。二药配用，滑石以利为主，海浮石以清为主，相互促进，清热渗湿、软坚化石、通淋止痛作用增强。用于治疗石淋、热淋、癃闭等[1]。

3. 滑石配冬葵子 滑石善清热利尿通淋，能通利三焦；冬葵子为滑下利窍之品，可通利二便，但以利水通淋为主。二药配用，清热利水通淋作用增强。用于治疗湿热蕴结膀胱之小便不利、淋沥涩痛等症[1]。

4. 滑石配甘草 滑石甘寒淡长于清热而利小便；生甘草甘平长于清热而补中。二药配用，甘草之甘缓，可制滑石之寒滑，滑石之寒滑，可制甘草之甘滞。有清热、利水、生津之功效，既有清利之功又不伤阴，用于治疗暑邪挟湿之身热烦渴，小便不利，呕吐泻泄以及膀胱湿热之小便短赤、淋沥不爽、滞涩疼痛、砂淋等[1]。

二、临床研究

1. 慢性肾衰竭并痰热壅肺证 加味杏仁滑石汤[杏仁10g，滑石15g（包），黄连6g，黄芩10g，郁金12g，厚朴10g，橘红10g，半夏15g，贝母10g，瓜蒌皮15g，甘草5g]随证加减。每日1剂，水煎300mL，分两次口服，以10天为一疗程，同时配合常规抗感染、纠酸、利尿、改善微循环等治疗。治疗组36例患者中，显效13例，有效21例，无效2例，总有效率94.4%[2]。

2. 婴幼儿腹泻 六一散，1岁以上患儿，滑石6g，甘草1g，研成细末，每日3次温开水冲服；6个月至1岁患儿，滑石3g，甘草0.5g，研成细末温开水冲服，每日3次。显效23例，有效12例，无效5例，总有效率87.5%[3]。

3. 湿热困脾型2型糖尿病 黄芩滑石汤加减（黄芩30g，滑石15g，猪苓10g，茯苓40g，白蔻仁10g，通草10g，白术10g，薏苡仁30g，甘草10g），药水煎服，每日1剂，早8时、晚8时2次服用，每次200mL，服用8周。共治疗30例，显效15例，有效12例，总有效率90.0%[4]。

4. 慢性前列腺炎 滑石甘草汤（连翘、蒲公英各15g，牡丹皮、滑石、生地黄、柴胡、川楝子各12g，香附10g，甘草9g，金银花30g）随证加减。上药共煎，常规服，4周为1疗程。30例患者中治愈13例，显效12例，好转5例，总有效率100%[5]。

5. 预防鼻咽癌放射性皮炎 冰片滑石散（冰片20g，滑石粉40g）捣成粉末，充分和匀。每日放射治疗结束并洗脸待干后，涂抹冰片滑石散，每日2~3次，每天2~3g，并保持放疗区皮肤干燥。第二天放射治疗前用清水洗净。放射治疗中，患者发生不同程度的皮肤放射性损伤，预防组的皮肤损伤程度显著轻于对照组[6]。

三、药理研究

1. 抗菌作用 滑石对志贺菌属及副伤寒甲杆菌有抑制作用，对脑膜炎球菌有轻度抑制作用[7]。

2. 保护皮肤黏膜作用 滑石中含有硅酸镁，有吸附收敛作用，由于颗粒小，总面积大，外用能吸附大量化学刺激物或毒物，可有一定的保护作用，内服可有止吐、止泻之效，但在腹部、直肠、阴道等可引起肉芽肿[7]。

3. 利尿作用 六一散对小鼠有明显的利尿作用，按2g/kg灌胃给药，观察其6h内排尿情况，结果服药后3h内尿量明显增加，3h后恢复正常。滑石具有一定的利尿作用，但作用时间较短。六一散和滑石的利尿高峰均在服药后1h，以后逐渐下降[8]。

4. 消肿作用 采用血清分离测定血清成分，测量关节浮肿容积RA-test的变化，滑石有明显减轻关节浮肿的作用[9]。

四、本草文献摘述

1.《汤液本草》 "滑石，滑能利窍，以通水道，为至燥之剂。猪苓汤，用滑石与阿胶同为滑利，以利水道。葱、豉、生姜同煎去渣，澄清以解利。淡味渗泄为阳，解表、利小便也。若小便自利，不宜以此解之。"

2.《本草纲目》 "滑石利窍，不独小便也，上能利毛腠之窍，下能利精溺之窍。盖甘淡之味，先入于胃，渗走经络，游溢津气，上输于肺，下通膀胱，肺主皮毛，为水之上源，膀胱司津液，气化则能出,故滑石上能发表,下利水道,为荡热燥湿之剂,发表是荡上中之热,利水道是荡中下之热,发表是燥上中之湿,利水道是燥中下之湿。热散则三焦宁而表里和,湿去则阑门通而阴阳利。刘河间之用益元散,通治表里上下诸病,盖是此意,但未发出尔。"

3.《本草蒙筌》"滑石治渴,非实能止渴也。资其利窍,渗去湿热,则脾气中和,而渴自止尔。假如火令湿淫太过,人患小便不利而渴,正宜用此以渗泄之,渴自不生。若或无湿,小便自利而渴者,则知内有燥热,燥宜滋润,苟误服用,是愈亡其津液,而渴反盛矣。"

4.《本草经疏》"滑石,滑以利诸窍,通壅滞,下垢腻。甘以和胃气,寒以散积热,甘寒滑利,以合共用,是为祛暑散热,利水除湿,消积滞,利下窍之要药。《本经》用以主身热泄澼、女子乳难,荡胃中积聚寒热者,解足阳明胃家之热也。利小便癃闭者,通膀胱利阴窍也……《别录》通九窍津液,去留结,止渴,令人利中者,湿热解则胃气和而津液自生,下窍通则诸壅自泄也。丹溪用以燥湿,分水道,实大肠,化食毒,行积滞,逐瘀血,解燥渴,补脾胃,降心火,偏主石淋,皆此意耳。"

参考文献

[1] 国家药典委员会.中华人民共和国药典临床用药须知:中药饮片卷[M].2020版.北京:中国医药科技出版社,2022:576-578.

[2] 朱利文.加味杏仁滑石汤治疗慢性肾衰竭并痰热壅肺证36例临床观察[J].中医药研究,2002,18(4):19-20.

[3] 陈泓明.六一散结合液体疗法治疗婴幼儿秋季腹泻临床观察[J].河南医学研究,2014,23(9):29-30.

[4] 晏和国,尹朝兰,赵一佳,等.黄芩滑石汤治疗湿热困脾型2型糖尿60例临床观察[J].中国民族民间医药,2019,28(7):100-102.

[5] 袁晓冬,王智.滑石甘草汤治疗慢性前列腺炎的临床观察[J].中医药学报,2007,35(3):52-53.

[6] 李学华,刘瑛,文梅花,等.冰片滑石散预防鼻咽癌放射性皮炎的临床观察[J].右江医学,2010,38(3):286-287.

[7] 朱禹,岳仁宋.滑石的历史沿革、化学成分及其致癌性的研究进展[J].中药材,2021,44(5):1278-1283.

[8] 徐富一,郑国永.滑石对关节炎效能的研究[J].河南中医学院学报,2003,18(3):21-22.

[9] 姜汝明,许振国,祝金旭,等.通里攻下法对家兔颅内高压影响的实验研究[J].山东中医杂志,2006,25(8):548-550.

第二节 动植物敛湿药

海螵蛸 Haipiaoxiao

本品为乌贼科动物无针乌贼 Sepiella maindroni de Rochebrune 或金乌贼 Sepia esculenta Hoyle 的干燥内壳。收集乌贼鱼的骨状内壳,洗净,干燥。

5-2-1 海螵蛸彩图

一、传统应用

【性味归经】咸、涩,温。归脾、肾经。

【功效主治】收敛止血,涩精止带,制酸止痛,收湿敛疮。用于吐血衄血,崩漏便血,遗精滑精,赤白带下,胃痛吞酸;外治损伤出血,湿疹湿疮,溃疡不敛。

【用法用量】5～10g。外用适量，研末敷患处。

【使用注意】海螵蛸性收涩，久服易致便秘，必要时宜适当配伍润肠药同用；阴虚多热者不宜多用。

【方剂举例】

1. 乌贝散[《中华人民共和国药典》（2020年版一部）]

药物组成：海螵蛸（去壳）、浙贝母。

功能主治：制酸止痛，收敛止血。用于肝胃不和所致的胃脘疼痛、泛吐酸水、嘈杂似饥；胃及十二指肠溃疡见上述证候者。

2. 安胃片[《中华人民共和国药典》（2020年版一部）]

药物组成：醋延胡索、枯矾、海螵蛸（去壳）。

功能主治：行气活血，制酸止痛。用于气滞血瘀所致的胃脘刺痛、吞酸嗳气、脘闷不舒；胃及十二指肠溃疡、慢性胃炎见上述证候者。

3. 快胃片[《中华人民共和国药典》（2020年版一部）]

药物组成：海螵蛸、枯矾、醋延胡索、白及、甘草。

功能主治：制酸和胃，收敛止痛。用于肝胃不和所致的胃脘疼痛、呕吐反酸、纳食减少；浅表性胃炎、胃及十二指肠溃疡、胃窦炎见上述证候者。

4. 妇良片[《中华人民共和国药典》（2020年版一部）]

药物组成：阿胶、当归、熟地黄、续断、白芍、山药、白术、地榆、白芷、牡蛎、海螵蛸、血余炭。

功能主治：补血健脾，固精止带。用于血虚脾弱所致月经不调、带下病，症见月经过多、持续不断、崩漏色淡、经后少腹隐痛、头晕目眩、面色无华或带多清稀。

【简便验方】

1. 治疗头上生疮 海螵蛸、白胶香各二钱，轻粉五分。为末。先以油润净再搽末。（《卫生易简方》）

2. 治疗吐血及鼻衄不止 海螵蛸，捣细罗为散，不计时候，以清粥饮调下二钱。（《太平圣惠方》）

3. 治疗血枯 四海螵蛸、一藘茹。二物并合之，丸以雀卵，大如小豆，以五丸为后饭，饮以鲍鱼汁。（《素问》）

4. 治疗十二指肠溃疡疼痛，胃酸过多、出血属血瘀证 三七、煅花蕊石、海螵蛸、甘草。[《中华人民共和国药典》（2020年版一部）]

【类药辨析】

1. 海螵蛸与桑螵蛸的鉴别应用 二药均为收敛固涩之品，均能走肾经，都能止带、治疗遗精，但性质极为不同。桑螵蛸甘咸入肾，偏于固肾精，缩小便，又能补肾助阳。既用于治疗肾虚不能固摄所致的遗精、滑精、遗尿、尿频、白浊，可用于肾虚阳痿等证。海螵蛸咸、涩，微温。归肝、肾经。偏于止血固崩，燥湿止带，制酸止痛，用于遗精，带下，崩漏下血，吐血，便血及外伤出血，胃痛吐酸，外用收湿敛疮，治疗湿疮，湿疹，溃疡不敛等[1]。

2. 海螵蛸与五倍子的鉴别应用 二药均具有固精止遗、收敛止血的作用，用于肾虚遗精、滑精及崩漏下血或便血痔血。而五倍子酸涩收敛，寒能清热，既能敛肺止咳，又有清热降火之功，用于肺虚久咳或肺热痰嗽。本品还具有涩肠止泻的功效，用于久泻，久痢，并能敛汗，用于自汗、盗汗；海螵蛸咸、涩，有良好的制酸止痛的作用，用于胃痛吐酸。本品外用能收湿敛疮，用于湿疮、湿疹、溃疡不敛等[1]。

3. 海螵蛸与赤石脂的鉴别应用 二药均具有收敛止血、敛疮生肌的作用，用于崩漏带下，便血及疮疡久溃。但赤石脂甘温而涩，能温里涩肠固脱，用于久泻，久痢。海螵蛸尚有补肾固精的作用，用于肾虚遗精。海螵蛸还有良好的制酸止痛的作用，用于胃痛吐酸[1]。

【配伍应用】

1. 海螵蛸配茜草 海螵蛸咸温涩敛，入厥阴肝经血分而收敛止血；茜草祛瘀而止血，使血止而不留瘀。两药相配，治疗妇女冲任不固，崩漏下血。前者收敛止血，后者活血化瘀，一收一散，相反相成，功在止血而不留瘀，瘀化而血归常道，张锡纯称二者配伍治疗崩漏"有确实经验"[1]。

2. 海螵蛸配白及 海螵蛸功善收敛止血；白及质黏而涩，为收敛止血之良药，甘缓兼补益肺胃。两者相配，收敛止血之功甚著，治疗咯血、吐血等出血病证[1]。

3. 海螵蛸配桑螵蛸 桑螵蛸善滋肾助阳，固精缩尿；海螵蛸能收敛止血、止泻，固精止带，制酸止痛。二药伍用，一阴一阳，阴阳相合，补肾助阳，收敛止血、止带涩精、缩尿的力量增强。主治下元不固，小便频数，小便失禁，小儿遗尿，男子遗精，女子崩漏带下[1]。

二、临床研究

1. 消化性溃疡 人参10g，白术15g，土茯苓30g，海螵蛸（去壳）12g，浙贝母10g，白及30g，延胡索10g，山楂30g，枳实10g，法半夏10g，砂仁10g，炙甘草5g。每日一剂，分2次温服。4周为1个疗程。共治疗126例，痊愈98例，显效18例，有效8例，治疗组总有效率为98.4%[2]。

2. 浅度溃烂期压疮 海螵蛸、生大黄各研细粉，装入胶囊凉开水送服，共治疗胃及十二指肠溃疡等病引起的上消化道出血100例，治愈83例，好转11例，无效6例，总有效率为94%[3]。

3. 溃疡性结肠炎 板蓝根、苦参、大青叶各50g，薏苡仁40g，白及、黄芩、海螵蛸、败酱草、马齿苋各30g，大蓟、小蓟各20g，阿胶（烊化）15g。中药加水1500mL，煮成100～150mL，用无菌纱布过滤后取药汁（药液温度要保持在37.0～38.2℃），患者睡前1～2h灌肠。共治疗20例，痊愈17例，有效3例，治疗组总有效率为100.0%[4]。

4. 甲状腺腺瘤 陈皮10g，茯苓15g，半夏12g，海藻10g，昆布10g，海螵蛸30g，车前子10g，三棱15g，莪术15g，桃仁10g，赤芍15g，王不留行10g，蒲公英15g，全蝎10g，僵蚕10g。每日1剂，水煎2次，共400mL，混匀后分2次服，连续服用2个月为1个疗程，1个疗程后观察疗效。共治疗28例，治愈8例，显效12例，有效6例，无效2例，总有效率92.86%[5]。

5. 反流性食管炎 中药用拟反丸治疗。黄芪25g，山药40g，海螵蛸50g，莪术40g，五倍子20g，儿茶8g，黄连20g，吴茱萸4g，槟榔15g。研细装胶囊，每粒含生药0.5g，每日2次，早晚服8～10粒。西药：庆大霉素8万单位，每晚1次口服；雷尼替丁0.15mg，每晚1次口服。1个月为1个疗程，1个疗程后统计疗效。共治疗68例，治愈50例，有效12例，无效6例，总有效率91.2%[6]。

三、药理研究

1. 中和胃酸 海螵蛸多糖具有提高胃

酸 pH 的作用[7]。

2. 护黏膜、抗溃疡 海螵蛸多糖 CPS-1 能够明显提高 UC 小鼠血液中表皮细胞生长因子（EGF）和血小板衍生生长因子（PDGF）的含量，加速溃疡组织的愈合，同时可降低肿瘤坏死因子（TNF-α）的表达，从而缓解炎症[8]。

3. 成骨 海螵蛸与血管形成有关，对骨折软骨形成早期具有促进骨诱导的作用，并对成骨细胞的增殖及合成活性有较大影响[9]。

4. 降磷 应用降磷散粉（海螵蛸）治疗腹膜透析患者高磷血症，降磷散粉作为磷结合剂，能有效降低血磷、钙磷沉积，同时对血钙的影响不明显[10]。

5. 抗辐射作用 海螵蛸可明显提高 ^{60}Co 照射大鼠 30 天的存活率，对血中 5-羟色胺的含量也有提高作用，而对血小板数和骨髓 DNA 含量均无明显改善[11]。

6. 抗肿瘤作用 海螵蛸丙酮提取物可抑制肉瘤生长；并可延长腹水型肉瘤小鼠的存活时间，其有明显的量效关系[11]。

四、本草文献摘述

1.《神农本草经》"主女子漏下赤白经汁，血闭，阴蚀肿痛寒热，症瘕，无子。"

2.《名医别录》"惊气入腹，腹痛环脐，阴中寒肿（一作'丈夫阴中肿痛'），又止疮多脓汁不燥。"

3.《证类本草》"止妇人漏血，主耳聋。"

4.《唐本草》"疗人目中翳。"

5.《食疗本草》"主小儿大人下痢，炙令黄，去皮细研成粉，粥中调服之。"

参考文献

[1] 国家药典委员会 . 中华人民共和国药典临床用药须知：中药饮片卷 [M].2020 版 . 北京：中国医药科技出版社，2022：1325-1326.

[2] 刘道喜 . 溃疡宁汤治疗消化性溃疡 126 例临床研究 [J]. 光明中医，2012，27（7）：1373-1374.

[3] 黄玉英 . 海螵蛸粉外治浅度溃烂期压疮疗效观察 [J]. 中西医结合杂志，1987（11）：696-697.

[4] 何金玉 . 自拟溃清散保留灌肠结合中药辨证内服治疗溃疡性结肠炎疗效观察 [J]. 广西中医药大学学报，2015，18（4）：22-23.

[5] 范昀 . 自拟消瘤汤治疗甲状腺腺瘤 28 例临床疗效观察 [J]. 内蒙古中医药，2012，31（13）：23-24.

[6] 孟继臣 . 中西医结合治疗反流性食管炎 124 例临床观察 [J]. 河北中医，2005，27（10）：771.

[7] 郭一峰，周文丽，张建鹏，等 . 海螵蛸多糖对小鼠胃黏膜保护作用的研究 [J]. 第二军医大学学报，2008，29（11）：1328-1332.

[8] 魏江洲，张建鹏，刘军华，等 . 海螵蛸多糖 CPS-1 对小鼠实验性溃疡性结肠炎作用的初步观察 [J]. 第二军医大学学报，2006，27（1）：28-30.

[9] 高云，董福慧，郑军 . 海螵蛸对骨愈合相关基因表达的影响 [J]. 中医正骨，2004，16（7）：1231.

[10] 郭艳香 . 降磷散粉（海螵蛸）治疗腹膜透析患者高磷血症的研究 [J]. 浙江临床医学，2008，10（9）：1236-1237.

[11] 邓家刚 . 广西海洋药物 [M]. 南宁：广西科学技术出版社，2008：217.

蜂蜡 Fengla

本品为蜜蜂科昆虫中华蜜蜂 *Apis cerana* Fabricius 或意大利蜂 *Apis mellifera* Linnaeus 分泌的蜡。将蜂巢置水中加热，滤过，冷凝取蜡或再精制而成。

5-2-2 蜂蜡彩图

一、传统应用

【性味归经】甘，微温。归脾经。

【功效主治】解毒，敛疮，生肌，止痛。外用于溃疡不敛，臁疮糜烂，外伤破溃，烧烫伤。

【用法用量】外用适量，熔化敷患处；常作成药赋形剂及油膏基质。

【使用注意】湿热痢初起者禁服。

【方剂举例】

1. 润肌皮肤膏（《中华人民共和国卫生部药品标准·中药成方制剂》）

药物组成：大枫子仁、红粉、核桃仁、蓖麻子、樟脑、松香、蜂蜡。

功能主治：消斑，燥湿，活血。用于皮肤疮癣，粉刺疙瘩，酒糟赤鼻，雀斑，汗斑，白癜风，湿毒脚气。

2. 健儿药片（郑州肥儿丸）（《中华人民共和国卫生部药品标准·中药成方制剂》）

药物组成：巴豆霜、郁金、苦杏仁（炒）、雄黄、使君子仁、甘草、蜂蜡。

功能主治：破积驱虫，开胃进食。用于小儿食积，乳积，发热腹胀，呕吐滞下及腹痛。

3. 结核丸（《中华人民共和国卫生部药品标准·中药成方制剂》）

药物组成：龟甲（醋制）、百部（蜜炙）、鳖甲（醋制）、紫石英（煅）、地黄、熟地黄、天冬、北沙参、牡蛎、阿胶、龙骨、麦冬、蜂蜡、熟大黄、白及、川贝母。

功能主治：滋阴降火，补肺止咳。用于阴虚火旺引起的潮热盗汗，咳痰咯血，胸胁闷痛，骨蒸劳嗽，肺结核、骨结核。

4. 生肌八宝散（《中华人民共和国卫生部药品标准·中药成方制剂》）

药物组成：炉甘石（煅）、石膏（煅）、龙骨（煅）、赤石脂（煅）、血竭、冰片、轻粉、蜂蜡。

功能主治：生肌收敛。用于疮疡溃烂，腐肉将尽，疮口不收。

【简便验方】

1. 肺虚膈热，咳嗽气急，胸中烦满，肢体倦疼，咽干口苦，燥渴欲饮水，肌瘦发热，减食嗜卧，音声不出 黄蜡（滤去滓，用浆水煮，秤）八两，蛤粉四两（研末）。上件，每两作十五丸，用前蛤粉为衣养药。每服一丸，胡桃瓤半个，细嚼温水下，临卧闭口不语。（《普济方》立效丸）

2. 治赤白痢，少腹痛不可忍，后重，面青，手足俱变者 黄蜡三钱，阿胶三钱。同溶化，入黄连末五钱，搅匀。分三次热服。（《金匮要略》调气饮）

3. 治诸般疮毒，不拘生在何宫，初起即消，已成即溃 黄蜡一两，白矾六钱。将蜡熬化稍冷，入矾末，为丸豆大。疮在上，服一两，在下服七钱，小儿减半，酒和开水下。忌葱三日。（《医学集成》蜡矾丸）

【类药辨析】

蜜蜡与虫白蜡的鉴别应用 黄蜡专入肝脾，本有二，一出于蜂蜜之滓而成，即蜜凝结之粗者也，其蜡有黄有白；一出于树之蜡，其蜡由木之虫而得，故又称为虫白蜡。二者气味不同，性亦微别，如蜜蜡味淡性平，其蜡本由蜜成，蜜本润肠，则蜡亦润，故能主润脏腑经络，而有续绝补伤生肌之妙。蜡止存蜜粗粕，其性最涩，故又能止泻绝痢。今人以情不投而曰嚼蜡，即味淡之意也。又凡荡除下焦之药，以此裹丸，亦其免伤上部之意，蜜蜡之用如此。至于虫蜡，系生蜡树所产，蜡树属金，性最坚强，虫食其叶而成，味甘气温，按甘益血补中，温能通经活络，故书载能止痛生肌，补虚续绝，与桑螵蛸同有补虚之意，可为外科圣药[1]。(《本草求真》)

【配伍应用】

白蜜配麻仁 用来治疗燥邪"移于大肠，则大便难，口渴，欲饮热，脉急大"，以润下通便[2]。

二、临床研究

1. 慢性腰痛 药物组成：蜂蜡。在常规治疗的基础上，采用石蜡热敷疗法治疗，待针刺治疗结束后将表面温度约为42℃的石蜡饼塑形后贴敷于腰部患处，年长者可适当降低温度，防烫伤，30min/次，结束后取下石蜡块。每日1次，连续10次为一疗程。共治疗31例，治愈8例，显效15例，好转5例，无效3例，总有效率90.3%[3]。

2. 风湿性关节炎以及退行性关节炎 药物组成：蜂蜡。中华蜜蜂蜂蜡联合常规西药治疗，中华蜜蜂蜂蜡于5℃以下冷藏室保存，使用剂量和方法严格遵照医嘱，加热至合适温度（38~40℃），每日2次，1次30min，采用外敷的方式使用，使用时将蜜蜡外敷于患处疼痛部位。共治疗50例，显效35例，有效14例，无效1例，总有效率98%[4]。

3. 肛肠病术后创口愈合 乙字汤加减组方：柴胡12g，黄芩10g，升麻10g，大黄10g，当归10g，甘草10g，紫草30g，冰片3g，蜂蜡400g。在创面清理干净后，使用复方蜂蜡直接涂抹于创面，随后使用纱布进行包扎。用药频率为1~2次/天。两组的疗程为10天。共治疗75例，治愈65例，好转6例，无效4例，总有效率94.67%[5]。

三、药理研究

1. 抗炎镇痛作用 黄蜂蜡黄酮提取物对金黄色葡萄球菌、白色葡萄球菌、枯草芽孢杆菌、酵母菌、大肠埃希菌和黑曲霉菌均有不同程度的抑制作用[6]。

2. 降血脂作用 蜂蜡素胶囊可降低SD大鼠、新西兰家兔、高脂血症家兔的血清总胆固醇、低密度脂蛋白胆固醇等的含量，表现出一定的降血脂作用[7-9]。

3. 促进组织修复作用 蜂蜡能够明显减小无水乙醇所致胃溃疡大鼠的损伤胃黏膜溃疡面积，增加胃黏液分泌量，具有保护胃黏膜的作用[10]；还可促进糖尿病新西兰兔皮肤慢性创面愈合[11]。

四、本草文献摘述

1.《名医别录》："白蜡生武都，生于蜜房、木石间。"

2.《本草经集注》"今药家皆应用白蜡，但取削之，于夏月日暴。百日许，自然白。"

3.《证类本草》"蜡，蜜脾底也。初时香嫩，重煮制乃成。药家应用白蜡，更须煎炼，水中烊十数过即白。古人荒岁多食蜡以度饥。欲啖当合大枣咀嚼，即易烂也。"

参考文献

[1] 黄宫绣.本草求真[M].北京：人民卫生出版社，1987：31-32.

[2] 黄涛.黄博说药[M].北京：中国医药科学技术出版社，2021：24.

[3] 吴蒙，刘莹，陈丽金，等.蜂蜡热敷疗法治疗慢性腰痛临床观察[J].光明中医，2023，38（24）：4827-4830.

[4] 杞锦政.中华蜜蜂蜂蜡的药理分析及临床应用探讨[J].智慧健康，2020，6（14）：195-196.

[5] 杨帏勋，曹荣芳，刘坚辉.复方蜂蜡促进肛肠病术后创口愈合的临床研究[J].深圳中西

医结合杂志，2020，30（5）：33-34.
[6] 蔡晓东，张甄妮，闵莉静.蜂蜡黄酮抑菌性实验研究[J].现代食品，2016（8）：98-100.
[7] Liu Y C，Liu S Y，Lin M H.Effects of psyllium on plasma total and lipoprotein cholesterol and hepatic cholestemI in hamsters fed n-3 PUFA or n-6 PUFA with high cholesterol levels[J].Ann Nutr Metab，2004，48（6）：374-380.
[8] Daley S J，Herderick E E，Comhill J F，et al.Cholesterol-fed and casein-fed rabbit model of atherosclerosis[J].Artenoscler Thromb，1994，14：95-104.
[9] Gryglewski R J，Szczeklik A，Korbut R，et al.Themechanism of anti-thrombotic thrombolytic and fibrinolytic actions of camonagrel—a new synthase throm- boxane inhibitor[J].Wien Klin Wochenschr，1995，107（9）：283-289.
[10] 徐红丹，顾婷，王雪，等.蜂蜡防治急性酒精性胃溃疡的实验研究[J].中医药信息，2015，32（3）：8-10.
[11] 付辉，王新建，卢焕福，等.蜂蜡膏促进糖尿病新西兰兔创面愈合的实验研究[J].大连医科大学学报，2007（4）：340-342.

五倍子 Wubeizi

本品为漆树科植物盐肤木 Rhus chinensis Mill.、青麸杨 Rhus potaninii Maxim. 或红麸杨 Rhus punjabensis Stew.var.*sinica*（Diels）Rehd. et Wils. 叶上的虫瘿，主要由五倍子蚜 *Melaphis chinensis*（Bell）Baker 寄生而形成。秋季采摘，置沸水中略煮或蒸至表面呈灰色，杀死蚜虫，取出，干燥。按外形不同，分为"肚倍"和"角倍"。

5-2-3 五倍子彩图

一、传统应用

【性味归经】酸、涩，寒。归肺、大肠、肾经。

【功效主治】敛肺降火，涩肠止泻，敛汗，止血，收湿敛疮。用于肺虚久咳，肺热痰嗽，久泻久痢，自汗盗汗，消渴，便血痔血，外伤出血，痈肿疮毒，皮肤湿烂。

【用法用量】3～6g。外用适量。

【使用注意】

1. 外感风寒或肺有实热之咳嗽，以及积滞未尽之泻痢忌服。

2. 不宜过量服用，以免损害肝脏。

3. 局部应用，可能有刺激症状。

【方剂举例】

1. 复方珍珠口疮颗粒［《中华人民共和国药典》（2020年版一部）］

药物组成：珍珠、五倍子、苍术、甘草。

功能主治：燥湿，生肌止痛。用于心脾湿热证口疮，症见口疮，周围红肿，中间凹陷，表面黄白，灼热疼痛，口干，口臭，舌红；复发性口腔溃疡见上述证候者。

2. 麝香痔疮栓［《中华人民共和国药典》（2020年版一部）］

药物组成：人工麝香、人工牛黄、珍珠、炉甘石（煅）、三七、五倍子、冰片、颠茄流浸膏。

功能主治：清热解毒，消肿止痛，止血生肌。用于大肠热盛所致的大便出血、血色鲜红、肛门灼热疼痛；各类痔疮和肛裂见上述证候者。

3. 肛泰软膏［《中华人民共和国药典》（2020年版一部）］

药物组成：地榆（炭）、五倍子、冰片、盐酸小檗碱、盐酸罂粟碱。

功能主治：凉血止血，清热解毒，燥湿敛疮，消肿止痛。用于湿热瘀阻所引起的内痔、外痔、混合痔所出现的便血、肿胀、疼痛。

4. 周氏回生丸[《中华人民共和国药典》（2020年版一部）]

药物组成：五倍子、檀香、木香、沉香、丁香、甘草、千金子霜、红大戟（醋制）、山慈菇、六神曲（麸炒）、人工麝香、雄黄、冰片、朱砂。

功能主治：祛暑散寒，解毒辟秽，化湿止痛。用于霍乱吐泻，瘀胀腹痛。

【简便验方】

1. 治疗自汗，盗汗 五倍子研末，津调填脐中，缚定一夜即止也。又方，治寐中盗汗：五倍子末、荞麦面等份，水和作饼，煨熟。夜卧待饥时，干吃二三个，勿饮茶水，甚妙。（《本草纲目》引《集灵方》）

2. 治疗鼻出血 五倍子末吹之，仍以末同新绵灰等份，米饮服三钱。（《本草纲目》）

3. 治疗小便尿血 五倍子末，盐梅捣和丸，梧子大，每空心酒服五十丸。（《濒湖集简方》）

4. 治疗泻痢不止 五倍子一两，半生半烧，为末，糊丸梧子大。每服三十丸。红痢烧酒下，白痢水酒下，水泄米汤下。（《本草纲目》）

5. 治疗头疮热疮，风湿诸毒 五倍子、白芷等份。研末掺之，脓水即干。如干者，以清油调涂。（《卫生易简方》）

【类药辨析】

1. 五倍子与五味子的鉴别应用 两者不仅名称相似，且功用亦相近，均味酸收敛，有敛肺止咳、敛汗止汗、涩精止遗、涩肠止泻的作用，都可用于肺虚久咳、自汗盗汗、遗精滑精、久泻不止等证。然五倍子性寒又具清肺降火及收敛止血之功，可治肺热咳嗽、崩漏下血、便血、尿血及外伤出血等；其外用能解毒消肿，收湿敛疮。而五味子滋肾益气，生津止渴，宁心安神，可治肺肾虚喘、津伤口渴及心悸失眠等证。概言之，五味子与五倍子的功能相近，但五味子性偏温，酸敛之中，尚有滋养之性；五倍子性偏寒，功专收敛，又能降火，而无滋养之功[1]。

2. 五倍子与乌梅的鉴别应用 二药均为收涩药，具有敛肺止咳、涩肠止泻之功，用于肺虚久咳及久泻、久痢。但乌梅酸、涩，平，还具有安蛔止痛、生津止渴之功，用于蛔虫引起的腹痛、呕吐、四肢厥冷的蛔厥病症及虚热烦渴。五倍子酸涩收敛，性寒，寒能清热，既能敛肺止咳，又有清热降火之功，故既能用于肺虚久咳，又能用于肺热痰嗽。五倍子还具有固精止遗，敛汗止血之功，用于遗精滑精、自汗盗汗、崩漏下血或便血痔血[1]。

【配伍应用】

1. 五倍子配地榆 五倍子味酸涩而性寒，其性收敛，长于收敛止血，并能清肺经浮热而降火；地榆味苦沉降，酸涩收敛，微寒清热，为清热凉血、收敛止血之佳品。两药伍用，可增强收敛止血作用，同时，肺与大肠相表里，肺中浮热得清，大肠亦自清宁，故两药伍用，特别用于治疗便血、痔血等证[1]。

2. 五倍子配茯苓 五倍子酸涩收敛，入大肠经，有涩肠止泻之功；茯苓甘平，甘则能补，淡则能利，长于健脾补中止泻。两药配伍，一能健脾补中治其根本，一能涩肠止泻治其标，用于治脾虚湿盛，泻痢不止，久泻便血者[1]。

3. 五倍子配枯矾 五倍子外用，长于解毒消肿，收涩敛疮；枯矾性收敛，善蚀腐肉、生好肉、燥湿浊、清热毒、解疮肿。两药合用，能收湿敛疮，消肿生肌[1]。

4. 五倍子配五味子 五味子性温，敛肺滋肾，敛汗止汗，生津止渴，涩精止泻；五倍子性寒，敛肺降火，敛汗止汗，涩肠止泻。二药参合，益肾固精、敛汗止汗、涩肠止泻功效益彰。主治气虚自汗、阴虚盗汗诸症；肺虚久咳久喘诸症；大肠不固之久泻久痢；男子精关不固遗精滑精、女子赤白带下、崩漏诸症[1]。

二、临床研究

1. 混合痔术后水肿 五倍子汤加味，组成：五倍子20g、芒硝（后下）30g、桑寄生30g、荆芥30g、莲房30g、大黄20g、明矾20g、赤芍20g、冰片（后下）10g、枳壳20g。早晚熏洗各一次。一次2袋（400mL药液）与1500mL温开水调匀后先熏蒸后坐浴（即配即用）。方法：先利用药液的蒸汽熏蒸5min，待温度降至40℃，再将肛门部浸入药液中10min。共治疗30例，痊愈17例，好转10例，无效3例，总有效率为90%[2]。

2. 盗汗 五倍子60g，枯矾30g，何首乌30g，共研细粉，用清水适量调匀，制成药饼敷脐，外用纱布包扎缠绕，固定48h为治疗1次。连敷3次后统计疗效。共治疗28例，痊愈22例，有效4例，无效2例，总有效率92.9%[3]。

3. 复杂高位性肛瘘 采用五倍子汤加减坐浴治疗，药物组方：五倍子、五灵脂、大黄、紫花地丁、黄柏、桑寄生、莲房、芒硝各30g。每剂煎取2次，每次1000mL，在医生指导下进行熏洗坐浴。共治疗32例，治愈23例，有效7例，无效2例，总有效率93.75%[4]。

4. 脑中风后尿失禁 采用五倍子散敷脐结合耳穴贴压治疗，先用75%乙醇消毒肚脐，中药五倍子研碎为细粉，取3g用陈醋调成糊状置于肚脐上，以伤湿止痛膏固定，每日换药1次，再进行耳穴贴压。以10天为1个疗程，疗程间休息2天。3个疗程后统计疗效。共治疗56例，痊愈20例，显效25例，好转9例，无效2例，总有效率96.42%[5]。

5. 乳汁淤积性急性乳腺炎 五倍子、芒硝外敷联合低频电刺激进行治疗，取五倍子15g、芒硝100g捣碎，用纱布包裹敷于患侧乳房，暴露乳头促进乳汁排出，待纱布潮湿结块后取下，每天1次，每次敷30min。五倍子、芒硝外敷同时予低频电刺激治疗，电流强度以患者耐受为度，每天1次，每次约25min。共治疗30例，治愈21例，显效8例，好转0例，无效1例，总有效率96.7%[6]。

6. 小儿疱疹性咽峡炎（脾胃积热证）
加味五倍子泻心汤：五倍子6g，黄芩10g，黄连3g，金银花20g，薄荷6g，柴胡18g，大黄3g。用法用量：3～10岁，每日用1剂，温水冲分3次服；6个月至3岁，每日用半剂，温水冲分两次服；3天1疗程。共治疗32例，痊愈22例，显效5例，有效3例，无效2例，总有效率93.75%[7]。

7. 新生儿腹泻 在常规用药的基础上加用五倍子膏（五倍子膏20g），以70%乙醇常规消毒患儿脐部，敷上药糊，用小块塑料布覆盖，再覆以纱布，以防过敏胶布固定，每隔24h更换1次，3天为1疗程，用至大便性状恢复正常，治疗期间不需禁食。敷药后每次按摩10～15min，同时要注意保暖，每日按摩2～3次。共治疗60例，显效48例，有效10例，无效2例，总有效率96.7%[8]。

三、药理研究

1. 抗菌作用 五倍子中的没食子酸可通过降低碱溶性葡聚糖的产酸能力，下调GTFB、GTFC和GTFD基因等途径干扰细胞膜的产生[9]；并有效抑制变形链球菌，降低变形链球菌菌落数，降低不良反应发生率以及复发率[10]；对血链球菌和口腔链球菌具有抑制作用[11]。

2. 止泻作用 五倍子富含鞣质，五倍子口服溶液可剂量相关地降低小鼠腹泻模型促炎细胞因子γ干扰素、肿瘤坏死因子-α、白细胞介素-1β、IL-6和IL-8的表达，增加抗炎细胞因子IL-4的水平，降低大肠埃希菌数量，增加乳酸杆菌和双歧杆菌等益生菌的数量[12]，并可保护或恢复肠黏膜和杯状细胞数量，阻止大肠埃希菌O101对结肠黏膜结构的破坏[13]。

3. 抗龋齿作用 五倍子中的没食子酸具有抑制牙釉质脱矿作用，这可能与其沉淀蛋白质的能力有关[14]。

4. 促进伤口愈合作用 五倍子可增加细胞数量、减少细胞死亡，诱导I型胶原和III型胶原的mRNA过度表达，增加胶原蛋白总溶解度，激活潜在的抗氧化特性，进而加速伤口愈合[15]。

5. 抗氧化作用 五倍子中的鞣花酸具有体内和体外清除自由基的能力[16, 17]。

6. 诱导细胞凋亡作用 五倍子溶液可降低人肝癌HepG-2细胞存活率，这可能与降低HepG-2细胞MMP、抑制线粒体OXPHOS功能，进而诱导肿瘤细胞凋亡有关[18]；五倍子单宁酸溶液具有体外抗膀胱癌的功效，其作用机制可能与五倍子单宁酸溶液抑制细胞增殖、破坏细胞结构以及通过诱导EJ细胞Caspase3高表达、Bax/Bcl-2增高而促进细胞凋亡有关[19]。

四、本草文献摘述

1.《证类本草》 "疗齿宣疳，肺脏风毒流溢皮肤，作风湿癣疮，瘙痒脓水，下血不止，小儿面鼻疳疮。"

2.《本草纲目》 "敛肺降火，化痰饮，止咳嗽、消渴、盗汗、呕吐、失血、久痢……治眼赤湿烂，消肿毒、喉痹，敛溃疮金疮，收脱肛子肠坠下。"又"其味酸咸，能敛肺止血，化痰止咳收汗；其气寒，能散热毒疮肿；其性收，能除泻痢湿烂。"

3.《本草经疏》 "五倍子……取其苦能杀虫，酸平能敛浮热，性燥能主风湿、疮痒脓水。"

参考文献

[1] 国家药典委员会.中华人民共和国药典临床用药须知：中药饮片卷[M].2020版.北京：中国医药科技出版社，2022：1305-1306.

[2] 曾伟.五倍子汤加味熏洗肛门治疗混合痔术后水肿的临床研究[D].成都：成都中医药大学，2014.

[3] 杨修策.五倍子敷脐治疗盗汗28例[J].河北中医，2003（2）：150.

[4] 陈瑜，袁志强，王冬琴，等.挂线疗法联合五倍子汤加减坐浴治疗复杂高位性肛瘘临床研究[J].山东中医杂志，2021，40（8）：822-827.

[5] 梁廷营，任中万.五倍子散敷脐配合耳穴贴压治疗脑中风后尿失禁临床研究[J].中医学报，2013，28（5）：765-766.

[6] 朱祥英，张智锋，刘仙.五倍子芒硝外敷联合低频电刺激治疗乳汁淤积性急性乳腺炎临床研究[J].新中医，2019，51（12）：183-186.

[7] 袁业红.加味五倍子泻心汤治疗小儿疱疹性咽峡炎（脾胃积热证）疗效的临床研究[D].河南中医学院，2016.

[8] 熊芬霞.五倍子膏按摩并用治疗新生儿腹泻临床观察[J].实用中医内科杂志，2004（5）：469.

[9] Passos M R, Almeida R S, lima B O, et al.Anticariogenic activiies of Libidibia ferea, galic acid and ethyl gallate against Streptococcus mutans in biofim model[J]. JEthnopharmacol，2021，274：114059.

[10] 余晶，邓蔚.不同浓度五倍子提取液对变形链球菌影响的体外研究[J].中国当代医药，2020，27（29）：130-133.

[11] Kim E Y, Jin B H.Antibacterial effect of different concentrations of Galla chinensis extract on cariogenic bactera in a bioflm modely[J].Korean Acad Oral Heal, 2020, 44 (1): 13.

[12] Song X, Yang Y, Li J Z, et al.Tannins extract from Galla chinensis can protect mice from infection by Enterotoxigenic Escherichia coli O101[J].BMC Complement Med Ther, 2021, 21 (1): 84.

[13] Xu C L, Wang Y M, Sun R, et al.Modulatory effects of vasoactive intestinal peptide on intestinal mucosal immunity and microbial community of weaned piglets challenged by an enterotoxigenic Escherichia coli (K88) [J].PLo S One, 2014, 9 (8): e104183.

[14] Zou L, Zhang L L, Li J Y, et al.Effect of Galla chinensis extract and chemical fractions on demineralization of bovine enamel in vitro[J].J Dent, 2008, 36 (12): 999-1004.

[15] Ren Y Y, Zhang X R, Li T N, et al.Galla chinensis, a traditional Chinese medicine: Comprehensive review of botany, traditional uses, chemical composition, pharmacology and toxicology[J].J Ethnopharmacol, 2021, 278: 114247.

[16] Omur A D, Coyan K.Protective effects of the antioxidants curcumin, ellagic acid and methionine on motility, mitochondrial transmembrane potential, plasma membrane and acrosome integrity in freeze-thawed Merino ram sperm[J].Veterinarni Medicina, 2016, 61 (1): 10-16.

[17] Yousef A I, El-Masry O S, Abdel Mohsen M A.Impact of cellular genetic make-up on colorectal cancer cell lines response to ellagic acid: Implications of small interfering RNA[J].Asian Pac J Cancer Prev, 2016, 17 (2): 743-748.

[18] 张海英, 张文馨, 赵文静, 等.五倍子酸通过调节人肝癌 Hep G-2 细胞线粒体氧化磷酸化对细胞凋亡的诱导作用[J].吉林大学学报（医学版）, 2021, 47 (1): 125-132.

[19] 高章远致, 李国浩, 郭凡, 等.五倍子单宁酸体外诱导人膀胱癌 EJ 细胞凋亡及机制研究[J].湖北中医药大学学报, 2021, 23 (5): 5-8.

艾叶 Aiye

本品为菊科植物艾 *Artemisia argyi* Lévl.et Vant. 的干燥叶。夏季花未开时采摘，除去杂质，晒干。

5-2-4 艾叶彩图

一、传统应用

【性味归经】辛、苦，温；有小毒。归肝、脾、肾经。

【功效主治】温经止血，散寒止痛；外用祛湿止痒。用于吐血，衄血，崩漏，月经过多，胎漏下血，少腹冷痛，经寒不调，宫冷不孕；外治皮肤瘙痒。醋艾炭温经止血，用于虚寒性出血。

【用法用量】3～9g。外用适量，供灸治或熏洗用。

【使用注意】阴虚血热者慎用。

【方剂举例】

1. 艾附暖宫丸［《中华人民共和国药典》（2020 年版一部）］

药物组成：艾叶、醋香附、肉桂、制吴茱萸、当归、川芎、白芍（酒炒）、地黄、炙黄芪、续断。

功能主治：理气养血，暖宫调经。用于血虚气滞、下焦虚寒所致的月经不调、痛经，症见行经后错、经量少、有血块、小腹疼痛、经行小腹冷痛喜热、腰膝痠痛。

2. 药艾条［《中华人民共和国药典》（2020 年版一部）］

药物组成：艾叶、桂枝、高良姜、广藿香、降香、香附、白芷、陈皮、丹参、生川乌。

功能主治：行气血，逐寒湿。用于风寒湿痹，肌肉酸麻，关节四肢疼痛，脘腹冷痛。

3. 乳增宁胶囊［《中华人民共和国药典》（2020年版一部）］

药物组成：艾叶、淫羊藿、柴胡、川楝子、天冬、土贝母。

功能主治：疏肝散结，调理冲任。用于冲任失调、气郁痰凝所致乳癖，症见乳房结节、一个或多个、大小形状不一、质柔软，或经前胀痛、或腰酸乏力、经少色淡；乳腺增生病见上述证候者。

4. 胶艾汤（《金匮要略》）

药物组成：川芎、阿胶、甘草、艾叶、当归、芍药、干地黄。

功能主治：养血止血，调经安胎。用于妇人冲任虚损，崩漏，月经过多，淋漓不止；产后或流产损伤冲任，下血不绝；或妊娠胞阻，胎漏，腹中疼痛。

【简便验方】

1. 治疗妇女宫寒引起的痛经、闭经、白带过多等　艾叶10g，肉桂5g，香附10g，荼辣5g，当归10g，川芎5g。（《壮医方剂学》）

2. 治疗头风面疮，痒出黄水　艾二两，醋一升，砂锅煎取汁，每薄纸上贴之，一日二三上。（许国桢《御药院方》）

3. 治疗鼻血不止　艾灰吹之，亦可以艾叶煎服。（《太平圣惠方》）

4. 治疗妇女月经过多　蒲黄15g（布包煎），田七10g（冲服），艾叶15g，滇桂艾纳香10g。水煎服。（《壮医方剂学》）

5. 治疗痈疽不合，疮口冷滞　以北艾煎汤洗后，白胶熏之。（《仁斋直指方》）

【类药辨析】

艾叶与苎麻根的鉴别应用　两药均能止血、安胎，用于多种出血、胎动不安。苎麻根性寒，能凉血止血，清热安胎，以治血热出血和胎热不安者为宜；艾叶性温，长于温经止血，暖宫助孕，多用于崩漏、月经过多、胎漏等妇科虚寒性出血。苎麻根尚能清热解毒，可用于治热毒痈肿；艾叶还能散寒止痛，多用于下焦虚寒之证[1]。

【配伍应用】

1. 艾叶配阿胶　艾叶辛温，能温经止血，暖宫助孕；阿胶甘品，能滋阴、补血、止血。两药配伍，相互为用，止血、安胎作用增强。用于治疗下焦虚寒所致的月经过多，崩漏，胎漏[1]。

2. 艾叶配香附　艾叶能温暖下焦而散寒止痛，香附长于疏肝解郁而调经止痛。两药配伍，可增强温经、行气止痛之功。用于治疗下焦虚寒气滞所导致的痛经、小腹冷痛等[1]。

3. 艾叶配苍术　艾叶能温经散寒，苍术能燥湿健脾。两药配伍，温经除湿之力增强，用于治疗寒湿下注所导致的带下清稀、淋漓不止者[1]。

二、临床研究

1. 慢性气管炎　取穴为两侧定喘、肺俞、风门、大椎、天突、膻中，将艾条点燃后距离穴位3cm处进行悬灸至穴位局部稍红，每个穴位艾灸5~10min，1次/天。同时对双耳取脾穴、肾穴、肺穴、气管穴、交感穴、神门穴进行耳穴压豆。均持续治疗15天为1个疗程，共治疗43例，有效43例，总有效率达100.00%[2]。

2. 乳腺炎　将艾叶50g，生姜250g用100mL黄酒拌炒5min，重复三遍，每次均加入100mL黄酒，炒制成湿润固体状，冷却50~60℃热敷双乳15min，然后进行乳房按摩，边按摩边挤奶5min，交替进行，3次为一疗程，每日三次。共治疗 56 例，痊愈 56 例，总有效率达 100.00%[3]。

3. 产后恶露不绝 当归 10g、川芎 6g、生蒲黄 10g、五灵脂 10g、党参 20g、枳壳 10g、益母草 15g。气虚明显者党参加至 30g；腹痛甚者加延胡索 20g；出血多者生蒲黄、五灵脂改为炭；血气臭者加蒲公英、重楼；食欲不振者加山楂。共治疗 141 例，服用 3 剂痊愈者 17 例，115 例明显好转，5～6 剂痊愈者 56 例，10 剂以上痊愈者 68 例，其中 6 例配合清宫术治愈，总有效率 100%[4]。

4. 小儿风寒感冒 陈艾叶 20g，1000mL 凉水浸泡 10min，文火煮沸 5min，滤出药液，再次加入 1000mL 冷水文火煮沸 5min；先滤出的药液放至适宜温度，将患儿双足浸泡 5min 后，加入第 2 次煮沸药液，调至适宜温度，双足浸泡淹没足背，并用艾叶揉擦足底，每次浸泡约 15min，直到双足潮红，周身微汗出为宜。每天 1 次，足浴后多喝温开水，注意保暖、休息，避免受凉，5 天为 1 个疗程。共治疗 20 例，治愈 5 例，有效 10 例，无效 5 例，总有效率 75%[5]。

5. 寻常疣 将新鲜艾叶清洗干净备用。先将患处清洗干净，后取适量新鲜艾叶擦拭患处，每天 3～5 次，至疣自行脱落为止。治疗 23 例，5 例 3 天脱落，余均在 10 天内自行脱落，总有效率 100%[6]。

三、药理研究

1. 抗炎作用 艾草提取物可以减少血清中干扰素 -γ、白细胞介素 -4、白细胞介素 -6 和肿瘤坏死因子 -α 的含量，进而发挥抗过敏性皮肤炎症功能[7]。此外，艾叶甲醇提取物抑制巨噬细胞 J744A 中半胱氨酸蛋白酶 -11 介导的非典型炎症小体刺激的焦亡和 IL-1β、IL-18 的分泌，同时还能够提高 LPS 诱导的小鼠致命脓毒症的生存率[8]。

2. 抗氧化作用 艾草中抗氧化标志物主要有绿原酸 A、异绿原酸 C、6- 甲氧基木犀草素和绿原酸[9]。艾草精油活性成分桉油精可与 Keap1 结合，解偶联 Nrf2-Keap1，激活 Nrf2，蛋白活性，进而激活血红素氧合酶 -1（heme oxygenase 1，HO-1）、γ- 谷氨酰半胱氨酸合成酶（gamma-glutamyleysteine synthetase，γ-GCS）、GPx、SOD 和 CAT 等抗氧化酶活性，从而发挥抗氧化作用[10]。

3. 抗癌作用 艾草提取物泽兰黄素通过靶向 T-LAK 细胞来源的蛋白激酶（T-LAK cell-derived proteinkinase，TOPK），可抑制食管癌细胞的增殖及转移[11]。艾草精油可抑制酪氨酸酶活性信号通路，进而抑制黑色素瘤细胞 B16F10 黑色素合成过程[12]。此外，异泽兰黄素可以抑制子宫内膜癌细胞的增殖，使细胞滞留在 G/M 期[13]。

4. 抗菌抗病毒作用 艾草精油中桉油精、α- 松油醇、α- 侧柏酮和 β- 石竹烯等对白葡萄球菌、大肠埃希菌和金黄色葡萄球菌均具有明显的抑制作用[14]。艾叶乙醇提取物通过破坏病毒包膜抑制单纯疱疹病毒感染[15]。

四、本草文献摘述

1.《证类本草》"主灸百病。可作煎，止下痢，吐血，下部疮，妇人漏血，利阴气，生肌肉，辟风寒，使人有子。"

2.《本草纲目》"艾叶服之则走三阴，而逐一切寒湿，转肃杀之气为融合；灸之则透诸经，而治百种病邪，起沉疴之人为康泰，其功亦大矣。"

3.《本草正》"艾叶，能通十二经，而尤为肝脾肾之药，善于温中、逐冷、除湿，行血中之气，气中之滞，凡妇人血气寒滞者，最宜用之，故能安胎，止心腹痛，治带下、血崩，暖腰膝，止吐血、下痢，辟风寒、寒湿、瘴疟、霍乱转筋及一切冷气、鬼气，杀蛔虫并下部䘌疮。或生用捣汁，或熟用煎汤，或用灸百病，或炒热敷熨可通经络，或袋盛包裹可温脐膝，表里生熟，俱有所宜。"

参考文献

[1] 国家药典委员会.中华人民共和国药典临床用药须知：中药饮片卷[M].2020版.北京：中国医药科技出版社，2022：816.

[2] 庞亚亚.耳穴压豆联合艾灸对慢性支气管炎患者症状缓解及肺功能的影响[J].光明中医，2020，35（5）：706-708.

[3] 曾金香，易锦锦，欧阳秋，等.热敷按摩预防急性乳腺炎的效果观察[J].中国民族民间医药，2010，19（4）：141.

[4] 张水荣.逐瘀缩宫汤治疗产后恶露不绝141例疗效观察[J].内蒙古中医药，2002（2）：14.

[5] 付杰娜，宋桢桢，尹昊.艾叶足浴治疗小儿风寒感冒40例疗效观察[J].山西中医学院学报，2014，15（6）：57，59.

[6] 应慧群.艾叶治疗寻常疣的疗效观察[J].实用中西医结合临床，2005，5（4）：41.

[7] Han H M，Kim S J，Kim J S，et al.Ameliorative effects of Artemisia argyi Folium extract on 2，4-dinitrochlorobenzene-in-duced atopic dermatitis-like lesions in BALB/c mice[J].Mol Med Rep，2016，14（4）：3206-3214.

[8] Kim Y B，Cho H J，Yi Y S.Anti-inflammatory role of Ar-temisia argyi methanol extract by targeting the caspase-11 non-canonical inflammasome in macrophages[J].J Ethno-pharmacol，2023，307：116231.

[9] Zhang L，Wei Y，Wang W，et al.Quantitative fingerprint and antioxidative properties of Artemisia argyi leaves combined with chemometrics[J].J Sep Sci，2023，46（5）：e2200624.

[10] Jiang Z，Guo X，Zhang K，et al.The Essential Oils and Eucalyptol From Artemisia vulgaris L.Prevent Acetaminophen-Induced Liver Injury by Activating Nrf2-Keap1 and Enhancing APAP Clearance Through Non-Toxic Metabolic Pathway[J].Front Pharmacol，2019，10：782.

[11] Fan X，Tao J，Cai Z，et al.Eupafolin Suppresses Esophagus Cancer Growth by Targeting T-LAK Cell-Originated Protein Kinase[J].Front Pharmacol，2019，10：1248.

[12] Huang H C，Wang H F，Yih K H，et al.Dual bioactivities of essential oil extracted from the leaves of Artemisia argyi as an antimelanogenic versus antioxidant agent and chemical composition analysis by GC/MS[J].Int J Mol Sci，2012，13（11）：14679-14697.

[13] Cho J H，Leej G，Yang Y I，et al.Eupatilin, a dieta-ry flavonoid, induces G2/M cell cycle arrest in human en-dometrial cancer cells[J].Food Chem Toxicol，2011，49（8）：1737-1744.

[14] 张萍，魏佳佳，杨永建，等.索氏法提取艾叶精油的化学组成及其抑制活性[J].连云港职业技术学院学报，2022，35（1）：1-5.

[15] Liu P，Zhong L，Xiao J，et al.Ethanol extract from Artemisia argyi leaves inhibits HSV-1 infection by destroying the viral envelope[J].Virol J，2023，20（1）：8.

白蔹 Bailian

本品为葡萄科植物白蔹 *Ampelopsis japonica*（Thunb.）Makino 的干燥块根。春、秋二季采挖，除去泥沙和细根，切成纵瓣或斜片，晒干。

5-2-5 白蔹彩图

一、传统应用

【性味归经】 苦，微寒。归心、胃经。

【功效主治】 清热解毒，消痈散结，敛疮生肌。用于痈疽发背，疔疮，瘰疬，烧烫伤。

【用法用量】 5～10g。外用适量，煎汤洗或研成极细粉敷患处。

【使用注意】 脾胃虚寒及无实火者忌服；不宜与川乌、制川乌、草乌、制草乌、附子同用。

【方剂举例】

1. 安阳精制膏 [《中华人民共和国药典》（2020年版一部）]

药物组成：生川乌、生草乌、乌药、白蔹、白芷、白及、木鳖子、木通、木瓜、三棱、莪术、当归、赤芍、肉桂、大黄、连翘、血竭、阿魏、乳香、没药、儿茶、薄荷脑、水杨酸甲酯、冰片。

功能主治：消积化癥，逐瘀止痛，舒筋活血，追风散寒。用于癥瘕积聚，风寒湿痹，胃寒疼痛，手足麻木。

2. 阳和解凝膏 [《中华人民共和国药典》（2020年版一部）]

药物组成：牛蒡草、凤仙透骨草、生川乌、桂枝、大黄、当归、生草乌、生附子、地龙、僵蚕、赤芍、白芷、白蔹、白及、川芎、续断、防风、荆芥、五灵脂、木香、香橼、陈皮、肉桂、乳香、没药、苏合香、人工麝香。

功能主治：温阳化湿，消肿散结。用于脾肾阳虚、痰瘀互结所致的阴疽、瘰疬未溃、寒湿痹痛。

3. 拔毒膏 [《中华人民共和国药典》（2020年版一部）]

药物组成：金银花、连翘、大黄、桔梗、地黄、栀子、黄柏、黄芩、赤芍、当归、川芎、白芷、白蔹、木鳖子、蓖麻子、玄参、苍术、蜈蚣、穿山甲、没药、儿茶、乳香、红粉、血竭、轻粉、樟脑。

功能主治：清热解毒，活血消肿。用于热毒瘀滞肌肤所致的疮疡，症见肌肤红、肿、热、痛，或已成脓。

4. 白蔹散（《太平圣惠方》）

药物组成：白蔹、甘草、玄参、木香、赤芍、川大黄。

功能主治：清热解毒，消肿散结。用于瘰疬生于颈腋，结肿寒热。

【简便验方】

1. 治疗吐血、咯血不止 白蔹三两，阿胶二两（炙令燥）。上二味，粗捣筛，每服二钱匕，酒水共一盏，入生地黄汁二合，同煎至七分，去渣，食后温服。如无地黄汁。入生地黄一分同煎亦得。（《圣济总录》白蔹汤）

2. 治疗冻耳成疮，或痒或痛者 黄柏、白蔹各半两。为末。先以汤洗疮，后用香油调涂。（《仁斋直指方》白蔹散）

3. 治疗扭挫伤 见肿消两个，食盐适量。捣烂外敷。（《全展选编·外科》）

4. 治疗汤火灼烂 白蔹末敷之。（《备急千金要方》）

5. 治疗白癜风，遍身斑点瘙痒 白蔹三两，天雄三两（炮裂去皮脐），商陆一两，黄芩二两，干姜二两（炮裂、锉），踯躅花一两（酒拌炒令干）。上药捣罗为细散，每于食前，以温酒调下二钱。（《太平圣惠方》白蔹散）

【类药辨析】

白蔹与山慈菇的鉴别应用 两药均善清热解毒，消痈散结，同用可治疗痈疮毒，肿硬疼痛。然白蔹味苦归心经，消痈止痛力强，又能生肌敛疮，用于治疮疡肿毒初起者可消，成脓者促溃，久溃者能敛，故为治疮疡之良药；而山慈菇味甘归肝经，解毒散结力强，善治瘰疬、瘿瘤及癥瘕痞块，为多种肿瘤常用之品[1]。

【配伍应用】

1. 白蔹配白及　白蔹长于清热解毒，消痈散结；白及长于收敛止血，生肌敛疮。二药配伍，增强清热解毒、生肌敛疮之效，用于治疗疮疡溃后不敛及手足皲裂疼痛[1]。

2. 白蔹配玄参　白蔹清热解毒，消肿散结；玄参滋阴泻火，软坚散结。二药配伍，增强泻火解毒、软坚散结之功，用于治疗痰火郁结之瘰疬痰核，肿硬疼痛[1]。

3. 白蔹配地榆　白蔹清热解毒，敛疮生肌；地榆凉血止血，解毒敛疮。二药配伍，具有凉血解毒、消肿止痛、生肌敛疮之效，用于治疗烧烫伤及疮疡溃烂[1]。

二、临床研究

1. 治痔疮　肛肠安胶囊由苦参、胡黄连、马齿苋、蒲公英、白蔹、生地黄、地榆、仙鹤草、槐米、枳壳、白芍、大黄、猪胆汁等组成，口服，每次4粒，每日3次，5天为1个疗程，连服2个疗程。共治疗188例，治愈65例，有效106例，无效17例，对出血、瘙痒和便秘有效率达100%[2]。

2. 治烧伤　用白蔹粉末500g、麻油100mL加水适量搅拌成糊状，消毒后备用。采用暴露涂布法，每日涂药2～3次，直至创面无分泌物渗出，长出新鲜上皮为止，治疗烧伤300例，全部治愈，治愈率为100%，治疗效果好，疗程短[3]。

3. 治黄褐斑炎　将白芷、白蔹、白及、薄荷各100g，红花、细辛、珍珠粉各30g，石膏300g共研细末，取1/10加维生素C 0.5g，维生素E 0.2g热水调匀后敷于面部，每3日一次，60天为一个疗程。结果基本治愈17例，显效20例，好转3例，无效1例，有效率为90.2%[4]。

4. 治骨折并发张力性水疱　将优质生大黄、白蔹各等份，研成细粉末，经120目筛，装瓶高压消毒后备用。应用时如局部水疱已破者，先用0.1%新洁尔灭创面消毒，然后视其面积大小，撒药厚度约0.2cm于患处，消毒纱布覆盖，水疱未破者，用消毒针头抽液后再给予敷药，3天换药1次，患者敷药后可照常用夹板或其他外固定装置固定。共治疗156例，其中敷药1次治愈98例，2次治愈50例，3次治愈8例，总治愈率为100%[5]。

5. 治疗下肢静脉性溃疡　用中药外洗方（组成：紫草、土茯苓、黄精、白蔹、徐长卿）浸泡治疗，每次20min，每天1次。1月为1个疗程。共治疗136例，治愈64例，显效52例，有效11例，无效9例，总有效率为93.4%[6]。

6. 治女性尖锐湿疣　用马齿苋60g、灵磁石20g、白蔹20g、木贼草30g、生牡蛎30g、白花蛇舌草80g、红花10g，加水2500mL，去渣存液，外擦洗中西医结合治疗女性尖锐湿疣，20天为1个疗程，共治疗2个疗程。共治疗128例，治愈55例，显效47例，好转18例，无效8例，总有效率为93.75%[7]。

三、药理研究

1. 抑菌作用　白蔹正丁醇萃取物对金黄色葡萄球菌、大肠埃希菌和串珠镰孢菌具有很好的抑制活性，且具有浓度剂量依赖性[8]。蛇葡萄根、白蔹等4味中药的70%乙醇提取物外用制剂对金黄色葡萄球菌、大肠埃希菌、铜绿假单胞菌有不同程度的抑制作用[9]。

2. 抗肿瘤作用　乙醚和乙酸乙酯部位是白蔹的抗肿瘤活性部位，能引起HepG2细胞凋亡。其中乙酸乙酯部位活性最强[10]。白蔹的甲醇提取成分以及从中分离纯化得到的白蔹苷（momordin）能激活蛋白（AP-1）活性、抑制肿瘤细胞的增生[11]。

3. 免疫调节作用 不同剂量的白蔹醇提物对小鼠外周血淋巴细胞 ANAE 阳性率、T 细胞增殖能力及巨噬细胞功能均有促进作用，并随剂量增加作用增强，量效呈正相关[12]。

4. 促进伤口愈合 白蔹油糊和白蔹煎液均可显著改善疮疡的症状及病理变化[13]。

5. 兴奋作用 白蔹煎剂不同剂量对小鼠有一定的兴奋作用[14]。

四、本草文献摘述

1.《神农本草经》"主痈肿疽疮，散结气，止痛，除热，目中赤，小儿惊痫，温疟，女子阴中肿痛。下赤白，杀火毒。"

2.《本草经疏》"白蔹，苦则泄，辛则散，甘则缓，寒则除热，故主痈肿疽疮，散结止痛……总之为疗肿痈疽要药，乃确论也。"

参考文献

[1] 国家药典委员会.中华人民共和国药典临床用药须知：中药饮片卷[M].2020 版.北京：中国医药科技出版社，2022：333.

[2] 赵国鸣，谢谋华.肛肠安胶囊治疗痔疮分类分期疗效观察[J].中医学报，2010，25（4）：755-756.

[3] 洪明星，洪宾华.白蔹膏治疗烧伤300 例疗效观察[J].江西中医药，1994，25（12）：23-24.

[4] 邹米红.中药面膜治疗黄褐斑41 例[J].南京中医药大学学报，2006，22（5）：334.

[5] 乔洪杰，田显林.大白散治疗骨折并发张力性水疱[J].河南中医，1998，18（1）：60.

[6] 刘汉庆.中药外洗方治疗下肢静脉性溃疡136 例[J].新中医，2007，39（11）：53.

[7] 李书考，胡素叶，李领娥，等.中西医结合治疗女性尖锐湿疣128 例疗效观察[J].中国热带医学，2010，10（7）：880-882.

[8] ZHU C J，ZHU H W.Antibacterial effect of n-butanol extract from Ampelopsis japonica[J]. Chinese Folk M edicine（中国民族民间医药），2011，23（1）：67-68.

[9] 闵凡印，周一鸿，宋学立，等.白蔹炒制前后的体外抗菌作用[J].中国中药杂志，1995，20（12）：728-730.

[10] 张梦美，叶晓川，黄必胜，等.白蔹抗肿瘤活性部位的筛选研究[J].湖北中医药大学学报，2012，14（2）：40-42.

[11] LEE D K，KIM B，LEE S G，et al.Momordins inhibit both AP-1 function and cell proliferation[J].Anticancer Res，1998，18（1A）：119-124.

[12] 俞琪，蔡琨，田维毅.白蔹醇提物免疫活性的初步研究[J].贵阳中医学院学报，2005，27（2）：20.

[13] 汤佩佩，郭晓芳，白明，等.白蔹外用对疮疡模型的影响[J].中华中医药杂志，2012，28（4）：65-68.

[14] 赵翠兰，郭桂森，李开源，等.白蔹部分药理作用实验研究[J].云南中医杂志，1996，17（3）：55-58.

地榆 Diyu

本品又称黄瓜香、玉札、山枣子、马连鞍薯，为蔷薇科植物地榆 *Sanguisorba offici-nalis* L.或长叶地榆 *Sanguisorba officinalis* L.var. *longifolia*（Bert.）Yü et Li 的干燥根。春季将发芽时或秋季植株枯萎后采挖，除去须根，洗净，干燥，或趁鲜切片，干燥。

5-2-6 地榆彩图

一、传统应用

【性味归经】苦、酸、涩，微寒。归肝、大肠经。

【功效主治】凉血止血，解毒敛疮。

用于便血，痔血，血痢，崩漏，水火烫伤，痈肿疮毒。

地榆炭凉血之力不及生地榆，以收敛止血为主，可用于各种出血病证而血热不显者。

【用法用量】9~15g。外用适量，研末涂敷患处。

【使用注意】本品性寒酸涩，凡虚寒性便血、下痢、崩漏及出血有瘀者慎用。对于大面积烧伤患者，不宜使用地榆制剂外涂，以防其所含鞣质被大量吸收而引起中毒性肝炎。

【方剂举例】

1. 地榆槐角丸 [《中华人民共和国药典》（2020年版一部）]

药物组成：地榆（炭）、槐角（蜜炙）、槐花（炒）、大黄、黄芩、地黄、当归、赤芍、红花、防风、荆芥穗、枳壳（麸炒）。

功能主治：疏风凉血，泻热润燥。用于脏腑实热、大肠火盛所致的肠风便血、痔疮肛瘘、湿热便秘、肛门肿痛。

2. 消痔软膏 [《中华人民共和国药典》（2020年版一部）]

药物组成：熊胆粉、地榆、冰片。

功能主治：凉血止血，消肿止痛。用于炎性、血栓性外痔及I、II期内痔属风热瘀阻或湿热壅滞证。

3. 痔宁片 [《中华人民共和国药典》（2020年版一部）]

药物组成：地榆炭、侧柏叶炭、地黄、槐米、酒白芍、荆芥炭、当归、黄芩、枳壳、刺猬皮（制）、乌梅、甘草。

功能主治：清热凉血，润燥疏风。用于实热内结或湿热瘀滞所致的痔疮出血、肿痛。

4. 地榆丸（《普济方》）

药物组成：地榆、当归、阿胶、黄连、诃子肉、木香、乌梅肉。

功能主治：清热，凉血，止痢。用于治疗泻痢或血痢。

【简便验方】

1. 治疗痔疮出血 苦瓜叶50g，铁苋菜15g，小蓟15g，地榆10g，甘草6g。水煎服。（《壮医方剂学》消痔止血汤）

2. 治疗妇人漏下赤色不止，令人黄瘦虚渴 地榆二两（细锉），以醋一升，煮十余沸，去渣，食前稍热服一合。亦治呕血。（《太平圣惠方》）

3. 治疗面疮赤肿焮痛 地榆八两（细锉），水一斗，煮至五升，去渣，适寒温洗之。（《小儿卫生总微方论》）

4. 治疗湿疹 地榆面、煅石膏面各二十两，枯矾一两。研匀，加凡士林三十至四十两，调膏外敷。（《全展选编·皮肤科》）

5. 治疗烧伤 大金花草100g，地榆50g，大叶蛇总管50g。水煎取浓缩液，湿敷患处。也可将药物炒焦，研细末，用凡士林或食用油调敷患处。（《壮医方剂学》金花草烧伤方）

【类药辨析】

地榆与紫草的鉴别应用 二者均能凉血、解毒，用于水火烫伤，痈肿疮毒。然地榆长于清血分之邪热而止血，兼能收敛止血，用于治疗血热出血诸证。因其性沉降，善走下焦，故尤宜于便血、痔血、血痢、崩漏等下部出血之证。紫草以透疹见长，能凉血热，行瘀滞，解热毒，透发斑疹，用于治疗温病血热毒盛，斑疹紫黑，麻疹不透[1]。

【配伍应用】

1. 地榆配茜草 地榆凉血止血，兼能收敛；茜草凉血止血，又能化瘀。两药配伍，凉血止血之效增，又无凉遏留瘀之弊。用于治疗血热出血，尤以便血、痔血、崩漏等下部出血证多用[1]。

2. 地榆配冰片 二者均为苦寒之品，能泻火解毒，敛疮生肌。相须为伍，外治诸疮，能协同增效，相得益彰。用于疮疡溃后日久不敛，水火烫伤，皮肤溃烂，每获良效[1]。

二、临床研究

1. 溃疡性结肠炎 生白及15g，生甘草10g，硼砂（冲入）1g，冰片（冲入）2g，枳实15g，儿茶5g，地榆炭30g，土茯苓35g等，每日1剂，水煎150mL，每日1次保留灌肠60min以上，1个疗程1个月，观察3个月。共治疗30例，治愈17例，有效10例，无效3例，总有效率为90%[2]。

2. 非化疗所致浅静脉炎 黄柏30g，生大黄30g，地榆30g，芒硝15g，冰片5g，煎汤100mL，湿敷，2h更换，治疗时间为7天。共治疗21例，治愈9例，显效5例，有效5例，无效2例，有效率为90.48%[3]。

3. 崩漏 党参、生地黄榆各30～60g，加减法：伴有肝郁化热者，加柴胡、白芍、炒栀子；伴有肝肾阴虚者，加入墨旱莲、女贞子、生地黄、麦冬、龟甲；伴有脾肾阳虚者，加入制附子、淫羊藿、菟丝子、杜仲、白术；兼有气滞血瘀者，加入香附、三七、制大黄、益母草；伴子宫内膜病理性增殖和子宫肌瘤者，加入白花蛇舌草、重楼、海螵蛸、茜草、血竭（吞）和生半夏（先煎）。一般患者每日1剂，于发病开始服用至血止，而后加入滋肾或补肾阳药3～4味，每月5～10剂，连续服用1～3个月。共治愈136例，治愈92例，显效18例，有效14例，无效12例，总有效率为91.18%[4]。

4. 慢性前列腺炎 生地黄榆40g，半边莲15g，鱼腥草30g，红花10g，桃仁10g，泽兰10g，车前子10g，滑石15g，桂枝10g，甘草3g，每日一剂水煎服2次。共治疗48例，治愈24例，好转19例，无效5例，有效率为89.6%[5]。

5. 上消化道出血 地榆15g，茜草根15g，黄芩12g，黄连12g，栀子9g，茯苓9g，大黄15g，制为棕褐色散剂，20g/包，1包/次，3次/天[5]。共治疗41例，治愈26例，好转12例，无效3例，有效率为92.7%[6]。

6. 慢性结肠炎 川黄连20g，苦参20g，地榆20g。以上中药加纯净水600mL浓煎成300mL，用细纱布过滤（液温38～42℃），保留灌肠，1次/天，7天为一疗程。共治疗54例，显效27例，好转20例，无效7例，有效率为87.04%[7]。

三、药理研究

1. 抗炎作用 生地黄榆和地榆炭水提物均能抑制二甲苯引起的小鼠耳郭肿胀、冰醋酸引起的小鼠腹腔毛细血管通透性增高和蛋清所致的大鼠足跖肿胀，显著降低足跖肿胀大鼠血清IL-1β和炎症足跖组织中PGE2含量，但生地黄榆水提物的作用强于地榆炭水提物[8]。地榆的70%乙醇提取物可减少炎性趋化因子MDC、

RANTES、IL-8 和 TARC 的产生[9]。地榆鞣质可以明显提升血清中 TNF-α、IL-6 及 IL-1β 等抗炎因子水平（$P<0.01$），从而增强衰老大鼠的抗炎能力[10]。

2. 抗菌作用 地榆具有较强的抗痤疮丙酸杆菌活性，且 MIC 与总酚含量呈中度正相关[11]。地榆对多种幽门螺杆菌具有抑制作用，MIC 在 160~320μg/mL[12]。地榆原花青素对金黄色葡萄球菌、枯草芽孢杆菌、大肠埃希菌和蜡样杆菌均有较强抑制作用，其中对金黄色葡萄球菌的抑制作用最强（MIC 为 900μg/L）[13]。

3. 抗溃疡作用 地榆鞣质能改善小鼠急性胃溃疡情况，且剂量为 260mg/kg 时，抗溃疡效果与云南白药效果相当[14]。地榆能显著降低溃疡性结肠炎大鼠肠血清中 IL-1β 水平，升高 IL-10，明显下调 NF-κB p65 蛋白的表达，发挥抗溃疡作用[15]。

4. 降糖作用 地榆多糖对酵母 α-葡萄糖苷酶活性的 IC_{50} 为 1.69μg/mL，属于竞争性抑制；对 SD 大鼠体外小肠黏膜 α-葡萄糖苷酶活性的 IC_{50} 为 1.51μg/mL[16]。

5. 止血作用 地榆对家兔血小板的促聚作用与鞣质有关，而对小鼠的促凝血作用则与钙离子有关；并表示地榆缩短出、凝血时间及促进血小板聚集作用和其传统的凉血止血功用是相吻合的[17]。地榆水煎液能使家兔血液中红细胞百分比含量增高，导致全血黏度升高，血流速度变缓而利于血小板凝血功能的发挥，从而起到凝血止血的作用[18]。

6. 抗肿瘤作用 地榆鞣质（3.125mg/L）对肝癌细胞 SMMC-7721 具有诱导凋亡的作用[19]。地榆正丁醇萃取层（鞣质含量 15.36%）可以浓度依赖性地抑制人肝癌细胞株 Hep G2 的增殖（IC_{50}=222.87μg/mL）并促进其凋亡，其机制可能与促进细胞内活性氧（ROS）的产生有关[20]。

7. 抗过敏作用 地榆大孔树脂 40% 乙醇洗脱组分对透明质酸酶抑制率最高可以达到 76%（2mg/mL）；大孔树脂 HP-20、超滤膜、聚酰胺、凝胶 LH-20 可以有效地对地榆抗过敏成分进行吸附分离；分离到的一个缩合鞣质单体抑制率高达 89%（2mg/mL）[21]。

四、本草文献摘述

1.《本草纲目》 "地榆除下焦热，治大小便血证。止血取上截切片炒用，其梢能行血，不可不知。"

2.《本草求真》 "地榆，诸书皆言因其苦寒，则能入于下焦血分除热，俾热悉从下解。又言性沉而涩，凡人症患吐衄、崩中、肠风、血痢等症，得此则能涩血不解。按此不无两歧，讵知其热不除，则血不止，其热既清，则血自安，且其性主。既能清降，又能收涩，则清不虑其过泄，涩亦不虑其或滞，实为解热止血药也。"

3.《本草正义》 "地榆凉血，故专主血热而治疮疡，能止汗。又苦寒之性，沉坠直降，故多主下焦血证，如溲血、便血、血淋、肠风、血痔、血痢、崩中、带下等皆是。"

参考文献

[1] 国家药典委员会. 中华人民共和国药典临床用药须知：中药饮片卷 [M].2020 版. 北京：中国医药科技出版社，2022：723-725.

[2] 李薇，高奎亮，李吉彦. 冰及地榆汤灌肠治疗溃疡性结肠炎（左半结肠）临床研究 [J]. 辽宁中医药大学学报，2019，21（3）：25-28.

[3] 刘婧，肖国锦，罗代菊.加味黄柏地榆汤湿敷治疗非化疗所致浅静脉炎的临床疗效观察[J].现代中医药，2012，32（4）：36-37.

[4] 何文扬.党参地榆汤治疗崩漏136例[J].中国中医药科技，2004，11（3）：163.

[5] 刘彩民.地榆汤治疗慢性前列腺炎48例[J].甘肃科技，2001（4）：62.

[6] 张磊，何中平，欧阳松山.加味地榆散治疗上消化道出血41例[J].中国中西医结合消化杂志，2007，15（5）：338-339.

[7] 陈岗.连参地榆液治疗慢性结肠炎54例观察[J].医学信息（上旬刊），2011，24（4）：2089.

[8] 俞浩，方艳夕，毛斌斌，等.地榆炮制前后水提物抗炎效果研究[J].中药材，2014，37（1）：34-37.

[9] Yang J H，wang Y H，Gu M J，et al. Ethanol extracts of *Sanguisorba officinalis* L.suppress TNF-α/FN-Y-induced pro-inflammatory chemokine production in Ha Ca T cells[J].Phytomedicine，2015，22（14）：1262-1268.

[10] 陈鹏，吴玥，周本宏.地榆鞣质改善D-型半乳糖致衰老大鼠抗氧化、抗炎作用的研究[J].中国药师，2018，21（4）：562-565.

[11] Kim S，Oh S，Noh H，et al.In Vitro Antioxidant and antipropionibacterium acnes activities of cold water，waterhot，and extractsmethanol，and their respective ethyl acetate fractions，from *Sanguisorba officinalis* L.roots[J].Molecules，2018，23（11）：3001.

[12] Shen X，Zhang W，Peng C，et al.In vitro anti-bacterial activity and network pharmacology analysis of *Sanguisorba officinalis* L.against Helicobacter pylori infection[J].Chin Med，2021，16（1）：33.

[13] 丁辉煌.地榆中原花青素的提取、分离及其体外抗氧化活性研究[D].西安：陕西师范大学，2008.

[14] 彭诚.地榆总鞣质提取、纯化及活性研究[D].长春：吉林大学，2012.

[15] 赵崧，郑子春，沈洪.地榆、白芷、白蔹在溃疡性结肠炎大鼠中的作用及机制探讨[J].实用临床医药杂志，2011，15（7）：1-4，8.

[16] 赵元.地榆多糖的分离纯化及其对α-葡萄糖苷酶活性的抑制作用[D].济南：山东大学，2006.

[17] 贾天柱，王英照，郭常燊.烘法制备地榆炭的初步研究[J].中成药，1992（1）：22-23.

[18] 党春兰，程方荣.地榆对家兔血液流变学的影响[J].中国医学物理学杂志，1997（3）：7-8.

[19] 胡毅，夏天，赵建斌.地榆鞣质对肝癌细胞SMMC-7721作用的光镜及电镜观察[J].第四军医大学学报，2000（10）：1307-1308.

[20] 宛春雷，柴军红，孙晓薇，等.地榆正丁醇萃取层对人肝癌细胞株HepG2增殖和凋亡的影响及其机制[J].肿瘤药学，2014，4（2）：112-116.

[21] 冯志臣.地榆抗过敏活性物质的研究[D].南宁：广西大学，2007.

儿茶 Ercha

本品为豆科植物儿茶 *Acacia catechu*（L.f.）Willd. 的去皮枝、干的干燥煎膏。冬季采收枝、干，除去外皮，砍成大块，加水煎煮，浓缩，干燥。

5-2-7 儿茶彩图

一、传统应用

【性味归经】苦、涩，微寒。归肺、心经。

【功效主治】活血止痛，止血生肌，收湿敛疮，清肺化痰。用于跌扑伤痛，外伤出血，吐血衄血，疮疡不敛，湿疹、湿疮，肺热咳嗽。

【用法用量】1~3g，包煎。多入丸散服，外用适量。

【方剂举例】

1. 口咽清丸 [《中华人民共和国药典》（2020年版一部）]

药物组成：儿茶、马槟榔、薄荷、乌梅肉、硼砂、诃子、山豆根、冰片、甘草。

功能主治：清热降火，生津止渴。用于火热伤津所致的咽部肿痛、口舌生疮、牙龈红肿、口干舌燥。

2. 消糜栓 [《中华人民共和国药典》（2020年版一部）]

药物组成：人参茎叶皂苷、紫草、黄柏、苦参、枯矾、冰片、儿茶。

功能主治：清热解毒，燥湿杀虫，祛腐生肌。用于湿热下注所致的带下病，症见带下量多、色黄、质稠、腥臭、阴部瘙痒；滴虫性阴道炎、霉菌性阴道炎、非特异性阴道炎、宫颈糜烂见上述证候者。

3. 万应锭 [《中华人民共和国药典》（2020年版一部）]

药物组成：胡黄连、黄连、儿茶、冰片、香墨、熊胆粉、人工麝香、牛黄、牛胆汁。

功能主治：清热，解毒，镇惊。用于邪毒内蕴所致的口舌生疮、牙龈咽喉肿痛、小儿高热、烦躁易惊。

4. 七厘散 [《中华人民共和国药典》（2020年版一部）]

药物组成：血竭、乳香（制）、没药（制）、红花、儿茶、冰片、人工麝香、朱砂。

功能主治：化瘀消肿，止痛止血。用于跌扑损伤，血瘀疼痛，外伤出血。

【简便验方】

1. 治疗肺结核咯血 儿茶1两，明矾8钱，共研细末。每次0.1~0.2g，每日3次。中等量咯血（大咯血者不宜采用），每次服0.2~0.3g，每4小时1次。（《全国中草药汇编》）

2. 治疗咽喉肿痛，牙疳口疮，津液不足，口干舌燥 儿茶606g，马槟榔61g，薄荷121g，乌梅肉30g，硼砂61g，诃子30g，山豆根30g，冰片30.3g，甘草30g。以上九味，冰片、硼砂分别研细，其余儿茶等七味粉碎成细粉，加入硼砂、冰片细粉，混匀制丸。吞服或含服，一次0.5g，一日2~4次。[《中华人民共和国药典》（2020年版一部）]

3. 治疗口疮糜烂 儿茶1钱，硼砂5分，研粉，敷患处。（《外治寿世方》）

4. 治疗扁桃体炎 儿茶、柿霜各3钱，冰片2分，枯矾2钱，共研细粉，用甘油调成糊状，擦患处。（《全国中草药汇编》）

5. 治疗疮疡久不收口，湿疹 儿茶、龙骨各1钱，冰片1分，共研细粉，敷患处。（《全国中草药汇编》）

【类药辨析】

儿茶与血竭的鉴别应用 二药均具有活血疗伤、止血、生肌敛疮之功，均可用于治跌打损伤，瘀滞肿痛，外伤出血，以及疮疡久溃不敛等。然儿茶性涩收敛，还常用于湿疹湿疮。血竭功善活血散瘀、通经止痛，又可用治血滞心腹刺痛等证[1]。

【配伍应用】

1. 儿茶配乳香 儿茶苦燥除湿，味涩收敛，性凉清热，能解毒收湿，敛疮生肌；乳香辛香走窜，能活血行气，消肿生肌。两药伍用，能增强活血止痛、祛腐生肌之功，用于治疗诸疮溃烂，久不收口等症[1]。

2. 儿茶配桑白皮 儿茶性凉苦降，能清肺化痰；桑白皮味甘性寒，泻肺清热。两药伍用，共奏清肺泄热、化痰止咳之功，用于治疗痰火郁肺或肺热咳嗽有痰者[1]。

二、临床研究

1. 烧烫伤 黄芩100g、黄柏100g、紫草100g、儿茶50g、冰片50g。将黄芩、黄柏、紫草、儿茶粉碎成粗粉，加75%乙醇500mL，浸渍5天后过滤。残渣用力压榨，滤液与压榨液混合，静置24h备用。冰片溶解于75%乙醇150mL中，加入上述浸渍液，混匀，自滤器上添加75%乙醇定容至1000mL静置，分装到100mL喷瓶中，每4~6小时1次，治疗时间为2~6周。全部治愈，有效率100%[2]。

2. 慢性宫颈炎 儿茶3g，鸡内金3g，轻粉1.5g，冰片1g。上为细末，将带线棉球蘸上适量药粉放置宫颈患处，留置8h后取出，每日1次，通过上述治疗1~2个疗程后，待第1次月经干净后3~7天进行疗效观察。共治疗100例，痊愈62例，显效23例，总有效率85%[3]。

3. 溃疡性结肠炎 儿茶3g，水煎2次滤过取汁400mL，待药温38~40℃时装入肠道冲洗袋内。将肠道冲洗袋管自肛门轻插入15~20cm，滴速60~70滴/min，10天为1个疗程，共3个疗程。共治疗43例，显效26例，有效12例，无效5例，总有效率88.37%[4]。

4. 糜烂型口腔扁平苔藓 儿茶10g，熟大黄5g，川黄连10g，黄芩15g，金银花30g，赤芍20g，提取有效成分加糊精和蔗糖制成10g一袋的冲剂；每次10g，3次/日，开水冲服，进行2~3个疗程治疗。共治疗50例，痊愈32例，显效10例，有效4例，无效4例，总有效率92%[5]。

三、药理研究

1. 抗肿瘤作用 儿茶素处理Hep G2细胞后，可以下调Hep G2细胞中Bcl2蛋白表达，上调Bax蛋白表达，这种作用会促进caspase3活化，从而影响Hep G2细胞的增殖和迁移，诱导体外凋亡[6]。

2. 抗病原体的作用 儿茶素具有抑制甲型流感病毒和乙型流感病毒增殖的作用。儿茶素的最大无毒剂量为12.5mg/mL，在3.1~12.5mg/mL的浓度范围内抑制甲型和乙型流感病毒的增殖[7]。

3. 止泻作用 复方地榆勾儿茶散对番泻叶所致的小鼠腹泻有明显的抑制作用，使小鼠在同一时间段内的累积腹泻次数减少；对正常小鼠和甲硫酸新斯的明所致小鼠肠亢进的小鼠肠推进有明显的抑制作用[8]。

四、本草文献摘述

1.《本草经疏》 "味苦、涩，平，无毒。主清上膈热，化痰生津，涂金疮，一切诸疮，生肌定痛，止血收湿。"

2.《本草正》 "降火生津，清痰涎咳嗽，治口疮喉痹，烦热，止消渴，吐血，衄血、便血、尿血、湿热痢血，及妇人崩淋，经血不止，小儿疳热、口疳、热疮、湿烂诸疮，敛肌长肉，亦杀诸虫。"

参考文献

[1] 国家药典委员会.中华人民共和国药典临床用药须知:中药饮片卷[M].2020版.北京:中国医药科技出版社,2022:840-841.

[2] 韩冬梅.二黄烧伤酊治疗烧烫伤100例临床观察[J].山西医药杂志,2017,46(4):468-469.

[3] 朱雪莲,马毅.儿茶溃疡散治疗慢性宫颈炎临床观察[J].福建中医药,2003,34(5):6-7.

[4] 陈蕾.儿茶水煎剂灌肠治疗溃疡性结肠炎的临床研究[J].中国民族民间医药,2010,19(16):169-170.

[5] 马福凯.儿茶解毒冲剂治疗糜烂型口腔扁平苔藓的临床研究[J].滨州医学院学报,2004,27(4):257-259.

[6] WU Y J, JIN J, HU S, et al.Effects of Catechin on human hepatocellularcarcinom a cell line HepG2[J].Chinese Pharmacological Bulletin,2010,26(2):598-602.

[7] 郑群,丁丽新,石伟先,等.儿茶素抑制流感病毒增殖作用的研究[J].公共卫生与预防医学,2005(4):12-14.

[8] 李楠,漆重阳,韩玲玲,等.复方地榆勾儿茶散止泻作用的初步研究[J].黑龙江畜牧兽医,2017(10):137-139.

松花粉 Songhuafen

本品为松科植物马尾松 Pinus massoniana Lamb. 油松 Pinus tabulieformis Carr. 或同属数种植物的干燥花粉。春季花刚开时,采摘花穗,晒干,收集花粉,除去杂质。

5-2-8 松花粉彩图

一、传统应用

【性味归经】甘,温。归肝、脾经。

【功效主治】收敛止血,燥湿敛疮。用于外伤出血,湿疹,黄水疮,皮肤糜烂,脓水淋漓。

【用法用量】外用适量,撒敷患处。

【使用注意】阴虚血燥者慎用。

【方剂举例】

1. 花芪胶囊(《国家食品药品监督管理局国家药品标准 YBZ11902009》)

药物组成:黄芪、地黄、太子参、山药、黄精(制)、山茱萸、五味子、松花粉、知母、黄柏、桑白皮、丹参、大黄、荔枝核、鸡内金(炒)、玉米须。

功能主治:益气养阴,润燥清热。用于消渴属气阴两虚兼燥热证,症见多食善饥,口渴多饮,尿频量多,神疲乏力,气短懒言,自汗盗汗,五心烦热,心悸失眠,便秘。

2. 降脂减肥片(《中华人民共和国卫生部药品标准·中药成方制剂》)

药物组成:何首乌、葛根、枸杞子、丹参、茵陈、泽泻、大黄、菟丝子、三七、松花粉。

功能主治:滋补肝肾,养益精血,扶正固本,通络定痛,健脾豁痰,明目生津,润肠通便。用于各型高脂血症,心脑血管硬化,单纯性肥胖,习惯性便秘,痔疮出血。

3. 复方牙痛宁搽剂(《国家中成药标准汇编 口腔肿瘤儿科分册》)

药物组成:松花粉、花椒、冰片、丁香、薄荷脑、荆芥、荜茇、茵陈、甘草、八角茴香。

功能主治:消肿止痛。用于牙痛,牙周肿痛。

4. 松花散(《太平圣惠方》)

药物组成:松花、甘草、紫菀、百

合、薯蓣、人参、鹿角胶、生干地黄、白茯苓、茜草根、刺蓟、艾叶。

功能主治：止血，健脾。用于吐血久不止。

【简便验方】

1. 治疗胃及十二指肠溃疡，慢性便秘　松花粉3g，冲服。(《常用中草药手册》)

2. 治疗久痢不止，延及数月，缠绵不净　松花粉每服9g，食前米汤调下。(《本草汇言》)

3. 治疗尿布皮炎　松花粉外敷伤口。(《浙江民间常用草药》)

4. 治疗婴儿湿疹　松花粉3g，炉甘石粉3g，鸡卵黄3个。先将鸡卵煮熟，去白取黄，再放金属小锅煎熬，即有卵黄油析出，取油去渣，用此油调松花粉、炉甘石粉涂患部，一至三次（已化脓者无效）。(《健康报》)

5. 治疗牙痛，牙周肿痛　松花粉、花椒、冰片、丁香、薄荷脑、荆芥、荜茇、茵陈、甘草、八角茴香等。[《第五批国家非处方药药品目录（二）》（中成药部分）复方牙痛宁搽剂]

【类药辨析】

松花粉与蒲黄的鉴别应用　松花粉与蒲黄二者均为植物的花粉，均有止血的功效而用于出血症。但松花粉收敛止血，主要用于外伤出血，其所具燥湿敛疮之功效多用于湿疹、黄水疮、皮肤糜烂、脓水淋漓等湿热蕴肤之疾；蒲黄的止血作用，可用于多种出血，如内出血之吐血、衄血、咯血、崩漏，也可用于外伤出血；因其具有化瘀作用，而常用于经闭痛经、脘腹刺痛、跌扑肿痛；另外，蒲黄尚可通淋而用于血淋涩痛。

【配伍应用】

1. 松花粉配仙掌子　松花粉甘、温，益气健脾，并能燥湿；仙掌子甘、平，补脾健胃，兼可止泻。合用，相辅相成，益气健脾作用增强，并有燥湿止泻之功。用于脾胃气虚，运化不健，导致头昏、倦怠、乏力、食少、便溏或泄泻等症。研末服用更佳[1]。

2. 松花粉配防风　松花粉能祛风燥湿；防风能祛风化湿，并解毒止痒。两药配伍，既可祛风疏表，又能燥化水湿，解毒止痒。用于湿疮，如黄水疮、湿疹等之湿盛者[1]。

二、临床研究

1. 高血脂　破壁松花粉，每日2次，每次1包（3g/包），开水冲服，连续观察时间45天。共治疗50例，有效32例，无效18例，总有效率64.0%[2]。

2. 高血压　松花粉胶囊0.3g/粒，每日3次，每次4粒，连续服用6周。共治疗54例，有效39例，无效15例，总有效率72.0%[3]。

3. 肝病　扶正化瘀方（丹参、桃仁、冬虫夏草、绞股蓝、五味子及松花粉）口服，以3个月为1个疗程，共治疗40例，有效37例，无效3例，总有效率64.0%[4, 5]。

4. 前列腺疾病　采用"八正散"加减合松花粉治疗前列腺增生、前列腺炎50例，结果显效45例，占比90%，有效4例，占比8%，治疗时间最长为三个月，最短为25天，追访一年无复发，获得满意疗效[6]。

5. 压疮　对34例Ⅱ期压疮患者（45

处疮面外敷松花粉。结果：除 2 例（3 处疮面）因自动放弃治疗外，其余 32 例（42 处疮面）均在预期时间内愈合。表明松花粉外敷治疗 II 期压疮效果显著[7]。

三、药理研究

1. 抗炎症功能 松花粉提取物可显著减少炎症因子的产生，抗炎症作用明显，其抗炎作用与松花粉的免疫调节机制有关[8]。松花粉及其提取物能降低疼痛敏感度，且具有明显抗炎作用，其可能的抗炎机制是，松花粉对前炎性介质的产生有一定的抑制作用[9]。

2. 改善胃肠道功能 松花粉中含较多的膳食纤维，尤其是木质素含量很高，还含有近 100 种酶和其他的活性成分，这些物质调节胃肠道功能，加速胃肠的蠕动，能修复胃及十二指肠溃疡。松花粉可缓解小鼠的便秘症状，使其首次排便时间缩短，粪便的粒数和质量增加[10]。

3. 抗氧化作用 松花粉中含有大量的抗氧化成分，如 β- 胡萝卜素、维生素 E 和维生素 C、微量元素硒等，这些成分能清除自由基，抑制体内脂质和蛋白质过氧化反应速度，从而延缓衰老进程。小鼠服用松花粉后体内自由基减少、过氧化反应也减少了[11]。

4. 保护肝脏 松花粉能减少脏器和动脉内膜脂褐质的含量，活化肝细胞，促进肝脏解毒。对酒精性肝损伤、非酒精性脂肪肝、砷中毒的小鼠都具有一定保护作用[12]。松花粉对被四氯化碳损伤的人体肝细胞可以起到一定的保护作用，用松花粉干预后，可以缓解胞核、胞浆的固缩现象，高浓度松花粉干预后，肝细胞生物形态已接近正常[13]。

5. 抑制前列腺的增生 松花粉可以调节机体矿物质代谢，降低体内的雌性、雄性激素含量，血清中睾酮的含量，提高 SOD 的活性，抑制前列腺的增生。松花粉甾醇可使大鼠前列腺湿重、前列腺指数、前列腺特异性抗原、血清双氢睾酮的含量都有所降低，并抑制 5α 还原酶活性，缓解由丙酸睾酮诱导的前列腺增生[14]。

6. 抗肿瘤 对于松花粉治疗组，细胞中肝癌的两大标志物甲胎蛋白（AFP）和异常凝血酶原（PIVKA-II）的含量能有效降低，松花粉还能抑制人肝癌细胞株 HepG2 细胞的增殖[15]。

四、本草文献摘述

1.《本草纲目》 "润心肺，益气，祛风止血。"

2.《本草汇言》 "轻清凉滑，疗久痢，解酒毒，清血热之药也。"

3.《本草分经》 "甘温，润心肺，益气止血，除风，善渗诸痘疮、伤损、湿烂不痂。"

参考文献

[1] 陈遇春. 青草药识别与应用图谱 [M]. 北京：中国医药科技出版社，2020：653.

[2] 樊柏林，王护民. 破壁松花粉对高脂血症人群降血脂作用的观察 [J]. 职业与健康，2006，22（22）：2012-2014.

[3] 胡国灿，竹剑平. 松花粉治疗原发性高血压 54 例疗效观察 [J]. 现代中西医结合杂志，2007，16（21）：2996-2997.

[4] 马诗瑜，沈岚，翟宇，等. 扶正化瘀方中多种组分的定量测定 [J]. 中成药，2013，35（4）：699-704.

[5] CHEN J, GAO W, ZHOU P, et al.Enhancement of hepatocyte differentiation from human embryonic stem cells by Chinese

medicine Fuzhenghuayu[J].SCI REP-UK，2016，6：18841.

[6] 王福昌．八正散加减合松花粉治疗前列腺疾病的体验 [J]．亚太传统医药，2006，2（4）：55.

[7] 焦桂霞．松花粉外敷治疗压疮32例护理体会 [J]．蚌埠医学院学报，2008，33（4）：495-496.

[8] LEE K H，CHOI E M.Effect of pine pollen extract on experimental chronie arthritisU[J]．Plytotherapy Research，2009，23（5）：651-657.

[9] 王桐，于建伟，杨长军，等．松花粉提取物抗炎功效及安全性的研究 [J]．食品研究与开发，2014，35（23）：21-23.

[10] 彭亮，赵鹏，张洁宏，等．松花粉对小鼠润肠通便作用的试验分析 [J]．云南医药，2016，37（4）：454-456.

[11] 于建伟，李明，乔强，等．松花粉提取物抗氧化功效及毒理学的研究 [J]．食品研究与开发，2016，37（13）：23-25.

[12] 宣自华，余进海，王学林，等．富铬松花粉对非酒精性脂肪肝大鼠的影响 [J]．中药材，2014，37（8）：1445-1447.

[13] JIN X，CONG T，ZHAO L，et al.The protective effects of Masson pine pollen aqueous extract on CCl_4-induced oxidative damage of Human hepatic cells[J].Int J Clinexp Med，2015，8（10）：17773-17778.

[14] 朱宝安，张军要．松花粉总甾醇对大鼠前列腺良性增生的影响 [J]．现代预防医学，2016，43（4）：623-625.

[15] 于雯珺，陈源红．松花粉对肝癌细胞株HepG2 中 PIVKA-Ⅱ、AFP 和 EGF 含量的影响 [J]．临床医药文献电子杂志，2016，3（13）：2454-2456.

甘松 Gansong

本品为败酱科植物甘松 *Nardostachys jatamansi* DC. 的干燥根及根茎。春、秋二季采挖，除去泥沙和杂质，晒干或阴干。

5-2-9 甘松彩图

一、传统应用

【性味归经】辛、甘，温。归脾、胃经。

【功效主治】理气止痛，开郁醒脾；外用祛湿消肿。用于脘腹胀满，食欲不振，呕吐；外用治牙痛，脚气肿毒。

【用法用量】3～6g。外用适量，泡汤漱口或煎汤洗脚或研末敷患处。

【使用注意】气虚血热者忌服。

【方剂举例】

1. 稳心颗粒 [《中华人民共和国药典》（2020年版一部）]

药物组成：党参、黄精、三七、琥珀、甘松。

功能主治：益气养阴，活血化瘀。用于气阴两虚，心脉瘀阻所致的心悸不宁、气短乏力、胸闷胸痛；室性早搏、房性早搏见上述证候者。

2. 活血止痛膏 [《中华人民共和国药典》（2020年版一部）]

药物组成：干姜、山柰、白芷、甘松、大黄、生天南星、生半夏、没药、乳香、冰片、薄荷脑、樟脑、陈皮、当归、丁香、胡椒、香加皮、细辛、荆芥、桂枝、辛夷、川芎、独活、牡丹皮、辣椒、苍术、颠茄流浸膏、水杨酸甲酯。

功能主治：活血止痛，舒筋通络。用于筋骨疼痛，肌肉麻痹，痰核流注，关节酸痛。

3. 避瘟散[《中华人民共和国药典》(2020年版一部)]

药物组成：檀香、零陵香、白芷、香櫞草、姜黄、玫瑰花、甘松、丁香、木香、麝香、冰片、朱砂、薄荷脑。

功能主治：祛暑避秽，开窍止痛。用于夏季暑邪引起的头目眩晕、头痛鼻塞、恶心、呕吐、晕车晕船。

4. 牙痛散（《圣济总录》）

药物组成：甘松、芦荟、腻粉、猪肾。

功能主治：行气止痛。用于虚火牙痛。

【简便验方】

1. 治疗心悸不宁，气短乏力，头晕心悸，胸闷胸痛 党参675g，黄精900g，三七135g，琥珀90g，甘松450g。制丸。口服，一次4片，一日3次，疗程4周，或遵医嘱。[《中华人民共和国药典》(2020年版一部)]

2. 治疗胃寒、腹胀、食欲不振 甘松5g，粳米30～60g。（《饮食辨录》）

3. 治疗体味腋臭 甘松30g、甘遂30g，精猪肉两片粘药末夹于腋下。《万病回春》

4. 治疗跌打损伤、闪腰挫气 制乳香6.5g，制没药6.5g，甘松6.5g，醋延胡索13g，细辛13g，醋香附65g，山柰65g，白芷104g。以上八味，粉碎成细粉，过筛，混匀。加入淀粉和饴糖，制成颗粒。口服，一次5片，一日2次。[《中华人民共和国药典》(2020年版一部)]

【类药辨析】

甘松与香附的鉴别应用 两者均味辛甘，能行气止痛，解郁，可以治疗肝郁气滞之胸闷、腹胀。但甘松还有收湿拔毒之功，用于治湿脚气。单用泡汤漱口，可治牙痛。香附长于疏肝解郁，气行则血行，气血通利，疏泄调达，还可用于治疗月经不调、乳房胀痛等[1]。

【配伍应用】

1. 甘松配山柰 甘松味辛甘，性温而不热，甘而不滞，其气芳香，能开脾郁。其气温通，能行气止痛；山柰辛苦性温，具有温中祛寒、理气止痛之功，还能健胃助消化。甘松配山柰，行气止痛、温中散寒之功增强，用以治疗脾郁胃寒，脘腹胀痛，呕吐，胸闷气郁，食欲不振，久泻[1]。

2. 甘松配鹿角霜 甘松理气止痛，开郁醒脾。鹿角霜温补肝肾，强筋骨，活血消肿。甘松偏于散，鹿角霜偏于守。两药相伍，一散一守，相互制约，相互为用，共奏理气开郁、健脑益智、安心神、疗失眠之功。共治头昏、不寐、健忘等[1]。

3. 甘松配白芷 甘松甘温，能行气散寒，缓急止痛；白芷辛温，能散风除湿，芳香通窍。两药配伍，相使为用，行气止痛之功倍增，用以治疗风邪恶气卒中之心腹痛[1]。

4. 甘松配荷叶 甘松辛香甘缓，善能行散解毒；荷叶苦涩性平，能清热利湿。两药配伍，相使为用，甘松得荷叶，清热解毒之功益增；荷叶得甘松，收湿除湿之效长，用以治疗湿脚气病[1]。

二、临床研究

1. 糖调节受损 甘松降糖颗粒（黄精、山药、地黄、甘松、黄连、荔枝核、肉苁蓉、牛蒡子），制剂每袋12g，每次饮用1袋，每日2次，于早、晚餐后30min温服。疗程为3个月。共治疗60例，无效2例，对于胰岛β细胞功能及胰岛素抵抗均有明显的改善作用[2]。

2. 室性早搏　稳心颗粒（党参、黄精、甘松、三七、琥珀）与参松养心胶囊（人参、麦冬、山茱萸、丹参、炒酸枣仁、桑寄生、赤芍、土鳖虫、甘松、黄连、南五味子、龙骨）联合应用对41例不同病因室性早搏的治疗效果进行评价，治疗37例，有效率89.2%[3]。

3. 心律失常　以葛根三参汤（葛根50g，太子参、苦参各30g，丹参20g，甘松、淫羊藿、生地黄、赤芍、黄芪、茯苓各15g）治疗心律失常45例，显效25例，有效17例，无效3例，总有效率93.3%[4]。

4. 室性早搏　100例受试者随机分为试验组和对照组，试验组服用芪松调律方治疗，1剂/日，对照组服用安慰剂，1剂/日，疗程均为12周。结果对室性早搏疗效，对照组显效1例，有效6例，无效41例，总有效率为16.7%。试验组显效13例，有效25例，无效8例，总有效率为82.6%[5]。

5. 抑郁症　复方白松片中药煎剂（白蒺藜20g、甘松10g、酸枣仁10g）治疗抑郁症患者29例，250mL/次，早晚各服1次，6周为1个疗程。治愈3例，显效17例，进步8例，无效1例，总有效率为68.9%[6]。

三、药理研究

1. 抗炎作用　甘松水提物和挥发油高剂量组合给药能有效预防乙醇所致急性胃炎和胃溃疡[7]。甘松挥发油和乙酸乙酯部位是其抗炎作用的主要有效部位，且乙酸乙酯部位分离得到的蒙花苷和熊果酸是其有效成分之一[8]。甘松抗炎作用相关研究虽有报道，但甘松抗炎活性的有效部位及作用机制尚不明确，有待进一步探究。

2. 抗氧化作用　甘松乙醇提取物乙酸乙酯萃取相对多种自由基表现出较强的清除活性，对Fe^{3+}的还原能力最强[9]。采用1,1-二苯基-2-三硝基苯肼（DPPH）、2,2-联氮-二（3-乙基-苯并噻唑-6-磺酸二铵盐）、羟自由基、超氧阴离子和还原力5种方法评价甘松不同极性部位抗氧化活性，得出乙酸乙酯萃取物具有显著抗氧化活性，且总黄酮和总多酚含量最高[10]。

3. 抗疟、抑菌作用　实验显示，从甘松分离得到的甘松过氧化物、异甘松过氧化物具有抗疟活性[11]。甘松挥发油对白念珠菌、沙门杆菌、金黄色葡萄球菌、大肠埃希菌、枯草芽孢杆菌、酿酒酵母、木霉均有抑制作用[12, 13]。

4. 抗心律失常作用　甘松挥发油可呈浓度和电压依赖性抑制大鼠心室肌细胞$Ik1$，且对二者的效应可使心肌细胞复极化减慢[14]。甘松挥发油也可通过浓度依赖性地抑制大鼠心肌细胞膜钠通道电流，在不同膜电位水平对钠通道电流均有抑制作用[15]。MTT法检测甘松挥发油对叔丁基过氧化氢诱导H9c2心肌细胞损伤的保护作用，发现甘松挥发油通过减少细胞内活性氧的产生，诱导抗氧化酶和激活Akt磷酸化，阻止氧化应激诱导的H9c2细胞死亡[16]。

5. 抗抑郁 甘松95%乙醇提取物可在给药8天后降低小鼠悬尾不动时间，给药10天后降低小鼠悬尾不动及强迫游泳不动时间，其最佳给药剂量为0.0488g/kg，其乙酸乙酯部位及正丁醇部位均表现出抗抑郁作用，且乙酸乙酯部位优于正丁醇部位[17]。甘松所含倍半萜类化合物甘松新酮、甘松二酮醇和甘松根酮有一定的抗抑郁活性[18]。

四、本草文献摘述

1.《本草汇言》"甘松醒脾畅胃之药也。《开宝方》主心腹卒痛，散满下气，皆取香温行散之意。其气芳香，入肠胃药中，大有扶脾顺气，开胃消食之功。"

2.《本草纲目》"甘松芳香，能开脾郁，少加入脾胃药中，甚醒脾气。"

3.《本草求真》"甘松（专入脾）甘温无毒。考书俱载芳香升窜，功能醒脾开郁。凡因恶气卒中，而见心腹痛满，风疳齿䘌者，可同白芷并附子并用。"

参考文献

[1] 国家药典委员会.中华人民共和国药典临床用药须知：中药饮片卷[M].2020版.北京：中国医药科技出版社，2022：719.

[2] 汪燕燕，党毓起，田强，等.甘松降糖颗粒治疗糖调节受损60例临床观察[J].中国民族民间医药，2017，26（16）：79-81.

[3] 杨留霞，袁甜.稳心颗粒与参松养心胶囊联合应用治疗室性早搏的临床观察[J].中国民间疗法，2014，22（11）：60.

[4] 吴斌.葛根三参汤治疗心律失常临床观察[J].湖北中医杂志，2007（9）：27.

[5] 牟丽娜，袁兰所，张俊岭，等.芪松调律方治疗室性早搏伴窦缓的临床观察[J].中药药理与临床，2017，33（1）：167-170.

[6] 张海男，胡随瑜，李云辉，等.复方白松片治疗抑郁症的临床观察[J].湖南中医药大学学报，2008（4）：48-49，56.

[7] 何跃，杨松涛，胡晓梅，等.甘松不同提取成分组合给药预防大鼠急性胃炎的实验研究[J].实用医院临床杂志，2011，8（1）：27-29.

[8] 李莹.甘松药效物质基础及质量标准的初步研究[D].成都：成都中医药大学，2009.

[9] 张小荣，何海，赵沙沙，等.甘松不同提取物GC-MS分析及体外抗氧化活性研究[J].中兽医医药杂志，2023，42（1）：26-33.

[10] 景临林，马慧萍，范小飞，等.甘松不同溶剂提取物的抗氧化活性研究[J].化学研究与应用，2014，26（10）：1591-1596.

[11] Takaya Y, Kurumada K I, Takeuji Y, et al. Novel antimalarial guaiane-type sesquiterpenoids from *Nardostachys chinensis* roots[J].Tetrahedron Lett，1998，39（11）：1361-1364.

[12] 卢靖，张丽珠，王秀萍，等.甘松精油抑制活性及抗氧化活性研究[J].食品工业，2014，35（4）：91-94.

[13] 陈武.甘松挥发油的体外抑菌实验研究[J].无线互联科技，2013（7）：135.

[14] 罗骏，李翔宇，付幼林，等.甘松挥发油对正常大鼠心肌细胞延迟整流钾流和内向整流钾电流的影响[C]//中华医学会杂志社，中华医学会继续教育部，南方各省市心血管病专业委员会，港澳地区心血管病专科学院.第15届中国南方国际心血管病学术会议专刊.广州，2013：2.

[15] 杨涛，葛郁芝，罗骏，等.甘松挥发油对大鼠心室肌细胞膜钠通道的影响[J].时珍国医国药，2010，21（2）：284-286.

[16] Maiwulanjiang M, Chen J, Xin G, et al. The volatile oil of Nardostachyos Radix et Rhizoma inhibits the oxidative stress-induced cell injury via reactive oxygen

species scavenging and Akt activation in H9c2 cardiomyocyte[J].Ethnopharmacol, 2014, 153 (2): 491-498.

[17] 武姣姣. 甘松抗抑郁作用的物质基础初探[D]. 北京：北京中医药大学，2012.

[18] 李艳忙. 甘松的化学成分研究及抗抑郁活性初筛[D]. 北京：北京中医药大学，2015.